科学出版社"十四五"普通高等教育本科规划教材

药物分析化学

主　编　陶移文　汪敬武

副主编　汪　芸

编　委　汪敬武（南昌大学）

　　　　汪　芸（广东省药品检验所）

　　　　陶移文（广州医科大学）

　　　　张　超（广州医科大学）

　　　　张培全（广州医科大学）

　　　　徐兰琴（广州医科大学）

　　　　丁　博（广州医科大学）

科 学 出 版 社

北 京

内 容 简 介

　　本书以应用为基调，立足于培养医药类院校应用性和技能型高素质人才。本书旨在将药物分析和分析化学的内容紧密结合起来，以《中华人民共和国药典》2020 年版为贯穿全书的红线，共二十章，分别是药典概论，误差与实验数据处理，药物的鉴别试验，药物的杂质检查，滴定分析法概论，酸碱滴定法，配位滴定法，氧化还原滴定法，沉淀滴定法，非水溶液中的酸碱滴定法，紫外-可见吸收光谱法，红外吸收光谱法，原子吸收光谱法，荧光分析法，化学发光分析法，色谱分析法导论，气相色谱法，高效液相色谱法，薄层色谱法，电位分析法与永停滴定法。

　　本书适用于医药院校检验、药物分析、药学及临床药学等专业学生，也可作为相关或相近专业的选用教材及专业技术人员的业务参考读物或培训教材。

图书在版编目（CIP）数据

药物分析化学/陶移文，汪敬武主编.—北京：科学出版社，2023.10
科学出版社"十四五"普通高等教育本科规划教材
ISBN 978-7-03-074397-8

Ⅰ.①药…　Ⅱ.①陶…②汪…　Ⅲ.①药物分析–分析化学–医学院校–教材　Ⅳ.① R917

中国版本图书馆 CIP 数据核字（2022）第 253740 号

责任编辑：王锞韫/责任校对：宁辉彩
责任印制：赵　博/封面设计：陈　敬

科学出版社 出版
北京东黄城根北街 16 号
邮政编码：100717
http://www.sciencep.com
北京科印技术咨询服务有限公司数码印刷分部印刷
科学出版社发行　各地新华书店经销
*
2023 年 10 月第　一　版　　开本：787×1092　1/16
2024 年 3 月第三次印刷　　印张：32 1/2
字数：850 000
定价：128.00 元
（如有印装质量问题，我社负责调换）

前　言

推动本科院校向应用型转变，是党中央、国务院的重大决策部署，是教育领域人才供给侧结构性改革的重要内容。《中华人民共和国国民经济和社会发展第十四个五年规划和2035年远景目标纲要》明确提出加强创新型、应用型、技能型人才培养，实施知识更新工程、技能提升行动，壮大高水平工程师和高技能人才队伍，使高校办学定位更清晰，特色更凸显，应用型人才培养模式更符合产业需求，受到学生、用人单位好评。因此，本书以培养高素质医药类应用型、技能型人才为宗旨，为使学生具有优秀的业务素质、娴熟的操作能力，以及具有对接生产科研岗位需求的适应能力而编写。

《药物分析化学》旨在将药物分析和分析化学的内容紧密结合起来，以"药典概论"为先导（第一章），《中华人民共和国药典》2020年版为贯穿全书的红线，主要内容包括药物的鉴别试验、药物的杂质检查、滴定分析法概论、酸碱滴定法、配位滴定法、氧化还原滴定法、沉淀滴定法、非水溶液中的酸碱滴定法、紫外-可见吸收光谱法、红外吸收光谱法、原子吸收光谱法、荧光分析法、化学发光分析法、色谱分析法导论、气相色谱法、高效液相色谱法、薄层色谱法和电位分析法与永停滴定法等。为了正确处理实验数据并表达测试结果，本书将"误差与实验数据处理"编为第二章。

为体现应用型、技能型的教学特色，编者本着"实用为先，应用为准"的思路选材，并结合执业药师资格考试和相关专业职称考试组织素材，既强调对方法原理的理解，又突出应用性和可操作性。本书尽可能将分析化学的普遍性原理及其方法与药典所收载的药品的鉴别、检查、含量测定方法相联系，以体现理实结合的一致性，尤其是书中"以任务驱动模式的应用示例"展示了一种药物定量分析的全过程，以便同学们获得举一反三、触类旁通的效果。本书在强调"三基"（基本概念、基础理论、基本技能）教学思路的基础上，在课文正文的后面增设了"知识链接"和"知识拓展"两个栏目，目的是疏通基本概念，掌握基础知识，拓展视野、增长见识、深化对知识的认同感，从而激发同学们对专业知识的热爱与追求。也便于教师们根据实际情况，灵活掌握。本书为便利自学，在"思考与练习"栏目中，给出的答案力求详尽，尤其在计算题中列出了公式、方程、计算式及其结果的全过程，以利于同学们自练自测。本书编排格式不拘一格，力求主题突出、层次清楚、语言鲜明、深入浅出、通俗易懂，避免了烦琐的理论叙述和冗长的数学推导。本书图文并茂，不仅体现了知识的科学性、实用性，也体现了知识的趣味性，以求最佳的教学效果。本书适用于医药院校检验、药物分析、药学及临床药学等专业学生，也可作为相关或相近专业的选用教材以及专业技术人员的业务参考读物或培训教材。

本书在撰著过程中得到广州医科大学领导和广州医科大学药学院领导的大力支持，同时岛津企业管理（中国）有限公司广州分公司姜华工程师和王利华工程师，西安瑞迈分析仪器有限责任公司周起设总工程师，南昌大学化学化工学院梁汝萍教授、邱建丁教授、曹迁泳教授、张立副教授和肖卫明实验师，南昌大学分析测试中心万益群教授、李来生教授和鄢爱萍实验师，广东岭南职业技术学院药学院曹智启高级技师，广东省药品检验所的各位专家教授和广州医科大学药学院陈赞鸿、李红等学生对本书的编写提供了宝贵意见和热情帮助，在此谨向他们深表敬意和谢忱！

鉴于编者水平有限，书中难免存在不当之处，恳请各位专家、同行及读者批评斧正。

编　者

2022年10月于广州

目　　录

第一章 药典概论

Pharmacopoeia Introduction

严肃认真　周到细致　稳妥可靠　万无一失

——周恩来总理一九六四年提出的国防科研"十六字方针"

> **本章要点**
>
> 1. 什么是药典？简而言之，药典是一个国家记载药品标准、规格、保证用药安全有效、质量可控而制定的技术法典；是药品研发、生产、经营、使用和监管的技术支撑及基本的法定依据。
>
> 2. 药品质量的基本含义：安全有效；杂质限量（纯度达标）。药品质量的法定标准是国家药典。
>
> 3. 《中国药典》由凡例、正文、附录和索引构成。《中国药典》2020 年版分为四部：一部收载中药；二部收载化学药；三部收载生物制品；四部收载通用技术要求，包括制剂通则、检测方法及其他通则、指导原则和药用辅料的收载等。
>
> 4. 其他常用药典：《美国药典》、《英国药典》、《欧洲药典》、《日本药局方》和《国际药典》等。
>
> 5. 熟悉《中国药典》的结构及其相关内容，方便快捷地查阅所需资料。

第一节 药　典

一、什么是药典？

药典（图 1-1）是一个国家记载药品标准、规格、保证用药安全有效、质量可控而制定的技术法典；是药品研发、生产、经营、使用和监管的技术支撑及基本的法定依据。药品标准贯穿于药品研发、生产、流通、使用全过程，是评判药品质量的"标尺"；是衡量一个国家制药行业整体水平的"标杆"；是加强药品监管、保证药品质量的"戒尺"；是提高一个国家药品产业在国际市场竞争力的"导航仪"。

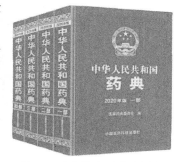

图 1-1　《中华人民共和国药典》2020 年版

一个国家的药典一般由国家组织的药典委员会编制，并由政府（国家药品监督管理局）批准并颁布实施，国际性药典则由公认的国际组织或有关国家协商编制。

中国最早的药物典籍，比较公认的是公元 659 年唐代苏敬、李淳风等 22 人奉命编撰的《新修本草》。全书共 54 卷，收载药物 844 种，堪称世界上最早的一部法定药典。15 世纪活字印刷术的进步促进了欧洲近代药典编撰的发展。许多国家都相继制订各自的药典。1498 年由佛罗伦萨学院出版的《佛罗伦萨处方集》被视为欧洲第一部法定药典。其后有不少城市纷纷编订具有法律约束性的药典。其中纽伦堡的瓦莱利乌斯医生编著的《药方书》赢得了很高的声誉，被纽伦堡当局承认，被定为第一本《纽伦堡药典》并于 1546 年出版。在《纽伦堡药典》的影响下，在奥格斯堡、安特卫普、里昂、巴塞尔、巴伦西亚、科隆、巴黎和阿姆斯特丹等地也相继有药典问世。这一进展标志着欧洲各地区性药典向法定性国家药典转化的新阶段。

据不完全统计，目前世界上至少已有 40 个国家编撰了国家药典。另外，尚有区域性药典及世界卫生组织（WHO）编订的《国际药典》。

二、药品的质量和质量标准

（一）药品的质量

药品是直接关系到人民身体健康和安全的特殊商品，安全、有效、质量可控是药品的基本要求和重要属性。只有质量合格的药品才能供药用，不合格的药品一律不得使用。因此，每种药品从研发、生产、经营、使用的各个环节必须牢固树立质量第一的观念。

评价药品质量的两个因素如下。

1. 安全有效 尽可能小的不良反应。合格的药品应该是安全有疗效的，具有尽可能小的毒性和尽可能少的副作用。疗效好的药物，在正常治疗剂量范围内不产生严重的毒性反应，副作用较小，不影响疗效。

2. 药物的纯度 是指药物的纯净程度。药物杂质含量必须控制在限量范围之内，以确保用药的安全、有效。药物中的杂质是指药物中存在的无疗效甚至对人体健康有害的物质。

药物中的杂质可能从生产或储藏过程中引入。例如，用工业氯化钠生产注射用氯化钠，从原料中可能引入溴化物、碘化物、硫化物、钾盐、镁盐、钙盐、铁盐等杂质。阿司匹林以水杨酸为原料，经乙酰化合成，若水杨酸乙酰化反应不完全，则阿司匹林中可能含有杂质——水杨酸。此外，阿司匹林在潮湿的环境中也可能水解产生水杨酸，即药品在储藏过程中产生了对人体有毒害的杂质——水杨酸。

药品的质量可从药品的性状、物理常数、杂质限量、有效成分含量、生物活性、毒性试验等方面的数据来表征，这些资料均可作为反映药品质量的依据。

（二）药品的质量标准

药品的质量标准是指国家对药品质量和检验方法所做的统一的、强制性的技术规定，是药品生产、经营、使用、检验和监管各个部门、各个环节必须遵守的技术依据，具有法律效力。依据药品的质量标准，药品只有合格与不合格之分，凡是不合格的药品，不得出厂、不得流通、不得使用，否则就是违法行为，构成犯罪的将被依法追究其刑事责任。

我国现行的药品质量标准分为法定标准和企业标准两种。法定标准又分为国家药典、行业标准、地方标准及注册标准。我国的药品标准体系是以《中华人民共和国药典》（*Chinese Pharmacopoeia*，CP，以下简称《中国药典》）为核心，以部颁局颁标准为外延，以注册标准为基础，三者相互依存、互为促进、互动提高。无法定标准和达不到法定标准的药品不准生产、销售和使用。

现行版《中国药典》为 2020 年版。药典标准为国家药品标准，是一个国家产业发展和产品质量水平、检测技术水平、监督管理水平的综合体现，是最基本的法定要求，也是基础标准、安全标准，是国家统一通用标准。

三、常用的国外药典

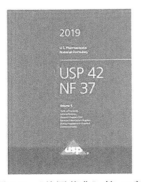

图 1-2 《美国药典》第 42 版

国外药品质量标准、国外药典在我国虽无法律效力，但在国际贸易、学术交流、质量监管、先进的分析测试技术等方面具有值得借鉴和学习的地方，我们务必对其进行研究探讨。常用的国外药典如下。

1.《美国药典》（*The United States Pharmacopeia*，USP） 由美国政府所属的美国药典委员会（The United States Pharmacopeial Convention）编辑出版。《美国药典》是美国政府对药品质量标准和检定方法做出的技术规定，也是药品生产、使用、管理、检验的法律依据。

《美国药典》（图 1-2）正文药品名录分别按法定药名字母顺序排

列，各药品条目大都列有药名、结构式、分子式、CAS（chemical abstracts service）登记号、成分和含量说明、包装和储藏规格、鉴定方法、干燥失重、炽灼残渣、检测方法等常规项目，正文之后还有对各种药品进行测试的方法和要求的通用章节及对各种药物的一般要求的通则。

《国家处方集》（National Formulary，NF）收载了《美国药典》尚未收入的新药和新制剂，于1883 年出版第一版，从 1980 年第 15 版起并入《美国药典》，组成《美国药典/国家处方集》（U.S. Pharmacopeia/National Formulary，USP/NF），但仍分成两部分，前面为《美国药典》，后面为《国家处方集》。可根据书后所附的《美国药典》和《国家处方集》的联合索引查阅全书。至 2022 年已出版第 42 版，是目前世界上规模最大的一部药典。

2.《英国药典》（ British Pharmacopoeia，BP ） 是英国药典委员会（British Pharmacopoeia Commission）的正式出版物，是英国制药标准的重要依据。《英国药典》不仅提供了药用和成药配方标准及公式配药标准，还向读者展示了许多明确分类并可参照的欧洲药典专著。

《英国药典》（图 1-3）是英国药剂和药用物质的官方标准文集，包括出口到英国的产品，更包含《欧洲药典》的所有标准。它每年更新，在商业和学术界同时具有极高的国际声誉，在 100 多个国家都被采用。原料药和辅料制造商（散装化学品制造商）若要在英国和欧盟推广销售其产品，必须遵守《英国药典》和《欧洲药典》的要求。《英国药典》最早出版于 1864 年，早期进行不定期的更新，目前每年更新一次，最新的版本为 2022 版，共 6 卷。

《英国药典》与《欧洲药典》具有一致性、可读性，如《英国药典》2014 版的每卷封皮上都印着：Incorporating the requirements of the 8th edition of European Phramacopoeia as amended by supplements 7.0 to 7.8

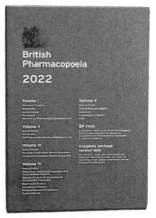

图 1-3 《英国药典》
2022 年版

（符合《欧洲药典》第 8 版及增补本 7.0 ～ 7.8 的要求）。在通则、附录及各论中，凡是和《欧洲药典》完全一致的，均加入■标志，并在名称项下用斜体字标示出了《欧洲药典》中的索引页码。

3.《欧洲药典》（ European Pharmacopoeia，Ph.Eur. ） 由欧洲药品质量委员会（EDQM）编辑出版。欧洲药品质量委员会包括欧盟在内共有 37 个成员，31 个观察员。

《欧洲药典》（图 1-4）的基本组成有凡例、通用分析方法（包括一般鉴别实验，一般检查方法，常用物理、化学测定法，常用含量测定法，生物检查和生物分析，生药学方法）、容器和材料、试剂、正文和索引等。

《欧洲药典》正文品种的内容包括品名、分子结构式、CA 登录号、化学名称及含量限度、性状、鉴别、检查、含量测定、贮藏、可能的杂质结构等。

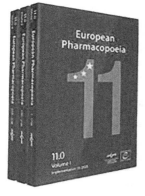

图 1-4 《欧洲药典》
第 11 版

欧洲药品质量委员会于 1964 年成立。1977 年出版第一版《欧洲药典》，2022 年 5 月 20 日已开始订购《欧洲药典》第 11 版（EP11）。

4.《日本药局方》（ The Japanese Pharmacopoeia，JP ） 日本国药典的名称是《日本药局方》（图 1-5），由日本药局方编辑委员会编撰，日本厚生劳动省颁布执行。2015 年日本厚生劳动省发布第 17 版《日本药局方》。目前最新版本为第 18 版。

《日本药局方》共一册，由一部和二部组成。一部收载凡例、制剂总则（即制剂通则）、一般试验方法、医药品各论（主要为化学药品、抗生素、放射性药品及制剂）；二部收载通则、生药总

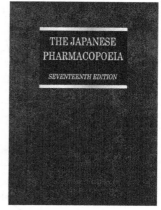

图 1-5 《日本药局方》
第 17 版

则、制剂总则、一般实验方法、医药品各论（主要为生药、生物制品、调剂用附加剂等）、药品红外光谱集、一般信息等。索引置于最后，《日本药局方》的索引有药物的日本名索引、英文名索引和拉丁名索引三种。其中拉丁名索引用于生药品种。《日本药局方》"医药品各论"中药品的质量标准，按顺序分别列有品名（日本名、英文名、拉丁名和日本别名）、有机药物的结构式、分子式与分子量、来源或有机药物的化学名、CA 登录号、含量和效价规定、性状和物理常数、鉴别、检查、含量或效价测定、容器和贮藏、有效期等。

5.《国际药典》（*International Pharmacopoeia*，**Ph. Int.**）　是由世界卫生组织（WHO）编撰，旨在使所选药品、辅料和剂型的质量标准达成一个在全球范围内统一的标准性文献。其采用的信息是综合了各国实践经验并经广泛协商后整理出的。第一版于 1951 年和 1955 年分两卷用英、法、西班牙文出版，于 1959 出版增补本。第四版于 2006 年发布，2008 年对其进行第一次增补，2011年又对其进行了第二次增补。目前的现行版本为第 10 版。

《国际药典》的目的与目标如下：①作为原始材料，供任何想建立制药要求的 WHO 成员国参考或改编。不论何时、不管是哪个国家或区域，只要当局明确地把药典引入恰当的立法中，则药典或药典的引文部分就具有法律地位。②为了统一世界各国药品的质量标准和质量控制的方法。《国际药典》更多关注发展中国家的需要，并且只推荐已被证明合理有效的、经典的化学技术。在世界范围内广泛应用的药物尽可能采用经典的分析方法，以便在没有昂贵设备的情况下也能进行分析。

《国际药典》的优势如下：①通过一个独立的科学进程进行国际标准验证。②来自 WHO 协作中心，国家药品质量控制实验室的人员。③与世界各地的制造商协作。④与标准制定组织和团体协作，包括区域的和国家的药典。⑤与 WHO 会员国和药品管理机构密切合作。⑥与 WHO 其他活动链接。⑦所有会员国免费使用。

第二节　中国药典

《中国药典》由中国国家药典委员会编撰，是记载中国药品标准、规格的法典，具有国家法律效力，是判断药品质量是否合格的标准，是药品生产、经营、使用和管理部门检验药品的共同依据。《中国药典》是在广泛吸取国内外先进技术和实验方法的基础上编撰的，与目前国际对药品质量控制的方法和技术基本一致；是在力争实现"使用安全、疗效可靠、工艺合理、质量可控、标准完善"原则的前提下编撰的。

一、《中国药典》的历史沿革

中华人民共和国成立后，颁布了第一部《中国药典》——1953 年版，此后陆续颁布了 1963 年版、1977 年版、1985 年版、1990 年版、1995 年版、2000 年版、2005 年版、2010 年版、2015 年版、2020 年版等十一个版本。

《中国药典》各版本概况见表 1-1。表中的内容逐版丰富、扩展，药品的生产、质量的监控、检验技术的水平不断提高，表明综合国力不断增强，人民健康水平不断提高。

表 1-1　《中国药典》各版本概况

版次	分部数	收载品种	相关情况
1953 年版 第一版	一	化学药、植物药和植物油脂、动物药、抗生素、生物制品。共 531 种	1957 年出版《中国药典》1953 年版增补本
1963 年版 第二版	二	一部收载中药材、中药成方制剂；二部收载化学药。共 1310 种	分一、二部，各有凡例和有关的附录
1977 年版 第三版	二	一部收载中草药、中草药提取物、植物油脂及单味药制剂、成方制剂；二部收载化学药、生物制品。共 1925 种	1972 年 4 月 28 日国务院批复卫生部"同意恢复药典委员会"

续表

版次	分部数	收载品种	相关情况
1985 年版第四版	二	一部收载中药材、植物油脂及单味药制剂、成方制剂;二部收载化学药、生物制品。共 1489 种	1988 年,第一部英文版《中国药典》1985 年版正式出版;1987 年出版《中国药典》1985 年版增补本
1990 年版第五版	二	一部收载中药材、植物油脂、中药成方及单味药制剂;二部收载化学药、生物制品。共 1751 种	出版《临床用药须知》以指导用药;另出版《药品红外光谱集》
1995 年版第六版	二	一部收载中药材、植物油脂、中药成方及单味药制剂;二部收载化学药、抗生素、生化药、放射性药、生物制品及辅料。共 2375 种	出版《药品红外光谱图集》(第一卷),《临床用药须知》第二版
2000 年版第七版	二	一部收载中药材、植物油脂、中药成方及单味药制剂;二部收载化学药、抗生素、生化药、放射性药、生物制品及辅料。共 2691 种	二部附录首次收载了药品标准分析方法验证要求,药品稳定性试验指导原则。2002 年出版《中国药典》英文版
2005 年版第八版	三	一部收载中药材、植物油脂、中药成方及单味药制剂;二部收载化学药、抗生素、生化药、放射性药及辅料;三部收载生物制品。共 3217 种	增加了药品杂质分析指导原则,出版《药品红外光谱集》(第三卷),完成了《中国药典》2005 年版英文版的编制工作
2010 年版第九版	三	一部收载中药材、植物油脂、中药成方及单味药制剂;二部收载化学药、抗生素、生化药、放射性药及辅料;三部收载生物制品。共 4567 种	完成了《中国药典》2005 年版增补本,《药品红外光谱集》(第四卷),《中药材显微鉴别彩色图鉴》及《中药材薄层色谱彩色图集》(第一、二册)的编制工作
2015 年版第十版	四	一部收载中药材、植物油脂、中药成方及单味药制剂;二部收载化学药、抗生素、生化药、放射性药及辅料;三部收载生物制品;四部收载通则与药用辅料。共 5608 种	完成了《中国药典》2010 年版第一、二、三增补本,《红外光谱集》(第五卷),《中国药品通用名称》,《国家药品标准工作手册》(第四版),《中国药典注释》的编制和修订工作。开展了《中国药典》2015 年版英文版、《临床用药须知》2015 年版的编制工作
2020 年版第十一版	四	一部:中药收载 2711 种,其中新增 117 种、修订 452 种。二部:化学药收载 2712 种,其中新增 117 种、修订 2387 种。三部:生物制品收载 153 种,其中新增 20 种、修订 126 种;新增生物制品通则 2 个、总论 4 个。四部:收载通用技术要求 361 个,其中制剂通则 38 个(修订 35 个)、检测方法及其他通则 281 个(新增 35 个、修订 51 个)、指导原则 42 个(新增 12 个、修订 12 个);药用辅料 335 种,其中新增 65 种、修订 212 种	本版药典持续完善了以凡例为基本要求,通则为总体规定、指导原则为技术指引、品种正文为具体要求的药典构架,不断健全以《中国药典》为核心的国家药品标准体系。贯彻药品全生命周期的管理理念,强化药品研发、生产、流通、使用等过程质量控制。紧跟国际先进标准发展的趋势,密切结合我国药品生产实际,不断提升保证药品安全性和有效性的检测技术要求,充分发挥药典对促进药品质量提升、指导药品研发和推动产业高质量发展的导向作用

二、《中国药典》的结构与内容

《中国药典》2020 年版由一部、二部、三部、四部组成。一部收载中药,二部收载化学药,三部收载生物制品及相关通用技术要求,四部收载通用技术要求和药用辅料。除特殊注明版次外,《中国药典》均指现行版。

《中国药典》主要由凡例、正文、附录和索引构成。现以 2020 年版为例说明《中国药典》的结构与内容。

（一）凡例及其有关内容

凡例是为正确使用《中国药典》,对品种正文、通用技术要求及药品质量检验和检定中有关共性问题的统一规定和基本要求,是对《中国药典》的总说明、总规定,是为正确使用《中国药典》进行的解释,是为正确进行药物质量检测提出的基本原则,也是为了避免相同的内容在全书中重复说明。

1. 项目与要求　性状项下记载的外观、臭、溶解度及物理常数等，在一定程度上反映药用辅料质量特性。其有关规定如下。

（1）外观性状是对色泽和外表感观的规定。

（2）溶解度是药品的一种物理性质。各品种项下选用的部分溶剂及其在该溶剂中的溶解性能，可供精制或制备溶液时参考；若在特定溶剂中的溶解性能需作质量控制时，在该品种检查项下另作具体规定，相关名词术语如下：

极易溶解	系指溶质 1g（mL）能在溶剂不到 1mL 中溶解
易溶	系指溶质 1g（mL）能在溶剂 1mL ～不到 10mL 中溶解
溶解	系指溶质 1g（mL）能在溶剂 10mL ～不到 30mL 中溶解
略溶	系指溶质 1g（mL）能在溶剂 30mL ～不到 100mL 中溶解
微溶	系指溶质 1g（mL）能在溶剂 100mL ～不到 1000mL 中溶解
极微溶解	系指溶质 1g（mL）能在溶剂 1000mL ～不到 10 000mL 中溶解
几乎不溶或不溶	系指溶质 1g（mL）在溶剂 10 000mL 中不能完全溶解

试验法：除另有规定外，称取研成细粉的供试品或量取液体供试品，于 25℃±2℃ 一定容量的溶剂中，每隔 5min 强力振摇 30s；观察 30min 内的溶解情况，如无目视可见的溶质颗粒或液滴时，即视为完全溶解。

物理常数包括相对密度、馏程、熔点、凝点、比旋度、折光率、黏度、酸值、羟值、碘值、过氧化值和皂化值等；其测定结果不仅具有鉴别意义，也可在一定程度上反映药用辅料纯度，是评价质量指标之一。

2. 关于检验方法和限度的规定

（1）《中国药典》2020 年版正文收载的所有品种，均应按规定的方法进行检验。采用《中国药典》规定的方法进行检验时，应对方法的适用性进行确认。如采用其他方法，应进行方法学验证，并与规定的方法比对，根据试验结果选择使用，但应以本版《中国药典》规定的方法为准。

（2）《中国药典》2020 年版中规定的各种纯度和限度数值及制剂的重（装）量差异，系包括上限和下限两个数值本身及中间数值。规定的这些数值不论是百分数还是绝对数字，其最后一位数字都是有效位。

试验结果在运算过程中，可比规定的有效数字多保留一位数，而后根据有效数字的修约规则进舍至规定有效位。计算所得的最后数值或测定读数值均可按修约规则进舍至规定的有效位，取此数值与标准中规定的限度数值比较，以判断是否符合规定的限度。

（3）药用辅料的含量（%），除另有注明者外，均按重量计。如规定上限为 100% 以上时，系指用《中国药典》2020 年版规定的分析方法测定时可能达到的数值，它为药典规定的限度或允许偏差，并非真实含有量；如未规定上限时，系指不超过 101.0%。

3. 关于标准品、对照品的规定　标准品、对照品系指用于鉴别、检查、含量测定的标准物质。标准品系指用于生物检定或效价测定的标准物质，其特性量值一般按纯度（%）计。

标准品与对照品的建立或变更批号，应与国际标准品或原批号标准品或对照品进行对比，并经过协作标定。然后按国家药品标准物质相应的工作程序进行技术审定，确定其质量能够满足既定用途后方可使用。

标准品与对照品均应附使用说明书，一般应标明批号、特性量值、用途、使用方法、贮藏条件和装量等。

4. 关于计量的规定

（1）试验用的计量仪器均应符合国务院质量技术监督部门的规定。

（2）法定计量单位名称和单位符号如下：

长度	米（m）　分米（dm）　厘米（cm）　毫米（mm）　微米（μm）　纳米（nm）
体积	升（L）　毫升（mL）　微升（μL）

质（重）量	千克（kg） 克（g） 毫克（mg） 微克（μg） 纳克（ng） 皮克（pg）
物质的量	摩尔（mol） 毫摩尔（mmol）
压力	兆帕（MPa） 千帕（kPa） 帕（Pa）
温度	摄氏度（℃）
动力黏度	帕秒（Pa·s） 毫帕秒（mPa·s）
运动黏度	平方米每秒（m²/s） 平方毫米每秒（mm²/s）
波数	厘米的倒数（cm⁻¹）
密度	千克每立方米（kg/m³） 克每立方厘米（g/cm³）
放射性活度	吉贝可（GBq） 兆贝可（MBq） 千贝可（kBq） 贝可（Bq）

（3）《中国药典》2020 年版使用的滴定液和试液的浓度，以 mol/L（摩尔/升）表示者，其浓度要求精密标定的滴定液用"X 滴定液（Y mol/L）"表示；作其他用途不需精密标定其浓度时，用"Y mol/L X 溶液"表示，以示区别。

（4）有关的温度描述，一般以下列名词术语表示：

水浴温度	除另有规定外，均指 98 ～ 100℃
热水	系指 70 ～ 80℃
微温或温水	系指 40 ～ 50℃
室温（常温）	系指 10 ～ 30℃
冷水	系指 2 ～ 10℃
冰浴	系指约 0℃
放冷	系指放冷至室温

（5）符号"%"表示百分比，系指重量的比例；但溶液的百分比，除另有规定外，系指溶液 100mL 中含有溶质若干克；乙醇的百分比，系指在 20℃时容量的比例。

此外，根据需要可采用下列符号：

%（g/g）表示溶液 100g 中含有溶质若干克。

%（mL/mL）表示溶液 100mL 中含有溶质若干毫升。

%（mL/g）表示溶液 100g 中含有溶质若干毫升。

%（g/mL）表示溶液 100mL 中含有溶质若干克。

缩写"ppm"表示百万分比，系指重量或体积的比例。

缩写"ppb"表示十亿分比，系指重量或体积的比例。

液体的滴，系在 20℃时，以 1.0mL 水为 20 滴进行换算。

溶液后标示的"（1→10）"等符号，系指固体溶质 1.0g 或液体溶质 1.0mL 加溶剂使成 10mL 的溶液；未指明用何种溶剂时，均系指水溶液；两种或两种以上液体的混合物，名称间用半字线"-"隔开，其后括号内所示的"："符号，系指各液体混合时的体积（重量）比例。

5. 关于精确度的规定 《中国药典》2020 年版规定取样量的准确度和试验精密度。

（1）试验中供试品与试药等"称重"或"量取"的量，均以阿拉伯数字表示，其精确度可根据数值的有效数位来确定，如称取"0.1g"，系指称取重量可为 0.06 ～ 0.14g；称取"2g"，系指称取重量可为 1.5 ～ 2.5g；称取"2.0g"，系指称取重量可为 1.95 ～ 2.05g；称取"2.00g"，系指称取重量可为 1.995 ～ 2.005g。

"精密称定"系指称取重量应准确至所取重量的千分之一；"称定"系指称取重量应准确至所取重量的百分之一；"精密量取"系指量取体积的准确度应符合国家标准中对该体积移液管的精密度要求；"量取"系指可用量筒或按照量取体积的有效数位选用量具。取用量为"约"若干时，系指取用量不得超过规定量的±10%。

（2）恒重，除另有规定外，系指供试品连续两次干燥或炽灼后称重的差异在 0.3mg 以下的重量；干燥至恒重的第二次及以后各次称重均应在规定条件下继续干燥 1 小时后进行；炽灼至恒重的第二次称重应在继续炽灼 30 分钟后进行。

（3）试验中规定"按干燥品（或无水物，或无溶剂）计算"时，除另有规定外，应取未经干燥（或未去水，或未去溶剂）的供试品进行试验，并将计算中的取用量按检查项下测得的干燥失重（或水分，或溶剂）扣除。

（4）试验中的"空白试验"，系指在不加供试品或以等量溶剂替代供试液的情况下，按同法操作所得的结果；含量测定中的"并将滴定的结果用空白试验校正"，系指按供试品所耗滴定液的量（mL）与空白试验中所耗滴定液的量（mL）之差进行计算。

（5）试验时的温度，未注明者，系指在室温下进行；温度高低对试验结果有显著影响者，除另有规定外，应以 25℃±2℃ 为准。

6. 关于试药、试液、指示剂的规定

（1）试验用的试药，除另有规定外，均应根据通则试药项下的规定，选用不同等级并符合国家标准或国务院有关行政主管部门规定的试剂标准。试液、缓冲液、指示剂与指示液、滴定液等，均应符合通则的规定或按照通则的规定制备。

（2）试验用水，除另有规定外，均系指纯化水。酸碱度检查所用的水，均系指新沸并放冷至室温的水。

（3）酸碱性试验时，如未指明用何种指示剂，均系指石蕊试纸。

（二）通用技术要求

《中国药典》2020 年版通则主要包括制剂通则、其他通则、通用检测方法。制剂通则系为按照药物剂型分类，针对剂型特点所规定的基本技术要求。通用检测方法系为各品种进行相同项目检验时所采用的统一规定的设备、程序、方法及限度等。

指导原则系为规范药典执行，指导药品标准制定和修订，提高药品质量控制水平所规定的非强制性、推荐性技术要求。

生物制品通则是对生物制品生产和质量控制的基本要求，总论是对某一类生物制品生产和质量控制的相关技术要求。

制剂生产使用的药用辅料，应符合相关法律、法规、部门规章和规范性文件，以及《中国药典》2020 年版通则 0251 药用辅料的有关要求。

（三）品种正文

《中国药典》2020 年版四部品种正文系根据药用辅料的特性，按照生产工艺、用途、贮藏运输条件等制定的技术规定。药用辅料品种正文内容一般包括：①品名（包括中文名、汉语拼音名与英文名）；②有机物的结构式；③分子式、分子量与 CAS 编号；④来源；⑤制法；⑥性状；⑦鉴别；⑧检查；⑨含量测定；⑩类别；⑪贮藏。某些辅料还具有标识、附图、附表、附注等。

（四）索引

在正文后设有索引，包括中文索引和英文索引。中文索引按拼音排序，英文索引按英文名的首字母排序，可迅速地在正文部分找到相应药品的质量标准。

三、《中国药典》2020 年版

《中国药典》2020 年版于 2020 年 12 月 30 日起开始执行。2017 年 8 月 29 日，第十一届药典委员会成立大会暨第一次全体委员会议在北京召开，会议的主要任务是部署 2020 年版《中国药典》编制工作，推进药品标准改革，加强药品标准全程管理，推动药品质量水平进一步提高，会议的召开标志着进入新时代的《中国药典》2020 年版的编制工作正式拉开序幕。作为我国保证药品质量的法典，本版药典在保持科学性、先进性、规范性和权威性的基础上，着力解决制约药品质量与安全的突出问题，着力提高药品标准质量控制水平，充分借鉴了国际先进技术和经验，客观反映了中国当前医药工业、临床用药及检验技术的水平，必将在提高药品质量过程中起到积极而重要的作用，并将进一步扩大和提升我国药典在国际上的积极影响。

（一）指导思想

1. 崇尚创新 体制机制创新，管理理念方式创新，检测技术方法创新。

2. 注重协调 国内与国际标准的协调，《中国药典》与局颁标准、注册标准的协调、国家标准与社团标准、企业标准的协调。

3. 倡导绿色 体现绿色环保和人文关怀，尽量采用节约资源、保护环境、简便实用的检测方法，尽量减少毒性高、污染大的溶剂和试药及实验动物的使用。

4. 坚持开放 突出政府在国家标准制定中的主导作用和企业在制定产品标准中的主体地位，采取积极的鼓励政策和措施引导社会和行业将更多的人力、物力和财力投入标准的制定、修订，构建标准形成的新格局。

5. 推进共享 强化标准作为公共产品服务行业和社会的功能，促进标准信息共享。

（二）目标

1. 总体目标

（1）完善《中国药典》标准体系建设，提升《中国药典》标准整体水平，标准制定更加严谨，品种遴选更加合理，与国际标准更加协调，标准形成机制更加科学。

（2）实现中药标准继续主导国际标准制定，化学药、药用辅料标准基本达到或接近国际水平，生物制品标准紧跟科技发展前沿，与国际先进水平基本保持一致。

2. 具体目标

（1）适度增加品种的收载，进一步满足临床需要，品种遴选原则：①坚持"临床常用、疗效确切、使用安全、工艺成熟、质量可控"；②全面覆盖国家基本药物目录、国家基本医疗保险用药目录，适应临床治疗用药指南调整变化的需要；③重点增加原料药、中药材、药用辅料标准的收载和新制剂的收载，要充分体现我国医药创新成果。

（2）结合国家药品标准清理，逐步完善药品标准淘汰机制。全面清理国家已有药品标准：加大对已经取消文号、长期不生产、质量不可控、剂型不合理、稳定性不高的药品标准的淘汰力度，需要开展临床价值或风险效益评价的品种，提请相关部门进行评价。

（3）健全药典标准体系，强化药品质量全程管理的理念：①进一步提高横向覆盖中药、化学药、生物制品、原料药、药用辅料、药包材及标准物质的质量控制技术要求；②进一步完善纵向涵盖凡例、制剂通则、总论、检验方法及指导原则的制定和修订，体现药品质量源于设计、有赖于全过程控制保障的理念。

（4）提高通用性技术要求，全面展现药品质量控制水平：①紧密跟踪国际先进药典标准发展趋势，结合我国制药生产实际，进一步扩大先进检测技术的应用，重点加强对药品安全性和有效性控制方法的研究和建立；②完善和加强通用性技术要求制修订工作，充分发挥《中国药典》标准规范性和导向性作用，整体提高药品标准水平。

（5）加强标准的交流与合作，促进国际药典的协调统一：①与WHO合作，共同建立药典交换机制和多国药典比对信息平台，为推进国际药典协调奠定技术基础；②以药品进出口贸易为导向开展标准协调工作。通过加强双边和多边的国际交流合作，突出中药标准的国际主导地位，不断扩大《中国药典》和中国药品质量的国际影响力。

（三）亮点

1. 工作基调 稳步推进药典品种收载，由注重药品的收载数量，转变为注重药品内在质量提升。药典品种收载以优化增量、减少存量为原则，数量适度增加，质量宁缺毋滥，对照国际标准，瞄准先进，寻找差距，迎头追赶。此外，要建立国家药品标准淘汰机制，标准要"有进有出"，加大标准淘汰力度，对已经取消文号、长期不生产、质量不可控、剂型不合理、稳定性不高的药品标准"做减法"或终止标准的效力。

2. 建立国家药品标准的淘汰机制 《中国药典》2020年版实现了标准的淘汰，淘汰意味着该品种不符合药典收载原则，标准虽然继续有效但应进行提高和完善，如标准涉及安全性不可控的问题则应立即终止标准执行，提高后执行新的标准。还有一些剔除品种属于国际不认可或国家不鼓励发展的，未来可能随着市场竞争逐步淘汰。

建立国家药品标准淘汰机制，主要是想通过建立健全药典品种进出的遴选原则，淘汰一些落后产品和落后标准，进一步完善药典标准体系。

3. 体现仿制药的标准提升 仿制药经过质量和疗效一致性评价，其标准已对照原研药进行了比对研究，这些成果体现在《中国药典》2020 年版中，如口服固体制剂产品的溶出度检查方法和实验条件有了较大的改进。

4. 成熟的分析检测技术应用进一步扩大 药典对标国际标准，紧跟国际前沿，不断扩大成熟检测技术在药品质量控制中的应用，提高检测方法的灵敏度、专属性、适用性和可靠性，进一步加强了药品质量控制、保障药品质量。建立分子生物学检测标准体系，新增聚合酶链式反应（PCR）法，新增 X 射线荧光光谱法用于元素杂质控制；采用光阻法替代显微法检查乳粒粒径；转基因检测技术应用于重组产品活性检测，新增免疫化学法通则等。扩大成熟检验方法在药品质量控制的应用，如采用液质联用法用于多种中药、多种真菌毒素的检测，采用气质联用法对多种农药残留进行定性鉴别，高效液相色谱法逐步替代薄层色谱法测定化学药有关物质，高效液相色谱法用于抗毒素分子大小分布检测等。

5. 逐步构建全过程质量控制体系 《中国药典》2020 年版进一步加强了涉及药品研发、生产、检测、运输、包装、贮藏等可能影响药品质量环节的相关指导原则的制定，逐步构建全过程质量控制体系。完善了灭菌工艺验证、环境检测等相关技术要求，修订了非无菌药品微生物限度标准、药品洁净实验室微生物监测和控制指导原则、无菌检查用隔离系统验证和应用指导原则、药品微生物实验室质量管理指导原则等。

6. 加强与国际标准的协调 《中国药典》2020 年版加强与国外药典的比对研究，更加注重国际成熟技术标准的借鉴和转化，不断推进与各国药典标准的协调。参考人用药品注册技术要求国际协调会（ICH）相关指导原则，新增遗传毒性杂质控制指导原则、修订原料药物与制剂稳定性试验指导原则、分析方法验证指导原则、药品杂质分析指导原则，同时新增了溶出度测定流池法、堆密度和振实密度测定法，修订残留溶剂测定法等。

我国药典每五年修订一次，每个版本药典的问世都是我国科学技术和医药发展的成果，必将提高上市药品质量，保证公众用药安全有效，提升我国医药产业和产品的整体水平，对促进我国医药卫生事业高质量发展起到重要的作用。

◆ **本 章 小 结** ◆

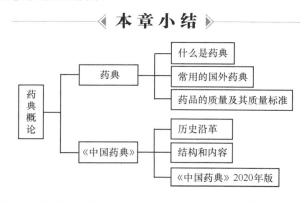

知识链接 　　　　　　　　　　**药品检验工作的基本程序**

　　药品检验工作是整个药品质量控制体系中心的一环，其宗旨就是要保证用药安全、有效。药品检验工作的基本程序：

药品的初步审查 → 取样 → 检验 → 记录 → 报告

（一）药品的初审

收到送检药品后，应对药品的来源、数量、包装、外观性状、检验项目等情况作初步审查。明确药品的质量标准（《中国药典》），并按照标准规定的检查项目和方法进行检验。

（二）取样

取样的基本原则是均匀、合理，以确保所取样品具有真实性和代表性。原料药取样要用探子，按包装件数 x 计算时，当 $x \leqslant 3$ 时，应每件取样；当 $3 < x \leqslant 300$ 时，取样数为 $x^{1/2}$；当 $x > 300$ 时，取样数为 $(x^{1/2}/2)+1$。

（三）检验

分析检验工作的内容主要包括鉴别、检查、含量测定三个方面。

1. 鉴别 是根据药物的组成、分子结构、理化性质进行试验，其主要采用外观性状、物理常数（沸点、熔点、凝固点、密度等）、化学鉴别、光谱鉴别、色谱鉴别等方法手段。通过鉴别分析、比照核对，得出"是"还是"不是"或"真的"还是"假的"的结论。

值得注意的是不能仅以一个鉴别试验作为判断的唯一依据，而应同时全面考虑其他有关的测试项目，综合考察结果，才能得出正确结论。

2. 检查 《中国药典》的检查项目包括药物的有效性、均一性、安全性和纯度要求四个方面。但本书所述的检查主要是指纯度要求，即药物的杂质检查。通过检查，判断药物所含杂质是否符合限量规定要求，所以药物的杂质检查也称为纯度检查。

在保证用药安全、不影响疗效的前提下，允许药品中存在微量杂质，但必须在药品质量标准规定的限量范围之内。

药品中的杂质根据其来源分为一般性杂质和特殊性杂质，对杂质进行检查，则是利用杂质的物理性质、化学性质、生物活性等差异进行检查的。

3. 含量测定 若药品通过鉴别、检查均为合格，则可进行后续步骤——含量测定。含量测定就是测定药物中有效成分的含量，这是保证药物疗效不可缺少的重要一环，同时也反映了药物的纯度。

综上所述，任何一种药品只有鉴别、检查、含量测定等各项都符合要求，方为合格药品。若任何一项不符合要求，则为不合格品。由此可见，鉴别是判别真伪，而检查和含量测定则是判断优劣。

（四）记录

药品检验记录是检验工作的原始资料，是判断药品质量是否合格的依据。其主要内容是检品的信息（名称、来源、数量、批号），检测项目、依据、方法（实验条件）、实验数据和结果等。要求实验记录真实、简洁、明了、具体，不得随意涂改、撕页，若有要修改之处，要有说明并签字，所有记录必须完整，要有检验人员、复核人员的签字并存档备查。

（五）报告

检验完毕，检验部门必须出具书面检验报告。报告书的内容主要有检品名称、数量、外观性状，检验项目、检验依据、检验方法及其结果和明确的结论等，检验人员、复核人员的签章手续必须完备。

◀ 思考与练习 ▶

一、单选题

1.《中国药典》2020 年版共有（ ）。

A. 一部   B. 二部   C. 三部   D. 四部   E. 五部

2.《中国药典》2015 年版共有（　　　）。

A. 一部　　　　　　　　B. 二部　　　　　　　　C. 三部　　　　　　　　D. 四部　　　　　　E. 五部

3. 原料药的含量上限超过 100% 时，是指（　　　）。

A. 规定方法可能达到的数值　　　　　　　　B. 分析结果错误

C. 允许的实际含量　　　　　　　　　　　　D. 实际含量

E. 药物的实际含量过高

4. 为正确使用《中国药典》进行药品质量检定的基本原则是（　　　）。

A. 凡例　　　　　　　　B. 正文　　　　　　　　C. 附录　　　　　　　　D. 索引　　　　　　E. 总则

5.《中国药典》2020 年版凡例中规定，"贮藏"项下的冷处是指（　　　）。

A. 不超过 20℃　　　　　　　　　　　　　B. 避光并不超过 20℃

C. 0 ～ 5℃　　　　　　　　　　　　　　　D. 2 ～ 10℃　　　　　　　E. 10 ～ 30℃

6.《中国药典》2020 年版凡例中规定，"贮藏"项下的凉暗处是指（　　　）。

A. 不超过 30℃　　　　　　　　　　　B. 不超过 20℃　　　　　C. 避光并不超过 30℃

D. 避光并不超过 20℃　　　　　　　　E. 2 ～ 10℃

7.《中国药典》2020 年版凡例中规定，"精密称定"是指称取重量应准确至所取重量的（　　　）。

A. 1/1000　　　　　　B. 1/100　　　　　　C. 1/10 000　　　　　D. 1/100 000　　　E. 1/10

8.《中国药典》2020 年版中"制剂通则"收载在（　　　）。

A. 一部　　　　　　　　B. 二部　　　　　　　　C. 三部　　　　　　　　D. 四部　　　　　　E. 五部

9. 国家药品标准中原料的含量（%）如未规定上限时，系指不超过（　　　）。

A. 98.0%　　　　　　B. 99.0%　　　　　　C. 100.0%　　　　　D. 101.0%　　　E. 102.0%

10. 在药品质量标准中，药品的外观、臭、味等内容归属的项目为（　　　）。

A. 性状　　　　　　　　B. 鉴别　　　　　　　　C. 检查　　　　　　　　D. 含量测定　　　　E. 类别

11.《中国药典》2015 年版将生物制品列入（　　　）。

A. 一部　　　　　　　　B. 二部　　　　　　　　C. 三部　　　　　　　　D. 四部　　　　　　E. 五部

12.《中国药典》的凡例部分（　　　）。

A. 起到目录的作用

B. 有标准规定、检验方法和限度、标准品、对照品、计量等内容

C. 介绍《中国药典》的沿革

D. 收载有制剂通则

E. 收藏药品质量标准分析方法验证等指导原则

二、配伍选择题

1. 标准品（　　　）。

2. 对照品（　　　）。

3. 恒重（　　　）。

A. 供试品连续两次干燥或炽灼后的重量差异在 0.3mg 以下

B. 不加供试品或以等量溶剂替代供试液的情况下，按同法操作所得的结果

C. 用于生物检定、抗生素或生化药品中含量或效价测定的标准物质，按效价作单位（或 μg）计，以国际标准品进行标定

D. 用于检测时，除另有规定外，均按干燥品（或无水物）进行计算后使用的标准物质

E. 不同等级的符合国家标准或国家有关规定标准的化学试剂

以下国外药典的缩写是

4. 美国药典（　　　）。

5. 日本药局方（　　　）。

6. 欧洲药典（　　）。

A. JP　　　　　　　　B. USP　　　　　　C. BP　　　　　　　D. Ch.P　　　　E. Ph,Eur

《中国药典》对片剂崩解时限的规定是

7. 普通片剂（　　）。

8. 糖衣片（　　）。

A. 15 分钟　　　　　B. 30 分钟　　　　C. 45 分钟　　　　D. 1 小时

E. 1 小时 30 分钟

药品质量标准"贮藏"项下的规定

9. "阴凉处"系指（　　）。

10. "凉暗处"系指（　　）。

A. 不超过 25℃　　　B. 不超过 20℃　　　C. 避光并不超过 25℃

D. 避光并不超过 20℃　　　　　　　　　E. 2 ～ 10℃

11. 难溶性的药物片剂一般应作（　　）。

12. 小剂量的片剂、膜剂、胶囊剂等一般应作（　　）。

A. 重量差异检查　　B. 崩解时限检查　　C. 含量均匀度检查　　D. 溶出度检查

E. 不溶性微粒检查

三、多选题

1. 国家药品标准的内容有（　　）。

A. 性状　　　　　　B. 鉴别　　　　　　C. 检查　　　　　　D. 含量测定　　　E. 贮藏

2.（相对法）量瓶校正所需的仪器有（　　）。

A. 分析天平　　　　B. 称量瓶　　　　　C. 滴定管　　　　　D. 温度计　　　E. 比色管

3.《中国药典》制剂通则的片剂项下规定：除另有规定外，片剂应进行的检查项目有（　　）。

A. 重量差异　　　　B. 溶出度　　　　　C. 澄明度　　　　　D. 崩解时限

E. 分散均匀性

4.《美国药典》（　　）。

A. 缩写是 USP　　　B. 缩写是 PUS　　　C. 现行版本是 24 版

D. 2018 年出版第 41 版　　　　　　　　E. 与 NF 合并出版

◀参考答案▶

请同学们先深入思考，积极探索，自练自测，再看答案，以便对《中国药典》和国外药典有更多的认识、更深的理解，获得举一反三、触类旁通的效果。

一、单选题

1 ～ 5. D D A A D　　6 ～ 10. D A D D A　　11 ～ 12. C B

二、配伍选择题

1 ～ 5. C D A B A　　6 ～ 10. E A D B D　　11 ～ 12. D C

三、多选题

1. A B C D E　　2. A C　　3. A D E　　4. A D E

第二章　误差与实验数据处理

Error and Processing of Experimental Data

书山有路勤为径，学海无涯苦作舟。

　　　　　　　　　　　　　　　　——韩愈《古今贤文·劝学篇》

> **本章要点**
> 　　**基本概念：**误差，绝对误差，相对误差，系统误差，随机误差（偶然误差），准确度及准确度的表示方法——相对误差，精密度及精密度的表示方法——变异系数，有效数字。
> 　　**基本理论：**有效数字的修约规则，准确度与精密度的关系与区别。
> 　　**基本计算：**准确度，精密度，有效数字的修约，有效数字的加减法，有效数字的乘除法。
> 　　**基本技能：**处理实验数据的基本方法，分析测试结果的正确表达（精密度、准确度）。

第一节　误差的基本概念

　　定量分析的目的是准确测定试样中组分的含量，因此分析结果必须具有一定的准确度。在定量分析中，由于受分析方法、测量仪器、所用试剂和分析工作者主观条件等多种因素的限制，分析结果可能与真实值不完全一致。即使采用最可靠的分析方法，使用最精密的仪器，由技术很熟练的分析人员进行测定，也不可能得到绝对准确的结果。同一个实验工作者在相同条件下对同一试样进行多次测定，所得结果也不会完全相同。这表明，在分析测试过程中，误差是客观存在、不可避免的，它可能出现在分析测试过程的每个步骤中，从而影响分析测试结果的准确度。

　　通过本章学习，我们应该了解误差的基本概念、误差产生的原因及其出现的规律，以便采取相应的措施减免误差，以提高分析测试结果的准确度；学会处理实验数据的基本方法，并能对分析测试的结果进行正确表达。

一、误　　差

　　误差（error）是实验科学的术语，是指测量结果偏离真值的程度。对任何一个物理量进行测量都不可能得出一个绝对准确的数值，即使使用测量技术所能达到的最完善的方法，测出的数值也与真值存在差异，这种测量值与真值的差异称为误差。误差有两种表示方法：绝对误差（absolute error）和相对误差（relative error），也可以根据误差的来源分为系统误差和随机误差（又称偶然误差）。

（一）真值

　　真值（true value，T）是某一物理量本身具有的客观存在的真实值。真值是未知的、客观存在的量。但在下列情况下认为是已知的。

　　1. 理论真值　某化合物的理论组成，如纯 NaCl 中 Cl 的含量，还有阿伏伽德罗常数 N_A=6.022 136×10²³/mol、圆周率 π、三角形的内角和为 180° 等均属理论真值。

　　2. 计量学约定真值　当真值难以确定时，可将实际测量中确认没有系统误差的情况下，经多次测量的平均值约定为真值，成为计量学约定真值，如国际计量大会确定的长度、质量、物质的量单位和国标制定的计量单位，标准参考物质证书上给出的数值等均属约定真值。

　　3. 相对真值　指分析测试中所使用的标准参考物质或对照品，如标准试样（在仪器分析中常用到）的含量；认定精确度高一个数量级的测定值作为低一级测量值的真值；标准试样（在仪器分析中常用到）的含量等。

计量学约定真值和相对真值是分析测试工作中常用的真值。

（二）算术平均值

对某试样进行 n 次平行测定，测定数据为 x_1、x_2 $\cdots$ x_n，则其算术平均值 $\bar{x}$：

$$\bar{x} = \frac{x_1 + x_2 + \cdots + x_n}{n}$$ （2-1）

n 次测量值的算术平均值虽不是真值，但比单次测量结果更接近真值，是对真值的最佳估计，它表示一组测定数据的集中趋势。

（三）绝对误差与相对误差

误差：测定结果与真值之间的差值。绝对误差（absolute error）：测量值与真值之间的差值 $E = x - x_T$，测量值大于真值，误差为正值；测量值小于真值，误差为负值。误差越小，测量值的准确度越高；误差越大，测量值的准确度越低。

相对误差（relative error）：绝对误差占真值的百分率：

$$E_r = \frac{E}{x_T} \times 100\% = \frac{x - x_T}{x_T} \times 100\%$$ （2-2）

相对误差有大小、正负之分，它能反映误差在真实结果中所占的比例，因此在相同的实验条件下，待测组分含量越高，相对误差越小；反之，相对误差越大。

二、系统误差与随机误差

（一）系统误差

系统误差（system error）是指分析过程中由于某些固定的原因所造成的误差。系统误差的特点是具有单向性和重现性，即它对分析结果的影响比较固定，使测定结果系统性偏高或系统性偏低；当重复测定时，它会重复出现。系统误差产生的原因是固定的，它的大小、正负是可测的，从理论上来说，只要找到原因，就可以消除系统误差对测定结果的影响，提高测定结果的准确度。因此，系统误差又称可测误差。

根据系统误差产生的原因，可将其分为如下几种。

1. 方法误差 方法误差是由于分析方法本身所造成的误差。例如，滴定分析中指示剂的变色点与化学计量点不完全一致；重量分析中沉淀的溶解损失；光学仪器分析方法一般不宜用于常量分析等。

2. 仪器误差 仪器误差是由于仪器本身不够精确而造成的误差。例如，天平的不等臂、砝码的锈蚀、容量器皿刻度不准确、光学仪器的工作波长未校正等。

3. 试剂误差 由于实验时所使用的试剂或蒸馏水不纯而造成的误差称为试剂误差。例如，试剂或蒸馏水中含有微量被测物质或干扰物质。

4. 操作误差 操作误差又称个人误差，是由分析人员所掌握的分析操作与正确的分析操作存在差别或分析人员的主观原因所造成的误差。例如，重量分析中对沉淀的洗涤次数过多或不够；个人对颜色的敏感程度不高，导致滴定终点的颜色深浅不一；读取滴定管读数时个人习惯性偏高或偏低等。

（二）随机误差

随机误差（random error）又称偶然误差（accident error），是由某些随机（偶然）的原因造成的。例如，测量时环境温度、气压、湿度、空气中尘埃等微小波动导致测量结果不同；个人一时辨别的差异而使读数不一致；在滴定管读数时，估计的小数点后第二位的数值不一致。随机误差是由一些不确定的偶然因素造成的，因此，其数值的大小、正负都是不确定的，所以，随机误差又称不可测误差。随机误差在分析测定过程中是客观存在、不可避免的，降低了测定结果的精密度。

也有人将操作过失造成的结果与真值的差异称为过失误差。其实，过失是错误，是实验过程中应该加以避免的，如试样分解时分解不够完全，称样时试样洒落在容器外，读错刻度、看错砝码、看错读数、记错数据、加错试剂等均属过失误差。因此，实验时认真、细致，规范操作是必需的。

第二节　分析测试中的误差

一、误差与准确度

分析结果的准确度（accuracy）是指分析结果与真值的接近程度，分析结果与真值差别越小，则分析结果的准确度越高。准确度常用绝对误差或相对误差表示。

例如，分析天平称量两物体的质量分别为 1.6380g 和 0.1637g，假设两物体的真值各为 1.6381g 和 0.1638g，则两者的绝对误差分别为

$$E_1=1.6380-1.6381=-0.0001（g）$$
$$E_2=0.1637-0.1638=-0.0001（g）$$

两者的相对误差分别为

$$E_{r_1} = \frac{-0.0001}{1.6381} \times 100\% = -0.006\%$$

$$E_{r_2} = \frac{-0.0001}{0.1638} \times 100\% = -0.06\%$$

由此可见，绝对误差相等，相对误差并不一定相等。在上例中，同样的绝对误差，称量物体越重，其相对误差越小。因此，在实际工作中，常用相对误差来表示测定结果的准确度。

绝对误差和相对误差都有正负值，正值表示分析结果偏高，负值表示分析结果偏低。

二、偏差与精密度

（一）偏差的表示方法

偏差（deviation）可分为绝对偏差、平均偏差、相对平均偏差及标准偏差与变异系数。

1. 绝对偏差（absolute deviation） 简称偏差，是指单次测定结果与测量算术平均值之差，其值可正可负。几次平行测定结果的绝对偏差越小，则说明分析结果的精密度越高。若用 $\bar{x}$ 表示一组（对同一试样多次测量）测量值的平均值，则单次测量值 x_i 的绝对偏差 d 的定义式为

$$d=x_i-\bar{x} \tag{2-3}$$

2. 平均偏差（average deviation） 各次测量绝对偏差的绝对值的平均值即为平均偏差，用 $\bar{d}$ 表示：

$$\bar{d} = \frac{\sum_{i=1}^{n}|x_i-\bar{x}|}{n} = \frac{\sum_{i=1}^{n}|d|}{n} \tag{2-4}$$

3. 相对平均偏差（relative average deviation） 将平均偏差除以算术平均值得相对平均偏差：

$$相对平均偏差 = \frac{\bar{d}}{\bar{x}} \times 100\% \tag{2-5}$$

用平均偏差和相对平均偏差表示精密度（precision）比较简单，但由于在一系列的测定结果中，小偏差占多数，大偏差占少数，如果按总的测定次数要求计算平均偏差，所得结果会偏小，大

偏差得不到应有的反映。例如，下面 A、B 两组分析数据，通过计算得各次测定的绝对偏差分别为

A 组：+0.15、+0.39、0.00、−0.28、+0.19、−0.29、+0.20、−0.22、−0.38、+0.30

B 组：−0.10、−0.19、+0.91、0.00、+0.12、+0.11、0.00、+0.10、−0.69、−0.18

两组测定的次数相同，且平均偏差都是 0.24，但是 B 组数据中出现两个较大绝对偏差（+0.91、−0.69），数据较为分散，测定结果精密度较低并未得到充分反映，为了反映这些差别，故引入标准偏差。

4. 标准偏差（standard deviation）　简称标准差，在一般的分析工作中，只作有限次数的平行测定，这时标准偏差的定义式为

$$SD = \sqrt{\frac{\sum\limits_{i=1}^{n}\left(x_i - \bar{x}\right)^2}{n-1}} = \sqrt{\frac{\sum\limits_{i=1}^{n}d_i^2}{n-1}} \tag{2-6}$$

标准偏差将单次测定的绝对偏差平方后，能将较大的绝对偏差更显著地表现出来，因此，标准偏差能更好地反映测定值的精密度，即反映数据的分散程度。上述 A、B 两组数据的标准偏差分别为 $SD_A=0.28$，$SD_B=0.40$，可见，采用标准偏差表示精密度比用平均偏差更合理。

5. 变异系数　也称相对标准差（relative standard deviation，RSD），其定义式为

$$RSD = \frac{SD}{\bar{x}} \times 100\% = \frac{\sqrt{\dfrac{\sum\limits_{i=1}^{n}\left(x_i - \bar{x}\right)^2}{n-1}}}{\bar{x}} \times 100\% = \frac{\sqrt{\dfrac{\sum\limits_{i=1}^{n}d_i^2}{n-1}}}{\bar{x}} \times 100\% \tag{2-7}$$

相对标准差（RSD）用绝对偏差平方和取代了平均偏差的绝对值，用自由度（n−1）[①]取代了实验次数（n），从而突显了较大绝对偏差对测量结果的影响。因此，现在普遍采用相对标准差来表示分析测试结果的精密度。相对标准差通常用百分率表示。

【**例 2-1**】　五次测定某铁矿石中铁的含量（%），其结果为 37.45%、37.20%、37.50%、37.30%、37.25%。计算测定结果的平均值、绝对偏差、平均偏差、标准偏差和相对标准差。

解：平均值：

$$\bar{x} = \frac{37.45\% + 37.20\% + 37.50\% + 37.30\% + 37.25\%}{5} = 37.34\%$$

绝对偏差：根据绝对偏差的定义，五次测量结果的绝对偏差分别为 $d_1=+0.11\%$、$d_2=−0.14\%$、$d_3=+0.16\%$、$d_4=−0.04\%$、$d_5=−0.09\%$。

平均偏差：

$$\bar{d} = \frac{1}{n}\sum_{i=1}^{n}|d_i| = \frac{0.11\% + 0.14\% + 0.16\% + 0.04\% + 0.09\%}{5} = 0.11\%$$

标准偏差：

$$SD = \sqrt{\frac{\sum\limits_{i=1}^{n}d_i^2}{n-1}} = \sqrt{\frac{0.11\%^2 + 0.14\%^2 + 0.16\%^2 + 0.04\%^2 + 0.09\%^2}{5-1}} = 0.13\%$$

相对标准差：

$$RSD = \frac{SD}{\bar{x}} \times 100\% = \frac{0.13}{37.34} \times 100\% = 0.35\%$$

▶（二）精密度

精密度（precision）表示多次平行测定结果相互接近的程度，精密度高表示结果的重复性（repeatability）或再现性（reproducibility）高。重复性表示同一分析人员在同一实验条件下，获得

---

① n−1 称为自由度（degree of freedom），通常指独立变量的个数。当测定次数趋于无限时，测定值向总体平均值集中，则 n 个偏差之和等于零，所以在 n 次测定中，只有（n−1）个独立偏差数。

一系列结果的精密度；再现性表示不同分析人员或不同实验室之间在各自的条件下，获得一系列测定结果的精密度。实际工作中，一般用相对标准差表示分析结果的精密度。

三、准确度与精密度的关系

准确度是表示分析结果与真值相接近的程度，它说明测定结果的可靠性。精密度是指在相同条件下，多次平行分析结果相互接近的程度。如果几次测定的数据比较接近，表示分析结果的精密度高。那么准确度和精密度之间有什么关系呢？

在分析工作中评价一项分析结果的优劣，应该从分析结果的准确度和精密度两个方面着手。精密度是保证准确度的先决条件。精密度低，数据分散，所得结果不可靠，更谈不上准确度高。但是，精密度高并不一定保证准确度高。

图 2-1 显示了甲、乙、丙、丁四人测定同一试样中铁含量时所得的结果。

由图 2-1 可知，甲所得结果的准确度和精密度均高，结果可靠；乙分析结果的精密度虽然很高，但准确度较低；丙的精密度和准确度都很低；丁的精密度很低，平均值虽然接近真值，但这是由于正负误差凑巧相互抵消的结果，因此丁的结果也不可靠。

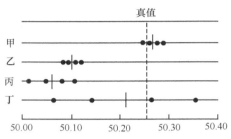

图 2-1 不同工作者分析同一试样的结果
●表示个别测定值；|表示平均值

结论：精密度高是保证准确度高的前提，准确度高则精密度一定高；精密度高，准确度不一定高，因为可能有系统误差存在；在确定消除了系统误差的前提下，精密度高，准确度也会高；精密度和准确度都高说明结果准确可靠。精密度反映了测量结果的重现性，准确度反映了测量结果的正确性。

四、提高分析结果准确度的方法

在定量分析中误差是不可避免的，为了获得准确的分析测试结果，必须尽可能地减少随机误差，减免系统误差。特别要避免出现操作者粗心大意、违反操作规程或不正确使用分析仪器的情况，从而提高分析结果的准确度。

（一）选择合适的分析方法

不同的分析方法，其准确度和灵敏度是不相同的。重量分析和滴定分析灵敏度虽低，但对于常量组分的测定，能获得比较准确的分析结果。例如，铁含量为 60.00% 的试样，用重铬酸钾滴定法滴定，若方法的相对误差为 0.2%，则测定结果的含量范围是 59.88% ~ 60.12%。如果用直接分光光度法进行测定，由于方法的相对误差约为 3%，测得铁的含量范围是 52.8% ~ 61.8%，误差显然大得多。如果铁的含量低于 0.1%，则用重铬酸钾滴定法无法测定，这是因为方法的灵敏度达不到。若以分光光度法进行测定，则可得到完全符合要求的结果。由此看来，化学分析方法适用于常量组分分析，仪器分析方法因其灵敏度高、绝对误差小适用于微量或痕量组分分析。

（二）减小测量误差

为了保证分析测试结果的准确度，必须尽量减少测量误差。例如，一般分析天平的称量误差为万分之一，两次称量可能产生的绝对误差为 ±0.0002g，为了使称量时的相对误差在 0.1% 以下，所要称取试样的质量就不能太少。从相对误差的计算中可看出：

$$相对误差 = \frac{绝对误差}{试样质量} \times 100\% \tag{2-8}$$

$$试样质量 = \frac{绝对误差}{相对误差} = \frac{0.0002}{0.1\%} = 0.2（g） \tag{2-9}$$

可见称取试样的质量必须在 0.2g 以上，才能保证称量的相对误差在 0.1% 以下。又如，在滴定分析中，滴定管的读数误差一般为 0.01mL，两次读取滴定管的读数误差一般为 ±0.02mL，为了使测量时的相对误差小于 0.1%，则消耗滴定液的体积必须在 20mL 以上。故在实际测定中，常用规格为 25mL 的滴定管，消耗滴定液的体积一般控制在 18 ～ 22mL。

可见选择合适的分析方法和仪器是减少随机误差、消除系统误差的前提和基础。

（三）减少随机误差

随机误差是由偶然的不固定的原因所造成。在消除系统误差的前提下，平行测定次数越多，平均值越接近真值。因此，增加平行测定的次数，可以减少随机误差，提高平均值精密度，使平均值接近真值。在一般化学分析中，对于同一试样，通常要求平行测定 2 ～ 4 次。如对测定结果的准确度要求较高时，可增加测定次数至 11 次。

例行的分析测试采用较为成熟的分析方法，可认为不存在方法误差；若采用符合纯度要求的试剂和蒸馏水，可认为不存在试剂误差；若仪器的各项性能指标也调试到符合实验要求，可认为无仪器误差。那么实验结果误差的来源就可能是随机误差。若测试结果出现可疑的离群值，则可在操作误差或过失方面查找原因。

（四）消除系统误差

精密度高是准确度高的先决条件，但精密度高并不一定是准确度也高。在实际测试工作中，有时遇到这样的情况，几次平行测定的结果非常接近，似乎分析工作没有什么问题了，可是一旦用其他可靠的方法检验，就发现分析测试结果有严重的系统误差，甚至可能因此而造成严重差错。因此，在分析测试工作中，必须十分重视系统误差的消除，以提高分析结果的准确度。造成系统误差的原因是多方面的，根据具体情况可采用不同的方法加以消除。一般系统误差可用下面的方法进行检验并消除。

1. 对照试验　对照试验是检验系统误差的有效方法，为了检验某种方法是否存在系统误差，通常采用的对照试验方法有如下两种。

（1）与标准试样对照：检验所用的分析方法是否存在系统误差，可用该方法测定某标准试样并将测定结果与标准值进行比较，从而判断该方法是否存在系统误差。

（2）与公认的可靠方法对照：以国标、药典、部标和文献资料报道的方法与要检验的分析方法对同一样品进行测定，然后将所得结果进行对照，以判断所用分析方法的可行性。若所用方法为新建方法，则需要进一步改进、优化并完善或测出校正值以消除方法误差。

2. 回收试验　将已知量的被测组分加入待测试样或试液中，在相同的条件下，进行多次平行分析测定，计算回收率（recovery）：

$$回收率 = \frac{加入纯品后的测定值 - 加入前的测定值}{纯品加入量} \times 100\% \qquad (2\text{-}10)$$

根据回收率是否满足准确度的要求，以判断方法是否准确可靠。如要求方法的误差小于 1%，则回收率应为 99% ～ 101%；若要求方法的相对误差小于 5%，则回收率应为 95% ～ 105%。

此外，在许多实际工作中，为了检查分析人员之间是否存在系统误差或确定一批分析结果的可靠性，可将一部分试样重复安排在不同分析人员之间，这种方法称为内检；也可将部分试样送交相关单位进行测定，这种方法称为外检。

3. 空白试验（blank test）　由蒸馏水、试剂和实验器皿带入杂质所造成的系统误差，可通过空白试验来扣除。空白试验，就是在不加待测试样的情况下，按照待测试样分析同样的操作步骤和条件进行分析测试，所得结果称为空白值。从试样分析结果中扣除空白值即起到消除系统误差的作用，空白值应该是一个比较小的值，扣除后可使测定结果更为准确可靠。空白试验对微量、痕量分析是很重要的。

当空白值较大时，就应采取选用纯度更高的试剂、检查蒸馏水和实验器皿等是否被污染等措施。

4. 校准仪器和量器　仪器不准确引起的系统误差，可以通过校准仪器来减免其影响。例如，砝码、量瓶（又称容量瓶）、移液管和滴定管的校正；光谱仪器波长的校正、比色皿的配对等。

综上所述，尽量减少测量误差，适当增加平行测定的次数，避免过失就可以减少随机误差；选择合适的分析方法，消除或校正系统误差，从而提高分析结果的准确度。

第三节　有效数字及其运算规则

一、有效数字的概念

有效数字（significant figure）是指分析测试工作中实际能测量到的数字，它包括所有准确数字和最后一位可疑数字。记录数据和计算结果时，有效数字位数必须与测量方法及所用仪器的准确程度相适应，不可以任意增加或减少有效数字位数。例如，称量一只烧杯的质量，记录为表 2-1。

表 2-1　烧杯质量称量记录

烧杯质量（g）	有效数字位数	称量仪器
16.5	3	台秤
16.56	4	普通摆动天平
16.5614	6	分析天平（电子或电光天平）

所以在记录测量数据和分析结果时，应在所用仪器的准确度范围内进行测量，在保留有效数字中的最后一位数字是"可疑数字"的原则下正确地进行记录和计算。例如，用万分之一分析天平称量时，必须记录到小数点后四位，且不可写到小数点后三位或第五位，如 16.5520g 不能写成 16.552g，也不能写成 16.552 00g；在读取滴定管数据时，必须记录到小数点后两位，如消耗溶液体积为 20mL 时，应写成 20.00mL。

确定有效数字位数时，要注意以下几点。

（1）数字"0"在有效数字中的作用：数字中的"0"有两方面的作用，一是和小数点一并起到定位的作用，此时，"0"不是有效数字，即数字前面的"0"不是有效数字，它只起定位作用。二是和其他数字一样作为有效数字使用，即有效数字中间的"0"为有效数字。数字后面的"0"要依具体情况而定。例如，25.00mL，"0"就是有效数字，该数值共包含四位有效数字；2500L，"0"就不好确定，该数值可能包含两位、三位或四位有效数字，为表示清楚它的有效数字，常采用科学记数法，分别写成 2.5×10^3L（两位），2.50×10^3L（三位），2.500×10^3L（四位）。

例如，2.0007g、1.0004g　　　　　　五位有效数字
0.6000、45.05%、2.023×10^{-3}　　　四位有效数字
0.0340g、1.80×10^{-3}　　　　　　三位有效数字
0.0023、0.040%　　　　　　　　两位有效数字
0.3g、0.01%、5×10^{-3}　　　　　一位有效数字

（2）在变换单位时，有效数字位数不变：如 10.00mL 可写成 0.01000L 或 1.000×10^{-2}L；9.56L 可写成 9.56×10^3mL。

（3）不是测量得到的数字，如倍数、分数关系等，可看作无误差数字或无限多位的有效数字。例如，5mol 硫酸、1/2mol 氯化钠等数据中的 5、1/2 则是自然数，非测量所得数，就可以看作是无限多位的有效数字。

（4）在分析化学中还常遇到 pH、pK_a、lgK 等对数数据，其中"H""K_a""K"在对数的定义式中称为真数，真数的有效数字位数取决于对数尾数，对数尾数是一个纯小数，因为对数的整数部分只代表真数的 10 的方次。例如，pH 11.02，对数尾数是 0.02，有效数字位数为两位（即小数点后的 02 两位数字），因此，真数 $[H^+] = 9.5 \times 10^{-12}$mol/L 的有效数字位数是两位。

二、有效数字的修约规则

在数据运算时按一定的规则确定有效数字的位数后，舍弃多余数字的过程称为数字的修约（rounding data），其规则如下。

（一）按"四舍六入五成双"规则修约

按国家标准采用"四舍六入五成双"规则进行修约。四舍是指测量值中被修约数字≤4时，应舍弃；六入是指测量值中被修约数字≥6时，应进位；五成双是指测量值中被修约的数字为5而后面的数为0时，要看前一位，5前面为偶数（包括0），则舍弃；若5前面为奇数，则进一位；当5后面的数不全为零时，无论前方是奇数还是偶数，都须向前进一位。

【例2-2】 将下列数字修约只留一位小数。

1.05→1.0　　　（被修约数字为5，5前面的0视为偶数，故不进位）

0.15→0.2　　　（被修约数字为5，5前面为奇数，故进一位）

0.25→0.2　　　（被修约数字为5，5前面为偶数，故不进位）

【例2-3】 将下列数字修约为两位有效数字。

1.0501→1.1　　（被修约数字为5，并且5后面的数不全为零，故进一位）

2.351→2.4　　　（被修约数字为5，并且5后面的数不全为零，故进一位）

【例2-4】 将下列数字修约为四位有效数字。

1.021 50→1.022　（被修约数字为5，5前面为奇数、后面为零，故进一位）

18.065 01→18.07（被修约数字为5，5后面的数不全为零，故进一位）

过去沿用"四舍五入"，见五就进，能引入明显的舍入误差（误差累计），使修约后的数值偏高。"四舍六入五成双"规则是逢五有舍、有入，使由五的舍或入引起的误差，可以自相抵消。因此，数字修约中多采用此规则。

（二）不能分次修约

例如，2.1346 修约为三位有效数字只能修约为2.13，不能先修约为2.135，再修约为2.14。

（三）可先多保留一位有效数字进行运算

在大量的数据运算过程中，为了减少舍入误差，防止误差迅速累积，对参加运算的所有数据可先多保留一位有效数字（不修约），运算后，再按运算法则将结果修约至符合测量准确度的有效数字位数。

综上所述，数字的修约规则可用歌诀概括：四舍六入五斟酌，五后非零则进一，五后皆零视奇偶，五前为偶应舍弃，五前为奇则进一；不论数字多少位，都要一次修约成；为使运算更准确，途中多留一位数。

此外，在实际工作中常遇到系数、倍数、分数等非测量值数值，这些数值统称为自然数，可视其为无限多位有效数字，即不考虑其有效数字位数；还有常遇到的理化常数，均可作为自然数处理。再就是对数、负对数，其值由首数和尾数两部分组成，尾数（即小数点后数字位数）决定有效数字位数，而首数（即整数部分）则是指数据 N 以科学记数法表示时，首数 n 是 10 的 n 次幂，此时真数 N 的对数的首数就是指数 n，$n+1$ 就是真数 N 的整数部分的位数。例如，0.4326、4.326、43.26，用科学记数法表示，它们分别为 $4.326×10^{-1}$、$4.326×10^{0}$、$4.326×10^{1}$，它们的对数尾数都是 0.6361，而它们的对数首数分别为 –1、0 和 1；真数整数部分的位数分别是 0、1 和 2。

三、有效数字的运算规则

在分析测试过程中，一般要经过几个测量步骤，获得几个准确度不同的数据，即得到几个不同位数的有效数字，在进行运算时，所得结果应保留有效数字的位数与运算的类型有关。按照有效数字的运算法则合理取舍，才能不影响分析测试结果的正确表达。为了不影响分析结果的准确度，运算时必须遵守加减法和乘除法的运算规则。

（一）加减法

几个测量数据相加减时，它们的和或差的有效数字的位数取决于小数点后位数最少的数据，因为它的绝对误差最大，计算结果的小数点后位数与各数据中小数点后位数最少的数据相同，所以几个数据相加或相减时应以小数点后位数最少的数据为准。

例如，12.61+0.5674+0.0142=？

由于每个数据中最后一位数均有±1 的绝对误差，并且加减运算结果应以小数点后位数最少的数据为准，其中小数点后位数最少的数据是 12.61。故应以 12.61 为准，相加结果的小数点后位数修约为与 12.61 的小数点后位数相同。

原始数据	绝对误差	相加运算
12.61	±0.01	12.61
0.5674	±0.0001	0.567
+) 0.0142	+) ±0.0001	+) 0.014
13.1916	±0.01	13.191

故：12.61+0.5674+0.0142 ≈ 12.61+0.567+0.014=13.191=13.19

（二）乘除法

几个测量数据相乘或相除时，它们的积或商的有效数字的位数取决于每个数据中有效数字位数最少（即相对误差最大）的测量数据。为了便于计算，可按照有效数字位数最少的那个数修约其他各数的位数，然后再相乘或相除。例如，求 0.0121、25.64 和 1.057 82 三个数之积。

这三个数据的相对误差分别为

$$\pm \frac{0.0001}{0.0121} \times 100\% = \pm 0.8\%$$

$$\pm \frac{0.01}{25.64} \times 100\% = \pm 0.04\%$$

$$\pm \frac{0.000\,01}{1.057\,82} \times 100\% = \pm 0.0009\%$$

因 0.0121 有效数字位数最少，相对误差最大，应以 0.0121 为准，将其他两个数修约成三位有效数字后再相乘，即

$$0.0121 \times 25.6 \times 1.06 = 0.3283456 \approx 0.328$$

为使计算更准确，中途可多保留一位数，故可写为

$$0.0121 \times 25.64 \times 1.058 = 0.328238152 \approx 0.328$$

在乘除法运算中，常会遇到 9 以上的大数据，如 9.26，9.98 等。由于它们的相对误差的绝对值约为 0.1%，与 10.24、12.06 等四位有效数字的数值的相对误差的绝对值很接近，故通常可将它们视为四位有效数字的数值进行处理。

在计算过程中，为了提高计算结果的准确可靠性，避免在计算过程中因数字的取舍而引入计算误差，可将中间数据先多保留一位数字，而在得到最后结果时，则应舍弃多余的数字，使其符合与准确度相适应的有效数字位数。为计算方便，下文以 "=" 代替 "≈"。

目前，计算器使用较为普遍，虽然在计算过程中并没有对每一步的结果进行修约，但是应注意根据准确度的要求正确保留最后计算结果的有效数字位数，而准确度的高低取决于分析方法和所用的仪器。

（三）对数运算

在分析化学中，常遇到 pH、pC、lg$K$、pK 等负对数和对数的计算，由于对数是由首数和尾数

两部分组成，首数为正的或负的整数，表示真数的以 10 为底的幂指数（方次），尾数即小数点后数字的位数才是真数的有效数字的位数，换而言之，真数的有效数字位数取决于其对数的尾数，即小数点后面有效数字的位数。

例如，pH 2.89，因对数尾数是 0.89 中的"89"两位，则真数为 $[H^+]=1.3\times10^{-3}mol/L$，即真数以科学记数法表示，"1.3"突显了真数的有效数字位数为两位，而"10^{-3}"只能说明该真数小数点的位数。对上述思考还可作如下进一步的解释：

当 pH 2.89，即 $-lg[H^+]=2.89$，将这个负对数写成如下形式：

$$lg[H^+]=(-2)+(-1)+(1-0.89)=(-3)+0.11$$

即
$$[H^+]=10^{[(-3)+0.11]}=10^{-3}\times10^{0.11}=1.3\times10^{-3}\ （mol/L）$$

因此，$[H^+]$ 的有效数字为 $10^{0.11}=1.3$，有效数字位数为两位；对数的首数 -3 即表示 10 的 -3 次方，也就是真数为 0.0013 的四位小数。

由上例可知，真数的有效数字位数取决于其对数的尾数，采用科学记数法能明确显示真数的有效数字的位数；有关对数的运算请参阅第六章知识链接部分。

（四）正确地表达分析测试的结果

在分析测试工作中，测试结果数据的表达应与所用仪器、测试方法的准确度保持一致。例如，称量样品时，甲、乙两同学均用可读性为 0.1mg（万分之一）的天平称量，称取样品 0.2000g，测定结果：甲报告含量为 0.1896g，乙报告含量为 0.189g，甲报告结果正确，因为

称样的准确度：
$$\frac{\pm0.0001}{0.2000}\times100\%=\pm0.05\%$$

甲分析结果的准确度：
$$\frac{\pm0.0001}{0.1896}\times100\%=0.05\%$$

乙分析结果的准确度：
$$\frac{\pm0.001}{0.189}\times100\%=0.5\%$$

甲报告的准确度与仪器的准确度一致，表达正确；乙报告的准确度不符合仪器的准确度，表达错误。

综上所述，记录数据、计算结果的有效数字位数必须与分析方法、所用仪器及相关规范保持一致。

【例 2-5】 已知 pH 2.12 时，求 $[H^+]=?$

解：因为 pH $2.12=-lg[H^+]$

也就是 $-lg[H^+]=2.12$

所以 $[H^+]=10^{-2.12}=10^{-3}\times10^{0.88}=7.5857\cdots\times10^{-3}\approx7.6\times10^{-3}$

【例 2-6】 计算 $\dfrac{7.63+0.274\times25.39-8.45\times1.751\times10^{-4}}{35.451+58.48}$

$$
\begin{aligned}
原式 &= \frac{7.63+0.274\times25.39-8.45\times1.751\times10^{-4}}{35.451+58.48} \approx \frac{7.63+6.957-1.480\times10^{-3}}{93.93}\\
&= \frac{14.587}{93.93}\\
&= 0.1553
\end{aligned}
$$

◀ 本章小结 ▶

一、误　差

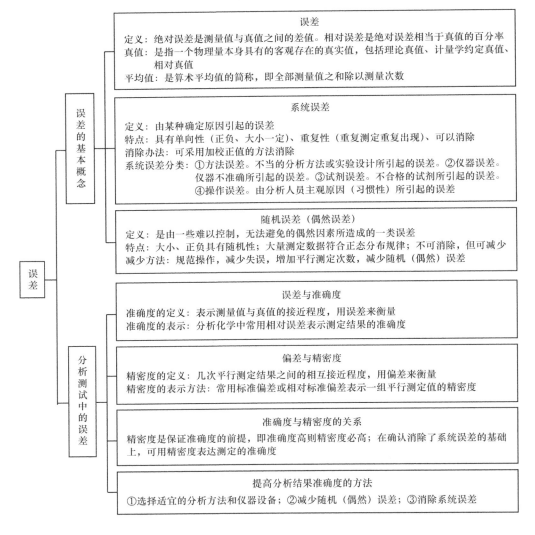

二、有效数字及其运算规则

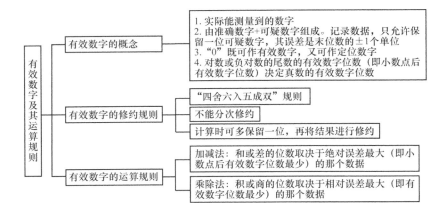

三、公式归纳

（1）绝对误差：$E = x - x_T$，测量值与真值之间的差值，可正、可负，有单位。

（2）相对误差：$E_r = \dfrac{E}{x_T} \times 100\% = \dfrac{x - x_T}{x_T} \times 100\%$，是绝对误差与真值的百分比率，可正、可负，无单位。

（3）绝对偏差：$d = x_i - \bar{x}$，各单次测量值与平均值之差，可正、可负，有单位。

（4）平均偏差：$\bar{d} = \dfrac{\sum\limits_{i=1}^{n} |x_i - \bar{x}|}{n} = \dfrac{\sum\limits_{i=1}^{n} |d|}{n}$，各绝对偏差绝对值的算术平均值，均为正值，有单位。

（5）相对平均偏差：相对平均偏差 $= \dfrac{\bar{d}}{\bar{x}} \times 100\%$，平均偏差与平均值的百分比，均为真值，无单位。

（6）标准偏差：$SD = \sqrt{\dfrac{\sum\limits_{i=1}^{n} (x_i - \bar{x})^2}{n-1}} = \sqrt{\dfrac{\sum\limits_{i=1}^{n} d_i^2}{n-1}}$，衡量一组平行测量值的精密度，均为正值，有单位，能突出较大绝对偏差对测量结果影响的绝对程度。

（7）相对标准差：$RSD = \dfrac{SD}{\bar{x}} \times 100\% = \dfrac{\sqrt{\dfrac{\sum\limits_{i=1}^{n} (x_i - \bar{x})^2}{n-1}}}{\bar{x}} \times 100\% = \dfrac{\sqrt{\dfrac{\sum\limits_{i=1}^{n} d_i^2}{n-1}}}{\bar{x}} \times 100\%$，标准偏差 SD 与测量值的平均值 $\bar{x}$ 的百分比，均为正值，无单位，能突出较大绝对偏差对测量结果影响的相对程度。

知识拓展　　　　　　　**随机误差的分布规律——正态分布**

正态分布曲线是描述随机误差正态分布规律的曲线，它由著名数学家高斯（Gauss）提出，故又称高斯曲线。随机误差是由某些随机（偶然）原因造成的，从表面上看，随机误差的出现似乎很不规律，但是，测定次数趋于无限时，测定值向总体平均值集中，此时若随机误差为零，即无系统误差存在，则总体平均值 μ 即为真值。

正态分布规律可以用图 2-2 所示的正态分布曲线表示。图中横坐标轴 x 表示测量值，$x-\mu$ 代表随机误差的大小，若以 $x-\mu$ 为横坐标，则曲线最高点对应的横坐标为零，此时，曲线成为随机误差的正态分布曲线；纵坐标轴 y 表示随机误差出现的概率[①]（概率密度）；μ 表示总体平均值，即无限次测定所得全体数据的平均值；σ 表示测量值的总体标准偏差，是总体平均值 μ 到曲线拐点间的距离，体现了无限次测定值的分散程度。σ 决定曲线的形状，σ 小，数据的精密度高，曲线显瘦高；σ 大，数据分散，曲线显矮胖。图中曲线 1 的精密度优于曲线 2。

由图 2-2 可看出：

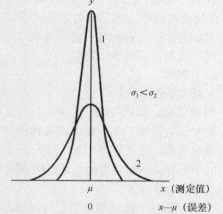

图 2-2　两组标准偏差不同的测量值的正态分布曲线

---

① 概率，又称或然率、机会率、机率（几率）或可能性，它是概率论的基本概念。概率是对随机事件发生的可能性的度量，一般以一个 0～1 的实数表示一个事件发生的可能性大小。越接近 1，该事件更可能发生；越接近 0，则该事件更不可能发生。

（1）当 $x=\mu$ 时，y 值最大，即分布曲线具有最高点，说明误差为零的测量值概率最大，也就是说，大多数的测量值有向总体平均值集中的趋势。

（2）曲线以 $x=\mu$ 的垂线为对称轴，说明绝对值相等的正误差和负误差出现的概率相同。

（3）当 x 趋向 $+\infty$ 或 $-\infty$ 时，曲线以 x 轴为渐近线，这表明小误差出现的概率大，大误差出现的概率小，绝对值很大的误差出现的概率非常小。

正态分布曲线反映了无限次测量数据随机误差的分布规律，然而，在实际工作中，测量次数是有限的，一般为 2～5 次，其随机误差的分布不服从正态分布规律。如何将无限次测量数据的随机误差分布规律用于有限次测量数据的处理？科学研究的成果告诉我们，用数理统计方法处理有限次测量数据，可以合理地推断总体情况。例如，采用 t 分布曲线、平均值的置信区间、显著性检验、对可疑值取舍等数理统计方法均可帮助我们将正态分布规律用于指导有限次测量数据的处理，以便获得准确可靠的分析结果。

◈ 思考与练习 ◈

一、单选题

1. 下列叙述错误的是（　　）。

A. 误差是以真值为标准的，偏差是以平均值为标准的，实际工作中获得的所谓"误差"，实质上仍是偏差

B. 对某项测定来说，它的系统误差大小是不可测量的

C. 对偶然误差来说，大小相近的正误差和负误差出现的机会是均等的

D. 标准偏差是用数理统计方法处理测定的数据而获得的

E. 对相对误差来说，更能反映测量的可信程度

2. 四位学生进行水泥熟料中 SiO_2、CaO、MgO、Fe_2O_3、Al_2O_3 的测定。下列结果（均为百分含量）表示合理的是（　　）。

A. 21.84、65.5、0.91、5.35、5.48　　　　B. 21.84、65.50、0.910、5.35、5.48

C. 21.84、65.50、0.9100、5.350、5.480　　D. 21.84、65.50、0.91、5.35、5.48

E. 21.84、65.5、0.91、5.350、5.48

3. 准确度和精密度的正确关系是（　　）。

A. 准确度不高，精密度一定不会高　　　　B. 准确度高，精密度一定高

C. 精密度高，准确度一定高　　　　　　　D. 两者没有关系

E. 以上都对

4. 下列说法正确的是（　　）。

A. 精密度高，准确度也一定高　　　　　　B. 准确度高，系统误差一定小

C. 增加测定次数，不一定能提高精密度　　D. 偶然误差大，精密度不一定差

E. 准确度低，系统误差一定大

5. 以下是有关系统误差的叙述，错误的是（　　）。

A. 可以估计其大小　　　　　　　　　　　B. 是可以测定的

C. 在同一条件下重复测定，正负误差出现的机会相等

D. 它对分析结果影响比较恒定

E. 系统误差可以通过观测方法，或改正方法加以消除或减弱

6. 滴定终点与化学计量点不一致，会产生（　　）。

A. 系统误差　　　B. 试剂误差　　　C. 仪器误差　　　D. 随机误差　　　E. 相对误差

7. 下列误差中，属于偶然误差的是（　　）。

A. 砝码未经校正

B. 量瓶和移液管不配套

C. 读取滴定管数值时，最后一位数字估计不准

D. 重量分析中，沉淀的溶解损失

E. 滴定时不慎将试液溅出

8. 可用于减少测定过程中的偶然误差的方法是（　　　）。

A. 进行对照试验　　　　B. 进行空白试验　　　　C. 进行仪器校准　　　　D. 增加平行试验的次数

E. 按照仪器的使用说明正确操作

9. 下列有效数字位数错误的是（　　　）。

A. $[H^+]=6.3\times10^{-12}$mol/L（两位）　　　　B. pH 11.20（四位）

C. $CHCl_3$=0.025 02mol/L（四位）　　　　D. 2.1（两位）　　　　E. 6.8（两位）

10. 由计算器算得 $\dfrac{9.25\times0.213\,34}{1.200\times100}$ 的结果为 0.016 444 9。按有效数字运算规则将结果修约为（　　　）。

A. 0.016 445　　　　B. 0.01645　　　　C. 0.01644　　　　D. 0.0164　　　　E. 0.016

11. 下列有关随机误差的叙述中不正确的是（　　　）。

A. 随机误差在分析中是不可避免的　　　　B. 随机误差出现正误差和负误差的机会是均等的

C. 随机误差具有单向性　　　　D. 随机误差是由一些不确定的偶然因素造成的

E. 增加样本含量可降低随机误差的大小

12. 指出下列表述中错误的表述（　　　）。

A. 置信水平越高，测定的可靠性越高

B. 置信水平越高，置信区间越宽

C. 置信区间的大小与测定次数的平方根成反比

D. 置信区间的位置取决于测定的平均值

E. 置信水平为 95% 指的是总体参数值落在样本统计值某一区间的概率为 95%

13. 在分析工作中要减少测定的偶然误差可采取（　　　）方法。

A. 空白试验　　　　B. 对照试验

C. 回收试验　　　　D. 多次平行试验

E. 进行仪器校准

14. 在滴定分析法测定中出现的下列情况，导致系统误差的是（　　　）。

A. 试样未经充分混匀　　　　B. 滴定管的读数读错

C. 滴定时有液滴溅出　　　　D. 砝码未经校正

E. 湿度变化对测定有较大的影响

15. 分析测定中出现的下列情况，属于系统误差的是（　　　）。

A. 读数时视线未与滴定管刻度线保持水平　　　　B. 砝码读错

C. 天平的两臂不等长　　　　D. 滴定时有溶液溅出

E. 称量中样本受潮

16. 分析测定中出现的下列情况，属于偶然误差的是（　　　）。

A. 某分析人员几次读取同一滴定管的读数不能取得一致

B. 某分析人员读取滴定管数值时总是偏高或偏低

C. 甲乙两人用同样的方法测定，但结果总不能一致

D. 滴定时发现有少量溶液溅出

E. 某分析人员实验方法粗略而导致的误差

17. 分析测定中的偶然误差，就统计规律来讲，其（　　　）。

A. 数值固定不变

B. 有重复性

C. 大误差出现的概率小，小误差出现的概率大

D. 正误差出现的概率大于负误差

E. 与仪器本身准确度有关

18. 由计算器算得 $\dfrac{2.236 \times 1.1124}{1.036 \times 0.2000}$ 的结果为 12.004 471，按有效数字运算规则应将结果修约为（   ）。

A. 12.0045　　　　　B. 12.0　　　　　C. 12.00　　　　　D. 12.004　　　　　E. 12.000

19. 今欲配制 1L 0.010 00mol/L $K_2Cr_2O_7$（摩尔质量为 294.2g/mol）溶液。所用分析天平的准确度为±0.1mg。若相对误差要求为±0.2%，则称取 $K_2Cr_2O_7$ 应称准至（   ）。

A. 0.1g　　　　　B. 0.01g　　　　　C. 0.001g　　　　　D. 0.0001g　　　　　E. 0.100g

20. 欲测某水泥熟料中的 SO_3 含量，由五人分别进行测定，试样称取量皆为 2.2g，五人获得五份报告如下，合理的那份是（   ）。

A. 2.08%　　　　　B. 2.085%　　　　　C. 2.1%　　　　　D. 2.09%　　　　　E. 2.10%

二、填空题

1. 增加平行测定次数，取算术平均值来表示分析结果，其目的是减少分析测定过程中的_____。

2. 12.650 有_____位有效数字，若要求保留三位有效数字，保留后的数字是_____。pH 2.08 的有效数字是_____位。

3. 按要求填空

（1）将以下数修约为两位有效数字：11.4523 修约为_____，7.451 修约为_____。

（2）pH 1.32 是_____位有效数字。

4. 计算式 $x = \dfrac{0.3120 \times 48.12 \times (21.25 - 16.10)}{0.2845 \times 1000}$ 应取_____位有效数字。

5. 对某试样进行三次平行测定，得 CaO 平均含量为 30.6%，而真实含量为 30.3%，则 30.6%–30.3%=0.3% 为_____偏差。

6. 用电光天平称物，天平的零点为–0.3mg，当砝码和环码加到 11.3500g 时，天平停点为+4.5mg。此物重为_____g。

7. 滴定分析法要求相对误差为±0.1%，若称取试样的绝对误差为 0.0002g，则一般至少称取试样_____g。

8. 用 25mL 移液管移出的溶液体积应记录为_____mL。

三、简答题

1. 指出在下列情况下，会引起哪种误差？如果是系统误差，应该采用什么方法减免？

（1）砝码被腐蚀。

（2）天平的两臂不等长。

（3）量瓶和移液管不配套。

（4）试剂中含有微量的被测组分。

（5）天平的零点有微小变动。

（6）读取滴定体积时最后一位数字估计不准。

（7）滴定时不慎从锥形瓶中溅出一滴溶液。

（8）标定 HCl 溶液用的 NaOH 标准溶液中吸收了 CO_2。

2. 如果分析天平的称量误差为±0.2mg，拟分别称取试样 0.1g 和 1g 左右，称量的相对误差各为多少？这些结果说明了什么问题？

3. 滴定管的读数误差为±0.02mL。如果滴定中用去标准溶液的体积分别为 2mL 和 20mL 左右，读数的相对误差各是多少？相对误差的大小说明了什么问题？

4. 下列数据各包括了几位有效数字？① 0.0330；② 10.030；③ 0.01020；④ 8.7×10^{-5}；⑤ pK_a 4.74；⑥ pH 10.00。

5. 将 0.089g $Mg_2P_2O_7$ 沉淀换算为 MgO 的质量，问计算时在下列换算因数（$2MgO/Mg_2P_2O_7$）中取哪个数值较为合适：0.3623，0.362，0.36？计算结果应以几位有效数字报出？

6. 用返滴定法测定软锰矿中 MnO_2 的质量分数，其结果按下式进行计算：

$$w_{MnO_2} = \dfrac{\left[\dfrac{0.8000}{126.07} - 8.00 \times 0.1000 \times 10^{-3} \times \dfrac{5}{2}\right] \times 86.94}{0.5000} \times 100\%$$

问测定结果应以几位有效数字报出？

7. 用加热挥发法测定 $BaCl_2 \cdot 2H_2O$ 中结晶水的质量分数时，使用万分之一的分析天平称样 0.5000g，问测定结果应以几位有效数字报出？

8. 两位分析者同时测定某一试样中硫的质量分数，称取试样均为 3.5g，分别报告结果如下：甲为 0.042%，0.041%；乙为 0.04099%，0.04201%。哪一份报告是合理的？为什么？

9. 标定浓度约为 0.1mol/L 的 NaOH 溶液，欲消耗 NaOH 溶液 20mL 左右，应称取基准物质 $H_2C_2O_4 \cdot 2H_2O$ 多少克？其称量的相对误差能否达到 0.1%？若不能，可以用什么方法予以改善？若改用邻苯二甲酸氢钾为基准物，结果又如何？

10. 有两位学生使用相同的分析仪器标定某溶液的浓度（mol/L），结果如下。甲：0.12，0.12，0.12（相对平均偏差 0.00%）。乙：0.1243，0.1237，0.1240（相对平均偏差 0.16%）。如何评价他们的实验结果的准确度和精密度？

四、计算题

1. 根据有效数字运算规则，计算下列算式：

A. 19.469+1.537−0.0386+2.54

B. 3.6×0.0323×20.59×2.12345

2. 测定某铜矿试样，其中铜的质量分数为 24.87%、24.93% 和 24.69%。真值为 25.06%，计算：

（1）测定结果的平均值。

（2）绝对误差。

（3）相对误差。

3. 某人用络合滴定返滴定法测定试样中铝的质量分数。称取试样 0.2000g，加入 0.02002mol/L 乙二胺四乙酸（EDTA）溶液 25.00mL，返滴定时消耗了 0.02012mol/L Zn^{2+} 溶液 23.12mL。请计算试样中铝的质量分数。此处有效数字有几位？如何才能提高测定的准确度？

4. 已知 HCl 标准溶液的浓度为 0.1200mol/L，NaOH 和 CaO 的分子量分别为 40.00 和 56.08，试计算：

（1）相当于 NaOH 的滴定度，即 $T_{HCl/NaOH}$。

（2）相当于 CaO 的滴定度，即 $T_{HCl/CaO}$。

5. 用基准物 Na_2CO_3 标定 HCl 溶液，测得其浓度为 0.1033mol/L，0.1060mol/L，0.1035mol/L，0.1031mol/L，0.1022mol/L，0.1037mol/L。求上述 6 次测定值的平均值、标准偏差和相对标准差。

◀ 参考答案 ▶

请同学们先深入思考，积极探索，自练自测，再看答案，这样做有助于您理解、掌握误差的基本概念和理论及有效数字的修约规则，了解误差产生的基本原因和减免方法，掌握准确度、精密度的计算方法和有效数字运算规则，获得举一反三、触类旁通的效果。

一、单选题

1~5. C D B B C　　6~10. A C D B D　　11~15. C A D D C　　16~20. D C C C C

二、填空题

1. 偶然误差

2. 五，12.6，两

3.（1）11，7.5；（2）两

4. 三

5. 绝对

6. 11.3548g

7. 0.2

8. 25.00

三、简答题

1. 答：（1）系统误差中的仪器误差。减免的方法：校准仪器或更换仪器。

　　　　（2）系统误差中的仪器误差。减免的方法：校准仪器或更换仪器。

　　　　（3）系统误差中的仪器误差。减免的方法：校准仪器或更换仪器。

　　　　（4）系统误差中的试剂误差。减免的方法：做空白试验。

　　　　（5）随机误差。减免的方法：增加测定次数。

　　　　（6）系统误差中的操作误差。减免的方法：多读几次取平均值。

　　　　（7）过失误差。减免的方法：重做。

　　　　（8）系统误差中的试剂误差。减免的方法：做空白试验。

2. 答：因分析天平的称量误差为±0.2mg，故读数的绝对误差 E_a=±0.0002g

根据 $E_r = \dfrac{E_a}{x_T} \times 100\%$ 可得

$$E_{r0.1g} = \frac{\pm 0.0002}{0.1000} \times 100\% = \pm 0.2\%$$

$$E_{r1g} = \frac{\pm 0.0002}{1.0000} \times 100\% = \pm 0.02\%$$

这说明，两物体称量的绝对误差相等，但他们的相对误差并不相同，即当被测定的量较大时，相对误差较小，测定的准确程度较高。

3. 答：因滴定管的读数误差为±0.02mL，故读数的绝对误差 E_a=0.02mL

根据 $E_r = \dfrac{E_a}{x_T} \times 100\%$ 可得

$$E_{r2mL} = \frac{\pm 0.02}{2} \times 100\% = \pm 1\%$$

$$E_{r20mL} = \frac{\pm 0.02}{20} \times 100\% = \pm 0.1\%$$

这说明，量取两溶液的绝对误差相等，但他们的相对误差并不相同，即当被测定的量较大时，测量的相对误差较小，测定的准确程度也就较高。

4. 答：①三位有效数字；②五位有效数字；③四位有效数字；④两位有效数字；⑤两位有效数字；⑥两位有效数字。

5. 答：换算因数取 0.36 较为合适。应以两位有效数字报出。

6. 答：应以三位有效数字报出。

7. 答：应以四位有效数字报出。

8. 答：甲的报告合理。因为在称样时取了两位有效数字，所以计算结果应和称样时相同，都取两位有效数字。

9. 答：根据化学反应方程式 $2NaOH + H_2C_2O_4 \cdot H_2O == Na_2C_2O_4 + 3H_2O$ 可知，需 $H_2C_2O_4 \cdot H_2O$ 的质量 m_1 为

$$m_1 = \frac{0.1 \times 0.020}{2} \times 126.07 = 0.13\,（g）$$

相对误差为

$$E_{r1} = \frac{0.0002}{0.13} \times 100\% = 0.15\%$$

相对误差大于 0.1%，不能用 $H_2C_2O_4 \cdot H_2O$ 标定 0.1mol/L 的 NaOH 溶液，可以选用分子量大的作为基准物来标定。若改用邻苯二甲酸氢钾（$KHC_8H_4O_4$）为基准物时，则

$$KHC_8H_4O_4 + NaOH \Longrightarrow KNaC_8H_4O_4 + H_2O$$

需 $KHC_8H_4O_4$ 的质量为 m_2，则　$m_2 = 0.1 \times 0.020 \times 204.22 = 0.41 (g)$

$$E_{r2} = \frac{\pm 0.0002}{0.41} \times 100\% = \pm 0.049\%$$

相对误差小于 0.1%，可以用于标定 NaOH 溶液。

10. 答：乙的准确度和精密度都高。因为从两人的数据可知，他们是用分析天平取样，所以有效数字应取四位，而甲只取了两位。因此从表面上看甲的精密度高，但从分析结果的精密度考虑，应该是乙的实验结果的准确度和精密度都高。

四、计算题

1. 解：A=23.51，B=5.1。

2. 解：

（1）$\bar{x} = \dfrac{24.87\% + 24.93\% + 24.69\%}{3} = 24.83\%$

（2）$E_a = \bar{x} - T = 24.83\% - 25.06\% = -0.23\%$

（3）$E_r = \dfrac{E_a}{T} \times 100\% = -0.92\%$

3. 解：铝的质量分数：

$$\omega_{Al} = \frac{(0.020\,02 \times 25.00 - 0.020\,12 \times 23.12) \times 26.982}{0.2000 \times 10^3} \times 100\% = 0.476\%$$

被滴定溶液中 Al^{3+} 与 EDTA 反应的物质的量为 $0.020\,02 \times 25.00 - 0.020\,12 \times 23.12 = 0.0353$（mmol），仅有三位有效数字。欲提高测定的准确度，可以适当提高 EDTA 标准溶液的浓度并增加样品的取样量。

4. 解：有关反应的化学方程式如下：

$$HCl + NaOH \Longrightarrow NaCl + H_2O$$

$$2HCl + CaO \Longrightarrow CaCl_2 + H_2O$$

（1）$T_{HCl/NaOH} = \dfrac{c_{HCl} \times M_{NaOH}}{1000} = \dfrac{0.1200 \times 40.00}{1000} = 0.004\,800\,(g/mL)$

（2）$T_{HCl/CaO} = \dfrac{1}{2} \times \dfrac{c_{HCl} \times M_{CaO}}{1000} = \dfrac{1}{2} \times \dfrac{0.1200 \times 56.08}{1000} = 0.003\,365\,(g/mL)$

5. 解：求出平均值 $\bar{x}$：

$$\bar{x} = \frac{0.1033 + 0.1060 + 0.1035 + 0.1031 + 0.1022 + 0.1037}{6} = 0.1036$$

求出标准偏差 SD：

$$SD = \sqrt{\frac{0.0003^2 + 0.0024^2 + 0.0001^2 + 0.0005^2 + 0.0001^2 + 0.0014^2}{6 - 1}} = 0.0013$$

求相对标准差：

$$RSD = \frac{SD}{\bar{x}} \times 100\% = \frac{0.0013}{0.1036} \times 100\% = 1.3\%$$

第三章　药物的鉴别试验

Identification Test of Drug

自强不息　厚德载物

——清华大学校训

本章要点

基本概念：性状，外观（聚集状态、色泽、晶型、臭、味），溶解度，物理常数（相对密度、馏程、熔点、比旋度、吸收系数、折光率、黏度、酸值、碘值、皂化值等），一般鉴别试验的项目及其方法步骤，专属鉴别试验。

基本理论：一般鉴别试验的目的意义，专属鉴别试验的目的意义。

基本技能：对照《中国药典》熟悉一般鉴别试验的条件和方法步骤，具备实验操作技能。

一、概　　述

1. 药物鉴别　药物的鉴别就是依据药物的组成、结构与性质，通过化学反应、仪器分析、测定物理常数、生物学法或分子生物学方法来判断药物的真伪，回答“是”或“不是”的问题。鉴别试验是对药品的确证，而不是对未知物进行定性的系统分析。药物的鉴别是药检工作的首要任务，是杂质检查、含量测定的前提，即只有在对药物鉴别无误的情况下，才能对药物进行杂质检查，含量测定等后续的药检工作。

2. 鉴别试验的特点

（1）是对已知药品的确证试验：供试品为已知药物，鉴别的目的是确证供试品的真伪，回答“是”或“不是”的问题。药物的鉴别不是鉴定未知物的组成和结构，仅用于证实贮藏在有标签容器中的药物是否与其所标示的药物名称一致，而不是对未知物的鉴别。

（2）鉴别试验是个别分析，而不是系统分析，采用灵敏度高、专属性强的鉴别试验，可减少试验项目。按《中国药典》2020 年版“品种正文”中相应条款进行。

（3）通常采用不同方法鉴别，在实验的基础上综合分析结果。药物鉴别试验用一项试验无法完成，需要用一组试验项目（2 个或 2 个以上）全面评价该药物，如选用药物的化学鉴别反应、光谱特征、色谱行为和物理常数等不同的方法鉴别同一个供试品，力求使结论正确无误。

（4）鉴别制剂，要注意避免辅料的干扰，鉴别复方制剂，注意避免各成分的干扰。

二、鉴别试验项目

每一种药物的鉴别项目及其方法不同，但根据分子结构和组成可以找到一类药物的共性，药物的鉴别试验项目包括性状、一般鉴别试验和专属鉴别试验，即用一般鉴别试验来判断其类别，用专属鉴别试验来区分其种类。

（一）性状

性状包括外观及溶解度和物理常数，是药物质量重要表征之一，在一定程度上反映药品的纯度及疗效。

1. 外观　是指药物外表感观和色泽，包括聚集状态、晶型、颜色及臭、味等。例如，在《中国药典》2020 年版二部 1392 页描述胰岛素的【性状】为“本品为白色或类白色的结晶粉末”。又如，在 176 页中描绘丙磺舒的【性状】为"本品为白色结晶性粉末；无臭"。

2. 溶解度 是药品的一种物理性质，在一定程度上反映了药品的纯度，如磺胺嘧啶："本品在乙醇或丙酮中微溶，在水中几乎不溶；在氢氧化钠试液或氨试液中易溶，在稀盐酸中溶解。"

3. 物理常数 是评价药品质量的重要指标，具有鉴别意义，也反映该药品的纯度。《中国药典》收载的物理常数包括相对密度、馏程、熔点、旋光度、折光率、黏度、pH、吸收系数等。在鉴别试验时，可将供试品的物理常数值与药典的收载值进行比对，从而完成鉴别试验的选定项目。

■（二）一般鉴别试验

以《中国药典》2020 年版四部通则 0301 一般鉴别试验为依据，根据某一类药物的化学结构或理化性质的特征，通过化学反应证实药品是某一类药物（即同类药物或具有相同的母核），若要进一步证实是哪一种药物，还需要结合专属鉴别试验来区分个别药物的种类（即单体）。

一般鉴别试验项目包括无机金属类（Na，K，Li，Ca，Ba，Fe，Al，Zn，Cu，Ag，Hg 等）、无机酸盐类（亚硫酸盐或亚硫酸氢盐、硫酸盐、硝酸盐、硼酸盐、碳酸盐与碳酸氢盐、乙酸盐、磷酸盐、氯化物、溴化物、碘化物）、有机酸盐类（水杨酸盐、柠檬酸盐、乳酸盐、苯甲酸盐、酒石酸盐）、芳香第一胺类、托烷生物碱类、丙二酰脲类等。

1. 无机金属盐的焰色反应 碱金属、碱土金属及其化合物置于高温火焰中，可以使火焰呈现出特征颜色，称为焰色反应。

焰色反应试验方法：取铂丝，用盐酸湿润后，蘸取供试品，在无色火焰中燃烧，火焰显示的焰色如表 3-1 所示。

表 3-1 碱金属、碱土金属及其化合物的焰色反应

元素	Li	Na	K	Rb	Cs	Ca	Sr	Ba
火焰颜色	胭脂红色	鲜黄色	紫色	紫红色	蓝色	砖红色	洋红色	黄绿色

2. 铵盐 在强碱性介质中加热会放出刺鼻的氨臭。

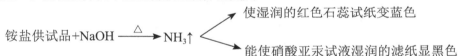

铵盐供试品+NaOH $\xrightarrow{\triangle}$ NH$_3$↑ → 使湿润的红色石蕊试纸变蓝色 → 能使硝酸亚汞试液湿润的滤纸显黑色

3. 无机酸盐类

（1）硫酸盐

1）鉴别法一：取供试品试液，滴加 BaCl$_2$ 试液，即生成 BaSO$_4$ 白色沉淀，分离后的沉淀不溶于硝酸或盐酸。

$$SO_4^{2-}+Ba^{2+} \longrightarrow BaSO_4↓ 白色沉淀$$

2）鉴别法二：取供试品试液，滴加 Pb(Ac)$_2$ 试液，得到 PbSO$_4$ 白色沉淀，分离后的沉淀溶解于乙酸铵试液或 NaOH 试液。

3）鉴别法三：取供试品试液，滴加 HCl 试液，无沉淀生成，以此区别硫代硫酸盐。

（2）氯化物

1）鉴别法一：取供试品试液，用稀硝酸酸化，滴加 AgNO$_3$ 试液，生成 AgCl 白色凝乳状沉淀；沉淀加入氨试液即溶解，生成可溶性 Ag(NH$_3$)$_2^+$，再滴加稀硝酸酸化后则 AgCl 沉淀复出。

$$Cl^-+Ag^+ \longrightarrow AgCl↓ 白色凝乳状沉淀$$

2）鉴别法二：取供试品少量，置试管中，加入等量 MnO$_2$，混匀，加硫酸湿润，徐缓加热，则有刺鼻的 Cl$_2$ 放出并使湿润的碘化钾试纸呈现蓝色。

（3）硝酸盐

1）原理：HNO$_3$ 具有强氧化性，在发生氧化还原反应时，HNO$_3$ 本身还原为一氧化氮（NO），

而 NO 具有还原性，在空气中迅速地被氧化为红棕色的 NO_2。

2）鉴别方法一：取供试品溶液，加硫酸与铜丝（或铜屑），加热，即放出红棕色的蒸气。

$$NO_3^- + H_2SO_4 \longrightarrow HNO_3 + HSO_4^-$$

$$3Cu + 8HNO_3 \longrightarrow 3Cu(NO_3)_2 + 2NO + 4H_2O$$

$$2NO + O_2 \longrightarrow 2NO_2 \uparrow (棕色)$$

3）鉴别方法二：取供试品溶液，滴加 $KMnO_4$ 试液，紫色不会褪去，因为 HNO_3 的氧化性不及 $KMnO_4$（与亚硝酸盐区别）。

4. 有机酸盐类

（1）水杨酸盐、苯甲酸盐

1）原理：水杨酸、苯甲酸及其盐类、酯类均属芳酸类药物，与 $FeCl_3$ 反应均生成有色配位化合物（简称配合物，又称络合物）。

2）鉴别方法一：本品在中性或弱酸性条件时显紫堇色：

$$水杨酸 + FeCl_3 \xrightarrow{中性或弱酸性} 紫堇色$$

化学反应方程式：

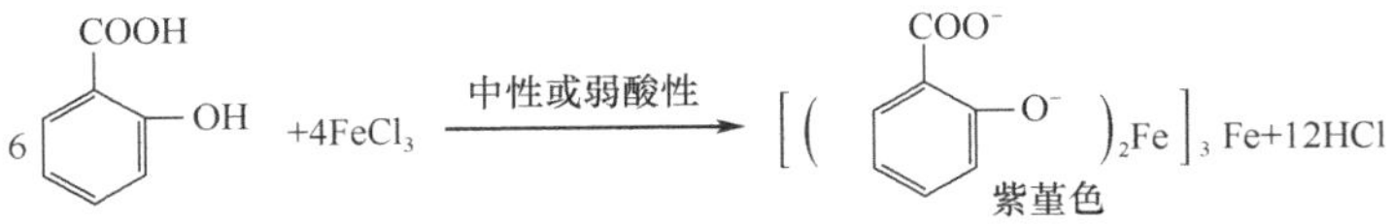

3）鉴别方法二：因水杨酸、苯甲酸均为有机弱酸，在水中的溶解度小，其盐溶液滴加稀盐酸，即可析出白色水杨酸、苯甲酸沉淀。

（2）酒石酸盐

1）原理：酒石酸学名为 2,3-二羟基丁二酸（又称为 2,3-二羟基琥珀酸、二羟基琥珀酸、葡萄酸等），是一种羧酸，化学式为 $C_4H_6O_6$，存在于多种植物中，如葡萄和罗望子，也是葡萄酒中主要的有机酸之一。酒石酸分子结构中 C-2、C-5 位上的 α-H 受羧基和羟基的影响而活泼，具有还原性，易于被氧化，如被氨制硝酸银氧化，使 Ag^+ 发生了还原反应，析出单质银附着在试管壁上形成银镜。

反应示意简式

$$供试品溶液（中性）+ 氨制硝酸银 \xrightarrow{水浴\triangle} 银镜反应$$

化学反应方程式：

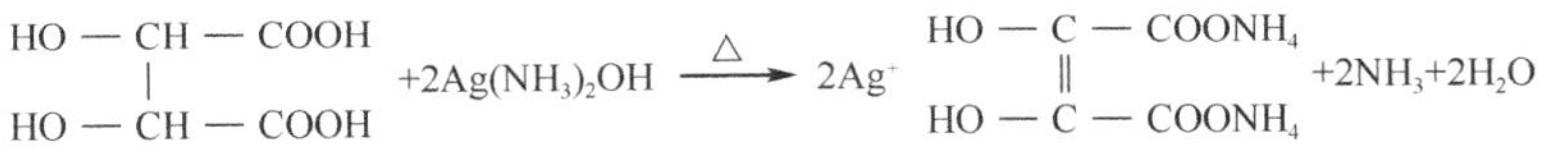

2）鉴别方法：取供试品的中性溶液，置洁净的试管中，加氨制硝酸银试液数滴，置水浴中加热，银即游离并附在试管内壁形成银镜。

5. 芳香第一胺类

1）原理：芳香第一胺（或称芳伯胺或称一级芳胺）与亚硝酸或亚硝酸盐在过量的酸（HCl 或 HNO_3）中，在低温（$0 \sim 5\,℃$）下反应生成重氮酸盐，如下所示：

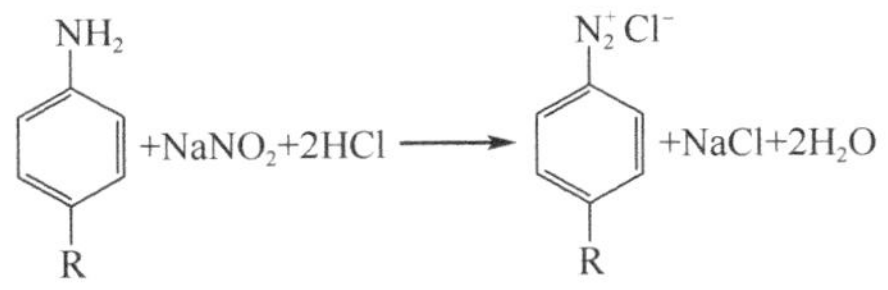

上述生成的重氮酸盐再与酚（如 β-萘酚）或芳香胺等化合物发生偶联反应，这是制作偶氮染料或指示剂的重要反应，其基本结构是偶氮基与两个烃基相连，其通式为 R—N＝N—R′，如下所示：

2）鉴别方法：取供试品约 50mg，加稀盐酸 1mL，必要时缓缓煮沸使溶解，放冷，加 0.1mol/L NaNO$_2$ 溶液数滴，滴加碱性 β-萘酚试液数滴，生成猩红色沉淀。

6. 托烷生物碱类　托烷生物碱类药物主要是由莨菪烷衍生的氨基醇与芳酸缩合成酯的生物碱。其酯类分子结构中五元脂环上含有叔胺氮原子，因而显示较强的碱性，易与酸成盐。常见颠茄和古柯（又称高根）两种植物碱，其中最常见的典型药物是硫酸阿托品、氢溴酸东莨菪碱。此类生物碱具有莨菪酸结构，会发生莨菪酸的专属性反应——维他立（Vitali）反应而显紫色。

1）原理：托烷生物碱类药物经水解后得莨菪酸，与发烟硝酸共热后，发生硝基化反应生成黄色三硝基衍生物，再加入醇制氢氧化钾试液和一小粒固体 KOH，生成深紫色的醌型化合物（产物为有色醌型物），后转暗红色，最后颜色消失。此反应称为维他立反应，为莨菪酸的特征反应。

2）鉴别方法：取供试品约 10mg，加发烟硝酸 5 滴，置水浴上蒸干，即得黄色的残渣，放冷，加乙醇 2～3 滴，加固体 KOH 一小粒，即显深紫色。

7. 丙二酰脲类　巴比妥类药物是丙二酰脲（俗称巴比妥酸）的衍生物，是一类常见的镇静催眠药，其基本结构的通式为

由上述通式可知，本类药物的分子结构是由母核和取代基两部分组成，母核是环状二酰基脲，这是巴比妥类药物共同的基本结构，决定了巴比妥类药物的共性；另外，取代基部分，主要是 C-5 位的两个取代基 R_1 和 R_2，还有少数在 C-2 位被 S 取代的钠盐如硫喷妥钠和在 N-1 位被 —CH$_3$ 取代的甲苯巴比妥。常见的巴比妥类药物及其结构列于表 3-2 中。

表 3-2　常见巴比妥类药物及其结构

药物	R_1	R_2	说明
巴比妥	—C$_2$H$_5$	—C$_2$H$_5$	
苯巴比妥	—C$_2$H$_5$	—C$_6$H$_5$	
甲苯巴比妥	—C$_2$H$_5$	—C$_6$H$_5$	N-1 位上被—CH$_3$ 取代

续表

药物	R_1	R_2	说明
异戊巴比妥	—C_2H_5	—$CH_2CH_2CH(CH_3)_2$	
司可巴比妥	—$CH_2CH=CH_2$	—$CH(CH_3)(CH_2)_2CH_3$	
硫喷妥钠	—C_2H_5	—$CH(CH_3)(CH_2)_2CH_3$	C-2 位上被 S 取代的钠盐

《中国药典》2020 年版四部通则 0301 一般鉴别试验收载了丙二酰脲的鉴别反应为银盐反应和铜盐反应。

（1）银盐反应

1）原理：巴比妥类药物在 Na_2CO_3 中形成钠盐而溶解，与 $AgNO_3$ 试液反应，先生成可溶性的一银盐，继而生成不溶性的二银盐白色沉淀，该沉淀可溶于氨水，生成银氨络离子 $Ag(NH_3)_2^+$：

2）鉴别方法：取供试品约 0.1g，加 Na_2CO_3 试液 1mL 与水 10mL，振摇 2 分钟，滤过，滤液中逐滴加入 $AgNO_3$ 试液，即生成白色沉淀，振摇，沉淀即溶解，继续滴加过量的 $AgNO_3$ 试液，沉淀不再溶解。

（2）铜盐反应

1）原理：巴比妥类药物在吡啶溶液中与铜吡啶反应，生成稳定的配合物，呈紫色或产生紫色沉淀；含硫巴比妥类药物生成的配合物则呈绿色。该反应可用于鉴别巴比妥类药物，并与含硫巴比妥类药物相区别。

巴比妥类药物在吡啶水溶液中会有部分解离显酸性：

制备吡啶铜：

巴比妥类药物与吡啶铜反应，生成紫色配合物：

若是含硫巴比妥类药物，则生成的配合物为绿色。

2）鉴别方法：取供试品约 50mg，加吡啶溶液（1→10）5mL，溶解后，加铜吡啶试液 1mL，即显紫色或生成紫色沉淀。

8. 有机氟化物

1）原理：有机氟化物经氧瓶燃烧破坏，被碱性溶液吸收成为无机氟化物，与茜素氟蓝、硝酸亚铈在 pH 4.3 的溶液中形成蓝紫色配合物。

2）鉴别方法：取供试品约 7mg 照氧瓶燃烧法进行有机破坏，以水 20mL 与 0.01mol/L NaOH 溶液 6.5mL 为吸收液，燃烧完毕后，充分振摇，取吸收液 2mL，加茜素氟蓝试液 0.5mL，再加 12% 乙酸钠的稀乙酸溶液 0.2mL，用水稀释至 4mL，加硝酸亚铈试液 0.5mL，即显蓝紫色，同时做空白对照试验。

（三）专属鉴别试验

专属性又称为专一性或特效型。在分析化学中当一种试剂只与一种离子或一种物质发生反应，而不与其他离子或物质发生类似反应时则该试剂称为专属性试剂，该反应称为专属性反应。

药物的专属鉴别试验是证实某一种药物的依据，是根据每一种药物的化学结构特征（实为彼此的差异），选择特有、专属、灵敏的定性反应，来鉴别一类药物中的某一种药物的真伪，回答"是"或"不是"的问题。例如，巴比妥类药物分子结构的共性是环状的丙二酰脲，但因 C-5 位出现两个相同或不同的取代基 R_1 和 R_2，因而出现了巴比妥、苯巴比妥、司可巴比妥、异戊巴比妥等不同种类的药物；另外，在 C-2 位上出现硫取代物的钠盐——硫喷妥钠；还有在 N-1 位上出现—CH_3 取代物——甲苯巴比妥。如要将司可巴比妥钠与巴比妥类其他药物相区别，则可根据其取代基 R_1 含有双键，具有不饱和键的性质，可使碘试液褪色；可测定其熔点（97℃）；还可作红外光谱测定，因为红外光谱法是专属性很强、应用很广的鉴别手段。故在《中国药典》2020 年版二部 362 页司可巴比妥钠的【鉴别】项下载有："（3）本品的红外光吸收图谱应与对照的图谱（光谱集 137 图）一致。"

三、鉴别方法

药物的鉴别方法要求具有专属性强、重现性好、灵敏度高，以及操作简便、快速等优点。常用鉴别方法有化学鉴别法、仪器分析法和生物学法及分子生物学法等，以下重点介绍化学鉴别法和仪器分析法中的光谱鉴别法和色谱鉴别法。

◤（一）化学鉴别法

化学鉴别法主要是指在适当的化学反应条件下产生颜色变化或生成沉淀或放出气体，还包括产生发光现象的化学反应等，具有快速、灵敏、简便、重复性好、专属性强的特点。

1. 显色或褪色的化学反应鉴别法　系指在供试品溶液与适当试剂溶液在一定条件下发生了颜色变化的反应，既包括生成了易于观察的有色产物，也包括易于观察的褪色反应。例如，分子结构中含有酚羟基的芳酸类药物、芳胺类药物与 $FeCl_3$ 反应的显色反应；维生素 C 使二氯靛酚染料褪色、使 $KMnO_4$ 溶液褪色的反应；伯芳香胺与亚硝酸发生重氮化反应继而与 β-萘酚发生耦合反应，生成偶氮染料；α-氨基酸与水合茚三酮反应生成蓝、紫或紫红色的产物；肾上腺素被碘氧化后生成肾上腺素红，放置可变为棕色多聚体；托烷生物碱类的维他立反应，生成深紫色的产物；脂肪族伯胺的亚硝基铁氰化钠反应，生成红紫色的产物；磺胺嘧啶、磺胺甲唑、苯巴比妥钠、盐酸利多卡因、司可巴比妥等直接与 $CuSO_4$ 反应产生颜色。这些发生颜色变化的反应均能作为鉴别药物的试验依据。

2. 沉淀反应鉴别法　是指供试品溶液中加入适当试剂溶液，在一定条件下进行反应，生成不同颜色、不同晶型的沉淀，如卤化银的沉淀反应；还原性基团的银镜反应（如维生素 C、异烟肼、酒石酸）；与重金属离子的沉淀反应（如利多卡因）；生成氧化亚铜红色沉淀的反应（如肾上腺皮质激素类、葡萄糖）；苯甲酸盐与 $FeCl_3$ 试液可生成碱式苯甲酸铁盐的赭色沉淀；巴比妥类药物与过量的 $AgNO_3$ 反应，生成难溶性二银盐白色沉淀等。

3. 气体生成鉴别法　大多数胺（铵）类药物、酰脲类药物和部分酰胺类药物在强碱介质中经加热，可生成氨气；含碘的有机药物经加热可收集升华的碘蒸气；含硫的有机药物（如硫喷妥钠），在强酸性介质中经加热，可生成具有臭鸡蛋气味的 H_2S 气体；乙酰酯和乙酰胺类药物，经硫酸介质水解后，加乙醇微热可散发出乙酸乙酯的香味。

4. 化学发光反应鉴别法　化学发光是指通过化学反应而产生的发光现象。发光物质分子吸收了化学反应产生的能量后跃迁至激发态，处于激发状态的分子（或离子）是不稳定的，当其回到基态时，会将多余的能量以光的形式辐射，产生发光效应。化学发光包括了荧光和磷光，俗称"冷光"。例如，在维生素 B_1 的碱性溶液中，加入铁氰化钾 $[K_3Fe(CN)_6]$ 后，再加正丁醇，显蓝色荧光。又如，在 $NaOH$-$NaHCO_3$ 介质中，铁氰化钾氧化西咪替丁发生快速化学发光反应，将此化学发光反应联用流动注射技术可有效捕捉发光信号，用于鉴别并测定西咪替丁药物浓度及其含量。还有 N-溴代琥珀酰亚胺氧化法莫替丁，其反应的能量转移给共存的荧光物质罗丹明 B，罗丹明 B 因此受激发而产生化学发光，十六烷基三甲基溴化铵对此化学发光体系有强烈的增敏作用，化学发光信号的增加值（ΔI）与法莫替丁的质量浓度在一定的范围内呈线性关系，从而建立了鉴别法莫替丁和含量测定的新方法。

◤（二）光谱鉴别法

1. 紫外-可见吸收光谱鉴别法（UV-visible absorption spectrum identification method）　多数有机药物含能吸收紫外-可见光的官能团而显示特征吸收光谱。例如，乙氨苯砜在 256nm 与 284nm 处有最大吸收；对乙酰氨基酚在 275nm 处有最大的吸收；硫喷妥钠在 0.1mol/L HCl 溶液中，在 287nm 和 238nm 处有最强的吸收。这些特征性的吸收光谱均可作为鉴别分析的依据，但是紫外-可见吸收光谱也存在谱线较为简单、曲线形状变化不大的弱点，其专属性远不如红外吸收光谱。为了提高方法的专属性，通常在鉴别试验中，在指定试验条件下，测定 2～3 个特定波长的比值（峰值与峰值之比或峰值与谷值之比）；也可采用规定吸收波长和吸收系数法，如在 275nm 的波长处测定对乙酰氨基酚吸光度，按吸收系数（$E_{1cm}^{1\%}$）为 715 计算。

2. 红外吸收光谱鉴别法（infrared absorption spectrum identification method）　由于红外光谱特征吸收峰及其相关峰实为判断某官能团存在的依据，因此红外吸收光谱鉴别法是一种有效而可靠的定性分析手段，是一种特征性强、专属性好、应用广泛的鉴别方法，特别适用于化学结构复杂、结构差别很小的药物鉴别与区分，主要用于组分单一、结构明确的供试品。

在用红外光谱进行鉴别试验时，《中国药典》采用《药品红外光谱集》作为标准图谱与供试品的红外图谱进行对照，如《中国药典》2020 年版 二部 122 页水杨酸的【鉴别】项下："本品的红外吸收光谱图应与对照的图谱（光谱集 57 图）一致。"

3. 原子吸收光谱鉴别法（atomic absorption spectrum identification method）　基于气态基态的被测元素原子对其共振线的吸收（由空心阴极灯发出的特征性光谱即共振线，空心阴极灯是发出共振线的锐线光源），并且所产生的吸光度与待测元素的浓度呈线性关系而进行定性、定量的一种仪器分析方法，是目前微量和痕量元素分析中灵敏而有效的重要分析方法之一。例如，《中国药典》2020 年版四部通则 2321 铅、镉、砷、汞、铜测定法中原子吸收光谱法摘要（表 3-3）。

表 3-3　铅、镉、砷、汞、铜原子吸收光谱法摘要

元素	测定法	测定条件		
		波长（nm）	原子化温度	持续时间（秒）
铅	石墨炉法	283.3	1700～2100℃	4～5
镉	石墨炉法	228.8	1500～1900℃	4～5
砷	氢化物法	193.7	AsH₃ 通过 900℃石英玻璃管还原为气态砷原子	
汞	冷蒸气吸收法	253.6	在常温下气化	
铜	火焰法	324.7	空气-乙炔火焰	

注：含砷的中药材供试品经氢化物发生装置生成砷化氢气体（有毒），由载气带入原子化器，原子化器为一根石英玻璃管，砷化氢气体在管中还原为气态砷原子，于 193.7nm 处进行原子吸收光谱法测定。由于汞可以很容易从化合物中被还原为金属，其蒸气压在 20℃ 时就高达 0.16Pa，因此，原子化常用硼氢化钾将汞还原为元素状态，用载气将汞蒸气带入低温原子化器中，于 253.6nm 处进行原子吸收光谱法测定，是唯一不需加热就能在常温下气化的元素

（三）色谱鉴别法

色谱鉴别法是一种对混合物进行分离、分析的方法，主要包括薄层色谱法、气相色谱法和高效液相色谱法。薄层色谱法以硅胶为固定相，其分离机制为吸附色谱，并以手工操作为主；现代气相色谱法和高效液相色谱法均以固定液为固定相，其分离机制为分配色谱，以计算机控制的色谱仪实现分析测试全过程的程序化、自动化操作。

随着科学技术的发展，越来越多的光、电、色、质等仪器分析方法已成为药物鉴别和纯度检查的重要手段，其应用前景日新月异。

◀ **本 章 小 结** ▶

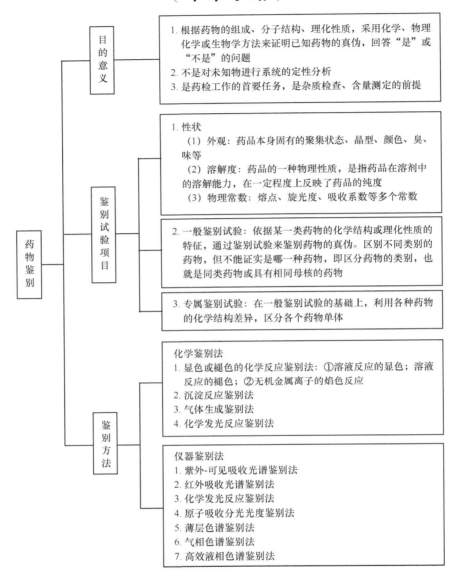

药物鉴别

目的意义
1. 根据药物的组成、分子结构、理化性质，采用化学、物理化学或生物学方法来证明已知药物的真伪，回答"是"或"不是"的问题
2. 不是对未知物进行系统的定性分析
3. 是药检工作的首要任务，是杂质检查、含量测定的前提

鉴别试验项目
1. 性状
　(1) 外观：药品本身固有的聚集状态、晶型、颜色、臭、味等
　(2) 溶解度：药品的一种物理性质，是指药品在溶剂中的溶解能力，在一定程度上反映了药品的纯度
　(3) 物理常数：熔点、旋光度、吸收系数等多个常数
2. 一般鉴别试验：依据某一类药物的化学结构或理化性质的特征，通过鉴别试验来鉴别药物的真伪。区别不同类别的药物，但不能证实是哪一种药物，即区分药物的类别，也就是同类药物或具有相同母核的药物
3. 专属鉴别试验：在一般鉴别试验的基础上，利用各种药物的化学结构差异，区分各个药物单体

鉴别方法
化学鉴别法
1. 显色或褪色的化学反应鉴别法：①溶液反应的显色；溶液反应的褪色；②无机金属离子的焰色反应
2. 沉淀反应鉴别法
3. 气体生成鉴别法
4. 化学发光反应鉴别法

仪器鉴别法
1. 紫外-可见吸收光谱鉴别法
2. 红外吸收光谱鉴别法
3. 化学发光反应鉴别法
4. 原子吸收分光光度鉴别法
5. 薄层色谱鉴别法
6. 气相色谱鉴别法
7. 高效液相色谱鉴别法

◀ **思 考 与 练 习** ▶

一、单选题

1. 鉴别药物时，专属性最强的方法是（　　　）。

A. 紫外-可见吸收光谱鉴别法　　　　B. 红外吸收光谱鉴别法

C. 荧光光谱鉴别法　　　　　　　　　D. 化学鉴别法

E. 高效液相色谱鉴别法

2. 在《中国药典》2020 年版二部凡例中规定药品"极易溶"是（　　　）。

A. 系指溶质 1g（mL）能在溶剂不到 1mL 中溶解

B. 系指溶质 1g（mL）能在溶剂 1～不到 10mL 中溶解

C. 系指溶质 1g（mL）能在溶剂 30～不到 100mL 中溶解

D. 系指溶质 1g（mL）能在溶剂 100～不到 1000mL 中溶解

E. 系指溶质 1g（mL）能在溶剂 1000mL 不能完全溶解

3. 下列关于巴比妥类药物银盐溶解性的说法正确的是（　　　）。

A. 一银盐、二银盐均可溶于水　　　　　　B. 一银盐、二银盐均不溶于水

C. 一银盐可溶于水，二银盐不溶于水　　　D. 一银盐不溶于水、二银盐可溶于水

E. 以上都不对

4. 巴比妥类药物在吡啶溶液中与铜吡啶试液作用，生成配合物，显绿色的药物是（　　　）。

A. 巴比妥　　　　　B. 硫喷妥钠　　　　　C. 苯巴比妥　　　　　D. 司可巴比妥

E. 异戊苯巴比妥

5. 芳香第一胺反应又称为（　　　）。

A. 重氮化反应　　　B. 重氮化-耦合反应　　C. 与亚硝酸钠的反应

D. 与 β-萘酚的反应　　E. 与 α-萘酚的反应

二、多选题

1. 直接与 $CuSO_4$ 反应产生颜色的有（　　　）。

A. 磺胺嘧啶　　　　　B. 磺胺甲噁唑　　　　C. 苯巴比妥钠　　　　D. 盐酸利多卡因

E. 司可巴比妥

2. 具有还原性基团的药物与 $AgNO_3$ 发生氧化还原反应，生成银镜的反应是（　　　）。

A. 维生素 C　　　　B. 异烟肼　　　　C. 酒石酸　　　　　D. 水杨酸　　　　　E. 苯甲酸

3. 能与 $FeCl_3$ 试液发生反应生成有色物质的药物是（　　　）。

A. 苯甲酸　　　　　B. 水杨酸　　　　　C. 丙磺舒（钠盐水溶液）

D. 阿司匹林的水解产物　　　　　　E. 异烟肼

4. 鉴别试验的方法有（　　　）。

A. 化学法　　　　　B. 仪器分析法　　　　C. 焰色反应　　　　　D. 色谱法

E. 分析人员的经验

三、填空题

1. 药物的鉴别就是依据药物的组成、结构与性质，通过化学反应、仪器分析、测定物理常数、生物学法或分子生物学法来判断药物的_____，回答_____或_____的问题。

2. 鉴别试验是对药品的_____，而不是对_____进行定性的系统分析。

3. 药物的鉴别是药检工作的_____任务，是杂质检查、含量测定的_____。

4. 只有在对药物_____无误的情况下，才能对药物进行杂质检查、含量测定等后续的药检工作。

5. _____是对已知药品的确证试验——供试品为已知药物，鉴别的目的是确证供试品的_____，回答"是"或"不是"的问题。

◁ **参 考 答 案** ▷

请同学们先思考，积极探索，自练自测，再看答案，获得举一反三、触类旁通的效果。

一、单选题

1～5. B A C B B

二、多选题

1. A B C D E　　2. A B C　　　3. A B C D　　4. A B C D

三、填空题

1. 真伪，"是"，"不是"

2. 确证，未知物

3. 首要，前提

4. 鉴别

5. 鉴别，真伪

第四章 药物的杂质检查

Impurity Examination of Drug

锲而舍之，朽木不折；锲而不舍，金石可镂。

——《荀子·劝学》

本章要点

　　基本概念：药物的杂质，药物杂质的来源及其种类，一般杂质，特殊杂质，药物的纯度，杂质的检查，杂质的限量，限量的检查方法（对照法即限量检查法、灵敏度法、比较法）。

　　基本计算：杂质的限量法计算（计算杂质限量并根据杂质限量反算应量取标准溶液的体积），炽灼残渣（%）的计算，绘制标准曲线并进行回归分析，色谱法的内标法、外标法、归一化法含量计算。

　　基本技能：各药品项下检查试验操作，天平的称量，供试品溶液、对照品溶液的配制，干燥箱、干燥器的使用，紫外-可见分光光度计、红外分光光度计、原子吸收分光光度计的正确操作，气相色谱仪、高效液相色谱仪的正确使用。

　　药物的杂质是指药物中存在的无治疗作用或者影响药物稳定性、疗效，甚至对人体的健康有害的物质，即任何影响药物纯度的物质均称为杂质。药物的纯度是指药物的纯净程度，是反映药品质量的一项重要指标。药物中含有的杂质是影响药物纯度的主要因素，因此，药物的杂质检查又称为纯度检查，是控制药物纯度、提高药品质量、保证用药安全有效的一个非常重要的环节。

第一节　药物的杂质及其来源

一、药物的纯度

　　药物的纯度（purity）反映了药物质量，药物的杂质检查就是纯度检查。如果药物中含有超过限量的杂质，就有可能使理化常数变动，外观性状变异，药物的稳定性变差；杂质增多也使有效成分含量偏低或活性降低，不良反应显著增加。因此，药物的杂质检查可保证药品质量、保证用药安全有效，同时也为生产、流通管理提供依据。

　　药物的纯度需要将药物的性状（外观、溶解度和物理常数）、一般鉴别试验、专属鉴别试验、杂质检查和含量测定等各项药检工作联系起来进行综合评估。药物中的杂质能否得到合理、有效的管控，直接关系到药物的质量可控性和安全性，在药物的研制、使用、贮藏过程中都备受重视。

二、杂质的来源与种类

（一）杂质的来源

　　药物中的杂质主要有两个来源：一是在生产过程中引入；二是在贮藏过程中引入。

　　1. 在生产过程中引入　药物在生产过程中可能因所用原料不纯而引入杂质，或因反应不完全或有副反应伴生，或在制造过程中加入一些试剂、溶剂等而在精制时未完全除净，或因生产过程所用器具、容器等带入杂质。例如，阿司匹林［2-(乙酰氧基)苯甲酸］工业生产是以水杨酸和乙酸酐为原料经酰化反应而制取，但在生产过程中，水杨酸可能因乙酰化反应不完全成为该药物中的特殊杂质，水杨酸含量成为保证阿司匹林药物质量和用药安全的重要指标。又如，氯乙酰化法合成肾上腺素生产工艺：以邻苯二酚为原料，在三氯氧磷存在下与氯乙酸生成 2-氯-3,4-二羟基苯乙酮，再经甲胺胺化生成肾上腺素酮，然后成盐，催化氢化，最后用酒石酸拆分即可制得肾上腺素。肾上腺素酮可能因在后续的催化氢化、酒石酸拆分等过程中反应不完全，或在精制时未除净而进入产品，成为肾上腺素药物中的特殊杂质。在生产过程中引入杂质是常见的，如盐酸普鲁卡因注射剂在高温灭菌时，可能水解为对氨基苯甲酸和二乙胺基乙醇，因此，《中国药典》2020 年版二部 1316 ～ 1317 页，在盐酸普鲁卡因注射液【检查】项下限度规定：供试品溶液色谱图中如有与对氨基苯甲酸保留时间一致的谱峰，按外标法以峰面积计算，不得过盐酸普鲁卡因标示量的 1.2%。

2. 在贮藏过程中引入 药物在贮藏过程中，因外界环境如温度、湿度、日光、空气、微生物的影响，加上保管方法、贮藏时间等因素的影响，可能使药物发生水解、氧化、分解、聚合、异构化、潮解、降解、霉变等而产生杂质。其中，药物因水解和氧化而引入杂质最为常见。例如，酯类、酰胺、卤代烃、苷类药物在潮湿环境易发生水解反应：盐酸普鲁卡因可水解为对氨基苯甲酸；阿托品可水解为莨菪醇和消旋莨菪酸；阿司匹林可水解为水杨酸和乙酸；淀粉经水解生成糊精、麦芽糖直至葡萄糖；含有羧酸酯结构（酯类甾体激素）的乙酸可的松发生水解反应可释放乙酸乙酯。

（二）杂质的种类

药物中的杂质可从多方位、多角度分类，如按工艺、按毒性或按理化性质等分类，常按其来源分为一般杂质和特殊杂质两类，一般杂质通常是自然界常见的无机物，特殊杂质通常是与生产工艺和贮藏过程有关的有机物。

一般杂质是指在自然界中分布广泛，在药物的生产和贮藏过程容易引入的杂质。为此，《中国药典》四部通则 0800 限量检查法规定了氯化物、硫酸盐、硫化物、硒、氟、氰化物、铁盐、铵盐、重金属、砷盐检查法，以及干燥失重、水分、炽灼残渣、易碳化物、残留溶剂、甲醇量等项目的测定法或检查方法。

特殊杂质是指特定的药品因自身的性质或工艺条件在生产和贮藏过程中引入的杂质，即指药物中某个或某类药物中的某个药品在生产和贮存过程中通过原料、中间产物、副反应、分解、水解产物而引入的有机物，在《中国药典》中被称为有关物质。这类杂质会因药物的种类不同而不同，如尼可刹米在 NaOH 试液中加热，水解反应产生二乙胺臭气，并可使湿润的红色石蕊试纸变蓝色；氯氮草、艾司唑仑和奥沙西泮水解后生成芳伯氨基产物；链霉素在碱性溶液中水解生成链霉胍等。水解反应在酸性或碱性条件下或在温度较高时容易发生。具有共轭双键、亚硝基、芳香伯胺、巯基、酚羟基、醛基结构的药物易被氧化，产生特殊杂质，导致变色、降解降效，甚至产生毒气等。

第二节 杂质的限量及其检查方法

一、杂质的限量

由于药物中的杂质不可能完全清除，绝对纯净的药物是不存在的，故药物的纯度是一个相对的概念。综合考虑药物的安全性、生产的可行性和产品质量的稳定性，是允许少量杂质合理存在的。药物中所含杂质的最大允许量，称为杂质限量。杂质限量的计算公式：

$$杂质限量 = \frac{杂质最大允许量}{供试品量} \times 100\% \tag{4-1}$$

由于供试品（S）中所含杂质的最大允许量（L）是通过杂质的标准溶液浓度（C）及其体积（V）来表达，故杂质限量的计算公式可写为

$$杂质限量 = \frac{标准溶液的浓度 \times 标准溶液的体积}{供试品量} \times 100\% \tag{4-2}$$

即

$$L = \frac{C \times V}{S} \times 100\% \tag{4-3}$$

计算结果通常用百分比表示，也可用百万分之几（ppm）表示。

二、限量的检查方法

药物杂质的限量检查方法，通常有如下三种。

1. 对照法（限量检查法） 取一定量的被检杂质的标准溶液和一定量供试品溶液，在相同实验条件下平行处理，比较实验结果，以确定杂质含量是否超过限量。

【例 4-1】 对乙酰氨基酚氯化物的检查：取本品 2.0g，加水 100mL，加热溶解后，冷却，滤过，取滤液 25mL，依法检查（通则 0801 氯化物检查法），与标准 NaCl 溶液（每 1mL 相当于 10μg 的 Cl）5.0mL 制成的对照液比较，不得更浓。氯化物的限量是多少？

解：

$$L = \frac{C \times V}{S} \times 100\% = \frac{10 \times 10^{-6} \times 5}{\dfrac{2}{100} \times 25} = 0.01\%$$

【例 4-2】 司可巴比妥钠重金属检查：取本品 1.0g 依法检查（通则 0821 重金属检查法第三法），铅标准溶液的浓度为每 1mL 相当于 10μg 的 Pb，含重金属不得超过百万分之二十（$2.0 \times 10^{-3}\%$），应取铅标准溶液多少毫升？

解：设应取铅标准溶液 V 毫升，按题意即有

$$V = \frac{L \times S}{C} = \frac{2.0 \times 10^{-3}\% \times 1}{10 \times 10^{-6}} = 2.0 \, (\text{mL})$$

应取铅标准溶液 2.0mL。

【例 4-3】 取肾上腺素的 HCl（9→2000）溶液（2mg/mL）在 310nm 波长处检查肾上腺素酮，其吸光度不得超过 0.05。已知肾上腺素酮在 310nm 波长处的百分吸收系数为 $E_{1cm}^{1\%} = 453$，计算肾上腺素酮的限量。

解：取供试品肾上腺素溶液体积为 VmL，则肾上腺素酮的体积同为 VmL，根据题意可得下列求解肾上腺素限量方程：

$$L = \frac{C \times V}{S} \times 100\% = \frac{(0.05 / 453) \times V}{2 \times 10^{-3} \times V} \times 100\% = \frac{1.1 \times 10^{-4}}{2 \times 10^{-3}} \times 100\% = 5.5\%$$

故肾上腺素中的杂质——肾上腺素酮的限量为 5.5%。

2. 灵敏度法 是指在供试品溶液中加入试液（剂），在一定反应条件下，不得有正反应现象出现，从而判断供试品中所含杂质是否符合限量规定。例如，纯化水中硫酸盐的检查，在 50mL 供试品中先用 5 滴 HCl 试液酸化，然后滴加 $BaCl_2$ 试液约 1mL，边加边振摇，要求不得有正反应现象发生，即不能见到浑浊现象，以此判断杂质是否超出限量规定。可见本法的优点是方便快捷、无须对照品。

3. 比较法 系指一定量的供试品按《中国药典》该药物检查项测得的吸光度、旋光度等数据与规定的限量比较，不得更大。例如，肾上腺素中酮体的检查，《中国药典》2020 年版二部 793 页要求肾上腺素的 HCl（9→2000）溶液（2mg/mL）在 310nm 波长处其吸光度不得超过 0.05。又如，硫酸阿托品中莨菪碱的检查，供试品制成 50mg/mL 的水溶液，《中国药典》2020 年版二部 1589 页要求其旋光度不得超过 –0.40°。

药物杂质限量因杂质的性质及其危害程度不同而各不相同，对危害人体健康、影响药物稳定性的杂质，必须严格控制其限量，如氰化物、砷盐、重金属等。某些一般杂质虽无害，但其含量反映了药物纯度，成为纯度的标志之一，故又称为信号杂质，如硫酸盐、氯化物等，若含量过高，也表明药物的纯度较差。

第三节 一般杂质的检查方法

一般杂质是指在自然界中分布广泛，在药物的生产和贮藏过程容易引入的杂质，如氯化物、硫酸盐、硫化物、硒、氟、氰化物、铁盐、铵盐、重金属、砷盐等。在进行一般杂质检查试验时应注意平行操作，即供试品与对照物质在相同的实验条件下同步进行；遵循《中国药典》2020 年版规范，正确操作，如取样、称量、配制、比浊、比色等。

一、氯化物检查法

氯化物是自然界常见物质，在药物的生产过程中容易引入，少量的氯化物对人体无害，起到信号杂质的作用，反映药物的纯净程度及其生产工艺过程的优劣，故检查氯化物并控制氯化物的含量是保证药品质量的重要举措。

（一）原理

氯化物在 HNO_3 酸性条件下与 $AgNO_3$ 试液反应，生成白色 AgCl 浑浊，与一定量（限量）标准 NaCl 溶液在相同条件下生成的 AgCl 的浑浊程度相比较，以判断供试品中氯化物是否超过了限量，即供试品的浑浊程度不得比对照品的浑浊程度更深。

$$Cl^- + Ag^+ \longrightarrow AgCl\downarrow （白）$$

（二）方法

1. 标准 NaCl 溶液的制备 称取 NaCl 0.165g，置 1000mL 量瓶中，加水适量使溶解并稀释至刻度，摇匀，作为贮备液。临用前，精密量取贮备液 10mL，置 100mL 量瓶中，加水稀释至刻度，摇匀，即得（每 1mL 溶液相当于 10μg 的 Cl）。

2. 供试品溶液的制备 除另有规定外，取供试品品种项下规定量的供试品，加水溶解使成 25mL（溶液如显碱性，可滴加 HNO_3 使成中性），再加稀硝酸 10mL；溶液如不澄清，应滤过（滤纸事先用含有 HNO_3 的水溶液洗净其上的氯化物）；置 50mL 纳氏比色管中，加水使成约 40mL，摇匀、即得供试品溶液。

3. 对照品溶液的制备 另取该品种项下规定量的标准 NaCl 溶液，置 50mL 纳氏比色管中，加稀硝酸 10mL，加水使成 40mL，摇匀，即得对照品溶液。

4. 比浊 在供试品溶液与对照品溶液中，分别加入 $AgNO_3$ 试液 1.0mL，用水稀释使成 50mL，摇匀，在暗处放置 5 分钟，同置黑色背景上，从比色管上方向下观察、比较，供试品溶液的浑浊程度不得比对照品溶液的浑浊程度更深，而应该显得更浅更淡即为不超过限量。

（三）注意

（1）氯化物的检查浓度范围：在检测条件下，氯化物浓度（以 Cl^- 计）以 50mL 中含 0.02～0.08mg（即相当于标准 NaCl 溶液 2～8mL）为宜，可使显示的浑浊梯度更便于观察。故试验时，应根据限量规定，估算供试品的取样量，使比浊结果更准确。

（2）供试品溶液如带颜色，除另有规定外，采用内消色法，即取供试品溶液 2 份，分别置 50mL 纳氏比色管中，一份中加 $AgNO_3$ 试液 1.0mL，摇匀，放置 10 分钟，如显浑浊，可反复滤过，至滤液完全澄清，再加规定量（限量）的标准 NaCl 溶液与水适量使成 50mL，摇匀，在暗处放置 5 分钟，作为对照溶液；另一份中加 $AgNO_3$ 试液 1.0mL 与水适量使成 50mL，摇匀，在暗处放置 5 分钟；按上述方法与对照溶液比较，即得。

（3）实验操作必坚持平行原则，即供试品管和对照品管方法步骤要一致，如加入试液、试剂顺序，加热，避光，目视浑浊程度等举措都要一致。

（4）有机氯的检查：选择适宜的方法破坏，变有机氯为无机氯离子，再依法检查。一般结合不够牢固（如侧链共价键）的，可用碱加热水解；而当氯与环状有机物结合牢固时，可用氧瓶燃烧法破坏。

（5）检查溴化物或碘化物中的氯化物：检查溴化物中的氯化物时，可利用溴离子比 Cl^- 更易氧化的性质，用 HNO_3 与 30% H_2O_2 溶液氧化溴离子为游离的单质溴，加热除去，然后再依次测定供试品中的氯化物。检查碘化物中的氯化物时，可加入氨制硝酸银试液，利用碘化银不溶于氨溶液，而 AgCl 在氨溶液中与氨形成配位离子，滤去碘化银沉淀，在滤液中加入 HNO_3，则 AgCl 沉淀又重新析出，与一定量（限量）标准 NaCl 溶液生成的浑浊比较，即可得出是否超量的结论。

二、硫酸盐检查法

硫酸盐也是自然界分布较广的一类物质，在药物中起到信号杂质的作用。

■ （一）原理

硫酸盐在 HCl 溶液中与 $BaCl_2$ 作用生成白色 $BaSO_4$ 沉淀，其微晶显白色浑浊，与一定量（限量）的标准 K_2SO_4 溶液（每 1mL 溶液相当于 100μg SO_4）在相同条件下产生的 $BaSO_4$ 浑浊程度比较，判断供试品中硫酸盐是否超过限量。

$$SO_4^{2-} + Ba^{2+} \longrightarrow BaSO_4\downarrow（白）$$

■ （二）方法

1. 标准 K_2SO_4 溶液的制备 称取在 105℃ 干燥至恒重的 K_2SO_4 0.181g，置 1000mL 量瓶中，加水适量使溶解并稀释至刻度，摇匀，即得（每 1mL 溶液相当于 100μg SO_4）。

2. 供试品溶液的配制 除另有规定外，取各药物品种项下规定的供试品，加水溶解使成约 40mL，溶液如显碱性，可滴加稀盐酸使 pH 试纸显中性；溶液如不澄清，应用事先洗净 SO_4^{2-} 的滤纸滤过；滤液置 50mL 纳氏比色管中，加稀盐酸 2mL，摇匀，即得供试品溶液。

3. 对照品溶液的配制 取规定量的标准 K_2SO_4 溶液，置另一 50mL 纳氏比色管中，加水使成约 40mL，加稀盐酸 2mL，摇匀，即得对照品溶液。

4. 比浊 在供试品溶液中与对照品溶液中，分别加入 25% $BaCl_2$ 溶液 5mL，用水稀释至 50mL，充分摇匀，放置 10 分钟，同置黑色背景上，从比色管上方向下观察，供试品溶液的浑浊程度不得比对照品溶液的浑浊程度更深。

■ （三）注意

（1）SO_4^{2-} 的最佳检测浓度范围：每 50mL 溶液中含 0.1～0.5mg 的 SO_4^{2-}，相当于标准 K_2SO_4 溶液 1～5mL。在此范围内浊度梯度明显，便于观察对比。故实测时，应根据限量要求和最佳检测浓度范围，确定供试品的取样量。

（2）洗净滤纸上的 SO_4^{2-}：实验中如需使用滤纸，可事先用含 HCl 的酸性水溶液洗净滤纸中可能带有的硫酸盐，再滤过供试品溶液，使滤液澄清。

（3）HCl 的作用：①按《中国药典》2020 年版四部通则 109 页，在 50mL 试液中加 2mL 稀盐酸，溶液的 pH 约为 1，可观察到最佳的灵敏反应。pH 过大或过小，灵敏度都会下降。②在 HCl 酸性条件下，可防止 $BaCO_3$、$Ba_3(PO_4)_2$ 白色沉淀的生成。

（4）25% $BaCl_2$ 溶液较稳定，不必临用新配，即使放置 1 个月，浑浊程度仍然稳定。加入 $BaCl_2$ 溶液后，应立即摇匀，防止局部过浓，沉淀生成不均匀。

三、铁盐检查法

从"标准电极电势（18～25℃）"表半反应可知：$Fe^{3+}+e \Longequal Fe^{2+}$ $\varphi^0=0.771V$，Fe^{3+} 是中等偏弱的氧化剂，在药物中可氧化还原性的物质；Fe^{3+}、Fe^{2+} 还可作为催化剂，催化某些氧化还原反应，因此检查药物中的 Fe^{3+}、Fe^{2+} 含量也是保证药物安全有效的举措之一。《中国药典》2020 年版四部通则（111 页）规定采用硫氰酸铵法检查。

■ （一）原理

铁盐在 HCl 溶液中与硫氰酸铵反应生成红色可溶性的硫氰酸铁配位离子，与一定量（限量）

标准铁溶液平行处理后目视比色，以判断供试品中铁盐是否超标，即供试品管的颜色不得比标准品管的颜色更深。

$$Fe^{3+}+6SCN^- \longrightarrow [Fe(SCN)_6]^{3-}$$
红色配位离子

（二）方法

1. 标准铁溶液的制备 称取硫酸铁铵［$FeNH_4(SO_4)_2 \cdot 12H_2O$］0.863g，置 1000mL 量瓶中，加水溶解后，加 H_2SO_4 溶液 2.5mL，用水稀释至刻度，摇匀，作为贮备液。临用前，精密量取贮备液 10mL，置 100mL 量瓶中，加水稀释至刻度，摇匀，即得（每 1mL 相当于 10μg 的 Fe）。

2. 供试品溶液的制备 除另有规定外，取规定量的供试品，加水溶解使成 25mL，置 50mL 纳氏比色管中，配成供试液。

3. 对照品溶液的制备 另取规定量（限量）的标准铁溶液，置 50mL 纳氏比色管中，加水溶解使成 25mL，配成对照品溶液。

4. 比色 向上述两管各加稀盐酸 4mL，过硫酸铵 50mg，用水稀释使成 35mL，加 30% 硫氰酸铵溶液 3mL，再加水稀释成 50mL，摇匀，在白色背景下，观察对比两管所产生的颜色，供试品管中的红颜色不得更深。

（三）注意

（1）为防止标准铁溶液水解，配制标准铁溶液时，应加入 2mL H_2SO_4 溶液或 HCl 溶液。反应在 HCl 的酸性溶液中进行，还可避免乙酸盐、磷酸盐、砷酸盐等弱酸盐的干扰。贮备液应放置于阴凉处，贮存期间不得变浑浊或出现其他异常情况。

（2）在 Fe^{3+} 最佳浓度梯度范围内比色：Fe^{3+} 适宜的反应浓度为 50mL 内含 10～50μg 的 Fe^{3+}，在此浓度范围内浓度梯度明显，便于观察对比。

（3）Fe^{3+} 与硫氰酸根离子的反应为可逆反应，加入过量的硫氰酸铵试剂有助于提高反应的灵敏度。

（4）过硫酸铵是一种氧化剂，可以防止 Fe^{3+} 还原为 Fe^{2+}。

四、重金属检查法

重金属系指在规定实验条件下，能与硫代乙酰胺试液或硫化钠试液作用而显色的金属杂质，如银、铅、汞、铜、镉、锑、锡、砷、锌、镍等。因在药品生产中遇到铅的概率较高，并且铅在人体内易产生积蓄性中毒，故在药物重金属检查法中常以铅作为重金属代表，以铅的限量作为重金属限量。《中国药典》2020 年版四部通则 111～112 页规定了三种重金属检查法。

（一）第一法（硫代乙酰胺法）

1. 原理 硫代乙酰胺（CH_3CSNH_2）在弱酸性条件（pH 约 3.5）下水解，产生的 H_2S 与重金属离子生成黄色到棕黑色的硫化物混悬液，与一定量（限量）标准铅溶液经同法平行处理后所显颜色比较，供试品管颜色不得比标准品管颜色更深。

$$CH_3CSNH_2 + H_2O \xrightarrow{\text{pH 约 3.5}} CH_3CONH_2 + H_2S$$
$$Pb^{2+} + H_2S \xrightarrow{\text{pH 约 3.5}} PbS\downarrow + 2H^+$$

2. 方法

（1）标准铅溶液的制备：取 25mL 纳氏比色管 2 支，在甲管中加标准铅溶液一定量（限量）与乙酸盐缓冲液（pH 3.5）2mL 后，加水或供试品项下规定的溶剂稀释成 25mL。

（2）供试品溶液的制备：在乙管中加入供试品项下规定方法制成的供试液 25mL。

（3）比色：在甲乙两管中分别加入硫代乙酰胺试液各 2mL，摇匀，放置 2 分钟，同置白纸上，从上而下透视，供试品管中显示的颜色与标准品管比较，不得更深。

3. 注意

（1）硫代乙酰胺法适用于溶于水、稀酸和乙醇的药物，是最常用的方法。

（2）标准铅溶液：1mL 相当于 10μg 的 Pb，适用于目视比色的浓度范围为每 25mL 溶液中含 10 ~ 20μg 的 Pb，相当于标准铅溶液 1 ~ 2mL。

（3）如果供试品溶液带有颜色，可滴加稀焦糖溶液或其他无干扰的有色溶液，使其与标准铅溶液管一致。

（二）第二法（炽灼破坏后检查重金属）

1. 原理　本法适用于含有芳环、杂环及不溶于水、稀酸和乙醇的有机药物。该类药物中重金属与环状结构结合牢固，或不溶于水，不能与硫离子反应，故必先把有机结构破坏，得到重金属盐或氧化物残渣，然后再按第一法（硫代乙酰胺法）进行检查。

2. 方法

（1）供试品溶液的配制：取该品种项下规定量的供试品，按《中国药典》2020 年版四部通则 115 页 0841 炽灼残渣检查法进行炽灼处理，然后取遗留的残渣或直接取炽灼残渣项下遗留的残渣；如供试品为溶液，则取该品种项下规定量的溶液，蒸发至干，再按上述方法处理后取遗留的残渣；加 HNO$_3$ 溶液 0.5mL，蒸干，至氧化氮蒸气除尽后放冷，加 HCl 溶液 2mL，置水浴上蒸干后加水 15ml，滴加氨试液至对酚酞指示液显微粉红色，再加乙酸盐缓冲液（pH 3.5）2mL，微热溶解后，移置纳氏比色管中，加水稀释成 25mL，作为供试品溶液管。

（2）标准品溶液的配制：另取配制供试品溶液的试剂，置瓷皿中蒸干后，加乙酸盐缓冲液（pH 3.5）2mL 与水 15mL，微热溶解后，移至纳氏比色管中，加标准铅溶液一定量，再用水稀释成 25mL 作为标准品溶液管。

（3）比色：在供试品溶液管和标准品溶液管中分别加硫代乙酰胺试液各 2mL，摇匀，放置 2 分钟，同置白纸背景上，自上向下透视，供试品溶液管中显示的颜色与标准品溶液管比较，不得更深。

3. 注意

（1）炽灼温度为 500 ~ 600℃、时间以约 3 小时为宜。炽灼温度越高，重金属的损失越大，如铅在 700℃炽灼 6 小时，回收率仅有 32%；若温度太低，则炽灼又不完全。

（2）供试品炽灼后的残渣加 HNO$_3$ 溶液，可进一步破坏有机药物，但必须蒸干除净氧化氮，否则硝酸可能氧化硫代乙酰胺水解产生的 H$_2$S，析出乳状微晶硫，干扰比色。

（三）第三法（硫化钠法）

1. 原理　本法适用于溶于碱而不溶于稀酸或在稀酸中生成沉淀的药物。

2. 方法　除另有规定外，取供试品适量，加 NaOH 试液 5mL 与水 20mL 溶解后，置纳氏比色管中，加硫化钠试液 5 滴，摇匀，与一定量的标准铅溶液同样处理后的颜色比较，不得更深。

五、砷盐检查法

砷盐可由药物生产过程中所用的无机试剂或所用器具引入，砷为毒性杂质，必须严格控制其限量。《中国药典》2020 年版四部 112 ~ 113 页通则 0822 砷盐检查法采用：第一法（古蔡氏法）；第二法（二乙基二硫代氨基甲酸银法）检查砷盐。

（一）第一法（古蔡氏法）

1. 原理　利用金属锌（Zn）与酸作用生成新生态氢，与供试品中微量亚砷酸盐反应生成具有挥发性的砷化氢（AsH$_3$），砷化氢与溴化汞试纸反应，生成黄色砷斑，砷斑颜色的深浅与砷含量多少相关。其化学反应方程式如下：

$$As^{3+}+3Zn+3H^+ \longrightarrow 3Zn^{2+}+AsH_3\uparrow$$

$$AsO_3^{3-}+3Zn+9H^+ \longrightarrow 3Zn^{2+}+3H_2O+AsH_3\uparrow$$

$$AsO_4^{3-}+4Zn+11H^+ \longrightarrow 4Zn^{2+}+4H_2O+AsH_3\uparrow$$

砷化氢与溴化汞试纸反应，生成砷斑：

$$AsH_3+2HgBr_2 \longrightarrow 2HBr+AsH(HgBr)_2\downarrow$$

黄色

$$AsH_3+3HgBr_2 \longrightarrow 3HBr+As(HgBr)_3\downarrow$$

棕色

2. 方法 古蔡氏法检查砷装置见图 4-1。A 为 100mL 标准磨口锥形瓶；B 为中空的标准磨口塞，上连导气管 C（外径 8.0mm，内径 6.0mm），全长约 180mm；D 为具孔的有机玻璃旋塞，其上部为圆形平面，中央有一圆孔，孔径与导气管 C 的内径一致，其下部孔径与导气管 C 的外径相适应，将导气管 C 的顶端套入旋塞下部孔内，并使管壁与旋塞的圆孔相吻合，黏合固定；E 为中央具有圆孔（孔径 6.0mm）的有机玻璃旋塞盖，与 D 紧密吻合。

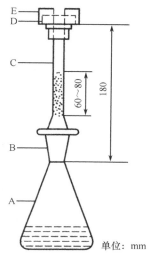

检查时，于导气管 C 中装入乙酸铅棉花 60mg（装管高度为 60～80mm），再于旋塞 D 的顶端平面上放一片溴化汞试纸（试纸大小以能覆盖孔径而不露出平面外为宜），盖上旋塞盖 E 并旋紧，即得。

单位：mm

图 4-1 古蔡氏法检查砷装置

（1）标准砷斑的制备：精密量取标准砷溶液 2mL，置 A 瓶中，加 HCl 溶液 5mL 与水 21mL，再加碘化钾试液 5mL 与酸性氯化亚锡试液 5 滴，在室温放置 10 分钟后，加锌粒 2g，立即将照上法装妥的导气管 C 密塞于 A 瓶上，并将 A 瓶置 25～40℃水浴中，反应 45 分钟，取出溴化汞试纸，即得。

（2）样品砷斑的制备：按各品种项下规定方法制成的供试品溶液，置 A 瓶中，照标准砷斑的制备，自"再加碘化钾试液 5mL"起，依法操作。

（3）比色：将样品生成的砷斑与标准砷斑比较不得更深。

3. 注意

（1）标准砷溶液的制备：称取三氧化二砷 0.132g 置 1000mL 量瓶中，加 20% NaOH 溶液 5mL 溶解后，用适量的稀硫酸中和，再加稀硫酸 10ml，用水稀释至刻度，摇匀，作为贮备液。

临用前，精密量取贮备液 10mL，置 1000mL 量瓶中，加稀硫酸 10mL，用水稀释至刻度，摇匀，即得（每 1mL 相当于 1μg 的 As）。

（2）制备标准砷斑时，精密量取标准砷溶液 2mL，所得砷斑清晰。

（3）五价砷在酸性溶液中也能被金属锌还原为砷化氢，但生成速度比三价砷要慢，故在反应中加入碘化钾和氯化亚锡将五价砷还原为三价砷，这对生成砷化氢是有利的。

（4）导气管 C 中用乙酸铅棉花填充，可吸收少量的 H_2S 气体，防止硫斑的生成而干扰砷斑的比色效果。

（二）第二法（二乙基二硫代氨基甲酸银法）

1. 原理 利用金属锌与酸作用生成新生态氢，与供试品中微量亚砷酸盐反应生成具有挥发性的砷化氢，砷化氢还原二乙基二硫代氨基甲酸银（silver diethyldithiocarbamate，Ag-DDC），生成红色的胶态银，同时在相同条件下与一定量（限量）标准砷溶液的显色对照，用目视比色法，供试品溶液显色不得更深；或用分光光度法，供试品溶液吸光度不得更大。其化学反应方程式如下：

$$AsH_3+6Ag\text{-}DDC+3 \;\text{(pyridine)} \longrightarrow As(DDC)_3+6Ag+3\;\text{(pyridine)}\cdot HDDC$$

二乙基二硫代氨基甲酸银的结构为

$$C_2H_5 \atop C_2H_5 \; N-C \begin{array}{c} S \\ \| \\ S \end{array} Ag$$

2. 仪器与试液

（1）仪器装置：如图 4-2 所示。A 为 100mL 标准磨口锥形瓶；B 为中空的标准磨口塞，上连导气管 C（一端外径为 8mm，内径为 6mm；另一端长为 180mm，外径为 4mm，内径为 1.6mm，尖端内径为 1mm）。D 为平底玻璃管（长为 180mm，内径为 10mm，于 5.0mL 处有一刻度）。

检查试验时，导管 C 中装入乙酸铅棉花 60mg（装管高度约 80mm），并在 D 管中精密加入二乙基二硫代氨基甲酸银试液 5mL。

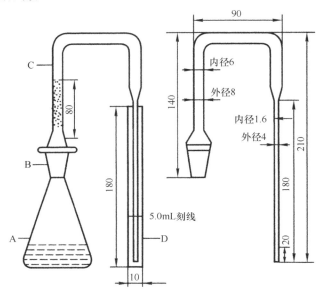

图 4-2　二乙基二硫代氨基甲酸银法检查砷装置（单位：mm）

（2）标准砷对照液的制备：精密量取标准砷溶液 2mL，置 A 瓶中，加 HCl 溶液 5mL 与水 21mL，再加碘化钾试液 5mL 与酸性氯化亚锡试液 5 滴，在室温放置 10 分钟后，加锌粒 2g，立即将导气管 C 与 A 瓶密塞，使生成的砷化氢气体导入 D 管中，并将 A 瓶置 25～40℃ 水浴中反应 45 分钟，取出 D 管，添加三氯甲烷至刻度，混匀，即得。

3. 方法
取照各品种项下规定方法制成的供试品溶液，置 A 瓶中，照标准砷对照液的制备，自"再加碘化钾试液 5mL"起，依法操作。将所得溶液与标准砷对照液同置白色背景上，从 D 管上方向下观察、比较，所得溶液的颜色不得比标准砷对照液更深。必要时，可将所得溶液转移至 1cm 吸收池中，照紫外-可见吸收光谱法即紫外-可见分光光度法（通则 0401）在 510nm 波长处以二乙基二硫代氨基甲酸银试液作空白，测定吸光度，与标准砷对照液按同法测得的吸光度比较，即得。

4. 注意
（1）所用仪器和试液等照本法检查，均不应生成砷斑，或至多生成仅可辨认的斑痕。

（2）制备标准砷斑或标准砷对照液，应与供试品检查同时进行。

（3）本法所用锌粒应无砷，以能通过一号筛的细粒为宜，如使用的锌粒较大时，用量应酌情增加，反应时间亦应延长为 1 小时。

（4）乙酸铅棉花系取脱脂棉 1.0g，浸入醋酸铅试液与水的等容混合液 12mL 中，湿透后，挤压除去过多的溶液，并使之疏松，在 100℃ 以下干燥后，贮于玻璃塞瓶中备用。

（5）本法砷的浓度在 1 ~ 40μg/40mL 范围内与吸光度线性关系良好，显色在 2 小时内稳定，重现性好，并可用于砷盐的含量测定。

（6）若供试品须经有机破坏后再检查砷盐，则应取标准砷溶液替代供试品，配制标准砷的对照液，即按照各品种项下规定的方法步骤同法处理。

六、溶液颜色检查法

药物溶液的颜色与规定颜色的差异在一定程度上反映药物的纯度。《中国药典》2020 年版四部 122 ~ 123 页通则 0901 溶液颜色检查法收载了检查溶液颜色的三种方法。

■（一）第一法（目视比色法）

除另有规定外，取各品种项下规定量的供试品，加水溶解，置于 25mL 的纳氏比色管中，加水稀释至 10mL。另取规定色调和色号的标准比色液 10mL，置于另一 25mL 纳氏比色管中，两管同置白色背景上，自上向下透视，或同置白色背景前，平视观察，供试品管呈现的颜色与对照管比较，不得更深。

如供试品管呈现的颜色与对照管的颜色深浅非常接近或色调不完全一致，使目视观察无法辨别两者的深浅时，应改用第三法（色差计法）测定，并将其测定结果作为判定依据。

■（二）第二法（吸光度法）

除另有规定外，取各供试品项下规定量的供试品，加水溶解并使成 10mL，必要时滤过，滤液照《中国药典》四部通则 0401 紫外-可见吸收光谱法于规定波长处测定，吸光度不得超过规定值。例如，维生素 C 注射液的颜色检查，《中国药典》二部 1482 页采用分光光度法，因为维生素 C 的水溶液 pH 在 5.0 ~ 7.0 之外，会受空气、日光、温度的影响，分子中的内酯环会水解，共轭双键数量增加、聚合生色更甚，使溶液颜色加深，此时测得的吸光度变大。故《中国药典》对维生素 C 注射液【检查】项下颜色规定："取本品，用水稀释制成每 1mL 含维生素 C 50mg 的溶液，照紫外-可见分光光度法（通则 0401），在 420nm 波长处测定，吸光度不得过 0.06。"

■（三）第三法（色差计法）

本法是使用具备透射测量功能的测色色差计直接测定溶液的透射三刺激值，对其颜色进行定量表述和分析的方法。当目视比色法较难判定供试品与标准比色液之间的差异时，应采用本法进行测定与判断。

供试品溶液与标准比色液之间的颜色差异，可以通过分别比较它们与水之间的色差值来测定，也可以通过直接比较它们之间的色差值来测定。

除另有规定外，用水对仪器进行校准，取按各品种项下规定的方法分别制得的供试品溶液和标准比色液，置仪器上进行测定，供试品溶液与水的色差值应不超过标准比色液与水的色差值。

注：各种色调标准贮备液的配制和各种色调色号标准比色液的配制见《中国药典》2020 年版四部 122 页通则 0901 溶液颜色检查法。

七、澄清度检查法

澄清度检查法系将药品溶液与规定的浊度标准液相比较，即"比浊"，用以检查溶液的澄清程度。本法主要用于检查某些药物（特别是用于注射剂的原料）中的不溶性杂质。除另有规定外，应先采用第一法（目视法）进行检测。

■（一）原理

悬浮在药品溶液中的极细微粒对入射光起到散射作用，形成药液的浑浊现象，测量药液的浑浊程度即"浊度"。《中国药典》中澄清度的检查法即为比浊法，包括第一法（目视法）和第二法（浊度仪法），以下介绍第一法（目视法）。

（二）第一法（目视法）

1. 浊度标准贮备液的制备 称取于 105℃ 干燥至恒重的硫酸肼 1.00g，置 100mL 量瓶中，加水适量使溶解，必要时可在 40℃ 的水浴中温热溶解，并用水稀释至刻度，摇匀，放置 4 ～ 6 小时；取此溶液与等容量的 10% 乌洛托品溶液混合，摇匀，于 25℃ 避光静置 24 小时，即得。该溶液置冷处避光保存，可在 2 个月内使用，用前摇匀。

2. 浊度标准原液的制备 取浊度标准贮备液 15.0mL，置 1000mL 量瓶中，加水稀释至刻度，摇匀，取适量，置 1cm 吸收池中，照紫外-可见吸收光谱法（通则 0401），在 550nm 的波长处测定，其吸光度应在 0.12 ～ 0.15 内。该试液应在 48 小时内使用，用前摇匀。

3. 浊度标准液的制备 取浊度标准原液与水，按表 4-1 配制，即得。浊度标准液应临用时制备，使用前充分摇匀。

表 4-1　浊度标准溶液的制备

级号	浊度标准原液体积（mL）	加水体积（mL）
0.5	2.50	97.50
1	5.0	95.0
2	10.0	90.0
3	30.0	70.0
4	50.0	50.0

4. 目视比浊 除另有规定外，按各品种项下规定的浓度要求，在室温条件下将用水稀释至一定浓度的供试品溶液与等量的浊度标准液分别置于配对的比浊用玻璃管（内径 15 ～ 16mm，平底，具塞，以无色、透明、中性硬质玻璃制成）中，在浊度标准液制备 5 分钟后，在暗室内垂直同置于伞棚灯下，照度为 1000lx，从水平方向观察、比较。除另有规定外，供试品溶解后应立即检视。

（三）注意

（1）第一法（目视法）无法准确判定两者的澄清度差异时，改用第二法（浊度仪法）进行测定并以其测定结果进行判定。

（2）品种项下规定的"澄清"，系指供试品溶液的澄清度与所用溶剂相同，或不超过 0.5 号浊度标准液的浊度。"几乎澄清"，系指供试品溶液的浊度介于 0.5 号至 1 号浊度标准液的浊度之间。

（3）制备浊度标准贮备液的适宜温度为 25℃ ±1℃。

八、炽灼残渣检查法

（一）原理

炽灼残渣（residue on ignition）系指药物经高温加热分解或挥发后遗留下的不挥发的无机物（多为金属氧化物或其盐类），经加硫酸并炽灼（700 ～ 800℃）后所得的硫酸盐残渣。炽灼残渣含量按下式计算：

$$炽灼残渣 = \frac{残渣及坩埚总质量 - 空坩埚质量}{供试品质量} \times 100\% \tag{4-4}$$

（二）方法

取供试品 1.0 ～ 2.0g 或各品种项下规定的重量，置已炽灼至恒重的坩埚（如供试品分子结构中含有碱金属或氟元素，则应使用铂坩埚）中，精密称定，缓缓炽灼至完全炭化，放冷；除另有规定外，加硫酸 0.5 ～ 1mL 使湿润，低温加热至硫酸蒸气除尽后，在 700 ～ 800℃ 炽灼使完全灰化，移置干燥器内，放冷，精密称定后，再在 700 ～ 800℃ 炽灼至恒重，即得。

（三）注意

（1）本法适用于检查不含金属的有机药物中的无机金属杂质。

（2）取样量：一般残渣限量为 1% ～ 2%，应使炽灼残渣量为 1 ～ 2mg。当限量为 1% 时，取样量为 1g；限量为 0.05%，取样量约为 2g；限量为 1% 以上，取样量可在 1g 以下。

（3）炽灼温度：如需将残渣留作重金属检查，则炽灼温度必须控制在 500 ～ 600℃。炭化时应控制温度，防止供试品骤然膨胀、飞溅外逸；至供试品全部炭化变黑，不冒浓烟为止。灰化时，应加热至蒸气除尽、白烟消失，残渣为灰白色。坩埚取出，应在炉口附近逐渐降温，防止剧冷，稍冷后再放置到干燥器中。

（4）对于含氟及碱金属的药品，炽灼时可能会腐蚀瓷坩埚，应改用铂坩埚或硬质玻璃蒸发皿。

九、残留溶剂测定法

药物中的残留溶剂是指在原料药、辅料或制剂生产过程中使用的，但在生产工艺过程中未能完全除去的有机溶剂。多数有机溶剂对人体是有害的，因此《中国药典》2020 年版四部通则 0861 残留溶剂测定法，明确了残留溶剂的种类和限度要求，见表 4-2。除另有规定外，第一、第二、第三类溶剂的残留限度应符合表中的规定，以确保药品安全、有效。

表 4-2　药品中常见的残留溶剂及限量

溶剂名称	限度（%）	溶剂名称	限度（%）	溶剂名称	限度（%）
第一类溶剂（应该避免使用）		第二类溶剂（应该限制使用）		第三类溶剂（药品 GMP 或其	
苯	0.0002	吡啶	0.02	他质量要求限制使用）	
四氧化碳	0.0004	环丁砜	0.016	乙酸异丙酯	0.5
1,2-二氯乙烷	0.0005	四氢化萘	0.01	乙酸甲酯	0.5
1,1-二氯乙烯	0.0008	四氢呋喃	0.072	3-甲基-1-丁醇	0.5
1,1,1-三氯乙烷	0.15	甲苯	0.089	丁酮	0.5
第二类溶剂（应该限制使用）		1,1,2-三氯乙烯	0.008	异丁醇	0.5
乙腈	0.041	二甲苯[①]	0.217	正戊烷	0.5
氯苯	0.036	异丙基苯	0.007	正戊醇	0.5
三氯甲烷	0.006	甲基异丁基酮	0.45	正丙醇	0.5
环己烷	0.388	第三类溶剂（药品 GMP 或其		异丙醇	0.5
1,2-二氯乙烯	0.187	他质量要求限制使用）		乙酸丙酯	0.5
二氯甲烷	0.06	乙酸	0.5	三乙胺	0.5
1,2-二甲氧基乙烷	0.01	丙酮	0.5	第四类溶剂（尚无足够毒理	
N,N-二甲基乙酰胺	0.109	甲氧基苯	0.5	学资料）[②]	
N,N-二甲基甲酰胺	0.088	正丁醇	0.5	1,1-二乙氧基丙烷	
二氧六环	0.038	仲丁醇	0.5	1,1-二甲氧基甲烷	
2-乙氧基乙醇	0.016	乙酸丁酯	0.5	2,2-二甲氧基丙烷	
乙二醇	0.062	叔丁基甲基醚	0.5	异辛烷	
甲酰胺	0.022	二甲基亚砜	0.5	异丙醚	
正己烷	0.029	乙醇	0.5	甲基异丙基酮	
甲醇	0.3	乙酸乙酯	0.5	甲基四氢呋喃	
2-甲氧基乙醇	0.005	乙醚	0.5	石油醚	
甲基丁基酮	0.005	甲酸乙酯	0.5	三氯乙酸	
甲基环己烷	0.118	甲酸	0.5	三氟乙酸	
N-甲基吡咯烷酮	0.053	正庚烷	0.5		
硝基甲烷	0.005	乙酸异丁酯	0.5		

[①]通常含有 60% 间二甲苯、14% 对二甲苯、9% 邻二甲苯和 17% 乙苯。

[②]药品生产企业在使用时应提供该类溶剂在制剂中残留水平的合理性论证报告。

《中国药典》2020 年版规定残留溶剂的测定均采用气相色谱法。

（一）色谱柱

1. 毛细管柱　除另有规定外，极性相近的同类色谱柱之间可以互换使用。

（1）非极性色谱柱固定液为 100% 的二甲基聚硅氧烷的毛细管柱。

（2）极性色谱柱固定液为聚乙二醇（PEG）-20M 的毛细管柱。

（3）中极性色谱柱固定液为（35%）二苯基-（65%）甲基聚硅氧烷、（50%）二苯基-（50%）二甲基聚硅氧烷、（35%）二苯基-（65%）二甲基聚硅氧烷、（14%）氰丙基苯基-（86%）二甲基聚硅氧烷、（6%）氰丙基苯基-（94%）二甲基聚硅氧烷的毛细管柱等。

（4）弱极性色谱柱固定液为（5%）苯基-（95%）甲基聚硅氧烷、（5%）二苯基-（95%）二甲基硅氧烷共聚物的毛细管柱等。

2. 填充柱　以直径为 0.18 ～ 0.25mm 的二乙烯苯-乙基乙烯苯型高分子多孔小球或其他适宜的填料作为固定相。

（二）系统适用性试验

（1）用待测物的色谱峰计算，毛细管色谱柱的理论板数一般不低于 5000；填充柱的理论板数一般不低于 1000。

（2）色谱图中，待测物色谱峰与其相邻色谱峰的分离度应大于 1.5。

（3）以内标法测定时，对照品溶液连续进样 5 次，所得待测物与内标物峰面积之比的相对标准差应不大于 5%，若以外标法测定，所得待测物峰面积的相对标准差应不大于 10%。

（三）供试品溶液的制备

1. 顶空进样　除另有规定外，精密称取供试品 0.1 ～ 1g；通常以水为溶剂；对于非水溶性药物，可采用 N,N-二甲基甲酰胺、二甲基亚砜或其他适宜溶剂；根据供试品和待测溶剂的溶解度，选择适宜的溶剂且应不干扰待测溶剂的测定。根据各品种项下残留溶剂的限度规定配制供试品溶液，其浓度应满足系统定量测定的需要。

2. 溶液直接进样　精密称取供试品适量，用水或合适的有机溶剂使溶解；根据各品种项下残留溶剂的限度规定配制供试品溶液，其浓度应满足系统定量测定的需要。

（四）对照品溶液的制备

精密称取各品种项下规定检查的有机溶剂适量，采用与制备供试品溶液相同的方法和溶剂制备对照品溶液；如用水作溶剂，一般应先将待测有机溶剂溶解在 50% 二甲基亚砜或 N,N-二甲基甲酰胺溶液中，再用水逐步稀释。若为限度检查，根据残留溶剂的限度规定确定对照品溶液的浓度；若为定量测定，为保证定量结果的准确性，应根据供试品中残留溶剂的实际残留量确定对照品溶液的浓度；通常对照品溶液色谱峰面积不宜超过供试品溶液中对应的残留溶剂色谱峰面积的 2 倍，同时应根据实际情况调整，并确保浓度在方法学验证的有效范围内。必要时，应重新调整供试品溶液或对照品溶液的浓度。

（五）测定法

1. 第一法（毛细管柱顶空进样等温法）

（1）色谱条件：柱温一般为 40 ～ 100℃，常以氮气为载气，流速为每分钟 1.0 ～ 2.0mL（一般适用于内径为 0.32mm 或 0.25mm 类的色谱柱）；以水为溶剂时顶空瓶平衡温度为 70 ～ 85℃，顶空瓶平衡时间通常为 30 ～ 60 分钟；进样口温度为 200℃；如采用火焰离子化检测器（FID），温度为 250℃。

（2）测定法：取对照品溶液和供试品溶液，分别连续进样不少于 2 次，测定待测峰的峰面积。

2. 第二法（毛细管柱顶空进样程序升温法）

（1）色谱条件：柱温一般先在 40℃维持 8 分钟，再以每分钟 8℃的升温速率升至 120℃，维持 10 分钟；以氮气为载气，流速为每分钟 2.0mL；以水为溶剂时顶空瓶平衡温度为 70 ～ 85℃，顶空瓶平衡时间通常为 30 ～ 60 分钟；进样口温度为 200℃；如采用 FID 检测器，进样口温度为 250℃。具体到某个品种的残留溶剂检查时，可根据该品种项下残留溶剂的组成调整升温程序。

（2）测定法：取对照品溶液和供试品溶液，分别连续进样不少于 2 次，测定待测峰的峰面积。

3. 第三法（溶液直接进样法）

（1）可采用填充柱，亦可采用适宜极性的毛细管柱。

（2）测定法：取对照品溶液和供试品溶液，分别连续进样 2～3 次，测定待测峰的峰面积。

（六）计算法

（1）限度检查除另有规定外，按各品种项下规定的供试品溶液浓度测定。以内标法测定时，供试品溶液所得被测溶剂峰面积与内标峰面积之比不得大于对照品溶液的相应比值。以外标法测定时，供试品溶液所得被测溶剂峰面积不得大于对照品溶液的相应峰面积。

（2）定量测定按内标法或外标法计算各残留溶剂的量。

（七）注意

（1）当需要检查有机溶剂的数量不多且极性差异较小时，可采用等温法。当需要检查的有机溶剂数量较多且极性差异较大时，可采用程序升温法。

（2）除另有规定外，顶空条件的选择：①应根据供试品中残留溶剂的沸点选择顶空平衡温度。对沸点较高的残留溶剂，通常选择较高的平衡温度；但此时应兼顾供试品的热分解特性，尽量避免供试品产生的挥发性热分解产物对测定的干扰。②顶空平衡时间一般为 30～45 分钟，以保证供试品溶液的气-液两相有足够的时间达到平衡。顶空平衡时间通常不宜过长，如超过 60 分钟，可能引起顶空瓶的气密性变差，导致定量准确性的降低。③对照品溶液与供试品溶液必须使用相同的顶空条件。

（3）定量方法的验证：当采用顶空进样时，供试品与对照品处于不完全相同的基质中，故应考虑气液平衡过程中的基质效应（供试品溶液与对照品溶液组成差异对顶空气液平衡的影响）。由于标准加入法可以消除供试品溶液基质与对照品溶液基质不同所致的基质效应的影响，故通常采用标准加入法验证定量方法的准确性；当标准加入法与其他定量方法的结果不一致时，应以标准加入法的结果为准。

（4）干扰峰的排除：供试品中的未知杂质或其挥发性热降解物易对残留溶剂的测定产生干扰。干扰作用包括在测定的色谱系统中未知杂质或其挥发性热降解物与待测物的保留值相同（共出峰）或热降解产物与待测物的结构相同（如甲氧基热裂解产生甲醇）。当测定的残留溶剂超出限度，但未能确定供试品中是否有未知杂质或其挥发性热降解物对测定有干扰作用时，应通过试验排除干扰作用的存在。对第一类干扰作用，通常采用在另一种极性不同的色谱柱系统中对相同供试品再进行测定，比较不同色谱系统中测定结果的方法。如两者结果一致，则可以排除测定中有共出峰的干扰；如两者结果不一致，则表明测定中有共出峰的干扰。对第二类干扰作用，通常要通过测定已知不含该溶剂的对照样品来加以判断。

（5）含氮碱性化合物的测定：普通气相色谱仪中的不锈钢管路、进样器的衬管等对有机胺等含氮碱性化合物具有较强的吸附作用，致使其检出灵敏度降低，应采用惰性的硅钢材料或镍钢材料管路；采用溶液直接进样法测定时，供试品溶液应不呈酸性，以免待测物与酸反应后不易气化。通常采用弱极性的色谱柱或其填料预先经碱处理过的色谱柱分析含氮碱性化合物，如果采用胺分析专用柱进行分析，效果更好。对不宜采用气相色谱法测定的含氮碱性化合物，可采用其他方法如离子色谱法等测定。

（6）检测器的选择：对含卤素元素的残留溶剂如三氯甲烷等，采用电子捕获检测器（ECD），易得到高的灵敏度。

（7）由于不同的实验室在测定同一供试品时可能采用了不同的实验方法，当测定结果处于合格与不合格边缘时，以采用内标法或标准加入法为准。

（8）顶空平衡温度一般应低于溶解供试品所用溶剂的沸点10℃以下，能满足检测灵敏度即可；对于沸点过高的溶剂，如甲酰胺，2-甲氧基乙醇、2-乙氧基乙醇、乙二醇、N-甲基吡咯烷酮等，用顶空进样测定的灵敏度不如直接进样，一般不宜用顶空进样方式测定。

（9）利用保留值定性是气相色谱中最常用的定性方法。色谱系统中载气的流速、载气的温度和柱温等的变化都会使保留值改变，从而影响定性结果。校正相对保留时间（RART）只受柱温和固定相性质的影响，以此作为定性分析参数较可靠。应用中通常选用甲烷测定色谱系统的死时间（t_0），

$$RART = \frac{t_R - t_0}{t_R' - t_0} \tag{4-5}$$

式中，t_0 为死时间；t_R 为组分的保留时间；t_R' 为参比物的保留时间。

（10）不同的溶剂在不同的色谱系统中 RART 值各不相同，残留溶剂在非极性、中等极性和极性等三种极性不同的色谱系统中的 RART 值，见《中国药典》2020 年版四部通则 0861 残留溶剂测定法中的附表 2、附表 3。

十、水分测定法

药物中的水分可能使药物发生水解、霉变，故应控制其含量。药物中的水分一般以结晶水和吸附水的形式存在。《中国药典》2020 年版四部通则 0832 水分测定法收载了卡尔·费歇尔滴定法（费休法、费休氏法）、烘干法、减压干燥法、甲苯法、气相色谱法等五种测定药物水分的方法。本文着重介绍费休法。

费休法是一种广泛用于测定有机试剂中水分含量的化学方法，其化学反应原理是氧化还原反应，但因卡尔·费歇尔试剂（费休试液）是碘与二氧化硫的吡啶和甲醇的溶液，故该法也可属于非水溶剂滴定法。

（一）测定原理

费休试液与水分发生定量反应时，碘吡啶还原成碘化氢吡啶，二氧化硫吡啶被氧化成三氧化硫吡啶，即费休法的总反应：

$$I_2 + SO_2 + 3C_5H_5N + CH_3OH + H_2O \longrightarrow 2C_5H_5N \cdot HI + C_5H_5N \cdot HSO_4CH_3$$

用结构式表示上述反应：

$$I_2 + SO_2 + 3 \ \underset{N}{\bigcirc} + CH_3OH + H_2O \longrightarrow 2 \ \underset{H\,N\,I}{\bigcirc} + \underset{H\,N\,SO_4CH_3}{\bigcirc}$$

上式表明，在吡啶和甲醇的溶液中，碘氧化二氧化硫为三氧化硫需要少量水分参与，其产物与吡啶、甲醇进一步结合，生成碘化氢吡啶和硫酸氢吡啶甲酯，无水吡啶和无水甲醇不仅起到溶剂的作用，而且参与了反应。

上式也可用简式表示：

$$I_2 + SO_2 + H_2O \longrightarrow 2HI + SO_3$$

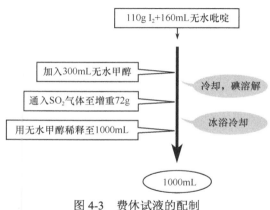

图 4-3 费休试液的配制

（二）费休试液的制备与标定

1. 制备 称取碘（置硫酸干燥器内 48h 以上）110g，置干燥的具塞锥形瓶中，加无水吡啶 160mL，注意冷却，振摇至碘全部溶解后，加无水甲醇 300mL，称定重量，将锥形瓶置冰浴中冷却，在避免空气中水分侵入的条件下，通入干燥的 SO_2 气体至重量增加 72g，再加无水甲醇稀释成 1000mL，密塞、摇匀，在暗处放置 24h。其主要操作如图 4-3 所示。

2. 标定 取干燥的具塞锥形瓶，精密称重加入纯化水约 30mg，除另有规定外，加无水甲醇

2～5mL，在避免空气中水分侵入的条件下，用上述配制好试液滴定至溶液由浅黄色变为红棕色（微过量的碘为自身指示终点），或用永停滴定法指示终点（电流计指针突然偏转，数分钟内不再回零，即为终点），如图4-4所示。另做空白实验，按式（4-6）计算费休试液滴定度：

$$T = \frac{m}{A-B} \qquad (4\text{-}6)$$

式中，T为费休试液滴定度，即每毫升费休试液相当于水的质量，mg/mL。m为精密称定水的质量，mg。A为滴定所消耗费休试液的体积，mL。B为空白实验所消耗费休试液的体积，mL。

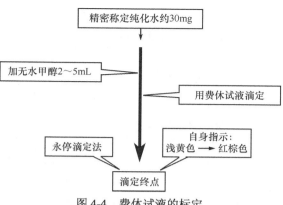

图4-4　费休试液的标定

（三）测定

精密称定供试品适量（消耗费休试液 1～5mL），将供试品置于干燥具塞锥形瓶中，加入2～5mL无水甲醇，在不断振摇（或搅拌）下用费休试液滴定，可用永停滴定法或滴定液自身颜色的变化指示终点，其现象与标定时相同。另做空白试验，按式（4-7）计算供试品中水分含量：

$$供试品中水分含量 = \frac{(A-B) \times T}{W} \qquad (4\text{-}7)$$

式中，A为供试品所消耗费休试液的体积，mL；B为空白试液所消耗费休试液的体积，mL；T为费休试液滴定度，即每毫升费休试液相当于水的质量，mg/mL；W为精密称定供试品的重量，mg。

（四）注意事项

（1）配制费休试液所需的碘应置硫酸干燥器内干燥48小时，SO_2若能通过浓硫酸洗瓶作脱水处理则效果更佳，以确保所用试剂含水量低于0.1%。

（2）所用仪器应干燥，并避免空气中的水分侵入，操作宜在低湿度干燥环境下进行，避免在潮湿环境或阴雨天进行测定。

（3）费休试液易受环境干扰，具有不稳定性，应注意密封、避光，置阴凉干燥处保存。配制好的试液应放置24小时后再标定；隔日使用，用前应重新标定其浓度。

（4）滴定反应具有可逆性，为使其向正方向反应完全，费休试液中的无水吡啶能定量地吸收反应产物 HI 和 SO_3，形成氢碘酸吡啶和硫酸酐吡啶，如下所示：

$$I_2 + SO_2 + 3 \quad \text{吡啶} + H_2O \longrightarrow 2 \quad \text{吡啶} \cdot HI \quad + \quad \text{吡啶} \cdot SO_3$$

（5）滴定反应的产物硫酸酐吡啶不稳定，可能发生水解副反应，故加入无水甲醇后可形成稳定的甲基硫酸氢吡啶：

$$\text{吡啶} \cdot SO_3 + CH_3OH \longrightarrow \text{吡啶} \cdot SO_4CH_3$$

（6）本法不适用于具有氧化性或还原性的试剂中的水分测定。

第四节　特殊杂质的检查方法

药品中的特殊杂质系指某一类药物中的某个药品在生产和储存过程通过原料、副产物、中间体、氧化、分解或水解产物等而引入的有机物，在《中国药典》中被称为"有关物质"，如阿司匹林中的游离水杨酸、异烟肼中的游离肼、某药品甾体激素中的其他甾体等。药品中的特殊杂质在结构组成、理化性质等方面与该药物虽有诸多相似之处，但不是完全一致，而是存在一定差异，故对特殊杂质的检查就是根据药品与杂质之间物理性质差异、光谱性质差异、色谱性质差异和化学性质差异等性质差异进行检查。特殊杂质检查方法专属性强，药品不干扰杂质的检查，被收载在《中国药典》正文品种中各药品的质量标准中。

一、利用药物与杂质在物理性质方面的差异

（一）臭味及挥发性差异

利用药品与杂质之间具有特殊臭味的差异，判断杂质的存在。例如，《中国药典》2020 年版二部 1464 页麻醉乙醚项下【检查】项下异臭：取本品 10mL，置瓷蒸发皿中，使自然挥发，挥散完毕后，不得有异臭。不挥发物：取本品 50mL，置经 105℃恒重的蒸发皿中，自然挥发或微温使挥散后，在 105℃干燥至恒重，遗留残渣不得超过 1mg（供试品必须符合过氧化物项下的规定，才能进行本项试验）。

（二）颜色差异

某些药物自身与杂质的颜色各异，则可利用颜色差异来控制杂质。具体的方法步骤见《中国药典》四部通则 0901 溶液颜色检查法。例如，维生素 C 是白色结晶或结晶性粉末，因其分子结构中的二烯醇基具有极强的还原性，易被光及空气氧化为二酮基生成去氢抗坏血酸，颜色变为浅黄色，其化学反应方程式为

$$
\underset{\substack{\text{维生素C（抗坏血酸）}\\\text{白色}}}{\text{（略）}} \xrightarrow[+2H]{-2H} \underset{\substack{\text{去氢抗坏血酸}\\\text{浅黄色}}}{\text{（略）}} \xrightarrow[H_2O]{OH^-(H^+)} \text{（略）}
$$

在碱性或强酸性溶液中去氢抗坏血酸能进一步水解为 2,3-二酮-*L*-古洛糖酸（盐）而失去生物活性。上式显示，若维生素 C 的表观颜色由白变浅黄，则可判别其含有特殊杂质的存在。

（三）溶解行为差异

有的药物可溶于水、有机溶剂或酸、碱中，而其杂质却不溶；反之，杂质可溶而药物不溶，则可利用溶解行为的差距检查特殊杂质。例如，葡萄糖以玉米淀粉为原料，采用酶法生产，中间产物——糊精经糖化、精制后得葡萄糖产品。若生产工艺过程中糖化率不达标，则糊精就可能成为杂质被引入葡萄糖产品中。该项检查利用了葡萄糖在乙醇中微溶、在热乙醇溶液中可溶，而糊精在乙醇中不溶、在热乙醇溶液中微溶的行为差距，判断糊精是否超过杂质限量。故《中国药典》2020 版二部 1514 页葡萄糖【检查】项下乙醇溶液的澄清度：取本品 1g，加乙醇 20mL，置水浴上加热回流约 40 分钟，溶液应澄清。

（四）旋光性质的差异

比旋度[①]（或旋光度）可以反映药物的纯度，限定药物杂质的含量。例如，硫酸阿托品由茄科植物中含量较高的 *L*-莨菪碱在稀碱性溶液中消旋来制备（还可以采用合成法制取）。这样硫酸阿托品无旋光性，而 *L*-莨菪碱具有旋光性，比旋度为 $[\alpha]_D^{20}=-32.5°$，即在 20℃温度下、采用钠光谱的 D 线 589.3nm 测定旋光度，在溶剂水中的旋光度为左旋 32.5°。故《中国药典》2020 年版二部 1589 页，硫酸阿托品【检查】项下莨菪碱：取本品，按干燥品计算，加水溶解并制成每 1mL 中含 50mg

---

① 旋光度 α：平面偏振光通过含有某些光学活性的化合物液体或溶液时，能引起旋光现象，使偏振光的平面向左或向右旋转。旋转的度数，称为旋光度。比旋度 [α]：在一定波长与温度下，偏振光透过长 1dm、每 1mL 中含有旋光性物质 1g 的溶液，测得的旋光度称为比旋度。

的溶液，依法测定（通则 0621），旋光度不得过–0.40°。设测定管长为 1dm，当旋光度为–0.40° 时，设特殊杂质莨菪碱的浓度为 C_z，根据题意、按比旋度计算公式可得方程：

$$[\alpha]_D^{20} = \frac{100 \times (-0.40)}{lC_z} = -32.5°$$

杂质（莨菪碱）的浓度：C_z=100×0.40/32.5=1.23（g/100mL）=0.0123（g/mL）。

因供试品的浓度为每 1mL 中含 50mg 的溶液，即 0.05g/mL，代入杂质限量公式计算特殊杂质（莨菪碱）的限量：

$$\frac{0.0123V}{0.05V} \times 100\% = 24.6\%$$

二、利用药物与杂质在光谱性质方面的差异

由于药物与杂质的结构不同，吸收光辐射后其光谱特征也随之产生差异，因此，利用药物与杂质对光选择性吸收所产生的差异可检查药物杂质。常用的吸收光谱法有紫外-可见吸收光谱法、红外吸收光谱法和原子吸收光谱法。各类吸收光谱法的工作波长范围：近紫外光区 190 ～ 400nm；可见光区 400 ～ 800nm；中红外光区 2.5 ～ 50μm；原子吸收光区 190 ～ 800nm。其中以紫外-可见吸收光谱法最为常用。

（一）紫外-可见吸收光谱法

利用药品与杂质吸收光谱的差异，检查杂质的存在及其限量是一种常规的方法。例如，检查肾上腺素中的杂质——肾上腺素酮（生产工艺过程的中间体），因为肾上腺素酮在 310nm 处有强吸收，而肾上腺素在该波长处无吸收。《中国药典》2020 年版二部 793 ～ 794 页规定："取本品，加盐酸溶液（9→2000）制成每 1mL 中含 2.0mg 的溶液，照紫外-可见分光光度法（通则 0401），在 310nm 的波长处测定，吸光度不得过 0.05。" 已知肾上腺素酮在 310nm 波长处的百分吸收系数为 $E_{1cm}^{1\%}$=453，则可计算肾上腺素酮的限量。

设杂质肾上腺素酮的浓度为 C_z，则

$$C_z = \frac{A}{E_{1cm}^{1\%}} = \frac{0.05}{453} = 1.1 \times 10^{-4} （g/100\ mL） = 1.1 \times 10^{-6} （g/mL）$$

供试品浓度 C_g：
$$C_g = 2.0 \times 10^{-3} （g/mL）$$

杂质限量：
$$L = \frac{C_z}{C_g} \times 100\% = \frac{1.1 \times 10^{-6}}{2.0 \times 10^{-3}} \times 100\% = 0.055\%$$

（二）红外吸收光谱法

红外吸收光谱法在杂质检查中，主要用于药物中无效或低效晶型的检查。某些多晶型的药物因其结构不同，而在键长、键角等方面发生不同程度的变化，从而导致其红外光谱的特征频率、峰型及其峰高出现明显差异。利用此差异可以检查出药品中无效或低效的晶型杂质，并控制其含量，使其不得超出限量，以确保药品的安全有效。例如，甲苯咪唑的有效晶型为 C 晶型，而无效的晶型为 A 晶型，两种晶型的红外光谱图如图 4-5 所示。

由图 4-5 可知，甲苯咪唑无效的 A 晶型在 640cm^{-1} 处有强吸收，而 C 晶型在此波数处却有弱吸收；在 662cm^{-1} 波数处，A 晶型吸收很弱，而 C 晶型在此波数处却有较强的吸收。利用 A、C 两种晶型的红外光谱差异可以检查出无效的 A 晶型。故《中国药典》2020 年版二部 238 页规定甲苯咪唑【检查】项下 A 晶型：用基线吸光度法求出相应吸收峰的吸光度值，供试品在约 640cm^{-1} 和 662cm^{-1} 波数处吸光度之比，不得大于含 A 晶型为 10% 的甲苯咪唑对照品在该波数处的吸光度之比（图 4-6），即药品甲苯咪唑供试品中所含杂质——A 晶型不超过 10%。

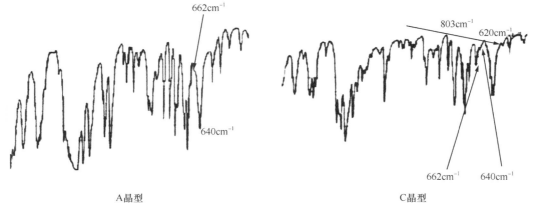

A晶型　　　　　　　　　　　　　　　　　　C晶型

图 4-5　甲苯咪唑红外光谱

综上所述，检查甲苯咪唑药品中的特殊杂质——A 晶型的方法原理概括在表 4-3 中：

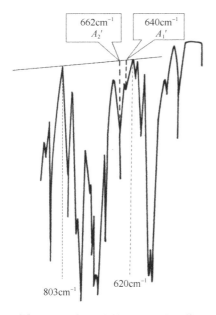

图 4-6　甲苯咪唑供试品红外光谱图

表 4-3　检查甲苯咪唑药品中的特殊杂质——A 晶型

样品	药效	吸收强度	
		$640cm^{-1}$	$662cm^{-1}$
A 晶型	无效	强	弱
C 晶型	有效	弱	强
供试品		A_1'	A_2'
对照品		A_1	A_2

注：1. 甲苯咪唑对照品含有 10% 的杂质——A 晶型。

2. 当 R'（A_1'/A_2'）＜ R（A_1/A_2）时，则供试品杂质 A 晶型含量低于 10%。

▍（三）原子吸收光谱法

原子吸收光谱法即原子吸收分光光度法，基于测量蒸气中原子对特征电磁辐射的吸收强度进行定量分析的一种仪器分析方法。原子吸收光谱法遵循分光光度法的吸收定律，一般通过比较对照品溶液和供试品溶液的吸光度，计算供试品中待测元素的含量。本法具有灵敏、准确、快速等优点，广泛用于微量、痕量元素的分析，在药物杂质检查中，主要用于金属元素杂质的检查。

对药物金属杂质限量检查时，通常采用"标准加入法"，即取供试品，按各药品项下的规定，制备供试品溶液；另取等量的供试品，加入限量的待测元素溶液，制成对照品溶液。设对照品溶液的读数为 a，供试品溶液的读数为 b，b 值应小于（$a-b$）。例如，检查维生素 C 中的铁、铜等杂质就采用"标准加入法"进行原子吸收光谱法测定。

三、利用药物与杂质在化学性质方面的差异

1. 杂质与一定试剂反应产生颜色　利用杂质与一定试剂反应产生颜色，可控制药物的杂质限量。例如，检查阿司匹林中的水杨酸杂质时，就是利用水杨酸含有酚羟基，可与硫酸铁铵试剂反应产生紫堇色配合物进行目视比色（颜色不得比对照品更深），而阿司匹林没有酚羟基，则无此颜色反应。

2. 杂质与一定试剂反应产生沉淀　利用药物中的杂质能与一定的试剂、在一定的条件下发生沉淀反应来检查杂质的方法，是一种常见的方法。例如，检查柠檬酸钾药品中的草酸盐，就是利

用草酸根离子在稀盐酸介质中与氯化钙试液反应，生成草酸钙白色沉淀来进行检查的。又如，检查维生素 C 中的草酸杂质时，其原理相同（即都生成草酸钙白色沉淀），但需在乙酸介质中进行。

3. 杂质与一定试剂反应产生气体　药物中如含有氨或铵盐，在碱性条件下徐缓加热，会放出刺鼻氨气，并可使湿润的石蕊试纸由红变蓝；或加入碘化汞钾试液（奈斯勒试剂）后生成特殊的红色沉淀。药物中若含有微量硫化物杂质，则可利用硫离子在酸性条件下会产生 H_2S 气体的特点，与乙酸铅试纸反应生成棕黑色的硫斑，也可与一定量标准硫化钠溶液在相同条件下显示的标准硫斑相比较，从而确定硫化物的限量。

4. 酸碱性的差异　药物中的杂质若具有酸碱性，则可利用药物与杂质的性质差异，采取相应的办法来检查杂质。例如，检查乙琥胺药品的酸度，主要是因生产工艺中酰胺化（环合）过程未完全反应的 2-甲基-2-乙基丁二酸可能进入产品中，故《中国药典》2020 年版二部 7 页规定：取本品 0.1g，加水 10mL 使溶解，依法测定（通则 0631），pH 应为 3.0～4.5。

5. 氧化还原性的差异　利用药物与杂质的氧化还原性的差异进行杂质检查也是一种常用的检查方法。

水合氯醛（2,2,2-三氯-1,1-乙二醇）因副反应可能产生三氯乙酸和 HCl，而本品并无明显酸性，故应检查水合氯醛中的酸度，《中国药典》2020 年版二部 121 页规定：取本品 1.0g，加水 10mL 溶解后，依法测定（通则 0631），pH 应为 4.0～6.0，以控制杂质限量，确保药品安全有效。

四、利用药物与杂质在色谱性质方面的差异

色谱分析法是进行分离、测试多组分混合物的极为有效的物理-化学分析方法，色谱仪以其高效、高灵敏、高速度而成为现代分析化学领域中最重要、最广泛的分离测试手段之一。尤其在药物分析化学中，已成为必备的一线主力设备。

由于色谱分析法对多组分混合物具有极强的分离能力，故利用药品与杂质的色谱性质差异可以检查杂质。色谱包括薄层色谱、气相色谱、液相色谱、纸色谱等，本文意在强调气相色谱法、高效液相色谱法在检查杂质和有关物质的作用。

1. 气相色谱法　气相色谱法主要用于药物中挥发性杂质及有机溶剂残留量的检查。例如，氯贝丁酯（$C_{12}H_{15}ClO_3$）的合成工艺是以对氯酚（C_6H_4OHCl）为起始原料，未完全反应的对氯酚就有可能进入产品中，而且已合成的氯贝丁酯也会分解产生对氯酚，因其毒性大，故《中国药典》2020 年版二部 1627 页氯贝丁酯【检查】项下对氯酚：照气相色谱法（通则 0521）测定。又如，检查氟烷（1,1,1-三氟-2-氯-2-溴乙烷）中挥发性杂质的总量，《中国药典》2020 年版二部 928 页氟烷【检查】项下挥发性杂质：照气相色谱法（通则 0521）测定。限度：供试品色谱图中如有杂质峰，各杂质峰面积的和不得大于对照品溶液杂质 I 峰面积（0.01%）。（注：杂质 I 为 1,1,2-三氯-1,2,2-三氟乙烷，$C_2Cl_3F_3$）

2. 高效液相色谱法　高效液相色谱法因其对多组分复杂体系具有卓越的分离效果，并能准确地测定各组分的峰面积和峰高，不仅能测定药品的含量，还能同时检查杂质，因此，采用高效液相色谱法检查杂质和有关物质是一种行之有效的方法。

以间氨基酚为起始原料合成对氨基水杨酸钠，则未完全反应的间氨基酚有可能进入成品；另外，对氨基水杨酸钠不稳定，会因潮湿、光照、空气、受热等原因发生脱羧反应，生成间氨基酚，于是在《中国药典》2020 年版二部 391 页对氨基水杨酸钠【检查】项下有关物质：照高效液相色谱法（通则 0512）测定。限度：供试品溶液色谱图中如有与间氨基酚保留时间一致的色谱峰，按外标法以峰面积计算，不得过 0.1%，其他单个杂质峰面积不得大于对照溶液主峰面积（0.1%），其他各杂质峰面积的和不得大于对照溶液主峰面积的 4 倍（0.4%），任何小于对照溶液主峰面积 0.1 倍的峰忽略不计。

◀ **本 章 小 结** ▶

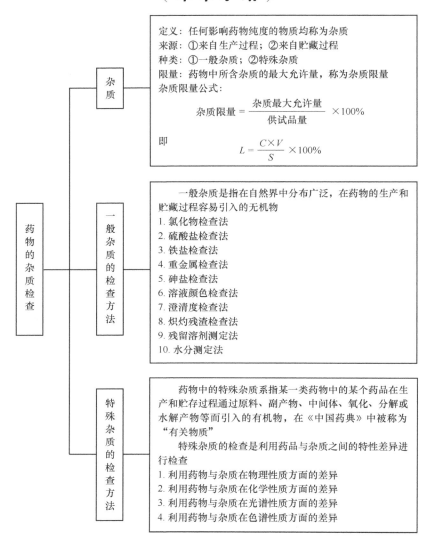

定义：任何影响药物纯度的物质均称为杂质
来源：①来自生产过程；②来自贮藏过程
种类：①一般杂质；②特殊杂质
限量：药物中所含杂质的最大允许量，称为杂质限量
杂质限量公式：

$$杂质限量 = \frac{杂质最大允许量}{供试品量} \times 100\%$$

即

$$L = \frac{C \times V}{S} \times 100\%$$

　　一般杂质是指在自然界中分布广泛，在药物的生产和贮藏过程容易引入的无机物
1. 氯化物检查法
2. 硫酸盐检查法
3. 铁盐检查法
4. 重金属检查法
5. 砷盐检查法
6. 溶液颜色检查法
7. 澄清度检查法
8. 炽灼残渣检查法
9. 残留溶剂测定法
10. 水分测定法

　　药物中的特殊杂质系指某一类药物中的某个药品在生产和贮存过程通过原料、副产物、中间体、氧化、分解或水解产物等而引入的有机物，在《中国药典》中被称为"有关物质"
　　特殊杂质的检查是利用药品与杂质之间的特性差异进行检查
1. 利用药物与杂质在物理性质方面的差异
2. 利用药物与杂质在化学性质方面的差异
3. 利用药物与杂质在光谱性质方面的差异
4. 利用药物与杂质在色谱性质方面的差异

◀ **思 考 与 练 习** ▶

一、单选题

1. 药物杂质检查的目的是（　　　）。

A. 控制药物的纯度　　　　　　　　　B. 控制药物疗效

C. 控制药物的有效成分　　　　　　　D. 控制药物杂质，使其不得超限量

E. 检查生产工艺的合理性

2. 药物中杂质的限量是指（　　　）。

A. 杂质是否存在　　B. 杂质的准确含量　　C. 杂质的最低量　　D. 杂质的最大允许量

E. 确定杂质的数目

3. 杂质检查一般为（　　　）。

A. 不得超过限量　　B. 含量检查　　　　C. 检查最低量　　　D. 检查最大允许量

E. 用于原料药检查

4. 药物中硫酸盐检查时，所用的对照品溶液为（　　　）。

A. 标准氯化钡溶液　　B. 标准乙酸铅溶液　　C. 标准硝酸银溶液　　D. 标准硫酸钾溶液

E. 以上都不对

5. 古蔡氏法检测砷时，砷化氢气体与下列哪种物质作用生成砷斑（　　　）。

A 氯化汞　　　　　B. 溴化汞　　　　　C. 碘化汞　　　　　D. 硫化汞　　　　E. 硝酸汞

6. 关于药品中重金属检查，下列说法不正确的是（　　　）。

A. 在酸性溶液中，要以硫代乙酰胺作显色剂

B. 在碱性溶液中，要以硫化钠作显色剂

C. 标准铅溶液通常使用乙酸铅配制

D. 比色时应将试管置白色衬底上观察

E. 重金属硫化物生成的最佳 pH 为 3.0 ～ 3.5

7. 用硫代乙酰胺法检查重金属，其 pH 范围应控制在（　　　）。

A. 2.0 ～ 3.5　　　　B. 3.0 ～ 3.5　　　　C. 6.0 ～ 6.5　　　　D. 7.0 ～ 8.5　　　　E. 9.0 ～ 10.5

8. 在古蔡氏法中，加入碘化钾及氧化亚锡试液的主要作用是还原（　　　）。

A. 五价砷成砷化氢　　B. 三价砷成砷化氢　　C. 五价砷成三价砷　　D. 硫成硫化氢

E. 锑成锑化氢

9. 检砷装置导气管中塞入乙酸铅棉花，是为了吸收（　　　）。

A. 氢气　　　　　B. 溴化氢　　　　　C. 硫化氢　　　　　D. 砷化氢　　　　E. 锑化氢

10. 检查铁盐杂质，《中国药典》2020 年版使用的显色剂是（　　　）。

A. 硫氰酸铵　　　　B. 水杨酸钠　　　　C. 高锰酸钾　　　　D. 过硫酸铵　　　　E. 巯基乙酸

11.《中国药典》2020 年版中用硫氰酸盐法检查铁盐杂质时，将供试品中的 Fe^{2+} 氧化成 Fe^{3+}，使用的氧化剂是（　　　）。

A. 硫酸　　　　　B. 过硫酸铵　　　　C. 硫代硫酸钠　　　　D. 过氧化氢　　　　E. 高锰酸钾

12. 检查重金属杂质，加入硫代乙酰胺试液，其作用是（　　　）。

A. 稳定剂　　　　　B. 显色剂　　　　　C. 掩蔽剂　　　　　D. 络合剂　　　　E. 增溶剂

13. 常压恒温干燥法中，《中国药典》2020 年版规定的干燥温度一般为（　　　）。

A. 80℃　　　　　B. 90℃　　　　　C. 100℃　　　　　D. 105℃　　　　E. 120℃

二、配伍选择题

［1 ～ 5 题共用选项］

A. 硫代乙酰胺试液　　B. 氯化钡试液　　C. 硝酸银试液　　D. 氯化亚锡试液

E. 硫氰酸铵试液

以下各项杂质检查中所使用的试剂为

1. 药物中铁盐检查（　　　）。

2. 药物中砷盐检查（　　　）。

3. 药物中硫酸盐检查（　　　）。

4. 葡萄糖中重金属检查（　　　）。

5. 药物中氯化物检查（　　　）。

［6 ～ 10 题共用选项］

A. 盐酸　　　　　B. 硫酸　　　　　C. 硝酸　　　　　D. 乙酸盐缓冲液　　E. 磷酸

以下各项杂质检查中要求在酸性条件下进行，所用的酸为

6. 氯化物的检查（　　　）。

7. 硫酸盐的检查（　　　）。

8. 铁盐的检查（　　　）。

9. 重金属的检查（　　　）。

10. 砷盐的检查（　　　）。

三、多选题

1. 药物中引入杂质的途径有（　　　）。

A. 生产过程中　　　　B. 服用过程中　　　　C. 使用过程中　　　　D. 贮藏过程中

E. 运输过程中

2. 检查药物中的氯化物杂质，需要用下列哪些试剂（　　　）。

A. 稀盐酸　　　　B. 稀硫酸　　　　C. 稀硝酸　　　　D. $AgNO_3$ 试液

E. 标准 NaCl 溶液

3. 检查重金属杂质，常用的显色剂是（　　　）。

A. 硫化钠　　　　B. 硫酸钠　　　　C. 硫化铁　　　　D. 硫代乙酰胺　　　　E. 硫化铵

4.《中国药典》2020 年版规定的一般杂质检查中包括的项目有（　　　）。

A. 硫酸盐检查　　　B. 氯化物检查　　　C. 溶出度检查　　　D. 重金属检查　　　E. 铁盐检查

5. 药物干燥失重测定法有（　　　）。

A. 干燥剂干燥法　　　B. 吸附指示剂法　　　C. 常压恒温干燥法　　　D. 费休法

E. 减压干燥法

四、计算题

1. 检查维生素 C 中重金属，若取样量为 1.0g，要求含重金属不得超过百万分之十，问应取标准铅溶液（每 1mL 相当于 10μg 的 Pb）多少毫升？

2. 测定某药物的干燥失重，在 105℃干燥至恒重的称量瓶重 18.2650g，加入样品后共重 19.2816g，再在 105℃干燥至恒重后重 19.2765g，请计算该药物的干燥失重。

―――――《 参 考 答 案 》―――――

请同学们先深入思考，积极探索，自练自测，再看答案，这样做有助于您理解、掌握基本的概念、基本的理论和基本的技巧，获得举一反三、触类旁通的效果。

一、单选题

1～5. D D A D B　　　6～10. A B A C A　　　11～13. B B D

二、配伍选择题

1～5. E D B A C　　　6～10. C A A D A

三、多选题

1. A D　　　2. C D　　　3. A D　　　4. A B D E　　　5. A C E

四、计算题

1. 据已知条件可知：1mL 的铅标准溶液相当于 1.0×10^{-5}g 的 Pb，若应取铅标准溶液的毫升数为 V_x，则有

$$\frac{1.0 \times 10^{-5} V_x}{1.0} = 1.0 \times \frac{10}{10^6} = 1.0 \times 10^{-5}$$

解得 V_x=1.0（mL）

2.

$$干燥失重 = \frac{称量瓶与加入样品重 - 恒重后称量瓶与样品重}{样品重} \times 100\%$$

$$= \frac{19.2816 - 19.2765}{19.2816 - 18.2650} \times 100\% = 0.5017\%$$

第五章 滴定分析法概论

Titrimetric Analysis Introduction

刚毅坚卓

——西南联大校训

本章要点

　　基本概念：滴定分析法，化学计量点，滴定终点，指示剂，终点误差，标准溶液，基准物质，标准溶液的直接配制与间接配制，标定，滴定度，滴定曲线，滴定突跃和突跃范围。

　　基本理论：滴定分析原理，指示剂变色原理，指示剂的选择。

　　基本计算：溶液浓度（物质的量浓度、滴定度）的计算，溶液的稀释或增浓的计算，根据滴定反应的化学方程式计算被测物质的浓度及其含量。

　　基本技能：标准溶液的配制标定，电子天平的操作，滴定用玻璃仪器的使用与校正，了解绘制滴定曲线的方法步骤。

第一节 概　　述

　　分析化学（analytical chemistry）是研究物质的化学组成、含量及其性质的一门科学。分析化学包括化学分析和仪器分析两大分支，它们的主要任务是定性分析、定量分析和结构分析。滴定分析法（titrimetric analysis）是化学分析中定量分析的核心内容。

　　滴定（titration）就是将已知准确浓度的标准溶液通过滴定管滴加到待测物质溶液中的过程。滴定反应按确定的化学反应方程式进行，直至完全反应（反应的完全程度要达到 99.9% 以上），然后根据标准溶液的浓度和反应所消耗的体积及被滴定试液的体积计算待测物质溶液的浓度，进而求其含量的方法称为滴定分析法。由于这类方法是以准确计量溶液的体积为基础的分析方法，故又称为容量分析法（volumetry）。

　　滴定分析法不需要昂贵的精密仪器，准确度（用相对误差表示）为 0.1%（一般不超过 0.2%），具有操作简单、分析快速、准确度高等特点，是一种价廉物美、应用广泛的定量分析方法，主要用于常量分析[①] 和半微量分析[②]。

一、基本概念和术语

　　1. 标准溶液　是一种已知准确浓度的试剂溶液，在实际使用时用四位有效数字表示溶液的浓度，常用单位是 mol/L、mmol/mL。

　　2. 化学计量点（stoichiometric point，sp）　当加入的滴定剂与待测物质刚好反应完全符合化学反应方程式所表示的计量关系时，称滴定反应到达化学计量点，简称计量点。

　　3. 滴定终点（end point，ep）　滴定时，当指示剂颜色发生明显变化而停止滴定的工作点，称为滴定终点。

　　4. 指示剂（indicator）　在滴定分析中，通过颜色的改变，来指示滴定终点到达的试剂。

　　5. 终点误差（end point error）　滴定终点与化学计量点不完全一致而引起的误差。

---

　　① 常量分析（macro analysis）：试样用量＞100mg，试样体积＞10mL。

　　② 半微量分析（semimicro analysis）：试样用量 10～100mg，试样体积 1～10mL。

终点误差的大小由滴定反应的完全程度、指示剂的性能（选择与用量）决定，所以滴定分析的关键之一就在于如何选择合适的指示剂。

综上所述，滴定分析法是利用标准溶液滴定待测物质溶液，根据指示剂的颜色变化来判断滴定的终点，由标准溶液的浓度及消耗的体积和所取试样溶液的体积计算待测溶液的浓度，进而求其含量的方法。

滴定分析法用于药物的含量测定，在各国药典中均为一种常规的定量分析方法。

二、滴定分析对化学反应的要求

滴定分析法是以化学反应为基础的，虽然化学反应很多，但是适用于滴定分析的反应必须具备下列条件。

1. 反应必须定量完成　滴定反应必须严格按照确定的化学方程式进行，而且反应完全的程度要求达到 99.9% 以上，这是定量计算的基础。

2. 反应必须快速完成　滴定反应必须瞬间完成，对于反应速率较慢的，可通过加热或加入催化剂等方法来加快反应速率。

3. 反应不受其他杂质的干扰且无副反应　当有干扰物质存在时，可事先除去或用适当的方法分离或掩蔽，以消除其影响。

4. 有适宜的指示剂确定滴定终点　选择适宜的指示剂确定滴定终点，指示剂变色应清晰、敏锐，以保证方法的准确可靠。

只有满足上述要求的反应方可用于滴定分析。

三、滴定分析法的分类

（一）按反应原理分类

按反应原理滴定分析法可分为如下四类。

1. 酸碱滴定法　是以酸碱反应为基础的滴定分析法，其基本反应是

$$H^++OH^-\!\!=\!\!=\!\!H_2O$$

酸碱滴定法可用于测定酸性和碱性的物质。

2. 配位滴定法　是以配位反应[①]为基础的滴定分析法，滴定反应的产物是简单的配合物或螯合物。目前应用最为广泛的有机配位剂是乙二胺四乙酸的二钠盐（简称 EDTA-2Na）配制成的标准溶液，用于测定各种金属离子。

$$M^{2+}+Y^{4-}\!\!=\!\!=\!\!MY^{2-}$$

3. 氧化还原滴定法　是以氧化还原反应为基础的滴定分析法，可以测定具有氧化性或还原性的物质及间接测定某些不具有氧化还原性质的物质，如以 $KMnO_4$ 标准溶液滴定亚铁盐：

$$5Fe^{2+}+MnO_4^-+8H^+\!\!=\!\!=\!\!5Fe^{3+}+Mn^{2+}+4H_2O$$

4. 沉淀滴定法　是以沉淀反应为基础的滴定分析法，如银量法，可以测定 Ag^+、CN^-、SCN^- 及卤素等离子。

$$Cl^-+Ag^+\!\!=\!\!=\!\!AgCl\!\downarrow$$

（二）按使用的溶剂分类

按使用的溶剂可将滴定分析法分为以水为溶剂的滴定法和非水溶剂（有机溶剂）滴定法。

四、滴定分析的方式

按滴定分析操作方式的不同，可分为以下几类。

1. 直接滴定法　用标准溶液直接滴定待测物质的方法，称为直接滴定法。一般能满足滴定分

---

① 配位反应又称为络合反应，其反应产物称为配合物。

析要求的反应都可用直接滴定法。例如，用 HCl 标准溶液滴定未知含量的碱溶液；用 $K_2Cr_2O_7$ 标准溶液滴定 Fe^{2+}，用碘标准溶液滴定维生素 C 等。

2. 返滴定法　返滴定法又称为剩余滴定法或回滴法。当反应速度较慢或反应物是固体时，滴定剂加入后反应不能瞬间完成，或滴定反应没有合适的指示剂时，可在待测物溶液或固体样品中加入过量的标准溶液，待反应完全后，再用另一种标准溶液作为滴定剂滴定剩余的标准溶液。从先加入标准溶液的总量中扣除后滴入的另一种标准溶液的量，则可求得待测物的量。例如，Al^{3+} 与 EDTA 的反应速度很慢，通常在 Al^{3+} 试液中，加入过量的 EDTA 标准溶液并微热。在反应完全后，用 Zn^{2+} 标准溶液滴定剩余的 EDTA，则从先加入 EDTA 的总量中扣除与 Zn^{2+} 标准溶液反应的部分量，即可得到与 Al^{3+} 发生反应的量，从而测定 Al^{3+}。又如，测定固体 $CaCO_3$ 时，先加入过量的 HCl 标准溶液，反应完全后，用 NaOH 标准溶液滴定剩余的 HCl，从先加入的 HCl 标准溶液总量中扣除与 NaOH 标准溶液反应的部分量，即得到与 $CaCO_3$ 发生反应的 HCl 标准溶液的量，故可测定 $CaCO_3$。

3. 置换滴定法　是指将待测物质通过置换反应，置换出另一种可用于滴定的物质进行滴定，根据置换出的物质的量计算待测物质的量。例如，用配位滴定法测定某试样溶液中 Ag^+，但 Ag^+ 与 EDTA 形成的配合物不够稳定，不能用 EDTA 直接滴定 Ag^+。此时可在溶液中加入过量 $Ni(CN)_4^{2-}$，由于发生如下置换反应：

$$2Ag^+ + Ni(CN)_4^{2-} \Longrightarrow 2Ag(CN)_2^- + Ni^{2+}$$

然后在 pH 10 的氨性缓冲溶液中，以紫脲酸铵为指示剂，用 EDTA 滴定置换出来的 Ni^{2+}，即可测得试液中 Ag^+ 的含量。

4. 间接滴定法　对不能与标准溶液直接反应的物质，可以通过其他的化学反应间接测定。例如，Ca^{2+} 不能被 $KMnO_4$ 氧化，即不能直接滴定，但可将 Ca^{2+} 沉淀为 CaC_2O_4，将沉淀过滤洗净，然后用 H_2SO_4 将 CaC_2O_4 溶解生成草酸，再用 $KMnO_4$ 标准溶液滴定生成的草酸，从而间接测定 Ca^{2+}。

返滴定法、置换滴定法及间接滴定法的应用大大扩展了滴定分析法的应用范围。

第二节　滴定分析常用的仪器

一、电子天平

分析天平是定量分析中最重要、最常用的精密衡器，是定量分析的基准计量仪器。每一项定量分析工作都直接或间接地用到分析天平，而分析天平称量的精密度直接影响到分析结果的准确度。因此，我们必须了解分析天平的构造、性能和原理，并掌握正确的使用方法，避免因天平的使用或保管不当影响称量的准确度，从而获得准确的定量分析结果。

常用的分析天平有基于杠杆原理机械加码的等臂天平（双盘）天平和不等臂（单盘）天平，该类天平现处于淘汰边缘。而基于电磁力平衡原理的电子天平因其具有即时称量、不需砝码、反应灵敏、直显读数、性能稳定、操作简便等优点，还具有自动校正、自动去皮、超载显示、故障报警等卓越性能，已成为当之无愧的更新换代产品，成为当前天平仪器的主流。

（一）电子天平的称量原理

电子天平是基于电磁力平衡原理来称量物质的，其原理如图 5-1 所示，在固定磁场中放置通电线圈，在固定磁场强度保持不变的情况下，线圈产生磁力的大小与线圈中的电流强度成正比。称量时，被称量物质的重力向下，而线圈中产生的电磁力向上，反馈电路系统会同时调整线圈电流的大小，以维持两者的平衡。达到平衡时，线圈电流的大小与物体的质量成正比，通过校正并经模数转换（*A/D*）等过程，即可显示被称量物质的质量。

电子天平可分为上皿式和下皿式两种。秤盘在支架之上的为上皿式，秤盘吊挂在支架之下的为下皿式，目前广泛使用的是上皿式即顶部承载式（图 5-2）。

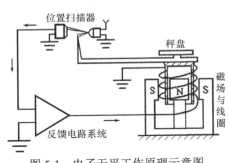

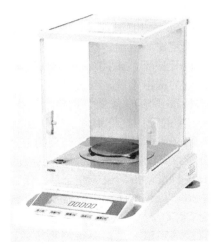

图 5-1　电子天平工作原理示意图　　　　　图 5-2　AF1004 型电子天平

（二）电子天平的使用规则及注意事项

1. 使用规则

（1）称量前先将电子天平罩取下叠好，放在天平箱上面，检查电子天平是否处于水平状态，用软毛刷轻刷天平，检查并调定天平的零点。

（2）电子天平的前门不得随意打开，它主要供安装、调试和维修电子天平时使用。称量时应关好侧门。化学试剂和试样都不得直接放在秤盘上，应放在干燥洁净的表面皿、称量瓶或坩埚内；具有挥发性、腐蚀性或吸湿性物质，必须放在称量瓶或其他适当的密闭容器中称量。

（3）称量的数据应及时记录在笔记本上，不得记在纸片或其他地方。

（4）电子天平的载重不能超过它的最大负载。在同一次实验中，应使用同一台电子天平，以减少称量误差。

（5）称量的物体必须与天平箱内的温度一致，不得把热的或冰的物体放进电子天平中称量。为了防潮，在天平箱内应放有吸湿用的干燥剂，如变色硅胶等。

（6）称量完毕，关闭电子天平，取出称量物，检查电子天平内外的清洁程度，关好侧门。然后检查零点，将使用情况登记在电子天平使用登记簿上，再切断电源，最后罩上天平罩，将坐凳放回原处。

2. 注意事项

（1）使用前仔细阅读说明书。

（2）称重前，应先用毛刷清理天平。

（3）必须在天平称重限度内使用天平，一般不超过最高允许载重的 2/3。

（4）天平内部，不要进入水、金属片、粉末等物质；腐蚀性、吸湿性和挥发性物质，必须放在密闭容器内进行称重。

（5）不要随意打开天平顶门。

（6）放置时，不要在样品盘上装载过量称量物。

（7）不要接近带磁性的物质。

（8）天平的接口不要连接指定以外的设备。

（9）使用过程中应保持天平室的清洁，勿使样品洒落天平室内。

（10）使用完后立即擦拭净天平，如实填写使用记录。

（三）称量方法

（1）直接称量法：调定天平零点后，将称量物置于电子天平秤盘中，待天平达到平衡后，所得读数即为称量物的质量。该法适用于称量洁净干燥、不易潮解或升华的固体物质。本法还适用于称量小烧杯、坩埚等小件物品的质量。

（2）固定称量法：又称指定质量法或增量法。此法用于称量固定质量的某试剂（如基准物质）或试样。这种称量方法速度慢，只适用于称量不易吸水，在空气中能稳定存在的试样，且试样应为粉末或细小颗粒状（< 0.1mg），如金属、合金粉末。其操作如图 5-3 所示，将洁净的小烧杯（或表面皿）置于天平的托盘的中央，先按直接称量法称出其质量，然后去皮，再用小药匙将试样逐步加到盛放试样的器皿（小烧杯或表面皿）中，直至天平达到平衡，显示数据应与所需称取量相吻合。这种方法在工业生产的例行分析中得到广泛应用。

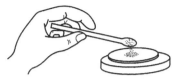

图 5-3　固定称量法称量操作

（3）递减称量法：将较多的样品先装于干燥的称量瓶中，按直接称量法先称出总质量 W_1，然后取出称量瓶，小心倒出所需的样品，再称称量瓶的质量，得数值 W_2，W_1-W_2 即为样品质量（读数准确到 0.1mg）。

此法用于称量易吸水、易氧化或与 CO_2 起反应的物质，是称量化学药品中最常用的一种方法。称量时应注意手不能直接接触称量瓶，应借助洁净干燥的纸条套住瓶身和瓶盖，其拿法如图 5-4 所示。取出样品时，应左手持称量瓶并倾斜，右手隔着纸条捏住瓶盖柄，轻敲瓶口上部，使样品缓缓落入盛放容器中，如图 5-5 所示。当敲落的试样接近所需量时，应将瓶身缓慢竖起，并用瓶盖继续轻敲瓶口，使粘在瓶口的试样回落瓶中，然后将瓶盖盖上，再次放在秤盘中央进行称量。样品所需的量往往很难一次倾倒到位，需要多次反复尝试，方能达到要求。如果敲出量过多，不能将已倾出的样品倒回称量瓶中，避免污染原试剂。

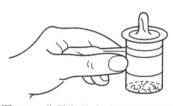
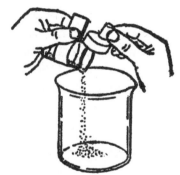

图 5-4　称量瓶的拿法及直接称量　　　图 5-5　递减称量操作

二、常用玻璃仪器

玻璃仪器种类繁多，其中用于滴定分析的主要玻璃仪器是滴定管、量瓶、移液管和吸量管，由于它们是可以准确测量溶液体积的量器，故称为定容仪器，在实际滴定分析工作中常被称为三大精密玻璃仪器。容量仪器因容量大小不同，其容量允许误差应符合国家标准。此外，锥形瓶、量筒、烧杯和称量瓶等则为非定容仪器。玻璃材质因具有很高的化学稳定性、热稳定性、绝缘性和良好的透明性，而广泛用作实验室仪器和器皿。

（一）滴定管

滴定管是用来滴加标准溶液并准确计量滴定反应所消耗标准溶液体积的量具。它是管身细长而且内径均匀一致的玻璃管，管壁外表面刻有匀称精致的分度值，下端的流出口为尖嘴。常量分析用的滴定管标称容量为 50mL 和 25mL，半微量分析常用 10mL、5mL，最小刻度为 0.1mL，读数可准确到 0.01mL。滴定管按盛放溶液的性质可分为两种：一种是酸式滴定管；另一种是碱式滴定管。如图 5-6 所示，酸式滴定管下端有玻璃旋塞开关，用来装酸性溶液和氧化性溶液，而不宜盛放碱性

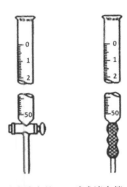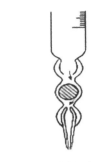

酸式滴定管　　碱式滴定管（外形）　碱式滴定管（剖面）

图 5-6　滴定管

溶液（避免腐蚀磨口和旋塞）。碱式滴定管的下端连接一段乳胶管，管内装有玻璃珠，被玻璃珠绷紧的乳胶管起到开关的作用。凡是可能与乳胶管发生反应的氧化性溶液不能装入碱式滴定管中，如 $KMnO_4$ 溶液、I_2 溶液、K_2CrO_7 溶液等。酸式滴定管通过玻璃旋塞、碱式滴定管通过乳胶管以控制滴定速度。

1. 滴定管的准备

（1）洗涤：滴定管一般可用洗涤剂、自来水、蒸馏水荡涤和冲洗（不能用试管刷刷洗，尤其是有刻度的部位）。滴定管有污垢时，应采用洗液洗涤（碱式滴定管应拔除乳胶管）。污垢少时，可加入十余毫升洗液，双手托平管身两端并旋转，使洗液润洗管内壁，旋转时要防止洗液外流（管口下方放烧杯或对准洗液瓶口）。污垢多时，可加满洗液浸泡。浸泡时为防止洗液漏出，在滴定管下方可放烧杯。浸泡完毕，顺次用自来水、蒸馏水荡涤、冲洗。滴定管洗净与否，应以管内壁不挂水珠为准。

（2）酸式滴定管检漏：酸式滴定管使用前应检查旋塞是否灵活，然后检查是否漏水。试漏的方法是先将旋塞关闭，在滴定管内充满水，将滴定管固定在滴定管夹上，放置 2～3 分钟，观察下端出口及旋塞两端是否有水渗出。将旋塞旋转 180°，再放置 2～3 分钟，看是否有水渗出。若前后两次均无水渗出，旋塞转动也灵活，即可使用；否则将旋塞取出，重新涂上凡士林（起到密封和润滑作用）后再使用。

（3）酸式滴定管涂凡士林：倒掉滴定管中的水，将其平放在实验台上，抽出旋塞，用滤纸将旋塞及旋塞槽内的水擦干，用手指蘸少许凡士林在旋塞孔区域之外的两端均匀地涂上薄薄一层，如图 5-7a 所示，在旋塞孔区域的两侧应少涂一些，以免堵塞孔道。涂凡士林后，将旋塞悬空，与旋塞套锥形孔座平行插入旋塞套中并按紧（图 5-7b），这样可以避免凡士林被挤入旋塞孔道中。然后向同一方向旋转旋塞，直至旋塞与旋塞套之间油膜均匀透明，如图 5-7c 所示。

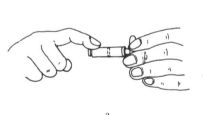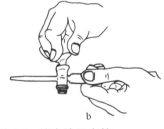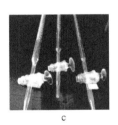

a　　　　　　　　　　b　　　　　　　　　　c

图 5-7　旋塞涂凡士林

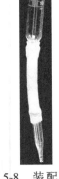

图 5-8　装配好的
碱式滴定管

（4）碱式管防漏：碱式滴定管应检查乳胶管是否老化、玻璃珠大小是否合适。若橡胶管老化必须更新，玻璃珠的大小和乳胶管内径必须与滴定管及滴定嘴相匹配，使之既不漏液又可灵活控制，如图 5-8 所示。

2. 装入标准溶液

（1）用标准溶液润洗滴定管：为了避免装入的标准溶液被稀释，应用同种标准溶液润洗滴定管 2～3 次。操作时双手平端滴定管两端，徐缓旋转，让标准溶液流遍全管，充分润洗。作为洗液的标准溶液应从滴定管下端滴定嘴放出，让其流尽，同时除去管壁上残存的水分。

（2）装入标准溶液：将待装的标准溶液摇匀，并注意将凝结在试剂瓶或量瓶内壁上的水珠混入溶液。标准溶液应从瓶中直接倒入滴定管，不能通过烧杯、量筒、漏斗等容器间接倒入，以保证标准溶液不被稀释、不受污染。

（3）排气泡：倒好溶液后，应检查尖嘴部分和碱式滴定管橡胶管内、酸式滴定管旋塞附近是否有气泡，因为气泡会影响溶液体积的准确测量。可将酸式滴定管旋塞旋转至流量最大、流速最快位置，使溶液快速冲出，把气泡带走。用一手握住碱式滴定管管身并使管身倾斜，另一手捏住乳胶管玻璃珠周围（一边），并使尖嘴翘起，让溶液从尖嘴喷出，即可排出气泡。碱式滴定管排气泡操作如图 5-9 所示。

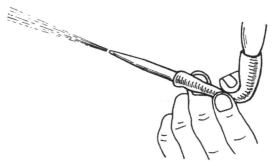

图 5-9　碱式滴定管排气泡

3. 正确读数　滴定管读数前，应看看尖嘴上是否挂有液珠，因该液珠应算入消耗标准溶液体积，若液珠散落必为负误差因素，故读数时应遵循一般原则。

（1）装满溶液或放出溶液后，等 1 ～ 2 分钟，让附着在内壁的溶液流下来再读数，如果放出溶液的速度较慢（如临近终点时），等待 20 ～ 30 秒后即可读数。每次读数前要检查一下管壁是否挂水珠，管出口尖嘴处是否有气泡或悬有液滴。

（2）读数时应将滴定管从滴定管架上取下，用拇指和食指捏住管上端无刻度处，使滴定管自然处于竖直状态，站姿要正，眼睛平视，视线对准弯月面下沿最低点与读点相切的刻线即为正确读数，如图 5-10 所示。

（3）为了便于初学者练习读数可采用读数卡。读数卡是一张黑色的纸条（约 3cm×2cm），读数时，将卡放在滴定管的后面作为背景，使卡的上边沿线与弯月面相切，此时弯月面因反射作用其黑色轮廓清晰可见，与弯月面下沿最低点相切的刻度即为正确读数，如图 5-11 所示。对于有颜色的滴定液，就要用白色的读数卡作为背景，弯月面两侧最高点即为正确读数。

（4）在滴定管横切面直径方向刻度的对侧镶嵌有"蓝带"的滴定管，读数方法与上述方法不同，当"蓝带"滴定管内盛有溶液时，会出现两个对称的弯月面，两个弯月面与上下两端蓝带呈现三角形交叉点，此时应读取交叉点对应的刻度，如图 5-12 所示。

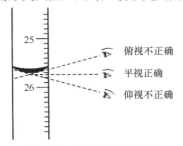

图 5-10　读数的正确位置

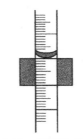

图 5-11　用读数卡读数

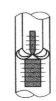

图 5-12　"蓝带"滴定管的读数

（5）每次滴定前宜将液面调节在 0.00mL 的位置，即从零点（或稍下一点的刻度）开始滴定，这样可控制在某一区段体积范围内进行滴定，以减少计量体积的误差。

（6）滴定至终点，应及时关闭旋塞，并注意滴定管尖嘴不能有悬挂液滴，若有悬挂，应用锥形瓶内壁靠接悬挂液滴，然后用洗瓶把悬挂液滴吹洗到反应溶液中；或用玻璃棒末端承接悬挂液滴于滴定溶液中。

（7）读数必须读到小数点后第二位，即要求准确到 0.01mL。滴定管上两个最小刻度之间为 0.1mL，小数点第二位读数是估计值，一般的估计方法：当液面在两刻度中间时，小数点第二位读数应为 0.05mL；当液面在两刻度之间的 1/3 处时，读数应为 0.03mL 或 0.07mL，当液面在两刻度之间的 1/5 处时，读数应为 0.02mL 或 0.08mL。

4. 滴定

（1）滴定管的握持

1）酸式滴定管的握持：左手空心握持滴定管，用拇指、食指和中指三指微弯曲捏紧旋塞、精准控制，无名指和小指向手心方向弯曲，轻贴滴定嘴上部，如图 5-13a 所示。滴定时三指应向手心方向微弱用力，防止向外推出旋塞而造成渗漏。

2）碱式滴定管的握持：左手空心握管，用拇指和食指捏住手心外侧正对玻璃珠球心部分乳胶管，这样可使滴定液从玻璃珠与乳胶管之间的间隙中流出，捏住乳胶管的松紧程度可根据滴定速度的需要，精准控制，如图 5-13b 所示。不要捏玻璃珠的上、下两部分，以免珠子滑动漏液或吸入空气形成气泡。

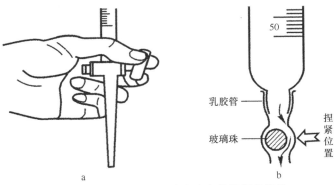

图 5-13　酸式滴定管和碱式滴定管的握持姿势

（2）滴定：滴定最好在锥形瓶中进行，应用右手的拇指、食指和中指抓住锥形瓶颈部，其余两指辅助在旁，瓶底应距离滴定台底面 3～4cm，让滴定嘴伸入瓶口内 1～1.5cm 并用手腕旋摇。左手三指控制旋塞以控制加入滴定液的速度，边滴边摇，使滴定液与待测组分充分反应，如图 5-14 所示。若在烧杯中进行滴定，应将烧杯放在滴定台上，调节滴定管的高度，让滴定管尖嘴伸入烧杯的深度为 1～1.5cm，其位置应处于烧杯中心的左后方，以保证滴定时搅拌棒不与滴定管尖嘴发生碰撞。滴定时左手控制滴定液速度，右手用玻璃棒搅拌溶液，如图 5-15 所示。玻璃棒应做圆周运动，不要碰到烧杯壁和底部。接近终点时，需加半滴滴定液，应用玻璃棒末端承接悬挂的半滴溶液于烧杯中，但要注意玻璃棒只能接触液滴，不能触碰尖嘴。

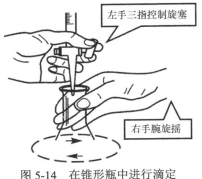 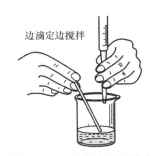

图 5-14　在锥形瓶中进行滴定　　　图 5-15　在烧杯中进行滴定

（二）量瓶

量瓶是一种细颈梨形的平底玻璃瓶，带有磨口玻璃塞或塑料塞，在其颈上有标线，一般表示在 20℃ 时溶液充满至弯月面下缘与标线相切时，所容纳的溶液体积等于瓶上标示的体积。常用的量瓶有 10mL、25mL、50mL、100mL、250mL、500mL、1000mL 等规格。

量瓶主要用于配制准确浓度的溶液或定量地稀释溶液。它常与移液管配合使用，可把浓度确定的溶液定量地稀释成为一系列浓度较稀的溶液。

1. 量瓶的准备　检查量瓶一是要看瓶塞是否漏水；二是看标线位置距离瓶口是否太近。漏水则无法准确配制溶液；标线离瓶口太近则不便于混匀溶液，此类量瓶都不宜使用。

瓶塞一般无互换性，要用橡皮筋将瓶塞与瓶颈束缚。不能将瓶塞随便乱放，以免污染，也不宜将束缚瓶塞与瓶颈的橡皮筋任意解开。

检查瓶塞是否漏水的方法如下：加自来水至标线附近，盖好瓶塞后，用左手食指按住瓶塞，其余手指拿住瓶颈标线以上部分，用右手指尖托住瓶底边缘，如图 5-16 所示。将瓶倒立约 2 分钟，如不漏水，将瓶直立，瓶塞旋转 180° 后，再倒立 2 分钟，如不漏水，则可使用。

2. 量瓶的使用

（1）配制溶液：用固体物质（基准试剂或待测试样）配制溶液时，应先准确称取固体试样于小烧杯中，加蒸馏水或其他溶剂溶解，再将溶液定量转移到预先洗净的量瓶中。转移溶液的方法：右手拿玻璃棒，左手拿烧杯，烧杯嘴紧靠玻璃棒，玻璃棒应悬空伸入量瓶中，棒的末端应靠在瓶颈内壁，使溶液沿玻璃棒和瓶壁流入量瓶中，如图 5-17 所示。待烧杯中的溶液流完后，将玻璃棒和烧杯向上提起，同时将烧杯直立，再将玻璃棒放回烧杯中使附在玻璃棒和烧杯壁上的溶液回到烧杯中。然后，再用洗瓶吹洗玻璃棒和烧杯内壁，并将溶液全部转入量瓶中。如此吹洗、转移的操作，一般要重复 3 次以上，以确保定量转移。继续加蒸馏水至量瓶的 3/4 左右容积时，旋摇或振摇量瓶，使溶液初步混匀，不过此时不要倒转量瓶。最后加蒸馏水至距离标线约 1cm 处后，等 1 ~ 2 分钟使附在瓶颈内壁的溶液流下后，再用滴管或洗瓶滴加蒸馏水至弯月面下缘与标线相切。盖上干的瓶塞，左手食指压住瓶塞，右手手指托住瓶底，将瓶倒转并振摇；如此多次反复，使溶液充分混合均匀，如图 5-18 所示。

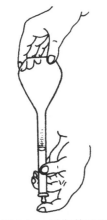
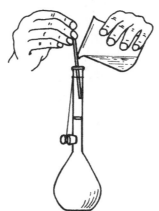
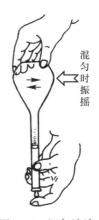

图 5-16　量瓶的试漏　　　　图 5-17　溶液的定量转移　　　　图 5-18　混匀溶液

（2）稀释溶液：稀释已知准确浓度的溶液，可用移液管或吸量管移（吸）取一定体积的该溶液于量瓶中，加蒸馏水（或溶剂）至标线，然后按上述方法混匀。

（3）几个值得注意的问题：①量瓶不能加热、不能烘烤，瓶身上的标示容量是指 20℃ 时的容量。热的溶液应先冷却，然后倒入量瓶中。②量瓶不宜作为试剂瓶使用，要长期保存的溶液，应转移到带磨口的试剂瓶中。③用完后应立即洗净，一般可用洗涤剂和自来水清洗，然后用蒸馏水荡涤，洗净后可用乙醇或其他有机溶剂荡涤，然后晾干或吹干。

（三）移液管和吸量管

移液管是用来准确移取一定体积溶液的量器，是一种量出式仪器，只用来测量它所放出溶液的体积。它是一根中间有一较大空腔的细长玻璃管（俗称胖肚移液管），其下端为放液尖嘴，上端管颈部刻有一条标线，是所移取的准确体积的标志，如图 5-19 所示。常用的移液管有 5mL、10mL、25mL 和 50mL 等规格。吸量管是带有刻度的玻璃管，常用的吸量管有 1mL、2mL、5mL、10mL 等规格，如图 5-19 所示。

移液管和吸量管的使用方法如下。

1. 洗涤 移液管和吸量管可用洗耳球以吸取-放出的方式反复多次地用铬酸洗液进行洗涤，也可以放在量筒或高型烧杯中浸泡，取出沥尽后，先后用自来水、蒸馏水冲洗干净。

移取溶液前，用吸水纸将洗干净的移液管尖嘴或吸量管尖嘴内的水分除去，然后用待测溶液润洗 3 次。吸取溶液时，左手拿洗耳球，主要用食指和拇指捏、放洗耳球，其余三指自然辅佐洗耳球的吸、放动作；右手拇指和中指捏住移液管或吸量管刻线以上的部分，无名指和小指自然弯曲辅助拇指和中指，食指自然伸向管上端，准备封堵管口（按住管口）。

2. 移取 经洗涤后的移液管可直接插入待移取溶液中，把排除空气后的洗耳球的尖端紧贴移液管的上端口，然后有控制地放松洗耳球，让待移取溶液进入管内，当液面上升到刻度线以上时，迅速移开洗耳球，及时用右食指封堵管口（按住管口），如图 5-20 所示，然后用捏住移液管的拇指和中指微旋移液管同时稍放松食指进行配合，以控制液面下降至弯月面下缘与标线相切为止；将移液管提出液面同时将原插入溶液的尖嘴区域贴容器壁旋转两圈，尽可能不要将尖嘴外壁黏附的溶液带出，从而完成移取。

注意：移液管尖嘴伸入液面深度为 1.5 ～ 2cm，并要随着液面的降低而降低，防止吸入空气。

3. 放出溶液 将接收移取溶液的锥形瓶或烧杯倾斜约 45°，将移取溶液的移液管的尖嘴贴着接收容器内壁，放松食指，让移取的溶液自然流出，待溶液全部流出完毕，再等 10 ～ 15 秒，取出移液管，如图 5-21 所示。

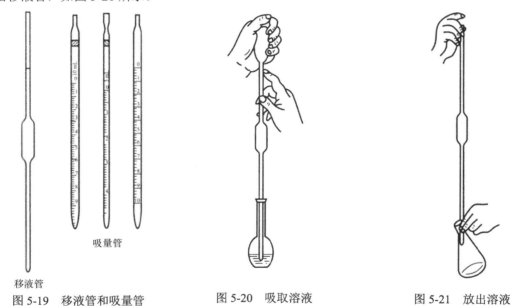

吸量管

移液管

图 5-19　移液管和吸量管　　　　　图 5-20　吸取溶液　　　　　图 5-21　放出溶液

放液完毕，在尖嘴部位会有少许溶液（约 1 滴）停留，此时应看管上是否标有"吹"字，若标有"吹"字，则应将该滴溶液吹入（归入）接收容器；若管上未标"吹"字，则不应将尖嘴停留的该滴溶液归入接收容器。

用吸量管移取溶液的方法步骤与用移液管移取基本相同。管外壁是否标有"吹"字，以及移取溶液时尖嘴插入深度，其解决办法都是一致的。

◢ （四）容量仪器的校准

滴定管、量瓶和移液管等玻璃量器，其标示容量和刻度与实际值并不完全吻合，即存在误差，这个允许误差的大小可查阅国家标准。容量仪器的校准方法主要有称量法和相对校准法两种。

1. 称量法

（1）校准原理：称量法是用分析天平称量被校准的量器量入或量出纯水的质量 m，再根据实验时的温度 t（℃）和纯水的密度 ρ 计算被校准量器的实际容量。

各种量器上标出的容量和刻度，一般为20℃时的容量，但在实际温度校准时，温度不一定是20℃，即水的密度随温度而变化，表5-1展示了不同温度下1L水的质量。

表 5-1　不同温度下体积为 1L 的水的质量

t（℃）	m（g）	t（℃）	m（g）	t（℃）	m（g）	t（℃）	m（g）
10	998.39	16	997.80	22	996.81	28	995.44
11	998.32	17	997.66	23	996.60	29	995.18
12	998.23	18	997.51	24	996.39	30	994.92
13	998.14	19	997.35	25	996.17	31	994.64
14	998.04	20	997.18	26	995.94	32	994.34
15	997.93	21	997.00	27	995.69	33	994.06

两点说明：①称量时忽略所用容器（如一只50mL带磨口的锥形瓶）在空气中所受浮力。②玻璃的膨胀系数很小，其容积受温度变化也可以忽略。

（2）滴定管的校准：准确称量带磨口、具塞的空锥形瓶（磨口及外部保持洁净及干燥）；向欲校准并已洗净晾干的滴定管中加入与室温一致的蒸馏水（可事先用烧杯盛放蒸馏水，放在天平室内，杯中插有温度计，以测量水温），调节液面至0.00mL（或稍低）刻度，向锥形瓶中放出一定体积的蒸馏水（如10mL），紧密塞上锥形瓶的塞子（磨口部分不要沾水），称量放水后锥形瓶的质量，两次称量结果之差即为从滴定管中放出蒸馏水的质量。

用此法称量每次从滴定管中放出的5mL或10mL蒸馏水的质量，直至25mL或50mL（待校准滴定管的规格），用每次称得蒸馏水的质量除以实验水温时纯水的密度，即可得到滴定管各部分的实际容量 V_{20}。重复上述操作，两次相应区间的蒸馏水的质量之差应≤0.02g，求其平均值，并计算校准值 $V_{20}-V$，校准数据及其数据处理如表5-2所示。

表 5-2　滴定管校准表

滴定管放出水的间隔读数（mL）			放出水的质量（g）			真实容积（mL）	校正值（mL）
$V_{起始}$	$V_{放水后}$	$V=V_{放水后}-V_{起始}$	$m_{瓶}$	$m_{瓶+水}$	$m_{水}$	$V_{20}=m_水/\rho_t$	$V_{20}-V$

称量时称准至0.01g，每段重复一次，两次校正值之差不得超过0.02mL，结果取平均值。将所得结果作图，以滴定管读数为横坐标、以校准值为纵坐标绘制校正曲线。

（3）移液管和吸量管的校准：移液管和吸量管也可用称量法进行校正。待校准移液管和吸量管应洗净至内壁不挂水珠，取具塞锥形瓶，擦干外壁、瓶口及瓶塞，称空瓶质量。按移液管使用方法量取已测温的蒸馏水，放入已称重的锥形瓶中，在分析天平上称量盛水的锥形瓶，根据蒸馏水的水温查其密度，计算在该温度下的真实体积。

（4）量瓶的校准：将洗涤合格，并倒置沥干的量瓶放在天平上称量。取蒸馏水充入已称重的量瓶中至刻度，称量并测水温（准确至0.5℃）。根据该温度下水的密度，计算真实体积。

2. 玻璃量器的相对校准法

相对校准法是相对比较两容器所盛液体体积的比例关系。在实际的分析工作中，量瓶与移液管常配套使用，如将一定量的物质溶解后在量瓶中定容，用移液管取出一部分进行定量分析。因此，重要的不是要知道所用量瓶和移液管的绝对体积，而是量瓶与移液管的容积比是否正确，如用 25mL 移液管从 250mL 量瓶中移出溶液的体积是否是量瓶体积的 1/10，一般只需要作量瓶和移液管的相对校准。校准的方法如下：用洗净的 25mL 移液管吸取蒸馏水，放入洗净沥干的 250mL 量瓶中，平行移取 10 次，观察量瓶中水的弯月面下缘是否与标线上缘相切，若正好相切，说明移液管与量瓶体积的比例为 1：10；若不相切，表示有误差，记下弯月面下缘的位置，待量瓶沥干后再校准一次；连续两次实验相符后，则可用微型砂轮片在与弯月面下缘与之相切处，刻画一条新的刻度作为校准后的标线。

在分析工作中，滴定管一般采用绝对校准法，对于配套使用的移液管和量瓶，可采用相对校准法，用作取样的移液管，则必须采用绝对校准法。绝对校准法准确，但操作比较麻烦。相对校准法操作简单，但必须配套使用。

■（五）使用新材料的容量分析仪器

随着材料科学及其制作工艺的快速发展，出现了聚四氟乙烯（polytetrafluoroethylene，PTFE）、聚 4-甲基戊烯-1（poly 4-methylpentene-1，PMP）、聚氯乙烯（polyvinyl chloride，PVC）、ABS[①]（acrylonitrile butadiene styrene，ABS）工程塑料（或称 ABS 树脂）等合成材料制成的新型容量仪器元部件或整体仪器，扩展了原有玻璃材质容量仪器的功能和使用范围，方便操作和贮藏。图 5-22 展示的旋塞套和旋塞均为 PTFE 材质，上方可插入带刻度玻璃储液管，下方可插入玻璃滴定嘴，是一体式既可承插又方便拆卸清洗的紧凑结构。如此新颖而又灵活的紧凑结构使原有的酸式滴定管扩展成酸碱两用（酸碱通用），其结构与性能焕然一新。图 5-23a 为图 5-22 插入带刻度玻璃储液管和玻璃滴定嘴后待用形式；图 5-23b 为图 5-23a 的分解形式。图 5-24 是配有 ABS 树脂瓶塞的玻璃量瓶。图 5-25 为四氟乙烯-全氟烷氧基乙烯基醚共聚物（tetrafluoroethylene–perfluoro-alkoxy vinyl ether copolymer，PFA，又称为可熔融加工的氟塑料）材质的量瓶。此外，市场上还出现塑料材质的移液管、吸量管等，如图 5-26 为 PTFE 材质的移液管，刻度清晰、材质均匀透明，使用方便。图 5-27 是旋塞为 PTFE 的通用型玻璃滴定管。

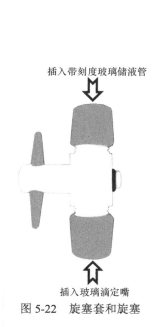

插入带刻度玻璃储液管

插入玻璃滴定嘴
图 5-22　旋塞套和旋塞

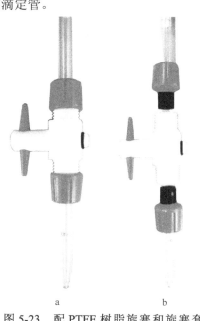
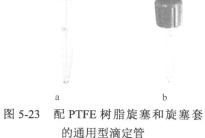

a　　　　　b
图 5-23　配 PTFE 树脂旋塞和旋塞套
的通用型滴定管

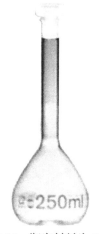

图 5-24　瓶塞材料为 PTFE
的玻璃量瓶

① ABS 工程塑料是丙烯腈-丁二烯-苯乙烯共聚物，是五大合成树脂之一，具有抗冲击性、耐热性、耐低温性、耐化学药品性及优良的电气性能，还具有易加工、制品尺寸稳定、表面光泽、容易涂装、着色等特点。因其优良的物理-化学性能，成为应用最广泛、产量最大的树脂。

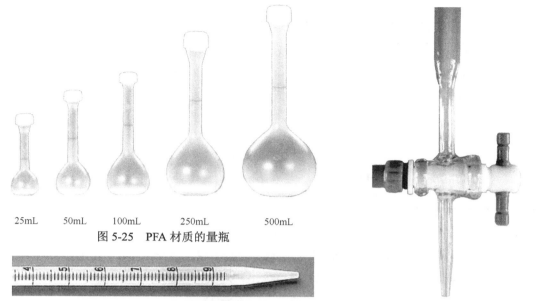

25mL　　50mL　　100mL　　250mL　　500mL

图 5-25　PFA 材质的量瓶

图 5-26　PTFE 材质移液管　　　　图 5-27　旋塞为 PTFE 的通用型玻璃滴定管

第三节　基准物质和标准溶液

一、基准物质

能用于直接配制或标定标准溶液的物质（化学试剂）称为基准物质（也称为基准试剂）。基准物质必须符合下列条件。

（1）必须具有足够的纯度，其纯度一般为 99.9% 以上，并且所含杂质不干扰准确滴定。

（2）组成与化学式相符。若含结晶水，结晶水的数量也应与化学式一致，如每摩尔二水合草酸（$H_2C_2O_4 \cdot 2H_2O$）中含两摩尔结晶水。

（3）性质稳定、易溶解。在烘干、放置和称量过程中不发生变化，如不风化、不潮解、不与空气中 CO_2 反应。

（4）基准物质的摩尔质量尽可能大，这样可减少因称量造成的相对误差。

（5）与待测物质发生反应时，应按化学反应方程式定量进行，且没有副反应。

表 5-3 列出了常用基准物质的干燥条件及标定对象，指示了保存方法，为正确使用基准物质提供了理论依据。

表 5-3　常用基准物质的干燥条件及标定对象

名称	化学式	干燥条件	干燥后组成	标定对象
碳酸氢钠	$NaHCO_3$	300℃	Na_2CO_3	标定酸
无水碳酸钠	Na_2CO_3	300℃	Na_2CO_3	标定酸
硼砂	$Na_2B_4O_7 \cdot 10H_2O$	放于装有 NaCl 和蔗糖饱和溶液的干燥器中	$Na_2B_4O_7 \cdot 10H_2O$	标定酸
二水合草酸	$H_2C_2O_4 \cdot 2H_2O$	室温空气干燥	$H_2C_2O_4 \cdot 2H_2O$	标定碱或 $KMnO_4$
邻苯二甲酸氢钾	$KHC_8H_4O_4$	105 ～ 110℃	$KHC_8H_4O_4$	标定碱
重铬酸钾	$K_2Cr_2O_7$	120℃	$K_2Cr_2O_7$	标定还原剂
溴酸钾	$KBrO_3$	180℃	$KBrO_3$	标定还原剂
碘酸钾	KIO_3	180℃	KIO_3	标定还原剂

名称	化学式	干燥条件	干燥后组成	标定对象
三氧化二砷	As_2O_3	室温，硫酸干燥器中保存	As_2O_3	标定氧化剂
草酸钠	$Na_2C_2O_4$	105℃ ±2℃	$Na_2C_2O_4$	标定氧化剂
碳酸钙	$CaCO_3$	110℃	$CaCO_3$	标定 EDTA
锌	Zn	室温，干燥器中保存	Zn	标定 EDTA
氧化锌	ZnO	800℃	ZnO	标定 EDTA
氯化钠	NaCl	500～550℃	NaCl	标定 $AgNO_3$
氯化钾	KCl	500～550℃	KCl	标定 $AgNO_3$
硝酸银	$AgNO_3$	硫酸干燥器中保存	$AgNO_3$	标定氯化物

二、标 准 溶 液

标准溶液是浓度准确、已知的溶液。标准溶液的配制方法：①直接配制，不要标定；②间接配制，要标定。标定方法：①用基准物质进行标定；②用其他标准溶液进行标定。

三、标 准 溶 液 的 浓 度

溶液的浓度是指一定量的溶液中含有溶质的量，在滴定分析中标准溶液的浓度通常用物质的量浓度或滴定度表示。

（一）物质的量浓度

国际单位制（SI）和我国法定计量单位制都把"物质的量"作为一个基本量，并规定以"摩尔"作为物质的量的基本单位，以"mol"表示。

物质的量浓度（常用单位 mol/L），是指单位体积溶液所含溶质 A 的物质的量（mol），以符号 C_A 表示，即

$$C_A = \frac{n_A}{V_A} \quad (mol/L) \tag{5-1}$$

因为
$$n_A = m_A/M_A \tag{5-2}$$

所以
$$m_A = n_A M_A = C_A V_A M_A \tag{5-3}$$

由于 C_A 为 A 物质的量浓度，即

$$C_A = \frac{m_A}{M_A V_A} = \frac{物质A的质量（g）}{物质A的摩尔质量（g/mol）\times 物质A的溶液体积（L）} \quad (mol/L) \tag{5-4}$$

式中，n_A 表示溶液中溶质 A 的物质的量，其单位为摩尔 mol 或 mmol；V_A 表示溶液的体积，单位为升（L）或毫升（mL）；因此，物质 A 的物质的量浓度（也称为体积摩尔浓度）C_A 的单位就是 mol/L 或 mmol/mL。m_A 是物质 A 的质量（实验中的取样量），其单位在分析化学中常用克（g）或毫克（mg）表示；M_A 是物质 A 的分子质量（或称为摩尔质量），其单位是 g/mol。

【例 5-1】 称取 Na_2CO_3 53.00g 配制成 200.0mL 溶液，以 Na_2CO_3 作基准物质时，求 Na_2CO_3 溶液的物质的量浓度。已知 Na_2CO_3 的分子质量为 105.99g/mol。

解：

Na_2CO_3 的分子质量 $M_{Na_2CO_3}$=105.99g/mol

53.00g Na_2CO_3 物质的量是

$$n_{Na_2CO_3} = \frac{53.00}{105.99} = 0.500（mol）$$

物质的量浓度 $C_{Na_2CO_3} = \dfrac{n_{Na_2CO_3}}{V_{Na_2CO_3}} = \dfrac{0.500}{200.0/1000} = 2.50 \ (mol/L)$

（二）滴定度

滴定度是指每毫升标准溶液相当于待测物质的质量（g 或 mg），用 $T_{T/B}$ 表示，下标中 T 表示标准溶液，B 表示被测物质。例如，$T_{HCl/Na_2CO_3}=5.3mg/mL$，表示 1mL HCl 标准溶液相当于 5.3mg Na_2CO_3。

滴定度常用于生产部门例行分析，由于测定对象相对固定，常用一种标准溶液测定同种物质的样品，在实际操作中只需将滴定所消耗标准溶液的体积乘以滴定度，即得到待测物质的质量，计算简便快速。例如，用上述 HCl 标准溶液滴定某纯碱样品试液 25.00mL，消耗 HCl 标准溶液 21.00mL，则此纯碱试液中含 Na_2CO_3 为

$$5.3 \times 21.00 = 111.3 \ (mg)$$

此外，在仪器分析中，还常用到质量浓度。质量浓度的定义：单位体积溶液中含有溶质的质量数，以 g/L、mg/mL、μg/mL 等单位表示。如上例中 Na_2CO_3 的质量浓度为

$$111.3/25.00 = 4.452 \ (mg/mL)$$

四、标准溶液的配制

标准溶液配制的方法一般有两种，即直接配制法和间接配制法（标定法）。

（一）直接配制法

在分析天平上准确称取一定量的基准物质，溶解于适量的水后定量转移到量瓶中，然后稀释、定容，充分摇匀即得。根据称取基准物质的质量和量瓶的容积，即可计算该标准溶液的准确浓度，这种配制方法称为直接配制法（不要标定）。

但是，许多试剂因其化学性质不稳定而不符合基准物质条件，不能用直接配制法配制标准溶液，如 NaOH 易吸收空气中的水分和 CO_2；$KMnO_4$、$Na_2S_2O_3$ 见光易分解且不易提纯等，因此非基准物质可采用间接配制法（标定法）来配制标准溶液。

（二）间接配制法（标定法）

间接配制法（标定法）是将非基准物质先配成所需的近似浓度溶液，然后用基准物质或另一种标准溶液来确定其准确的浓度。例如，NaOH 标准溶液的配制，一般是先配制成近似浓度的溶液，然后准确称取一定量的基准物质如邻苯二甲酸氢钾并溶于适量的水，再用待标定的 NaOH 标准溶液滴定邻苯二甲酸氢钾溶液，直至定量反应完全。根据准确称取基准物质邻苯二甲酸氢钾的质量和消耗 NaOH 标准溶液的体积，就可以计算 NaOH 标准溶液的准确浓度。

此外，也可以用已经配好的 HCl 标准溶液滴定一定体积待标定的 NaOH 标准溶液（反之亦然），根据 HCl 标准溶液的浓度和滴定消耗的体积及待标定 NaOH 标准溶液体积，可准确计算待标定 NaOH 溶液的准确浓度。此种方法的准确度比用基准物质标定法低。常用的标准溶液的配制和标定应按国家标准方法进行。在分析中为减少系统误差，要求保持标定过程中的反应条件和测定样品时的条件一致。

（三）标准溶液的贮存

标准溶液的贮存应注意如下问题。

（1）标准溶液应密封保存，防止水分蒸发，器壁上如有水珠，在使用前要摇匀。

（2）见光易分解、易挥发的溶液应贮存于棕色瓶中，放置在阴凉干燥处，如 $KMnO_4$、$Na_2S_2O_3$、$AgNO_3$、I_2 等标准溶液。

（3）对玻璃有腐蚀的溶液，如 KOH、NaOH、Na_2CO_3 等标准溶液，一般应贮于聚乙烯塑料瓶中。短时盛放 KOH、NaOH 标准溶液时，可用带橡皮塞的玻璃瓶。对易吸收 CO_2 的标准溶液，可采用装有碱石灰干燥管的容器，以防止 CO_2 与标准溶液发生反应。

标准溶液在标定时的温度和使用时的温度尽可能接近。一般要求温差为：0.1mol/L 的标准溶液不大于 10℃，0.5mol/L 和 1mol/L 的标准溶液不大于 5℃。

由于实验条件不同，溶液的性质不同，浓度可能变化，应定期进行复标。按国家标准规定，标准溶液在常温（15～25℃）下，保存时间一般不得超过 2 个月。对于不够稳定的溶液，应定期标定。

第四节　滴定曲线

一、概　　述

（一）滴定曲线的基本概念及特点

1. 滴定曲线的基本概念　滴定过程中被滴定组分浓度的信号强度随滴定液的加入而变化的一条函数曲线，称为滴定曲线。滴定曲线反映了滴定分析的进程、溶液体系性质变化过程及其规律，滴定曲线形如英文字母 S，两端平缓，中部（计量点附近）陡峭、近似竖直，是学习、研究滴定分析的重要工具和手段。

滴定曲线的横坐标是加入滴定液的体积（毫升数）或滴定分数①（常用百分数或小数表示）；滴定曲线的纵坐标是滴定过程的检测信号强度，即表征与被测组分浓度相关的参数，如在酸碱滴定中为溶液的 pH，在配位滴定和沉淀滴定中是被测离子浓度的负对数 pM，在氧化还原滴定中是溶液体系的电位值 E 或 φ。

2. 滴定曲线的特点

（1）滴定曲线的形状变化从开始到结束经历了平缓—陡峭（急剧变化、近似竖直）—平缓的过程，其变化速度取决于被滴定物质的性质及浓度。

（2）滴定曲线的起点主要取决于被滴定物质的浓度和性质，一般来说，被滴定物质的浓度越高，则滴定曲线的起点越低。另外，滴定曲线的起点与被滴定物质的性质，如是强电解质还是弱电解质、反应的平衡常数的大小等因素有关。强电解质的滴定曲线的起点较弱电解质低。

（3）在化学计量点附近，溶液中被检测的信号强度发生剧烈变化，该部分曲线变得陡峭、近于垂线，这是事物发展变化由量变到质变的典型实例。

（4）在化学计量点之后，曲线又趋于平缓，其变化趋势取决于滴定液的浓度及其性质。

（二）滴定突跃和突跃范围及其作用

1. 滴定突跃和突跃范围　滴定曲线的中段陡峭、近似竖直，这是滴定体系溶液性质在化学计量点附近从量变到质变的飞跃变化，称为滴定突跃。滴定突跃体现了各类滴定分析法的共同特征，即基于不同类型化学反应的滴定分析法的共性，它们的区别仅仅是被检测的信号性质不同而已。

滴定突跃范围通常界定在计量点前后±0.1% 的范围内，因为要求滴定反应完全程度在 99.9% 以上，并且突跃范围的中点就是理论上的滴定终点。

2. 突跃范围的作用

（1）突跃范围是选择指示剂的依据，即指示剂的变色范围应全部或部分落在突跃范围之内，理想的变色点应与化学计量点重合。滴定突跃范围越大，可选择的指示剂越多，方便实际操作。

（2）突跃范围的大小，反映了滴定反应完成程度的高低，突跃范围越大，表明滴定反应完成的程度越高，滴定的误差越小。

二、滴定曲线的绘制——作图四步法

滴定曲线反映了各类滴定分析方法的共性与个性，由于滴定反应全过程一般可分为四个主要阶段，因此滴定的原始数据及其处理后的结果列表并作图可分如下四步，其实际操作可称为作图四步法。

---

①滴定分数：滴定剂加入量占应加入总量的百分率或被测组分已反应量占其总量的百分率，滴定分数反映了化学反应的进程即滴定反应进行的程度。

1. 滴定开始前（$V=0$） 被滴定溶液处于初始状态，此时与被测组分浓度相关的检测信号强度由被滴定溶液自身的性质特点及其浓度所决定。

2. 滴定开始后到化学计量点前（$V < V_e$） 随着滴定液的加入，与被测组分浓度相关的检测信号强度逐渐增强，尤其是接近计量点时，即滴定分数为99.9%时检测信号强度为突跃范围的起点值（又称为下限值），此时必须记录相应的关键数据。

3. 到计量点时（$V=V_e$） 滴定达到计量点时，滴定反应按化学反应方程式刚好完成，从数学的角度看来，曲线上的拐点即为计量点，但在实际操作中，因滴定曲线中段计量点附近陡峭且近似竖直，故常把突跃范围的中点作为滴定的计量点。

4. 化学计量点后（$V > V_e$） 滴定液微过量（过量0.1%）时，溶液的性质特点由微过量的滴定液所决定，即与被测组分浓度相关的检测信号强度应根据微过量的滴定液的浓度、体积来计算；也就是滴定分数为100.1%时检测信号强度是突跃范围的终点值（又称为上限值），这也是必须记录的关键数据。

上述"四步法"作图，概括了滴定曲线绘制（作图）的一般方法步骤，将普遍规律应用于滴定分析各论，还需具体问题具体分析，请见滴定分析法概论后续各章相关内容。

第五节　滴定分析中的计算

一、滴定分析计算的依据——化学反应方程式

滴定反应必须按确定的化学反应方程式定量地进行，因为化学反应方程式就是滴定物质与被滴定物质之间的计量关系基础，即滴定分析定量计算的依据。

对于任一滴定反应，滴定物质 T 与被滴定物质 B 发生下列反应：

$$tT+bB \stackrel{\quad\quad}{=\!=\!=} cC+dD$$

上述反应定量完成，达计量点时，滴定物质恰好与被测物质完全反应，则被测物质 B 的物质的量 n_B 与滴定物质 T 的物质的量 n_T 的化学计量数比（简称计量数比）为

$$n_T : n_B = t : b \tag{5-5}$$

因此就有

$$n_T=(t/b)n_B \ \text{或} \ n_B=(b/t)n_T \tag{5-6}$$

式（5-6）是滴定分析定量计算的基础。再结合式（5-1）~式（5-4）可推导出滴定分析中两个实用公式：

$$C_T V_T=(t/b)C_B V_B \tag{5-7}$$

$$m_T/M_T=(t/b)C_B V_B \ \text{或} \ m_B/M_B=(b/t) \cdot C_T V_T \tag{5-8}$$

式（5-6）~式（5-8）系列中，C 表示浓度，单位为 mol/L 或 mmol/mL；V 表示溶液的体积，单位为 L 或 mL；m 表示物质的质量，单位为 g；M 为物质的分子质量（即摩尔质量），单位为 g/mol 或 mg/mmol。

【例 5-2】 用 HCl 标准溶液滴定 Na_2CO_3 时，试根据下列滴定反应方程式写出相应的计量数比。

$$2HCl+Na_2CO_3 \stackrel{\quad\quad}{=\!=\!=} 2NaCl+CO_2\uparrow+H_2O$$

解：根据化学反应方程式可知 HCl 与 Na_2CO_3 的计量数比（摩尔比）为

$$\frac{n_{HCl}}{n_{Na_2CO_3}}=\frac{2}{1}$$

或写成 $n_{HCl}=2n_{Na_2CO_3}$，也可写成 $n_{HCl} : n_{Na_2CO_3}=2 : 1$。

【例 5-3】 用 $K_2Cr_2O_7$ 标准溶液滴定 Fe^{2+} 时，滴定反应如下：

$$Cr_2O_7^{2-}+6Fe^{2+}+14H^+ \stackrel{\quad\quad}{=\!=\!=} 2Cr^{3+}+6Fe^{3+}+7H_2O$$

试根据滴定反应方程式写出相应的计量数比。

解：根据化学反应方程可得 $K_2Cr_2O_7$ 与 Fe^{2+} 的计量数比（摩尔比）：

$$\frac{n_{\text{K}_2\text{Cr}_2\text{O}_7}}{n_{\text{Fe}^{2+}}}=\frac{1}{6}\quad\text{即}\ n_{\text{K}_2\text{Cr}_2\text{O}_7}=\frac{1}{6}n_{\text{Fe}^{2+}}$$

二、计算示例

（一）标准溶液的配制和标定

由式（5-3）、式（5-8）可得

$$m_{\text{B}}=(t/b)C_{\text{T}}V_{\text{T}}M_{\text{B}}\tag{5-9}$$

式（5-4）

$$C_{\text{A}}=\frac{m_{\text{A}}}{M_{\text{A}}V_{\text{A}}}=\frac{物质A的质量（g）}{物质A的分子质量（g/mol）\times物质A的溶液体积（L）}$$

可用于直接配制法配制标准溶液。

式（5-7）

$$C_{\text{T}}V_{\text{T}}=(t/b)C_{\text{B}}V_{\text{B}}$$

可用于标定间接配制标准溶液的计算，也可用于溶液的稀释计算。

【例5-4】 精密称定 [①] 基准物质硼砂（$Na_2B_4O_7\cdot10H_2O$）0.4853g，用以标定 HCl 溶液，反应达到化学计量点时，消耗 HCl 溶液 24.75mL，求 C_{HCl}？（已知 $M_{硼砂}=381.42$）

解：滴定反应为

$$Na_2B_4O_7+2HCl+5H_2O\!=\!\!=\!\!=\!2NaCl+4H_3BO_3$$

从化学反应方程式可知：HCl 与硼砂计量数比（摩尔比）为 2：1（即 $b/t=2$），根据式（5-8）可列方程式如下：

$$C_{\text{HCl}}=\frac{b}{t}\frac{m_{硼砂}}{M_{硼砂}\times V_{\text{HCl}}}=2\times\frac{0.4853}{381.42\times24.75/1000}\approx0.1028（\text{mol/L}）$$

【例5-5】 欲标定 0.10mol/L NaOH 溶液时，若消耗该溶液 30mL，应称取基准物质邻苯二甲酸氢钾（$KHC_8H_4O_4$，KHP）多少克？若用草酸（$H_2C_2O_4\cdot2H_2O$）作基准物，又应称取多少克？（已知 $M_{\text{KHC}_8\text{H}_8\text{O}_4}=204.22\text{g/mol}$）

解：

（1）邻苯二甲酸氢钾与 NaOH 的反应式如下：

$$\text{COOH}\ \text{COOK} + NaOH \Longrightarrow \text{COONa}\ \text{COOK} + H_2O$$

由上述化学反应方程式可知，基准物质邻苯二甲酸氢钾与要标定的 NaOH 计量数比（摩尔比）为 1：1（即 $t/b=1$），即这是一个等摩尔反应：$n_{\text{KHP}}=n_{\text{NaOH}}$

根据式（2-8）可列下列方程式：

$$\frac{m_{\text{KHP}}}{M_{\text{KHP}}}=C_{\text{NaOH}}V_{\text{NaOH}}$$

根据题意，需称取的基准物质邻苯二甲酸氢钾的量：

$$m_{\text{KHP}}=C_{\text{NaOH}}V_{\text{NaOH}}M_{\text{KHP}}=0.1000\times\frac{30.00}{1000}\times204.22=0.6127（\text{g}）$$

（2）若用草酸（$H_2C_2O_4$）作为基准物质，它与 NaOH 的反应是

$$H_2C_2O_4+2NaOH\!=\!\!=\!\!=\!Na_2C_2O_4+2H_2O$$

根据上述方程可知草酸与 NaOH 计量数比（摩尔比）为 1：2，即 $n_{\text{H}_2\text{C}_2\text{O}_4}=(1/2)n_{\text{NaOH}}$ 故，应称取草酸：

---

① 《中国药典》规定"精密称定"：系指称取重量应准确至所取重量的千分之一。

$$m_{H_2C_2O_4} = \frac{1}{2}C_{NaOH}V_{NaOH}M_{H_2C_2O_4} = \frac{1}{2} \times 0.1000 \times \frac{30.00}{1000} \times 126.07 = 0.1891 \text{（g）}$$

【例 5-6】 已知 HCl 标准溶液的浓度 C_{HCl} 为 0.1217mol/L，该标准溶液 20.00mL 恰与 21.03mL NaOH 溶液反应达到化学计量点，求 C_{NaOH}。

解：HCl 与 NaOH 的反应式：

$$HCl + NaOH \Longrightarrow NaCl + H_2O$$

这是一个计量数比等于 1（即等摩尔比）反应，也就是 $n_{HCl} = n_{NaOH} = 1$

达化学计量点时： $\qquad C_{HCl}V_{HCl} = C_{NaOH}V_{NaOH}$

根据题意可列方程式： $\qquad 0.1217 \times 20.00 = 21.03 \times C_{NaOH}$

解得 NaOH 的浓度： $\qquad C_{NaOH} = 0.1157 \text{（mol/L）}$

（二）溶液的稀释与增浓

1. 溶液的稀释 由于溶液稀释前后溶质的量没有变化，故可用式（5-7）作为稀释问题的基础，此时因 $t=b$，故式（5-7）写成如下形式：

$$C_1V_1 = C_2V_2 \qquad\qquad (5-10)$$

我们可以把上式理解为溶液稀释前后溶质的量没有变化的数学表达式，也就是说溶液由第一状态（C_1、V_1）变化到第二状态（C_2、V_2），其中溶质的量没有改变。

【例 5-7】 浓度为 0.1034mol/L NaOH 标准溶液，体积为 10.00mL。欲将其浓度稀释成 0.1000mol/L，问需加多少毫升蒸馏水？

解：已知 $C_1 = 0.1034$mol/L，$V_1 = 10.00$mL，$C_2 = 0.1000$mol/L

设稀释后溶液体积为 V_2，则

$$V_2 = \frac{C_1V_1}{C_2} = \frac{0.1034 \times 10.00}{0.1000} = 10.34 \text{（mL）}$$

扣除原有溶液体积即为所需加入蒸馏水的体积 V_x：

$$V_x = V_2 - V_1 = 10.34 - 10.00 = 0.34 \text{（L）} = 340 \text{（mL）}$$

准确量取 340mL 蒸馏水，加入 10mL 0.1034mol/L NaOH 标准溶液中摇匀后，再进行标定。

【例 5-8】 已知硫代硫酸钠标准溶液的浓度 $C_{Na_2S_2O_3}$ 为 0.2100mol/L，体积为 250.00mL，欲稀释成 0.1000mol/L 的溶液，需要加蒸馏水多少毫升？

解：由于溶液稀释前后，溶质的量没有变化，即 $n_前 = n_后$。设加入蒸馏水的量为 V（mL），则根据题意可列方程式如下：

$$0.2100 \times 250.00 = 0.1000 \times (250.00 + V)$$

解方程得 $\qquad V = 275.00 \text{（mL）}$

所以应加入蒸馏水： $\qquad 275.00 - 250.00 = 25.00 \text{（mL）}$

2. 溶液的增浓 虽然溶液增浓后的浓度和体积均发生变化，但是根据溶液的基本性质，仍可找到增浓前后溶质量的变化的平衡点——即视增浓前后溶质的量应相等。如果 C_1、V_1 表示要增浓溶液的初始浓度和体积，增浓后溶液的浓度是 C_2，用于增浓的浓溶液的浓度和体积分别是 $C_浓$、$V_浓$，则增浓前后溶质的平衡关系为

$$C_1V_1 + C_浓V_浓 = C_2(V_1 + V_浓) \qquad\qquad (5-11)$$

【例 5-9】 HCl 溶液浓度为 0.0902mol/L，体积为 4200mL，欲增浓成浓度为 0.1000mol/L 溶液，应加浓度为 1.0000mol/L HCl 溶液多少毫升？

解：设应加入浓度为 1.0000mol/L 盐酸溶液 V（mL），则原溶液中的溶质和加入浓溶液的溶质与增浓后溶液达成新的平衡状态，并可用如下方程式表示：

$$1.0000 \times V + 0.0902 \times 4200 = 0.1000 \times (4200 + V)$$

解上述方程得 $\qquad V = 45.73 \text{（mL）}$

为妥善起见，经增浓操作后，可重新标定，以确认其浓度。

（三）物质的量浓度与滴定度

滴定度（T）是溶液浓度的一种表示方法，它是指 1mL 标准溶液（T）相当于待测物质（B）的质量（单位为 mg/mL 或 g/mL）：

$$T_{T/B} = \frac{m_B}{V_T} \qquad (5\text{-}12)$$

根据式（5-8）可知被测物质 B 的质量为

$$m_B = \frac{b}{t} C_T V_T M_B \qquad (5\text{-}13)$$

在实际操作中，V_T 的单位是 mL，应将其化为 L，即 $V_T/1000$ 的单位是 L，根据化学反应方程式——滴定反应计算的依据，滴定剂与被滴定物质的计量数比为

$$\frac{n_T}{n_B} = \frac{t}{b} = \frac{C_T V_T}{m_B/M_B} \qquad (5\text{-}14)$$

则

$$n_T : n_B = t : b \text{ 或写成}$$

$$\frac{n_T}{n_B} = \frac{C_T M_B \times 10^{-3}}{m_B/V_T} \qquad (5\text{-}15)$$

即

$$\frac{C_T M_B \times 10^{-3}}{T_{T/B}} = \frac{t}{b} \qquad (5\text{-}16)$$

将上述式整理为

$$T_{T/B} = \frac{b}{t} \times \frac{C_T M_B}{1000} \qquad (5\text{-}17)$$

或

$$C_T = \frac{t}{b} \times \frac{1000 T_{T/B}}{M_B} \qquad (5\text{-}18)$$

式（5-15）为滴定度的定义式，即 1mL 标准溶液相当于被滴定物质 B 的毫克数；在明确了待测组分 B 物质后，可用式（5-17）计算标准溶液 T 对待测物质 B 的滴定度 $T_{T/B}$；当然，也可根据滴定度和待测物质的分子量用式（5-18）返算标准溶液的浓度 C_T。

【例 5-10】　已知 HCl 标准溶液的浓度 C_{HCl} 为 0.1000mol/L，求 HCl 标准溶液对 Na_2CO_3 的滴定度 T_{HCl/Na_2CO_3}。（已知 $M_{Na_2CO_3}$=105.99g/mol）

已知其反应为

$$2HCl + Na_2CO_3 = 2NaCl + CO_2 + H_2O$$

解：根据化学反应方程式可知：

$$n_{HCl} : n_{Na_2CO_3} = 2 : 1$$

根据式（5-17）可计算 HCl 标准溶液对 Na_2CO_3 的滴定度 T_{HCl/Na_2CO_3}：

$$T_{HCl/Na_2CO_3} = \frac{1}{2} \times \frac{0.1000 \times 105.99}{1000}$$

$$= 5.2995 \times 10^{-3} \text{（g/L）}$$

上述结果可修约为

$$T_{HCl/Na_2CO_3} = 5.3 \text{（mg/mL）}$$

【例 5-11】　用浓度为 0.01667mol/L 溴酸钾（$KBrO_3$）标准溶液滴定异烟肼（INZ），求溴酸钾标准溶液对异烟肼的滴定度 $T_{KBrO_3/INZ}$。（已知 M_{INZ}=137.14g/mol）

滴定反应的化学方程式：

$$3 \text{（CONHNH}_2\text{吡啶环）} + 2KBrO_3 \longrightarrow 3 \text{（COOH吡啶环）} + 3N_2\uparrow + 3H_2O + 2KBr$$

根据滴定反应的化学方程式可知，计量数比为 $n_{KBrO_3} : n_{INZ} = 2 : 3$，根据式（5-17）可列计算式如下：

$$T_{KBrO_3/INZ} = \frac{3}{2} \times \frac{0.01667 \times 137.14}{1000} = 3.429 \times 10^{-3} \text{（g/L）}$$
$$= 3.429 \text{（mg/mL）}$$

即每 1mL 0.01667mol/L 溴酸钾滴定液相当于 3.429mg 的异烟肼。

（四）被测物质的含量计算

1. 根据滴定反应计量数比进行计算　被测物质的含量常用被测物质质量 m_B（g）占样品质量 W（g）之比表示，则被测物质的含量为

$$含量 = \frac{m_B}{W} \tag{5-19}$$

而根据式（5-13）可知：

$$m_B = \frac{b}{t} C_T V_T M_B$$

被测物质的含量是

$$含量 = \frac{\frac{b}{t} C_T V_T M_B}{W} \times 100\% \tag{5-20}$$

【例 5-12】 精密称定异烟肼 0.2027g，置 100mL 量瓶中，加水适量，溶解并稀释至刻度。取续滤液 25.00mL，加水 50mL，HCl 溶液 20mL，加甲基橙指示液 1 滴，用溴酸钾滴定液滴定至终点，消耗溴酸钾滴定液 14.28mL，已知溴酸钾滴定液的浓度为 0.0171mol/L，异烟肼的分子量为 137.14，滴定度为 3.429mg/mL，$F=1.025$，计算异烟肼的百分含量。

解：溴酸钾滴定液滴定异烟肼的化学反应方程式：

$$3 \text{（CONHNH}_2\text{吡啶环）} + 2KBrO_3 \longrightarrow 3 \text{（COOH吡啶环）} + 3N_2\uparrow + 3H_2O + 2KBr$$

异烟肼作为原料药，其百分含量的公式为

$$原料药的百分含量 = \frac{CVnMK}{W} \times 100\%$$

由化学反应方程式可知，异烟肼与溴化钾反应的计量数比为 $3:2=1.5$，$n=1.5$；C，V 分别为溴酸钾滴定液的浓度和滴定消耗的体积（毫升数）；M 为异烟肼的分子量；K 为取样的倍数，本测定样品溶液为 100mL，取 25.00mL 进行定，故 $K=100/25.00=4$。异烟肼的样品量 $W=0.2027g$。

异烟肼的百分含量：

$$异烟肼的百分含量 = \frac{0.0171 \times 14.28 \times 1.5 \times 137.14 \times 4}{1000 \times 0.2027} \times 100\% = 99.1\%$$

2. 根据滴定度进行计算　在例行分析中通常指定滴定液的浓度 C_T 并已知滴定度为 $T_{T/B}$，则式（5-20）可写成：

$$含量 = \frac{V_T T_{T/B}}{W \times 1000} \times 100\% \tag{5-21}$$

但是，在实际应用中配制好的滴定液浓度并非与指定的 C_T 相吻合，而是实际浓度为 C_T' 的滴定液，那么要继续使用上式就出现一个修正值 F：

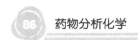

$$F = \frac{C_T'}{C_T} = \frac{\text{滴定液的实际浓度}}{\text{滴定液的指定浓度}} \tag{5-22}$$

因此，使用滴定液实际浓度求待测组分百分含量的公式应为

$$\text{含量} = \frac{V_T T_{T/B} F}{W \times 1000} \times 100\% \tag{5-23}$$

【例5-13】 精密称定阿司匹林0.4015g，加中性乙醇20mL溶解后，加酚酞指示液3滴，用浓度为0.1021mol/L的NaOH标准溶液滴定，消耗22.78mL，求阿司匹林的百分含量。若用浓度为0.1000mol/L的NaOH标准溶液，消耗23.26mL，再求阿司匹林的百分含量。（已知$M_{\text{阿司匹林}}$=180.2g/mol）

解：NaOH标准溶液滴定阿司匹林的化学反应方程式为

COOH—OCOCH_3 + NaOH ⟶ COONa—OCOCH_3 + H_2O

由上述方程式可知计量数比为$n_{\text{阿司匹林}} : n_{\text{NaOH}} = 1$，即$b=t=1$

根据式（5-20）可计算阿司匹林的百分含量：

$$\text{阿司匹林的百分含量} = \frac{0.1021 \times 22.78/1000 \times 180.2}{0.4015} \times 100\% = 104.4\%$$

若用浓度为0.1000mol/L的NaOH标准溶液，消耗23.26mL，再求阿司匹林的百分含量：

$$\text{阿司匹林的百分含量} = \frac{0.1000 \times 23.26/1000 \times 180.2}{0.4015} \times 100\% = 104.4\%$$

由上述计算结果可知：标准溶液浓度降低但滴定消耗体积（毫升数）增加，而浓度与体积（C与V）的乘积不变，即消耗标准溶液的物质量没有变化，也就是说试液中被滴定物质阿司匹林的质量还是原来那么多，没有变化。

【例5-14】 称取$CaCO_3$试样0.1800g，加入50.00mL浓度为0.1020mol/L的HCl溶液，反应完全后，用浓度为0.1002mol/L的NaOH溶液滴定剩余的HCl，消耗18.10mL。求$CaCO_3$的含量？若以CaO计，含量为多少？（已知M_{CaCO_3}=100.09，M_{CaO}=56.08）

解：NaOH滴定剩余HCl的化学反应方程式为

$$NaOH+HCl =\!=\!= NaCl+H_2O$$

NaOH滴定HCl反应的计量数比：$n_{NaOH} : n_{HCl} = 1$，即

$$n_{NaOH} = n_{HCl}$$

故与$CaCO_3$反应的HCl的物质量：

$$n_{HCl} = 50.00 \times 0.1020 - 18.10 \times 0.1002 = 3.2864 \text{（mmol）}$$

$CaCO_3$与HCl反应的化学方程式：

$$CaCO_3 + 2HCl =\!=\!= CaCl_2 + H_2O + CO_2$$

则计量数比为

$$n_{CaCO_3} : n_{HCl} = 1 : 2$$

即

$$n_{CaCO_3} = (1/2)n_{HCl} = (1/2) \times 3.2864/1000 \text{（mol）}$$

样品中$CaCO_3$的百分含量为

$$\frac{(1/2) \times 3.2864/1000 \times 100.09}{0.1800} \times 100\% = 91.4\%$$

若以CaO计，样品中CaO的百分含量为

$$\frac{(1/2) \times 3.2864/1000 \times 56.08}{0.1800} \times 100\% = 51.2\%$$

【**例 5-15**】 精密称定葡萄糖酸锌（$C_{12}H_{22}O_{14}Zn$）0.6428g，加水 100mL，微温使溶解，加氨-氯化铵缓冲溶液（pH 10.0）5mL 与铬黑 T 指示剂少许，用 0.0542mol/L EDTA 25.48mL 滴定至溶液自紫红色转变为纯蓝色。每 1mL 0.0500mol/L EDTA 相当于 22.78mg 的葡萄糖酸锌，计算葡萄糖酸锌的含量。本品按干品计算，含葡萄糖酸锌应为 97.0% ～ 102.0%。

解：EDTA 滴定葡萄糖酸锌的化学反应方程式：

$$EDTA+C_{12}H_{22}O_{14}Zn=\!=\!=\!=\!=EDTA\text{-}Zn^{2+}+(C_{12}H_{22}O_{14})^{2-}$$

反应产物的配位比：EDTA ：$Zn^{2+}=1:1$

$$葡萄糖酸锌含量=\frac{VTF}{W}\times100\%$$

$$=\frac{25.48\times22.78\times(0.0542/0.0500)}{0.6428\times1000}\times100\%=97.9\%$$

式中，V 为消耗滴定液 EDTA 的体积（毫升数）；T 为滴定度，即每 1mL EDTA 滴定液（0.0500mol/L）相当于 22.78mg 的 $C_{12}H_{22}O_{14}Zn$；F 为修正系数，本题中的修正系数 $F=0.0542/0.0500$；W 为精密称定的样品量，即 $W=0.6428g$。

结论：本测定结果为 97.9%，规定：含葡萄糖酸锌应为 97.0% ～ 102.0%，此检品为合格产品。

◈ 本章小结 ◈

一、概念及原理

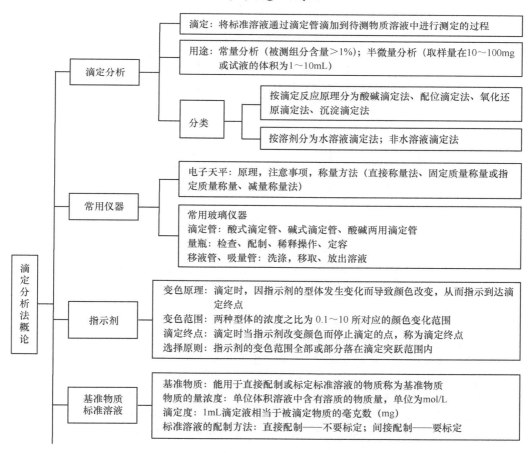

滴定曲线纵坐标：与被测组分浓度相关的检测信号强度。横坐标:滴定液消耗体积（或滴定分数）	特点：一条近似于S形的曲线，两端平缓、中部陡峭接近竖直
	滴定突跃：计量点前后±0.1%范围内，被检测信号的急剧变化的区域
	突跃范围：计量点前后±0.1%范围内
	突跃的作用：反映滴定反应的完全程度；为选择合适的指示剂提供依据
	滴定曲线的绘制：作图四步法，即根据滴定过程的四个阶段（滴定前、滴定开始到计量点前、计量点时、化学计量点后），与被测组分浓度相关的检测信号强度随滴定液加入量而变化的函数关系数据作图

二、滴定分析法计算公式归纳

对于任一滴定反应，滴定物质 T 与被滴定物质 B 发生下列反应：

$$tT+bB=\!\!=\!\!=\!\!=cC+dD$$

则必有计量数比关系（图 5-28）。

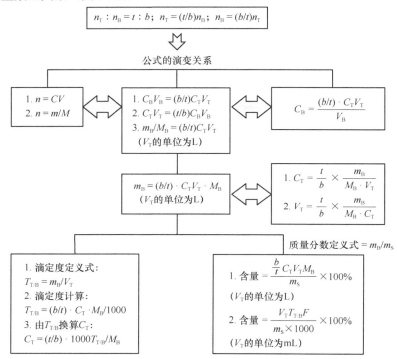

图 5-28 计量数比关系

注：在实际操作中，因 V 的单位为 mL，则 CV 的单位为 mmol；理解公式的内涵、掌握公式的使用条件是正确使用公式的前提，有的公式中 V 需用单位为 L，在公式中已注明

知识链接

摩尔（mol）是物质的量的单位，是国际单位制规定的 7 个基本物理量之一，正比于物质中指定的基本单元数目。1mol 的物质的量，指物质中所包含的基本单元数与 12g ^{12}C 的原子数目相等，即阿伏伽德罗（Avogadro）常数 N_A=6.02×10^{23}/mol。使用物质的量单位时，基本单元应予指明，可以是原子、分子、离子、电子及其他粒子，或者是这些粒子的特定组合，即物质的量的数值取决于基本单元的选择。例如，98.08g 的硫酸，以 H_2SO_4 作为基本单元时，则硫酸的物质的量 $n_{H_2SO_4}$ 为 1mol；若以 1/2 H_2SO_4 作为基本单元，则硫酸的物质的量 $n_{1/2 \cdot H_2SO_4}$ 为 2mol。由此可见，同样质量的物质，其物质的量可因选用的基本单元不同而不同。同理，在使用物质的量的导出量如分子质量、物质的量浓度等，也必须指明基本单元。

分子质量是基本单元所具有的质量，以 M 表示，在 SI 单位制中是 kg/mol，分析化学中常用 g/mol 为单位。分子质量的数值取决于选定的基本单元，如 H_2SO_4，其分子质量 $M_{H_2SO_4}$ 为 98.08g/mol，$1/2 H_2SO_4$，其分子质量 $M_{1/2H_2SO_4}$ 为 49.04g/mol。

◀ **思考与练习** ▶

一、单选题

1. (1+3)HCl 溶液，相当于物质的量浓度 c_{HCl} 为（　　）。

A. 1mol/L　　　　　　B. 3mol/L　　　　　　C. 4mol/L　　　　　　D. 8mol/L　　　　　　E. 10mol/L

注："（1+3）HCl 溶液"即 100mL 市售浓盐酸（12mol/L、相对密度 1.19g/mL）加水 300mL。

2. 滴定反应 $aA+bB \rightleftharpoons cC+dD$ 到达化学计量点时，A 与 B 的化学计量关系是（　　）。

A. $n_A=(a/b)n_B$　　　B. $n_A=(b/a)n_B$　　　C. $n_A=(c/d)n_B$　　　D. $n_A=(d/c)n_B$　　　E. $n_A=(a/d)n_B$

3. 若 $c_{1/2H_2SO_4}$=0.2000mol/L，则 $c_{H_2SO_4}$ 为（　　）。

A. 0.1000mol/L　　　B. 0.2000mol/L　　　C. 0.4000mol/L　　　D. 0.5000mol/L　　　E. 1.000mol/L

4. 若 n_{KMnO_4}=0.2000mol，则 $n_{1/2KMnO_4}$ 为（　　）。

A. 0.04000mol　　　B. 0.2000mol　　　C. 0.5000mol　　　D. 1.000mol　　　E. 2.000mol

5. 终点误差是因（　　）不一致而造成。

A. 滴定终点与化学计量点　　　　　　B. 滴定终点与指示剂变色点

C. 指示剂的变色点与化学计量点　　　D. 指示剂变色点与滴定时间

E. 滴定时间与化学计量点

6. 分子质量的单位是（　　）。

A. g/mol　　　　　B. g·mol　　　　　C. mol·g　　　　　D. mol/g　　　　　E. mg/mmol

7. 欲配制 1L 0.1mol/L NaOH 溶液，应称取（　　）NaOH（其分子质量为 40.01g/mol）。

A. 0.4g　　　　　B. 1g　　　　　C. 4g　　　　　D. 10g　　　　　E. 3g

8. 标定 HCl 标准滴定溶液常用的基准物质有（　　）。

A. 无水碳酸钠　　　B. 硼砂　　　C. 邻苯二甲酸氢钾　　　D. $CaCO_3$　　　E. NaOH

9. 下列物质中可用于直接配制标准溶液的是（　　）。

A. 固体 NaOH（GR）　　　　　B. 浓盐酸（GR）　　　　　C. 硫酸铜晶体（AR）

D. 固体 $K_2Cr_2O_7$（GR）　　　　E. 稀盐酸（GR）

10. 已知邻苯二甲酸氢钾的分子质量是 204.2g/mol，用它来标定 0.1mol/L 的 NaOH 溶液，宜称取邻苯二甲酸氢钾的质量为（　　）。

A. 0.25g 左右　　　B. 0.05g 左右　　　C. 1g 左右　　　D. 0.5g 左右　　　E. 2g 左右

二、判断题

1. "HCl 的物质的量"也可以说成是 HCl 的量，因为 HCl 就是一物质。（　　）

2. 终点也就是化学计量点。（　　）

3. 基本单元可以是原子、分子、离子、电子及其他粒子和这些粒子的特定组合。（　　）

4. H_2SO_4 的基本单元一定是 $1/2H_2SO_4$。（　　）

5. 根据等物质的量规则，只要两种物质完全反应，它们的物质的量就相等。（　　）

6. 基准物质量的纯度应高于 99.9%。（　　）

7. 对见光易分解的如 $KMnO_4$、$AgNO_3$、I_2 等溶液，要贮存于塑料瓶中。（　　）

8. 物质的量浓度会随基本单元的不同而变化。（　　）

9. 只有基准物质才能用直接法配制标准溶液。（　　）

10. 配制溶液时，所用试剂越纯越好。（　　）

11. 稀释浓硫酸时，应将水慢慢地倒入浓硫酸中。（　　　）

12. 制备的标准溶液浓度与规定浓度相对误差一般不得大于 5%。（　　　）

13. 滴定分析用标准滴定溶液浓度都要保留两三位有效数字。（　　　）

14. 标准滴定溶液都有一定的有效日期。（　　　）

15. 某些不稳定的试剂溶液如氯化亚锡等应在使用时现配。（　　　）

三、简答题

1. 什么是滴定分析法？主要分为几类？

2. 能用于滴定分析的化学反应必须具备哪些条件？

3. 什么是化学反应计量点和滴定终点？二者有何区别？

4. 滴定分析的方式有哪些？各适合用于什么情况？

5. 制备标准滴定溶液有几种方法？各适用于什么情况？

6. 下列各试剂，可采用什么方法配制标准滴定溶液？

$$KMnO_4、AgNO_3、I_2、H_2SO_4、NaOH、K_2Cr_2O_7、Na_2S_2O_3、HCl$$

7. 什么是基准物质？它应具备哪些条件？它有什么用途？

8. 标定 NaOH 溶液时，邻苯二甲酸氢钾（$KHC_8H_4O_4$，$M=204.23g/mol$）和草酸（$H_2C_2O_4 \cdot 2H_2O$，$M=126.07g/mol$）都可以作基准物质，你认为选择哪种更好？为什么？

四、计算题

1. 1L 溶液中含纯 H_2SO_4 4.904g，则此溶液的物质的量浓度 $C_{1/2H_2SO_4}$ 为多少？（已知 $M_{H_2SO_4}=98.07g/mol$）

2. 50.00g KNO_3 溶于水并稀释至 250mL，则物质的量浓度为多少？（已知 $M_{KNO_3}=101.10g/mol$）

3. 将 5.0mol/L NaOH 溶液 100mL，加水稀释至 500mL，则稀释后的溶液 C_{NaOH} 为多少？

4. 4.1800g Na_2CO_3 定溶于 100mL 量瓶中，$C_{Na_2CO_3}$ 为多少？

5. 称取基准物 Na_2CO_3 0.1580g 标定 HCl 溶液的浓度，消耗 HCl 溶液 24.80mL，此 HCl 溶液的浓度为多少？

6. 称取 0.3280g $H_2C_2O_4 \cdot 2H_2O$ 标定 NaOH 溶液，消耗 NaOH 溶液 25.78mL，求 C_{NaOH} 为多少？

◀ **参考答案** ▶

请同学们先深入思考，积极探索，自练自测，再看答案，这样做有助于您理解、掌握分析测试各论的原理、仪器装置和使用方法，获得举一反三、触类旁通的效果。

一、单选题

1～5. B A A D A　　6. A　　7. C　　8. A 或 B　　9. D　　10. D

二、判断题

1. ×　2. ×　3. √　4. ×　5. ×　6. √　7. ×　8. √　9. √　10. ×

11. ×　12. √　13. ×　14. √　15. √

三、简答题

1. 答：滴定分析是化学中定量分析的一种化学分析法，依据定量反应式，由在滴定管中滴定到终点时测量的体积计算分析结果的一种方法。

滴定分析按反应原理可分为酸碱滴定法、配位滴定法、氧化还原滴定法、沉淀滴定法。

2. 答：能用于滴定分析的化学反应必须具备的条件如下。

（1）反应必须按一定的方向定量完成。所谓"定量"即指反应的完全程度达 99.9% 以上。

（2）反应速度快，或有简便方法（如加热、催化剂）使之加快。

（3）有合适的确定终点的方法，如有合适的指示剂。

（4）试液中的共存物不干扰测定，或虽有干扰但有消除干扰的方法。

3. 答：化学计量点就是刚好完全反应的点，而滴定终点是滴定时通过指示剂颜色变化判断出来的点。滴定终点是视觉观察出的，而化学计量点是理论上的，两个点都是最完美的情况，但实际上往往滴定终点会早于或迟于化学计量点。终点与化学计量点越接近，终点误差越小。但二者很难恰好重合，只要满足误差要求即可。

4. 答：滴定分析常用的滴定方式有直接滴定法、返滴定法、置换滴定法、间接滴定法。①直接滴定法：凡能满足滴定分析要求的反应都可用标准溶液直接滴定被测物质。②返滴定法：主要用于滴定反应速率较慢或反应物是固体，加入符合计量关系的标准溶液后反应常常不能立即完成的情况；也可用于没有合适指示剂的情况。例如，配位滴定中铝的滴定，先加过量（已知浓度和体积）EDTA 溶液，加热，使铝与 EDTA 充分反应，然后用锌标准溶液滴定过量的 EDTA。锌标准溶液所消耗的物质的量就等于试液中待测的铝的物质的量（计量数比为 1∶1），从而计算出铝的量。③置换滴定法：主要用于因滴定反应没有定量关系或伴有副反应而无法直接滴定的测定的量，例如，配位滴定中铝的滴定，先加过量 EDTA 溶液，加热，使铝与 EDTA 充分反应，然后用锌标准溶液滴定过量的 EDTA。最后加入氟化物，加热，与铝络合的 EDTA 被氟定量置换，再用锌标准溶液滴定，此次锌与铝物质的量相同。④间接滴定法：某些待测组分不能直接与滴定剂反应，但可通过其他的化学反应间接测定其含量。

5. 答：在化学实验中，标准溶液的配制方法主要有直接法和间接法两种。

（1）直接法：准确称取基准物质，溶解后定容即成为准确浓度的标准溶液。例如，配制 500mL 浓度为 0.01000mol/L 的 $K_2Cr_2O_7$ 溶液时，应在分析天平上准确称取基准物质 $K_2Cr_2O_7$ 1.4709g，加少量水使之溶解，定量转入 500mL 量瓶中，加水稀释至刻度。

（2）标定法：不能直接配制成准确浓度的标准溶液，可先配制成相近浓度的溶液，然后选择基准物质标定。

6. 答：下列物质配制标准溶液时，采用直接法的是 $AgNO_3$、$K_2Cr_2O_7$；下列物质配制标准溶液时，采用间接法的是 $KMnO_4$、H_2SO_4、$NaOH$、$Na_2S_2O_3$、HCl、I_2。

7. 答：基准物质是一种高纯度的、组成与化学式高度一致的化学稳定的物质（如一级品或纯度高于一级品的试剂）。这种物质用来直接配制基本标准溶液，但在较多情况下用于校准或标定某未知溶液的浓度。

基准物质应该符合以下要求：①组成与化学式严格相符；②纯度足够高；③稳定；④参加反应时，按反应式定量地进行，不发生副反应；⑤最好有较大的分子量，在配制标准溶液时可以称取较多的量，以减少称量误差。

8. 答：邻苯二甲酸氢钾更好。

基准物质的标准中有一条：在其他条件一样的情况下，分子量越大越好，这样称量的相对误差较小。

四、计算题

1. 解：

因为 1/2H_2SO_4 的摩尔量

$$M_{1/2H_2SO_4} = \frac{98.07}{2} = 49.04 \ （g/mol）$$

4.904g 的摩尔数

$$n_{1/2H_2SO_4} = \frac{4.904}{49.04} = 0.1000 \ （mol）$$

所以：

$$C_{1/2H_2SO_4} = \frac{0.1}{1} = 0.1000 \ （mol/L）$$

2. 解：

50.00g KNO_3 溶于水并稀释至 250mL，即 0.25L，

故

$$C = \frac{m}{M \times V} = 1.978 \ （mol/L）$$

3. 解：

稀释前后溶质的量没有变化，即 $C_1V_1 = C_2V_2$。

$$5.0 \times 100 = C_2 \times 500$$

解得 $C_2 = 1.0$（mol/L）

4. 解：4.1800g Na_2CO_3 溶于 100mL 量瓶中，

故
$$C_{Na_2CO_3} = \frac{m}{M \times V / 1000} = \frac{4.1800}{105.99 \times 100 / 1000} = 0.3944 \, (\text{mol/L})$$

5. 解：根据 Na_2CO_3 与 HCl 的化学计量关系 $n_1 : n_2 = 1 : 2$

即
$$\frac{m}{M} : CV \times 10^{-3} = 1 : 2, \quad C_{HCl} = 0.1202 \, (\text{mol/L})$$

6. 解：根据 $H_2C_2O_4 \cdot H_2O$ 与 NaOH 得化学计量关系 $n_1 : n_2 = 1 : 2$

即 $\frac{m}{M} : CV \times 10^{-3} = 1 : 2$，解得 $C = 0.1497$（mol/L）

第六章　酸碱滴定法

Acid-base Titration

路漫漫其修远兮，吾将上下而求索。

——屈原

> **本章要点**
>
> **基本概念**：质子理论对酸、碱的定义，酸碱反应的实质，质子条件式，酸碱的强度，溶液的酸度，缓冲溶液及其缓冲容量和缓冲范围，酸碱指示剂及其选择原则，直接准确滴定弱酸、弱碱的可行性判断，多元酸、碱分步滴定的条件，酸碱标准溶液的配制与标定。
>
> **基本理论**：酸碱质子理论，酸碱溶质在水溶液中的反应及其平衡常数，酸碱指示剂的变色原理。
>
> **基本计算**：一元弱酸（弱碱）溶液 pH 的计算，弱酸（碱）-弱酸（碱）盐缓冲溶液 pH 的计算，共轭酸碱对 K_a 与 K_b 的换算关系，弱酸弱碱滴定的可行性判断，被滴定物质浓度及其含量的计算。
>
> **基本技能**：酸碱标准溶液的配制及标定，酸碱滴定的规范操作，了解绘制滴定曲线的四步法。

酸碱滴定法是以水溶液中的质子转移反应为基础的滴定分析方法，也称为中和滴定法。一般能与酸、碱直接或间接发生质子转移反应的物质，几乎都可以用酸碱滴定法进行滴定分析，因此，酸碱滴定法的应用十分广泛。

通过本章的学习，应：理解质子理论对酸、碱和两性物质的定义；酸碱之间的反应实质是质子的传递过程，该反应过程是在水溶液中完成；掌握酸、碱溶液中 H^+ 浓度的计算方法，主要是一元弱酸、弱碱溶液中 H^+ 浓度计算近似式，从而计算溶液的 pH；了解绘制滴定曲线四步法原理及方法步骤，并根据滴定曲线的突跃范围选择合适的指示剂；测定并计算待测组分的浓度和含量。

第一节　酸碱反应的实质

酸碱在水溶液中的解离平衡是酸碱滴定法的基础，在学习酸碱溶液解离平衡理论的基础上深入理解酸碱质子理论并处理酸碱反应的平衡问题，从而掌握酸碱反应的实质。

一、酸碱质子理论对酸碱的定义

布朗斯特（Brønsted）于 1923 年提出了酸碱质子理论（Brønsted 酸碱理论）。根据这一理论，凡是能够给出质子（H^+）的物质都是酸；凡是能够接受质子的物质都是碱。既能给出质子，又能接受质子的物质则为两性物质（amphiprotic species）。由此可见，酸碱的定义是广泛的、不再局限于电中性的分子或带有电荷的离子化合物，带电的离子有可能是酸或碱或两性物质。如下式所示：

$$酸 \qquad 共轭碱 \quad 质子$$

$$H_2CO_3 \Longrightarrow HCO_3^- + H^+$$

$$HCO_3^- \Longrightarrow CO_3^{2-} + H^+$$

$$NH_4^+ \Longrightarrow NH_3 + H^+$$

$$HSO_4^- \Longrightarrow SO_4^- + H^+$$

按照酸碱质子理论，某种酸（HA）失去一个质子形成酸根时，它对质子有一定的亲和力，故 A^- 是一种碱，A^- 是该酸的共轭碱；反之，碱获得一个质子后就生成了该碱的共轭酸。这种相互依存又相互转化的关系称为共轭。因此，HA 与 A^- 互为共轭关系的酸碱对，共轭酸碱对彼此只相差一个质子，故也代表一个酸碱半反应，如下列方程式所示：

$$HA \xrightleftharpoons[K_b]{K_a} H^+ + A^-$$

酸　失H+　共轭碱

式中，K_a、K_b 分别表示酸、碱在水溶液中的解离平衡常数；它们的关系是一对共轭的酸碱，并且 K_a 与 K_b 之积等于水的离子积常数 K_w。

二、水溶液中的酸碱反应与平衡常数

▍（一）水的质子自递反应

溶剂水分子之间的质子转移反应，称为质子自递反应（autoprotolysis reaction）。如下式所示：

$$H_2O + H_2O \xrightleftharpoons{K_w} H_3O + OH^-$$

平衡常数用 K_w 表示，也称为水的离子积：

$$K_w = [H_3O^+][OH^-] = 1.0 \times 10^{-7} \times 1.0 \times 10^{-7} = 1.0 \times 10^{-14}（25℃时）$$

▍（二）强酸、强碱的解离

在分析化学中，因所用的强酸、强碱一般为稀溶液，故它们与水分子之间的质子转移都进行得十分完全，即强酸、强碱在溶液中完全解离，因此，它们之间的强弱差别很难区别。所以，H_3O^+ 是水溶液中最强酸的形式，如 HNO_3、HCl、H_2SO_4、$HClO_4$ 都是最强的酸，它们失去质子后变成的共轭碱 NO_3^-、Cl^-、SO_4^-、ClO_4^- 则为极弱的碱；同理，OH^- 是水溶液中最强碱的形式，如 KOH、$NaOH$ 都是最强的碱，它们接受 H^+ 后成为极弱的共轭酸即为溶剂——水。

强酸、强碱的解离常数（相对于弱酸、弱碱）一般都非常大，如

$$HCl + H_2O \xrightleftharpoons{K_a} H_3O^+ + Cl^- \qquad K_a = 1.55 \times 10^6$$

强酸、强碱解离常数越大说明其酸、碱性越强或说成酸、碱强度越强。

▍（三）弱酸、弱碱的解离及其盐类的水解反应

1. 弱酸 HA 在水溶液中的解离平衡反应

$$HA + H_2O \xrightleftharpoons{K_a} H_3O^+ + A^-$$

平衡常数：$K_a = \dfrac{[H^+][A^-]}{[HA]}$，$K_a$ 称为酸 HA 的解离常数（dissociation constant），K_a 越大，则酸性越强。例如，氢氰酸的解离反应：

$$HCN + H_2O \xrightleftharpoons{K_a} CN^- + H_3O^+$$

其平衡常数：$K_a = [CN^-][H_3O^+]/[HCN] = 6.2 \times 10^{-10}$。

在书写格式上，通常习惯性地将水合质子（H_3O^+）中的 H_2O 省略，故上式中氢氰酸的解离可简写为

$$HCN \xrightleftharpoons{} CN^- + H^+$$

2. 弱碱 A^- 在水溶液中的解离反应

$$A^- + H_2O \xrightleftharpoons{K_a} HA + OH^-$$

平衡常数：$K_b = \dfrac{[HA][OH^-]}{[A^-]}$，$K_b$ 称为碱 A^- 的解离常数，K_b 越大，则碱性越强。例如，氨在水溶液中的解离反应：

$$NH_3 + H_2O \xrightleftharpoons{K_b} NH_4^+ + OH^-$$

其平衡常数：$K_b = [NH_4^+][OH^-]/[NH_3] = 1.8 \times 10^{-5}$

3. 强酸弱碱盐 如 NH_4Cl 在水溶液中的水解反应，也可视为氨在水溶液中的解离反应的逆反应：

$$NH_4^+ + H_2O \xrightleftharpoons{K_a} NH_3 + H_3O^+$$

此时，水解平衡常数：

$$K_a = [NH_3][H^+]/[NH_4^+] = [NH_3][H^+] \cdot [OH^-]/[NH_4^+] \cdot [OH^-]$$
$$= K_w/K_b = 1.0 \times 10^{-14}/1.8 \times 10^{-5} = 5.56 \times 10^{-10}$$

4. 共轭酸碱对的平衡常数

$$K_a K_b = \dfrac{[H^+][A^-]}{[HA]} \times \dfrac{[HA][OH^-]}{[A^-]} = [H^+][OH^-] = K_w \qquad (6\text{-}1)$$

即
$$K_b = K_w/K_a \qquad (6\text{-}2)$$

或
$$pK_a + pK_b = -\lg(1.0 \times 10^{-7}) + [-\lg(1.0 \times 10^{-7})] = 7 + 7 = 14$$

$$pK_w = -\lg(1.0 \times 10^{-14}) = 14$$

所以：
$$pK_a + pK_b = pK_w \qquad (6\text{-}3)$$

可见，由酸的解离平衡常数可以计算出其共轭碱的解离平衡常数，反之亦然。由于酸碱解离常数的大小反映其酸碱性的强弱，因此酸越强，其共轭碱越弱，同理，碱越强，其共轭酸越弱。

5. 中和反应 是酸碱滴定的主反应，反应后生成物的酸碱性（强度）比反应物更弱，溶液趋于中性，如

（1）强酸滴定强碱（反之亦然）：

$$H^+ + OH^- {=\!=\!=} H_2O \qquad 平衡常数：K_t = 1/K_w$$

（2）强碱滴定弱酸：

$$OH^- + HAc {=\!=\!=} Ac^- + H_2O \qquad 平衡常数：K_t = [Ac^-]/[OH^-][HAc] = K_a/K_w$$

（3）强酸滴定弱碱：

$$H^+ + NH_3 \cdot H_2O {=\!=\!=} NH_4^+ + H_2O \qquad 平衡常数：K_t = [NH_4^+]/[H^+][NH_3 \cdot H_2O] = K_b/K_w$$

（四）酸碱的强度

在水溶液中酸、碱的强度分别用其解离常数 K_a、K_b 来衡量，K_a 值越大，酸性越强；K_b 值越大，碱性越强，如

$$HSO_4^- + H_2O \rightleftharpoons H_3O^+ + SO_4^{2-} \qquad K_a = 1.0 \times 10^{-2}$$

$$CH_3COOH + H_2O \rightleftharpoons H_3O^+ + CH_3COO^- \qquad K_a = 1.8 \times 10^{-5}$$

$$NH_4^+ + H_2O \rightleftharpoons H_3O^+ + NH_3 \qquad K_a = 5.5 \times 10^{-10}$$

这三种酸的强度排序应为：$HSO_4^- > CH_3COOH > NH_4^+$。

值得注意的是酸碱的强度与溶液的酸度、浓度是三个不同的概念，酸度是指溶液中 H^+ 的平衡浓度，用 pH 表示；碱度是指溶液中 OH^- 的平衡浓度，用 pOH 表示，其对应的 pH 用 14–pOH 表示。而浓度一般是指单位体积溶液中含有物质量的多少，其单位为 mol/L，这是一个某物质的总浓度，即分析浓度。

（五）酸碱反应的实质

根据质子理论对酸碱的广义的定义，酸碱反应的实质是质子的转移，而质子的转移是通过溶剂来实现的，如在水溶液中 HCl 与 NH_3 的反应：

HCl 在水溶液中的半反应： $HCl + H_2O \rightleftharpoons H_3O^+ + Cl^-$

NH$_3$ 在水溶液中的半反应： $NH_3 + H_3O^+ \rightleftharpoons NH_4^+ + H_2O$

HCl 与 NH$_4^+$ 反应总式： $HCl + NH_3 \rightleftharpoons NH_4^+ + Cl^-$

从上例可知，酸碱反应是两个共轭的酸碱对（一个共轭的酸碱对即为一个半反应）的相互作用，酸（HCl）失去质子，变成其共轭碱（Cl$^-$）；碱（NH$_3$）得到质子，变成其共轭酸（NH$_4^+$）。质子由 HCl 通过溶剂——水转移给碱 NH$_3$。

第二节 酸（碱）溶液的 pH 计算

一、酸碱溶质在水溶液中的质子平衡方程——质子条件式

溶液的 pH 是指该溶液中 H$^+$ 浓度的负对数，其定义式： $pH = -lg[H^+]$，因此，要求溶液的 pH，必先求其溶液中 H$^+$ 浓度。欲求溶液中 H$^+$ 浓度，必先根据酸碱溶质在水溶液中解离平衡的具体情况写出质子平衡方程式（proton balance equation，PBE，又称为质子条件式），因此，质子条件式是计算溶液中 H$^+$ 浓度、求 pH 的基础。所谓质子平衡就是指一个酸碱反应中酸失去的质子数应等于碱所得到的质子数。

书写质子条件式常用"零水准法"，即以溶液中大量存在、参与质子转移的物质为参考水准——"零水准"，然后根据酸碱反应得失质子的等衡关系写出质子条件式。以 H$_2$CO$_3$ 在水溶液中解离平衡为例，如下所示。

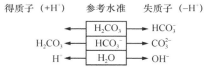

将得质子的产物写在参考水准的左边，将失质子的产物写在参考水准的右边，根据酸碱反应得失质子的等衡关系可写出质子条件式如下：

$$[H^+] = [HCO_3^-] + 2[CO_3^{2-}] + [OH^-]$$

H$_2$CO$_3$ 水溶液中的参考水准为 H$_2$CO$_3$ 和 H$_2$O；式中 H$^+$ 为 H$_3$O$^+$ 的简写形式，[CO$_3^{2-}$] 前有系数 2，是因为 CO$_3^{2-}$ 是 H$_2$CO$_3$ 解离失去两个质子的产物，根据得失质子数相等的原则，[CO$_3^{2-}$] 应乘以 2。

二、一元强酸强碱溶液的 pH 计算

由于强酸或强碱在水溶液中全部离解，故 [H$^+$] 或 [OH$^-$] 的计算都比较简单。

■ （一）一元强酸

若有浓度为 C_a 的一元强酸 HA，当酸的解离反应和水的质子自递反应处于平衡状态时，其质子条件式为

$$[H^+] = [OH^-] + [A^-]$$

此式可解释为溶液中 H$^+$ 来自酸和溶剂水的解离，一般来说，分析化学中使用的浓度较稀，只要浓度不小于 1×10^{-6} mol/L，就可以忽略水的解离，因此，浓度为 C_a 的强酸 HA 的质子化条件式可简化为

$$[H^+] = [A^-] = C_a$$

则强酸溶液的 pH 为

$$pH = -lgC_a \qquad (6\text{-}4)$$

【例 6-1】 求浓度为 0.05mol/L HCl 溶液的 pH。

解：其质子化条件式为

$$[H^+]=[Cl^-]=C_a=0.05mol/L$$

根据式（6-4）：

$$pH=-lg0.05=1.30$$

（二）一元强碱

对于浓度为 C_b 的强碱 BOH 溶液，则溶液的质子化条件：

$$[OH^-]=[B^+]+[H^+]$$

此式可解释为溶液中 OH⁻ 来自碱和溶剂水的解离，一般来说，分析化学中使用的浓度较稀，只要浓度不小于 $1\times10^{-6}mol/L$，就可以忽略水的解离，因此，浓度为 C_b 的强碱 BOH 的质子化条件式可简化为

$$[OH^-]=[B^+]=C_b$$

故

$$pOH=-lgC_b \tag{6-5}$$

则溶液的 pH 为

$$pH=14-pOH=14-(-lgC_b)=14+lgC_b \tag{6-6}$$

三、一元弱酸弱碱溶液的 pH 计算

在分析化学中对有关组分平衡浓度（如对 H⁺浓度的计算）的计算准确度要求不是很高，一般近似计算的相对误差控制在 5% 以内亦可，这样近似处理，使烦琐的数学计算得到了合理的简化、满足了实际工作的需要。

（一）一元弱酸

对于浓度为 C_a（mol/L）的一元弱酸 HA 溶液的质子条件式为

$$[H^+]=[A^-]+[OH^-]$$

当 $C_aK_a \geq 10K_w$ 时，即可以忽略水解离所产生的影响，此时，可按下列两种情况分别计算 H⁺浓度：

1. 如果 $C_a/K_a \geq 100$ 时用最简式：

$$[H^+]=\sqrt{C_a \cdot K_a} \tag{6-7}$$

2. 如果 $C_a/K_a < 100$ 时用近似式：

$$[H^+]=\frac{-K_a+\sqrt{K_a^2+4K_a \cdot C_a}}{2} \tag{6-8}$$

【例 6-2】 计算 0.10mol/L HF 溶液的 pH，已知 $K_a=7.2\times10^{-4}$。

解：本例可用下列两种方法求解，请将两种方法计算结果进行对比：

方法一：因为 $C_aK_a=0.10\times7.2\times10^{-4}=7.2\times10^{-5} \geq 10K_w$，

$$C_a/K_a=0.10/(7.2\times10^{-4})=138.9 > 100$$

故可用最简式计算：

$$[H^+]=\sqrt{C_a \cdot K_a}=\sqrt{0.1\times7.2\times10^{-4}}=8.45\times10^{-3}（mol/L）$$

则

$$pH=-lg(8.45\times10^{-3})=2.07$$

方法二：如果用近似式计算，根据近似式（6-8）：

$$[H^+]=\frac{-7.2\times10^{-4}+\sqrt{(7.2\times10^{-4})^2+4\times7.2\times10^{-4}\times0.10}}{2}$$

$$=8.2\times10^{-3}（mol/L）$$

则 $\qquad$ pH=$-$lg(8.2$\times$10^{-3})=2.09

比较方法一和方法二，若视近似式计算结果为准确值，则用最简式计算结果所产生的相对误差 E_r 为

$$E_r = \frac{\delta}{\mu} \times 100\% = \frac{|X-\mu|}{\mu} \times 100\% = \frac{|2.07-2.09|}{2.09} \times 100\% = 0.96\% < 1\%$$

故，本题用两种方法计算 pH 都是可行的。

（二）一元弱碱

对于一元弱碱，可用处理一元弱酸类似的方法，得到一元弱碱的质子条件式：

$$[OH^-]=[BH^+]+[H^+]$$

当 $C_bK_b \geqslant 10K_w$ 时，即可以忽略水解离所产生的影响，此时，可按下列两种情况分别计 OH$^-$ 浓度：

1. 如果 $C_b/K_b \geqslant 100$ 时用最简式：

$$[OH^-] = \sqrt{C_b \cdot K_b} \qquad (6-9)$$

2. 如果 $C_b/K_b < 100$ 时用近似式：

$$[OH^-] = \frac{-K_b + \sqrt{K_b^2 + 4K_b \cdot C_b}}{2} \qquad (6-10)$$

【例 6-3】 计算 1.0×10^{-4}mol/L NaCN 溶液的 pH。已知 HCN 的 K_a=6.2$\times$10^{-10}。

解：因 NaCN 为强碱弱酸盐，CN$^-$ 的水解反应为

$$CN^- + H_2O \Longrightarrow HCN + OH^-$$

方法一：已知 HCN 的 K_a=6.2$\times$10^{-10}，故 CN$^-$ 水解的平衡常数：$K_b=K_w/K_a$=1.0$\times$10^{-14}/6.2$\times$10^{-10}= 1.6$\times$10^{-5}，则 $C_bK_b \geqslant 10K_w$，并且 $C_b/K_b < 100$，故应用近似式计算，根据式（6-10）即有

$$[OH^-] = \frac{-1.6\times10^{-5} + \sqrt{(1.6\times10^{-5})^2 + 4\times1.6\times10^{-5}\times1.0\times10^{-4}}}{2}$$

$$= 3.3\times10^{-5} \ (mol/L)$$

则 pOH=4.48，pH=14.00$-$4.48=9.52

方法二：如果用最简式计算，根据式（6-9）则有

$$[OH^-] = \sqrt{1.0\times10^{-4} \times 1.6\times10^{-5}} = 4.0\times10^{-5} \ (mol/L)$$

故：pOH=4.40，pH=14$-$4.40=9.60

如果视近似式计算结果为准确值，则方法二产生的相对误差为

$$\frac{\delta}{\mu} \times 100\% = \frac{|X-\mu|}{\mu} \times 100\% = \frac{9.60-9.52}{9.52} \times 100\% = 0.84\% < 1\%$$

计算结果表明方法一和方法二都是可行的。

【例 6-4】 计算 0.1mol/L NH$_4$Cl 溶液的 pH。已知 NH$_3$ 的水溶液的 K_b=1.8$\times$10^{-5}。

解：NH$_4$Cl 是强酸弱碱盐，NH$_4^+$ 水解反应为

$$NH_4^+ + H_2O \Longrightarrow NH_3 + H_3O^+$$

NH$_4^+$ 的 $K_a=K_w/K_b$=1.0$\times$10^{-14}/1.8$\times$10^{-5}=5.6$\times$10^{-10}

因 C_aK_a=0.1$\times$5.6$\times$10^{-10} $>$ 20K_w，并且 C_a/K_a=0.1/5.6$\times$10^{-10} $\gg$ 100

故可用最简式计算：

$$[H^+] = \sqrt{C_a \cdot K_a} = \sqrt{0.10 \times 5.56\times10^{-10}} = 7.46\times10^{-6}(mol/L)$$

$$pH = -lg(7.46\times10^{-6}) = 5.13$$

四、多元弱酸弱碱溶液的 pH 计算

多元弱酸或弱碱溶液，一般只考虑第一级解离，这样可将一个复杂的溶液平衡体系简化为一元弱酸或一元弱碱的平衡体系来处理。

现以二元弱酸 H_2A 为例，其溶液的质子条件式为

$$[H^+]=[HA^-]+2[A^{2-}]+[OH^-]$$

与处理一元弱酸的方法相似，当 $C_aK_{a_1} \geqslant 10K_w$ 时，可忽略水的解离，即省略含 K_w 项；一般来说，如果二元酸的 $K_{a_1} \gg K_{a_2}$，则酸的二级解离也可忽略，求 H^+ 浓度的近似式为

$$[H^+] = \sqrt{(C_a-[H^+])K_{a_1}} \tag{6-11}$$

当 $C_a/K_{a_1} \geqslant 100$ 时，可忽略酸的解离对总浓度的影响，即 $C_a-[H^+] \approx C_a$，则式（6-11）可简化为最简式：

$$[H^+] = \sqrt{C_a \cdot K_{a_1}} \tag{6-12}$$

式（6-11）经整理可将近似式表达为

$$[H^+] = \frac{-K_{a_1} + \sqrt{K_{a_1}^2 + 4K_{a_1}C_a}}{2} \tag{6-13}$$

多元弱碱溶液中 OH^- 浓度可采用与多元弱酸溶液中求 H^+ 浓度相似的方法求得。

【例 6-5】　室温时，H_2CO_3 饱和溶液的浓度约为 0.040mol/L，计算溶液的 pH。

解：碳酸溶液中，存在如下平衡：

$$H_2CO_3 \Longleftrightarrow CO_2 + H_2O \qquad K = \frac{[CO_2]}{[H_2CO_3]} = 3.8 \times 10^2 \ （25℃时）$$

由 K 值可知，水和 CO_2 是最主要的存在形式，占 99.7% 以上，H_2CO_3 不到 0.3%，但通常用 H_2CO_3 表示这两种存在形式之和。

已知 $K_{a_1}=4.2 \times 10^{-7}$，$K_{a_2}=5.6 \times 10^{-11}$，因此 $C_aK_{a_1} \gg 10K_w$，故 K_w 可以忽略；并且

$$\frac{C_a}{K_{a_1}} = \frac{0.04}{4.2 \times 10^{-7}} \gg 100$$

故可采用最简式计算：

$$[H^+] = \sqrt{C_bK_{a_1}} = \sqrt{0.040 \times 4.2 \times 10^{-7}} = 1.3 \times 10^{-4} \ （mol/L）$$

则　　　　　　　　　　　　　　　　pH 为 3.98

【例 6-6】　计算 0.10mol/L $Na_2C_2O_4$ 溶液的 pH。（已知草酸 $H_2C_2O_4$ 的 $K_{a_1}=5.6 \times 10^{-2}$；$K_{a_2}=1.5 \times 10^{-4}$）

解：溶液中 $C_2O_4^{2-}$ 的水解反应为

$$C_2O_4^{2-} + H_2O \underset{K_{a_2}}{\overset{K_{a_1}}{\rightleftharpoons}} HC_2O_4^- + OH^-$$

故 $C_2O_4^{2-}$ 的 K_{b_1} 为

$$K_{b_1} = \frac{K_w}{K_{a_2}} = \frac{1.0 \times 10^{-14}}{1.5 \times 10^{-4}} = 6.67 \times 10^{-11}$$

又因 $C_bK_{b_1} > 10K_w$，故水的解离可忽略；并且 $C_bK_{b_1} > 100$，所以可用一元弱碱的最简式计算：

$$[OH^-] = \sqrt{C_bK_{b_1}} = \sqrt{0.10 \times 6.67 \times 10^{-11}} = 2.58 \times 10^{-6}$$

$$pOH = -\lg(2.58 \times 10^{-6}) = 5.59$$

$$pH = 14 - pOH = 14 - 5.59 = 8.41$$

五、两性物质溶液的 pH 计算

两性物质主要是指多元弱酸的酸式盐（如 Na_2HPO_4、NaH_2PO_4、KHC_2O_4、$NaHCO_3$、邻苯二甲酸氢钾、酒石酸氢钾等），弱酸弱碱盐（如 NH_2CH_2COOH、$CH_2ClCOONH_2$、硫化铵、草酸铵、碳酸铵、NH_4Ac 等），还有氨基酸（NH_2—R—COOH）等。它们在水溶液中既可以失去质子，又可以得到质子，但其得失质子的能力都较弱，酸碱反应及其平衡关系比较复杂。

现以浓度为 C 的酸式盐 NaHA 为例，该溶液的质子条件式为

$$[H^+]+[H_2A]=[A^{2-}]+[OH^-]$$

$$H_2A \rightleftharpoons HA^- + H^+$$

$$H_2A = \frac{[HA^-][H^+]}{K_{a_1}}$$

$$HA^- \overset{K_{a_2}}{\rightleftharpoons} A^{2-} + H^+$$

$$[A^{2-}] = \frac{K_{a_2}[HA]}{[H^+]}$$

当 $CK_{a_2} > 10K_w$ 时，可忽略水的解离，即省略含 K_w 项，计算该酸式盐溶液中 H^+ 浓度的近似式为

$$[H^+] = \sqrt{\frac{K_{a_1}K_{a_2}C}{K_{a_1}+C}} \tag{6-14}$$

当 $C \geqslant 20K_{a_1}$ 时，$K_{a_1}+C \approx C$ 时，则近似式（6-14）可写成如下最简式：

$$[H^+] = \sqrt{K_{a_1}K_{a_2}} \tag{6-15}$$

则

$$pH = \frac{1}{2}(pK_{a_1} + pK_{a_2}) \tag{6-16}$$

【例 6-7】 计算 0.01mol/L 邻苯二甲酸氢钾溶液的 pH。已知邻苯二甲酸氢钾溶液的 $K_{a_1}=1.1\times10^{-3}$，$K_{a_2}=3.7\times10^{-6}$。

解：根据已知条件可知 $C_aK_{a_2} > 10K_w$，$C_a/K_{a_1} > 100$，故可使用最简式计算：

$$[H^+] = \sqrt{K_{a_1}K_{a_2}} = \sqrt{1.1\times10^{-3}\times3.7\times10^{-6}} = 6.38\times10^{-5}（mol/L）$$

则   pH 为 4.20

【例 6-8】 计算 0.1mol/L 甘氨酸（NH_2CH_2COOH）水溶液的 pH。已知甘氨酸又称为氨基乙酸，它的 $K_{a_1}=4.5\times10^{-5}$，$K_{a_2}=2.5\times10^{-10}$。

解：因甘氨酸以双极离子型体存在溶液中，具有酸、碱两种作用，为两性物质，其解离反应为

$$^+H_3N—CH_2—COOH \underset{+H^+,K_{b_2}}{\overset{-H^+,K_{a_1}}{\rightleftharpoons}} {}^+H_3N—CH_2—COO^- \underset{+H^+,K_{b_1}}{\overset{-H^+,K_{a_2}}{\rightleftharpoons}} H_2N—CH_2—COO^-$$

又因 $C_aK_{a_2}=0.1\times2.5\times10^{-10} > 10K_w$，$C_a/K_{a_1}=0.10/4.5\times10^{-3} > 100$，故可用最简式计算：

$$[H^+] = \sqrt{K_{a_1}K_{a_2}} = \sqrt{4.5\times10^{-3}\times2.5\times10^{-10}} = 1.0\times10^{-6}（mol/L）$$

则   pH 为 6.00

【例 6-9】 计算 0.10mol/L KHC_2O_4 溶液的 pH。已知 $H_2C_2O_4$ 的 $K_{a_1}=5.9\times10^{-2}$，$K_{a_2}=6.4\times10^{-5}$。

解：由于 $C_aK_{a_2}=0.10\times6.4\times10^{-5} > 10K_w$，$C_a/K_{a_1}=0.10/5.9\times10^{-2} < 100$，故应用近似式计算：

$$[H^+] = \sqrt{\frac{K_{a_1}K_{a_2}C_a}{K_{a_1}+C_a}} = \sqrt{\frac{5.9\times10^{-2}\times6.4\times10^{-5}\times0.10}{5.9\times10^{-2}+0.10}} = 1.54\times10^{-3}（mol/L）$$

则 $\qquad$ pH=$-$lg(1.54$\times$10^{-3})=2.81

第三节　酸碱缓冲溶液

酸碱缓冲溶液（acid-base buffer solution）是一类对溶液的酸（碱）度起到稳定作用的溶液。它能使溶液的酸（碱）度不因外加少量酸、碱或稀释而发生显著变化，从而维持溶液的酸（碱）度基本保持不变。因此在化学工业、分析化学、农业、生物化学和临床医学等诸多领域中具有十分重要的意义和作用。

在分析化学中定性鉴定、定量测定，待测组分的分离与富集，干扰组分的掩蔽或去除等项工作，一般都要求在一定的 pH 条件下进行，因此酸碱缓冲溶液是维持反应向特定方向进行的重要因素。

一、缓冲溶液的 pH 计算

就缓冲溶液的作用而言，可分为一般缓冲溶液和标准缓冲溶液两类。

（一）一般缓冲溶液

一般缓冲溶液（或称为常用缓冲溶液）用于控制溶液的 pH，它们常由弱酸及其共轭碱，或弱碱及其共轭酸所组成。由于组成缓冲溶液的酸碱组分本身浓度不低（一般都在 0.01 ~ 1mol/L），故缓冲溶液的 pH 可用亨德森（Henderson）公式（又称为最简式）计算：

$$[H^+] = K_a \frac{C_a}{C_b} \qquad (6-17)$$

$$pH = pK_a + \lg \frac{C_b}{C_a} \qquad (6-18)$$

式中，K_a 和 C_a 分别是酸或共轭酸的解离平衡常数和浓度，C_b 是碱或共轭碱的浓度。除上述弱酸及其共轭碱、弱碱及其共轭酸所组成的缓冲溶液外，较浓的强酸、强碱溶液也具有一定的缓冲作用，因其浓度大，少量外来的酸碱不足以引起溶液 pH 发生显著变化。表 6-1 列出了几种常用的缓冲溶液。

表 6-1　几种常用缓冲溶液

缓冲体系		共轭酸碱对	pK_a	pH 范围
酸的组分	碱的组分			
HCl	甘氨酸	$^+NH_3CH_2COOH/^+NH_3CH_2COO^-$	2.35	1.0 ~ 3.7
甲酸	NaOH	$HCOOH/HCOO^-$	3.77	2.8 ~ 4.6
乙酸	乙酸钠	HAc/Ac^-	4.74	3.7 ~ 5.7
HCl	六次甲基四胺	$(CH_2)_6N_4H^+/(CH_2)_6N_4$	5.13	4.2 ~ 6.2
磷酸二氢钠	磷酸氢二钠	$H_2PO_4^-/HPO_4^{2-}$	7.21	5.9 ~ 8.0
NH_4Cl	氨水	NH_4^+/NH_3	9.25	8.3 ~ 9.2
碳酸氢钠	碳酸钠	HCO_3^-/CO_3^{2-}	10.32	9.2 ~ 11.0
磷酸氢二钠	$NaPO_4^{3-}$	HPO_4^{2-}/PO_4^{3-}	12.32	11.0 ~ 12.0

【例 6-10】　计算 0.20mol/L 氨水与 0.30mol/L NH_4Cl 所组成的缓冲溶液的 pH。已知氨水的 K_b=1.8$\times$10^{-5}。

解：根据已知条件 C_b=0.20mol/L，C_a=0.30mol/L，并且 NH_3 的共轭酸 NH_4^+ 的 K_a=K_w/K_b=1.0$\times$10^{-14}/1.8$\times$10^{-5}=5.56$\times$10^{-10}，则该混合溶液的 pH 为

$$pH = pK_a + \lg \frac{C_b}{C_a} = -\lg(5.56 \times 10^{-10}) + \lg \frac{0.2}{0.3} = 9.255 - 0.176 = 9.08$$

若将式（6-18）中 pH 换成 pOH、pK_a 换成 pK_b、C_a 换成 C_b、C_b 换成 C_a，则弱碱与其共轭酸盐的缓冲溶液的 pOH 为

$$pOH = pK_b + \lg \frac{C_a}{C_b} \qquad (6-19)$$

于是该缓冲液的 pOH 为

$$pOH = -\lg(1.8 \times 10^{-5}) + \lg \frac{0.3}{0.2} = 5 - 0.26 + 0.18 = 4.92$$

则 pH=14–4.92=9.08，可见式（6-18）中各项作适当代换后，也可用于弱碱性缓冲溶液。

（二）标准缓冲溶液

标准缓冲溶液具有一般缓冲溶液的特点，如性质稳定、有一定的缓冲容量和抗稀释能力等，其 pH 在严格的温度、浓度条件下由精确的实验测定，主要作用是作为测定溶液 pH 的参照标准，校正 pH 计。

表 6-2 列出了几种常用标准缓冲溶液：邻苯二甲酸氢钾溶液，磷酸二氢钾和磷酸氢二钠混合盐溶液，硼砂溶液，饱和酒石酸氢钾等。其中，国际纯粹与应用化学联合会（International Union of Pure and Applied Chemistry，IUPAC）规定了具体的浓度及 pH 标准值。

表 6-2　常用标准缓冲溶液及其 pH

常用标准缓冲溶液	pH（实验值，25°）
饱和酒石酸氢钾溶液（0.034mol/L）	3.56
邻苯二甲酸氢钾溶液（0.05mol/L）	4.01
0.25mol/L 磷酸二氢钾–0.25mol/L 磷酸氢二钠混合盐溶液	6.86
硼砂溶液（0.01mol/L）	9.18

二、缓冲容量与缓冲范围

（一）缓冲容量

缓冲容量表示缓冲溶液的缓冲能力，其定义：使 1L 缓冲溶液的 pH 增加 1 个单位时，所需强碱（OH^-）的物质的量，单位为摩尔（mol）；或使 1L 缓冲溶液 pH 降低 1 个单位时，所需加入强酸（H^+）的物质的量，单位为摩尔（mol）。简而言之，使缓冲溶液改变单位 pH 所需碱或酸的量，称为缓冲容量。

若用 β 表示缓冲容量，则缓冲容量定义的近似数学表达式为

$$\beta \approx \frac{\Delta[OH^-]}{\Delta pH} = -\frac{\Delta[H^+]}{\Delta pH} \qquad (6-20)$$

从数学上可以证明，缓冲溶液的浓度越大，则缓冲容量也越大。对于共轭酸碱对缓冲体系，当 $[H^+]=K_a$ 时，也就是两组分的浓度相等或浓度比为 1:1 时，缓冲容量最大。

（二）缓冲范围

任何缓冲溶液的缓冲作用都有一定的范围，缓冲作用的有效 pH 范围称为缓冲范围。一般来说，缓冲范围在两种组分的浓度比为 10:1 至 1:10，即 pH=$pK_a \pm 1$ 或 pH=14–($pK_b \pm 1$) 是缓冲溶液有效的缓冲范围。如果超出此范围，则缓冲能力会随着超出的程度而逐渐消失，也就是说，加入过量的酸或碱，或过度的稀释，都可能导致缓冲能力的降低以至于消失。图 6-1 以 HAc-NaAc 缓冲溶液为例，HAc 的 pK_a 4.74，从图中可看出，当 pH 4.74 时，容量曲线有最高峰，标明此时缓冲容量具有最大值；当 pH 4.74±1 时，即 pH 3.74 ～ 5.74 是缓冲溶液的有效缓冲范围；缓冲溶液的总浓度（共轭的酸碱对的浓度之和）越浓，缓冲容量越大。

除上述共轭的酸碱对外，高浓度的强酸或强碱也具有一定的缓冲作用，因为溶液中 $[H^+]$ 或 $[OH^-]$ 较高时，加入少量的碱或酸不至于引起溶液 pH 发生显著变化。图 6-1 左右两侧的虚线，分别说明在 pH＜2 的强酸性溶液中，或 pH＞12 的强碱性溶液中，具有较大的缓冲容量。

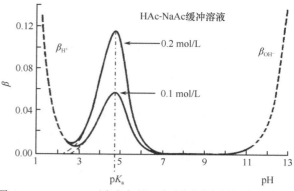

图 6-1　HAc-NaAc 缓冲容量 β 与缓冲范围的 pH 和缓冲溶液的浓度 C 的关系曲线

三、缓冲溶液的选择

（一）缓冲溶液的选择

选择缓冲溶液的基本原则：①缓冲溶液体系对测定无干扰；②应使需要控制的 pH 尽可能等于或接近酸组分的 pK_a，至少也要使所需控制的 pH 落在缓冲溶液的缓冲范围之内；③要有足够的缓冲容量，即组成缓冲溶液的共轭酸碱对要有一定的浓度（两组分的浓度一般在 $0.01 \sim 1mol/L$）并且两组分的浓度尽可能相等或浓度比等于 1：1。

（二）全域缓冲溶液

全域缓冲溶液实为具有很宽 pH 范围的缓冲溶液。在实际工作中，有时需要 pH 范围很宽的缓冲溶液，此时可采用多种酸和碱组成的缓冲体系。在这样的体系中，因存在 pK_a 不同的共轭酸碱对，所以它们能在较宽的 pH 范围内起到缓冲作用。例如，伯瑞坦-罗宾森（Britton-Robinson）体系是由磷酸、硼酸和 HAc 混合而成的，向其中加入不同量的 NaOH 可以组成 pH 范围很宽的缓冲溶液。又如，将柠檬酸和磷酸氢二钠两种溶液按不同比例混合，可得到 pH 为 2～8 的一系列缓冲溶液；上述两种全域缓冲溶液均可根据实际需要从多个版本的分析化学手册等工具书或有关资料中查到所需的数据。

第四节　酸碱指示剂

酸碱滴定过程中，被滴定溶液本身未发生任何外观上的变化，因此要借助酸碱指示剂的颜色变化来指示滴定的终点。这种方法简单、方便，是确定滴定终点最重要、最基本的手段。

一、指示剂的变色原理

酸碱指示剂（acid-base indicator）通常是某些有机弱酸、有机弱碱或是既显酸性又显碱性的两性物质，其酸式与共轭碱式具有明显不同的颜色。在滴定过程中，由于溶液 pH 的变化，引起了指示剂结构上的变化，从而使指示剂发生了颜色的转变。下面以最常用的酚酞、甲基橙为例来说明。

酚酞（phenolphthalein，PP）是一种无色的有机弱酸，它在溶液中存在如下平衡：

酸式（无色）　　　　　　　碱式（红色）

从解离平衡式可知，当溶液的碱性增强（溶液的 pH 升高）时，平衡向右方向移动，其结构由羟式变为醌式，即由无色的酸式（羟式）结构变为红色的碱式（醌式）结构。当溶液中的酸度增加（溶液的 pH 降低）时，平衡向左移动，酚酞又变成无色的酸式（羟式）结构。据此也可看出，若用强碱滴定强酸或弱酸时，宜选用酚酞指示剂，实际操作时，我们观察到的是溶液由无色变为红色，颜色变化明显。

又如，甲基橙（methyl orange，MO）是一种有机弱碱，它在溶液中存在如下平衡：

$$(CH_3)_2N-\!\!\!\!\bigcirc\!\!\!\!-N\!=\!N-\!\!\!\!\bigcirc\!\!\!\!-SO_3^- \underset{OH^-}{\overset{H^+}{\rightleftharpoons}} (CH_3)_2N^+\!\!=\!\!\bigcirc\!\!=\!N-\overset{\overset{H}{|}}{N}-\!\!\!\!\bigcirc\!\!\!\!-SO_3^-$$

碱式（黄色）   酸式（红色）

当溶液的 pH 增大时，平衡向左移动，甲基橙主要以碱式（偶氮式结构）存在，溶液呈黄色；当溶液的 pH 降低时，平衡向右移动，此时甲基橙主要以酸式（醌式结构）存在，溶液呈红色。由此可见，甲基橙宜用作强酸滴定强碱或弱碱的指示剂。

综上所述，指示剂在酸碱滴定过程中也参与了质子转移反应，当溶液的 pH 发生变化时，由于指示剂的结构发生变化，颜色也随之发生变化。当到达一定 pH 范围时，溶液因显示指示剂的特征颜色而指示滴定的终点。

二、指示剂的变色范围

从上述指示剂平衡关系可以看出，溶液 pH 的变化将引起溶液颜色的变化。但是，并不是溶液 pH 的任意改变都能引起指示剂颜色的变化，指示剂的变色是有一定的 pH 范围的。现以弱酸型双色指示剂 HIn 为例，来讨论指示剂颜色的转变与溶液 pH 的关系。

指示剂在溶液中的电离平衡为

$$HIn \rightleftharpoons H^+ + In^-$$

酸色（酸式型体）   碱色（碱式型体）

指示剂解离平衡常数：

$$K_{HIn} = \frac{[H^+][In^-]}{[HIn]} \tag{6-21}$$

即

$$\frac{[In^-]}{[HIn]} = \frac{K_{HIn}}{[H^+]} \tag{6-22}$$

由上式可得

$$pH = pK_{HIn} + \lg\frac{[In^-]}{[HIn]} \tag{6-23}$$

式中，[HIn] 表示酸碱指示剂的酸式型体的浓度（其颜色称为指示剂的酸色），[In^-] 表示酸碱指示剂的碱式型体的浓度（其颜色称为指示剂的碱色）。

式（6-23）表明溶液的颜色在一定的 pH 范围内取决于指示剂碱色与酸色浓度的比值：$\frac{[In^-]}{[HIn]}$，而这个比值是由指示剂常数 K_{HIn} 和 [H^+]（即溶液的 pH）两个因素所决定的。对某一确定的指示剂而言，在一定温度下 K_{HIn} 是常数。因此溶液的颜色就完全取决于溶液的 pH。也就是说，在一定的 pH 条件下，溶液为一定的颜色，当 pH 改变时，溶液的颜色就发生相应的变化。

当 $\frac{[In^-]}{[HIn]}=1$ 时，指示剂碱色与酸色浓度相等，两种颜色各占 50%，[H^+]=K_{HIn}，pH=pK_{HIn}，此时，指示剂呈现中间色即两种颜色的混合色，这时的 pH 称为指示剂的变色点。一般认为能看到颜色变化的指示浓度比 $\frac{[In^-]}{[HIn]}$ 的范围是 1∶10 ～ 10∶1。用溶液的 pH 表示：

当 $\frac{[In^-]}{[HIn]}=\frac{K_{HIn}}{[H^+]}=\frac{1}{10}$ 时，即 [H^+]=10K_{HIn}，则 pH=pK_{HIn}-1

当 $\frac{[In^-]}{[HIn]}=\frac{K_{HIn}}{[H^+]}=\frac{10}{1}$ 时，即 [H^+]=$\frac{1}{10}K_{HIn}$，则 pH=pK_{HIn}+1

由此可见，pH 在 $pK_{HIn}-1$ 到 $pK_{HIn}+1$ 之间，我们才能看到指示剂的颜色变化，所以指示剂的变色范围（colour change range）为 $pH=pK_{HIn}\pm1$。

如果 pH 超出（$pK_{HIn}-1$）～（$pK_{HIn}+1$）范围：

当 $\dfrac{[In^-]}{[HIn]} < \dfrac{1}{10}$ 时，只能看到指示剂的酸色；当 $\dfrac{[In^-]}{[HIn]} > \dfrac{10}{1}$，只能看到指示剂的碱色。

每种指示剂都有自身的变色范围，一般在它的变色点上下各一个 pH 单位。但由于人眼对各种颜色的敏感程度不同，加上两种颜色之间的相互影响，因此实际观察到的各种指示剂的变色范围并不都是 2 个 pH 单位，而是略有偏差。例如，甲基红 pK_{HIn} 5.0，所以甲基红的理论变色范围为 pH 4.0～6.0，而实际的变色范围为 pH 4.4～6.2，这也称为指示剂的实际变色范围。

三、使用指示剂应注意的问题

（一）温度

指示剂的 K_{HIn} 受温度的影响，因此当温度改变时，指示剂的变色范围也随之改变。例如，酚酞 18℃时变色范围为 8.0～10.0；100℃ 时，则为 8.0～9.2。因此，滴定宜在室温下进行；如果必须加热，应在溶液冷却后再滴定。表 6-3 列出几种常用酸碱指示剂在室温下水溶液中的实际变色范围，供使用时参考。

表 6-3　几种常用酸碱指示剂在室温下水溶液中的变色范围

指示剂	变色范围（pH）	颜色		pK_{HIn}	浓度（g/L）	用量（滴/10mL 试液）
		酸色	碱色			
百里酚蓝	1.2～2.8	红	黄	1.7	1g/L 的 20% 乙醇溶液	1～2
甲基黄	2.9～4.0	红	黄	3.3	1g/L 的 90% 乙醇溶液	1
甲基橙	3.1～4.4	红	黄	3.4	0.5g/L 的水溶液	1
溴酚蓝	3.0～4.6	黄	紫	4.1	1g/L 的 20% 乙醇溶液或其钠盐水溶液	1
溴甲酚绿	4.0～5.6	黄	蓝	4.9	1g/L 的 20% 乙醇溶液或其钠盐水溶液	1～3
甲基红	4.4～6.2	红	黄	5.0	1g/L 的 60% 乙醇溶液或其钠盐水溶液	1
溴百里酚蓝	6.2～7.6	黄	蓝	7.3	1g/L 的 20% 乙醇溶液或其钠盐水溶液	1
酚酞	8.0～10.0	无色	红	9.1	5g/L 的 90% 乙醇溶液	1～3
百里酚蓝	8.0～9.6	黄	蓝	8.9	1g/L 的 20% 乙醇溶液	1～4
百里酚酞	9.4～10.6	无色	蓝	10.0	1g/L 的 90% 乙醇溶液	1～2

（二）指示剂用量

指示剂的用量是一个非常重要的因素，应强调使用中的"适量"，若用量过多，则因指示剂本身也要消耗一定量的标准溶液，并造成终点颜色变化不敏锐；若用量过少，由于人体眼睛辨色能力的限制，难以观察到溶液颜色的变化。故应提倡，在不影响观察指示剂颜色转变的前提下，用量以少为佳。

（三）中性电解质

中性电解质在溶液中会增大溶液的离子强度 ①，使指示剂的解离常数发生变化，从而影响到指示剂的变色范围；此外，某些电解质对光有吸收，也会影响到指示剂的色质及强度，故滴定时溶液中不宜存在大量电解质。

---

① 离子强度（ionic strength）：是溶液中每种离子的浓度乘以该离子价数的平方所得各项和的一半。计算公式为

$$I = \frac{1}{2}(C_1Z_1^2 + C_2Z_2^2 + \cdots + C_nZ_n^2) = \frac{1}{2}\sum C_iZ_i^2$$

式中，C_1、$C_2\cdots C_n$ 和 Z_1、$Z_2\cdots Z_n$ 分别代表溶液中各种离子的浓度和该离子的价数。

四、混合指示剂介绍

在某些酸碱滴定中，由于化学计量点附近 pH 突跃范围很窄或在实验范围内变色不敏锐，用单一指示剂难以判断终点，此时宜选用混合指示剂。混合指示剂是利用颜色之间的互补作用，使变色范围变窄，从而使终点时颜色变化更加敏锐，易于观察。混合指示剂可分成两种：一种是由两种或多种指示剂混合而成；另一种是在某种指示剂中加入一种惰性染料（其颜色不随溶液 pH 的变化而变化），由于颜色互补使变色敏锐，但变色范围不变。

例如，甲基橙和靛蓝二磺酸钠组成的混合指示剂，靛蓝二磺酸钠为蓝色染料，只作为甲基橙的蓝色背景，该混合指示剂的颜色与单一甲基橙的颜色在不同 pH 条件下变化比较如表 6-4。

表 6-4　混合指示剂与单一指示剂颜色变化

溶液酸度	指示剂颜色	
	甲基橙+靛蓝二磺酸钠	甲基橙
pH ≥ 4.4	绿色	黄
pH 4.0	浅灰色	橙
pH ≤ 3.1	紫色	红

随着酸度的增加，甲基橙和靛蓝二磺酸钠组成的混合指示剂颜色从绿色经由近乎无色的浅灰色变到紫色，终点颜色变化非常敏锐。

另一类混合指示剂由两种酸碱指示剂混合而成，因颜色互补而使变色范围变窄，颜色变化更为敏锐。例如，常用的溴甲酚绿与甲基红按 3∶1 混合后，使溶液在 pH < 4.9 时显橙红色，在 pH > 5.1 时显绿色，而在 pH 5.0 时因两种颜色互补而显灰色。溶液的 pH 由 4.9 变为 5.1 时，溶液由橙红色变为绿色，现象敏锐、易辨。常用混合指示剂见表 6-5。

表 6-5　几种常见的混合指示剂

指示剂溶液的组成	变色时 pH	颜色		备注
		酸色	碱色	
一份 0.1% 甲基黄乙醇溶液 一份 0.1% 次甲基蓝乙醇溶液	3.25	蓝紫	绿	pH 3.2，蓝紫色 pH 3.4，绿色
一份 0.1% 甲基橙水溶液 一份 0.25% 靛蓝二磺酸水溶液	4.1	紫	黄绿	
一份 0.1% 溴甲酚绿钠盐水溶液 一份 0.2% 甲基橙水溶液	4.3	橙	蓝绿	pH 3.5，黄色 pH 4.05，绿色 pH 4.3，浅绿
三份 0.1% 溴甲酚绿乙醇溶液 一份 0.2% 甲基红乙醇溶液	5.1	酒红	绿	颜色变化显著
一份 0.1% 溴甲酚绿钠盐水溶液 一份 0.1% 氯酚红钠盐水溶液	6.1	黄绿	蓝绿	pH 5.4，蓝绿色 pH 5.8，蓝色 pH 6.0，蓝带紫 pH 6.2，蓝紫
一份 0.1% 中性红乙醇溶液 一份 0.1% 次甲基蓝乙醇溶液	7.0	紫蓝	绿	pH 7.0，紫蓝
一份 0.1% 甲酚红钠盐水溶液 三份 0.1% 百里酚蓝钠盐水溶液	8.3	黄	紫	pH 8.2，玫瑰红 pH 8.4，清晰的紫色
一份 0.1% 百里酚蓝 50% 乙醇溶液 三份 0.1% 酚酞 50% 乙醇溶液	9.0	黄	紫	从黄到绿，再到紫

第五节　酸碱滴定法的基本类型

在酸碱滴定中，要想得到准确的测定结果，必须正确地选择指示剂，使滴定终点尽量与化学计量点接近。而酸碱指示剂的变色范围各不相同，因此，必须清楚滴定过程中 H^+ 浓度的变化规律，尤其是化学计量点附近一定的误差范围内溶液 pH 的变化情况，只有这样才能选择合适的指示剂，减少分析测定的误差。在滴定过程中用来描述随着标准滴定溶液的不断加入溶液 pH 变化的曲线称为酸碱滴定曲线。由于酸、碱有强弱之分，下面按照酸碱的不同类型分别讨论酸碱滴定过程中 H^+ 浓度的变化规律。

一、一元强酸强碱的滴定

（一）滴定曲线

由于强酸强碱在水溶液中全部解离，滴定反应按化学方程式进行完全：

$$H^+ + OH^- \rightleftharpoons H_2O$$

现以 0.1000mol/L NaOH 溶液滴定 20.00mL 相同浓度的 HCl 溶液为例，按绘制滴定曲线四步法（滴定过程的四个阶段）讨论强碱滴定强酸的基本规律和滴定曲线的绘制及其指示剂的选择（设：消耗 NaOH 溶液的体积为 V，滴定终点为 V_e）。

1. 滴定前（$V=0$） 溶液中的 $[H^+]$ 等于 HCl 溶液的原始浓度，即 $[H^+]=C_{HCl}=0.1000mol/L$，则 pH 为 1.00。

2. 滴定开始至化学计量点之前（$V < V_e$） 溶液酸度取决于溶液中剩余的 HCl 浓度，即

$$[H^+] = C_{HCl} \times \frac{V_e - V}{V_e + V}$$

例如，当滴入 19.98mL NaOH 溶液时

$$[H^+] = 0.1000 \times \frac{20.00 - 19.98}{20.00 + 19.98} = 5.0 \times 10^{-5}（mol/L）$$

则 pH 为 4.3。

3. 化学计量点时（$V = V_e$） 滴入 20.00mL NaOH 时，NaOH 与 HCl 恰好完全反应，溶液显中性，溶液中 H^+ 来自溶剂水的解离，即

$$[H^+] = [OH^-] = \sqrt{K_w} = 1.0 \times 10^{-7}（mol/L）$$

则 pH 为 7.00。

4. 化学计量点后（$V > V_e$） 此时滴入的 NaOH 已过量，溶液的 pH 取决于过量的 NaOH 的浓度，即

$$[OH^-] = C_{NaOH} \times \frac{V - V_e}{V_e + V}$$

例如，滴入 20.02mL NaOH 溶液时，NaOH 溶液过量 0.02mL，此时

$$[OH^-] = 0.1000 \times \frac{20.02 - 20.00}{20.02 + 20.00} = 5.0 \times 10^{-5}$$

则 pOH=4.3，即 pH=14−4.3=9.70。

将上述滴定过程的四个步骤的数据列表并绘制滴定曲线，如表 6-6 和图 6-2 所示。

表 6-6　用 0.1mol/L NaOH 溶液滴定 20.00mL 相同浓度的 HCl 溶液时溶液的 pH

滴入 NaOH 溶液的体积 V（mL）	滴定分数 *（%）	剩余 HCl 溶液的体积 V（mL）	过量 NaOH 溶液的体积 V（mL）	pH
0.00	0	20.00		1.00
18.00	90	2.00		2.28

续表

滴入 NaOH 溶液的 体积 V（mL）	滴定分数 * （%）	剩余 HCl 溶液的 体积 V（mL）	过量 NaOH 溶液的 体积 V（mL）	pH
19.80	99	0.20		3.30
19.98	99.9	0.02		4.30
20.00	100	0.00		7.00
20.02	100.1		0.02	9.70
20.20	101		0.20	10.70
22.00	110		2.00	11.70
40.00	200		20.00	12.50

（pH 4.30、7.00、9.70 这三行右侧标注：突跃范围）

* 滴定分数：滴定液实际加入量占理论加入量的百分率或被滴定物质发生滴定反应的消耗量占其总量的百分率

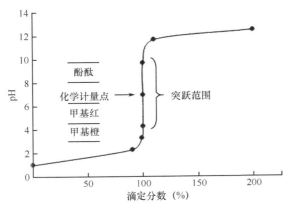

图 6-2　用 0.1000mol/L NaOH 溶液滴定 0.1000mol/L
20.00mL HCl 溶液的滴定曲线

由表 6-6 和图 6-2 可知，在滴定开始时曲线比较平坦，当滴入 18mL NaOH 溶液时，90% 的 HCl 被滴定，但溶液的 pH 仅增加 1.28 个单位，这表明一定浓度的强酸对溶液 pH 所产生的缓冲作用。因为 pH ＜ 2 时，正是强酸缓冲容量最大的区域（同理，当 pH ＞ 12 时，是强碱缓冲容量最大的区域），故此段滴定曲线比较平坦。随着滴定过程的进展，溶液中 [H$^+$] 降低较快，缓冲作用逐渐消失，pH 快速增高。若再滴入 1.98mL NaOH 溶液（至此，共加入 NaOH 溶液 19.98mL，99.9% 的 HCl 被滴定），pH 就增加了 2.02 个单位，滴定曲线变得明显陡峭。从 19.98mL 到 20.02mL（在计量点附近），共加入 0.04mL NaOH 溶液（约一滴的量），[H$^+$] 降低了约 25 万倍，溶液从酸性（pH 4.30）突变到碱性（pH 9.70），pH 变化了 5.4 个单位，滴定曲线发生了由量变到质变的飞跃。我们把酸碱滴定中 pH 的急剧变化称为滴定突跃（titration jump）。滴定突跃所在的 pH 范围称为滴定突跃范围，通常指化学计量点前后 ±0.1% 范围内溶液 pH 的变化。

反之，若用 HCl 溶液滴定 NaOH 溶液，则滴定曲线如图 6-3 中的虚线部分所示，相当于原 NaOH 溶液滴定 HCl 溶液的滴定曲线绕对称轴——滴定突跃部分所在直线旋转 180°，两种情况的滴定曲线以滴定突跃部分所在直线为对称轴。对称轴应为通过化学计量点和滴定分数为 100% 的两点的直线。

（二）指示剂的选择

滴定突跃范围是选择指示剂的基本依据。理想的指示剂应该恰好在化学计量点时变色，但在实际应用中，凡是指示剂的变色范围全部或部分落在滴定突跃范围之内，均可用于指示滴定反应的终点，并且其终点误差一般在 ±0.1% 之内。但也应注意指示剂在终点变色时，应有利于观察效果，如强碱滴定强酸时宜选用酚酞（变

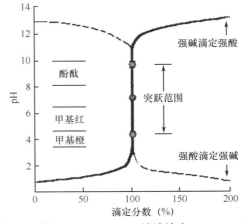

图 6-3　用 0.1000mol/L HCl 溶液滴定 0.1000mol/L
20.00mL NaOH 溶液的滴定曲线——图中的虚线部分

色范围为 8.0 ～ 9.6）指示剂，而强酸滴定强碱时宜选用甲基橙（变色范围为 3.1 ～ 4.4）、甲基红（变色范围为 4.4 ～ 6.2）等指示剂。

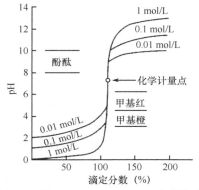

图 6-4　用 0.1000mol/L NaOH 溶液滴定不同浓度盐酸的滴定曲线

（三）强酸强碱滴定的突跃范围与浓度有关

滴定突跃范围的大小还与酸碱溶液的浓度有关，图 6-4 表示用同浓度同体积的强碱强酸滴定，即用 0.0100mol/L NaOH 溶液滴定 0.0100mol/L HCl 溶液、用 0.1000mol/L NaOH 溶液滴定 0.1000mol/L HCl 溶液、用 1.0000mol/L NaOH 溶液滴定 1.0000mol/L HCl 溶液的滴定曲线，滴定突跃范围分别是 5.30 ～ 8.70（ΔpH=3.4）、4.30 ～ 9.70（ΔpH=5.4）和 3.30 ～ 10.70（ΔpH=7.4）。实验数据表明，在强酸强碱滴定中，溶液的浓度越大，突跃的范围也越大，可供选择的指示剂越多；溶液越稀，突跃范围越小，可供选择的指示剂越少。如果 NaOH 溶液和 HCl 溶液的浓度均为 0.0100mol/L 并且溶液的体积相等，则滴定突跃范围会小到 5.30 ～ 8.70（ΔpH=3.4），此时，应选用甲基红指示剂为宜（误差小于 0.1%），若选用酚酞指示剂，则略差一些，若采用甲基橙为指示剂，则误差会大于 1%。在分析工作中，应根据分析结果准确度的要求来确定滴定突跃范围并选择合适的指示剂。

浓度大虽有上述优点，但是，必须看到滴定的取样量也随之增多，尤其是在化学计量点附近，当滴定分数为 99.9% ～ 100.1% 时，实际操作仅为一滴之差——约为 0.04mL，也就是说计量点前的半滴或计量点后的半滴操作，可能会引起较大的误差，故在分析化学中，标准溶液的浓度一般为 0.1 ～ 0.5mol/L。

【例 6-11】　准确称取石灰石（$CaCO_3$）样品 2.5000g，溶于 42.00mL 的 1.000mol/L HCl 溶液中，剩余的 HCl 用 0.1000mol/L NaOH 溶液滴定，消耗 NaOH 溶液 24.28mL。计算石灰石样品中 $CaCO_3$ 的含量。（已知 M_{CaCO_3}=100.09g/mol）

解：石灰石（$CaCO_3$）样品溶于 HCl 溶液的化学反应方程式：

$$CaCO_3+2HCl = CaCl_2+H_2O+CO_2\uparrow$$

剩余 HCl 用 0.1000mol/L NaOH 溶液滴定：

$$NaOH+HCl = NaCl+H_2O$$

与石灰石（$CaCO_3$）样品反应的 HCl 的物质的量为总量中扣除剩余 HCl 的物质的量：

$$1.000\times42.00–0.1000\times24.28=39.57（mmol）$$

石灰石样品中 $CaCO_3$ 含量（1 $CaCO_3$ ∽ 2 HCl）（符号"∽"表示相当于）：

$$CaCO_3含量 = \frac{\dfrac{39.57}{1000\times2}\times100.09}{2.5000}\times100\% = 79.21\%$$

二、一元弱酸弱碱的滴定

一元弱酸（HA）弱碱（BOH）的滴定包括用强碱滴定一元弱酸和用强酸滴定一元弱碱两个方面，如用 NaOH 滴定乳酸、HAc、甲酸和吡啶盐等，用 HCl 滴定氨、乙胺等，滴定反应方程式及其平衡常数分别为

$$HA + OH^- \rightleftharpoons H_2O + A^- \qquad K_t = \frac{K_a}{K_w}$$

$$BOH + H^+ \rightleftharpoons H_2O + B^+ \qquad K_t = \frac{K_b}{K_w}$$

　　因被滴定物质为一元弱酸或弱碱，故平衡常数较小，反应完全的程度不及强酸强碱反应，而且酸碱性越弱，即 K_a 或 K_b 越小，则 K_t 也越小，逆反应越强，直至 K_t 小到一定程度，则不能准确滴定。

　　由于滴定终点靠指示剂的变色来显示，而目视指示剂变色的误差一般为 $\Delta pH=\pm 0.2$，这样就要求滴定突跃不得少于 0.4 个 pH 单位，若能在此范围内选择合适的指示剂，则可将滴定终点的误差控制在 0.1% 以内，因此，一元弱酸能否直接准确滴定的条件是 $C_a K_a \geqslant 10^{-8}$；一元弱碱能否直接准确滴定的条件是 $C_b K_b \geqslant 10^{-8}$。

▆（一）强碱滴定一元弱酸

　　现以 $C_b=0.1000\text{mol/L}$ 的 NaOH 溶液滴定 $V_a=20.00\text{mL}$、$C_a=0.1000\text{mol/L}$ 的 HAc 溶液为例，按绘制滴定曲线四步法（滴定过程的四个阶段）讨论强碱滴定弱酸的基本规律和指示剂的选择。已知 HAc 的 $K_a=1.75\times 10^{-5}$，NaOH 溶液消耗的体积为 V_b。

　　1. 滴定前（$V_b=0$）　溶液中的 [H⁺] 主要来自 HAc 的解离，由于 $C_a K_a \geqslant 10K_w$，$C_a/K_a \geqslant 100$，因此可按最简式计算 [H⁺] 及 pH：

$$[\text{H}^+]=\sqrt{C_a K_a}=\sqrt{0.1000\times 1.75\times 10^{-5}}=1.32\times 10^{-3}（\text{mol}/\text{L}）$$

则 pH 为 2.88。

　　2. 滴定开始至化学计量点之前（$V_b < V_a$）　由于 NaOH 溶液的滴入，溶液形成 HAc-NaAc 缓冲溶液体系，计算溶液体系 pH，根据式（6-18）则有

$$pH=pK_a+\lg\frac{[\text{Ac}^-]}{[\text{HAc}]}$$

式中：
$$[\text{Ac}^-]=\frac{C_b V_b}{V_a+V_b}，\quad [\text{HAc}]=\frac{C_a V_a-C_b V_b}{V_a+V_b}$$

因 $C_a=C_b=0.1000\text{mol/L}$，故：

$$pH=pK_a+\lg\frac{V_b}{V_a-V_b}$$

当滴入 NaOH 溶液 19.98mL，即化学计量点前 0.1% 时：

$$pH=4.75+\lg\frac{19.98}{20.00-19.98}=7.75$$

　　3. 化学计量点时（$V_a=V_b$）　NaOH 与 HAc 定量反应全部生成 NaAc，其碱度由 HAc 的共轭碱 Ac⁻ 所决定，又因溶液的体积增大 1 倍，所以 $C_{\text{Ac}}=0.050\text{mol/L}$，此时溶液的 pH 可根据一元弱碱的计算式先求 [OH⁻] 再计算 pH：

$$[\text{OH}^-]=\sqrt{C_b K_b}=\sqrt{C_b\times\frac{K_w}{K_a}}=\sqrt{5.00\times 10^{-2}\times\frac{1.00\times 10^{-14}}{1.75\times 10^{-5}}}=5.33\times 10^{-6}（\text{mol}/\text{L}）$$

则 pOH=5.28 即 pH=14−5.28=8.72。

　　4. 化学计量点后（$V > V_e$）　由于过量的 NaOH 抑制了 Ac⁻ 的水解，溶液的 pH 主要由过量的 NaOH 所决定，其计算方法与强碱滴定强酸相同。当滴入的 NaOH 溶液为 20.02mL，即化学计量点之后 0.1% 时，溶液的 pOH、pH 按下式计算：

$$[\text{OH}^-]=\frac{0.02\times 0.1000}{20.00+20.02}=5.0\times 10^{-5}（\text{mol}/\text{L}）$$

则 pOH 为 4.30，pH 为 9.7。根据上述四步计算数据列表并绘制滴定曲线，如表 6-7 和图 6-5 所示。

表 6-7　用 0.1000mol/L NaOH 溶液滴定 20.00mL　0.1000mol/L HAc 溶液

滴入 NaOH 溶液体积（mL）	滴定分数（%）	剩余 HAc 溶液体积（mL）	过量 NaOH 溶液体积（mL）	计算公式	pH
	0.00	20.00		$[H^+] = \sqrt{K_a C_a}$	2.88
10.00	50.00	10.00		$[H^+] = K_a \dfrac{[HAc]}{[Ac^-]}$	4.70
18.00	90.00	2.00			5.70
19.80	99.00	0.20			6.74
19.98	99.90	0.02		$[OH^-] = \sqrt{K_b C_{Ac^-}}$	7.74
20.00	100.0	0.00		$= \sqrt{(K_w / K_a) C_{Ac^-}}$	8.72
20.02			0.02		9.70
20.20			0.20	$[OH^-] = \sqrt{K_b C_{OH^-}}$	10.70
22.00			2.00	$= \sqrt{(K_w / K_a) C_{OH^-}}$	11.70
40.00			20.00		12.50

（pH 7.74、8.72、9.70 处标注：突跃范围）

与滴定 HCl 相比，由表 6-7 和图 6-5 可看出用 NaOH 滴定 HAc 具有如下特点。

（1）曲线的起点高，是因为 HAc 是弱酸，曲线的起点为 pH 2.89，比滴定 HCl 高 1.89 个 pH 单位。

（2）滴定开始后，溶液体系先出现同离子效应，后出现缓冲作用。即一旦滴入 NaOH 后，部分 HAc 被中和，生成 NaAc，由于 Ac⁻ 同离子效应，使 HAc 的解离度降低，因而 H⁺ 的浓度随之降低，pH 明显上升，滴定曲线随之上升；但当继续滴入 NaOH，则因 NaAc 的浓度不断增加，而与剩余的 HAc 构成缓冲体系，于是出现滴定曲线在该段较为平缓。

（3）在计量点时溶液已呈碱性 pH 8.72，这是因滴定反应的生成物 NaAc 发生水解反应的缘故。一般来说，被滴定的酸越弱，则共轭碱的碱性越强，计量点的 pH 越大。

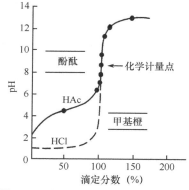

图 6-5　用 0.1000mol/L NaOH 溶液滴定 20.00mL 0.1000mol/L HAc 溶液的滴定曲线

（4）滴定的突跃范围 ΔpH=9.70–7.74=1.96，而 NaOH 滴定 HCl 的 ΔpH=9.70–4.30=5.40，可见强酸强碱滴定反应更完全。

（5）指示剂计量点时，pH 8.72（而不是 7.00）只能在碱性范围变色的指示剂中选择，如酚酞、百里酚蓝、百里酚酞均可作为该滴定体系的指示剂，而不能选择在酸性范围变色的指示剂，如甲基橙、甲基红等，否则，会产生较大的终点误差。

从图 6-6 可知：

（1）当弱酸的浓度一定时，滴定的突跃范围与酸的强度（K_a）有关。K_a 越小，酸性越弱，滴定的突跃范围越小，当 $K_a \leqslant 10^{-9}$ 时，滴定曲线上已无明显的突跃，以至于难以找到合适的指示剂来确定滴定的终点。

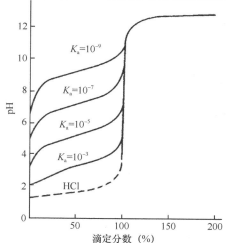

图 6-6　0.1000mol/L NaOH 溶液滴定 0.1000mol/L 不同强度一元弱酸的滴定曲线突跃

（2）滴定的突跃范围不仅取决于弱酸的强度，还与弱酸的浓度有关。K_a 越小或浓度越低，则不能准确滴定。故对弱酸的滴定，一般要求弱酸的 $C_aK_a \geqslant 10^{-8}$，只有这样才会有明显的突跃，才有可能找到合适的指示剂来确定滴定的终点。例如，苯酚（石碳酸）的 $K_a=1.1\times10^{-10}$，即使其浓度为 1mol/L，也难以用酸碱滴定法实现准确滴定。

■（二）强酸滴定一元弱碱

以 0.1000mol/L HCl 溶液滴定 20.00mL 0.1000mol/L 氨水为例，探讨强酸滴定弱碱的基本规律，其基本的化学反应方程式为

$$H^+ + NH_3 \cdot H_2O \Longrightarrow NH_4^+ + H_2O$$

按滴定反应过程的四个主要阶段和绘制滴定曲线的四步法可将滴定数据列表并作图，如表 6-8、图 6-7 所示，从图 6-7 可看出，强酸滴定弱碱与强碱滴定弱酸的两条滴定曲线近似于以突跃的陡峭部分所在直线相对称，并且曲线在纵坐标上的起点相反，强酸滴定弱碱的滴定曲线的 pH 由大到小；计量点时 pH 为 5.38，溶液已呈酸性，这是因为 NH_4^+ 发生水解的缘故；滴定的突跃范围为 4.30 ～ 6.34，故只能选择在酸性范围变色的指示剂，如甲基红、甲基橙等，而不能选择酚酞指示剂。

表 6-8　0.1000mol/L HCl 溶液滴定 20.00mL 0.1000mol/L 氨水数据

滴入 HCl 溶液体积（mL）	滴定分数（%）	剩余氨水体积（mL）	过量 HCl 溶液体积（mL）	计算公式	pH
0	0	20.00		$[OH^-] = \sqrt{K_b \times C_b}$	11.10
10.00	50	10.00			9.24
18.00	90	2.00		$[OH^-] = K_b \dfrac{[NH_3 \cdot H_2O]}{[NH_4^+]}$	8.29
19.80	99	0.20			7.25
19.98	99.9	0.02		$[H^+] = \sqrt{\dfrac{K_w}{K_b} \times C_a}$	6.34
20.00	100	0			5.38
20.02	100.1		0.02		4.30
20.2	101		0.20		2.30

（突跃范围：6.34、5.38、4.30）

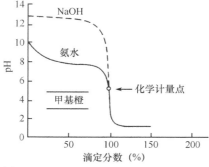

图 6-7　用 0.1000mol/L HCl 溶液滴定 20.00mL 0.1000mol/L 氨水的滴定曲线

同理，强酸滴定弱碱要求弱酸的浓度与其解离平衡常数的乘积应该满足 $C_bK_b \geqslant 10^{-8}$ 条件，才能被强酸准确滴定。

综上所述，在酸碱滴定中，滴定液通常是强碱或强酸，即一般不用弱酸弱碱作滴定液；弱酸、弱碱之间是不能进行的相互滴定的，因为弱酸、弱碱之间的相互滴定既无明显突跃，也无法找到合适的指示剂指示滴定的终点。

根据表 6-8 的数据可绘制成 HCl 溶液滴定氨水的滴定曲线，如图 6-7 所示。

图 6-7 中虚线部分表示 HCl 溶液滴定 NaOH 溶液的曲线部分，从图中可看出滴定 NaOH 的曲线起点更高，突跃范围更宽，因为 NaOH 是强碱，两条曲线的特征区别明显。

三、多元酸的滴定

用强碱分步滴定多元弱酸的情况不多，因为实现分步滴定必须同时满足两个条件：① $C_{a_1}K_{a_1} \geqslant 10^{-8}$；② $K_{a_1}/K_{a_2} \geqslant 10^5$。这两个条件即为多元酸实现分步滴定的可行性判断依据。当多元

弱酸的浓度不是太稀时，一般可满足条件：$C_aK_{a_1} \geqslant 10^{-8}$，但因 K_{a_1} 与 K_{a_2} 相差不大，即 $K_{a_1}/K_{a_2} < 10^5$，致使两步中和反应交叉进行，即本应分步解离的两个质子 H^+ 会同时被滴定，此时只有一个突跃，如草酸、酒石酸和柠檬酸均属此类。若 $C_aK_{a_1} \geqslant 10^{-8}$，但 $C_aK_{a_2} < 10^{-8}$ 并且 $K_{a_1}/K_{a_2} \geqslant 10^5$，此时，酸的第一步解离的质子 H^+ 可被滴定，而第二步解离的质子 H^+ 不能被滴定，只显示一个明显突跃。

现以 0.1000mol/L NaOH 溶液滴定 20.00mL 0.0500mol/L $H_2C_2O_4$ 溶液为例，来讨论强碱滴定多元酸的有关规律。由于 $H_2C_2O_4$ 为二元羧酸（弱酸），二级解离平衡常数分别为 K_{a_1}=5.9×10^{-2}；K_{a_2}=6.4×10^{-5}，相差不大，即 K_{a_1}/K_{a_2}=5.9×10^{-2}/6.4×10^{-5}=9.2×10^2 < 10^5，故此时，$H_2C_2O_4$ 不能实现分步滴定，也就是说第一级解离的 H^+ 尚未滴定完，第二级电离的 H^+ 已开始与碱发生反应，形成两级滴定反应的交叉；由于 $C_aK_{a_2} > 10^8$，因此第二级电离的 H^+ 也能被准确滴定，故 $H_2C_2O_4$ 能被一次滴定至 $C_2O_4^-$，并显示出一个滴定突跃。其基本的滴定反应为

$$2NaOH + H_2C_2O_4 =\!=\!= Na_2C_2O_4 + H_2O$$

从上述反应可知：$2NaOH \backsim 1H_2C_2O_4$，但因 $[H_2C_2O_4]$=0.0500mol/L 是 $[NaOH]$=0.1000mol/L 的一半，所以滴定反应是等体积进行的。仍按滴定反应进程的四个阶段，即按四步法绘制滴定曲线。

1. 滴定前 溶液的 pH 由 $H_2C_2O_4$ 自身的解离平衡所决定，溶液中 $[H^+]$ 应为二级解离出来的 H^+ 之和：$[H^+]_1 + [H^+]_2$，因 $C_aK_{a_1}$=0.0500×5.9×10^{-2} > 20K_w，故溶剂水的解离作用所产生的影响可以忽略不计。

$$C_{H_2C_2O_4}/K_{a_1} = 0.0500 / 5.9 \times 10^{-2} < 100$$

故 $[H_2C_2O_4]$ 一级解离所产生的 $[H^+]_1$ 不可用最简式而应用近似式计算：

$$[H^+] = \frac{-K_{a_1} + \sqrt{K_{a_1}^2 + 4K_{a_1}C_a}}{2}$$

$$= \frac{-5.9 \times 10^{-2} + \sqrt{(5.9 \times 10^{-2})^2 + 4 \times 5.9 \times 10^{-2} \times 0.0500}}{2} = 0.0323 \,(mol/L)$$

即 $[H^+]_1$=3.23×10^{-2}（mol/L）。

未滴定前，$H_2C_2O_4$ 溶液的二级离解平衡的基本反应：

$$HC_2O_4^- =\!=\!= H^+ + C_2O_4^{2-} \qquad K_{a_2}=6.4 \times 10^{-5}$$

根据上式可列出求 $[H^+]_2$ 的计算式：

$$K_{a_2} = \frac{[H^+]_2^2}{[HC_2O_4^-]} = \frac{[H^+]_2^2}{0.0323 - [H^+]_2} = 6.4 \times 10^{-5}$$

上式整理为

$$[H^+]_2^2 + 6.4 \times 10^{-5}[H^+]_2 - 6.4 \times 10^{-5} \times 0.0323 = 0$$

解这个一元二次方程得：$[H^+]_2$=1.406×10^{-3}（mol/L）

所以，滴定前 $[H^+]=[H^+]_1+[H^+]_2$=3.23×10^{-2}+1.406×10^{-3}=3.37×10^{-2}（mol/L）

则滴定前被测 $H_2C_2O_4$ 溶液的 pH=$-$lg3.37×10^{-2}=1.47

2. 滴定开始到计量点前 因所生成的 $Na_2C_2O_4$ 与剩余的 $H_2C_2O_4$ 形成缓冲溶液，$Na_2C_2O_4$-$H_2C_2O_4$ 缓冲溶液可按式（6-18）计算。

$$C_a = \frac{0.0500 \times 0.02}{20.00 + 19.98} = 2.5010 \times 10^{-5} \,(mol/L)$$

$$C_b = \frac{0.0500 \times 19.98}{20.00 + 19.98} = 2.4987 \times 10^{-2} \,(mol/L)$$

则滴定开始到计量点前 $Na_2C_2O_4$-$H_2C_2O_4$ 缓冲溶液溶液的酸度为

$$pH = pK_{a_1} - \lg \frac{C_a}{C_b} = -\lg 5.9 \times 10^{-2} - \lg \frac{2.5010 \times 10^{-5}}{2.4987 \times 10^{-2}} = 4.23$$

3. 化学计量点时　$H_2C_2O_4$ 恰好作用完全，滴定的产物 $Na_2C_2O_4$ 为强碱弱酸盐类，因水解作用而使溶液呈碱性，但因此时总体积是滴定前的 2 倍，故 $Na_2C_2O_4$ 的浓度为初始浓度的一半，即 0.025mol/L，$C_2O_4^-$ 水解的基本反应为

$$C_2O_4^{2-} + H_2O \underset{K_{a_2}}{\overset{K_b}{\rightleftharpoons}} HC_2O_4^- + OH^-$$

$Na_2C_2O_4$ 为二元弱碱，但一般只考虑第一级解离，按一元酸处理，即将公式中的 C_aK_a 换成 C_bK_b 即可，因 $C_bK_b > 10K_w$，$C_b/K_b > 100$，故可用最简式计算溶液的 $[OH^-]$：

$$[OH^-] = \sqrt{C_bK_{b_1}} = \sqrt{C_b \times \frac{K_w}{K_{a_2}}} = \sqrt{0.025 \times \frac{1.0 \times 10^{-14}}{6.4 \times 10^{-5}}} = 1.93 \times 10^{-8} \ (mol/L)$$

则 $pOH = -lg(1.93 \times 10^{-8}) = 7.7$，$pH = 14 - 7.7 = 8.3$。

4. 化学计量点之后　化学计量点之后，因 NaOH 过剩，抑制了 $Na_2C_2O_4$ 的水解，故溶液的 pH 取决于过剩的 NaOH 的量，当 NaOH 滴入 20.02mL 时，溶液中 $[OH^-]$：

$$[OH^-] = \frac{0.1000 \times 0.02}{20.00 + 20.02} = 5.0 \times 10^{-5} \ (mol/L)$$

$$pOH = -lg(5.0 \times 10^{-5}) = 4.30$$

所以 $pH = 14 - 4.30 = 9.7$。

同理，可计算 NaOH 过量 5mL、10mL、15mL 等情况下溶液的 pH。

由上述四步计算可知：①草酸虽为二元弱酸，并且二级解离平衡常数相差不大，但一级解离（$K_{a_1} > K_{a_2}$）是主要的，所产生的 $[H^+]_1 = 0.0323$mol/L；而二级解离所产生的 $[H^+]_2 = 1.406 \times 10^{-3}$mol/L，若忽略二级解离所产生的 $[H^+]_2$，所产生的误差仅为 0.06%，故可按一元弱酸溶液计算其 pH。②二级解离平衡常数相差不大，即 $K_{a_1}/K_{a_2} = 5.9 \times 10^{-2}/6.4 \times 10^{-5} = 9.2 \times 10^2 < 10^5$，故此时，$H_2C_2O_4$ 不能实现分步滴定，如一元酸一样，会出现一个明显突跃并伴有指示剂的变色。③滴定至化学计量点时，pH 不是 7.0 而是 8.3，这是因为滴定的产物 $Na_2C_2O_4$ 水解作用的缘故。只能在碱性范围变色的指示剂中选择，本例选择酚酞指示剂（变色范围为 pH 8.0 ~ 9.6）。

将上述四步计算数据列表，如表 6-9 所示。根据表 6-9 的数据绘制滴定曲线图 6-8。

表 6-9　0.1000mol/L NaOH 溶液滴定 20.00mL 0.05mol/L $H_2C_2O_4$ 溶液的数据

NaOH 溶液滴入量（mL）	滴定分数（%）	剩余的草酸溶液量（mL）	过量的 NaOH 溶液量（mL）	pH
0.00	0	20.00		1.47
10.00	50	10.00		2.49
18.00	90	2.00		2.49
19.80	99	0.20		3.24
19.98	99.9	0.02		4.23
20.00	100	0.00		8.30
20.02	100.1		0.02	9.70
20.20	101		0.20	10.70
22.00	110		2.00	11.70
25.00	125		5.00	12.05
30.00	150		10.00	12.30
35.00	175		15.00	12.43

（突跃范围：pH 4.23 ~ 8.30 ~ 9.70）

由于草酸（$H_2C_2O_4$）是标定 NaOH 标准溶液常用的基准物质之一，故本例具有一定的实用价值和典型意义。

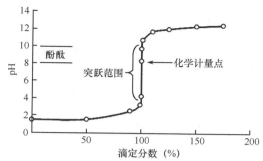

图 6-8　0.1000mol/L NaOH 溶液滴定 20.00mL 0.05mol/L $H_2C_2O_4$ 溶液的滴定曲线

四、多元碱的滴定

多元碱能否被强酸准确分步滴定的判断依据与滴定多元酸相似，具体的原则：① $C_b K_b \geq 10^{-8}$ 才能准确滴定；②相邻的两个 K_b 的比值 $K_{b_n}/K_{b_{n+1}} \geq 10^4$ 才能分步滴定。用强酸滴定多元弱碱的实例不多，如 Na_2CO_3、$Na_2B_4O_7$、$Na_2C_2O_4$、柠檬酸钠等，其中最为典型的是 Na_2CO_3。现以 HCl 滴定 Na_2CO_3 为例，讨论多元弱碱的滴定问题。由于 Na_2CO_3 为二元碱，在水溶液中分步解离，酸碱的共轭关系为

$$H^+ + CO_3^{2-} \underset{K_{a_2}}{\overset{K_{b_1}}{\rightleftharpoons}} HCO_3^- + H^+ \underset{K_{a_1}}{\overset{K_{b_2}}{\rightleftharpoons}} H_2CO_3$$

根据其共轭酸的解离平衡常数：

$$K_{a_1} = 4.2 \times 10^{-7} \text{ 和 } K_{a_2} = 5.6 \times 10^{-11}$$

可求 Na_2CO_3 的各级 K_b：

$$K_{b_1} = K_w/K_{a_2} = 1.0 \times 10^{-14}/5.6 \times 10^{-11} = 1.79 \times 10^{-4}$$
$$K_{b_2} = K_w/K_{a_1} = 1.0 \times 10^{-14}/4.2 \times 10^{-7} = 2.38 \times 10^{-8}$$

由于 K_{b_1} 和 K_{b_2} 都 $> 10^{-8}$，并且 $K_{b_1}/K_{b_2} \approx 10^4$，故可用强酸分步滴定 Na_2CO_3，但要注意掌握滴定的操作条件。滴定反应为

$$H^+ + CO_3^{2-} =\!=\!=\!= HCO_3^-$$
$$H^+ + HCO_3^- =\!=\!=\!= H_2CO_3$$

滴定至第一个计量点时，因 $NaHCO_3$ 为两性物质，且 $C_a/K_{a_1} > 10$ 故可用最简式（6-15）计算溶液的 $[H^+]$ 和 pH：

$$[H^+] = \sqrt{K_{a_1} K_{a_2}} = \sqrt{4.3 \times 10^{-7} \times 5.6 \times 10^{-11}} = 4.9 \times 10^{-9} \text{（mol / L）}$$

则　　　　　　　　　　　　　　　　　　pH 为 8.31

可选用酚酞作指示剂（变色范围 8.0 ～ 9.6），还可选用甲酚红和百里酚蓝混合指示剂，其变色范围为 8.2 ～ 8.4，颜色变化：粉红—紫。

滴定至第二个计量点时，生成物为 H_2CO_3（CO_2 的饱和溶液），在常压下，CO_2 饱和溶液的浓度约为 0.04mol/L，并且 $K_{a_1} \gg K_{a_2}$，故只需考虑 H_2CO_3 的一级解离，即按一元弱酸计算溶液的 $[H^+]$ 和 pH：

$$[H^+] = \sqrt{C K_{a_1}} = \sqrt{0.04 \times 4.3 \times 10^{-7}} = 1.3 \times 10^{-4} \text{（mol / L）}$$

则　　　　　　　　　　　　　　　　　　pH 为 3.89

可选用甲基橙指示剂（变色范围 3.1 ～ 4.4）。值得注意的是滴定临近第二个计量点时，因 $K_{b_2} = 2.38 \times 10^{-8}$ 不够大（即共轭酸 K_{a_1} 相对大），并且易形成 CO_2 的过饱和溶液，致使溶液中 H^+ 增大，终点稍提前，因此，滴定接近终点时，应剧烈振摇，并将溶液煮沸，以驱赶 CO_2，待冷却至室温后再继续滴定至终点。

因 Na_2CO_3 是标定 HCl 等强酸的基准物质之一，故本例具有一定的实用价值和典型意义。

从本例和多元弱酸的滴定可看出，某酸的酸性越弱，则其共轭碱的碱性越强，越易被强酸所滴定；同理，某碱的碱性越弱，则其共轭酸的酸性越强，越易被强碱所滴定。

【例 6-12】 准确称取石灰石（$CaCO_3$）样品 2.5000g，溶于 50.00mL 的 1.000mol/L HCl 溶液中，剩余的 HCl 用 0.1000mol/L NaOH 溶液滴定，消耗 NaOH 溶液 24.28mL。计算石灰石样品试样中 $CaCO_3$ 的含量。（已知 M_{CaCO_3}=100.09g/mol）

解：石灰石（$CaCO_3$）样品溶于 HCl 的化学反应方程式：

$$CaCO_3+2HCl\!=\!\!=\!\!=\!CaCl_2+H_2O+CO_2\uparrow$$

剩余 HCl 用 0.1000mol/L NaOH 溶液滴定：

$$NaOH+HCl\!=\!\!=\!\!=\!NaCl+H_2O$$

与石灰石（$CaCO_3$）样品反应的 HCl 的物质的量为从 HCl 的总量中扣除剩余 HCl 的物质的量：

$$1.000×50.00-0.1000×24.28=47.57（mmol）$$

石灰石样品中 $CaCO_3$ 含量（$1CaCO_3 \backsim 2HCl$）：

$$CaCO_3含量 = \frac{\dfrac{47.57}{1000×2}×100.09}{2.5000}×100\% = 95.23\%$$

【例 6-13】 准确称取混合碱（Na_2CO_3 和 $NaHCO_3$）试样 1.2000g 溶于水，用 0.5000mol/L HCl 标准溶液滴定至酚酞恰褪色，HCl 标准溶液用量为 15.00mL。继续加甲基橙指示剂，用 HCl 标准溶液继续滴定至橙色，HCl 标准溶液用量为 22.00mL。计算各组分含量。（已知 $M_{Na_2CO_3}$=105.99g/mol，M_{NaHCO_3}=84.01g/mol）

解：因 $C_bK_b > 10^{-8}$，$K_{b_1}/K_{b_2} \approx 10^4$，故 Na_2CO_3 可以分步滴定，其化学反应方程式为

$$HCl+Na_2CO_3\!=\!\!=\!\!=\!NaHCO_3+NaCl$$

$$HCl+NaHCO_3\!=\!\!=\!\!=\!H_2O+CO_2\uparrow+NaCl$$

上述方程式也可写成一步形式：

$$2HCl+Na_2CO_3\!=\!\!=\!\!=\!H_2O+CO_2\uparrow+2NaCl$$

由上述方程式可知：$2HCl \backsim Na_2CO_3$；$1HCl \backsim 1NaHCO_3$，因此，该混合碱（Na_2CO_3 和 $NaHCO_3$）试样中：

$$Na_2CO_3含量 = \frac{0.5000×15.00×105.99}{1000×1.2000}×100\% = 66.24\%$$

$$NaHCO_3含量 = \frac{0.5000×(22.00-15.00)×84.01}{1.2000×1000}×100\% = 24.50\%$$

计算结果 Na_2CO_3 和 $NaHCO_3$ 各自的组成含量之和不等于 100%，这可能与检品的来源、存储条件等环境因素有关。

第六节 标准溶液的配制与标定

酸碱滴定法中最常用 HCl 标准溶液和 NaOH 标准溶液，也可用 H_2SO_4 和 KOH 等强酸、强碱配制的标准溶液。标准溶液浓度一般为 0.1 ~ 1mol/L，最常用的浓度为 0.1mol/L。通常采用间接（标定）法配制。

一、NaOH 标准溶液的配制与标定

（一）配制

固体 NaOH 具有很强的吸湿性，也容易吸收空气中的 CO_2 生成 Na_2CO_3，因此用间接法配制。欲制备不含 CO_3^{2-} 的 NaOH 标准溶液常采用浓碱法，即先将 NaOH 配成饱和溶液，此时，因 Na_2CO_3

的溶解度很小而沉淀，待 Na_2CO_3 沉淀后，取上清液稀释成所需浓度，再进行标定。标定 NaOH 标准溶液最常用的基准物质是邻苯二甲酸氢钾（$KHC_8H_4O_4$，KHP，$K_{a_2}=3.9\times10^{-6}$）、草酸、乙二酸等。其中最常用的是邻苯二甲酸氢钾，《中国药典》2020 年版也作了相应的规定，它易获得纯品，不吸潮，分子量大，其标定反应如下：

可选用酚酞指示剂。其具体操作如下。

　　将 NaOH 制成（1+1）饱和溶液（约 50%），物质的量浓度约为 20mol/L。在这样浓的碱溶液中，Na_2CO_3 几乎不溶解而沉降下来。吸取上澄清液，用无 CO_2 的蒸馏水稀释至所需要的浓度（表 6-10）。

表 6-10　NaOH 标准溶液配制

配制浓度（mol/L）	量取饱和溶液体积（mL）	蒸馏水体积（mL）
1	52	1000
0.5	26	1000
0.1	5	1000

　　如果分析测定要求不是很高，极少量 Na_2CO_3 的存在对测定影响不大时，可以用比较简便的方法配制。称取比需要量多的 NaOH，用少量蒸馏水迅速清洗 2 ～ 3 次除去固体表面形成的 Na_2CO_3，然后溶解在无 CO_2 蒸馏水中。

（二）标定

　　用基准物质邻苯二甲酸氢钾标定：称取经 105 ～ 110℃ 烘箱中干燥至恒重的基准物质邻苯二甲酸氢钾，加无 CO_2 的蒸馏水溶解，加 2 滴酚酞指示液，用配制好的 NaOH 标准溶液滴定至溶液呈粉红色，并保持 30 秒不褪色。同时做空白试验校正。

　　根据化学反应方程式可知邻苯二甲酸氢钾与 NaOH 计量数比（摩尔比）为 1：1，又根据基准物质（邻苯二甲酸氢钾）的取样量 m 和待标定 NaOH 标准溶液在滴定中消耗的体积 V（毫升数）即可求得 NaOH 标准溶液的准确浓度：

$$C_{NaOH}=\frac{m\times10^3}{(V-V_0)\times M_{邻苯二甲酸氢钾}}（mol/L）$$

式中，m 为准确称取邻苯二甲酸氢钾的质量，单位为 g；V 为滴定中消耗 NaOH 标准溶液的体积，单位为 mL；V_0 为空白试验消耗 NaOH 标准溶液的体积，单位为 mL；$M_{邻苯二甲酸氢钾}$ 为邻苯二甲酸氢钾的分子质量 204.22，单位为 g/mol。

　　化学计量点 pH 约为 9.1，可用酚酞作指示剂。邻苯二甲酸氢钾的优点是容易提纯，无吸湿性，性质稳定，分子质量较大。

　　此外，还可用基准物质草酸标定强碱，草酸也易提纯、稳定性好，也可用作标定 NaOH 等强碱溶液的基准物质，其原理请见本章多元酸的滴定部分。

二、HCl 标准溶液的配制和标定

（一）配制

　　HCl 标准溶液一般用浓盐酸间接配制，先配制成近似浓度后用基准物质标定，以获得准确浓度。市售盐酸的密度为 1.19g/mL，含量（质量分数）约为 37%，物质的量浓度约为 12mol/L。由于浓盐酸具有挥发性，配制时所取的量适当多些。欲配制 0.1000mol/L HCl 标准溶液 1000mL 应量取含量（质量分数）约为 37% 的浓盐酸的体积 V（毫升）为

$$12\times V=0.1\times1000$$

解得 V=8.3mL，考虑到浓盐酸具有挥发性，配制时取样量可略大于计算值，如取 9mL。用量筒量取 9mL 浓盐酸置 1000mL 量杯中，加入 1000mL 蒸馏水或去离子水，搅拌均匀后即可标定。

（二）标定

用基准物质无水碳酸钠标定：使用于 270～300℃ 灼烧至恒重的基准物质无水碳酸钠进行标定，标定反应为

$$Na_2CO_3+2HCl=\!=\!=2NaCl+H_2O+CO_2\uparrow$$

化学计量点时 pH 3.89，用甲基红-溴甲酚绿混合指示液 9～11 滴，溶液由绿色变为暗紫红色时为终点，近终点时要煮沸 2 分钟驱除 CO_2，冷却至室温后继续滴定至溶液再显暗红色。同时做空白试验进行校正。本例中，为解题方便起见，可取 1/2 Na_2CO_3 为基本单元：

$$M_{1/2Na_2CO_3}=(1/2)\times105.99=52.995（g/mol）$$

则上述化学反应方程式可视 1（1/2NaCO_3）∽ 1HCl，计算 HCl 标准溶液浓度可按下式：

$$C_{HCl}=\frac{m\times1000}{(V-V_0)M_{1/2Na_2CO_3}}=\frac{0.1302\times1000}{(23.72-0.06)\times52.995}=0.1038（mol/L）$$

式中，m 为准确称取无水碳酸钠的质量，为 0.1302g；V 为滴定时消耗待标定 HCl 标准溶液的体积，为 22.72mL；V_0 为空白试验消耗待标定 HCl 标准溶液的体积，为 0.06mL；$M_{1/2Na_2CO_3}$ 为 1/2Na_2CO_3 的分子质量（摩尔质量），为 52.995g/mol。

此外，硼砂（$Na_2B_4O_7\cdot10H_2O$）也可作为标定强酸的基准物质，它不易吸潮，容易精制，但环境湿度低于 39% 时会因风化而失去部分结晶水，所以，作为标定用的硼砂应保存在装有 NaCl 和蔗糖饱和溶液的干燥器中，以保持容器中相对湿度为 60%～70%（恒湿）。硼砂的分子质量较大，称量误差小，这是优于 Na_2CO_3 之处。

【例 6-14】　准确称取无水碳酸钠（Na_2CO_3）0.2400g 标定 H_2SO_4 标准溶液，以甲基橙为指示剂，消耗 H_2SO_4 标准溶液 22.12mL。问 H_2SO_4 标准溶液的浓度是多少？（已知 $M_{Na_2CO_3}$=105.99g/mol）

解：用待标定的 H_2SO_4 标准溶液滴定基准物质无水碳酸钠（Na_2CO_3）的化学反应方程式：

$$H_2SO_4+Na_2CO_3=\!=\!=Na_2SO_4+H_2O+CO_2\uparrow$$

由化学反应方程式可知 1H_2SO_4 ∽ 1Na_2CO_3，若设待标定的 H_2SO_4 溶液的浓度为 $C_x$mol/L，则根据已知条件可列方程式：

$$\frac{22.12}{1000}\times C_x=\frac{0.2400}{105.99}$$

解得：C_x=0.1024（mol/L）。

第七节　应用示例

一、极弱酸的滴定

硼酸（H_3BO_3）是极弱酸（K_{a_1}=5.8×10^{-10}），不能用强碱 NaOH 直接滴定。但如果向硼酸中加入大量甘油或甘露醇，由于它们与硼酸根反应生成稳定的配位酸——甘油硼酸，使硼酸在水溶液中的解离大大增强：

甘油硼酸（K_a=8.4×10^{-6}）

其 pK_a 为 4.26，这样就可用 NaOH 标准溶液直接滴定。滴定反应为

化学计量点 pH 为 9 左右，以酚酞为指示剂，用 NaOH 标准溶液滴定。若用甘露醇与硼酸配位，生成甘露醇硼酸的酸性更强些，$K_a=1.5 \times 10^{-4}$，滴定突跃范围更大，酚酞作指示剂变色更为明显。

二、以任务驱动模式的应用示例

任务　两步酸碱滴定法测定阿司匹林片剂的含量

【任务描述】 取规格为 0.3g/片的阿司匹林片剂 10 片，精密称定 4.3758g，研细，精密称取 0.4376g（相当于 0.3g 阿司匹林），置锥形瓶中，加中性乙醇 20mL，振摇，使阿司匹林溶解，加酚酞指示剂 3 滴，滴加 NaOH 滴定液（0.1000mol/L）至溶液显粉红色。再精密滴加 NaOH 滴定液（0.1000mol/L）40.00mL，置水浴上加热 15 分钟并时时振摇，迅速放冷至室温，用 H_2SO_4 滴定液 0.0512mol/L 滴定，消耗 22.28mL，并将滴定的结果用空白试验校正，消耗 0.0512mol/L 硫酸滴定液 38.78mL。每 1mL NaOH 滴定液（0.1000mol/L）相当于 18.02mg 的阿司匹林。

【任务分析】 阿司匹林的学名为 2-（乙酰氧基）苯甲酸，分子结构中不仅含有游离的羧基，使其水溶液呈酸性；还含有极易水解的酯键。而阿司匹林片剂中还加入了少量的酒石酸或柠檬酸作稳定剂，以防止其水解、氧化变质；但是因酒石酸或柠檬酸的加入，致使阿司匹林片剂不能像阿司匹林原料药那样采用直接酸碱滴定法测定阿司匹林的含量，而是采用两步酸碱滴定法测定其含量。两步酸碱滴定法的原理如下。

第一步：即第一次滴定，是在中性乙醇溶液中，以酚酞为指示剂，用 NaOH 滴定液滴定至溶液显粉红色，故第一步（第一次滴定）也称为"中和"。在该步滴定中，将 NaOH 滴定液滴入，使水杨酸、HAc、柠檬酸、阿司匹林等游离羧酸成为钠盐，其化学反应方程式如下。

$$\text{水杨酸} + NaOH \longrightarrow \text{（COONa、OH）} + H_2O$$

$$CH_3COOH + NaOH \longrightarrow CH_3COONa + H_2O \quad (\text{乙酸})$$

$$\begin{array}{c} CH_2COOH \\ | \\ C(OH)COOH \\ | \\ CH_2COOH \end{array} + 3NaOH \longrightarrow \begin{array}{c} CH_2COONa \\ | \\ C(OH)COONa \\ | \\ CH_2COONa \end{array} + 3H_2O \quad (\text{柠檬酸})$$

$$\text{阿司匹林（COOH、OCOCH}_3) + NaOH \longrightarrow \text{（COONa、OCOCH}_3) + H_2O$$

在中和成盐的基础上再加入过量、定量的 NaOH 滴定液并加热，使阿司匹林的酯键完全水解：

$$\text{（COONa、OCOCH}_3) + NaOH \xrightarrow{\triangle} \text{（COONa、OH）} + CH_3COONa$$

第二步：即第二次滴定，是在先加入过量、定量的 NaOH 滴定液的条件下，使阿司匹林酯键完全水解，然后用 H_2SO_4 滴定液回滴过量的 NaOH 滴定液，故第二步（第二次滴定）也称为"水解并测定"：

$$H_2SO_4+2NaOH{=\!=\!=\!=}Na_2SO_4+2H_2O$$

【任务实施】 按【任务描述】的方法步骤逐步完成各项操作，所得实验数据处理如下：

1. 实验数据（表 6-11）

表 6-11 实验数据

精密称定样品（g）	加入 NaOH 滴定液体积（mL）	消耗 H₂SO₄ 滴定液体积（mL）	空白实验消耗 H₂SO₄ 滴定液体积（mL）
0.4376	40.00	22.28	38.78

注：

1. 阿司匹林片规格：0.3g/片，10 片总重 4.3758g，每片均重 $\bar{m}$=0.4376g。

2. NaOH 滴定液的浓度为 0.1000mol/L。

3. H₂SO₄ 滴定液的浓度为 0.0512mol/L。

4. 每 1mL NaOH 滴定液（0.1000mol/L）相当于 18.02mg 的阿司匹林。

5. 10 片样品经称重、研细后，精密称取 0.4376g。

2. 数据处理 根据实验数据计算阿司匹林占标示量的百分含量：

$$阿司匹林占标示量的百分含量 = \frac{(V_0-V) \times F \times T}{(m/\bar{m}) \times S \times 1000} \times 100\%$$

$$= \frac{(38.78-22.28) \times (0.05012/0.0500) \times 18.02}{0.4376/(4.376/10) \times 0.3 \times 1000} \times 100\% = 101.5\%$$

式中，V_0 为空白实验消耗 H₂SO₄ 滴定液的体积，38.78mL；V 为阿司匹林片剂样品溶液消耗 H₂SO₄ 滴定液的体积，22.28mL；F 为 H₂SO₄ 滴定液的浓度校正系数；T 为滴定度，每 1mL NaOH 滴定液（0.1000mol/L）相当于 18.02mg 的阿司匹林；M 为阿司匹林片剂经研细成粉后，精密称定 0.4376g。$\bar{m}$ 为 10 片阿司匹林片的平均质量，即（4.3758/10）g。S 为阿司匹林片剂的规格：0.3g/片。

【结论】 合格，《中国药典》2020 年版规定本品含阿司匹林应为标示量的 95.0% ～ 105.0%。

◈ **本章小结** ◈

一、酸碱滴定的基本概念及原理

▌（一）酸碱质子理论

（1）凡是能给出质子的物质称为酸，凡是能接受质子的物质称为碱。仅相差一个质子的酸碱对称为共轭酸碱对。

（2）酸碱的强度可用其解离平衡常数 K_a、K_b 来表示。K_a（K_b）越大，酸（碱）性越强，pK_a（pK_b）越小。

（3）溶剂分子之间发生质子转移反应称为溶剂质子自递反应；反应的平衡常数称为溶剂的质子自递常数。水的质子自递常数 K_w=1.0×10⁻¹⁴。

（4）酸碱反应的实质是质子的转移，当酸碱反应达到平衡时，酸失去的质子数应该等于碱得到的质子数。这种质子平衡关系的数学表达式称为质子条件。

▌（二）酸碱指示剂

（1）酸碱指示剂是一类有机弱酸或弱碱，它们的酸式或碱式的型体结构因溶液 pH 变化而变化，从而显示出不同的颜色。

（2）指示剂的理论变色范围应为：pH=pK_{HIn}±1。当指示剂的酸式型体与碱式型体浓度相等时，所对应的 pH 即为理论的变色点。pH 的变化幅度一般在 1 ～ 2 个 pH 单位。指示剂的变色范围越窄变色越灵敏。

（3）指示剂的变色（pH）范围应全部或大部分落在滴定突跃范围之内；或变色范围覆盖了计量点的指示剂均可作为选择对象。

（三）酸碱标准溶液和基准物质

标准溶液	性质	配制方法	基准物质
NaOH	强吸湿，强吸收空气中 CO_2	标定法	邻苯二甲酸氢钾（$KHC_8H_4O_4$）、草酸（$H_2C_2O_4$）
HCl	易挥发	标定法	碳酸钠（Na_2CO_3）、硼砂（$Na_2B_4O_7 \cdot 10H_2O$）

（四）酸碱滴定原理

1. 酸碱滴定的类型及其特点

滴定类型	计量点时产物	计量点计算公式	突跃范围	指示剂
（1）强碱滴定强酸	水	$[H^+]=[OH^-]=10\times10^{-7}$	从酸性区间到碱性区间	酚酞
（2）强碱滴定弱酸	强碱弱酸盐	$[OH^-]=\sqrt{C_bK_b}$	在碱性区间	酚酞
（3）强酸滴定弱碱	强酸弱碱盐	$[H^+]=\sqrt{C_aK_a}$	在酸性区间	甲基橙、甲基红
（4）强碱滴定多元酸（$H_2C_2O_4$）（不能分步滴定）	$Na_2C_2O_4$	$[OH^-]=\sqrt{C_bK_{b_1}}$	从酸性区间至碱性区间	酚酞
（5）强酸滴定多元碱（Na_2CO_3）（分步滴定）	H_2CO_3	$[H^+]=\sqrt{K_aK_{a_2}}$ $[H^+]=\sqrt{CK_{a_1}}$	pH 8.34 pH 3.87	酚酞 甲基橙

2. 突跃范围的相关因素

（1）强酸强碱滴定：主要与浓度有关，酸（碱）的浓度越大，则突跃范围越大，但一般不超过 1mol/L，因浓度大终点误差相应增大。

（2）强酸（碱）滴定弱碱（酸）：除与浓度有关外；还与弱碱（酸）的强度有关，K_b（或 K_a）越大（强），滴定突跃范围越宽。

3. 酸碱滴定可行性判断

（1）强酸强碱滴定、一元弱酸弱碱滴定：$C_aK_a \geqslant 10^{-8}$（$C_bK_b \geqslant 10^{-8}$）可以被直接滴定。

（2）多元酸：若 $C_aK_a \geqslant 10^{-8}$ 并且 $K_{a_n}/K_{a_{(n+1)}} \geqslant 10^4$ 相邻两级解离的 H^+ 可以被分步滴定。

（3）多元碱：判断原则与多元酸相似，但要将 C_aK_a 换成 C_bK_b 即可。

二、公式概括与归纳

（一）酸、碱溶液 $[H^+]$、$[OH^-]$ 计算

1. 一元强酸 $[H^+]=C_a$（一般 $C_a > 10^{-6}$mol/L）

2. 一元强碱 $[OH^-]=C_b$（一般 $C_b > 10^{-6}$mol/L）

3. 一元弱酸当 $C_aK_a > 10K_w$
$$\begin{cases} C_a/K_a > 100 \ 最简式 \quad [H^+]=\sqrt{C_aK_a} \\ C_a/K_a < 100 \ 近似式 \quad [H^+]=\dfrac{-K_a+\sqrt{K_a^2+4K_aC_a}}{2} \end{cases}$$

4. 多元弱酸溶液 $[H^+]=\sqrt{C_aK_{a_1}}$ 多元弱酸一般只考虑第一级解离，按一元弱酸处理。

5. 多元弱碱溶液 $[OH^-]=\sqrt{C_bK_{b_1}}$ 多元弱碱一般只考虑第一级水解，按一元弱碱处理。计算公式仅需将 C_aK_a 换成 C_bK_b 亦可。

6. 两性物质 当 $CK_{a_2} > 10K_w$ 时，即可忽略 K_w 产生的影响：

（1）如果 $C > 20K_{a_1}$ 使用最简式 $[H^+]=\sqrt{K_{a_1}K_{a_2}}$

（2）如果 $C < 20K_{a_1}$ 使用近似式 $[H^+]=\sqrt{\dfrac{K_{a_1}K_{a_2}C}{K_{a_1}+C}}$

7. 缓冲溶液　最简式 $[H^+] = \dfrac{C_a}{C_b} K_a$

$$pH = pK_a + \lg \dfrac{C_b}{C_a}$$

（二）共轭酸碱对 K_a 与 K_b 的关系

$$K_a \cdot K_b = K_w = 1.0 \times 10^{-14}$$
$$K_a = K_w / K_b = 1.0 \times 10^{-14} / K_b$$

同理可得：
$$K_b = K_w / K_a = 1.0 \times 10^{-14} / K_a$$

知识链接　　　　　　对数　常用对数　自然对数　换底公式

对数的定义：如果 $a^x = N$，那么 x 称为以 a 为底 N 的对数。记作：$x = \log_a N$。其中，a 称为对数的底数，N 称为真数。（a 是正实数，即任何正实数都有对数）

指数式与对数式的相互的关系：

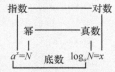

由上述关系式可知，对数是以 a 为底的幂指数，简而言之：对数即指数。

1. 常用对数　以 10 为底的对数称为常用对数，以符号 "lg" 表示。在分析化学中常遇到的实际问题是 $pK_a = -\lg K_a$，$pH = -\lg[H^+]$，$pOH = -\lg[OH^-]$，$p[M] = -\lg[M]$，$pK'_{MY} = -\lg K'_{MY}$，$\lg K$ 等负对数、对数问题。

对数由 "首数+尾数" 两部分构成，当真数以科学记数法形式表达为 $N = a \times 10^n$ 时，对数的首数就是 10 的幂指数（n），当 n 为等于零或大于零的正整数时，真数的整数部分位数为（$n+1$）位；当 n 为负整数时，n 即为真数有效数字前零的个数。尾数是一个正的纯小数，其有效数字位数与 a 的位数相等，即对数尾数的位数取决于真数的有效数字位数，虽然 n 不同，那只说明真数的小数点位数不同，但对数尾数的位数与真数有效数字位数是相等的。若用科学记数法书写真数，则可知真数与对数首数及对数尾数的关系特点，如表 6-12 所示。

表 6-12　当用科学记数法书写真数时对数的首数与位数的特点

项目	用科学记数法书写真数	对数首数	对数尾数	对数
lg3.408	3.408×10^0	0	0.5325	0.5325
lg34.08	3.408×10^1	1	0.5325	1.5325
lg340.8	3.408×10^2	2	0.5325	2.5325
lg0.3408	3.408×10^{-1}	−1	0.5325	−0.4675
lg0.03408	3.408×10^{-2}	−2	0.5325	−1.4675

注：$\lg 0.3408 = \bar{1}.5325 = -0.4675$
$\lg 0.03408 = \bar{2}.5325 = -1.4675$

2. 常用对数的运算规律

积的对数：$\log_a (MN) = \log_a M + \log_a N$

商的对数：$\log_a \dfrac{M}{N} = \log_a M - \log_a N$

幂的对数：$\log_a M^n = n \log_a M$

3. 自然对数 以无理数 e（e=2.71828……）为底的对数，称为自然对数，记为 $\log_e N$，简写为 $\ln N$。

4. 换底公式

$$\log_a N = \frac{\log_m N}{\log_m a}$$

则上式转换成常用对数的形式为 $\log_a N = \dfrac{\lg N}{\lg a}$

自然对数转换成常用对数的形式为 $\ln N = \dfrac{\lg N}{\lg e} = \dfrac{\lg N}{0.43429} = 2.303 \lg N$

◀ **思考与练习** ▶

一、单选题

1. 物质的量浓度相同的下列物质的水溶液，pH 最高的是（　　）。

A. NaCl　　　　　　B. NH_4Cl　　　　　　C. NH_4Ac　　　　　　D. Na_2CO_3　　　　　E. $NaHCO_3$

2. 用纯水将下列溶液稀释 10 倍时，其中 pH 变化最小的是（　　）。

A. 0.1mol/L HCl 溶液　　　　　　B. 0.1mol/L 氨水

C. 0.1mol/L HAc 溶液　　　　　　D. 0.1mol/L HAc 溶液+0.1mol/L NaAc 溶液

E. 结果都一样

3. 酸碱滴定中选择指示剂的原则是（　　）。

A. 指示剂应在 pH 7.0 时变色

B. 指示剂的变色范围一定要包括计量点在内

C. 指示剂的变色范围全部落在滴定的突跃范围之内

D. 指示剂的变色范围全部或大部分落在滴定的突跃范围之内

E. 指示剂的变色范围在滴定的突跃范围之外

4. 用 0.1mol/L HCl 溶液滴定 0.1mol/L 氨水，化学计量点时溶液的 pH（　　）。

A. 等于 7.0　　　　B. 大于 7.0　　　　C. 小于 7.0　　　　D. 等于 8.0　　　　E. 7.0～8.0

5. 用 0.1mol/L HCl 溶液滴定 Na_2CO_3 至第一化学计量点时，可选用的指示剂为（　　）。

A. 甲基橙　　　　　B. 酚酞　　　　　C. 甲基红　　　　　D. 中性红　　　　E. 二甲酚橙

6. 标定 NaOH 溶液常用的基准物质是（　　）。

A. 无水碳酸钠　　　B. 硼砂　　　　　C. 邻苯二甲酸氢钾　　　D. 碳酸钙　　　E. 草酸

7. 用 HCl 溶液滴定 Na_2CO_3 溶液的第一、二个化学计量点可以分别用（　　）作为指示剂。

A. 甲基红和甲基橙　　B. 酚酞和甲基橙　　C. 甲基橙和酚酞　　D. 酚酞和甲基红

E. 甲基红和酚酞

8. 用同一瓶 NaOH 标准溶液，分别滴定体积相等的 H_2SO_4 溶液和 HAc 溶液，若消耗 NaOH 标准溶液的体积相等，则说明 H_2SO_4 和 HAc 两溶液中的（　　）。

A. H^+ 浓度相等　　　　　　B. H_2SO_4 溶液的浓度为 HAc 溶液浓度的 1/2

C. H_2SO_4 溶液和 HAc 溶液的浓度相等　　D. H_2SO_4 溶液和 HAc 溶液的电离度相等

E. H_2SO_4 溶液的浓度为 HAc 溶液浓度的 2 倍

9. 硫酸含量的测定方式是（　　）。

A. 直接滴定法　　　B. 返滴定法　　　C. 置换滴定法　　　D. 间接滴定法

E. 非水滴定法

10. 测定硫酸含量所用的指示液是（　　　）。

A. 酚酞指示液　　　　　　　　　　　　　B. 甲基橙指示液

C. 甲基红-亚甲基蓝指示液　　　　　　　D. 甲基红指示液

E. 二甲酚橙指示液

11. 指示剂的适宜用量一般 是 20 ～ 30mL 试液中加入（　　　）。

A. 8 ～ 10 滴　　　　B. 1 ～ 4 滴　　　　C. 10 滴以上　　　　D. 5 ～ 6 滴　　　　E. 7 ～ 8 滴

12. 下列混合物属于混合指示液的是（　　　）。

A. 溴甲酚绿+甲基红　　　　　　　　B. 甲基+硼砂　　　　C. 百里酚蓝+NaCl

D. 甲基黄+淀粉　　　　　　　　　　E. 二甲酚橙+KCl

13. 测定硫酸含量指示液用量过多，则滴定终点呈现的颜色为（　　　）。

A. 紫色　　　　　B. 灰绿色　　　　C. 红色　　　　D. 绿色　　　　E. 蓝色

14. 采用双指示剂法测定混合碱试样。若试样由 NaOH 和 Na_2CO_3 所组成，则在两计量点消耗的 HCl 溶液体积 V_1 和 V_2 的关系为（　　　）。

A. $V_1=V_2 > 0$　　　B. $V_1 > V_2$　　　C. $V_1 < V_2$　　　D. $V_1=0$　　　E. $V_2=0$

15. 用 HCl 溶液滴定 Na_2CO_3 时，如用酚酞指示液只能指示（　　　）。

A. 第一计量点　　　B. 第二计量点　　　C. 第一计量点和第二计量点　　　　　D. 无计量点

E. 不确定

16. 某碱性试液，以酚酞为指示液滴定。用去 HCl 标准溶液的体积为 V_1；继续以甲基橙为指示液滴定，用去同一 HCl 标准溶液的体积为 V_2，如 $V_2 < V_1$，则该试液的组成为（　　　）。

A. CO_3^{2-}　　　B. HCO_3^-　　　C. OH^-　　　D. $CO_3^{2-}+OH^-$　　　E. $CO_3^{2-}+HCO_3^-$

17. 用 HCl 溶液滴定 Na_2CO_3 达第二计量点时，为防止终点提前，可采用（　　　）的方法。

A. 混合指示液　　　　　　　　　　　　B. 加入水溶性有机溶剂

C. 在近终点时煮沸溶液，冷却后继续滴定

D. 在近终点时缓缓滴定　　　　　　　　E. 加热

二、判断题

1. 滴定分析中一般利用指示剂颜色的突变来确定化学计量点，在指示剂变色时停止滴定，这一点称为化学计量点。（　　　）

2. 在纯水中加入一些酸，则溶液中的 $[H^+]$ 与 $[OH^-]$ 的乘积增大了。（　　　）

3. 强酸强碱滴定化学计量点时 pH 等于 7。（　　　）

4. 将 pH 3 和 pH 5 的两种溶液等体积混合后，其 pH 变为 4。（　　　）

5. $NaHCO_3$ 和 Na_2HPO_4 两种物质均含有氢，这两种物质的水溶液都呈酸性。（　　　）

6. 1.0mol/L $H_2C_2O_4$ 溶液，其 $[H^+]$ 浓度为 2.0mol/L。（　　　）

7. 0.1mol/L HAc 溶液的 pH 为 2.87。（　　　）

8. 强碱滴定弱酸常用的指示剂为酚酞。（　　　）

9. 强酸滴定弱碱常用的指示剂为酚酞。（　　　）

10. NaOH 标准溶液可以用直接配制法配制。（　　　）

11. HCl 标准溶液的准确浓度可用基准物质无水 Na_2CO_3 标定。（　　　）

三、简答题

1. 溶液的 pH 和 pOH 之间有什么关系？

2. 酸度和酸的浓度是不是同一概念？为什么？

3. 什么是缓冲溶液？举例说明缓冲溶液的组成。

4. 缓冲溶液的 pH 取决于哪些因素？

5. 酸碱滴定法的实质是什么？酸碱滴定有哪些类型？

6. 酸碱指示剂为什么能变色？什么是指示剂的变色范围？

7. 酸碱滴定曲线说明什么问题？什么是突跃范围？在各不同类型的滴定中为什么突跃范围不同？

8. 选择酸碱指示剂的原则是什么？

9. 什么是混合指示剂？举例说明用混合指示剂有什么优点。

10. 溶液滴入酚酞为无色，滴入甲基橙为黄色，指出此溶液的pH范围。

11. 判断在下列pH溶液中，指示剂显什么颜色。

（1）pH 3.5 溶液中滴入甲基橙指示液。

（2）pH 7.0 溶液中滴入溴甲酚绿指示液。

（3）pH 4.0 溶液中滴入酚酞指示液。

（4）pH 10.0 溶液中滴入甲基红指示液。

（5）pH 6.0 溶液中滴入甲基红和溴甲酚绿指示液。

12. 为什么 NaOH 溶液可以滴定 HAc 但不能直接滴定硼酸？

13. 如何获得不含 CO_2 的蒸馏水？

14. 为什么烧碱中常含有 Na_2CO_3？怎样才能分别测出 Na_2CO_3 和 NaOH 的含量？

15. 用基准物质 Na_2CO_3 标定 HCl 溶液时，为什么不选用酚酞指示剂而用甲基橙作指示剂？为什么要在近终点时加热赶去 CO_2？

16. 如何测定工业 H_2SO_4 的含量？

四、计算题

1. 求下列溶液的 pH

（1）0.001mol/L HCl 溶液。

（2）0.001mol/L NaOH 溶液。

（3）0.001mol/L HAc 溶液（$K_a=1.8\times10^{-5}$）。

（4）0.001mol/L 氨水（$K_b=1.8\times10^{-5}$）。

（5）0.01mol/L HAc 溶液和 0.01mol/L NaOH 溶液等体积混合溶液。

（6）0.01mol/L 氨水和 0.01mol/L HCl 溶液等体积混合溶液。

2. 用基准物质无水 Na_2CO_3 标定 0.1000mol/L HCl 标准溶液 500mL，应取无水 Na_2CO_3 多少克？

3. 用 0.2369g 无水碳酸钠标定 HCl 标准溶液，消耗 22.35mL HCl 标准溶液，计算该 HCl 标准溶液物质的量浓度？

4. 中和 30.00mL NaOH 溶液，用去 38.40mL $c_{1/2H_2SO_4}=0.1000$mol/L 的硫酸溶液，求 NaOH 溶液的物质的量浓度？

5. 称取 0.8206g 邻苯二甲酸氢钾（$KHC_8H_4O_4$），溶于水后用 0.2000mol/L NaOH 标准溶液滴定，须消耗 NaOH 标准溶液多少毫升？

6. 称取 1.5321g 纯 Na_2CO_3 配成 250.00mL 溶液，计算此溶液的物质的量浓度。若取此溶液 20.00mL，用 HCl 溶液滴定用去 34.20mL，计算 HCl 溶液的物质的量浓度。

◀ **参考答案** ▶

请同学们先深入思考，积极探索，自练自测，再看答案，这样做有助于您理解、掌握酸碱滴定的基本概念和原理、各种酸碱溶液 [H⁺]（[OH⁻]）浓度计算、pH 的计算、各种类型的酸碱滴定及其待测组分的浓度和含量的测定并计算，获得举一反三、触类旁通的效果。

一、单选题

1～5. D D D C B　　6～10. C B B A C　　11～15. B A B A A　　16～17. C C

二、判断题

1. ×　2. ×　3. √　4. ×　5. ×　6. ×　7. √　8. √　9. ×　10. ×　11. √

三、简答题

1. 答：在常温下 pH+pOH=14。

2. 答：不是。酸度是指溶液中 H^+ 浓度；而酸的浓度是指酸的物质的量浓度。

3. 答：缓冲溶液是一种对溶液的酸度起稳定作用的溶液。该溶液的酸度不因加入或反应产生少量酸或碱发生明显的变化，也不因将溶液稍加稀释而发生明显的变化。缓冲溶液一般由浓度较大的弱酸及其盐或弱碱及其盐组成。

4. 答：缓冲溶液的 pH 由 K_a（或 K_b）和弱酸及弱酸盐（或弱碱及弱碱盐）的浓度比决定。

5. 答：酸碱滴定法的实质就是 $H^+ + OH^- \rightleftharpoons H_2O$，酸碱滴定法有强酸（强碱）滴定强碱（强酸），强酸（强碱）滴定弱碱（弱酸）。

6. 答：酸碱指示剂大多是结构复杂的有机弱酸和弱碱，其酸式和碱式结构不同，颜色也不同。当溶液的 pH 改变时，指示剂由酸式结构变为碱式结构，或由碱式结构变为酸式结构，从而引起溶液的颜色发生变化。

指示剂的变色范围：$pH = pK_{HIn} \pm 1$ 就是指示剂变色的 pH 范围。

7. 答：①说明在滴定的化学计量点附近，溶液的 pH 存在突变。②在化学计量点附近形成的滴定曲线中的突跃部分的 pH 变化范围称为突跃范围。③突跃范围的大小是由被滴定的酸或碱的浓度和强弱决定的，被滴定的酸或碱的浓度和强弱不同，突跃范围就不同。

8. 答：凡在突跃范围内变色的指示剂，其变色范围全部或大部分落在滴定范围内的，基本都可用作这一类型滴定的指示剂。

9. 答：混合指示剂是由一种酸碱指示剂和一种惰性染料或两种酸碱指示剂，按一定比例配制而成的混合物。

其优点：变色范围窄，终点变化敏锐，这是利用了它们颜色之间的互补作用而使滴定终点更加敏锐的。

10. 答：该溶液的 pH 范围 4.4 ～ 8.0。

11. 解：

（1）pH 3.5 溶液中滴入甲基红指示液显红色。

（2）pH 7.0 溶液中滴入溴甲酚绿指示液显蓝色。

（3）pH 4.0 溶液中滴入甲基橙指示液显橙色。

（4）pH 10.0 溶液中滴入甲基橙指示液显黄色。

（5）pH 6.0 溶液中滴入甲基红和溴甲酚绿指示液显绿色。

12. 答：因为 $K_{HAc} = 1.8 \times 10^{-5}$ 所以 $CK_{HAc} > 10^{-8}$ 因此 NaOH 可以滴定 HAc；而硼酸的 $K_{a_1} = 5.8 \times 10^{-10}$。$CK_{a_1} < 10^{-8}$ 所以用 NaOH 滴定硼酸无明显的滴定突跃，无指示剂指示化学计量点，因此不能用 NaOH 直接滴定硼酸。

13. 答：将蒸馏水煮沸，冷却后立即使用。

14. 答：因为烧碱易和空气中的 CO_2 作用，所以烧碱中常含有 Na_2CO_3。可用双指示剂法测定。称取一定质量的烧碱，加适量蒸馏水溶解，用 HCl 标准溶液滴至酚酞褪色，记下消耗 HCl 标准溶液的体积 V_1；然后加 2 滴甲基橙指示剂，继续用 HCl 标准溶液滴至甲基橙由黄色变为橙色，记下消耗 HCl 标准溶液的体积 V_2。根据 V_1、V_2 及 HCl 标准溶液的浓度即可计算出 Na_2CO_3 和 NaOH 的含量。

15. 答：Na_2CO_3 与 HCl 的反应分两步进行：$CO_3^{2-} + H^+ \rightleftharpoons HCO_3^-$；$HCO_3^- + H^+ \rightleftharpoons CO_2 + H_2O$。第一化学计量点时 pH 为 8.31，可选用酚酞做指示剂，但 $K_{a_1}/K_{a_2} \approx 10^4$，又有 HCO_3^- 的缓冲作用，突跃不明显，误差较大，所以一般选用第二计量点为终点。第二计量点 pH 为 3.9，选用甲基橙为指示剂。为防止溶液中 CO_2 过多，酸度过大，致使终点出现过早，所以，近终点时要加热并振摇赶去 CO_2。

16. 答：工业硫酸可用 NaOH 标准溶液直接滴定，反应式：$2NaOH + H_2SO_4 \rightleftharpoons Na_2SO_4 + 2H_2O$，指示剂可用甲基红-亚甲基蓝混合指示剂，终点由红紫色变为灰绿色。

（1）所用试剂：0.1mol/L NaOH 标准滴定溶液；甲基红乙醇溶液（1g/L）与亚甲基蓝乙醇溶液（1g/L）按 2：1 体积比混合。

（2）实验内容：用胶帽滴瓶按减量法准确称取工业硫酸试样 0.15 ～ 0.2g（30 ～ 40 滴），放入预先装有 100mL 水的 250mL 量瓶中，手摇冷却至室温，用水稀释至刻度，再充分摇匀；用移液管自量瓶中移取 25mL 试液，置于锥形瓶中，加 2 滴混合指示剂，以 NaOH 标准溶液滴定至溶液由红紫色变为灰绿色为终点。平行测定 2～3 次；计算 H_2SO_4 的百分含量。

四、计算题

1. 解：

（1）$pH=-lg[H^+]$，HCl 是强酸 $pH=-lg10^{-3}$，pH 为 3

（2）NaOH 是强碱 $pH=14-(-lg10^{-3})$，pH 为 11

（3）HAc 是弱酸，$[H^+]=\sqrt{K_a \times C_a}=\sqrt{1.8\times10^{-5}\times10^{-3}}$，$pH=-lg[H^+]=3.87$

（4）氨水是弱碱，$[OH^-]=\sqrt{K_a \times C_a}=\sqrt{1.8\times10^{-5}\times10^{-3}}$，$pH=14-(-lg10^{-3})=10.13$

（5）$[H^+]$ 的总量为 $[H^+]=\sqrt{K_a \times C_a}+\dfrac{K_w}{[OH^-]}=\sqrt{1.8\times10^{-5}\times10^{-2}}+\dfrac{1\times10^{-14}}{1\times10^{-2}}$，pH 为 9.72

（6）$[H^+]$ 的总量为 $[H^+]=\sqrt{\dfrac{K_w}{K_b}\times C_a}+1\times10^{-2}$，pH 为 4.28

2. 解：根据化学反应方程式可知 Na_2CO_3 与 HCl 的化学计量数比 $n_1:n_2=1:2$，即有

$$\frac{m}{M}:CV\times10^{-3}=1:2$$

欲配制 0.1000mol/L HCl 标准溶液 500mL，则应准确称取无水碳酸钠 m：

$$m=\frac{CV\times10^{-3}\times M}{2}=\frac{0.1000\times500\times10^{-3}\times105.99}{2}=2.6498（g）$$

3. 解：根据 Na_2CO_3 与 HCl 的化学计量关系 $n_1:n_2=1:2$

即 $\dfrac{m}{M}:CV\times10^{-3}=1:2$，解得 $C=0.2000$（mol/L）

4. 解：$C=\dfrac{0.0384\times0.1000}{30.00\times10^{-3}}=0.1280（mol/L）$

5. 解：根据 $KHC_8H_4O_4$ 与 NaOH 的化学计量数比 $n_1:n_2=1:1$

即 $\dfrac{m}{M}:CV\times10^{-3}=1:1$　　$V=20.09$（mL）

6. 解：称取 1.5321g 纯 Na_2CO_3 配成 250.00mL 溶液，即

$$C=\frac{m}{MV}=\frac{1.5321\times1000}{105.99\times250.00}=0.05782（mol/L）$$

若取出该溶液 20.00mL 消耗 HCl 溶液 34.20mL，根据化学计量关系即 $C_1V_1:C_2V_2=1:2$，解得 $C_2=0.06763$（mol/L）。

第七章 络合滴定法

Complexometry

格物致新　厚德泽人

——南昌大学校训

本章要点

　　基本概念：络合滴定法（又称配位滴定法），络合剂（又称配位剂），氨羧配位剂——EDTA 及其二钠盐，稳定常数，副反应系数——配位剂的酸效应系数和共存离子效应系数，配位剂的共存离子效应，待测离子的水解效应，条件稳定常数，金属指示剂的原理，配位滴定曲线。

　　基本理论：配位滴定法原理（稳定性常数，副反应系数，条件稳定常数，配位滴定曲线，金属指示剂，标准溶液），配位滴定条件的选择（控制酸度、使用掩蔽剂提高滴定选择性）。

　　基本计算：EDTA 准确滴定条件的计算，单一金属离子适宜的 pH 范围计算[即允许的最高酸度（最小的 pH）和最低酸度（最大的 pH）的计算]，分步滴定条件的判断计算。

　　基本技能：滴定操作规范、熟练，如配置并标定 EDTA 标准溶液，选用合适的指示剂，正确判断滴定的终点并读取数据等。

第一节　概　　述

一、络合剂（配位剂）

　　络合滴定是以络合反应为基础的滴定分析方法，又称为配位滴定法。配位化合物（简称配合物）是一个中心离子和一个或几个配体以配位键结合所形成的化合物。因此配位反应可用如下通式表示：

$$中心离子 + 配体 \rightleftharpoons 配合物$$

　　配体通常分为无机配体和有机配体，常见的无机配体如 NH_3、CN^- 等，因易形成多级的络合物，并且因稳定性差而不宜用作配位滴定的滴定液。目前应用最为广泛的络合剂（又称配位剂）是以 EDTA 为代表的胺羧配位剂。EDTA 简式为 H_4Y。EDTA 在水中的溶解度小，通常采用 EDTA 二钠盐，用 $Na_2H_2Y \cdot 2H_2O$ 表示。EDTA 二钠盐的溶解度较大，在 22℃时，其溶解度约为 11.1g，溶液浓度约为 0.3mol/L，pH 约为 4.4。

　　EDTA 除了用于配位滴定外，还在各种分离和测定方法中广泛地用作掩蔽剂，它是当今分析化学中使用最广泛的配位剂（也称螯合剂）。

二、EDTA 的性质

1. EDTA 的结构式

$$\begin{matrix} HOOC_2HC \\ HOOC_2HC \end{matrix} > N - CH_2 - CH_2 - N < \begin{matrix} CH_2COOH \\ CH_2COOH \end{matrix}$$

2. EDTA 的结构特点

（1）分子中含有 2 个氨氮基（$\overset{\cdot\cdot}{\underset{|}{\overset{|}{N}}}-$），4 个羧氧基（$-\overset{O}{\overset{\|}{C}}-O-$）。

（2）氨氮基易与 Co、Ni、Zn、Cu、Cd、Hg 等金属离子络合，而羧氧基几乎能与一切高价金属离子络合。

3. 金属离子-EDTA 配合物的特点

（1）配位比 =1∶1，即 1mol 金属离子与 1mol EDTA 生成 1∶1 型的配合物。

（2）EDTA 与金属离子（M）形成的配合物立体结构中具有五元环或六元环结构，使配合物稳定性良好，这种环状结构又称为螯合物（chelating ligand），如图 7-1 所示。

（3）大多数配合物水溶性好且无色。

（4）配位反应速度快、配位比固定，反应更完全，符合滴定分析对反应的要求。

上述性质为配位滴定分析的应用提供了有利的条件、广阔的空间。

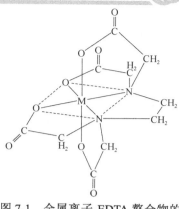

图 7-1　金属离子-EDTA 螯合物的立体结构

4. EDTA 的电离平衡　EDTA 为四元酸，可用简式 H_4Y 表示，在水溶液中，EDTA 两个羧基上的 H 原子可转移至 N 原子上形成双偶极离子，其结构式为

$$^-OOC_2HC \quad CH_2COO^-$$
$$^+HN-CH_2-CH_2-NH^+$$
$$HOOC_2HC \quad CH_2COOH$$

当溶液酸度升高（pH 降低）时，EDTA 可再接受两个质子（H^+）形成六元酸 H_6Y^{2+}，因此，EDTA 作为六元酸，存在六级电离平衡、七种型体，其中 Y^{4-} 是与金属离子发生配位反应的有效型体。根据电离平衡的定义可知六级电离平衡分别为

$$H_6Y^{2+} \xrightleftharpoons{K_{a_1}} H^+ + H_5Y^+ \qquad K_{a_1} = \frac{[H^+][H_5Y^+]}{[H_6Y^{2+}]} = 10^{-0.9}$$

$$H_5Y^+ \xrightleftharpoons{K_{a_2}} H^+ + H_4Y \qquad K_{a_2} = \frac{[H^+][H_4Y]}{[H_5Y^+]} = 10^{-1.6}$$

$$H_4Y \xrightleftharpoons{K_{a_3}} H^+ + H_3Y^- \qquad K_{a_3} = \frac{[H^+][H_3Y^-]}{[H_4Y]} = 10^{-2.0}$$

$$H_3Y^- \xrightleftharpoons{K_{a_4}} H^+ + H_2Y^{2-} \qquad K_{a_4} = \frac{[H^+][H_2Y^{2-}]}{[H_3Y^-]} = 10^{-2.67}$$

$$H_2Y^{2-} \xrightleftharpoons{K_{a_5}} H^+ + HY^{3-} \qquad K_{a_5} = \frac{[H^+][HY^{3-}]}{[H_2Y^{2-}]} = 10^{-6.16}$$

$$HY^{3-} \xrightleftharpoons{K_{a_6}} H^+ + Y^{4-} \qquad K_{a_6} = \frac{[H^+][Y^{4-}]}{[HY^{3-}]} = 10^{-10.26}$$

EDTA 电离平衡各型浓度的分布实为溶液 pH 的函数，在一定的 pH 范围内主要存在的型体见表 7-1。

表 7-1　不同 pH 时 EDTA 主要存在的型体

pH	主要存在型体	pH	主要存在型体
＜ 0.9	H_6Y^{2+}	2.67 ～ 6.16	H_2Y^{2-}
0.9 ～ 1.6	H_5Y^+	6.16 ～ 10.26	HY^{3-}
1.6 ～ 2.0	H_4Y	＞ 10.26	Y^{4-}
2.0 ～ 2.67	H_3Y^-		

上述各种型体中，以 Y^{4-} 与金属离子形成的配合物最为稳定，可见溶液的酸度（pH）是影响配合物稳定性的重要因素，也是配位滴定成败的关键因素。

EDTA 的水溶性小，每 100mL 水中只能溶解 0.02g（22℃时），难溶于酸和有机溶剂，易溶于 NaOH 溶液和氨水。为了增大 EDTA 在水中的溶解度，在实际配位滴定中通常采用 EDTA 二钠盐来配制滴定液。EDTA 二钠盐在水中的溶解度较大，每 100mL 水中可溶解 11.1g（22℃时），溶液浓度约为 0.3mol/L，pH 约为 4.4。

课堂互动

金属离子-EDTA 配合物有何特点？配位滴定为什么要用 EDTA 二钠盐作滴定液？

第二节 基本原理

一、EDTA 配合物的稳定常数

1. 反应通式为（为方便讨论，省略电荷符号）

$$M + Y \underset{}{\overset{K_{MY}}{\rightleftharpoons}} MY$$

2. 反应平衡常数可表达为

$$K_{MY} = \frac{[MY]}{[M][Y]} \tag{7-1}$$

式中，K_{MY} 即为金属离子与 EDTA 配合物的稳定常数。当温度一定时，K_{MY} 为一定值；K_{MY} 值越大，说明配合物 MY 越稳定。由表 7-2 可知，碱金属离子的 $\lg K_{MY} < 8$，不宜用配位滴定法测定碱金属的含量；碱土金属离子的 $\lg K_{MY} = 8 \sim 11$；Al^{3+} 及二价过渡元素的 $\lg K_{MY} = 14 \sim 19$；Hg^{2+} 和其他三价金属离子的 $\lg K_{MY} > 20$。在适当的条件下，金属离子条件稳定常数的 $\lg K'_{MY} > 8$ 就可以准确滴定，因此，用 EDTA 配位滴定法测定金属离子的含量具有广泛的实用性。

表 7-2　EDTA 配合物的稳定常数的对数值

金属离子	配合离子	$\lg K_{MY}$	金属离子	配合离子	$\lg K_{MY}$	金属离子	配合离子	$\lg K_{MY}$
Na^+	NaY^{3-}	1.66	Fe^{2+}	FeY^{2-}	14.33	Cu^{2+}	CuY^{2-}	18.7
Li^+	LiY^{3-}	2.79	Al^{3+}	AlY^-	16.11	Hg^{2+}	HgY^{2-}	21.8
Ag^+	AgY^{3-}	7.32	Co^{2+}	CoY^{2-}	16.31	Sn^{2+}	SnY^{2-}	22.1
Ba^{2+}	BaY^{2-}	7.78	Cd^{2+}	CdY^{2-}	16.40	Bi^{3+}	BiY^-	22.8
Mg^{2+}	MgY^{2-}	8.64	Zn^{2+}	ZnY^{2-}	16.40	Cr^{3+}	CrY^-	23.0
Ca^{2+}	CaY^{2-}	11.0	Pb^{2+}	PbY^{2-}	18.30	Fe^{3+}	FeY^-	24.23
Mn^{2+}	MnY^{2-}	13.8	Ni^{2+}	NiY^{2-}	18.53	Co^{3+}	CoY^-	36.0

二、副反应系数

络合滴定中，除了待测金属离子 M 与滴定液（配位剂）Y 之间的主反应外，还存在多种副反应，总的平衡关系表示如下所示。

（一）配位剂 Y 的副反应系数（α_Y）

配位剂 Y 的副反应包括因溶液 pH 变化而产生的酸效应和因与其他共存金属离子 N 反应而产生的共存离子效应。

1. 酸效应系数 $\alpha_{Y(H)}$ 当金属离子 M 与滴定液（配位剂）Y 发生反应时，因溶液中有 H^+ 存在并与 Y 结合，生成各种形式的共轭酸，使游离的 Y 的浓度下降，从而导致了主反应电离平衡向左移动，降低了 MY 的稳定性。

若以 [Y'] 表示 EDTA 电离平衡各型体浓度总和，则有

$$[Y']=[Y]+[HY]+[H_2Y]+[H_3Y]+[H_4Y]+[H_5Y]+[H_6Y]$$

显然，当溶液酸度降低（pH 升高）时，化学平衡关系向右移动，有利于 Y^{4-} 的形成、有利于生成 MY 的主反应。若溶液酸度升高（pH 降低）时，则情况变化相反。可见，酸效应是由于 H^+ 的存在使 Y^{4-} 参与主反应的能力降低的现象。用 $\alpha_{Y(H)}$ 表示酸效应系数，则

$$\alpha_{Y(H)}=\frac{[Y']}{[Y]}=\frac{[Y^{4-}]+[HY^{3-}]+[H_2Y^{2-}]+[H_3Y^-]+[H_4Y]+[H_5Y^+]+[H_6Y^{2+}]}{[Y^{4-}]} \tag{7-2}$$

当 $\alpha_{Y(H)}=1$ 时，表示 EDTA 没有发生酸效应，此时 [Y']=[Y]，也就是 EDTA 以 Y^{4-} 的形体存在。$\alpha_{Y(H)}$ 值越大，表示副反应越严重。$\alpha_{Y(H)}$ 与 pH 的函数关系如表 7-3 所示，即一般说来，可通过查表求得酸效应值 $\lg\alpha_{Y(H)}$。

表 7-3 EDTA 在不同 pH 时的酸效应系数的对数

pH	$\lg\alpha_{Y(H)}$	pH	$\lg\alpha_{Y(H)}$	pH	$\lg\alpha_{Y(H)}$
0.0	23.64	3.4	9.07	6.8	3.35
0.4	21.32	3.8	8.85	7.0	3.32
0.8	19.08	4.0	8.44	7.5	2.78
1.0	18.01	4.4	7.64	8.0	2.27
1.4	16.02	4.8	6.84	8.5	1.77
1.8	14.27	5.0	6.45	9.0	1.28
2.0	13.51	5.4	5.69	9.5	0.83
2.4	12.19	5.8	4.98	10.0	0.45
2.8	11.09	6.0	4.65	11.0	0.07
3.0	10.60	6.4	4.06	12.0	0.01

2. 共存离子效应系数 $\alpha_{Y(N)}$ 共存离子是指与待测金属离子 M 共存的其他金属离子 N，由于生成配合物 NY 而使 Y 参加主反应的能力降低。共存金属离子 N 的稳定常数为

$$K_{NY}=\frac{[NY]}{[N][Y]} \tag{7-3}$$

所以，共存离子效应系数 $\alpha_{Y(N)}$ 为

$$\alpha_{Y(N)}=\frac{[Y']}{[Y]}=\frac{[Y]+[NY]}{[Y]}=1+[N]K_{NY} \tag{7-4}$$

由式（7-4）可知，EDTA 与其他金属离子（也称为干扰离子）N 的副反应系数 $\alpha_{Y(N)}$ 取决于干扰离子 N 的浓度及 N 与 EDTA 的稳定常数。

配位剂 Y 总的副反应系数可归纳概括为如下形式：

$$\alpha_Y=\alpha_{Y(H)}+\alpha_{Y(N)}-1 \tag{7-5}$$

其实，EDTA 的酸效应和共存金属离子效应并不是均等的，当 $\alpha_{Y(H)}$ 与 $\alpha_{Y(N)}$ 相差较大时，可以

忽略较小的一项，即主要考虑较大一项所起到的主导作用。如当 $\alpha_{Y(H)}=10^{5.5}$，而 $\alpha_{Y(N)}=10^{1.5}$ 时，可省略较小的一项，即认为配位剂的酸效应是主要的：$\alpha_Y \approx \alpha_{Y(H)}=10^{5.5}$。

（二）金属离子的副反应系数（α_M）

被测金属离子可能发生的副反应是与溶液中可能存在的其他配位剂（L）发生配位反应和金属离子自身的水解反应。

1. 配位效应系数 $\alpha_{M(L)}$　由于其他配位剂 L 的存在，L 与被测金属离子 M 发生副反应，从而使 M 与滴定剂 Y 进行主反应的能力降低的现象称为配位效应。配位效应的强弱可用配位效应系数 $\alpha_{M(L)}$ 来衡量，其计算公式为

$$\alpha_{M(L)} = \frac{[M']}{[M]} = \frac{[M]+[ML]+[ML_2]+\cdots+[ML_n]}{[M]} \tag{7-6}$$
$$=1+\beta_1[L]+\beta_2[L]^2+\cdots+\beta_n[L]^n$$

式中，[M'] 为被测金属离子 M 与共存的其他络合剂 L 生成各种配合物型体的总和，即未与 Y 生成配合物的金属离子各种型体的总浓度。[M] 为溶液中处于游离状态的被测金属离子 M 的平衡溶度。$\beta_1 \sim \beta_n$ 为累积稳定常数，是金属离子与同一配体形成逐级配位常数的乘积，可在工具书中"金属配合物的稳定常数"的相关表格中查到。

其他配位剂 L 可能来自滴定所需的缓冲溶液，如 NH_3-NH_4Cl 中的 NH_3 分子，可能是为了防止干扰而加入的掩蔽剂（F^-），也有可能是溶液中的 OH^- 等。

2. 水解效应系数（也称为羟基配位效应系数）　这里是指弱碱性的金属离子与水反应生成弱电解质 $M(OH)_n$ 的反应，可从工具书中"金属离子的 $lg\alpha_{M(OH)}$"的相关表格中查到。

3. 其他　若体系中同时存在好几种其他配位剂 L，则金属离子与各种配位剂发生配位效应的概率、程度并不是均等的，即具有不同的稳定性等特点，可根据实际情况进行简化，即在一定的实验条件下，金属离子的副反应可能以某一种或少数几种配位剂为主。

（三）配合物 MY 的混合配位效应

配合物的混合配位效应主要与溶液的 pH 有关。待测金属离子与滴定剂生成的配合物 MY 在酸度较高（pH 较小）的溶液中可能会生成酸式的配合物 MHY；而在酸度较低（pH 较大）的溶液中可能会生成碱式的配合物 M(OH)Y。不论酸式还是碱式配合物的形成，均能增强被测金属离子 M 与配位剂 EDTA 的主反应，即这种副反应对主反应有利。但由于 MHY 和 M(OH)Y 都不够稳定，对配位滴定的影响很小，甚至小到可忽略不计，即视 $\alpha_{MY} \approx 1$，也就是 $[MY] \approx [MY']$。

三、条件稳定常数

在没有副反应时，待测金属离子 M 与配位剂 EDTA 的主反应可用稳定常数（K_{MY}）来描述。但是，在实际工作中，由于有副反应的存在，稳定常数则不能反映主反应进行的程度，因为 $[M'] \neq [M]$，$[Y'] \neq [Y]$，此时，稳定性常数应改用条件稳定常数 K'_{MY}（conditional stability coefficient）来描述平衡体系的规律：

$$K'_{MY} = \frac{[MY']}{[M'][Y']} \tag{7-7}$$

由于 $[M']=\alpha_M[M]$，$[Y']=\alpha_Y[Y]$，$[MY']=\alpha_{MY}[MY]$

因此：
$$K'_{MY} = \frac{\alpha_{MY}[MY]}{\alpha_M[M] \cdot \alpha_Y[Y]} = K_{MY} \cdot \frac{\alpha_{MY}}{\alpha_M \cdot \alpha_Y} \tag{7-8}$$

在确定的实验条件下，α_M、α_Y 为定值（可通过查表解决）；在实际工作中，通常把 MY 的副反应忽略（因生成物的副反应影响很小并有利于主反应），即 $\alpha_{MY}=1$；主要考虑配位剂的酸效应和被测金属离子的配位效应的影响，则式（7-8）的对数形式可写成

$$\lg K'_{MY} = \lg K_{MY} - \lg \alpha_{M(L)} - \lg \alpha_{Y(H)} \tag{7-9}$$

式（7-9）反映了配位滴定不可忽视的两个重要因素，因为 $\alpha_{Y(H)}$ 是由 pH 决定的，而 $\alpha_{M(L)}$ 中的 L 主要来自缓冲溶液（如 NH_3-NH_4Cl）或掩蔽剂（如 KCN、NH_4F 等），当 pH 升高时，L 是指 OH^- 浓度的升高。

若待测金属离子不存在副反应的影响，并且终点误差的允许范围为 ±0.1% 时，式（7-9）可写为如下更为简洁的形式：

$$\lg K'_{MY} = \lg K_{MY} - \lg \alpha_{Y(H)} \tag{7-10}$$

由式（7-10）可知，条件稳定常数 K'_{MY} 为对稳定常数 K_{MY} 的修正，即条件稳定常数 K'_{MY} 是从稳定常数 K_{MY} 中扣除副反应的影响因素后的实际值。一般说来 $\lg K > \lg K'$，如果 $\lg \alpha_{Y(H)}=0$，则说明 EDTA 配位滴定剂无酸效应影响，此时 [Y']=[Y]，即

$$\lg K'_{MY}=\lg K_{MY}$$

例如，滴定 Ca^{2+} 就属于这种情况，当 pH > 12 时，$\lg \alpha_{Y(H)} \approx 0$，即 EDTA 无酸效应，此时，它全部以有效型态 Y^{4-} 存在；而 Ca^{2+} 的水解效应非常小，可以忽略，因此 EDTA 与 Ca^{2+} 之间发生了单纯的（近乎理想的）配位反应。

【例 7-1】　计算 pH 5 时，Zn^{2+} 的 $\lg K'_{MY}$。

解：由表 7-2 可知：$\lg K_{ZnY}=16.40$

由表 7-3 可知：pH 5.0 时，$\lg \alpha_{Y(H)}=6.45$

由附录九可知：pH 5.0 时，$\lg \alpha_{Zn(OH)}=0$（金属离子水解效应系数的对数）

所以 pH 5.0 时，$\lg K'_{MY}=16.40-6.45=9.95$

四、配位滴定曲线

（一）配位滴定曲线的绘制

在一定 pH 条件下，随着 EDTA 标准溶液的加入，待测金属离子 M 不断与滴定剂反应生成配合物，其浓度不断降低。当滴定到化学计量点时，金属离子浓度的负对数（pM）发生飞跃变化。若依据滴定过程经历的四个阶段，将每个阶段中的得到的 pM 与消耗 EDTA 标准溶液体积数据列表并绘制滴定曲线，即可得到配位滴定曲线。这四个阶段即为绘制滴定曲线的四个步骤，故称为四步法。配位滴定曲线反映了滴定过程中，pM 随滴定液的加入所产生的变化。现以 pH 12 时，用 0.0100mol/L EDTA 标准溶液滴定 20.00mL 0.0100mol/L 的 Ca^{2+} 溶液为例（$K'_{MY}=K_{MY}=10^{10.69}$），说明待测金属离子浓度与滴定过程中滴定剂的加入量之间的函数关系。根据 pCa^{2+} 与消耗 EDTA 标准溶液体积的数据表（表 7-4），以 EDTA 标准溶液加入体积为横坐标，以 pCa^{2+} 为纵坐标作图，可以得到滴定曲线（图 7-2）。四步法作图的具体步骤如下。

1. 滴定前　溶液中只有 Ca^{2+}，$[Ca^{2+}]$ =0.01000mol/L，所以 pCa^{2+}=2.00。

2. 化学计量点前　溶液中有剩余的 Ca^{2+} 和滴定产物 CaY^{2-}。由于 K'_{CaY} 较大，剩余的 Ca^{2+} 对 CaY^{2-} 的解离有一定的抑制作用，可忽略 CaY^{2-} 的解离，按剩余的金属离子 Ca^{2+} 浓度计算 pCa^{2+} 值。当加入 EDTA 的体积为 19.98mL 时，还剩 0.02mL 的 Ca^{2+}：

$$[Ca^{2+}] = \frac{0.01000 \times 0.02}{20.00 + 19.98} = 5 \times 10^{-6}（mol/L）$$

则 pCa^{2+}=−$\lg[Ca^{2+}]$=5.3

3. 计量点时　Ca^{2+} 与 EDTA 几乎全部形成 CaY^{2-} 离子，所以

$$[CaY^{2-}] = \frac{20.00 \times 0.01000}{20.00 + 20.00} = 5 \times 10^{-3}（mol/L）$$

当 pH ≥ 12 时，$\lg \alpha_{Y(H)}=0$，化学计量点时 $[Ca^{2+}]=[Y^{4-}]=x$（mol/L）

由 $\dfrac{[MY]}{[M][Y]}=K'_{MY}=K_{MY}=10^{10.69}$（pH 12，副反应系数为1，即 $lg\alpha_{Y(H)}=0$，此时无副反应）故有

$$\frac{5\times10^{-3}}{x^2}=10^{10.69}$$

解得：$x=[Ca^{2+}]=3.2\times10^{-7}$（mol/L）

取上述结果的负对数：$pCa^{2+}=6.5$

4. 化学计量点后　溶液的组成为过量的 EDTA。当加入 EDTA 的体积为 20.02mL 时，EDTA 过量 0.02mL。

$$[Y]_{总}=\frac{0.01000\times0.02}{20.00+20.02}=5\times10^{-6}（mol/L）$$

根据配位平衡的基本原理和题目的已知条件，可得如下方程：

$$\frac{5\times10^{-3}}{[Ca^{2+}]\times5\times10^{-6}}=10^{10.691}$$

解上述方程得到化学计量点后：$[Ca^{2+}]=10^{-7.69}$ 即 $pCa^{2+}=7.69$

　　根据绘制滴定曲线的四步法（实为滴定过程的四个阶段）并在每个步骤（阶段）中又细分为若干个数据点，如表 7-4 所示。根据这些数据，以被滴定的 Ca^{2+} 的浓度的负对数 pCa^{2+} 为纵坐标，以消耗 EDTA 标准溶液的体积（或滴定分数）为横坐标，绘制滴定曲线，如图 7-2 所示。

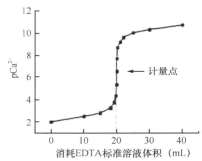

图 7-2　用 0.0100mol/L EDTA 标准溶液滴定同浓度 Ca^{2+} 的滴定曲线

表 7-4　基本实验数据

消耗 EDTA 标准溶液体积（mL）	滴定分数（%）	pCa^{2+}
0	0	2
10.00	50	2.5
15.00	75	2.8
18.10	90.5	3.25
19.20	96	3.75
19.70	98.5	4.3
19.98	99.9	5.3 ⎫ 滴
20.00	100	6.5 ⎬ 定突
20.02	100.1	7.7 ⎭ 跃
21.00	105	9.2
22.00	110	9.3
25.00	125	10.02
30.00	150	10.3
40.00	200	10.7

▶（二）影响配位滴定曲线突跃的因素

1. 条件稳定常数 K'_{MY} 的影响　一般说来，稳定常数 K_{MY} 越大，则条件稳定常数 K'_{MY} 也大，滴定曲线突跃增大，如图 7-3 所示。但是，在实际的滴定分析中，存在着程度不等的副反应，要用副反应系数对稳定常数 K_{MY} 进行修正，从而得到条件稳定常数 K'_{MY}。例如，溶液的酸度增加（即 pH 降低）时，EDTA 的 $lg\alpha_{Y(H)}$ 越大，则 K'_{MY} 越小，导致滴定曲线突跃范围缩小。

2. 待测金属离子 M 浓度的影响　一般说来，当条件稳定常数 K'_{MY} 一定时，金属离子 M 浓度越低，则滴定曲线的起点会越高，造成滴定突跃范围变窄，反之亦然，如图 7-4 所示。

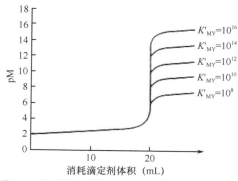

图 7-3　条件稳定常数越大滴定曲线的突跃越大

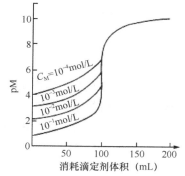

图 7-4　待测金属离子越浓滴定曲线的突跃越大

课堂互动

　　同学们会使用绘制滴定曲线的四步法描述酸碱滴定曲线、配位滴定曲线和后续要学习的氧化还原滴定曲线的横坐标、纵坐标、滴定突跃及其突跃范围吗？何谓滴定分数？

五、金属指示剂

（一）金属指示剂的作用原理

　　金属指示剂是一种具有酸碱性、配位性的有机染料，它与金属离子发生配位反应，生成一种与染料体本身颜色（甲色）不同的配合物的颜色（乙色），从而指示滴定过程中金属离子浓度的变化。

　　若以 In 表示金属指示剂的配位基团，则 In 显示自身颜色——甲色，滴定过程及其颜色的变化规律如下。

　　1. 滴定前　指示剂加入待测金属离子溶液，因 In 与 M 发生配位反应，溶液显示了与 In 自身颜色（甲色）有明显差异的配合物颜色（乙色）：

$$In+M \Longrightarrow MIn$$

　　　　甲色　　　　　　乙色

　　　（指示剂的本色）　（待测金属离子与指示剂配合物的颜色）

　　2. 滴定中　随着滴定剂的加入，金属离子 M 与 Y 发生配位反应：

$$M+Y \Longrightarrow MY$$

虽然游离的金属离子 M 在逐渐减少，但溶液仍显乙色，即金属离子与指示剂配位体形成的配合物（MIn）的颜色（乙色）。

　　3. 化学计量点时　因滴定剂 Y 与金属离子 M 稳定性大于指示剂 In 与金属离子 M 稳定性，一般说来应为：$\lg K'_{MY} - \lg K'_{MIn} > 2$，只有这样，才可能发生置换配位反应，即 Y 夺取了 MIn 中的 M：

$$MIn+Y \Longrightarrow MY+In$$

　　　　乙色　　　　　　　甲色

此时，溶液显示指示剂 In 自身颜色——甲色。

　　4. 整个滴定过程溶液颜色的变化规律　甲色 → 乙色 → 甲色。可见金属指示剂自身颜色与金属配合物的颜色有明显差异，其颜色与溶液的 pH 有关（即 pH 不同，溶液的颜色不同），这是金属指示剂的两大特点的体现。

（二）金属指示剂应具备的条件

　　（1）金属指示剂本身的颜色应与金属指示剂配合物 MIn 的颜色有明显区别，只有这样才能保证滴定终点时颜色变化敏锐，易于观察。

　　（2）金属指示剂配合物 MIn 应有一定的稳定性，一般为 $K'_{MIn} > 10^4$，但其稳定性又要低于 MY

的稳定性，一般为 $\lg K'_{MY} - \lg K'_{MIn} > 2$，只有这样，才能保证 Y 与 In 对金属离子 M 竞争配位反应（也称置换配位反应）中，Y 夺取 MIn 中的 M，生成 MY 使 In 游离出来，从而使溶液颜色返回到指示剂的本来颜色——甲色。

（3）金属指示剂也应具有一般指示剂的共性，如反应快速，具有良好的可逆性、选择性、稳定性、水溶性，便于贮存、使用方便等优点。

（三）金属指示剂的封闭现象

在配位滴定中，当达到化学计量点时，即使 EDTA 滴加过量，也不能把 In 从 MIn 中置换出来，从而不能及时观察到颜色的变化，或变色不敏锐，或终点推迟的现象称为金属指示剂的封闭现象。例如，用 EDTA 滴定 Ca^{2+}、Mg^{2+} 时，若有 Al^{3+}、Fe^{3+} 的存在，则因指示剂铬黑 T（eriochrome black T，EBT）与 Al^{3+}、Fe^{3+} 生成更稳定的配合物而出现封闭现象。

要消除封闭现象可采用的办法请见本章第三节滴定条件的选择，即干扰离子的排除——可选用最佳的滴定条件、采用掩蔽法或改变滴定方式等措施排除干扰。

（四）常用的金属指示剂

常用的金属指示剂有铬黑 T、二甲酚橙（xylene orange，XO）、钙指示剂（calcon-carboxylic acid，NN）等，它们的适用的 pH 范围和待测金属离子、可能产生干扰的封闭离子及其可使用的掩蔽剂等情况请见表 7-5。

表 7-5　常用的金属指示剂

指示剂	pH 范围	颜色变化		直接滴定离子	封闭离子	掩蔽剂
		In	MIn			
铬黑 T	$7 \sim 10$	蓝	红	Mg^{2+}、Ca^{2+}、Zn^{2+}、Cd^{2+}、Pb^{2+}、Mn^{2+}、稀土离子等	Al^{3+}、Fe^{3+}、Cu^{2+}、Co^{2+}、Ni^{2+}、Fe^{3+}、Al^{3+}、Ni^{2+}	三乙醇胺、NH_4F
二甲酚橙	< 6	亮黄	红紫	pH $1 \sim 3$　Bi^{3+}、Th^{4+}、Zr^{4+} pH $5 \sim 6$　Zn^{2+}、Pb^{2+}、Hg^{2+}、Cd^{2+}	Fe^{3+}、Al^{3+}、Ni^{2+}	NH_4F
1-(2-吡啶-偶氮)-2-萘酚（PAN）	$2 \sim 12$	黄	红	pH $2 \sim 3$　Bi^{3+}、Th^{4+} pH $4 \sim 5$　Cu^{2+}、Ni^{2+}		常需加热
紫脲酸铵	$10 \sim 11$	黄	紫	Ca^{2+}、Ni^{2+}、Cu^{2+}		
钙指示剂	$12 \sim 13$	纯蓝	酒红	Ca^{2+}	与铬黑 T 相似	

六、标准溶液的配制和标定

因 EDTA 在水中溶解度小，在配位滴定的实际操作中，通常使用 EDTA 二钠盐配制 EDTA 标准溶液，或称为 EDTA 二钠盐溶液。其在溶液中主要形体为 H_2Y^{2-}，故溶液的 pH 约为 4.4。但是，市售的 EDTA 二钠盐中含有 EDTA 和水，不易精制，加之实验用水和试剂中难免含有其他金属离子，故 EDTA 标准溶液通常采用间接法配制（要标定）。

EDTA 标准溶液的标定常用金属 Zn 或氧化锌 ZnO 为基准物质，用铬黑 T 或二甲酚橙作指示剂，以配制并标定 0.05mol/L EDTA 标准溶液和 0.05mol/L 锌标准溶液为例：

1. 0.05mol/L EDTA 标准溶液的配制　称取 EDTA 二钠盐的二水合物（EDTA-2Na·2H$_2$O）18.61g，溶于约 300mL 水中，微温，冷却后稀释至 1L，贮存于带玻璃塞的试剂瓶或聚乙烯瓶中（避免使用橡皮塞、橡胶管），待用锌标准溶液标定。

2. 0.05mol/L 锌标准溶液的配制及标定　取于约 800℃灼烧至恒重的基准 ZnO 0.12g，精密称定，加稀盐酸（10%）3mL 使溶解，加水 25mL，加 0.025% 甲基红的乙醇溶液 1 滴，滴加氨试液至溶液显微黄色，加水 25mL 与 NH_3-NH_4Cl 缓冲溶液（pH 10.0）10mL，再加铬黑 T 指示剂少量，用待标定标准溶液滴定至溶液由紫色变为纯蓝色，并将滴定结果用空白试验校正。每 1mL EDTA 标准溶液（0.05mol/L）相当于 4.069mg 的 ZnO。

3. 计算 设待标定标准溶液的浓度为 C_x，滴定时消耗标准溶液 V_x，精密称取基准 ZnO（分子量为 81.38）W（g），则待标定标准溶液的浓度按下式计算：

$$C_x = \frac{1000 \times W}{81.38 V_x} \; (\text{mol} / \text{L})$$

课堂互动

1. 精密称定操作应用何种规格的天平？使用天平进行精密称定应注意哪些事项？请阅读说明书或操作指南。

2. EDTA 标准溶液为何要进行标定？

第三节 滴定条件的选择

由于 EDTA 具有很强的配位能力，几乎能与所有的金属离子形成配合物而显示其测定金属离子的广泛性。但在实际的滴定分析中，待测样品可能存在多种金属离子成分，加之可能发生的多种副反应，如金属离子的水解、与其他配位剂发生副反应及配位剂自身的酸效应等，势必对滴定造成干扰，因而，以 EDTA 作为配位剂的配位滴定法选择性差而在实用中又显示其局限性。于是要实现待测离子的选择性滴定，就必须要选择合适的滴定条件。下面以单一金属离子的滴定为例阐明配位滴定条件的选择原理。

一、准确滴定的条件

（一）单一金属离子准确滴定的条件

在配位滴定中，通常采用指示剂指示滴定的终点，由于指示剂的变色点不可能与化学计量点完全一致，又因眼睛对颜色的视差，故滴定的误差是客观存在的。但是一般滴定的终点误差允许值为 0.1%，待测金属离子浓度为 $C_M=0.01$（mol/L）时，若用等浓度的 EDTA 进行滴定，则能准确滴定的判别式为

$$\lg C_M K'_{MY} \geqslant 6 \tag{7-11}$$

或

$$\lg K'_{MY} \geqslant 8 \tag{7-12}$$

上式可作为单一金属离子准确滴定的条件或称其为单一离子准确滴定的判别式。

（二）分步滴定的条件

如果试液中同时存在金属离子 M 和 N，能否在 M 被准确滴定之前，EDTA 不与 N 发生反应呢？当 $\Delta pM'=0.2$（滴定终点与化学计量点的 pM 之差）、滴定终点的允许误差为 0.3% 时（在混合离子体系中选择滴定时允许误差可大些），准确滴定 M 的条件是

$$\Delta \lg CK = \lg C_M K_{MY} - \lg C_N K_{NY} \geqslant 5 \tag{7-13}$$

或

$$\frac{C_M K_{MY}}{C_N K_{NY}} \geqslant 10^5 \tag{7-14}$$

若 M、N 浓度相等，并且不存在副反应，酸度条件又适宜时，则可用稳定常数表示分步滴定的条件：

$$\Delta \lg K = \lg K_{MY} - \lg K_{NY} \geqslant 5 \tag{7-15}$$

或

$$\frac{K_{MY}}{K_{NY}} \geqslant 10^5 \tag{7-16}$$

综上所述，式（7-11）或式（7-12）为单一金属离子能否准确滴定的判别式，若无副反应、酸

度适宜，则不必考虑条件稳定性常数，直接用稳定性常数进行判别。式（7-15）或式（7-16）说明 K_{MY} 与 K_{NY} 相差较大（$\Delta \lg K \geqslant 5$），则可通过控制酸度条件（即调节溶液的 pH）使 $\alpha_{Y(H)}$ 小到忽略不计的程度，从而实现分步滴定。如果，$\Delta \lg K < 5$，即 K_{MY} 与 K_{NY} 比较接近、相差不大，则可通过加入掩蔽剂，使 C_N 的浓度大为降低，以满足 $\Delta \lg K \geqslant 5$ 的条件，从而实现分步滴定。

二、酸度的选择

（一）单一金属离子最高酸度（即最小的 pH）的选择

1. 准确滴定的判别式　由表 7-3 可知，EDTA 的 $\lg \alpha_{Y(H)}$ 随 pH 的降低而升高，这就说溶液的酸度越高（pH 越小）EDTA 的 $\lg \alpha_{Y(H)}$ 越大，即 $\alpha_{Y(H)}$ 越大，说明副反应程度越严重，对主反应的干扰也越大，那么是否存在一个允许的最高酸度（即一个最低的 pH）？根据单一金属离子准确滴定的条件和式（7-10）：

$$\lg K'_{MY} = \lg K_{MY} - \lg \alpha_{Y(H)}$$

将单一金属离子准确滴定的条件即式（7-12）代入，得

即

$$\lg K'_{MY} = \lg K_{MY} - \lg \alpha_{Y(H)} \geqslant 8$$

$$\lg \alpha_{Y(H)} \leqslant \lg K_{MY} - 8 \tag{7-17}$$

这样可通过式（7-17）计算出 $\lg \alpha_{Y(H)}$，查表 7-3，可得相应的 pH，即准确滴定金属离子 M 的允许的最高酸度（即最小的 pH）。

2. 准确滴定允许最小的 pH 曲线图　若以准确滴定各种金属离子的允许的最小的 pH（最高的酸度）为纵坐标，以对应的 $\lg K'_{MY}$ 或 $\lg \alpha_{Y(H)}$ 为横坐标作图可得到用 EDTA 准确滴定各种金属离子的允许的最小的 pH（最高酸度）的曲线图（又称林邦曲线），如图 7-5 所示。一般说来，在实际的络合滴定中，只要控制试液的 pH 不低于被测对金属离子所允许的最小 pH（最高酸度），是不会发生 $\lg K'_{MY}$ 小于 8 而造成不能准确滴定的情况。

【例 7-2】　用 0.1mol/L EDTA 溶液滴定同浓度的 Fe^{3+} 溶液，计算试液的最高酸度（最小的 pH）。

解：根据 $\lg K'_{MY} = \lg K_{MY} - \lg \alpha_{Y(H)} \geqslant 8$ 的要求，可得到

$$\lg \alpha_{Y(H)} \leqslant \lg K_{MY} - 8 = \lg K_{FeY} - 8 = 25.1 - 8 = 17.1$$

查 EDTA 的 $\lg \alpha_{Y(H)}$，可知 pH 1.2 时，$\lg \alpha_{Y(H)} = 16.98$，因此最高酸度（最小的 pH）应控制在 pH 为 1.2。pH 与 $\lg \alpha_{Y(H)}$ 关系除详细表格外，还可见图 7-5。

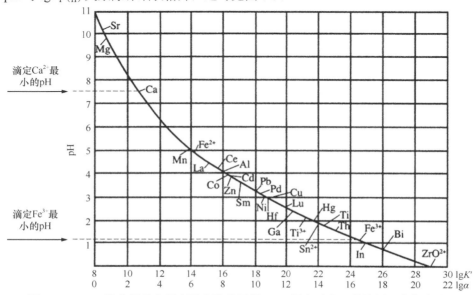

图 7-5　EDTA 滴定部分金属离子允许的最低 pH（最高酸度）曲线图（林邦曲线）

（二）单一金属离子最低酸度（即最大的 pH）的选择

上面介绍了配位滴定金属离子存在一个最高的酸度，即有一个最低的 pH，在实际工作中，应控制 pH 略高于最小值亦可，但不能高得太多，否则金属离子水解会成为不能准确滴定的又一影响因素。因此，络合滴定还有一个"最低酸度"（最高 pH）的问题，若低于此酸度，即 pH 高于最高允许值，则金属离子会发生水解，在尚未开始滴定前就会形成羟基配合物以至于析出沉淀 $M(OH)_n$。

为了防止金属离子水解，应根据金属离子沉淀 $[M(OH)_n]$ 的溶度积 K_{sp} 计算溶液 $[OH^-]$ 浓度进而求得试样溶液的 pH。最低酸度计算步骤如下。

（1）使 Fe^{3+} 发生水解反应的 $[OH^-]$ 浓度为

$$[OH^-] = \sqrt[n]{\frac{K_{sp}}{C_M}} \tag{7-18}$$

（2）求 $[OH^-]$ 浓度的负对数：

$$pOH = \frac{1}{n}\left(\lg C_M - \lg K_{sp}\right) \tag{7-19}$$

（3）求被测试液的 pH：

$$pH = 14 - pOH \tag{7-20}$$

【例 7-3】 用 0.1000mol/L EDTA 溶液滴定同浓度的 Fe^{3+} 溶液，计算试样溶液的最低酸度（最大的 pH）。

解：可知，Fe^{3+} 的溶度积为 $K_{sp}=4\times10^{-38}$，pK_{sp} 为 37.4，将数据代入式（7-19），可得如下结果：

$$pOH = \frac{1}{3}\left(\lg 0.1 + 37.4\right) = 12.1$$

被测试液的最低酸度，即最高的 pH 为

$$pH = 14 - pOH = 14 - 12.1 = 1.9$$

用 0.1000mol/L EDTA 溶液滴定同浓度的 Fe^{3+} 溶液，Fe^{3+} 溶液的 pH 应控制在 1.2 ～ 1.9 内。（由林邦曲线可得 EDTA 滴定 Fe^{+3} 的最小 pH 为 1.2）

三、利用掩蔽剂提高选择性

利用掩蔽剂掩蔽干扰离子是排除共存离子干扰实现选择性滴定的又一重要方法。这有两方面的含义：一是当有共存离子存在时，选择滴定待测离子；二是共存离子体系的分步滴定。根据掩蔽反应的类型可以分为沉淀掩蔽法、配位掩蔽法和氧化还原掩蔽法。

1. 原理 由于 EDTA 是性能优良的配位剂，能与多种金属离子生成稳定的配合物，因此，当溶液中存在几种金属离子时，就有可能同时被滴定，使测试定结果出现虚高。假设溶液中同时含有金属离子 M 和 N，并且 $K'_{MY} > K'_{NY}$，则测定 M 而不受 N 的干扰的条件可根据式（7-13）和式（7-14）判断。

$$\Delta\lg CK = \lg C_M K_{MY} - \lg C_N K_{NY} \geqslant 5$$

$$\frac{C_M K_{MY}}{C_N K_{NY}} \geqslant 10^5$$

如果 M 和 N 浓度相等，则上式为式（7-16）：

$$\frac{K_{MY}}{K_{NY}} \geqslant 10^5$$

即式（7-15）$\Delta\lg K = \lg K_{MY} - \lg K_{NY} \geqslant 5$

因此式（7-13）和式（7-14），以及式（7-15）和式（7-16）既可作为分步滴定的判别式，又可作为选择性滴定的判别式。

2. 沉淀掩蔽法 沉淀滴定法就是加入沉淀剂，使干扰离子 N 沉淀，从而降低 N 的浓度，排除 N 的干扰；也可以利用沉淀掩蔽法实现共存离子的分步滴定。例如，用 EDTA 滴定 Ca^{2+}、Mg^{2+} 共存的试样溶液，因 Ca、Mg 两种金属均为碱土金属，其水溶液均有中等强度碱性，可在强碱性介质中测定，并且在 pH 10 时可用 EDTA 滴定法测得 Ca、Mg 合量（总量），然后用 NaOH 将溶液的 pH 升至 12，此时 Mg^{2+} 生成 $Mg(OH)_2$ 沉淀，再用 EDTA 滴定，可测得 Ca^{2+} 的分量，从合量（总量）中扣除 Ca^{2+} 的分量即得到 Mg^{2+} 的分量，从而实现 Ca^{2+}、Mg^{2+} 的分步滴定（分别测定）。

3. 配位掩蔽法 络合掩蔽法是加入配位剂使之与干扰离子 N 生成更稳定的配合物，使得游离的 N 浓度大大降低，从而实现有选择性地滴定。配位掩蔽法是应用最广的掩蔽方法，常用的配位剂及其所掩蔽的离子和使用的 pH 范围如表 7-6 所示。

表 7-6　常用的配位剂及其使用范围

KCN	> 8	Co^{2+}、Ni^{2+}、Cu^{2+}、Zn^{2+}、Hg^{2+}、Ag^+、Ti^{3+} 及铂族元素	剧毒！须在碱性溶液中使用
NH_4F	4～6	Al^{3+}、Ti^{4+}、Sn^{4+}、Zr^{4+}、W^{6+} 等	用 NH_4F 比 NaF 好，因加入 NH_4F 后溶液 pH 变化不大
	10	Al^{3+}、Mg^{2+}、Ca^{2+}、Sr^{2+}、Ba^{2+} 及稀土元素	
三乙醇胺（TEA）	10	Al^{3+}、Sn^{4+}、Ti^{4+}、Fe^{3+}	与 KCN 并用，可提高掩蔽效果
	11～12	Fe^{3+}、Al^{3+} 及少量 Mn^{2+}	
酒石酸	1.2	Sb^{3+}、Sn^{4+}、Fe^{3+} 及 5mg 以下的 Cu^{2+}	在维生素 C 存在下使用
	2	Fe^{3+}、Sn^{4+}、Mn^{2+}	
	5.5	Fe^{3+}、Al^{3+}、Sn^{4+}、Ca^{2+}	
	6～7.5	Mg^{2+}、Cu^{2+}、Fe^{3+}、Al^{3+}、Mo^{4+}、Sb^{3+}、W^{6+}	
	10	Al^{3+}、Sn^{4+}	

【例 7-4】 用 0.0100mol/L EDTA 溶液滴定浓度均为 0.0100mol/L Zn^{2+} 和 Ca^{2+} 共存混合溶液，能否分步滴定？

解：

（1）判别能否分步滴定：根据式（7-13）可知：$\Delta lgK = lgK_{ZnY} - lgK_{CaY} = 16.50 - 10.69 = 15.81 > 5$，因此可以分步滴定。

（2）计算滴定 Zn^{2+} 的 pH 范围。

1）根据式（7-17）可知：$lg\alpha_{Y(H)} \leqslant lgK_{MY} - 8 = lgK_{ZnY} - 8 = 16.5 - 8 = 7.5$，当 $lg\alpha_{Y(H)} = 7.5$ 时，查表得滴定 Zn^{2+} 的最高酸度（最小的）pH 约 4.4

2）根据 $Zn(OH)_2$ 的 $pK_{sp}16.92$ 可计算出滴定 Zn^{2+} 最低酸度（最大 pH）是

$$pOH = \frac{1}{n}\left(lg C_M - lg K_{sp}\right) = \frac{1}{2}(lg 0.01 + 16.92) = 7.46$$

则 pH = 14 - pOH = 14 - 7.46 = 6.54

根据 1）和 2）的计算可知滴定 Fe^{3+} 的 pH 范围：4.4～6.5。

（3）计算滴定 Ca^{2+} 的 pH 范围：同理，可计算滴定 Ca^{2+} 的最高酸度（最小的）pH ≈ 7.6。

由于碱土金属钙的水化物为中强碱，即 Ca^{2+} 水解很弱，当 pH > 12 时，其水解效应的影响仍很小，此时，视 $lg\alpha_{M(OH)} \approx 0$，$lg\alpha_{Y(H)} \approx 0$ 即有 $lgK'_{MY} = lgK_{MY}$，故在配位滴定中应更多关注被测试液的 pH 及因 pH 的降低而造成 EDTA 溶液产生酸效应的影响。（参阅本章基本原理一节中条件稳定常数部分）

从本例可看出，通过控制溶液 pH 范围，可以实现混合金属离子体系的分步滴定。

第四节　应用示例

一、在生命科学中的应用

1. 人体常量元素[①] 的测定　人体中常量元素钙可用 EDTA 配位滴定法进行测定。EDTA 配位滴定法测定血清总钙已列入"临床检验操作规程"。用另一种氨羧配位剂（EGTA）测定血清钙和用 EDTA 配位滴定血清钙的研究应用属 20 世纪中期较为活跃的内容。

2. 药典的规定方法　配位滴定法是《中国药典》各版本的规定方法，也是世界各国药典例行方法，可直接或间接测定药物中金属元素或非金属（基团）的含量达几十种，如配位滴定法测定硫酸锌糖浆的含量、测定葡萄糖酸钙的含量、测定复方铝酸铋中铋、铝和辅料中氧化镁的含量等。

3. 在食品药品分析中的应用　食品、中药材都含有丰富的矿物质，其中有人体必需的、非必需的、有害的矿物元素等，对于诸多金属元素的检测，尽管有许多当代先进的仪器方法，但是配位滴定仍为这些金属元素的常量分析、半微量分析的一种简单、快速、准确、廉价的方法。

二、水质硬度的监测

水质硬度主要是指水中钙盐、镁盐的含量，含量高的称为硬水，含量低的称为软水。钙、镁的氯化物、硫酸盐、硝酸盐称为永久硬度，因为这部分盐类不能通过加热煮沸使其沉淀出来。而钙、镁的碳酸盐、碳酸氢盐则可通过加热煮沸使其沉淀出来，故称为暂时硬度。水的总硬度（简称硬度）是永久硬度与暂时硬度之和。

用硬水洗衣要消耗更多的洗涤剂。硬水在锅炉运行中因高温高压的环境，容易形成水垢，水垢附着在锅炉及其管道内壁表面形成坚硬的钙、镁盐类的沉积层，严重地阻碍了热的传导，浪费燃料，降低出率；堵塞管道，破坏了炉内水汽循环，严重时因受热不均而引起鼓泡变形甚至发生爆炸事故。长期饮用硬水会引起人体不适、泌尿系统的结石病症、慢性中毒甚至致癌致畸，严重危害人体健康。因此，监测水质的硬度是保证水质优良的前提，是护卫人体健康和锅炉设备安全运行的关键环节。

水的硬度测试采用 EDTA 配位滴定法，即用 EDTA 标准溶液滴定水样中的 Ca^{2+}、Mg^{2+}，根据 EDTA 标准溶液的浓度和滴定所消耗的体积及所取水样的体积，计算水的硬度。值得注意的是，锅炉水质硬度以一价基本单元物质的量的浓度为单位（mmol/L），生活饮用水的硬度以 $CaCO_3$ 计，单位为 mg/L（度）。

（一）锅炉水质监测

工业锅炉用水监测根据国标《工业锅炉水质》（GB/T 1576—2018）标准进行测定，如工作压力 ≤ 1.0MPa 的锅炉，给水硬度应 ≤ 0.030mmol/L。而对供汽轮机用汽的锅炉，蒸汽的质量应按照国标《火力发电机组及蒸汽动力设备水汽质量》（GB/T 12145—2016）规定的额定蒸汽压力 3.8 ～ 5.8MPa 汽包炉标准执行。还有热水锅炉，对水质硬度要求相对较低，仅要求给水不超过 0.6mmol/L。

（二）生活用水的硬度检测

我国对生活饮用水的硬度定义：100 万份重量水中含有 1 份重量的 $CaCO_3$ 即为 1 度，其单位是 mg/L，即水中含有的钙（Ca）、镁（Mg）无机盐类，以 $CaCO_3$ 计算硬度。我国生活饮用水标准总硬度（以 $CaCO_3$ 计，mg/L）不能超过：450mg/L（度）。由于制药用水的原水通常为饮用水，为天然用水经净化处理所得水，其质量必须符合中华人民共和国国家标准《生活饮用水卫生标准》（GB5749—2022）。饮用水通过进一步净化处理后可得制药用水。

[①] 常量元素：在体内含量比较高，占体重的 0.01% 以上，人体必需的常量元素包括钙、镁、硫、磷、钾、钠、氯等。微量元素在体内含量很低，占体重的 0.01% 以下，人体必需的微量元素包括铁、锌、铜、锰、镍、钴、钼、硒、铬、碘、氟、锡、硅、钒等 14 种。

三、在硅酸盐工业中的应用

（一）玻璃原料的化学分析

普通玻璃是由石英砂、纯碱、石灰石经窑炉熔融冷却成形所得的非晶体固体。其中石灰石的主要成分碳酸钙（$CaCO_3$）的含量测定，首选 EDTA 配位滴定法。

（二）硅酸盐水泥中 Fe_2O_3、Al_2O_3、CaO、MgO 的含量测定

硅酸盐水泥（熟料水泥）中 Fe_2O_3、Al_2O_3、CaO、MgO 的含量测定，是配位滴定法在硅酸盐工业产品系统分析中典型应用示例。硅酸盐水泥是由水泥熟料加入适当石膏而成，其成分与水泥熟料相似，可按水泥熟料化学分析法进行测定。

水泥熟料由生料烧成至部分或全部熔融而得，而生料以石灰石和黏土为主要原料，配以铁矿石、铝矾土，按适当比例配制而成，水泥经煅烧（$800 \sim 1300℃$）即成熟料。生料经烧成形成的主要矿物是硅酸三钙（$3CaO \cdot SiO_2$，C3S）、硅酸二钙（$2CaO \cdot SiO_2$，C2S）、铝酸三钙（$3CaO \cdot Al_2O_3$，C3A）、铁铝酸四钙（$4CaO \cdot Al_2O_3 \cdot Fe_2O_3$，C4AF）。水泥熟料中铁、铝、钙、镁等金属元素的含量测定主要采用 EDTA 配位滴定法，其简要过程如图 7-6 所示。

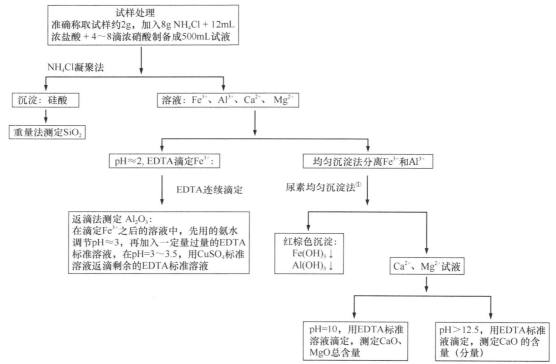

图 7-6　硅酸盐水泥系统分析

①尿素均匀沉淀法：由于 Fe^{3+}、Al^{3+} 干扰 Ca^{2+}、Mg^{2+} 的测定，须将它们预先分离。为此，取试液 100mL 于 200mL 烧杯中，滴入 7mol/L 氨水至红棕色沉淀生成时，再滴入 2mol/L HCl 溶液使沉淀刚好溶解。然后加入 25mL 500g/L 尿素溶液，加热 20 分钟，不断搅拌，使 Fe^{3+}、Al^{3+} 完全沉淀。趁热过滤，滤液用 250mL 烧杯承接，用 10g/L 热 NH_4NO_3 溶液洗涤沉淀至无 Cl^- 为止（用 $AgNO_3$ 检验），滤液冷却后转移至 250mL 量瓶中，稀释至刻度，摇匀。滤液用于测定 Ca^{2+}、Mg^{2+}

通过对配位滴定需要选择适宜 pH 的探讨，可知调节并控制溶液的 pH，常常是 EDTA 配位滴定成败的关键，若要实现多种离子共存体系的分步滴定，调节并控制溶液的 pH 显得尤为重要。

四、以任务驱动模式的应用示例

任务　络合滴定法测定葡萄糖酸钙片的含量

【任务描述】 取本品 20 片，精密称定，研细，精密称取适量（约相当于葡萄糖酸钙 1g），加水约 50mL，微温使葡萄糖酸钙溶解，移至 100mL 量瓶中，用水稀释至刻度，摇匀，过滤，精密移取续滤液 25mL，加水 75mL，加 NaOH 试液（4.3%）15mL 与钙紫红素指示剂 0.1g，用 EDTA 滴定液（0.05mol/L）滴定至紫色转变为纯蓝色。每 1mL EDTA 滴定液（0.05mol/L）相当于 22.42mg 的葡萄糖酸钙（$C_{12}H_{22}CaO_{14} \cdot H_2O$）。葡萄糖酸钙片规格：0.15g。

【任务分析】

（1）葡萄糖酸钙片（calciumgluconate tablet）的主成分是葡萄糖酸钙，葡萄糖酸钙是一种离子型的金属有机化合物，水溶性好，分子式为 $C_{12}H_{22}CaO_{14} \cdot H_2O$，分子量为 448.40。

$$Ca \begin{bmatrix} COO^- \\ | \\ H-C-OH \\ | \\ HO-C-H \\ | \\ H-C-OH \\ | \\ H-C-OH \\ | \\ CH_2OH \end{bmatrix}_2 \cdot H_2O$$

在水溶液中，可采用 EDTA 配位滴定法使 Ca^{2+} 与 EDTA 配位剂发生定量的配位反应，根据 EDTA 滴定液所消耗的体积（毫升数）及其浓度（mol/L），可计算葡萄糖酸钙的浓度，从而计算葡萄糖酸钙片中葡萄糖酸钙的含量。

（2）何谓"规格"？药品的包装、标签、说明书上会有"规格"二字，"规格"即"标示量"，是指药品最小单位包装含主药的量，如 1 支、1 片、1 瓶、1 粒药物中含有主药的量。本例中："规格：0.15g"就是每片药含主药葡萄糖酸钙 0.15g。

（3）"精密称取适量（约相当于葡萄糖酸钙 1g）"，这个"适量"是多少？即称取多少克（g）样品才"约相当于 1g 葡萄糖酸钙"？

产品规格为 0.15g，1g 葡萄糖酸钙约合 1/0.15 ≈ 6.7（片）

本例 20 片总重 10.2534g，则每片均重 10.2534/20=0.5127（g/片）

因此，应精密称取适量为 6.7×0.5127=3.4351（g），每份称取的量应是以此为准的随机值，即每个实验小组均有自己的精密称取值。

（4）由于葡萄糖酸钙片剂中还含有辅料（赋形剂），如蔗糖、柠檬酸、滑石粉、香甲兰素、硬脂酸镁、橘子油、柠檬油等，故微温（60～70℃）时，样品不会全部溶解，此时应振摇 10～15 分钟促其溶解，放冷后转移至 100mL 量瓶中。

（5）定容（100mL）后，过滤应使用干燥滤纸，以防湿滤纸带水造成误差；过滤可除去不溶物，排除其对滴定终点观察的干扰。"定容"即"稀释至刻度"。

【任务实施】

（1）称样：取本品 20 片，精密称定约 3.4351g，每份称样都是准确到小数点后第四位的随机值。

（2）溶样：加水约 50mL，微温使葡萄糖酸钙溶解，振摇 10～15 分钟。

（3）转移并定容：将溶样转移至 100mL 量瓶中，并将溶样烧杯洗涤 3 次，把 3 次洗涤液均归入 100mL 量瓶中，并控制总体积为 80～90mL，然后用水稀释至刻度（100mL）。

（4）过滤：把已定容的待测试液用干燥滤纸过滤，初始滤液 20～30mL 用于荡涤盛放滤液的容器，后续滤液作为待测试液。

（5）滴定：精密量取后续滤液 25mL，加水约 75mL，加 NaOH 试液（4.3%）15mL 和钙紫红素指示剂 0.1g，应徐缓加入指示剂，不应过量，否则会妨碍对终点的观察。

（6）实验数据：本次实验数据归纳于表 7-7 中。

表 7-7　EDTA 滴定葡萄糖酸钙数据

20 片总重（g）	每片平均重 m（g/片）	精密称取样品量 W（g）	EDTA 实际浓度（mol/L）	消耗滴定液体积 V（mL）
10.2534	0.5127	3.4988	0.0488	12.04

注：①样品规格（标示量）为 0.15g/片。②滴定度（T）：1mL EDTA 滴定液（0.05mol/L）相当于 22.42mg 的葡萄糖酸钙（$C_{12}H_{22}CaO_{14} \cdot H_2O$）。③3.4988g 样品折合成片数：（3.4988/0.5127）片。④计算葡萄糖酸钙占标示量百分比的修正值：F=0.0488/0.0500

（7）计算：葡萄糖酸钙占标示量百分比的公式并代入数据进行计算：

$$葡萄糖酸钙占标示量百分比 = \frac{12.04 \times 22.42 \times (\frac{0.0488}{0.0500}) \times 4}{(\frac{3.4988}{0.5127}) \times 0.15 \times 1000} \times 100\% = 102.9\%$$

本次测定结果：葡萄糖酸钙含量占标示量的 102.9%，符合《中国药典》规定范围：95.0% ～ 105.0%。

注：式中的 n=4，是因为精密量取滴定液为 25.00mL，而配制的试液为 100mL，故 100/25.00=4。

【结论】　合格。

◀ 本章小结 ▶

1. 氨羧配位剂　配位滴定中使用的氨羧配位剂主要是 EDTA，由于它是具有多配位基的配体，与金属离子发生配位反应的完全程度高；生成的配合物稳定性好，并且多为无色；配位比一般为 1∶1，配位比固定且简单；配位反应速度快、水溶性好，故在配位滴定中用得最多。

2. 稳定常数、副反应系数和条件稳定常数

（1）稳定性常数：根据配位反应通式，稳定性常数的定义式：

$$K_{MY} = \frac{[MY]}{[M][Y]}$$

（2）副反应系数：（EDTA）配位剂 Y、待测金属离子 M 和配位反应的生成物 MY 均有副反应发生并对主反应产生影响，但一般主要考虑的副反应是配位剂 Y 的酸效应（不要求考虑其他共存的金属离子与配位剂的副反应）和待测金属离子 M 配位效应（不要求考虑待测金属离子的水解副反应），因此条件稳定常数的对数形式：

$$\lg K'_{MY} = \lg K_{MY} - \lg \alpha_{M(L)} - \lg \alpha_{Y(H)}$$

若待测金属离子 M 无副反应，则条件稳定常数可写成更为简洁的对数形式：

$$\lg K'_{MY} = \lg K_{MY} - \lg \alpha_{Y(H)}$$

（3）条件稳定常数：根据上述副反应的论述可知，条件稳定常数 K'_{MY} 是对稳定常数 K_{MY} 的修正（校正），即条件稳定常数 K'_{MY} 是从稳定常数 K_{MY} 中扣除副反应的影响因素后的实际值。因此，条件稳定常数是校正了副反应影响后的实际稳定常数，故条件稳定常数更真实、更客观，但可供查阅的数据有限。

3. 金属指示剂

（1）金属指示剂是一种具有酸碱性、配位性的有机染料，它与金属离子发生配位反应，生成一种与染料体本身颜色（甲色）不同的配合物的颜色（乙色），从而指示滴定过程中金属离子浓度的变化。

（2）金属指示剂的特点：因溶液 pH 不同而显示不同颜色；指示剂（In）本身颜色与待测金属离子配合物（MIn）颜色明显不同。

（3）使用注意：① MIn 要有一定的稳定性，$K_{MY}/K_{MIn} > 100$；② MIn 水溶性好。

4. 准确滴定的判别条件

$$\lg(C_M K'_{MY}) \geqslant 6; \ \lg K'_{MY} \geqslant 8$$

5. 单一金属离子的测定条件：$\lg K_{MY}-\lg \alpha_{Y(H)} \geqslant 8$

（1）最高允许酸度：$\lg \alpha_{Y(H)}=\lg K_{MY}-8$，查表可得到最小的 pH。

（2）最低允许酸度：$[OH]=\sqrt[n]{K_{spM(OH)_n}/c_M}$，pH=14−pOH，查表可得最大允许的 pH。

6. 分步滴定判别式：

$$\lg K_{MY}-\lg K_{NY}=\Delta \lg K \geqslant 5$$

知识链接

（一）溶度积

溶度积（solubility product）亦称溶度积常数，即难溶电解质、固体及其饱和溶液在平衡时的平衡常数，常用 K_{sp} 表示。在数值上等于化学方程式中以平衡系数为幂次表示的离子浓度的乘积。例如，$Ca_3(PO_4)_2 \rightleftharpoons 3Ca^{2+}+2PO_4^{3-}$，$K_{sp}=[Ca^{2+}]^3[PO_4^{3-}]^2$。$K_{sp}$ 随温度的升高而加大，各类手册中常列出的是 25℃的 K_{sp} 值。根据 K_{sp} 的数值，可以比较同种类型（AB 型或 AB$_2$ 型等）难溶电解质溶解度的大小，K_{sp} 越小，难溶电解质的溶解度亦越小。

（二）硬水的软化与反渗透技术

纯化水为饮用水通过蒸馏法、离子交换法、反渗透技术（reverse osmosis technology）或其他适宜的方法进行纯化处理所得（硬水的软化处理也包括在其中）。但蒸馏法能耗高、产率低，适用于小型实验室和灭菌制剂用水（痕量分析、输液用水需要双蒸水）。离子交换法一般要经过阴离子交换树脂柱（塔）交换、阳离子交换树脂柱（塔）交换和阴阳离子交换树脂混合柱（塔）交换，交换柱（塔）占有一定的空间和地面，并且再生离子交换树脂费料费时，故该法适用于对锅炉供水、作为灭菌制剂用水的前处理步骤等。

反渗透技术是当今较先进的膜分离技术，节能有效，适用于硬水软化。现将有关基本概念、原理和应用分述如下。

1. 渗透与反渗透　当溶液与纯溶剂（或两种浓度不同的溶液）被半透膜（只允许溶剂分子通过的多孔膜称为半透膜，如细胞膜、膀胱膜、羊皮纸等）隔开，溶剂（或较稀溶液中的溶剂）会自动地通过半透膜向溶液（或较浓溶液）一侧扩散的现象称为渗透；若要阻止溶剂向溶液（或较浓的溶液）一侧扩散，则需在溶液（或较浓溶液）一侧施加一个外部压力，当施加的外部压力刚好阻止溶剂的扩散作用时，即外部压力与渗透作用相平衡时，此外部压力称为"渗透压"。当外部压力作用大于渗透压时，溶剂势必从溶液（或较浓溶液）一侧逆向扩散，此时，该逆向扩散称为"反渗透"，故反渗透是渗透的逆向作用。

2. 反渗透原理　在高于溶剂（水）渗透压的外部压力作用下，其他物质不能透过半透膜而将这些物质与溶剂（水）分离开来。由于反渗透膜的膜孔径非常小（仅为 10Å 左右，1nm=10Å），要使水分子通过膜孔被分离出来，一般需要 1～1.5MPa 的压力，提供该工作压力的设备就是泵；也正是因为反渗透膜的膜孔径非常小，因此能够有效地去除水中的溶解盐类、胶体、微生物、有机物等（去除率高达 97%～98%，或称为脱盐率很高）。故反渗透水具有水质好、能耗低、无污染、工艺简单、操作简便等优点。

3. 反渗透技术的应用　反渗透技术广泛用于海水及苦咸水淡化，锅炉给水、工业纯水及电子级超纯水制备，制药用水、饮用水、太空水的生产，还用于生物、医学工程，废水处理及特种分离等，在离子交换前使用反渗透技术可大幅度地降低操作费用和废水排放量。

现在市场上出现的直饮水（瓶装水、桶装水等）和直饮水机（或称为净化器）等实为以反渗透技术及其装置为核心，配以高密度滤网、高密度的活性炭过滤器（可前置也可后置，或前后都设置）和活性氧（臭氧）灭菌等装置，自来水通过直饮水机（净化器）处理后经检验合格可直接饮用。

◀ 思考与练习 ▶

一、选择题（单选或多选）

1. 某溶液主要含有 Ca^{2+}、Mg^{2+} 及少量 Fe^{3+}、Al^{3+}，今在 pH 10 的情况下加入三乙醇胺，以 EDTA 滴定，用铬黑 T 为指示剂，则测出的是（　　）。

A. Mg^{2+} 量　　　　　B. Ca^{2+} 量　　　　C. Ca^{2+}、Mg^{2+} 总量　　D. Ca^{2+}、Mg^{2+}、Fe^{3+}、Al^{3+} 总量

E. Fe^{3+}、Al^{3+} 总量

2. 准确滴定单一金属离子的条件是（　　）。

A. $\lg C_M K'_{MY} \geqslant 8$　　B. $\lg C_M K_{MY} \geqslant 8$　　C. $\lg C_M K'_{MY} \geqslant 6$　　D. $\lg C_M K_{MY} \geqslant 6$

E. $\lg C_M K_{MY} \geqslant 7$

3. 在配位滴定中，直接滴定法的条件包括（　　）。

A. $\lg C K'_{MY} \leqslant 8$　　　　　　　　B. 溶液中无干扰离子

C. 有变色敏锐无封闭作用的指示剂　　　D. 反应在酸性溶液中进行

E. 反应在碱性溶液中进行

4. EDTA 滴定 Zn^{2+} 时，加入 NH_3-NH_4Cl 可（　　）。

A. 防止干扰　　　　　　　　　　B. 控制溶液的 pH

C. 使金属离子指示剂变色更敏锐　　D. 加大反应速度

E. 生成沉淀

5. 取水样 100mL，用 0.020 00mol/L EDTA 标准溶液测定水的总硬度，用去 4.00mL，计算水的总硬度是（　　）（用 $CaCO_3$ mg/L 表示）。

A. 20mg/L　　　　B. 40mg/L　　　　C. 60mg/L　　　　D. 80mg/L　　　　E. 50mg/L

6. 配位滴定终点所呈现的颜色是（　　）。

A. 游离金属指示剂的颜色

B. EDTA 与待测金属离子形成配合物的颜色

C. 金属指示剂与待测金属离子形成配合物的颜色

D. 上述 A 与 C 的混合色

E. 上述 A 与 B 的混合色

7. 在 EDTA 配位滴定中，下列有关酸效应系数的叙述，正确的是（　　）。

A. 酸效应系数越大，配合物的稳定性越大　B. 酸效应系数越小，配合物的稳定性越大

C. pH 越大，酸效应系数越大　　　　　　D. 酸效应系数越大，配位滴定曲线的 pM 突跃范围越大

E. 酸效应系数越小，引入的误差越小

8. 以配位滴定法测定 Pb^{2+} 时，消除 Ca^{2+}、Mg^{2+} 干扰最简便的方法是（　　）。

A. 配位掩蔽法　　B. 控制酸度法　　C. 沉淀分离法　　D. 解蔽法

E. 萃取分离法

9. EDTA 的有效浓度 [Y] 与酸度有关，它随着溶液 pH 增大而（　　）。

A. 增大　　　　B. 减小　　　　C. 不变　　　　D. 先增大后减小

E. 先减小后增大

10. EDTA 法测定水的总硬度是在 pH（　　）的缓冲溶液中进行。

A. 4～5　　　　B. 6～7　　　　C. 8～10　　　　D. 12～13　　　　E. 13～14

11. 用 EDTA 测定 SO_4^{2-} 时，应采用的方法是（　　）。

A. 直接滴定　　B. 间接滴定　　C. 返滴定　　D. 连续滴定

E. 非连续滴定

12. 产生金属指示剂的僵化现象是因为（　　）。

A. 指示剂不稳定　　B. MIn 溶解度小　　C. $K'_{MIn} < K'_{MY}$　　D. $K'_{MIn} > K'_{MY}$　　E. $K'_{MIn} = K'_{MY}$

13. 产生金属指示剂封闭现象是因为（ ）。

A. 指示剂不稳定　　　B. MIn 溶解度小　　　C. $K'_{MIn} < K'_{MY}$　　　D. $K'_{MIn} > K'_{MY}$　　　E. $K'_{MIn} = K'_{MY}$

14. 配位滴定所用的金属指示剂同时也是一种（ ）。

A. 掩蔽剂　　　B. 显色剂　　　C. 配位剂　　　D. 弱酸弱碱　　　E. 缓冲剂

15. 使 MY 稳定性增加的副反应有（ ）。

A. 酸效应　　　B. 共存离子效应　　　C. 水解效应　　　D. 混合配位效应　　　E. 碱效应

16. 在 Fe^{3+}、Al^{3+}、Ca^{2+}、Mg^{2+} 混合溶液中，用 EDTA 测定 Fe^{3+}、Al^{3+} 的含量时，为了消除 Ca^{2+}、Mg^{2+} 的干扰，最简便的方法是（ ）。

A. 沉淀分离法　　　B. 控制酸度法　　　C. 配位掩蔽法　　　D. 溶剂萃取法

E. 控制酸度法

17. 水硬度的单位是以 $CaCO_3$ 为基准物质确定的，硬度为 10 度的水即 1L 水中含有（ ）。

A. 1g $CaCO_3$　　　B. 0.1g $CaCO_3$　　　C. 0.01g $CaCO_3$　　　D. 0.001g $CaCO_3$　　　E. 10g $CaCO_3$

18. 配位滴定中，使用金属指示剂二甲酚橙，要求溶液的酸度条件是（ ）。

A. pH 6.3 ～ 11.6　　　B. pH 6.0　　　C. pH > 6.0　　　D. pH < 6.0　　　E. pH > 11.6

19. 用 EDTA 标准溶液滴定金属离子 M，若要求相对误差小于 0.1%，则要求（ ）。

A. $C_M K'_{MY} \geqslant 10^6$　　　B. $C_M K'_{MY} \leqslant 10^6$　　　C. $K'_{MY} \geqslant 10^6$　　　D. $K'_{MY} \alpha_{Y(H)} \geqslant 10^6$

E. $C_M K'_{MY} \alpha_{Y(H)} \leqslant 10^6$

20. 配位滴定中加入缓冲溶液的原因是（ ）。

A. EDTA 酸效应

B. 金属指示剂有其使用的酸度范围

C. EDTA 与金属离子反应过程中会释放出 H^+

D. K'_{MY}

E. 催化效应

二、填空题

1. 在 1.0×10^{-3}mol/L 铜氨溶液中，其中游离氨的浓度为 1.4×10^{-2}。平衡时 $[Cu(NH_3)_3^{2+}]=$_____mol/L，$[Cu(NH_3)_4^{2+}]=$_____moL/L。（Cu^{2+}-NH_3 络合物的 $\lg\beta_1 \sim \lg\beta_4$ 分别为 4.30，8.0，11.0，13.3）。

2. 含有 0.0100mol/L Mg^{2+}-EDTA 配合物的 pH 10 的氨溶液中，$[Mg^{2+}]=$_____mol/L，$[Y^{4-}]=$_____mol/L。（$\lg K_{MgY}=8.7$；pH 10 时 $\lg\alpha_{Y(H)}=0.45$）。

3. 在含有酒石酸和 KCN 的氨溶液中，用 EDTA 滴定 Pb^{2+}、Zn^{2+} 混合溶液中的 Pb^{2+}。加入酒石酸的作用是_____，KCN 的作用是_____。

4. 含有 Zn^{2+} 和 Al^{3+} 的酸性混合溶液，欲在 pH 5 ～ 5.5 的条件下，用 EDTA 标准溶液滴定其中的 Zn^{2+}。加入一定量六亚甲基四胺的作用是_____；加入三乙醇胺的作用是_____。

5. 以 EDTA 为滴定剂测定水的硬度时，因水中含有少量的 Fe^{3+}、Al^{3+}，应加入_____作掩蔽剂，滴定时控制溶液 pH 为_____。

6. 已知 Ag^+-NH_3 配合物的 $\lg\beta_1=3.2$，$\lg\beta_2=7.0$。当 Ag^+-NH_3 配合物溶液中的 $[Ag(NH_3)^+]=[Ag(NH_3)_2^+]$ 时，$pNH_3=$_____；当 $[Ag(NH_3)^+]$ 为最大时，$pNH_3=$_____。

7. EDTA 酸效应曲线是指_____，当溶液的 pH 越大，则_____越小。

8. Ca^{2+} 与 PAN 不显色，但加入 CuY 后即可指示滴定终点。今于含 Ca^{2+} 的碱性试液中加入 CuY 和 PAN 后发生的反应为_____，显_____色；当以滴定 EDTA 至终点时的反应为_____，显_____色。

9. EDTA 的化学名称为_____。配位滴定常用水溶性较好的_____来配制标准滴定溶液。

10. EDTA 的结构式中含有两个_____和四个_____，是可以提供六个_____的螯合剂。

11. 影响配位平衡的因素是_____和_____。

12. EDTA 与金属离子配合，不论金属离子是几价，绝大多数都是以_____的关系配合。

13. EDTA 配合物的有效浓度是指_____，它随溶液的_____升高而_____。

14. EDTA 和金属指示剂铬黑 T 分别与 Ca^{2+}，Mg^{2+} 形成配合物，其稳定性顺序为_____。

15. 提高配位滴定选择性的方法有_____和_____。

三、判断题

1. 配位滴定法中指示剂根据滴定突跃的范围选择。（   ）

2. EDTA 的酸效应系数与溶液的 pH 有关，pH 越大，则酸效应系数也越大。（   ）

3. 在配位反应中，当溶液的 pH 一定时，K_{MY} 越大则 K'_{MY} 就越大。（   ）

4. 金属指示剂是指示金属离子浓度变化的指示剂。（   ）

5. 造成金属指示剂封闭的原因是指示剂本身不稳定。（   ）

6. 若被测金属离子与 EDTA 配位反应速度慢，则一般可采用置换滴定方式进行测定。（   ）

7. EDTA 滴定某金属离子有允许的最高酸度（pH），溶液的 pH 再增大就不能准确滴定该金属离子了。（   ）

8. 金属指示剂 In，与金属离子形成的配合物为 MIn，当 [MIn] 与 [In] 的比值为 2 时对应的 pM 与金属指示剂 In 的理论变色点 pMt 相等。（   ）

9. 用 EDTA 进行配位滴定时，被滴定的金属离子（M）浓度增大，$\lg K_{MY}$ 也增大，所滴定突跃将变大。（   ）

10. 用 EDTA 法测定试样中的 Ca^{2+} 和 Mg^{2+} 含量时，先将试样溶解，然后调节溶液 pH 为 5.5 ~ 6.5，并进行过滤，目的是去除 Fe^{3+}、Al^{3+} 等干扰离子。（   ）

11. 配合物的条件稳定常数是考虑了酸效应和配位效应后的实际稳定常数 。（   ）

12. 金属指示剂的僵化现象是指滴定时终点没有出现。（   ）

13. 在配位滴定中，若溶液的 pH 高于滴定 M 的最小 pH，则无法准确滴定。（   ）

14. 配位滴定中，溶液的最佳酸度范围是由 EDTA 决定的。（   ）

15. 铬黑 T 指示剂在 pH 7 ~ 11 内使用，其目的是为减少干扰离子的影响。（   ）

16. 滴定 Ca^{2+}、Mg^{2+} 总量时要控制 pH 约为 10，而滴定 Ca^{2+} 分量时要控制 pH 为 12 ~ 13。若 pH 13 时测 Ca^{2+} 则无法确定终点。（   ）

17. 采用铬黑 T 作指示剂终点颜色变化为蓝色变为紫红色。（   ）

18. 配位滴定不加缓冲溶液也可以进行滴定。（   ）

19. 酸效应曲线的作用就是查找各种金属离子所需的滴定最低酸度。（   ）

20. 只要金属离子能与 EDTA 形成配合物，都能用 EDTA 直接滴定。（   ）

四、简答题

1. EDTA 和金属离子形成的配合物有哪些特点？

2. 配位滴定中什么是主反应？有哪些副反应？怎样衡量副反应的严重情况？

3. 配合物的稳定常数和条件稳定常数有什么不同？为什么要引入条件稳定常数？

4. 试比较酸碱滴定和配位滴定，说明它们的相同点和不同点。

5. 配位滴定中，金属离子能够被准确滴定的具体含义是什么？金属离子能被准确滴定的条件是什么？

6. 配位滴定的酸度如何选择？主要从哪些方面考虑？

7. 酸效应曲线是怎样绘制的？它在配位滴定中有什么用途？

8. 金属离子指示剂应具备哪些条件？为什么金属离子指示剂使用时要求一定的 pH 范围？

9. 什么是配位滴定的选择性？提高配位滴定选择性的方法有哪些？

10. 配位滴定的方式有几种？它们分别在什么情况下使用？

五、计算题

1. 用纯 $CaCO_3$ 标定 EDTA 溶液。称取 0.1005g 纯 $CaCO_3$，溶解后用量瓶配成 100.0mL 溶液，吸取 25.00mL，在 pH 12 时，用钙指示剂指示终点，用待标定的 EDTA 溶液滴定，用去 24.50mL。

（1）计算 EDTA 溶液的物质的量浓度。

（2）计算该 EDTA 溶液对 ZnO 和 Fe_2O_3 的滴定度。

2. 在 pH 10 的氨缓冲溶液中，滴定 100.0mL 含 Ca^{2+}、Mg^{2+} 的水样，消耗 0.010 16mol/L EDTA 标准溶液 15.28mL；另取 100.0mL 水样，用 NaOH 处理，使 Mg^{2+} 生成 $Mg(OH)_2$ 沉淀，滴定时消耗 EDTA 标准溶液 10.43mL，计算水样中 $CaCO_3$ 和 $MgCO_3$ 的含量（以 μg/mL 表示）。

3. 称取铝盐试样 1.250g，溶解后加入 0.050 00mol/L EDTA 溶液 25.00mL，在适当条件下反应后，以调节溶液 pH 为 5～6，以二甲酚橙为指示剂，用 0.020 00mol/L Zn^{2+} 标准溶液回滴过量的 EDTA 溶液，消耗 Zn^{2+} 标准溶液 21.50mL，计算铝盐中铝的质量分数。

4. 用配位滴定法测定氯化锌的含量。称取 0.2500g 试样，溶于水后转移到 250mL 量瓶并稀释至刻度，移取溶液 25.00mL，在 pH 5～6 时，用二甲酚橙做指示剂，用 0.010 24mol/L EDTA 标准溶液滴定，用去 17.61mL。计算试样中氯化锌的质量分数。

5. 称取含 Fe_2O_3 和 Al_2O_3 的试样 0.2015g，溶解后，在 pH 2 以磺基水杨酸做指示剂，以 0.020 08mol/L EDTA 标准溶液滴定到终点，消耗 15.20mL，再加入上述 EDTA 标准溶液 25.00mL，加热煮沸使 EDTA 与 Al^{3+} 反应完全，调节 pH 为 4.5，以 PAN 为指示剂，趁热用 0.021 12mol/L Cu^{2+} 标准溶液返滴定，用去 8.16mL，试计算试样中 Fe_2O_3 和 Al_2O_3 的质量分数。

◀ 参考答案 ▶

请同学们先深入思考，积极探索，自练自测，再看答案，获得举一反三，触类旁通的效果。

一、选择题（单选或多选）

1～5. C C C B D　　6～10. A B B A C　　11～15. C B D C D　　16～20. B C D A ABC

二、填空题

1. $6.7×10^{-4}$　$3.3×10^{-4}$

2. $7.6×10^{-4}$　$2.7×10^{-4}$

3. 辅助配位剂　掩蔽剂

4. 作缓冲剂，控制溶液的 pH　作掩蔽剂，掩蔽 Al^{3+} 的干扰

5. 三乙醇胺　10

6. 3.8　3.5

7. 不同 pH 时 EDTA 酸效应系数的对数　则 $\lg\alpha_{Y(H)}$ 越小

8. $CuY+Ca^{2+}+PAN{=\!=\!=}CaY+Cu\text{-}PAN$　红　$Cu\text{-}PAN+Y{=\!=\!=}CuY+PAN$　浅绿

9. 乙二胺四乙酸　乙二胺四乙酸二钠

10. 氨氮　羧氧　配位原子

11. 酸效应　配位效应

12. 1：1

13. $[Y^{4-}]$　酸度　降低

14. $CaY > MgY > MgIn > CaIn$

15. 利用掩蔽剂增大配合物稳定性的差别　控制溶液酸度

三、判断题

1. ×　2. ×　3. √　4. √　5. ×　6. ×　7. √　8. ×　9. √　10. √

11. √　12. ×　13. ×　14. ×　15. ×　16. √　17. ×　18. ×　19. ×　20. ×

四、简答题

1. 答：

（1）EDTA 与金属离子配位时形成五个五元环，具有特殊的稳定性。

（2）EDTA 与不同价态的金属离子生成配合物时，配位比简单。

（3）生成的配合物易溶于水。

（4）EDTA 与无色金属离子配位形成无色配合物，可用指示剂指示终点；EDTA 与有色金属离子配位形成配合物的颜色加深，不利于观察。

（5）配位能力与溶液酸度、温度有关，与其他配位剂的存在等有关，外界条件的变化也能影响配合物的稳定性。

2. 答：

（1）配位剂（EDTA）与金属离子（被测）形成配合物的反应为主反应。

（2）副反应有水解效应、配位效应、酸效应、共存离子效应、混合配位效应。

（3）酸效应系数、配位效应系数数值越大，副反应越严重。

3. 答：

（1）没有任何副反应存在时，配合物的稳定常数称为绝对稳定常数；有副反应存在时得出的实际稳定常数称为条件稳定常数。

（2）当 M 与 Y 在一定酸度条件下进行配位，并有 Y 以外的其他配体存在时，将会引起副反应，从而影响主反应的进行，此时稳定常数已经不能客观地反映主反应进行的程度，应引入条件稳定常数。

4. 答：相同点：①都属于滴定分析法；②反应均可以定量完成；③反应速率较快；④以指示剂确定终点；⑤滴定方式相同。

不同点：①酸碱滴定以酸碱反应为基础，配位滴定以配位反应为基础；②所用标准溶液不同；③所用指示剂不同；④酸效应不同；⑤测定对象不同。

5. 答：

（1）目测终点与化学计量点的 pM 之差 ΔpM 为 ±0.2pM 单位，允许终点误差为 ±0.1% 时，可以准确测定单一金属离子。

（2）$\lg C_M K'_{MY} \geqslant 6$ 时，可以准确滴定。

6. 答：

（1）以酸效应曲线来选择，还应结合实验来确定。

（2）考虑酸度对金属离子和 MY 配合物的影响，其他配体存在的影响，更要考虑酸度对 EDTA 的影响。

7. 答：

（1）在 [M]=0.01mol/L 时，以 $\lg K_{MY}$ 或 $\lg \alpha_{Y(H)}$ 为横坐标，pH 为纵坐标绘制曲线。

（2）可以选择滴定的酸度条件、可判断干扰情况、可查出 pH 对应的 $\lg \alpha_{Y(H)}$ 值。

8. 答：

（1）在滴定的 pH 范围内，游离的指示剂本色同 MIn 的颜色应显著不同；显色反应灵敏、迅速，变色可逆性良好；MIn 稳定性适当；In 应较稳定，便于贮藏和使用；MIn 应易水解，否则出现僵化现象。

（2）在不同 pH 范围内呈现不同的颜色，影响终点颜色的判断。

9. 答：

（1）在几种金属离子共存时，配位剂与被测离子配位，而不受共存离子干扰的能力。

（2）控制溶液酸度；掩蔽、解蔽法；化学分离、选其他配位滴定剂。

10. 答：

（1）直接滴定：用于金属离子和配位剂配位迅速；有变色敏锐的指示剂，不受共存离子的"封闭"作用；在一定滴定条件下金属离子不发生其他反应。

（2）返滴定：用于金属与配位剂配位缓慢；在滴定的 pH 条件下水解；对指示剂"封闭"；无合适的指示剂。

（3）置换滴定：用于金属离子与配位剂配位不完全；金属离子与共存离子均可与配位剂配位。

（4）间接滴定：用于金属离子与配位剂不稳定或不能配位。

五、计算题

1. 解：（1）
$$C_{\text{EDTA}}=\frac{m}{MV}=\frac{25.00\times0.1005}{100.0\times100.09\times24.50\times10^{-3}}=0.010\,25\ (\text{mol/L})$$

（2）
$$T_{\text{ZnO/EDTA}}=CVM=0.010\,25\times1\times10^{-3}\times81.39=0.8342\ (\text{mol/L})$$

$$T_{\text{Fe}_2\text{O}_3/\text{EDTA}}=\frac{0.010\,25\times1\times10^{-3}\times159.69}{2}=0.8184\ (\text{mg/mL})$$

2. 解：
$$\text{CaCO}_3\text{含量}=\frac{C_{\text{EDTA}}V_{\text{EDTA}}M_{\text{CaCO}_3}\times10^3}{V_{\text{样品}}}$$

$$=\frac{0.010\,16\times10.43\times10^3\times100.09}{100.0}$$

$$=106.1\ (\mu\text{g/mL})$$

$$\text{MgCO}_3\text{含量}=\frac{C_{\text{EDTA}}V_{\text{EDTA}}M_{\text{MgCO}_3}\times10^3}{V_{\text{样品}}}$$

$$=\frac{0.010\,16\times(15.28-10.43)\times10^3\times84.32}{100.0}$$

$$=41.55\ (\mu\text{g/mL})$$

3. 解：
$$\omega_{\text{Al}}=\frac{(\text{EDTA总量}-\text{Zn}^{2+}\text{标准溶液回滴量})\times M_{\text{Al}}\times10^{-3}}{W_{\text{铝盐试样}}}\times100\%$$

$$=\frac{(0.050\,00\times25.00-0.020\,00\times21.50)\times10^{-3}\times26.98}{1.250}\times100\%$$

$$=1.77\%$$

4. 解：
$$\omega_{\text{ZnCl}_2}=\frac{C_{\text{EDTA}}V_{\text{EDTA}}M_{\text{ZnCl}_2}\times10^{-3}}{W_{\text{样品}}\times\dfrac{V_{\text{滴定移取体积}}}{V_{\text{样品溶液总体积}}}}\times100\%$$

$$=\frac{0.010\,24\times17.61\times10^{-3}\times136.3}{0.2500\times\dfrac{25.00}{250}}\times100\%$$

$$=98.31\%$$

5. 解：
$$W_{\text{Fe}_2\text{O}_3}=\frac{\dfrac{1}{2}\times C_{\text{EDTA}}V_{\text{EDTA}}\times M_{\text{Fe}_2\text{O}_3}\times10^{-3}}{W_{\text{样品}}}\times100\%$$

$$=\frac{\dfrac{1}{2}\times0.02008\times15.20\times159.69\times10^{-3}}{0.2015}\times100\%$$

$$=12.09\%$$

$$W_{\text{Al}_2\text{O}_3}=\frac{\dfrac{1}{2}\times(\text{EDTA总量}-\text{Cu}^{2+}\text{标准溶液返滴量})\times M_{\text{Al}_2\text{O}_3}\times10^{-3}}{W_{\text{样品}}}\times100\%$$

$$=\frac{\dfrac{1}{2}\times(0.02008\times25.00-0.02112\times8.16)\times101.96\times10^{-3}}{0.2015}\times100\%$$

$$=8.34\%$$

第八章 氧化还原滴定法

Redox Titration

好读书，肯下功夫，不仅读，还做笔记。

——杨绛

本章要点

基本概念：氧化还原反应的实质，氧化-还原电对的电极电位——能斯特方程，标准电极电位，条件电极电位，氧化还原平衡常数及其应用（氧化还原反应的方向、程度），指示剂变色的电位范围，氧化还原滴定曲线的纵坐标、横坐标、化学计量点、滴定突跃，各种常用的氧化还原滴定方法。

基本理论：氧化还原滴定法的基本原理及其氧化还原反应平衡常数，指示剂变色原理。

基本计算：氧化-还原电对的电极电位——能斯特方程式，氧化还原滴定计算——待测物质的浓度及其含量的计算。

基本技能：熟练掌握常用氧化还原滴定法的操作，了解绘制氧化还原滴定曲线的四个步骤。

第一节 氧化还原滴定法的基本原理

一、概　　述

（一）氧化还原滴定法及其分类

氧化还原滴定法（redox titration）是以氧化还原反应为基础的一类滴定分析方法。

氧化还原反应的实质是电子的转移，即发生反应的物质之间有电子的得失。一般来说，氧化还原反应机制及过程比较复杂，反应速度较慢，有些反应常伴有副反应。因此，在氧化还原反应滴定中应严格控制实验条件（如介质的酸度、温度、滴定的速度、滴定的方式等），保证滴定反应按照化学反应方程式确定的计量关系准确、快速地进行。

许多氧化还原反应已成功用于滴定分析。习惯上常按滴定剂的名称进行分类，如碘量法、高锰酸钾滴定法、亚硝酸钠滴定法、重铬酸钾滴定法、铈量法、溴酸钾滴定法、溴量法等。这些方法应用范围广，能直接或间接测定具有还原性的物质，也是药物分析的重要方法手段。

（二）氧化还原滴定的特点

氧化还原滴定法较其他滴定分析的方法有如下不同的特点。

（1）氧化还原反应的机制较复杂，副反应多，因此与化学计量有关的问题更复杂。

（2）氧化还原反应比其他类型的反应速度慢。

（3）氧化还原滴定可以用氧化剂作滴定剂，也可用还原剂作滴定剂。因此有多种滴定方法及其操作方式。

（4）氧化还原滴定法主要用于测定氧化剂或还原剂，也可以用于间接测定不具有氧化性或还原性的金属离子或阴离子，所以氧化还原滴定法应用非常广泛。

二、氧化还原平衡

物质的氧化性或还原性的强弱是用其电极电位来表征的，氧化剂与还原剂发生氧化还原反应的程度是用平衡常数 K 来衡量的。K 值大说明这个反应进行程度完全，K 值小说明反应进行程度不完全。发生氧化还原反应的两个电对的电极电位相等，则反应达到平衡。

（一）氧化还原反应的实质

氧化还原滴定法是基于溶液中氧化剂与还原剂之间电子的转移而进行反应的一种分析方法。氧化还原反应的实质，是氧化剂获得电子发生了还原反应，还原剂失去电子发生了氧化反应的过程，其化学反应方程式为

$$Ox_1 + ne \rightleftharpoons Red_1$$

$$Red_2 - ne \rightleftharpoons Ox_2$$

合并上述两式得
$$Ox_1 + Red_2 \rightleftharpoons Red_1 + Ox_2$$

即一个氧化还原反应是由氧化剂半反应和还原剂半反应组成，一个半反应即为一个氧化-还原电对。

物质的氧化还原性质可用其电对的电极电位来衡量。电对的电极电位越高（越正），表明其氧化态（oxidized state，Ox）的氧化能力越强，而还原态（reduced state，Red）的还原能力越弱；电对的电极电位越低（越负），表明其还原态的还原能力越强，而氧化态的氧化能力越弱。一个自发进行的氧化还原反应的方向，总是高电极电位的氧化态物质氧化低电极电位的还原态物质，从而生成新的还原态和新的氧化态物质。例如

$$2Fe^{3+} + Sn^{2+} \rightleftharpoons 2Fe^{2+} + Sn^{4+}$$

由于 $E^{\theta}_{Fe^{3+}/Fe^{2+}} > E^{\theta}_{Sn^{4+}/Sn^{2+}}$（$E^{\theta}_{Fe^{3+}/Fe^{2+}}$=0.68V，$E^{\theta}_{Sn^{4+}/Sn^{2+}}$=0.14V），所以，就氧化态而言，$Fe^{2+}$ 比 Sn^{4+} 更易获得电子，即 Fe^{3+} 是更强的氧化剂；就还原态而言，Sn^{2+} 比 Fe^{2+} 更易失去电子，故 Sn^{2+} 是更强的还原剂。由于两个电对存在明显的电位差，即 0.68–0.14=0.54（V），因而发生了一个自发的氧化还原反应，也就是作为还原剂的 Sn^{2+} 失去了电子发生了氧化反应，而作为氧化剂的 Fe^{3+} 得到电子发生了还原反应，于是氧化剂与还原剂之间自发地完成了电子转移过程。

（二）氢标准电极电位

为了方便使用，提出了氢标准电极电位（standard electrode potential）概念。欲求任何给定电极的标准电极电位，均可拿该电极（半电池）与标准氢电极组成原电池，因规定标准氢电极的电位为零，且在温度为 298.15K，组成电极相关电解质溶液的离子活度为 1mol/L，相关气体分压为 100kPa 时，在已消除液体接界电位的情况下，这个原电池的电动势即为该指定电极的标准电极电位 E^{θ}。虽然氢标准电极是一种假设的理想的参比标准，不可以或难以实际制作，但氢标准电极这一概念在测量数据的处理时却起到了第一参考标准的作用。

电对的电位越高，其氧化态的氧化能力越强；电对的电位越低，其还原态的还原能力越强。一个自发的氧化还原反应，总是从高电位电对的氧化态氧化低电位电对的还原态开始的，其结果生成相应的还原态和氧化态物质。

E^{θ} 可以从常用的专业书或工具书中查到。根据 E^{θ} 值的大小可以比较各种物质氧化、还原能力的强弱，判断氧化还原反应的方向及其反应进行的程度。

（三）能斯特方程

对于任一指定的可逆氧化-还原电对，Ox/Red 的半电池反应为

$$aOx + ne \rightleftharpoons bRed$$

则该电对的电极电位按能斯特方程（Nernst equation）计算：

$$E = E^{\theta} + \frac{2.303RT}{nF} \lg \frac{a^a_{Ox}}{a^b_{Red}} = E^{\theta} + \frac{0.0592}{n} \lg \frac{a^a_{Ox}}{a^b_{Red}} \tag{8-1}$$

式中，E 为电极电位，单位为 V；E^{θ} 为标准电极电位，可在工具书中查得，单位为 V；R 为摩尔气

体常数，其值为 8.314J/(mol·K)；T 为热力学温度，单位为 K，本公式中 T=273.15+25℃ =298.15K；F 为法拉第常数，其定义为流过 1mol 电子相关联的电量，即 1F=96 485C/mol（库仑/摩尔）；n 为电极反应中氧化剂与还原剂之间电子的得失数目；a_{Ox}、a_{Red} 分别表示氧化型、还原型的活度[①]。

式（8-1）表明氧化-还原电对的电极电位是由标准电极电位、氧化型与还原型的活度之比的对数项之和所构成。

使用上述公式时还要注意：

（1）在电极反应中，配平的反应方程式中各物质的系数 a、b……应为能斯特方程中相应物质活度（浓度）的指数。例如，高锰酸钾在酸性溶液中为强氧化剂，其氧化-还原电对的半反应方程式为

$$MnO^- + 8H^+ + 5e \Longrightarrow Mn^{2+} + 4H_2O$$

用能斯特方程计算该电对电位的方程式应为（注意：H^+ 浓度的 8 次方不能漏掉）

$$E_{MnO^-/Mn^{2+}} = E^{\theta}_{MnO^-/Mn^{2+}} + \frac{0.0592}{5} \lg \frac{[MnO^-][H^+]^8}{[Mn^{2+}]}$$

（2）纯金属、纯固体和纯溶剂（如水）的活度为 1，如 Ag-AgCl 电对，单质 Ag 的活度为 1。AgCl/Ag 电对半反应：

$$AgCl + e \Longrightarrow Ag + Cl^-$$

用能斯特方程计算该电极电位的形式为

$$E_{AgCl/Ag} = E^{\theta}_{AgCl/Ag} + 0.0592 \lg \frac{1}{[Cl^-]}$$

（3）若有介质中的 H^+ 或 OH^- 参加电极反应，它们的浓度的相应方次都应列入能斯特方程。例如，维生素 C 在乙酸介质中的半反应为

$$C_6H_6O_6 + 2H^+ + 2e \Longrightarrow C_6H_8O_6$$

则 $[H^+]^2$ 也应写入能斯特方程：

$$E = E^{\theta} + \frac{0.0592}{2} \lg \frac{[C_6H_6O_6][H^+]^2}{[C_6H_8O_6]}$$

（4）氧化-还原电对一般分为可逆电对（如 HNO_2/NO、Fe^{3+}/Fe^{2+}、I_2/I^-、Ce^{4+}/Ce^{3+} 等）和不可逆电对（如 H_2O_2/H_2O、MnO_4^-/Mn^{2+}、$Cr_2O_7^{2-}/Cr^{3+}$ 等）。可逆电对在电极反应中的任一瞬间都能快速建立氧化还原平衡，其实际测得的电位值与用能斯特方程计算所得值一致。而不可逆电对在电极反应中不能快速建立氧化还原平衡，其实际测得的电位值与用能斯特方程计算所得值有一定差距，虽然存在差距，但仍具有一定的参考价值。

▮（四）条件电极电位

在实际工作中通常知道的是各物质的分析浓度，而不是活度。当离子强度较大时，有可能改变电对氧化态和还原态的活度系数；此外，电对的氧化态和还原态还有可能发生副反应，如有溶液 pH 的变化，或有沉淀的生成、配位反应的发生等，都可能引起电对氧化态和还原态浓度的变化，从而影响电对的电位，为反映真实的情况，故提出条件电极电位概念。

为简化起见，常忽略溶液中离子强度的影响，用浓度值代替活度值进行计算。但是只有在浓度很稀时，这种处理方法才近似于正确，当浓度较大，尤其是高价离子参与电极反应时，或有其他强电解质存在下，计算结果就会与实际测定值发生较大偏差。因此，若以浓度代替活度，应引入相

[①] 活度（activity）即某物质溶液的有效浓度或称为校正浓度。在电解质溶液中，由于带电离子之间及离子和溶剂之间的相互作用，使得离子在化学反应中表现出的有效浓度与其真实浓度之间有差别。某物质的活度 a 与其实际浓度 C 的关系为：$a = \gamma C$，γ 为活度系数；因此，活度可视为对实际浓度的修正。对于理想溶液，$\gamma = 1$，此时 $a = C$，即活度等于浓度。一般情况下 $\gamma < 1$，当溶液很稀时，因离子间的相互作用变得十分微弱，则 $\gamma \approx 1$。在分析化学中，被测试液很稀或不强调活度与浓度的区别时，可视 $\gamma \approx 1$。

应的活度系数 γ_{Ox}、γ_{Red} 和副反应系数 α_{Ox}、α_{Red}，如物质 A 的活度 a_A 与其分析浓度 C_A 和副反应系数 α_A 之间的关系为

$$a_A = \frac{\gamma_A \cdot C_A}{\alpha_A} \tag{8-2}$$

将式（8-2）代入式（8-1），为方便讨论起见，视电对半反应中的物质系数为 1，则可得到以分析浓度表示的电对的电极电位：

$$E_{Ox/Red} = E^{\theta} + \frac{0.0592}{n} \lg \frac{\gamma_{Ox} C_{Ox} \alpha_{Red}}{\gamma_{Red} C_{Red} \alpha_{Ox}} = E^{\theta'} + \frac{0.0592}{n} \lg \frac{C_{Ox}}{C_{Red}} \tag{8-3}$$

上式中的 $E^{\theta'}$ 称为条件电位，即为

$$E^{\theta'} = E^{\theta} + \frac{0.0592}{n} \lg \frac{\gamma_{Ox} \alpha_{Red}}{\gamma_{Red} \alpha_{Ox}} \tag{8-4}$$

式（8-4）即为条件电位的计算通式，该式表明在特定条件下，电对的氧化型和还原型的分析浓度均为 1mol/L（或浓度比 C_{Ox}/C_{Red}=1 时）的实际电位——这是校正了各种影响因素后的实际电位。也就是说在特定的条件下，$E^{\theta'}$ 值才是一个常数，故条件电位因此而得名。由于条件电位考虑了盐效应[①]、酸效应、生成沉淀和生成配合物等副反应的影响，因此，$E^{\theta'}$ 反映了离子强度与各种副反应影响的总结果，用它来处理问题，可避免未知的活度系数（γ）和副反应系数（α）及其对数项的计算。$E^{\theta'}$ 通过实验进行实测而求得。$E^{\theta'}$ 与标准电极电位（E）的关系如同配位滴定法中稳定常数与条件稳定常数的关系。

条件电位计算通式（8-4）包括不易计算的 $\lg \frac{\gamma_{Ox} \alpha_{Red}}{\gamma_{Red} \alpha_{Ox}}$ 项，但可以通过实验直接测出 $E^{\theta'}$，$E^{\theta'}$ 值可在分析化学手册等工具书或相关资料中查到。用 $E^{\theta'}$ 值计算的结果比用 E^{θ} 值计算的结果更接近实际情况，但因实际的实验体系及其反应条件的差异，在工具书或相关资料中可查到的 $E^{\theta'}$ 数据是有限的，如果查不到 $E^{\theta'}$ 数据，则可用 E^{θ} 数据代替，虽然会有一定的误差，但仍然具有参考价值。

【例 8-1】 计算 1mol/L HCl 溶液中 [Fe^{3+}]=1.0×10^{-2}mol/L，[Fe^{2+}]=1.0×10^{-3}mol/L 时，Fe^{3+}/Fe^{2+} 电对的电极电位。

解：Fe^{3+}/Fe^{2+} 电对的半反应为

$$Fe^{2+} + e \Longrightarrow Fe^{3+}$$

（1）查表得该电对的条件电位为 $E^{\theta'}$=0.70V，则该电对的电极电位为

$$E = E^{\theta'} + 0.0592 \lg \frac{C_{Fe^{3+}}}{C_{Fe^{2+}}}$$

$$= 0.70 + 0.0592 \lg \frac{1.0 \times 10^{-2}}{1.0 \times 10^{-3}}$$

$$= 0.76 \text{（V）}$$

（2）查表得该电对的标准电极电位为 E^{θ}=0.77V，用标准电极电位 E^{θ} 代替条件电位 $E^{\theta'}$ 计算，则该电对的电极电位为

$$E = E^{\theta} + 0.0592 \lg \frac{C_{Fe^{3+}}}{C_{Fe^{2+}}}$$

$$= 0.77 + 0.0592 \lg \frac{1.0 \times 10^{-2}}{1.0 \times 10^{-3}} = 0.83 \text{（V）}$$

---

① 盐效应：当水溶液中加入大量某种盐时，使溶液中另一种物质溶解度发生改变的现象称为盐效应。本文所说的盐效应是指电解质浓度对条件电位的影响，因为电解质浓度的变化会改变溶液中的离子强度，从而改变电对的氧化态和还原态的活度系数。

由本例可知，用标准电极电位 E^θ 代替条件电极电位 $E^{\theta'}$ 计算，虽然产生明显误差，但仍具有一定的参考价值。

（五）电极电位的应用

1. 氧化还原反应进行的方向　氧化还原反应进行的方向，取决于两个电对的电极电位之差。电对的电位越高（越正），其氧化态的氧化能力越强，即在电极反应中作为氧化剂，它可以氧化电极电位比它低的还原剂；电对的电位越低（越负），其还原态的还原能力越强，即在电极反应中作为还原剂，它可以还原电极电位比它高的氧化剂。可见两个电对（即两个半电池）的电极电位差越大，则越容易发生氧化还原反应。一个自发的氧化还原反应总是高电位电对的氧化态物质氧化了低电位的还原态物质，从而生成了新的还原态和氧化态物质。

基于氧化还原平衡原理，发生氧化还原反应的两个电对（半电池）组成一个原电池，该原电池可写成如下形式：

A物质的氧化态作氧化剂发生还原反应

A（氧化态）+B（还原态）⇌ A（还原态）+B（氧化态）

B物质的还原态作还原剂发生氧化反应

用 E_a、E_b 分别表示 A、B 两个电对（半电池）的电极电位，当 $E_a > E_b$ 时，A、B 分别为原电池的正极和负极，由 A 和 B 组成的原电池的电动势为

$$E=E_a-E_b=E_{(+)}-E_{(-)} \tag{8-5}$$

（1）$E=0$：氧化还原反应达到平衡。

（2）$E > 0$：A 电极为正极、B 电极为负极，反应自发地从左向右进行。

（3）$E < 0$：B 电极为正极、A 电极为负极；反应自发地从右向左进行。

2. 氧化还原反应进行的程度　氧化还原反应进行的程度常用反应的条件平衡常数 K' 的大小来衡量。而条件平衡常数 K' 的定义式为

$$\lg K' = \frac{n\left(E^{\theta'}_{Ox_1/Red_1} - E^{\theta'}_{Ox_2/Red_2}\right)}{0.0592} = \frac{n \cdot \Delta E^{\theta'}}{0.0592} \tag{8-6}$$

式中，n 为 n_1、n_2 的最小公倍数，n_1、n_2 分别为两个电对得失电子数；$\Delta E^{\theta'}$ 为发生氧化还原反应的两个电对的条件电位之差。

由式（8-5）可知，两电对的条件电极电位相差越大，以及两个氧化还原半反应中转移电子数越多，则条件平衡常数 K' 越大，表明反应进行得越完全。终点误差要求反应到达化学计量点时应具备条件：误差 $\leqslant 0.1\%$，即反应完全程度应大于或至少要等于 99.9%，故通常认为 $\Delta E^{\theta'} \geqslant 0.4V$ 的氧化还原反应就能满足滴定分析的要求。

3. 氧化还原反应进行的速率　滴定分析要求反应瞬间完成，但是氧化还原反应因其反应机制较复杂，氧化剂与还原剂之间电子转移不够通畅，需要较长时间，因此，与酸碱反应、配位反应相比速率较慢。显然，速率慢的原因除氧化剂和还原剂自身的性质特点外，研究探讨其外部条件——操作条件，以便快速准确地完成滴定分析任务就显得更为重要。影响氧化还原速率的主要因素可概括为如下几点。

（1）反应物的浓度：根据化学平衡的规律，如果反应物的浓度越高，则反应速率越快。例如，用置换碘量法标定 $Na_2S_2O_3$，常用 $K_2Cr_2O_7$ 作基准物质在酸性溶液中，以一定量的 $K_2Cr_2O_7$ 与过量的 KI 反应：

$$Cr_2O_7^{2-} +6I^- +14H^+ = 2Cr^{3+} +3I_2 +7H_2O$$

此反应速率不算很快，但是增加 I^- 的浓度或增加溶液的酸度，均可使反应速率加快。

（2）温度：温度是化学反应的必备条件之一，升温可提高活化分子和离子在反应体系中的比率，从而加快反应的速率。一般来说，温度每升高 10℃，反应速率可增加 $2 \sim 3$ 倍。例如，Al^{3+-}

EDTA 配合物的稳定常数虽大（lg$K$=16.3），但 Al^{3+} 与 EDTA 的反应却慢，为使 Al^{3+} 与 EDTA 充分反应，应煮沸几分钟。又如，以草酸钠（$Na_2C_2O_4$）为基准物质标定高锰酸钾（$KMnO_4$）滴定液是在酸性溶液中进行的：

$$2MnO_4^- + 5C_2O_4^{2-} + 16H^+ =\!=\!=\!= 2Mn^{2+} + 10CO_2\uparrow + 8H_2O$$

此反应在室温下反应速率慢，若将溶液加热并控制在 70～80℃，则反应速率明显加快。

（3）催化剂：在分析化学中，常用正催化剂加快反应的速率。例如，在酸性溶液中用 $KMnO_4$ 滴定 $Na_2C_2O_4$，滴定初始，$KMnO_4$ 的紫红色并未瞬间消失，只有待其褪色之后，随滴定的进行反应速度才会越来越快，这是因为反应产物 Mn^{2+} 本身具有催化作用，该反应也被称为自动催化反应。

三、氧化还原滴定曲线

以滴定体系的氧化还原反应电对的电极电位为纵坐标，以加入滴定剂的体积或滴定分数[1]为横坐标绘制的曲线称为氧化还原滴定曲线（redox titration curve），一般可用实验的方法测绘，也可用能斯特方程计算电对的电极电位。

现以 0.1000mol/L Ce^{4+} 标准溶液在 1mol/L H_2SO_4 溶液中滴定 20.00mL 0.1000mol/L Fe^{2+} 溶液为例，其滴定反应为

$$Ce^{4+} + Fe^{2+} \rightleftharpoons Ce^{3+} + Fe^{3+}$$

氧化还原反应电对及其电位为

$$Ce^{4+} + e \rightleftharpoons Ce^{3+} \qquad E^{\theta'} = 1.44V$$

$$Fe^{3+} + e \rightleftharpoons Fe^{2+} \qquad E^{\theta'} = 0.68V$$

滴定过程的四个主要阶段的电位计算如下。

1. 滴定开始前　滴定前待测溶液中 [Fe^{2+}]=0.1000mol/L，因受空气中 O_2 的作用，溶液中必然存在极少量的 Fe^{3+}，但不知其确切浓度，故无法计算其电位值。

2. 滴定开始后到化学计量点前　因滴入的 Ce^{4+} 几乎全部被 Fe^{2+} 还原为 Ce^{3+}，到达平衡时 Ce^{4+} 的浓度极小，不易直接求得，故不宜采用铈电对而应采用铁电对计算体系的电极电位值 E。由于标准溶液与待测组分的电对均为可逆电对，故产物中 Fe^{3+} 和 Ce^{3+} 的浓度在任何时刻都是相等的，即滴定开始后至化学计量点：$C_{Fe^{3+}} = C_{Ce^{3+}}$

当滴入的 Ce^{4+} 标准溶液体积为 19.98mL 时，即滴定分数为 99.9% 时：

$$C_{Fe^{3+}} = C_{Ce^{3+}} = \frac{0.1000 \times 19.98}{20.00 + 19.98} = \frac{1.998}{39.98} \ (mol/L)$$

$$C_{Fe^{2+}} = \frac{0.1000 \times (20.00 - 19.98)}{20.00 + 19.98} = \frac{0.002}{39.98} \ (mol/L)$$

则体系的电位值：

$$E = 0.68 + 0.0592 \lg \frac{C_{Fe^{3+}}}{C_{Fe^{2+}}} = 0.068 + 0.0592 \lg \frac{1.998}{0.002}$$

$$= 0.68 + 0.0592 \lg 10^3 = 0.86 \ (V)$$

3. 化学计量点　滴定到化学计量点时，溶液中 Ce^{4+} 和 Fe^{2+} 都已全部定量反应完毕，浓度极小均不易直接求得，但根据滴定反应的计量关系可知，此时 $C_{Ce^{4+}} = C_{Fe^{2+}}$，$C_{Fe^{3+}} = C_{Ce^{3+}}$。因此，分别用铈电对和铁电对表示的能斯特方程为

$$E_{sp} = E^{\theta'}_{Ce^{4+}} + 0.0592 \lg \frac{C_{Ce^{4+}}}{C_{Ce^{3+}}} = 1.44 + 0.0592 \lg \frac{C_{Ce^{4+}}}{C_{Ce^{3+}}}$$

---

[1] 滴定分数：标准溶液（滴定液、滴定剂）滴定实际消耗量（滴入的体积）占应加入量的百分率。

$$E_{sp} = E_{Fe^{3+}}^{\theta'} + 0.0592 \lg \frac{C_{Fe^{3+}}}{C_{Fe^{2+}}} = 0.068 + 0.0592 \lg \frac{C_{Fe^{3+}}}{C_{Fe^{2+}}}$$

将上述两式相加，得

$$2E_{sp} = (E_{Ce^{4+}}^{\theta'} + E_{Fe^{3+}}^{\theta'}) + 0.0592 \lg \frac{C_{Ce^{4+}} C_{Fe^{3+}}}{C_{Ce^{3+}} C_{Fe^{2+}}}$$

上式中因 $C_{Ce^{4+}} = C_{Fe^{2+}}$，$C_{Fe^{3+}} = C_{Ce^{3+}}$，于是 $\dfrac{C_{Ce^{4+}} C_{Fe^{3+}}}{C_{Ce^{3+}} C_{Fe^{2+}}} = 1$

故体系滴定到化学计量点时的电位为

$$E_{sp} = \frac{E_{Ce^{4+}}^{\theta'} + E_{Fe^{3+}}^{\theta'}}{2} = \frac{1.44 + 0.68}{2} = 1.06 \ (V)$$

4. 化学计量点后　该阶段因 $C_{Ce^{4+}}$ 过量，可以用铈电对计算体系的电位值。当滴入铈的标准溶液为 20.02mL，即过量 0.1% 时，体系的电位值的计算：

$$C_{Ce^{4+}} = \frac{0.02 \times 0.1000}{20.00 + 20.02} = \frac{0.002}{40.02} \ (mol/L)$$

$$C_{Ce^{3+}} = \frac{20.00 \times 0.1000}{20.00 + 20.02} = \frac{2.000}{40.02} \ (mol/L)$$

则

$$E = E_{Ce^{4+}/Ce^{3+}}^{\theta'} + 0.0592 \lg \frac{C_{Ce^{4+}}}{C_{Ce^{3+}}} = 1.44 + 0.0592 \lg \frac{0.002}{2.000}$$

$$= 1.44 - 3 \times 0.0592 = 1.26 \ (V)$$

依据上述滴定过程的四个阶段，按绘制滴定曲线四步法的方法步骤，将滴定数据列表如表 8-1 所示。

表 8-1　在 1mol/L H_2SO_4 溶液中用 Ce^{4+} 标准溶液滴定 Fe^{2+} 的实验数据

滴入 Ce^{4+} 的体积 V（mL）	滴定分数（%）	体系的电极电位 E（V）
1.00	5.0	0.60
2.00	10.0	0.62
4.00	20.0	0.64
8.00	40.0	0.67
10.00	50.0	0.68
12.00	60.0	0.69
18.00	90.0	0.74
19.80	99.0	0.80
19.98	99.9	0.86 ⎫ 滴
20.00	100.0	1.06 ⎬ 定突
20.02	100.1	1.26 ⎭ 跃
22.00	110.0	1.38
30.00	150.0	1.42
40.00	200.0	1.44

5. 滴定曲线 以体系的 E（V）为纵坐标，以滴定消耗标准溶液的体积 V（mL）或滴定分数（%）为横坐标，作图得如图 8-1 所示的滴定曲线。

从表 8-1 和图 8-1 可看出，化学计量点前 0.1% 到化学计量点后 0.1%，溶液体系电位有一个从 0.86V 到 1.26V 的飞跃变化，这是事物发展变化"由量变到质变"规律的典型现象，称为突跃，该突跃范围越大，说明反应越完全，越便于寻找合适的指示剂指示滴定反应的终点，从而得到准确的测定结果。

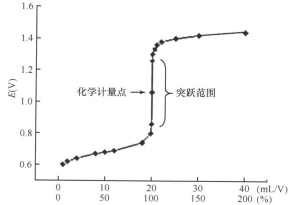

图 8-1　在 1mol/L H_2SO_4 溶液中用 0.1000mol/L $Ce(SO_4)_2$ 溶液滴定 20.00ml 0.1000mol/L $FeSO_4$ 溶液的滴定曲线

四、氧化还原滴定中常用指示剂

（一）氧化还原指示剂

氧化还原指示剂（oxidation-reduction indicator）本身是弱氧化剂或弱还原剂，其氧化型和还原型具有明显不同的颜色，根据颜色的变化指示滴定终点。氧化还原半反应如下：

$$In_{Ox} + ne \rightleftharpoons In_{Red}$$

$$E = E_{In}^{\theta'} \pm \frac{0.0592}{n} \lg \frac{[In_{Ox}]}{[In_{Red}]} \tag{8-7}$$

显然，随着滴定过程中溶液电位值的改变，指示剂氧化型与还原型浓度的比值 $[In_{Ox}]/[In_{Red}]$ 也在改变，当 $[In_{Ox}]/[In_{Red}] > 10$ 时，溶液呈现氧化型的颜色；当 $[In_{Ox}]/[In_{Red}] < 0.1$ 时，溶液呈现还原型的颜色。因此，氧化还原指示剂变色的电位范围为

$$E = E_{In}^{\theta'} \pm \frac{0.0592}{n} \text{（V）} \tag{8-8}$$

当被滴定溶液的电位值恰好等于 $E_{In}^{\theta'}$ 时，指示剂呈现中间颜色，称为变色点。常用氧化还原指示剂见表 8-2。

表 8-2　常用的氧化还原指示剂

指示剂	$E_{In}^{\theta'}$（V）[H$^+$]=1mol/L	颜色变化		配制方法
		还原态	氧化态	
次甲基蓝	0.36	无	蓝	0.05% 水溶液
二苯胺磺酸钠	0.85	无	紫红	0.8g 指示剂+2gNa$_2$CO$_3$，加水稀释至 100mL
邻苯氨基苯甲酸	1.08	无	紫红	0.11g 指示剂溶于 20mL5% Na$_2$CO$_3$ 溶液中，用水稀释至 100mL
邻二氮菲亚铁	1.06	红	浅蓝	1.485g 指示剂+0.695gFeSO$_4$·7H$_2$O，用水稀释至 100mL

选择这类指示剂的原则：指示剂变色点的电位应当在滴定体系的电位突跃范围内。例如，在 1mol/L H_2SO_4 溶液中，用 Ce^{4+} 滴定 Fe^{2+}，前面已经计算出滴定到化学计量点后 0.1% 的电位突跃范围是 0.86 ~ 1.26V。显然，选择邻苯氨基苯甲酸和邻二氮菲-亚铁是合适的。若选二苯胺磺酸钠，终点会提前，终点误差将会大于允许误差。

另外，指示剂本身也会消耗滴定剂。例如，0.1mL 0.2% 二苯胺磺酸钠会消耗 0.1mL 0.017mol/L 的 $K_2Cr_2O_7$ 溶液，因此如若 $K_2Cr_2O_7$ 溶液的浓度是 0.01mol/L 或更稀，则应作指示剂的空白校正。

（二）自身指示剂

在氧化还原滴定中，利用滴定剂或被滴定液本身的颜色变化来指示滴定终点，称为自身指示剂（self indicator）。例如，$KMnO_4$ 本身的颜色为紫红色，常用它滴定无色或浅色的还原剂。在计量点前，滴加的 MnO_4^- 被还原剂还原成为无色的 Mn^{2+}，被滴定液仍然保持无色或浅色状态；在计量点时，还原剂已全部反应完毕，理论上仍然是保持无色或浅色状态；但在计量点后，稍微过量的 MnO_4^- 就可使溶液呈现稳定的淡红色，反应灵敏可靠，从而指示滴定的终点，因此，$KMnO_4$ 是一种典型的自身指示剂。

（三）特殊指示剂

特殊指示剂（specific indicator）本身无氧化性还原性，但它能与氧化剂或还原剂发生可逆的显色反应，指示滴定终点。例如，淀粉指示剂（可溶性淀粉溶液）本身无色，遇 I_2（或 I_3^-）时生成蓝色的吸附配合物；当 I_2（或 I_3^-）被还原为 I^- 后，则蓝色的吸附配合物不复存在，蓝色亦消失，反应灵敏可逆。因此淀粉指示剂（可溶性淀粉溶液）是直接碘量法和间接碘量法的特殊指示剂。

又如，无色的 KSCN 可作为 Fe^{3+} 滴定 Sn^{2+} 的特殊指示剂。在计量点前，滴加的 Fe^{3+} 与 Sn^{2+} 完全反应，溶液外观无颜色变化，但是，在计量点后，稍微过量的 Fe^{3+} 会与 SCN^- 生成红色的配合物 $Fe(SCN)_3$，指示滴定反应的终点。

第二节　碘　量　法

一、基本原理

碘量法（iodimetry）是以利用 I_2 的氧化性和 I^- 的还原性为基础的氧化还原滴定分析法。由于固体 I_2 在水中的溶解度很小（0.00133mol/L）并易挥发，实际使用时常将 I_2 溶解在 KI 溶液中，此时 I_2 以配合物离子 I_3^- 的形式存在，增大了 I_2 的溶解度，用 I_3^- 滴定时的基本反应为

$$I_3^- + 2e \rightleftharpoons 3I^- \qquad E^\theta = 0.545V$$

由 E^θ 可以看出，碘是一种较弱的氧化剂，能氧化具有较强还原性的物质；I^- 是一种中等强度的还原剂，可以还原许多具有氧化性的物质，并且可用直接的和间接的两种方式进行。因此，碘量法是应用广泛的重要氧化还原滴定法之一。

（一）直接碘量法

直接碘量法是用 I_2 配成标准溶液进行直接滴定的方法，故又称为碘滴定法。因 I_2 是较弱的氧化剂（$E^\theta=0.545V$），因此只能滴定还原性较强的物质，如 S^{2-}、SO_3^{2-}、Sn^{2+}、$S_2O_3^{2-}$、As（Ⅲ）、维生素 C 等，而且只能在弱酸性或中性的条件下进行，但不能在碱性溶液中进行滴定，因为此时碘会发生歧化反应[①]。

（二）间接碘量法

电位值比 $E^\theta_{I_3^-/I^-}$ 高的氧化性物质与过量的 I^- 发生反应，生成与待测氧化性物质相当的 I_2，然后用 $Na_2S_2O_3$ 标准溶液滴定析出的 I_2，从而计算待测氧化性物质的浓度，进而求出其含量。这种方法称为间接碘量法，又称滴定碘法。间接碘量法的基本反应为

$$2I^- - 2e == I_2$$
$$I_2 + 2S_2O_3^{2-} == S_4O_6^{2-} + 2I^-$$

利用这一方法可以测定很多氧化性物质，如 Cu^{2+}、$Cr_2O_7^{2-}$、IO_3^-、BrO_3^-、AsO_4^{3-}、ClO^-、NO_2^-、H_2O_2、MnO_4^- 和 Fe^{3+} 等，还可以用于许多有机物的含量测定。

间接碘量法需要在中性或弱酸性溶液中进行，因为 I_2 在碱性溶液中会发生歧化反应，并且会

---

①歧化反应：是指同一物质的分子中同一价态的同一元素原子之间发生的氧化还原反应，即同一种物质中的同一价态的同种元素的原子，在反应中其价态既有升高，又有降低的氧化还原反应。

氧化 $S_2O_3^{2-}$ 为 SO_4^-：

$$S_2O_3^{2-}+4I_2+10OH^-\!\!=\!\!=\!\!SO_4^{2-}+8I^-+5H_2O$$

由于 I_2 易挥发且易被空气中的氧所氧化，这是间接碘量法产生误差的主要来源，为减免误差可采取如下措施。

1. 防止 I_2 挥发的措施

（1）配制 I_2 标准溶液时，应加入适当过量的 KI，可使 I_2 生成配位化合物 I_3^-，既可减少 I_2 的挥发，又可增大 I_2 的溶解度。I_2 标准溶液应储备在具塞密闭的棕色瓶内，放置于阴凉避光处。

（2）滴定应在室温下进行，避免加热，因为升温会加速 I_2 的挥发。

（3）滴定在碘量瓶中进行，快滴慢摇，到接近终点时才降低滴定速度。

2. 防止 I^- 被氧化的措施

（1）控制溶液的酸度，用 $Na_2S_2O_3$ 滴定碘必在弱酸性或中性溶液中进行；若在强碱性溶液中，I_2 会氧化 $S_2O_3^{2-}$ 生成 SO_4^{2-}：

$$S_2O_3^{2-}+4I_2+10OH^-\!\!=\!\!=\!\!2SO_4^{2-}+8I^-+5H_2O$$

若在强酸性溶液中 $S_2O_3^{2-}$ 会分解，析出 S 而使溶液变得浑浊：

$$S_2O_3^{2-}+2H^+\!\!=\!\!=\!\!SO_2+S\!\downarrow+H_2O$$

（2）滴定前不可久置，应尽快完成滴定。

二、标准溶液的配制与标定

碘量法中通常使用 I_2 和 $Na_2S_2O_3$ 两种标准溶液，下面分别介绍这两种标准溶液的配制和标定。

1. I_2 标准溶液的制备与标定

（1）I_2 标准溶液配制：用升华法可制取纯 I_2，可直接配制成标准溶液。但碘具有挥发性及对分析天平有腐蚀性，通常是用市售的碘先配成近似浓度的碘溶液，然后用基准物质或已知准确浓度的 $Na_2S_2O_3$ 标准溶液来标定碘溶液的准确浓度。由于 I_2 难溶于水，易溶于 KI 溶液，故配制时应将 I_2、KI 与少量水一起研磨后再用水稀释，并保存在棕色试剂瓶中待标定。例如，0.05mol/L I_2 标准溶液的配制：称取 I_2 4.0g，加 KI 8g 置于研钵中，加水约 100mL，研磨至 I_2 全部溶解后，转移至 500mL 烧杯中，加水稀释成 300mL，摇匀，置于棕色瓶中待标定。

（2）I_2 标准溶液的标定：I_2 标准溶液可用 As_2O_3 基准物质标定。As_2O_3 难溶于水，多用 NaOH 溶液溶解，使之生成亚砷酸钠，再用 I_2 标准溶液滴定 AsO_3^{3-}。

$$As_2O_3+6NaOH\!\!=\!\!=\!\!2Na_3AsO_3+3H_2O$$
$$AsO_3^{3-}+I_2+H_2O\!\!=\!\!=\!\!AsO_4^{3-}+2I^-+2H^+$$

此反应虽为可逆反应，但是若加入 $NaHCO_3$，保持溶液 pH 约 8 左右，可使反应快速定量地向右进行。

根据称取的 As_2O_3 质量和滴定时消耗 I_2 标准溶液的体积，可计算出 I_2 标准溶液的浓度。计算公式如下：

$$C_{I_2}=\frac{m_{As_2O_3}\times1000}{(V-V_0)\times M_{As_2O_3}}$$

式中，$m_{As_2O_3}$ 为称取 As_2O_3 的质量，单位为 g；V 为滴定时消耗 I_2 标准溶液的体积，单位为 mL；V_0 为空白试验消耗 I_2 标准溶液的体积，单位为 mL；$M_{As_2O_3}$ 为 As_2O_3 的分子质量，单位为 g/mol。由于 As_2O_3 为剧毒物质，也常用 $Na_2S_2O_3$ 标准溶液标定 I_2 标准溶液：

$$2S_2O_3^{2-}+I_2\!\!=\!\!=\!\!S_4O_6^{2-}+2I^-$$

$Na_2S_2O_3$ 标准溶液的浓度 C_S 是已知的，根据滴定所消耗的 $Na_2S_2O_3$ 标准溶液的体积 V_S 和移取待标定 I_2 标准溶液的体积 V_x，又根据化学反应方程式中的化学计量关系，可列出待标定 I_2 溶液浓度 C_x 的计算式：

$$C_x = \frac{C_S V_S}{2V_x} \text{（mol / L）}$$

2. Na₂S₂O₃ 标准溶液的制备与标定

（1）Na₂S₂O₃ 标准滴定溶液配制：硫代硫酸钠（Na₂S₂O₃·5H₂O）易氧化、风化、潮解，且含有少量杂质，因此 Na₂S₂O₃ 标准溶液不能直接配制，应采用标定法配制。配制好的 Na₂S₂O₃ 标准溶液在空气中不稳定，容易分解，这是由于在水中的微生物、CO_2、空气中 O_2 作用下，发生下列反应：

$$Na_2S_2O_3 \xrightarrow{\text{微生物}} Na_2SO_3 + S\downarrow$$

$$Na_2S_2O_3 + CO_2 + H_2O \longrightarrow NaHSO_4 + NaHCO_3 + S\downarrow$$

$$Na_2S_2O_3 + O_2 \longrightarrow 2Na_2SO_4 + 2S\downarrow$$

此外，水中微量的金属离子如 Cu^{2+}、Fe^{3+} 等也能促进 Na₂S₂O₃ 分解，因此配制 Na₂S₂O₃ 标准溶液时，应当用新煮沸并冷却的蒸馏水，并加入少量 Na₂CO₃，使溶液呈弱碱性，以抑制细菌生长。配制好的 Na₂S₂O₃ 标准溶液应贮于棕色瓶中，于暗处放置一周后，过滤去除沉淀，然后再标定；标定后的 Na₂S₂O₃ 标准溶液在贮存过程中如发现溶液变浑浊，应重新标定或弃去重配。

（2）Na₂S₂O₃ 标准滴定溶液的标定：标定 Na₂S₂O₃ 溶液的基准物质有 K₂Cr₂O₇、KIO₃、KBrO₃ 及升华 I₂ 等。除 I₂ 外，其他物质都需在酸性溶液中与一定量、过量 KI 作用析出 I₂ 后，再用待标定的 Na₂S₂O₃ 标准溶液滴定析出的 I₂。若以 K₂Cr₂O₇ 作基准物质，则 K₂Cr₂O₇ 在酸性溶液中与 I⁻ 发生如下反应：

$$Cr_2O_7^{2-} + 6I^- + 14H^+ \Equal 2Cr^{3+} + 3I_2 + 7H_2O$$

反应析出的 I₂ 以淀粉为指示剂用待标定的 Na₂S₂O₃ 标准溶液滴定：

$$I_2 + 2S_2O_3^{2-} \Equal 2I^- + S_4O_6^{2-}$$

用 K₂Cr₂O₇ 标定 Na₂S₂O₃ 标准溶液时应注意：$Cr_2O_7^{2-}$ 与 I⁻ 反应较慢，为加速反应，须加入一定量、过量的 KI 并提高酸度，不过酸度过高会加速空气氧化 I⁻，因此，一般应控制酸度为 0.2 ～ 0.4mol/L；同时加入过量 KI，并在暗处放置 5 ～ 10 分钟，以保证反应顺利完成。

用 K₂Cr₂O₇ 标定 Na₂S₂O₃ 标准溶液的方法步骤：将研细的基准物质 K₂Cr₂O₇ 于 120℃ 干燥至恒重。准确称取约 0.15g 于 250mL 碘量瓶中，加入 25mL 水溶解，加入 10mL 20% KI 溶液及 6mol/L HCl 溶液 5mL，密塞摇匀，于暗处放置 5 分钟，使反应较快完成后，再加水至 100mL，用 Na₂S₂O₃ 标准溶液滴定至近终点（黄绿色）。加入 0.2% 淀粉液 5mL，继续滴定至溶液由深蓝变为亮绿色即为终点。

【例 8-2】 用移液管移取 20.00mL 0.0172mol/L K₂Cr₂O₇ 标准溶液[①] 于 250mL 锥形瓶中，加入 5mL 6mol/L HCl 溶液，10mL 100g/L KI 溶液。摇匀后盖上表面皿，于暗处放置 5 分钟[②]。然后用适量水稀释，用待标定的 Na₂S₂O₃ 标准溶液滴定至显浅黄绿色时，加入 2mL 淀粉指示剂[③]，继续滴定至溶液蓝色消失并变为绿色即为终点，累计消耗待标定 Na₂S₂O₃ 标准溶液 18.96mL。计算待标定 Na₂S₂O₃ 标准溶液的浓度。（可平行测定 3 次，取平均值）

解：根据反应式可知各步反应的化学计量关系为

$$1Cr_2O_7^{2-} \sim 3I_2 \sim 6S_2O_3^{2-}$$

故

$$1Cr_2O_7^{2-} \sim 6S_2O_3^{2-}$$

则待标定 Na₂S₂O₃ 标准溶液的浓度为

$$C_{Na_2S_2O_3} = \frac{6 \times C_{K_2Cr_2O_7} V_{K_2Cr_2O_7}}{V_{Na_2S_2O_3}} = \frac{6 \times 0.0172 \times 20.00}{18.96} = 0.1089 \text{（mol / L）}$$

---

① K₂Cr₂O₇ 标准溶液的配制见本章重铬酸钾滴定法。

② $Cr_2O_7^{2-}$ 与 I⁻ 反应较慢，需要一定的时间才能完全反应，故应在暗处放置 5 ～ 10 分钟。

③ 在间接碘量法中，淀粉指示剂应在临近终点时加入，否则淀粉指示剂会吸附 I₂ 而出现变色迟钝、终点不准的情况。

三、指 示 剂

直链淀粉溶液是对碘显色的有效部分，碘在直链淀粉的螺旋区内部形成链状 I_6，即碘-淀粉配合物，此时颜色变为深蓝色。该反应十分灵敏且可逆。使用淀粉指示剂时务必注意以下几点。

（1）所用的淀粉必须是可溶性直链淀粉。

（2）在室温下使用：I_2 与淀粉生成的蓝色配合物因加热会发生褪色反应，从而降低淀粉指示剂的灵敏度。

（3）控制溶液的酸度：滴定反应应在弱酸性条件下进行，淀粉指示剂灵敏度最高。当 pH < 2 时，淀粉会水解成糊精，与 I_2 作用显红色；若 pH > 9 时，I_2 转变为 IO^- 与淀粉不显色。

（4）掌握淀粉指示剂的加入时间：直接碘量法用淀粉指示剂指示终点时，应在滴定开始时加入。终点时，溶液由无色突变为蓝色。间接碘量法用淀粉指示剂指示终点时，应在滴定至 I_2 的黄色很浅时再加入淀粉指示剂，若过早加入，淀粉指示剂与 I_2 形成的蓝色配合物，会吸留部分 I_2，易使终点迟钝、不灵敏。

（5）淀粉指示剂的用量一般为 2 ～ 4mL（5g/L 淀粉指示液）。

四、应 用 示 例

1. 维生素 C（vitamin C，Vc）的测定——直接碘量法　维生素 C 又称抗坏血酸（$C_6H_8O_6$，M=176.13g/mol）。由于维生素 C 分子中的烯二醇基具有较强还原性，所以它能被 I_2 定量地氧化成二酮基，其反应为

维生素 C 的半反应式为

$$C_6H_6O_6 + 2H^+ + 2e \Longrightarrow C_6H_8O_6 \qquad E^{\theta}_{C_6H_6O_6/C_6H_8O_6} = 0.18V$$

由于维生素 C 的还原性很强，在空气中极易被氧化，尤其在碱性介质中更甚，测定时应加入乙酸使溶液呈现弱酸性，以减少维生素 C 的副反应。

【例 8-3】　维生素 C 的含量测定。

取本品 0.1998g，精密称定，加新煮沸过的冷却蒸馏水 100mL 与稀乙酸 10mL 使溶解，加淀粉指示液 1mL。立即用碘滴定液（0.0512mol/L）滴定，至溶液显蓝色并在 30 秒内不褪，消耗碘滴定液（0.0512mol/L）22.00mL。按《中国药典》2020 年版二部 1480 页规定，每 1mL 碘滴定液（0.05mol/L）相当于 8.806mg 的 $C_6H_8O_6$。本品按干燥品计算，含 $C_6H_8O_6$ 不得少于 99.0%。该样品维生素 C 的含量：

$$维生素C含量 = \frac{V \times F \times T}{W_{样}} \times 100\% = \frac{22.00 \times \dfrac{0.0512}{0.05} \times 8.806}{0.1998 \times 1000} \times 100\% = 99.29\%$$

式中，V 为滴定消耗碘标准溶液的毫升数，单位为 mL；F 为修正值，F=滴定剂的实际浓度/药典固定的理论浓度；T 为滴定度；$W_{样}$ 为精密称取维生素 C 样品的量，单位为 g。

维生素 C 在空气中易被氧化，所以在乙酸酸化后应立即滴定。由于蒸馏水中溶解有氧，因此蒸馏水必须事先煮沸，否则会使测定结果偏低。如果试液中有能被 I_2 直接氧化的物质存在，则对测定有干扰。

2. 铜试样中 Cu 含量的测定——间接碘量法　在酸性溶液中，Cu^{2+} 遇 I^- 发生氧化还原反应，并生成沉淀的半反应及其电位值为

$$Cu^{2+} + I^- + e \Longrightarrow CuI（固）\qquad E^{\theta} = 0.86V$$

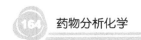

而 I^- 被氧化析出 I_2 的半反应及其电位值为

$$I_2（固）+2e \rule{1cm}{0.4pt} 2I^- \qquad E^\theta=0.5345V$$

所以，在本测定中，Cu^{2+} 作为氧化剂氧化过量的 I^- 析出 I_2，再用 $Na_2S_2O_3$ 标准溶液滴定，体现了间接碘量法的一般规范。

【例 8-4】 准确称取 0.5328g 铜试样，加入 1.5g KI，则析出 I_2；再用 0.2018mol/L 的 $Na_2S_2O_3$ 标准溶液滴定析出的 I_2，消耗 $Na_2S_2O_3$ 标准溶液 22.87mL，计算样品中铜的百分含量。

有关化学反应：

$$2Cu^{2+}+4I^- \rule{1cm}{0.4pt} 2CuI\downarrow+I_2$$
$$I_2+2S_2O_3^{2-} \rule{1cm}{0.4pt} 2I^-+S_4O_6^{2-}$$

由上述化学反应方程式可知反应各步的化学计量关系为

$$2Cu^{2+} \backsim 1I_2 \backsim 2S_2O_3^{2-}$$

故

$$1Cu^{2+} \backsim 1S_2O_3^{2-}$$

铜的百分含量（质量分数）：

$$铜的百分含量 = \frac{C_{Na_2S_2O_3}V_{Na_2S_2O_3}\times\dfrac{M_{Cu}}{1000}}{S_{样}}\times100\% = \frac{0.2018\times22.87\times\dfrac{63.546}{1000}}{0.5328}\times100\% = 55.04\%$$

式中，M_{Cu} 为铜的原子质量 63.546，单位为 g/mol 或 mg/mmol。

第三节　高锰酸钾滴定法

一、基本原理

高锰酸钾滴定法（permanganometric titration）是以 $KMnO_4$ 为氧化剂，直接或间接滴定被测物质的方法。$KMnO_4$ 是一种强氧化剂，本身呈深紫色，用它滴定无色或浅色溶液时，不需另加指示剂。但是，$KMnO_4$ 试剂常含有少量杂质，易受空气、环境的影响，使溶液不够稳定；又易与许多还原性物质作用，故干扰也比较严重。

$KMnO_4$ 的能力随酸度不同而有较大差异。例如，在强酸性溶液中，$KMnO_4$ 与还原剂作用被还原为 Mn^{2+}：

$$MnO_4^-+8H^++5e \rightleftharpoons Mn^{2+}+4H_2O \qquad E^\theta=1.51V$$

由于在强酸性溶液中 $KMnO_4$ 有更强的氧化性，因而高锰酸钾滴定法一般多在 1～2mol/L H_2SO_4 溶液等强酸性介质下使用。因为盐酸具有还原性，能诱发一些副反应干扰滴定而不使用盐酸为介质。因为硝酸具有氧化性也不使用硝酸为介质。$KMnO_4$ 在强酸性溶液中作为强氧化剂测定具有还原性的物质，是高锰酸钾滴定法最主要的应用。

在弱酸性、中性或碱性溶液中，$KMnO_4$ 被还原为 MnO_2：

$$MnO_4^-+2H_2O+3e \rightleftharpoons MnO_2\downarrow+4OH^- \qquad E^\theta=0.593V$$

由于反应产物为棕色的 MnO_2 沉淀，妨碍终点观察，所以很少使用。在 pH＞12 的强碱性溶液中用 $KMnO_4$ 氧化有机物时，由于在强碱性（pH 大于 2mol/L NaOH 溶液的 pH）条件下的反应速度比在酸性条件下更快，所以常利用 $KMnO_4$ 在强碱性溶液中与有机物的反应来测定有机物。

$$MnO_4^-+e \rightleftharpoons MnO_4^{2-} \qquad E^\theta=0.564V$$

在使用高锰酸钾滴定法时，可根据被测物质的性质，选择不同的酸度条件和不同的滴定方法。

1. 直接滴定法　许多还原性较强的物质，如 Fe^{2+}、As(Ⅲ)、Sb(Ⅲ)、W(Ⅴ)、U(Ⅳ)、H_2O_2、NO_2^-、$C_2O_4^{2-}$ 等均可用 $KMnO_4$ 标准溶液直接滴定。

2. 返滴定法　适用于一些不能用 $KMnO_4$ 标准溶液直接滴定的氧化性物质的测定。例如，测

定 MnO_2，就是在 H_2SO_4 溶液中，先加入过量的 $Na_2C_2O_4$ 标准溶液，待 MnO_2 与 $C_2O_4^-$ 反应完毕，再用 $KMnO_4$ 标准溶液返滴剩余的 $Na_2C_2O_4$ 标准溶液。

3. 间接滴定法 某些非氧化还原性物质，如 Ca^{2+}、Th^{4+} 等在溶液中没有可变价态，通过生成草酸盐沉淀，可用高锰酸钾滴定法间接测定。例如，Ca^{2+} 的测定，可先将 Ca^{2+} 沉淀为 CaC_2O_4，再经过滤、洗涤后将沉淀溶于热的稀硫酸溶液中，用 $KMnO_4$ 标准溶液滴定 $H_2C_2O_4$。根据滴定所消耗的 $KMnO_4$ 标准溶液的体积，可间接求得 Ca^{2+} 的含量。

4. 指示剂 $KMnO_4$ 自身可作为指示剂。但当所用 $KMnO_4$ 标准溶液浓度低于 0.002mol/L 时，应使用二苯胺磺酸钠等氧化还原指示剂，同时注意尽量使溶液酸度与指示剂变色点对应的酸度相符。用 $KMnO_4$ 作自身指示剂时，以淡紫红色 30 秒不褪为宜。

二、标准溶液的配制与标定

（一）配制

市售 $KMnO_4$ 试剂常含有少量的 MnO_2 及其他杂质，因此不能作为基准物质直接配制标准溶液，只能采用标定法，即先配成近似浓度的溶液，放置一周后滤去沉淀，再用基准物质如草酸钠、草酸、As_2O_3 等标定。

为了配制较稳定的 $KMnO_4$ 标准溶液，常采用以下措施：①称取稍多于理论量的 $KMnO_4$，溶于一定体积的蒸馏水中；②将配好的 $KMnO_4$ 标准溶液加热至沸，并保持微沸约 1 小时，然后放置 2～3 天；③用垂熔玻璃漏斗过滤，去除沉淀；④过滤后的 $KMnO_4$ 标准溶液贮存在棕色瓶中，置阴凉干燥处存放，待标定。

（二）标定

标定 $KMnO_4$ 标准溶液的基准物很多，常用的是 $Na_2C_2O_4$，因为它易提纯且性质稳定，不含结晶水，在 105～110℃ 烘至恒重，即可使用。

MnO_4^- 与 $C_2O_4^{2-}$ 的标定反应在 H_2SO_4 介质中进行，其反应如下：

$$2MnO_4^- + 5C_2O_4^{2-} + 16H^+ \Longrightarrow 2Mn^{2+} + 10CO_2\uparrow + 8H_2O$$

为了使标定反应能定量地快速进行，标定时应注意以下滴定条件。

1. 温度（temperature） 由于该反应较慢，故需用水浴控制温度在 70～85℃。但温度不宜过高，否则会导致 $H_2C_2O_4$ 分解：

$$H_2C_2O_4 \xrightarrow{\geqslant 90℃} H_2O + CO_2\uparrow + CO\uparrow$$

2. 酸度（acidity） 溶液应保持足够大的酸度，一般控制酸度为 0.5～1mol/L（酌量加入 3mol/L H_2SO_4 溶液）。如果酸度不足，易生成 MnO_2 沉淀，酸度过高则又会使 $H_2C_2O_4$ 分解。

3. 速度（velocity） MnO_4^- 与 $C_2O_4^{2-}$ 的反应开始时速度很慢，当有 Mn^{2+} 生成之后，反应速度逐渐加快。因此，开始滴定时，应该等第一滴 $KMnO_4$ 溶液褪色后，再加第二滴。此后，因反应生成的 Mn^{2+} 有自动催化作用加快了反应速度，可加快滴定速度，但不能过快，否则加入的 $KMnO_4$ 会因来不及与 $C_2O_4^{2-}$ 反应，就在热的酸性溶液中分解，导致标定结果偏低。

$$4MnO_4^- + 12H^+ \Longrightarrow 4Mn^{2+} + 6H_2O + 5O_2\uparrow$$

若滴定前加入少量的 $MnSO_4$ 为催化剂，则在滴定的最初阶段就以较快的速度进行。

4. 滴定终点（titration end point） 用 $KMnO_4$ 标准溶液滴定至溶液呈淡粉红色 30 秒不褪色即为终点。放置时间过长，空气中还原性物质能使 $KMnO_4$ 还原而褪色。

标定好的 $KMnO_4$ 标准溶液在放置一段时间后，若发现有 $MnO(OH)_2$ 沉淀析出，应重新过滤并标定。

三、指　示　剂

通常 $KMnO_4$ 作为自身指示剂指示滴定终点。但当所用 $KMnO_4$ 标准溶液浓度低于 0.002mol/L

时，应使用二苯胺磺酸钠、邻二氮菲-Fe(Ⅱ)等氧化还原指示剂，使终点易于观察。

四、应用示例

▌（一）过氧化氢含量的测定

MnO_4^- 在酸性（稀硫酸）溶液中为强氧化剂，其半反应和相应的电极电位为

$$MnO_4^- + 8H^+ + 5e \Longrightarrow Mn^{2+} + 4H_2O \qquad E^\theta = 1.51V$$

H_2O_2 虽也具有一定的氧化性，但在酸性（稀硫酸）溶液中遇更强的强氧化剂 MnO_4^- 时显示出还原性，其半反应及相应的电极电位是

$$O_2 + 2H^+ + 2e \Longrightarrow H_2O_2 \qquad E^\theta = 0.682V$$

因此，可用高锰酸钾滴定法测定其含量。H_2O_2 加热易分解，故滴定应在室温下进行。滴定开始时反应缓慢，随着反应进行，当生成催化剂 Mn^{2+} 之后，反应才会逐渐加快。

【例 8-5】 用移液管移取 10.00mL 密度为 30g/L 的 H_2O_2 试样于 250mL 量瓶中，加蒸馏水稀释至刻度，摇匀。移取 25.00mL 该稀释溶液置于 250mL 锥形瓶中，加入 30mL 蒸馏水和 30mL 3mol/L H_2SO_4 溶液，然后用浓度为 0.0198mol/L 的 $KMnO_4$ 标准溶液滴定至溶液显微红色并在 30 秒内不褪色，即为终点。消耗 $KMnO_4$ 标准溶液 5.34mL（平行滴定 3 份取平均值），计算 H_2O_2 的含量。

解： 在稀硫酸溶液中，H_2O_2 在室温下能定量、迅速地被 $KMnO_4$ 氧化，其化学反应方程式如下：

$$2KMnO_4 + 5H_2O_2 + 3H_2SO_4 \Longrightarrow 2MnSO_4 + K_2SO_4 + 8H_2O + 5O_2 \uparrow$$

由上述化学反应方程式可知反应的化学计量关系为

$$2KMnO_4 \sim 5H_2O_2$$

故 H_2O_2 含量的计算式为

$$H_2O_2 含量 = \frac{C_{KMnO_4} V_{KMnO_4} \times \frac{5}{2} \times M_{H_2O_2}}{W_S} \times 100\% = \frac{0.0198 \times 5.34 \times \frac{5}{2} \times 34.02}{25 \times 1.2} \times 100\% = 30\%$$

式中，$M_{H_2O_2}$ 为 H_2O_2 的分子质量，单位为 g/mol 或 mg/mmol；W_S 为滴定所取的样品量，即 25.00mL×1.2mg/mL［市售 H_2O_2 的密度为 30g/L，移取 10.00mL 并稀释至 250mL，故滴定所制备样品密度为 10.00×30/250=1.2（mg/mL）］。

▌（二）硫酸亚铁的含量测定

由于 Fe^{3+}、Fe^{2+} 电对的半反应及其电极电位为

$$Fe^{3+} + e \Longrightarrow Fe^{2+} \qquad E^\theta = 0.771V$$

故在酸性溶液中 Fe^{2+} 遇强氧化剂 MnO_4^- 可被氧化成 Fe^{3+}。

【例 8-6】 取本品约 0.5022g，精密称定，加稀硫酸与新沸过的冷水各 15mL 溶解后，立即用 $KMnO_4$ 滴定液（0.0192mol/L）滴定至溶液显持续的粉红色，共消耗滴定液 19.00mL，按《中国药典》2020 年版规定，每 1mL $KMnO_4$ 滴定液（0.0200mol/L）相当于 27.80mg 的 $FeSO_4 \cdot 7H_2O$。本品含 $FeSO_4 \cdot 7H_2O$ 应为 98.5% ~ 104.0%。

化学反应原理：

$$2KMnO_4 + 8H_2SO_4 + 10FeSO_4 \Longrightarrow 2MnSO_4 + 5Fe_2(SO_4)_3 + K_2SO_4 + 8H_2O$$

根据已知条件和化学反应方程式，硫酸亚铁含量的计算式：

$$FeSO_4 \cdot 7H_2O 含量 = \frac{VFT}{W_{样}} = \frac{19.00 \times \frac{0.0192}{0.0200} \times 27.80}{0.5022 \times 1000} \times 100\% = 101\%$$

式中，V 为滴定消耗的 $KMnO_4$ 滴定液（0.0192mol/L）19.00mL；F 为校正系数，F=0.0192/0.0200；T 为每 1mL $KMnO_4$ 滴定液（0.0200mol/L）相当于 27.80mg 的 $FeSO_4 \cdot 7H_2O$；$W_{样}$ 为精密称定样品量

为 0.5022g。

本品所含 $FeSO_4 \cdot 7H_2O$ 含量为 101%，符合《中国药典》2020 年版的规定。

第四节 亚硝酸钠滴定法

一、基本原理

亚硝酸钠滴定法（sodium nitrite titration）是用 $NaNO_2$ 为标准溶液的氧化还原滴定法，主要用于滴定：①芳伯胺类化合物——称为重氮化滴定法（diazotization titration）；②芳仲胺类化合物——称为亚硝基化滴定法（nitrosylation titration）。

芳伯胺类化合物或潜在的芳伯胺类化合物[①] 在 HCl 溶液中与 $NaNO_2$ 发生重氮化反应：

$$Ar—NH_2 + NaNO_2 + 2HCl = [Ar—\overset{+}{N}≡N]Cl + NaCl + 2H_2O$$

芳伯胺　　　　　　　　　　氯化重氮盐

芳仲胺在 HCl 溶液中与 $NaNO_2$ 发生亚硝基化反应：

$$Ar—\underset{R}{NH} + NaNO_2 + HCl = Ar—\underset{R}{N}—N=O + NaCl + H_2O$$

芳仲胺　　　　　　　　亚硝基化合物

上述两种滴定方法，以重氮化滴定法最为常用，尤其是在药物分析中对芳伯胺类药物的鉴别分析和含量测定均用到重氮化反应，故下面着重介绍并讨论重氮化滴定法。

芳伯胺类化合物重氮化反应中的氧化剂实为亚硝酸（HNO_2），但 HNO_2 不稳定，容易分解，故通常把 $NaNO_2$ 制成标准溶液，在酸性条件下使用。应用重氮化滴定法时应注意掌握以下几个主要条件。

（一）酸度

重氮化反应常用 1mol/L HCl 溶液等酸性介质，虽然在 HBr 介质中反应更快，但 HBr 价格贵，故用 HCl 溶液为宜。何况芳伯胺类化合物的盐酸盐有较大溶解度，便于观察滴定终点。

介质酸性加强，重氮盐的稳定性增大，反应速度增加。但是酸度不宜过高，否则不利于芳伯胺类化合物游离，且易引起 HNO_2 分解，影响重氮化反应速度。若酸度过低，则生成的重氮化合物会与未反应的芳伯胺类化合物发生耦合反应，生成重氮化氨基化合物，使测定的结果偏低。

（二）温度

重氮化反应的速率随温度升高而增大，但同时生成的重氮盐会随着温度的升高而加速分解。所以，滴定反应一般在室温下进行，以 15℃为宜。《中国药典》2020 年版规定可在室温 10～30℃下采用"快速滴定法"进行滴定。

（三）速度

重氮化反应为分子间反应，速度较慢，滴定速度尤其在近终点时不宜过快。通常采用"快速滴定法"，操作方法：滴定时将滴定管尖端插入液面以下 2/3 处，将大部分 $NaNO_2$ 溶液在不断搅拌下一次性快速加入，临近终点时将滴定管尖提出液面，用少量蒸馏水冲洗管尖，再继续徐缓滴定至终点。这样可以使 HNO_2 与芳伯胺类化合物及时快速反应，有效防止 HNO_2 逸出和分解，缩短滴定时间，提高测定结果准确度。

此外，反应速度还与苯环上的取代基团有关，特别是对位上若有亲电子基团，如—NO_2、—SO_3H、—COOH、—X 等，可使反应加快；若有斥电子基团，如—CH_3、—OH、—OR 等，则会使反应速率降低。例如，磺胺类药物重氮化反应快，而非那西丁的水解产物重氮化反应慢。

---

① 潜在的芳伯胺类化合物：是指本不是芳伯胺类化合物，但经水解、还原之后具有芳伯胺结构的化合物，如对乙酰氨基酚、硝基苯等。

（四）催化剂

重氮化滴定法常需加入适量 KBr 作催化剂，以加快滴定反应速度。

二、标准溶液的配制与标定

《中国药典》2020 年版四部通则 428 页规定，$NaNO_2$ 滴定液（标准溶液）的配制及标定如下。

（一）配制

0.1mol/L $NaNO_2$ 标准溶液的配制：取 $NaNO_2$ 7.2g，加无水碳酸钠（Na_2CO_3）0.1g，加水适量使溶解成 1000mL，摇匀。

（二）$NaNO_2$ 标准溶液的标定

标定 $NaNO_2$ 标准溶液浓度最常用的基准物质是对氨基苯磺酸，其化学反应方程式为

$$HO_3S-\!\!\!\bigcirc\!\!\!-NH_2 + NaNO_2 + 2HCl \longrightarrow [HO_3S-\!\!\!\bigcirc\!\!\!-\overset{+}{N}\!\!\equiv\!\!N]Cl + NaCl + 2H_2O$$

《中国药典》2020 年版规定的操作方法步骤：取在 120℃ 干燥至恒重的基准对氨基苯磺酸约 0.5g 精密称定，加水 30mL 与浓氨试液 3mL，溶解后，加 HCl 溶液 20mL，搅拌，在 30℃ 以下用本液迅速滴定，滴定时将滴定管尖端插入液面下约 2/3 处，随滴随搅拌，至近终点时，将滴定管尖端提出液面，用少量水洗涤尖端，洗液并入溶液中，继续徐缓滴定，用永停法指示终点。根据本液的消耗体积与对氨基苯磺酸的取用量，算出本液浓度，即得。

按下式计算 $NaNO_2$ 标准溶液的浓度：

$$C_{NaNO_2} = \frac{m_{C_6H_7O_3NS}}{V_{NaNO_2} \times M_{C_6H_7O_3NS}} = \frac{m_{C_6H_7O_3NS}}{V_{NaNO_2} \times 173.84} \quad (mol/L)$$

式中，$m_{C_6H_7O_3NS}$ 为精密称取对氨基苯磺酸的质量，单位为 g；V_{NaNO_2} 为滴定消耗 $NaNO_2$ 标准溶液的体积，单位为 L；$M_{C_6H_7O_3NS}$ 为对氨基苯磺酸分子质量 173.84，单位为 g/mol 或 mg/mmol。

三、滴定终点的指示方法

由于芳伯胺重氮化反应一般无明显外部特征，即无颜色、无沉淀等易觉察的变化，故指示滴定终点的方法有外指示剂法、内指示剂法、永停滴定法等，药典采用永停滴定法指示滴定终点。

（一）外指示剂法

外用指示剂多用 KI-淀粉指示剂，即滴定至终点后，微过量的 HNO_2 可氧化 I^- 为 I_2 而使淀粉变蓝。使用时不能将指示剂直接加到被滴定试液中，只能在临近终点时，用玻棒蘸取少许溶液在外面与指示剂接触来判断终点。指示剂可调制成糊状涂在玻璃板或塑料板上，也可以制成试纸。

使用外指示剂时，临近终点要反复多次蘸取试液，操作烦琐，而且指示剂中 KI 因受试液中强酸的影响，被空气氧化成 I_2，而使指示剂提前变色，致使滴定终点难以掌握。

（二）内指示剂法

内指示剂用得较多的是橙黄 Ⅳ -亚甲蓝中性红、亮甲酚蓝、二苯胺等。使用内指示剂虽比外指示剂操作方便，但终点变色有时不够敏锐，尤其是当重氮化反应产物若有颜色时，终点更难把握。

（三）永停滴定法

《中国药典》2020 年版规定，永停滴定法用作重氮化法的终点指示。永停滴定法的原理及其装置请见第二十章永停滴定法一节，如图 20-33 所示。

在亚硝酸钠滴定法中，当滴定至化学计量点后，稍微过量的 $NaNO_2$ 滴入，则会使滴定体系出现可逆的氧化-还原电对：HNO_2-NO，灵敏检流计表盘上本来停止在 "0" 位不动的指针立刻发生偏转，并不再回 "0"，动作分明，毫无争议，运行可靠，有效克服内、外指示剂的弊端，现已广泛采用。

四、应用示例

亚硝酸钠滴定法由于其方法简便、测定结果准确，目前仍继续被各国药典采纳。重氮化滴定主要用于芳伯胺类药物的测定，如磺胺类药物、盐酸普鲁卡因、盐酸普鲁卡因胺、氨苯砜等；此外，重氮化滴定还可以用于潜在的芳伯胺类药物的测定，如芳酰胺经水解、硝基苯经还原，都可得到芳伯胺基，可以用重氮化法测定其含量。

《中国药典》2020 年版中收载的用重氮化滴定法测定的药物有甲氧氯普胺、苯佐卡因、盐酸克伦特罗、盐酸普鲁卡因、注射用盐酸普鲁卡因、盐酸普鲁卡因胺及其片剂、氨苯砜及其片剂、磺胺甲噁唑及其片剂、磺胺嘧啶及其片剂、磺胺多辛及其片剂、磺胺嘧啶钠、磺胺嘧啶银软膏等具有芳伯胺基结构的药物。醋氨苯砜具有潜在芳伯胺结构，经酸化水解后亦可用重氮化滴定法测定。

含仲胺结构的有机药物与亚硝酸钠发生亚硝基化反应，亦可用亚硝酸钠滴定法测定其含量。

【例 8-7】　精密称定苯佐卡因样品 0.3534g，照永停滴定法，用 $NaNO_2$ 滴定液（0.1002mol/L）滴定，消耗 $NaNO_2$ 滴定液 21.22mL。每 1mL $NaNO_2$ 滴定液（0.1000mol/L）相当于 16.52mg 的苯佐卡因。本品为对氨基苯甲酸乙酯，按干燥品计算，含苯佐卡因不得少于 99.0%。

解：$NaNO_2$ 滴定苯佐卡因的化学方程式为

根据滴定液的实际浓度计算被测物质的含量，可计算苯佐卡因含量：

$$苯佐卡因含量 = \frac{VFT}{W} \times 100\% = \frac{21.22 \times \dfrac{0.1002}{0.100} \times \dfrac{16.52}{1000}}{0.3534} \times 100\% = 99.4\%$$

由以上计算结果可知，该苯佐卡因样品为合格产品。

第五节　其他氧化还原滴定法

一、重铬酸钾滴定法

（一）概述

$K_2Cr_2O_7$ 是一种常用的氧化剂，它具有较强的氧化性，在酸性介质中 $Cr_2O_7^{2-}$ 被还原为 Cr^{3+}，其电极反应如下：

$$Cr_2O_7^{2-} + 14H^+ + 6e \longrightarrow 2Cr^{3+} + 7H_2O \qquad E_{Cr_2O_7^{2-}/Cr^{3+}}^{\theta} = 1.33V$$

$K_2Cr_2O_7$ 的氧化能力虽不及高锰酸钾，但与高锰酸钾滴定法相比，它具有以下优点。

（1）$K_2Cr_2O_7$ 易提纯，在 140～150℃干燥 2 小时后，可直接称量，配制标准溶液。

（2）$K_2Cr_2O_7$ 标准溶液非常稳定，可长期保存。

（3）室温下，当 HCl 溶液浓度为 1mol/L 时，$Cr_2O_7^{2-}$ 不会诱导氧化 Cl^-，因此 $K_2Cr_2O_7$ 法可在 HCl 溶液中进行滴定，如 $K_2Cr_2O_7$ 法滴定 Fe^{2+}。

（4）$K_2Cr_2O_7$ 溶液本身显橙色，发生还原产物 Cr^{3+} 呈绿色，滴定至终点时，微过量的 $K_2Cr_2O_7$ 橙色难以显现，故须用指示剂指示滴定终点，常用二苯胺磺酸钠指示剂。

【例 8-8】 0.017mol/L $K_2Cr_2O_7$ 标准溶液的配制。$K_2Cr_2O_7$ 是基准物质，称量前应在 140 ～ 150℃ 干燥 2 小时，保存于干燥器中。准确称取 1.2650g（可在 1.2 ～ 1.3g 内减量法准确称取）$K_2Cr_2O_7$ 于 100mL 烧杯中，加适量水溶解并定量转移至 250mL 量瓶中，用水稀释至刻度、摇匀。计算其准确浓度。

解：已知 $K_2Cr_2O_7$ 的分子质量为 294.18g/mol。

$$C_{K_2Cr_2O_7} = \frac{m_{K_2Cr_2O_7}}{M_{K_2Cr_2O_7} \times V_{K_2Cr_2O_7}} = \frac{1.2650}{294.18 \times 0.25} = 0.0172 \,(\text{mol}/\text{L})$$

（二）应用示例

1. 化学需氧量的测定

（1）化学需氧量（chemical oxygen demand，COD）：是指水体中能被强氧化剂氧化的还原性物质的量，表示为氧化这些还原性物质所需消耗 O_2 的量，其单位为 mg/L。由于废水中还原性物质大部分是有机物，故常将 COD 作为水质是否受到有机物污染的依据，是水质分析的一项重要指标。

由于废水中的还原性物质大部分是有机物，因此常将 COD 作为水质是否受到有机物污染的依据及其污染程度的指标。根据中国环境保护行业标准《水质 化学需氧量的测定 重铬酸盐法》（HJ 828—2017）规定，$K_2Cr_2O_7$ 在强酸性介质中作为氧化剂测定 COD 是目前应用最广的方法，尤其适合测定工业废水中的 COD。其主要原理：在强酸介质的水样中加入已知过量的 $K_2Cr_2O_7$ 溶液，以 Ag_2SO_4 为催化剂，回流加热；待完全反应后，以邻二氮菲亚铁（试亚铁灵）为指示剂，以硫酸亚铁铵 $[(NH_4)_2Fe(SO_4)_2 \cdot 6H_2O]$ 标准溶液滴定过量的重铬酸钾溶液，根据消耗的 $K_2Cr_2O_7$ 的量换算 COD。

用化学反应方程式表示如下：

$$2Cr_2O_7^{2-} + 3C + 16H^+ \xrightarrow{Ag_2SO_4} 4Cr^{3+} + 3CO_2 + 8H_2O$$
（过量） （水样有机物） （回流 2 小时）

过量的 $K_2Cr_2O_7$ 用硫酸亚铁铵 $[(NH_4)_2Fe(SO_4)_2 \cdot 6H_2O]$ 标准溶液滴定：

$$6Fe^{2+} + 14H^+ + Cr_2O_7^{2-} = 6Fe^{3+} + 7H_2O + 2Cr^{3+}$$

终点时指示剂的变色情况：

$$Fe(C_{12}H_8N_2)_3^{3+} \longrightarrow Fe(C_{12}H_8N_2)_3^{2+}$$
氧化态（蓝色） 还原态（橙红色）

与水样中还原性有机物发生反应的 $K_2Cr_2O_7$ 相当的 O_2 的氧化还原反应为

$$4Fe^{2+} + 4H^+ + O_2 = 4Fe^{2+} + 2H_2O$$

由上述各步反应的计量关系可知：$1Fe^{2+} \backsim \frac{1}{6} Cr_2O_7^{2-} \backsim \frac{1}{4} O_2 = 8$，于是计算 COD 的公式可表达为

$$COD = \frac{C(V_1 - V_2) \times 8}{V_0 / 1000} \tag{8-9}$$

式中，C 为硫酸亚铁铵标准溶液的浓度，单位为 mol/L 或 mmol/mL；V_1 为空白试验所消耗硫酸亚铁铵标准溶液的体积，单位为 mL；V_2 为用硫酸亚铁铵标准溶液滴定剩余 $K_2Cr_2O_7$ 所消耗的体积，单位为 mL；V_0 为所取水样的体积，单位为 mL；8 为 $1/4O_2$ 的分子质量，单位为 mg/mmol。

（2）实验装置：$K_2Cr_2O_7$ 法测定 COD 的回流[①] 装置如图 8-2 所示，需要注意的地方如下。①若选用蛇形冷凝管回流效果比球形冷凝管更佳，因避免了少量雾气逸出而影响到测定 COD 的准确度，也防止了实验室空气被污染。②对于污染严重的水样，可取 1/10 试样和 1/10 的试剂，放入 10mm×150mm 硬质试管中，摇匀后，用酒精灯加热至数分钟，观察溶液是否变成蓝绿色。如变成

---

① 回流：为了加速反应，又不使溶剂和反应物挥发而损失，可在反应容器（带磨口的锥形瓶或烧瓶）上方安装冷凝器（蛇形、球形或直形），使挥发物蒸气经冷凝后流回到原反应容器中的装置及其操作称为回流。

蓝绿色，应适当减少取样量。重复上述实验，直至溶液不再变绿为止。从而确定待测水样的稀释倍数。但是废水的取样量一般不得少于 5mL。如果化学需氧量很高，则废水样品应多次逐级稀释。③用于冷凝管的冷却水管应用优质橡胶管而不宜用软质乳胶管，否则容易老化、变形、冷却水不通畅。④用手摸冷凝管或冷却水时不能有温感，否则测定结果偏低。⑤滴定时不宜剧烈摇动锥形瓶，瓶内试液不能溅出水花，否则影响测定结果。⑥ COD 测定的结果应保留三位有效数字。

（3）主要方法步骤

1）取样：取待测水样 20mL；另取 20mL 蒸馏水做空白试验。

2）加试剂：①加入 0.4g $HgSO_4$，摇匀，消除 Cl^- 干扰。②加入过量 $K_2Cr_2O_7$ 溶液（V_1）氧化水体中有机物质，摇匀。③加几粒玻璃珠或沸石防止爆沸。④加入 30mL H_2SO_4-Ag_2SO_4 试剂作为催化剂。

3）回流：接上冷凝水即开始回流，历时约 2 小时。

4）冷却：回流完毕，用 90mL 水从冷凝管上口加入，冲洗冷凝管，其总体积不宜小于 140mL，取下锥形瓶。

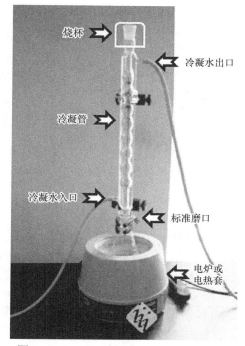

图 8-2　$K_2Cr_2O_7$ 法测定 COD 的回流装置

5）滴定：溶液冷至室温后，加邻二氮菲亚铁指示剂 3 滴，用硫酸亚铁铵标准溶液滴定剩余的 $K_2Cr_2O_7$，记录消耗体积 V_2。

6）计算：计算 COD。

（4）几个应注意的问题

1）宜用蒸馏水作空白对照，COD 越小，水质越好。

2）待测水样取用体积可在 10～50mL 内，试剂用量及浓度应做相应调整。

3）以 $1/6K_2Cr_2O_7$ 为基本单元进行计算，则 $M_{1/6K_2Cr_2O_7}=\dfrac{1}{6}\times K_2Cr_2O_7=\dfrac{1}{6}\times294.18=49.03$（g/mol 或 mg/mmol）。配制 1L 0.2500mol/L $K_2Cr_2O_7$ 溶液应准确称取 $0.2500\times49.03=12.2575$（g）。若水样 COD 小（< 50mg/L），应该用 0.0250mol/L $K_2Cr_2O_7$ 溶液。

2. 一种新的尿糖定性试验（过筛）法——重铬酸钾滴定法　重铬酸钾与硫酸作用生成重铬酸，重铬酸脱水生成铬酐，Cr^{6+} 氧化葡萄糖（醛糖）而还原成绿色的 Cr^{3+}，故可定性地判断尿糖含量的属性范围，即阳性、弱阳性、阴性。将浓硫酸徐缓加入 $K_2Cr_2O_7$ 溶液（33%）中，边加边搅拌，待冷却后保存于棕色瓶中，反应式为

$$H_2SO_4+K_2Cr_2O_7 = H_2Cr_2O_7+K_2SO_4$$

$K_2Cr_2O_7$ 溶液与尿样的反应：

$$Cr_2O_7^{2-}+葡萄糖（醛糖）+14H^+ = 2Cr^{3+}+葡萄糖酸+7H_2O$$
$$（绿色）$$

测试操作可在白色点滴板上进行，即一滴尿样+一滴 $K_2Cr_2O_7$ 试液，约 1 分钟后显绿色者为阳性，显黄绿色者为弱阳性，显黄色者为阴性。所采用通用型滴定管分解形式和 PTFE 树脂旋塞及旋塞套见图 8-3、图 8-4。

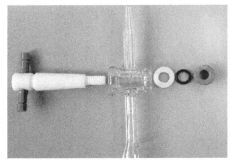
图 8-3　通用型玻璃滴定管的分解形式

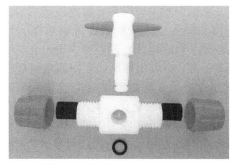
图 8-4　通用型滴定管的 PTFE 树脂旋塞和旋塞套

二、铈 量 法

（一）概述

铈量法又称为硫酸铈法。硫酸铈［$Ce(SO_4)_2$］是强氧化剂，在强酸性溶液中，Ce^{4+} 与还原剂作用被还原为 Ce^{3+}，其半反应和标准电极电位为

$$Ce^{4+}+e \Longrightarrow Ce^{3+} \qquad E^{\theta}=1.61V$$

$Ce(SO_4)_2$ 的强氧化性大致与 $KMnO_4$ 相当，能用 $KMnO_4$ 滴定的物质，一般也能用 $Ce(SO_4)_2$ 滴定。

（二）方法特点

（1）$Ce(SO_4)_2 \cdot (NH_4)_2SO_4 \cdot 2H_2O$ 试剂易提纯，提纯后的固体试剂可作为基准物质直接配制标准溶液，不必标定。

（2）溶液很稳定，可放置较长时间或加热煮沸也不易分解。

（3）可在 HCl 溶液中直接用 Ce^{4+} 标准溶液滴定 Fe^{2+}。虽然 Ce^{4+} 也能氧化 Cl^-，但反应速度慢；滴定时 Ce^{4+} 首先氧化 Fe^{2+}，只有在化学计量点之后，微过量的 Ce^{4+} 才会与 Cl^- 缓慢反应，故可使用 HCl 溶液，这与高锰酸钾滴定法不同。（高锰酸钾滴定法需用 H_2SO_4 介质）

（4）Ce^{4+} 还原为 Ce^{3+} 时，没有中间价态的产物，反应简单，副反应少。

（5）$Ce(SO_4)_2$ 溶液为橙黄色，而 Ce^{3+} 无色，一般采用邻二氮菲亚铁作指示剂，终点变色敏锐。

（6）Ce^{4+} 在酸度较低的溶液中易水解，所以 Ce^{4+} 不适宜在碱性或中性溶液中滴定。

（三）应用示例

可用铈量法测定的有 Fe^{2+}、NO_2^-、Sn^{2+} 等。由于铈盐价格高，实际使用受到一定限制。

【例 8-9】　精密称定 0.3028g 富马酸亚铁，加稀硫酸 15mL，加热溶解后，放冷，加新沸过的冷蒸馏水 50mL 与邻二氮菲亚铁指示液 2 滴，立即用 $Ce(SO_4)_2$ 滴定液（0.1014mol/L）滴定，消耗该滴定液 17.56mL；空白试验消耗该滴定液 0.04mL。每 1mL $Ce(SO_4)_2$ 滴定液（0.1000mol/L）相当于 16.99mg 的富马酸铁（$C_4H_2FeO_4$），计算富马酸亚铁的含量。

解：已知富马酸亚铁的结构式、分子式（$C_4H_2FeO_4$）和分子质量（169.90g/mol）。

由于 Ce^{4+} 为强氧化剂，其半反应和标准电极电位为

$$Ce^{4+}+e \Longrightarrow Ce^{3+} \qquad E^{\theta}=1.61V$$

而 Fe^{3+} 的氧化性及其标准电极电位相对要弱：

$$Fe^{3+}+e \Longrightarrow Fe^{2+} \qquad E^{\theta}=0.771V$$

故在 H_2SO_4 溶液中，Ce^{4+} 可以氧化 Fe^{2+} 而本身还原成 Ce^{3+}：

$$Ce^{4+}+Fe^{2+} \Longrightarrow Ce^{3+}+Fe^{3+}$$

根据滴定度求被测物质的含量公式（5-9）可计算富马酸亚铁含量：

$$富马酸亚铁含量=\frac{(V-V_0)TF}{W}\times100\%=\frac{(17.56-0.04)\times\dfrac{0.1014}{0.1000}\times16.99}{0.3028\times1000}\times100\%=99.7\%$$

式中，V 为消耗滴定液的体积 17.56mL；V_0 为空白试验消耗该滴定液体积 0.04mL；F 为校正系数，为 0.1014/0.1000；T 为滴定度，即每 1mL 硫酸铈滴定液（0.1000mol/L）相当于 16.99mg 的富马酸亚铁（$C_4H_2FeO_4$）；W 为精密称定富马酸亚铁试样量 0.3028g。

三、溴酸钾滴定法和溴量法

（一）溴酸钾滴定法

溴酸钾（$KBrO_3$）是一种强氧化剂，在酸性溶液中氧化还原半反应和标准电极电位为

$$BrO_3^-+6H^++6e\longrightarrow Br^-+3H_2O \qquad E^\theta_{BrO_3^-/Br^-}=1.44V$$

$KBrO_3$ 试剂易于提纯，在 180℃烘干后，可作为基准物质直接配制标准溶液，在酸性溶液中，直接滴定一些还原性物质，如亚砷酸盐 As(Ⅲ)、亚铁盐 Fe^{2+}、亚锡盐 Sn^{2+}、亚胺（C=N）、联胺（N_2H_4，又称为肼）等还原性化合物。As_2O_3 可作为标定 $KBrO_3$ 标准溶液的基准物质，标定反应为

$$BrO_3^-+3HAsO_2+3H_2O\Longrightarrow Br^-+3H_3AsO_4$$

溴酸钾法常用甲基橙或甲基红等含氮的酸碱指示剂，并且需在近终点时加入，因过早加入可能因 $KBrO_3$ 的局部过浓而使其结构受到破坏，而且这种破坏反应是不可逆的。滴定进程：在化学计量点前，溶液显示指示剂的酸式色——红色，但在化学计量点之后，稍微过量的 BrO_3^- 会与 Br^- 反应生成 Br_2，Br_2 将氧化指示剂并破坏其结构，发生不可逆的褪色反应，使红色消失，从而指示滴定反应的终点。

（二）溴量法

1. 原理　溴量法是以溴的氧化作用和溴代作用为基础的滴定法。在酸性介质中 Br_2 被还原成 Br^-，其半反应和标准电极电位为

$$Br_2+2e\Longrightarrow 2Br^- \qquad E^\theta=1.08V$$

2. 标准溶液的配制　由于溴容易挥发，故溴溶液的浓度是不稳定的，在实际工作中，溴标准溶液是用 $KBrO_3$ 与 KBr 按 1∶5 的质量比混匀成水溶液，即在 $KBrO_3$ 溶液中加入过量的 KBr 形成十分稳定的 $KBrO_3$-KBr 溶液，使用时只要酸化即生成与 $KBrO_3$ 计量相当的 Br_2。当然，为慎重起见，也可采用标定方法，如下文所示。

3. 标定　精密量取[①] 一定量的上述溶液，经 HCl 溶液酸化、摇匀，则发生生成溴的反应：

$$BrO_3^-+5Br^-+6H^+\Longrightarrow 3Br_2+3H_2O$$

加入过量的 KI 则析出 I_2：

$$Br_2+2I^-\longrightarrow 2Br^-+I_2$$

以淀粉溶液为指示剂，用 $Na_2S_2O_3$ 标准溶液滴定 I_2：

$$I_2+2S_2O_3^{2-}\longrightarrow 2I^-+S_4O_6^{2-}$$

4. 应用　利用 Br_2 的取代反应可测定许多芳香化合物。例如，苯酚的测定就是在苯酚的酸性溶液中加入过量的 $KBrO_3$-KBr 标准溶液，生成的溴首先与苯酚发生取代反应：

①精密称定：《中国药典》凡例规定"精密称定"系指称取重量应准确至所取重量的千分之一；"称定"系指称取重量应准确至所取重量的百分之一；"精密量取"系指量取体积的准确度应符合国家标准中对该体积移液管的精密度要求；"量取"系指可用量筒或按照量取体积的有效位数选用量具。取用量为"约"若干时，系指取用量不得超过规定量的±10%。

上述反应完成后，剩余的 Br_2 可与 KI 反应，析出 I_2，再用 $Na_2S_2O_3$ 标准溶液滴定析出的 I_2 可计算剩余量的 Br_2。从加入的 $KBrO_3$-KBr 标准溶液生成的 Br_2 的总量中减去剩余量，即可计算出试样中苯酚含量。与此同法还可测定甲酚、间苯二酚及苯胺等物质的含量。

【例 8-10】 精密称定异烟肼 0.2027g 置 100mL 量瓶中，加水适量，溶解并稀释至刻度。取续滤液 25.00mL 加水 50mL，加 HCl 溶液 20mL，加甲基橙指示液 1 滴，用浓度为 0.01704mol/L $KBrO_3$ 标准溶液滴定至粉红色逐渐消失，消耗 $KBrO_3$ 标准溶液 14.28mL。已知异烟肼的分子质量为 137.14g/mol；每 1mL $KBrO_3$ 标准溶液（0.01667mol/L）相当于 3.429mg 的异烟肼（$C_6H_7N_3O$），计算异烟肼的含量[①]。

解：溴酸钾滴定法滴定异烟肼原料、片剂、注射剂的反应原理：

方法一：根据式（5-20）可知，异烟肼的含量公式：

$$异烟肼含量 = \frac{\frac{b}{t}C_T V_T M_B \cdot K}{W} \times 100\% \tag{8-10}$$

式中，K 为取样量的倍数，本例中 $K=4$，因滴定的取样量为 25.00mL，而样品的总体积为 100mL，故 $K=100/25.00=4$；式中其他各项的意义与式（5-20）相同。

根据 $KBrO_3$ 与异烟肼的化学反应方程式可知：$1C_6H_7N_3O \backsim 2/3KBrO_3$（或 $1KBrO_3 \backsim 3/2C_6H_7N_3O$），因此，异烟肼的百分含量计算式为

$$异烟肼含量 = \frac{\frac{3}{2} \times 0.01704 \times 14.44 \times 137.14 \times 4}{0.2028 \times 1000} \times 100\% = 99.8\%$$

方法二：根据公式（5-23），即已知滴定度 T，求异烟肼含量。

$$异烟肼含量 = \frac{VTF \cdot K}{W} \times 100\%$$

$$= \frac{14.44 \times 3.429 \times \frac{0.01704}{0.01667} \times 4}{0.2028 \times 1000} \times 100\% = 99.8\%$$

式中，T 为滴定度，即每毫升 $KBrO_3$ 滴定液相当于 3.429mg 的异烟肼；F 为 $KBrO_3$ 滴定液浓度的校正系数，即 0.01704/0.01667。

比较上述两种方法，可以看出，方法一逻辑性强，步骤严密规范；方法二在没有列出化学反应方程式或不清楚滴定反应的物质的量之比时，也可以计算出准确结果，这在例行分析中是常用的。

[①] 含量：待测组分的质量 m_i 占试样总质量 m_S 的百分率称为质量分数，也称为百分含量：

$$含量 = \frac{待测组分质量（m_i）}{试样质量（m_S）} \times 100\%$$

第六节 以任务驱动模式的应用示例

任务 溴量法测定盐酸去氧肾上腺素的含量

【任务描述】 精密称定盐酸去氧肾上腺素（$C_9H_{13}NO_2 \cdot HCl$）0.1064g，置碘量瓶中，加水20mL使溶解，精密加溴滴定液0.0508mol/L 50.00mL，再加0.1mol/L HCl溶液5mL，立即密塞，放置15分钟并时时振摇，注意微开瓶塞，加KI试液（16.5%）10mL，立即密塞，振摇后，用硫代硫酸钠滴定液0.1034mol/L滴定，至近终点时，加淀粉指示液2mL，继续滴定至蓝色消失，消耗硫代硫酸钠滴定液体积（V）18.44mL，并将滴定结果用空白验校正，消耗硫代硫酸钠滴定液体积（V_0）49.13mL。已知每1mL溴滴定液（0.0500mol/L）相当于3.395mg的盐酸去氧肾上腺素，按干燥品计算盐酸去氧肾上腺素的含量应为98.5%～102.0%。请问该供试品含量是否合格？

【任务分析】

（1）碘量法，是利用I_2的氧化性和I^-的还原性进行容量分析的方法。I_2是一种较弱的氧化剂，能氧化具有较强还原性的物质；I^-是一种中等强度的还原剂，可以还原许多具有氧化性的物质。因此，碘量法是应用广泛的重要氧化还原滴定法之一。

（2）已知盐酸去氧肾上腺素的结构式、分子式（$C_9H_{13}NO_2 \cdot HCl$）、分子质量（203.67g/mol）。

（3）由上述结构式可知，盐酸去氧肾上腺素属于苯乙胺类药物，并且苯环上有一个羟基，即分子中有苯酚结构，在酸性溶液中酚羟基的邻、对位活泼氢能与过量溴发生定量的溴代反应：

（4）剩余的溴用碘量法测定：

$$Br_2 + 2KI \longrightarrow 2KBr + I_2$$

（剩余）

$$I_2 + 2Na_2S_2O_3 \Longrightarrow 2NaI + Na_2S_4O_6$$

【任务实施】

1. 按任务描述的方法步骤进行测定工作。

2. 实验数据见表8-3。

表8-3 碘量法测定盐酸去氧肾上腺素含量的实验数据

供试品精密称定	溴滴定液		KI试液加入量	硫代硫酸钠滴定液		
	浓度	加入量		浓度	供试品消耗	空白试验消耗
0.1064g	0.0508mol/L	50.00mL	10mL	0.1034mol/L	18.44mL	49.02mL

3. 数据处理

（1）根据【任务分析】（3）和（4）可知：$1Br_2 \backsim \dfrac{1}{3} C_9H_{13}NO_2 \cdot HCl \backsim 1I_2 \backsim 2Na_2S_2O_3$。

（2）设：与盐酸去氧肾上腺素发生反应的溴滴定液的体积为V_{Br_2}（mL），与此相应的硫代硫酸钠滴定液的体积就是$V_{Na_2S_2O_3}=V_0-V$，则根据已知条件和实验数据（表8-3）：

$$C_{Na_2S_2O_3}V_{Na_2S_2O_3}=2C_{Br_2}V_{Br_2}$$

$$0.1034 \times (49.02 - 18.44) = 2 \times 0.0508 V_{Br_2}$$

得

$$V_{Br_2} = 31.12 \text{（mL）}$$

（3）根据式（2-9）和已知条件及实验数据（表8-3）可知计算盐酸去氧肾上腺素的计算式为

$$盐酸去氧肾上腺素含量 = \frac{V_{Br_2} TF}{m_s \times 1000} \times 100\%$$

$$= \frac{31.12 \times 3.395 \times \dfrac{0.0508}{0.0500}}{0.1064 \times 1000} \times 100\%$$

$$= 100.9\% \approx 101\%$$

式中，T 为溴滴定液的滴定度，即 1mL 溴滴定液（0.0500mol/L）相当于 3.395mg 的盐酸去氧肾上腺素（$C_9H_{13}NO_2 \cdot HCl$）；F 为校正系数，$F = \dfrac{C_{实际}}{C_{规定}} = \dfrac{0.0508}{0.0500}$；$m_s$ 为精密称定供试品的质量 0.1064g。

【结论】 合格，该供试品盐酸去氧肾上腺素的含量为 101%，符合《中国药典》2020 年版定：按干燥品计算盐酸去氧肾上腺素的含量应为 98.5% ～ 102.0%。

◆ 本章小结 ◆

一、主要计算公式

（1）氧化-还原电对的电位——能斯特方程：

$$E = E^\theta + \frac{2.303RT}{nF} \lg \frac{a_{Ox}^a}{a_{Red}^b} = E^\theta + \frac{0.0592}{n} \lg \frac{a_{Ox}^a}{a_{Red}^b}$$

（2）以浓度代活度，并考虑到副反应的影响，电对的电极电位（25℃）：

$$E_{Ox/Red} = E^\theta + \frac{0.0592}{n} \lg \frac{\gamma_{Ox} C_{Ox} \alpha_{Red}}{\gamma_{Red} C_{Red} \alpha_{Ox}} = E^{\theta'} + \frac{0.0592}{n} \lg \frac{C_{Ox}}{C_{Red}}$$

（3）条件电位：

$$E^{\theta'} = E^\theta + \frac{0.0592}{n} \lg \frac{\gamma_{Ox} \alpha_{Red}}{\gamma_{Red} \alpha_{Ox}}$$

（4）氧化还原反应的平衡条件常数 K'

$$\lg K' = \frac{n\left(E_{Ox_1/Red_1}^{\theta'} - E_{Ox_2/Red_2}^{\theta'}\right)}{0.0592} = \frac{n \cdot \Delta E^{\theta'}}{0.0592}$$

（5）Ce^{4+} 滴定 Fe^{2+} 化学计量点时的电位值：

$$E_{sp} = \frac{E_{Ce^{4+}}^{\theta'} + E_{Fe^{3+}}^{\theta'}}{2} = \frac{1.44 + 0.68}{2} = 1.06 \text{（V）}$$

（6）Ce^{4+} 滴定 Fe^{2+} 电位突跃范围计算式：

$$(E_{Fe^{3+}/Fe^{2+}}^{\theta'} + 3 \times 0.0592) \sim (E_{Ce^{4+}/Ce^{3+}}^{\theta'} - 3 \times 0.0592)$$

（7）指示剂变色的电位范围：

$$E = E_{In}^{\theta'} \pm \frac{0.0592}{n}$$

二、基本原理、概念和常用方法

氧化还原滴定法
├─ 基本原理及概念
│
│　氧化还原反应的实质——氧化剂与还原剂之间电子的转移（或称电子的得失）
│
│　标准电极电位——以氢标准电极电位为零作为第一参考标准的电极电位
│
│　氧化还原电对电极电位计算——能斯特方程
│
│　条件电位——在特定条件下，氧化态与还原态的分析浓度都为1mol/L时的实际电位
│　条件电位反映了离子强度与各种副反应影响的总结果，与实际情况更接近
│
│　条件平衡常数K'——大小取决于氧化剂电对与还原剂电对电位之差。氧化还原反应
│　进行的程度用K'值来衡量，K'值越大，则氧化还原反应进行得越完全
│
│　滴定曲线：纵坐标——滴定体系的电位值；横坐标——加入滴定剂的体积或滴定分
│　数；作图——四步法，即按滴定操作的四个阶段分别计算、将数据列表作图一般在
│　化学计量点之前用被测物质电对的能斯特方程计算；而在化学计量点之后，则用滴
│　定剂电对的能斯特方程计算。而在化学计量点时，则根据氧化剂和还原剂的计量关
│　系——用两者的条件电位之和的一半来求得体系的电位值
│
│　指示剂：氧化还原指示剂；自身指示剂；专属指示剂。变色的原理，使用条件

└─ 常用氧化还原滴定法

　碘量法：I_2在水中溶解度很小且易挥发，故将I_2溶解在KI溶液中，此时I_2以配合物离
　子I_3^-的形式存在，并增大溶解度，用I_3^-滴定时的基本反应为
　$I_3^- + 2e \rightleftharpoons 3I^-$，$E^\theta = 0.545V$。可分为直接碘量法和间接碘量法

　高锰酸钾法：$KMnO_4$在H_2SO_4介质中为强氧化剂，能被还原成Mn^{2+}：
　$MnO_4^- + 8H^+ + 5e \rightleftharpoons Mn^{2+} + 4H_2O$，$E^\theta = 1.51V$。自身氧化剂。终点显粉红色

　亚硝酸钠法：主要用于滴定芳伯胺类化合物——称为重氮化滴定法：
　$Ar-NH_2 + NaNO_2 + 2HCl \rightleftharpoons [Ar-N^+\equiv N]Cl + NaCl + 2H_2O$，滴定条件注意在
　室温进行、HCl溶液中、滴定速度先快后慢，需催化剂KBr

　重铬酸钾法：$K_2Cr_2O_7$性质稳定，可作基准物质，标准溶液无需标定，可长期放置，
　在酸性溶液中为强氧化剂：$Cr_2O_7^{2-} + 14H^+ + 6e \longrightarrow 2Cr^{3+} + 7H_2O$，$E^\theta = 1.33V$

　铈量法：$Ce(SO_4)_2$在强酸（H_2SO_4）介质中是强氧化剂，其半反应和标准电极电位为：
　$Ce^{4+} + e \rightleftharpoons Ce^{3+}$，$E^\theta = 1.61V$。溶液稳定，可长期放置。以邻二氮菲亚铁为指示剂

　溴酸钾法：$KBrO_3$易提纯，性质稳定，可直接配制标准溶液，半电池反应及电极电
　位：$BrO_3^- + 6H^+ + 6e \longrightarrow Br^- + 3H_2O$，$E^\theta = 1.44V$。以甲基橙等含氮酸碱为指示剂

　溴量法：Br_2是较强氧化剂，其半反应及电极电位：$Br_2 + 2e \longrightarrow 2Br^-$，$E^\theta = 1.065V$。
　但Br_2的水溶液很不稳定，故在$KBrO_3$标准溶液中加入过量的KBr得到十分稳定的
　$KBrO_3$-KBr溶液，该溶液酸化时生成以$KBrO_3$计量相当的Br_2：$BrO_3^- + 5Br^- + 6H^+ \rightleftharpoons$
　$3Br_2 + 3H_2O$，此时，$KBrO_3$-KBr标准溶液就相当于Br_2标准溶液

◀◆ **思考与练习** ◆▶

一、单选题

1. 下列有关氧化还原反应的叙述，不正确的是（　　　）。

A. 反应物之间有电子转移　　　　　　B. 反应物中的原子或离子有氧化数的变化

C. 反应物和生成物的反应系数一定要相等　D. 电子转移的方向由电极电位的高低来决定

E. 反应物和生成物的反应系数不一定相等

2. 在用重铬酸钾标定硫代硫酸钠时，由于KI与重铬酸钾反应较慢，为了使反应能进行完全，下列

措施不正确的是（　　　）。

A. 增加 KI 的量　　　　B. 适当增加酸度　　　C. 使反应在较浓溶液中进行　　　　D. 加热

E. 溶液在暗处放置 5 分钟

3. 下列哪些物质可以用直接法配制标准溶液（　　　）。

A. 重铬酸钾　　　　　B. 高锰酸钾　　　　　C. 碘　　　　　　D. 硫代硫酸钠　　　E. 碘酸钾

4. 下列哪种溶液在读取滴定管读数时，读液面周边的最高点（　　　）。

A. NaOH 标准溶液　　　　　　　　　B. 硫代硫酸钠标准溶液

C. 碘标准溶液　　　　　　　　　　　D. 盐酸标准溶液

E. 氯化钠标准溶液

5. 配制 I_2 标准溶液时，正确的是（　　　）。

A. 碘溶于浓碘化钾溶液中　　　　　　B. 碘直接溶于蒸馏水中

C. 碘溶解于水后，加碘化钾　　　　　D. 碘能溶于酸性中

E. 碘能溶于碱性中

6. 间接碘量法对植物油中碘价进行测定时，指示剂淀粉溶液应（　　　）。

A. 滴定开始前加入　　　　　　　　　B. 滴定一半时加入

C. 滴定近终点时加入　　　　　　　　D. 滴定终点加入

E. 滴定开始后立即加入

二、多选题

1. 配制碘标准溶液，以下操作正确的是（　　　）。

A. I_2 溶于 KI 溶液中　　　　　　　　B. I_2 标准溶液装在棕色玻璃瓶中

C. I_2 标准溶液装在聚乙烯瓶中　　　　D. I_2 标准溶液应调 pH 至碱性

E. I_2 标准溶液应调 pH 至酸性环境

2. 用间接碘量法进行定量分析时，应注意的问题为（　　　）。

A. 在碘量瓶中进行　　　　　　　　　B. 淀粉指示剂应在滴定开始前加入

C. 应避免阳光直射　　　　　　　　　D. 标定碘标准溶液

E. 滴定时不应过度摇动

3. 配制硫代硫酸钠标准溶液时，以下操作正确的是（　　　）。

A. 用煮沸冷却后的蒸馏水配制　　　　B. 加少许 Na_2CO_3

C. 配制后放置 8 ～ 10 天　　　　　　　D. 配制后应立即标定

E. 配制时用 HCl 溶液调至酸性

三、填空题

1. 标定硫代硫酸钠溶液一般可选＿＿＿＿＿＿作基准物，标定 $KMnO_4$ 溶液一般选用＿＿＿＿＿＿作基准物。

2. 氧化还原滴定中，采用的指示剂类型有＿＿＿＿＿、＿＿＿＿＿、＿＿＿＿＿、＿＿＿＿＿和＿＿＿＿＿。

3. $KMnO_4$ 标准溶液应采用＿＿＿＿＿＿方法配制，重铬酸钾标准溶液采用＿＿＿＿＿＿方法配制。

4. 碘量法中使用的指示剂为＿＿＿＿＿，高锰酸钾滴定法中采用的指示剂一般为＿＿＿＿＿。

5. 氧化还原反应是基于＿＿＿＿＿转移的反应，比较复杂，反应常是分步进行，需要一定时间才能完成。因此，氧化还原滴定时，要注意＿＿＿＿＿速度与＿＿＿＿＿速度相适应。

6. 标定硫代硫酸钠溶液常用的基准物质为＿＿＿＿＿，基准物质先与＿＿＿＿＿试剂反应生成＿＿＿＿＿，再用硫代硫酸钠溶液滴定。

7. 碘在水中的溶解度小，挥发性强，所以配制碘标准溶液时，将一定量的碘溶于＿＿＿＿＿溶液。

四、判断题

1. $KMnO_4$ 溶液作为滴定剂时，必须装在棕色酸式滴定管中。（　　　）

2. 直接碘量法的终点是从蓝色变为无色。（　　　）

3. 用基准物质草酸钠标定 $KMnO_4$ 溶液时，需将溶液加热至 $75 \sim 85\,℃$ 进行滴定，若超过此温度，会使测定结果偏低。（　　　）

4. 溶液的酸度越高，$KMnO_4$ 氧化草酸钠的反应进行得越完全，所以用基准物质草酸钠标定 $KMnO_4$ 溶液时，溶液的酸度越高越好。（　　　）

5. 硫代硫酸钠标准滴定溶液滴定碘时，应在中性或弱酸性介质中进行。（　　　）

6. 用间接碘量法测定试样时，最好在碘量瓶中进行，并应避免阳光照射，为减少与空气接触，滴定时不宜过度摇动。（　　　）

7. 用于重铬酸钾滴定法中的酸性介质只能是 H_2SO_4 溶液，而不能用 HCl 溶液。（　　　）

8. 重铬酸钾滴定法要求在酸性溶液中进行。（　　　）

9. 碘量法要求在碱性溶液中进行。（　　　）

10. 在碘量法中使用碘量瓶可以防止碘的挥发。（　　　）

五、简答题

1. 是否平衡常数大的氧化还原反应就能应用于氧化还原中？为什么？

2. 影响氧化还原反应速率的主要因素有哪些？

3. 应用于氧化还原滴定法的反应具备什么条件？

4. 碘量法中的主要误差来源有哪些？配制、标定和保存 I_2 溶液及用 As_2O_3 基准物质标定时，应注意哪些事项？

5. 用碘量法滴定含 Fe^{3+} 的 H_2O_2 试液，应注意哪些问题？

六、计算题

1. 计算 $1.00 \times 10^{-4}\,mol/L$ $Zn(NH_3)_4^{2+}$ 溶液中含有 $0.100\,mol/L$ 游离氨时，$Zn(NH_3)_4^{2+}/Zn$ 电对的平衡电位。已知 Zn^{2+}-NH_3 配合物的逐级稳定常数为 $lg\beta_1 \sim lg\beta_4$ 为 2.37、4.81、7.31、9.46；$E^{\theta}_{Zn^{2+}/Zn}=-0.76V$。

2. 计算 $0.100\,mol/L$ $KMnO_4$ 在 H^+ 浓度为 $1.0\,mol/L$ 介质中，还原一半时的电势。计算结果说明什么？（已知 $E^{\theta}_{MnO_4^-/Mn^{2+}}=1.45V$）

3. 精密称定基准物质 $K_2Cr_2O_7$ $1.4604g$，溶解后定量转移至 $250mL$ 量瓶中，用水稀释至刻度。问此 $K_2Cr_2O_7$ 溶液的物质的量浓度是多少？（已知 $M_{K_2Cr_2O_7}=294.118g/mol$）

4. 精密称定司可巴比妥钠 $0.1034g$，置 $250mL$ 碘量瓶中，加水 $10mL$，振摇使溶解，精密加溴滴定液（$0.0500mol/L$）$25.00mL$，再加 $5mL$，立即密塞并振摇 1 分钟，在暗处静置 15 分钟后，注意微开瓶塞，加 KI 试液（16.5%）$10mL$，立即密塞，摇匀后，用硫代硫酸钠滴定液（$0.1000mol/L$）滴定，至近终点时，加淀粉指示剂 $2mL$，继续滴定至蓝色消失，消耗 $Na_2S_2O_3$ 滴定液 $18.98mL$。用空白试验校正，消耗 $Na_2S_2O_3$ 滴定液 $25.00mL$。每毫升溴滴定液（$0.0500mol/L$）相当于 $13.01mg$ 司可巴比妥钠（$C_{12}H_{17}N_2NaO_3$）。按干品计算，含 $C_{12}H_{17}N_2NaO_3$ 不得少于 98.5%，问此供试品是否合格？

5. 含铁、铝（$Fe_2O_3+Al_2O_3$）试样的总量为 $0.5000g$。将沉淀溶解在酸性溶液中，并将 Fe^{3+} 还原为 Fe^{2+}，然后用 $0.03000mol/L$ $K_2Cr_2O_7$ 标准溶液滴定，用去 $25.00mL$。计算试样中 FeO 和 Al_2O_3 的质量分数。

6. 精密量取 H_2O_2 溶液 $5.00mL$，置 $50mL$ 量瓶中，用水稀释至刻度，摇匀，精密量取 $10.00mL$ 置锥形瓶中，加稀硫酸 $20mL$，用 $KMnO_4$ 滴定液（$0.0200mL$）滴定，消耗 $18.64mL$，计算 H_2O_2 浓度（含量）。已知每 $1mL$ $KMnO_4$ 滴定液（$0.0200mol/L$）相当于 $1.701mg$ 的 H_2O_2。

◀ 参考答案 ▶

请同学们先深入思考，积极探索，自练自测，再看答案，这样做有助于您理解、掌握氧化还原及其各分析方法的基本原理、方法步骤，获得举一反三、触类旁通的效果。

一、单选题

$1 \sim 6$. C D A C A C

二、多选题

1. ABE   2. ACE   3. ABC

三、填空题

1. 重铬酸钾   草酸钠

2. 自身指示剂   特殊指示剂   外用指示剂   不可逆指示剂   氧化还原指示剂

3. 间接法   直接法

4. 特殊指示剂（淀粉指示剂）   自身指示剂

5. 电子   滴定   化学反应

6. 重铬酸钾   碘化钾   碘

7. 碘化钾

四、判断题

1. √   2. ×   3. ×   4. ×   5. √   6. √   7. ×   8. √   9. ×   10. √

五、简答题

1. 答：一般讲，两电对的标准电位大于 0.4V（$K > 10^6$）可以用于滴定分析。实际上，当外界条件（如介质浓度变化、酸度等）改变时，电对的标准电位会随之改变，因此，只要能创造一个适当的外界条件，使两电对的电极电位超过 0.4V，该氧化还原反应也能应用于滴定分析。但是并不是平衡常数大的氧化还原反应都能应用于氧化还原滴定中。因为有的反应 K 虽然很大，但反应速度太慢，亦不符合滴定分析的要求。

2. 答：影响氧化还原反应速度的主要因素有以下几个方面：①反应物的浓度；②温度；③催化反应和诱导反应。

3. 答：应用于氧化还原滴定法的反应，必须具备以下几个主要条件。

（1）反应平衡常数必须大于 10^6，即 $\Delta E > 0.4V$。

（2）反应迅速，且没有副反应发生，反应要完全，且有一定的计量关系。

（3）参加反应的物质必须具有氧化性和还原性或能与还原剂或氧化剂生成沉淀的物质。

（4）应有适当的指示剂确定终点。

4. 答：

（1）主要误差来源有两个方面：一是 I_2 易挥发，在强碱性溶液中会发生歧化反应；二是在酸性溶液中，I^- 易被空气中的 O_2 氧化。

（2）配制、标定和保存 I_2 溶液及用 As_2O_3 基准物质标定时的注意事项如下：

1）配制 I_2 溶液时，先在托盘天平上称取一定量碘，加入过量 KI，置于研钵中，加少量水研磨，使 I_2 全部溶解，然后将溶液稀释，倾入棕色瓶于暗处保存。

2）保存 I_2 溶液时应避免与橡皮等有机物接触，也要防止 I_2 溶液见光遇热，否则浓度将发生变化。

3）标定 I_2 溶液的浓度时，可用已标定好的 $Na_2S_2O_3$ 标准溶液来标定，也可用 As_2O_3 来标定。As_2O_3 难溶于水，但可溶于碱溶液中，与 I_2 的反应是可逆的，在中性或微碱性溶液中，反应定量向右进行。因此标定时先酸化溶液，再加 $NaHCO_3$，调节 pH 约为 8。

5. 答：碘量法滴定 H_2O_2 试液采用间接法，即先加入一定量、过量 KI 溶液，H_2O_2 氧化 KI 生成 I_2，再用 $Na_2S_2O_3$ 标准溶液滴定生成的 I_2。但若 Fe^{3+} 存在，Fe^{3+} 也能氧化 KI，对测定有干扰，所以，测定时应先加入 NH_4HF_2 掩蔽 Fe^{3+}。

六、计算题

1. 解：Zn^{2+}-NH_3 配合物的逐级稳定常数 $lg\beta_1 \sim lg\beta_4$ 为 2.37、4.81、7.31、9.46；并且 $E^{\theta}_{Zn^{2+}/Zn}$=−0.76V。则 Zn^{2+} 的副反应系数为

$$\alpha_{Zn(NH_3)} = 1 + 10^{2.37} \times 0.100 + 10^{4.81} \times (0.100)^2 + 10^{7.31} \times (0.100)^3 + 10^{9.46} \times (0.100)^4 = 10^{5.49}$$

达平衡时 Zn^{2+} 的浓度为

$$[Zn^{2+}] = \frac{C_{Zn^{2+}}}{\alpha_{Zn(NH_3)}} = \frac{1.0 \times 10^{-4}}{10^{5.49}} = 10^{-9.49} \ (\text{mol}/L)$$

电对 $Zn(NH_3)_4^{2+}/Zn$ 的电位：

$$E_{Zn(NH_3)_4^{2+}/Zn} = E^{\theta} + \frac{0.059}{2}\lg[Zn^{2+}] = -0.76 + \frac{0.059}{2}\lg10^{-9.49} = -1.04 \ (V)$$

2. 解：0.1000mol/L $KMnO_4$ 还原一半时的电对电位：

$$E_{MnO_4^-/Mn^{2+}} = E^{\theta'} + \frac{0.059}{5}\lg\frac{C_{MnO_4^-}}{C_{Mn^{2+}}} = 1.45 + 0 = 1.45 \ (V)$$

说明条件电位是在特定条件下，氧化态与还原态的分析浓度均为 1mol/L 或相等时实际浓度。

注：因本题 $[H^+]$=1mol/L，故其浓度相应的方次未写入能斯特方程中。

3. 解：物质的量浓度为

$$C = \frac{n}{V} = \frac{m/M}{V} = \frac{1.4604/294.18}{250/1000} = 0.0199 \ (\text{mol}/L)$$

4. 解：司可巴比妥钠（$C_{12}H_{17}N_2O_3$）5 位取代基含双键，可利用双键易发生加成的特点，采用溴量法测定其含量，其反应原理如下：

剩余的溴与过量的 KI 作用，生成等量的 I_2：

$$Br_2 + 2KI \longrightarrow 2KBr + I_2$$

（剩余）

用 $Na_2S_2O_3$ 回滴生成的 I_2：

$$2Na_2S_2O_3 + I_2 \longrightarrow 2NaI + Na_2S_4O_6$$

由上述化学反应方程式可知：$1Br_2 \backsim 1C_{12}H_{17}N_2O_3 \backsim 1I_2 \backsim 2Na_2S_2O_3$，并且：

$$C_{Br_2}V_{Br_2} = \frac{1}{2}C_{Na_2S_2O_3}V_{Na_2S_2O_3}$$

又由已知条件可知：

$$C_{Br_2} = 0.0500 = \frac{1}{2}C_{Na_2S_2O_3} = \frac{1}{2} \times 0.1000 \ (\text{mol}/L)$$

所以：$V_{Br_2} = V_{Na_2S_2O_3}$，即消耗 $Na_2S_2O_3$ 滴定液的体积与消耗 Br_2 滴定液的体积相当，因此与司可巴比妥钠发生反应的 Br_2 滴定液的体积是

$$25.00 - 16.98 = 8.02 \ (\text{mL})$$

可计算司可巴比妥钠的含量：

$$司可巴比妥钠含量 = \frac{V_{Br_2}TF}{W \times 1000} \times 100\% = \frac{8.02 \times 13.01 \times 1}{0.1034 \times 1000} \times 100\% = 100.9\%$$

5. 解：用 $K_2Cr_2O_7$ 标准溶液滴定样品中的 Fe^{2+}：

$$Cr_2O_7^- + 14H^+ + 6Fe^{2+} \Longrightarrow 2Cr^{3+} + 6Fe^{3+} + 7H_2O$$

由上式可知：$1Cr_2O_7^- \backsim 6Fe^{2+}$，则

$$C_{K_2Cr_2O_7}V_{K_2Cr_2O_7} = \frac{1}{6}\frac{m_{Fe^{2+}}}{M_{Fe^{2+}}}$$

$$m_{\mathrm{Fe}^{2+}} = 6C_{\mathrm{K_2Cr_2O_7}}V_{\mathrm{K_2Cr_2O_7}} \cdot M_{\mathrm{Fe}^{2+}}$$
$$= 6 \times 0.0300 \times (25.00/1000) \times 55.845 = 0.2513 \text{（g）}$$

将 0.2513g 铁换算成 $\mathrm{Fe_2O_3}$，已知 $M_{\mathrm{Fe_2O_3}}$=159.69g/mol，M_{Fe}=55.845g/mol：

$$0.2513 \div (2 \times 55.845) \times 159.69 = 0.3593 \text{（g）}$$

试样中 $\mathrm{Fe_2O_3}$ 的质量分数：

$$\frac{0.3593}{0.5000} \times 100\% = 71.9\%$$

6. 解：用 $\mathrm{KMnO_4}$ 滴定 $\mathrm{H_2O_2}$ 的原理：

$$2KMnO_4 + 5H_2O_2 + 3H_2SO_4 =\!=\!= K_2SO_4 + 2MnSO_4 + 5O_2 + 8H_2O$$

可计算稀释后（即被滴定液中）$\mathrm{H_2O_2}$ 浓度为

$$\mathrm{H_2O_2}\text{浓度} = \frac{V_{\mathrm{KMnO_4}} T_{\mathrm{KMnO_4/H_2O_2}} F}{m \times 1000} \times 100\%$$
$$= \frac{18.64 \times 1.701 \times 1}{10.00 \times 1000} \times 100\% = 0.317\%$$

则原试样溶液浓度（含量）$= \dfrac{50.00}{5.00} \times 0.317\% = 3.17\%$

　　注：视 $\mathrm{H_2O_2}$ 溶液的密度为 1g/mL，于是 10.00mL $\mathrm{H_2O_2}$ 溶液即为 10.00g。

第九章 沉淀滴定法

Precipitation Titration

博观而约取，厚积而薄发。

——苏轼

> **本章要点**
>
> **基本概念**：沉淀滴定法，银量法，银量法的基准物质和标准溶液，莫尔法（铬酸钾指示剂法），福尔哈德法（硫酸铁铵指示剂法）分为直接滴定法和返滴定法两种滴定方式，法扬斯法（吸附指示剂法）。
>
> **基本理论**：三种确定银量法终点方法的基本原理、滴定条件和应用。
>
> **基本计算**：银量法及其待测组分的浓度和含量计算。
>
> **基本技能**：银量法指示剂的选择、滴定条件的掌控及其滴定的操作技能。

第一节 概 述

沉淀滴定法（precipitation titration）是以沉淀反应为基础的一种滴定分析方法。沉淀反应完全，产物纯净，有合适的指示剂指示滴定终点是沉淀滴定分析法的关键。

一、沉淀滴定反应必备的条件

沉淀反应很多，但能用于沉淀滴定法的反应并不多。能用于滴定分析的沉淀反应必须符合下列条件。

（1）生成的沉淀组成恒定，溶解度必须很小，不易形成过饱和溶液和共沉淀现象。

（2）沉淀反应迅速，达到平衡的时间短。

（3）有合适的指示剂。

目前成熟的广为应用的沉淀滴定方法是银量法（argentimetry）：

$$Ag^+ + Cl^- =\!=\!= AgCl\downarrow（白色）$$

$$Ag^+ + SCN^- =\!=\!= AgSCN\downarrow（白色）$$

以银盐沉淀反应为基础的沉淀滴定分析方法称为银量法。银量法主要用于测定 Cl^-、Br^-、I^-、Ag^+、CN^-、SCN^- 等离子及含卤素的有机化合物，还可以测定经过处理而能定量地产生这些无机离子的有机物，如 666、二氯苯酚、胆影酸、泛影酸、碘番酸、三氯叔丁醇、六氯对二甲苯等有机药物的测定。

此外，$K_4[Fe(CN)_6]$ 与 Zn^{2+}；SO_4^{2-} 与 Ba^{2+}、Pb^{2+}；四苯硼碳钠 $[NaB(C_6H_6)_4]$ 与 K^+ 也发生沉淀反应，也可用于沉淀滴定，相关的化学反应方程式：

$$2K_4[Fe(CN)_6] + 3Zn^{2+} =\!=\!= K_2Zn_3[Fe(CN)_6]_2\downarrow + 6K^+$$

$$NaB(C_6H_5)_4 + K^+ =\!=\!= KB(C_6H_5)_4\downarrow + Na^+$$

但其实际应用远不及银量法广泛、普遍。

二、银量法及其分类

银量法是理论和技术最完备、最成熟，应用最广的沉淀滴定法。按确定滴定终点所使用指示剂的不同，银量法分为莫尔法（Mohr method）、福尔哈德法（Volhard method）和法扬斯法（Fajans method）。

按滴定方式的不同，银量法又可分为直接滴定法和返滴定法两类。

1. 直接滴定法 是用沉淀剂作标准溶液，直接滴定被测物质。例如，在中性溶液中测定 Cl⁻ 或 Br⁻ 时，用铬酸钾（K_2CrO_4）作指示剂，用 $AgNO_3$ 标准溶液直接滴定试样溶液中的 Cl⁻ 或 Br⁻。根据 $AgNO_3$ 标准溶液所用的体积及样品的质量，即可计算 Cl⁻ 或 Br⁻ 的质量分数（百分含量）。

2. 返滴定法 在被测定物质的溶液中，加入一定量、过量的沉淀剂，再用另外一种标准溶液滴定剩余的沉淀剂。例如，在酸性溶液中测定 Cl⁻ 时，先将过量的 $AgNO_3$ 标准溶液加入待测溶液中，再以硫酸铁铵［$NH_4Fe(SO_4)_2 \cdot 12H_2O$，又称铁铵矾］作指示剂，用硫氰化钾（KSCN）标准溶液滴定剩余的 $AgNO_3$。根据 $AgNO_3$ 和 KSCN 两种标准溶液所用的体积及样品的质量，即可计算氯的质量分数（百分含量）。银量法主要用于化学工业，如烧碱厂 NaCl 水溶液浓度的测定，电解液中 Cl⁻ 浓度的测定等，以及一些含卤素的有机化合物的测定。在环境检测、农药检验、化学工业及冶金工业等方面都具有重要的实际应用。

三、银量法的基准物质和标准溶液

（一）基准物质

银量法常用的基准物质是优级纯 $AgNO_3$ 和 NaCl 试剂。若市售的优级纯 $AgNO_3$ 纯度不够，可在稀硝酸中重结晶纯化。精制过程应避光操作，避免有机物（如滤纸中的纤维素等）所产生的还原反应。所得结晶在 100℃ 干燥约 1 小时可除去表面吸附的水分，在 200～250℃ 干燥约 15 分钟可除去包埋水。精制纯品应在避光、阴凉、干燥处保存。

（二）标准溶液

1. $AgNO_3$ 标准溶液 通常用优级纯 $AgNO_3$，精密称定后经溶解—转移—定容后制成，也可用分析纯的 $AgNO_3$ 配制，再用基准物质 NaCl 标定。$AgNO_3$ 见光易分解，应贮存于棕色试剂瓶中避光保存。但长期放置后，应重新标定。

2. 硫氰酸铵（NH_4SCN）或 KSCN 标准溶液 间接配制，以硫酸铁铵为指示剂，用 $AgNO_3$ 标准溶液进行标定。

第二节 莫尔法——以铬酸钾作指示剂的银量法

一、滴定原理

莫尔法是以 K_2CrO_4 为指示剂，在中性或弱碱性介质中用 $AgNO_3$ 标准溶液滴定卤素混合物含量的方法。

以测定 Cl⁻ 为例，以 K_2CrO_4 为指示剂，用 $AgNO_3$ 标准溶液滴定，其反应为

$$Ag^+ + Cl^- =\!=\!= AgCl\downarrow（白色沉淀） \qquad K_{sp} = 1.8 \times 10^{-10}$$

$$2Ag^+ + CrO_4^{2-} =\!=\!= Ag_2CrO_4\downarrow（砖红色沉淀） \qquad K_{sp} = 2.0 \times 10^{-12}$$

这个方法的依据是多级沉淀原理，由于 AgCl 的溶解度比 Ag_2CrO_4 的溶解度小，因此在用 $AgNO_3$ 标准溶液滴定时，AgCl 先析出沉淀，当滴定剂 Ag^+ 与 Cl⁻ 达到化学计量点时，微过量的 Ag^+ 与 CrO_4^{2-} 反应析出砖红色的 Ag_2CrO_4 沉淀，指示滴定终点的到达。

二、测定条件

1. 指示剂用量 用 $AgNO_3$ 标准溶液滴定 Cl⁻，指示剂 K_2CrO_4 的用量对于终点指示有较大的影响，CrO_4^{2-} 浓度过高或过低，Ag_2CrO_4 沉淀的析出就会过早或过迟，于是产生一定的终点误差。因此要求 Ag_2CrO_4 沉淀应该恰好在滴定反应的化学计量点时出现。化学计量点时 $[Ag^+]$ 为

$$[Ag^+] = [Cl^-] = \sqrt{K_{sp, AgCl}} = \sqrt{1.8 \times 10^{-10}} = 1.34 \times 10^{-5}（mol/L）$$

若此时恰有 Ag_2CrO_4 沉淀，则

$$[CrO_4^{2-}] = \frac{K_{sp, Ag_2CrO_4}}{[Ag^+]^2} = 2.0 \times 10^{-12} / (1.34 \times 10^{-5})^2 = 1.1 \times 10^{-2} \text{（mol / L）}$$

在滴定时，由于 K_2CrO_4 显黄色，当其浓度较高时颜色较深，不易判断砖红色的出现。为了能观察到明显的终点，指示剂的浓度以略低一些为好。实验证明，滴定溶液中 K_2CrO_4 确定滴定终点的适宜浓度为 5×10^{-3} mol/L。同时应做空白试验进行校正，从实验终点消耗的滴定剂中扣除空白值，可获得真实的终点。

2. 滴定时的酸度　莫尔法应在中性或弱碱性（pH 6.5～10.5）溶液中进行。酸性介质不宜太浓，因为 CrO_4^{2-} 可能会以 $HCrO_4^-$ 形式存在或转化为 $Cr_2O_7^{2-}$（$K = 4.3 \times 10^{14}$），导致 CrO_4^{2-} 浓度降低，使滴定终点推迟甚至无明显终点。若碱性太强，则有 $AgOH$ 甚至 Ag_2O 的析出。因此，莫尔法的 pH 范围应该在 6.5～10.5。

若在碱性的氨溶液中，Ag^+ 因发生络合效应而生成 $Ag(NH_3)^+$ 或 $Ag(NH_3)_2^+$，使 AgCl 和 Ag_2CrO_4 解离，降低测定的准确度。实验证明，当 $C_{NH_4^+} < 0.05$ mol/L 时，溶液的 pH 控制在 6.5～7.2，可获准确的测定结果。

3. 滴定时应剧烈振摇　为了防止待滴定的 Cl^- 或 Br^- 被已生成的 AgCl 或 AgBr 沉淀所吸附而使滴定终点提前出现，滴定时应剧烈振摇，以便让被吸附的 Cl^- 或 Br^- 释放出来。

三、适 用 范 围

莫尔法主要用于测定 Cl^-、Br^- 和 Ag^+，如氯化物、溴化物纯度测定及天然水中氯含量的测定。当试样中 Cl^- 和 Br^- 共存时，测得的结果是它们的总量。若测定 Ag^+，应采用返滴定法，即向 Ag^+ 的试液中加入过量的 NaCl 标准溶液，然后再用 $AgNO_3$ 标准溶液滴定剩余的 Cl^-。莫尔法不宜测定 I^- 和 SCN^-，因为滴定生成的 AgI 和 AgSCN 沉淀表面会强烈吸附 I^- 和 SCN^-，使滴定终点过早出现，造成较大的终点误差。

第三节　福尔哈德法——以硫酸铁铵为指示剂的银量法

福尔哈德法是在酸性介质中，以硫酸铁铵为指示剂的银量法。根据滴定方式的不同，福尔哈德法分为直接滴定法和返滴定法两种。

一、直接滴定法测定 Ag^+

1. 原理　在含有 Ag^+ 的 HNO_3 介质中，以硫酸铁铵作指示剂，用 NH_4SCN 或 KSCN 标准溶液直接滴定 Ag^+，当滴定到化学计量点时，微过量的 SCN^- 与 Fe^{3+} 结合生成红色的 $[FeSCN]^{2+}$ 即为滴定终点。其反应是

$$Ag^+ + SCN^- \rightleftharpoons AgSCN\downarrow（白色） \qquad K_{sp, AgSCN} = 1.0 \times 10^{-12}$$
$$Fe^{3+} + SCN^- \rightleftharpoons [FeSCN]^{2+}（红色） \qquad K = 200$$

2. 滴定条件

（1）酸度：由于指示剂中的 Fe^{3+} 在中性或碱性溶液中会水解，形成 $Fe(OH)^{2+}$、$Fe(OH)_2^+$ 等深色配合物，随碱性增大，甚至产生 $Fe(OH)_3$ 沉淀，因此滴定应在 0.1～1mol/L 硝酸溶液中进行。

（2）剧烈振摇：用 NH_4SCN 标准溶液返滴定剩余 Ag^+ 时，生成的 AgSCN 沉淀能吸附溶液中的 Ag^+，使 Ag^+ 浓度降低，以致红色的出现略早于化学计量点，使测定结果偏低。因此在滴定过程中需剧烈振摇，使被吸附的 Ag^+ 释放出来。

（3）终点时：应控制 $[Fe^{3+}]$ 为 0.015mol/L。

3. 应用　测定 Ag^+ 等。本法的优点在于可用来直接测定 Ag^+，并可在酸性溶液中进行滴定。

二、返滴定法测定卤素离子

1. 原理　福尔哈德法测定卤素离子（如 Cl^-、Br^-、I^- 和 SCN^-）时应采用返滴定法。即在酸性

（HNO₃介质）待测试液中，先加入一定量过量的 AgNO₃ 标准溶液，再加入硫酸铁铵指示剂，用 NH₄SCN 标准溶液回滴剩余的 Ag⁺（HNO₃介质）。滴定反应如下：

$$Ag^+ + Cl^- ==== AgCl（白色）\downarrow$$
（一定量、过量）

剩余的 Ag⁺ 用 NH₄SCN 标准溶液返滴：

$$Ag^+ + SCN^- ==== AgSCN（白色）\downarrow$$
（剩余量）

终点指示反应：

$$Fe^{3+} + SCN^- ==== [FeSCN]^{2+}（红色）$$

2. 滴定条件 应在 0.1 ～ 1mol HNO₃ 介质中进行滴定；应剧烈振摇，使 AgSCN 吸附的 Ag⁺ 得以及时释放，以防滴定终点提前到达使结果偏低；防止 Fe^{3+} 氧化 I^- 时，测定 I^- 时，必须将一定量并过量的 AgNO₃ 标准溶液先加入，然后加入指示剂 NH₄Fe(SO₄)₂。

3. 测定 Cl⁻ 时防止沉淀转化的措施 用福尔哈德法测定 Cl^-，滴定到临近终点时，经摇动后形成的红色会褪去，这是因为 AgSCN 的溶解度小于 AgCl，加入的 NH₄SCN 将与 AgCl 发生沉淀置换反应：

$$AgCl + SCN^- ==== AgSCN\downarrow + Cl^-$$

沉淀的转化速率较慢，滴加 NH₄SCN 形成的红色随着溶液的摇动而消失。这种转化作用将继续进行到 Cl^- 与 SCN^- 之间建立一定的平衡关系，才会出现持久的红色，此时滴定已多消耗了 NH₄SCN 标准滴定溶液。为了避免上述现象的发生，通常采用以下措施。

（1）试液中加入一定过量的 AgNO₃ 标准溶液之后，将溶液煮沸，使 AgCl 沉淀凝聚，以减少 AgCl 沉淀对 Ag⁺ 的吸附。滤去沉淀，并用稀硝酸充分洗涤沉淀，将滤液与洗涤液合并，然后用 NH₄SCN 标准滴定溶液回滴滤液中的过量 Ag⁺。

（2）在滴入 NH₄SCN 标准溶液之前，加入有机溶剂硝基苯、苯、四氯化碳或 1,2-二氯乙烷等，并充分摇动，使有机溶剂将 AgCl 沉淀包裹，形成保护膜，以便让 AgCl 沉淀与外部溶液隔离，从而阻止 AgCl 沉淀被 NH₄SCN 置换成溶解度更小的 AgSCN 沉淀。此法虽方便，但硝基苯、苯是有毒的，应注意随之而来的污染问题。

（3）提高 Fe^{3+} 的浓度以减小终点时 SCN^- 的浓度，从而降低终点误差。实验证明，一般溶液中当 Fe^{3+} 的浓度为 0.2mol/L 时，滴定的终点误差将在 ±0.1% 范围内。

福尔哈德法在测定 Br^-、I^- 和 SCN^- 时，滴定终点十分明显，不会发生沉淀转化，因此不必采取上述措施。但是在测定碘化物时，必须先加入一定量、过量的 AgNO₃ 标准溶液之后再加入硫酸铁铵指示剂，避免 Fe^{3+} 氧化 I^- 而造成误差。

第四节　法扬斯法——以吸附剂为指示剂的银量法

法扬斯法是以吸附剂为指示剂确定滴定终点的一种银量法。

一、吸附指示剂的作用原理

吸附指示剂是一类有机染料，它的阴离子在溶液中易被带正电荷的胶状沉淀吸附，吸附后会因结构改变而引起颜色的变化，从而指示滴定终点的到达。

现以 AgNO₃ 标准溶液滴定 Cl^- 为例，说明指示剂荧光黄的作用原理。荧光黄是一种有机弱酸，用 HFIn 表示，在水溶液中可离解为荧光黄阴离子 FIn^-，呈黄绿色：

$$HFIn \rightleftharpoons FIn^-（黄绿色）+ H^+$$

在化学计量点前，生成的 AgCl 沉淀在过量的 Cl^- 溶液中，AgCl 沉淀吸附 Cl^- 而带负电荷，形成的 $AgCl\cdot Cl^-$ 不吸附指示剂阴离子 FIn^-，溶液呈黄绿色。化学计量点后，微过量的 AgNO₃ 可使 AgCl

沉淀吸附 Ag^+ 形成 $AgCl \cdot Ag^+$ 而带正电荷，此带正电荷的 $AgCl \cdot Ag^+$ 吸附荧光黄阴离子 FIn^-，结构发生变化呈现粉红色，使整个溶液由黄绿色变成粉红色，指示终点的到达：

$$AgCl \cdot Ag^+ + FIn^- \xrightarrow{\text{吸附}} AgCl \cdot Ag \cdot FIn\downarrow$$

（黄绿色） （粉红色）

二、滴 定 条 件

为了使终点变色敏锐，应用吸附指示剂时需要注意以下几点。

1. 保持沉淀呈胶体状态 由于吸附指示剂的颜色变化发生在沉淀微粒表面上，因此，应尽可能使卤化银沉淀呈胶体状态，具有较大的比表面积[①]。为此，在滴定前应将溶液稀释，并加糊精或淀粉等高分子化合物作为保护剂，以防止卤化银沉淀凝聚。

2. 控制溶液酸度 常用的吸附指示剂大多是有机弱酸，而起指示剂作用的是它们的阴离子。酸度大时，H^+ 与指示剂阴离子结合成不被吸附的指示剂分子，无法指示终点。酸度的大小与指示剂的离解常数有关，离解常数大，酸度可以大些。例如，荧光黄的 pK_a 约为 7，适用于 pH 7～10 的条件下进行滴定，若 pH < 7，荧光黄主要以 HFIn 形式存在，不被吸附。

3. 避免强光照射 卤化银沉淀对光敏感，受强光照射易分解析出银使沉淀变为灰黑色，影响滴定终点的观察，因此在滴定过程中应避免强光照射。

4. 吸附指示剂的选择 沉淀胶体微粒对指示剂离子的吸附能力，应略小于对待测离子的吸附能力，否则指示剂将在化学计量点前变色。但不能太小，否则终点出现过迟。卤化银沉淀对卤化物和几种吸附指示剂的吸附能力的次序如下：

$$I^- > 二甲基二碘荧光黄 > SCN^- > Br^- > 曙红 > Cl^- > 荧光黄$$

因此，滴定 Cl^- 应选荧光黄指示剂，滴定 Br^- 应选曙红指示剂。表 9-1 中列出了几种常用的吸附指示剂及其应用。

表 9-1 常用吸附指示剂

指示剂	被测离子	滴定剂	滴定条件	终点颜色变化
荧光黄	Cl^-、Br^-、I^-	$AgNO_3$	pH 7～10	黄绿 → 粉红
二氯荧光黄	Cl^-、Br^-、I^-	$AgNO_3$	pH 4～10	黄绿 → 红
曙红	Br^-、SCN^-、I^-	$AgNO_3$	pH 2～10	橙黄 → 红紫
溴酚蓝	生物碱盐类	$AgNO_3$	弱酸性	黄绿 → 灰紫
甲基紫	Ag^+	NaCl	酸性溶液	黄红 → 红紫

三、应 用 范 围

法扬斯法可用于测定 Cl^-、Br^-、I^-、SCN^-、SO_4^{2-} 和 Ag^+ 等离子的测定。测定 Cl^- 常用荧光黄或二氯荧光黄作指示剂，而测定 Br^-、I^- 和 SCN^- 常用曙红作指示剂。此法终点明显，方法简便，但反应条件要求较为严格，应注意溶液的酸度、浓度及胶体的保护等。

第五节 银量法的应用示例

一、药物中卤化物的含量测定

泛影酸是含卤素的有机药物，即药物分子结构中所含卤素直接与芳环相连，已知其结构式、分子式（$C_{11}H_9I_3N_2O_4 \cdot 2H_2O$）和分子量（649.95）。

---

① 比表面积：1g 固体物质所具有的总表面积。总表面积包括内表面积和外表面积。外表面积是指固体粒子外部的几何面积；内部面积是指粒子内部细孔和裂缝的表面积。

泛影酸为白色粉末，无臭、味微酸。在水中极微溶解，但在氨溶液或 NaOH 溶液中溶解。泛影酸为诊断用药，可作造影剂。泛影酸配制成泛影酸钠和泛影葡胺注射液供临床造影用，用于尿路、心血管、脑血管及周围血管造影。分子中 I—C 结合不甚牢固，可将含卤素有机药物在碱性溶液中加热回流，并加还原剂（锌粉），药物产生还原裂解反应，使有机结合的卤素转变为无机的卤素离子，然后采用银量法（法扬斯法）测定：

$$\underset{\substack{\text{H}_3\text{COCHN}}}{\overset{\substack{\text{COOH}}}{\text{I}}} \xrightarrow[\text{Zn粉还原剂}]{\text{NaOH介质} \quad \text{加热回流}} \underset{\text{H}_2\text{N}}{\overset{\text{COONa}}{}}\text{NH}_2 + 3\text{NaI} + 2\text{CH}_3\text{COONa} + 3\text{H}_2\text{O}$$

转变为无机化合物 NaI 后，用 AgNO$_3$ 滴定：

$$\text{NaI} + \text{AgNO}_3 === \text{AgI}\downarrow + \text{NaNO}_3$$

以曙红钠为吸附指示剂的变色情况：黄色 → 玫瑰红色。

本法适用于测定结构中碘与苯环直接相连且一个苯环上含多个碘原子的含卤素有机药物，如胆影酸、碘番酸、胆影葡胺、泛影葡胺注射液、碘他拉酸等。

二、自来水中 Cl$^-$ 的含量测定

▋（一）实验原理

在中性至弱碱性范围（pH 6.5 ～ 10.5）内以铬酸钾为指示剂用 AgNO$_3$ 标准溶液滴定氯化物时，由于 AgCl 的溶解度小于铬酸银的溶解度，Cl$^-$ 首先被完全沉淀，然后铬酸根以铬酸银的形式被沉淀，产生砖红色指示滴定终点到达。其原理见本章第二节。

▋（二）方法步骤

（1）用移液管吸取 50.00mL 水样或经过预处理的水样（若氯化物含量高，可取适量水样用蒸馏水稀释至 50mL 置于锥形瓶中）。另取一锥形瓶加入 50.00mL 蒸馏水做空白试验。

（2）如水样的 pH 在 6.5 ～ 10.5，可直接滴定。超出此范围的水样应以酚酞作指示剂，用稀硫酸或 NaOH 溶液调节至红色刚刚褪去。

（3）加入 1mL 铬酸钾指示剂，用 AgNO$_3$ 标准溶液滴定至砖红色沉淀刚出现即为滴定终点，同法做空白试验。平行做 3 次，实验数据记录于表 9-2。

表 9-2　实验数据

	实验数据		
	第一次	第二次	第三次
样品体积（mL）			
滴定初始读数（mL）			
终点读数（mL）			
V_{AgNO_3}（mL）			
AgNO$_3$ 标准溶液浓度（mol/L）			
氯化物含量（mg/L）			
相对误差（%）			

注：实验的标准偏差 ≤ 0.30%。

▋（三）数据处理

氯化物含量（以 Cl 计，mg/L）按下式计算：

$$C_{(\text{Cl})} = \frac{(V_2 - V_1) \times C_{\text{AgNO}_3} \times 35.45 \times 1000}{V} \quad (\text{mg}/\text{L}) \tag{9-1}$$

式中，V_1 为蒸馏水消耗 AgNO$_3$ 标准溶液的体积，单位为 mL；V_2 为水样消耗 AgNO$_3$ 标准溶液的体积，单位为 mL；C_{AgNO_3} 为 AgNO$_3$ 标准溶液的浓度，单位为 mol/L；V 为水样的体积，单位为 mL。

▌（四）注意事项

1. 本方法的适用范围　本方法适用于天然水中氯化物的测定，也适用于经过适当稀释的高矿化度水（如咸水、海水等）及经过预处理除去干扰物的生活污水或工业废水；适用的氯化物（以 Cl 计）浓度范围为 10～500mg/L，高于此范围的水样经稀释后可以扩大其测定范围。溴化物、碘化物和氰化物能与氯化物一起被滴定，正磷酸盐及聚磷酸盐分别超过 250mg/L 及 25mg/L 时有干扰，铁含量超过 10mg/L 时终点不明显。

2. 干扰的消除

（1）如水样浑浊且带有颜色，则取 150mL 或取适量水样稀释至 150mL，置于 250mL 锥形瓶中，加入 2mL 氢氧化铝悬浮液，振荡过滤，弃去初滤液 20mL。用干的洁净锥形瓶接取滤液备用。

（2）如果有机物含量高或色度高，可用马弗炉灰化法预先处理水样，取适量废水样于瓷蒸发皿中，调节 pH 至 8～9，置水浴上蒸干，然后放入马弗炉中在 600℃ 下灼烧 1 小时，取出，冷却后加 10mL 蒸馏水，移入 250mL 锥形瓶中并用蒸馏水清洗瓷蒸发皿 3 次，洗液一并转入锥形瓶中，调节 pH 至 7 左右，稀释至 50mL。

（3）由有机质产生的较轻色度，可以加入 0.01mol/L KMnO$_4$ 溶液 2mL 煮沸，再滴加乙醇以除去多余的 KMnO$_4$ 至水样褪色，过滤，滤液贮于锥形瓶中备用。

（4）如果水样中含有硫化物、亚硫酸盐或硫代硫酸盐，则加 NaOH 溶液将水样调至中性或弱碱性，加入 1mL 30% H$_2$O$_2$ 溶液，振摇 1 分钟后加热至 70～80℃ 以除去过量的 H$_2$O$_2$。

3. K$_2$CrO$_4$ 指示剂的用量　若 K$_2$CrO$_4$ 指示剂浓度过高，终点将过早出现，且因溶液颜色（K$_2$CrO$_4$ 本身为黄色）过深而影响终点的观察；若 K$_2$CrO$_4$ 指示剂浓度过低，终点将出现过迟，造成较大误差。一般控制 K$_2$CrO$_4$ 指示剂浓度为 5.0×10^{-3}mol/L。

三、以任务驱动模式的应用实例

任务　葡萄糖氯化钠注射液中氯化钠的含量测定

【任务描述】　精密量取葡萄糖氯化钠注射液 10.00mL，加水 30mL，加 2% 糊精溶液 5mL、2.5% 硼砂缓冲液 2mL 与荧光黄指示液 5～8 滴，用 AgNO$_3$ 滴定液（0.1083mol/L）滴定，消耗 28.44mL。计算该供试品中 NaCl 占标示量的百分含量。已知每 1mL AgNO$_3$ 滴定液（0.1000mol/L）相当于 5.844mg 的 NaCl；NaCl 占标示量的百分含量应为 95.0%～105.0%；供试品规格 500mL：NaCl 4.5g；NaCl 的分子质量为 58.44g/mol。

【任务分析】

（1）葡萄糖氯化钠注射液是由葡萄糖和 NaCl 两种药物以注射用水为溶剂制成的复方注射制剂。其中 NaCl 溶液具有补充体内水分及电解质，调节体内酸碱平衡的作用；葡萄糖溶液可补充体液、营养及能量。

（2）测定葡萄糖氯化钠注射液中 NaCl 的含量可用 AgNO$_3$ 滴定液试液中的 Cl$^-$，以荧光黄为指示剂（吸附指示剂法——法扬斯法），其化学反应方程式：

$$Ag^+ + Cl^- \rightleftharpoons AgCl（白色）\downarrow$$

荧光黄指示剂为有机弱酸（用 HFIn 表示），在溶液中解离为黄绿色的 FIn$^-$，当滴定至计量点后，微过量的 Ag$^+$ 被 AgCl 吸附，形成带正电荷的 AgCl·Ag$^+$ 而强烈地吸附带负电荷 FIn$^-$，因其结构改变而变色，使试液变成粉红色：

$$AgCl \cdot Ag^+ + FIn^- \rightleftharpoons AgCl \cdot Ag \cdot FIn \downarrow$$
$$（黄绿色）\qquad\qquad （粉红色）$$

（3）银量法以荧光黄为指示剂应在中性或弱碱性介质中进行，即控制 pH 在 7～10，本测定用硼砂缓冲液控制被测试液的 pH 范围。

（4）标示量指每个单位包装（每片、每个滴丸、每支安瓿瓶、每个包装瓶等）计量形式中所含的有效成分量，即药典、药品标签和说明书中"规格"所标明的含量。本次测定葡萄糖氯化钠注射液的规格（标示量）为 500mL：葡萄糖 50g；NaCl 4.5g。

【任务实施】

（1）精密量取该品 20mL，加水 40mL，加 2% 糊精溶液 5mL、2.5% 硼砂缓冲液 2mL 与荧光黄指示液 5～8 滴。

（2）用 AgNO₃ 滴定液 0.1084mol/L 滴定，消耗 28.44mL；用空白试验校正，消耗 AgNO₃ 滴定液 0.06mL。

（3）实验数据记录于表 9-3。

表 9-3　葡萄糖氯化钠注射液中 NaCl 的含量测定——法扬斯法

取样体积（mL）	AgNO₃ 滴定液浓度（mol/L）	消耗 AgNO₃ 滴定液体积（mL）	空白试验消耗 AgNO₃ 滴定液体积（mL）
20.00	0.1084	28.44	0.06

（4）数据处理

方法一：NaCl 占标示量的百分含量的计算式为

$$\text{NaCl占标示量的百分含量} = \frac{C_{\text{AgNO}_3} \times (V - V_0)M_{\text{NaCl}} \times K}{\text{标示量} \times 1000} \times 100\%$$

$$= \frac{0.1084 \times (28.44 - 0.06) \times 58.44 \times \dfrac{500}{20}}{4.5 \times 1000} \times 100\% = 99.9\%$$

式中，K 为取样体积的倍数，即 $K = \dfrac{500}{20}$。

方法二：NaCl 占标示量的百分含量的计算式为

$$\text{NaCl占标示量的百分含量} = \frac{(V - V_0)TFK}{\text{标示量} \times 1000} \times 100\%$$

$$= \frac{(28.44 - 0.06) \times 5.844 \times \dfrac{0.1084}{0.1000} \times \dfrac{500}{20}}{4.5 \times 1000} \times 100\% = 99.9\%$$

式中，T 为滴定度，即每 1mL AgNO₃ 滴定液（0.1000mol/L）相当于 5.844mg 的 NaCl。C_{AgNO_3} 为 AgNO₃ 滴定液的浓度，单位为 mol/L；V 为滴定时消耗 AgNO₃ 标准溶液的体积，单位为 mL；V_0 为空白试验消耗 AgNO₃ 标准溶液体积，单位为 mL。K 为取样体积的倍数，即 $K = \dfrac{500}{20}$。

◈ **本章小结** ◈

一、沉淀滴定法的基本概念

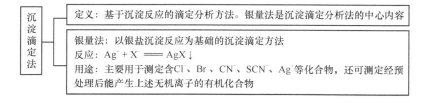

二、银量法

银量法见表 9-4。

表 9-4　银量法

项目	莫尔法（铬酸钾指示剂）（K_2CrO_4）	福尔哈德法（硫酸铁铵指示剂）[$NH_4Fe(SO_4)_2·12H_2O$]	法扬斯法（吸附指示剂）（荧光黄、曙红等）
原理	在中性或弱碱性介质中，以 $K_2Cr_2O_4$ 为指示剂，用 $AgNO_3$ 标准溶液直接滴定 Cl^- 或 Br^-	（1）直接滴定法：在酸性条件下，以硫酸铁铵为指示剂，用 NH_4SCN 或 $KSCN$ 为标准溶液直接滴定 Ag^+ （2）返滴定法：在含卤素离子的硝酸介质中，加入一定量过量的 $AgNO_3$ 标准溶液，以硫酸铁铵为指示剂，用 NH_4SCN 标准溶液返滴剩余的 $AgNO_3$	吸附指示剂是一类有机染料，当它被沉淀表面吸附后，会因其结构的改变而引起颜色的变化，从而指示滴定终点
滴定剂	$AgNO_3$	NH_4SCN 或 $KSCN$（$AgNO_3$ 标准溶液用于返滴法）	$AgNO_3$ 或 $NaCl$
滴定反应	$Ag^+ + Cl^- = AgCl↓$（白色）	直滴：$SCN^- + Ag^+ = AgSCN↓$（白色） 返滴：$SCN^- + Ag^+$（剩余）$= AgSCN↓$（白色）	$Ag^+ + Cl^- = AgCl↓$（以滴定 Cl^- 为例）
终点反应	$2Ag^+ + CrO_4^{2-} = Ag_2CrO_4↓$（砖红色）	$Fe^{3+} + SCN^-$（微过量）$= [Fe(SCN)]^{2+}$（血红色配位离子）	终点前（Cl^- 过量）：$AgCl·Cl^- + FIn$（黄绿色） 终点后（Ag^+ 微过量）：$AgCl·Ag^+ FIn = AgCl·Ag^+·F$（粉红色）
滴定条件	（1）试液的酸度：pH 6.0～10.5 （2）指示剂的用量：当 $K_2Cr_2O_4$ 的浓度为 $(2.6～5.2)×10^3 mol/L$ 时，终点误差 < 0.1% （3）干扰性离子：凡与 Ag^+ 能生成沉淀的阴离子如 PO_4^{3-}、AsO_4^{3-}、SO_3^{2-}、S^{2-}、CO_3^{2-}、$C_2O_4^{2-}$ 等，与 CrO_4^{2-} 生成沉淀的阳离子，如 Ba^{2+}、Pb^{2+} 等应预先分离或掩蔽	均在 0.1～1.0mol/L HNO_3 介质中进行滴定 （1）直接滴定：为防止 AgSCN 吸附 Ag^+，临近终点时，要剧烈摇动，避免终点提前到达 （2）返滴定：为防止 AgCl 沉淀转化为 AgSCN 沉淀，可加入少量有机溶剂，如硝基苯、苯、四氯化碳或 1,2-二氯乙烷，使其在 AgCl 表面形成保护膜并轻微振摇；测定 I^- 时，应先加入一定量过量的 $AgNO_3$，后加入指示剂，以避免 Fe^{3+} 氧化 I^- 而造成误差	①滴定须在中性、弱碱性或弱酸性溶液中进行，适宜的 pH 应视指示剂的解离平衡常数 K_a 而定，K_a 值大，允许酸度稍高。②避免强光的照射。③指示剂的吸附能力应略小于待测离子的吸附能力，卤化银对卤化物和指示剂吸附能力大致顺序为 I^- ＞二甲基二碘荧光黄＞ SCN^-、Br^- ＞曙红＞ Cl^- ＞荧光黄，可见滴定 Br^- 时，应选曙红指示剂，滴定 Cl^- 时，应选荧光指示剂。④加入糊精等胶体保护剂，使沉淀处于溶胶状态，防止沉淀聚沉，以增强沉淀的吸附能力
适用范围	Cl^-、CN^-、Br^-	①直接滴定法测 Ag^+；②返滴法可测 Cl^-、Br^-、I^-、SCN^-、AsO_4^{3-} 等	Cl^-、Br^-、I^-、SCN^-、Ag^+ 等

知识链接

吸附指示剂荧光黄

如用 $AgNO_3$ 标准溶液滴定 Cl^- 时，常用荧光黄作吸附指示剂，荧光黄是一种有机弱酸，在溶液中发生离解，滴定之前溶液显示荧光黄的本身的颜色——黄绿色：

$$HFIn = FIn^-（黄绿色）+ H^+ \qquad K_a ≈ 10^{-8}$$

滴定开始至化学计量点之前，不断有沉淀滴定反应产物 AgCl 的生成，此时 AgCl 沉淀吸附的是试液中过剩的 Cl^-，此时试液显示过渡颜色——黄色；当滴定至终点时，微过量的 Ag^+ 被 AgCl 沉淀所吸附，使沉淀胶体所带电荷由负变正并吸附了荧光黄，导致荧光黄因结构发生变化而变色——显粉红色。

荧光黄的颜色变化经历了：黄绿色（荧光黄自身颜色）→黄色（过渡色）→粉红色（荧光黄因结构变化而变色）的变化，变色的三个阶段的主要内容概括在表 9-5 中：

表 9-5　吸附指示剂荧光黄的变色过程

滴定过程	试液状态	沉淀胶颗粒	试液颜色
滴定前	Cl^- 过量		黄绿色（荧光黄的本色）
滴定中	Cl^- 越来越少，仍有剩余	$(AgCl)Cl^-$	过渡色
滴定终点	Ag^+ 微过量	$(AgCl)Ag^+$	粉红色

知识拓展　　　　　　　　　重量分析法及其分类

重量分析法（gravimetric analysis）是用适当的方法先将试样中待测组分与其他组分分离，将待测组分转化为一定的称量形式，然后称量，由称得物质的质量计算被测组分的含量。

重量分析过程包括分离和称重两个过程，其中分离是关键的一步，故根据试样中待测组分与其他组分分离方法的不同，重量分析法常分为如下四类。

1.沉淀分离法　沉淀分离法是重量分析法中的主要方法，这种方法是利用试剂与待测组分生成微溶的化合物沉淀，经过滤、洗涤、烘干或灼烧成为组成一定的物质，然后称其质量，再计算待测组分的含量。例如，测定试样中 SO_4^{2-} 含量时，在试液中加入过量 $BaCl_2$ 溶液，使 SO_4^{2-} 完全生成难溶的 $BaSO_4$ 沉淀，经过滤、洗涤、烘干、灼烧后，称量 $BaSO_4$ 的质量，再计算试样中的 SO_4^{2-} 的含量。

2.气化分离法（又称挥发法）　利用物质的挥发性质，通过加热或其他方法使试样中的待测组分挥发逸出，然后根据试样质量的减少，计算该组分的含量；或者用吸收剂吸收逸出的组分，根据吸收剂质量的增加计算该组分的含量。例如，测定氯化钡晶体（ $BaCl_2 \cdot 2H_2O$ ）中结晶水的含量，可将一定质量的氯化钡试样加热，使水分逸出，根据氯化钡试样质量的减少而计算试样中水分的含量。也可以用吸湿剂（高氯酸镁）吸收逸出的水分，根据吸湿剂质量的增加来计算水分的含量。

3.电解分离法　利用电解的方法使待测金属离子在电极上还原析出，然后称量，根据电极增加的质量，求得其含量。因此，这里所说的电解分析法具体说来就是电重量分析法。

4.萃取分离法　利用溶剂萃取、层析等经典的分离方法，也可以采用制备色谱、超临界流体萃取分离等现代分离方法将待测组分分离，除去提取剂（超临界流体萃取不会有溶剂残留）后，称量干燥提取物的质量，就可以计算被测物质的含量。

综上述，重量分析法是先通过分离，然后直接称量得到分析结果，不需要从容量器皿中引入许多试剂，也不需要标准试样或基准物质作比较。对高含量组分的测定，重量分析比较准确，一般测定的相对误差不大于 0.1%。对高含量的硅、磷、钨、镍、稀土元素等试样的精密分析，至今仍常使用重量分析方法。但重量分析法的不足之处是操作烦琐、耗时、周期长，不能提供实时、在线的分析数据；对低含量组分的测定误差较大。

───────────◆ **思考与练习** ◆───────────

一、单选题

1.莫尔法滴定 Cl^- 时，如果酸度过高，则（　　　）。

A. AgCl 的沉淀不完全　　　　　　　　B. AgCl 吸附 Cl^- 削弱

C. CrO_4^{2-} 易发生酸效应　　　　　　D. AgCl 沉淀易溶解

E. 会有 AgOH 沉淀析出

2. 用硫酸铁铵指示剂法测定 Cl⁻时、用 NH₄SCN 返滴定前，加入硝基苯或二氯乙烷，并剧烈振摇（　　）。

A. 会使终点提前　　　　　　　　　　B. 会使终点推迟

C. 会使 Fe^{3+} 的浓度降低　　　　　　D. 会使终点准确、敏锐

E. 会使终点模糊，不准确

3. 银量法分为莫尔法、福尔哈德法和法扬斯法的依据是（　　）。

A. 确定终点采用指示剂不同　　　　　B. 生成沉淀不同

C. 介质不同　　　　　　　　　　　　D. 分析的物质不同

E. 滴定方式不同

4. 莫尔法要求 pH 6.5 ～ 10.5 范围测定 Cl⁻，若碱性过强会（　　）。

A. 有 Ag_2O 沉淀析出　　　　　　　B. 会使 AgCl 沉淀溶解

C. 会使 Ag_2CrO_4 沉淀溶解　　　　D. 会使 AgCl 沉淀吸附 Cl⁻

E. 会使 AgCl 沉淀不完全

5. 吸附指示剂法，加入淀粉溶液和糊精的作用是（　　）。

A. 调节溶液的酸度　　　　　　　　　B. 增强沉淀的吸附能力

C. 防止沉淀凝聚　　　　　　　　　　D. 防止沉淀溶解

E. 使终点准确，敏锐

6. 法扬斯法测定 Br⁻合适的指示剂是（　　）。

A. 曙红　　　　　B. 荧光黄　　　　　C. 二甲酚橙　　　　D. 二甲基二碘荧光黄

E. 甲基紫

7. pH 4 时用莫尔法滴定 Cl⁻，测定结果（　　）。

A. 偏低　　　　　B. 偏高　　　　　C. 无影响　　　　D. 忽高忽低

E. 以上均错误

8. 用福尔哈德法滴定 Cl⁻，未加硝基苯保护沉淀，测定结果会（　　）。

A. 偏低　　　　　B. 偏高　　　　　C. 无影响　　　　D. 忽高忽低

E. 以上均错误

9. 适合于福尔哈德法的条件是（　　）。

A. pH 6.5 ～ 10.5　　　　　　　　　B. 以 K_2CrO_4 为指示剂

C. 滴定酸度 0.1 ～ 1mol/L AgNO₃ 介质　　D. 以荧光黄为指示剂

E. 滴定酸度 0.01 ～ 0.1mol/L AgNO₃ 介质

10. 银量法中使用的标准溶液为（　　）。

A. AgNO₃ 标准溶液　　　　　　　　B. NaOH 标准溶液

C. 重铬酸钾标准溶液　　　　　　　　D. EDTA 标准溶液

E. HCl 标准溶液

11. 银量法所使用的基准物质是（　　）。

A. 重铬酸钾　　　　　　　　　　　　B. 优级纯 AgNO₃ 和 NaCl

C. $Na_2C_2O_4$　　　　　　　　　　　D. 邻苯二甲酸氢钾

E. 硫化硫酸钠

12. 福尔哈德法所采用的标准溶液为（　　）。

A. NCl 溶液、NaOH 溶液　　　　　　B. EDTA 溶液

C. 重铬酸钾标准溶液　　　　　　　　D. AgNO₃ 溶液、硫氰化铵溶液

E. NaCl 溶液

13. 硫酸铁铵指示剂法在直接滴定法和返滴定法中酸度条件应为（　　）。

A. 0.1 ～ 1mol/LNaOH 介质　　　　　B. 0.1 ～ 1mol/L HNO₃ 介质

C. 0.1 ～ 1mol/LH$_2$SO$_4$ 介质　　　　　　D. 0.1 ～ 1mol/L HCl 介质

E. 0.1 ～ 1mol/L HNO$_2$ 介质

14. 法扬斯法测定 I$^-$ 的适宜指示剂是（　　　　）。

A. 硫酸铁铵　　　　　B. 荧光黄　　　　　　C. 铬酸钾　　　　　D. 二甲基二碘荧光黄

E. 甲基紫

15. 下列物质不可作银量法指示剂的是（　　　　）。

A. 硫酸铁铵　　　　　B. 荧光黄　　　　　　C. 铬酸钾　　　　　D. 酚酞

E. 二甲基二碘荧光黄　　　　　　　　　　　F. 曙红

二、填空题

1. 沉滴定法是_____方法。

2. 沉淀滴定中莫尔法的指示剂是_____。

3. 莫尔法滴定的酸度（pH）是_____；若有铵盐存在时滴定的酸度（pH）是_____。

4. 沉淀滴定法中福尔哈德法的指示剂是_____。

5. 沉淀滴定法中福尔哈德法的滴定液是_____和_____。

6. 福尔哈德法测定 Cl$^-$ 时，为阻止 AgCl 沉淀置换成溶解度更小的 AgSCN，须加入的有机溶剂是_____。

7. 法扬斯法的指示剂是_____，如_____和_____。

8. 已知荧光黄指示剂的 pK_a 7.0，则法扬斯法的滴定酸度为_____。

9. 福尔哈德法返滴定测定 Cl$^-$ 时为避免 AgCl 沉淀转化，应将溶液_____；用 NH$_4$SCN 标准溶液返滴定前，应先加_____保护 AgCl 沉淀并充分振摇；适当提高_____浓度。

三、简答题

1. 什么是沉淀滴定法？沉淀滴定法所用的沉淀反应必须具备哪些条件？

2. 写出莫尔法、福尔哈德法和法扬斯法测定 Cl$^-$ 的主要反应，并指出各种方法选用的指示剂和酸度条件。

3. 用银量法测定下列试样：BaCl$_2$、KCl、NH$_4$Cl、KSCN、Na$_2$CO$_3$+NaCl、NaBr，各应选用何种方法确定终点？为什么？

4. 在下列情况下，测定结果是偏高、偏低，还是无影响？并说明其原因。

（1）在 pH 4 的条件下，用莫尔法测定 Cl$^-$。

（2）用福尔哈德法测定 Cl$^-$ 既没有将 AgCl 沉淀滤去或加热促其凝聚，又没有加有机溶剂。

（3）同（2）的条件下测定 Br$^-$。

（4）用法扬斯法测定 Cl$^-$，曙光作指示剂。

（5）用法扬斯法测定 I$^-$，曙光作指示剂。

四、计算题

1. 称取基准物质 NaCl 0.1173g，溶解后加入 30.00mL AgNO$_3$ 标准溶液，过量的 Ag$^+$ 需要 3.20mL 标准溶液滴定至终点。已知 20.00mL AgNO$_3$ 标准溶液与 21.00mL NH$_4$SCN 标准溶液能完全作用，计算 AgNO$_3$ 和 NH$_4$SCN 溶液的浓度各为多少？

2. 精密量取 NaCl 试液 20.00mL，加入 K$_2$CrO$_4$ 指示剂，用 0.1023mol/L AgNO$_3$ 标准溶液滴定，用去 27.00mL，求每升溶液中含 NaCl 多少克？已知 NaCl 的分子量为 58.44。

3. 准确称取银合金试样 0.3000g，溶解后加入硫酸铁铵指示剂，用 0.1000mol/L NH$_4$SCN 标准溶液滴定，用去 23.80mL，计算银的质量分数。已知银的原子量为 107.87。

4. 准确称取可溶性氯化物试样 0.2266g 用水溶解后，加入 0.1121mol/L AgNO$_3$ 标准溶液 30.00mL，过量的 Ag$^+$ 用 0.1185mol/L NH$_4$SCN 标准溶液滴定，用去 6.50mL，计算试样中氯的质量分数。

5. 用移液管从液槽中吸取试液 25.00mL 采用莫尔法进行测定，滴定用去 0.1013mol/L AgNO$_3$ 标准溶液 25.36mL。往液槽中加入食盐（含 NaCl 96.61%）4.5000kg，溶解后混合均匀，再吸取 25.00mL，

滴定用去 $AgNO_3$ 标准溶液 28.42mL，如吸取试液对液槽中溶液体积的影响可以忽略不计，计算液槽中食盐溶液的体积。

◀ **参考答案** ▶

请同学们先深入思考，积极探索，自练自测，再看答案，这样做有助于您理解、掌握沉淀滴定法的原理、方法及其操作技能等细节，获得举一反三、触类旁通的效果。

一、单选题

1～5. C D A A C   6～10. A A A C A   11～15. B D B D D

二、填空题

1. 基于沉淀反应为基础的分析

2. $K_2Cr_2O_4$

3. 6.5～10.5   6.5～7.2

4. $NH_4Fe(SO_4)_2$

5. $AgNO_3$ NH_4SCH

6. 硝基苯或苯或 1,2-二氯乙烷

7. 吸附指示剂   曙红   荧光黄

8. pH 7～10

9. 煮沸   硝基苯或二氯乙烷   指示剂 $[NH_4Fe(SO_4)_2]$

三、简答题

1. 答：沉淀滴定法是以沉淀反应为基础的一种滴定分析方法。

沉淀滴定法所应用的沉淀反应，必须具备下列条件：

（1）沉淀的溶解度必须很小，即反应能定量进行。

（2）反应快速，不易形成过饱和溶液。

（3）有确定终点的简便方法。

2. 答：

（1）莫尔法

主要反应：$Cl^- + Ag^+ \Longrightarrow AgCl\downarrow$。

指示剂：铬酸钾。

酸度条件：pH 6.0～10.5。

（2）福尔哈德法

主要反应：$Cl^- + Ag^+_{(过量)} \Longrightarrow AgCl\downarrow$ $Ag^+_{(剩余)} + SCN^- \Longrightarrow AgSCN\downarrow$。

指示剂：硫酸铁铵。

酸度条件：酸性。

（3）法扬斯法

主要反应：$Cl^- + Ag^+ \Longrightarrow AgCl\downarrow$。

指示剂：荧光黄。

酸度条件：pH 7～10。

3. 答：

（1）$BaCl_2$ 用福尔哈德法。因为莫尔法能生成 $BaCrO_4$ 沉淀。

（2）Cl^- 用莫尔法。此法最简便。

（3）NH_4Cl 用福尔哈德法或法扬斯法。因为若 $[NH_4^+]$ 高不能用莫尔法测定，即使 $[NH_4^+]$ 不高酸度也难以控制。

（4）SCN^- 用福尔哈德法最简便。

（5）$Na_2CO_3 + NaCl$ 用福尔哈德法。如用莫尔法、法扬斯法时生成 Ag_2CO_3 沉淀造成误差。

（6）NaBr 用福尔哈德法最好。用莫尔法在终点时必须剧烈摇动，以减少 AgBr 吸附 Br⁻ 而使终点过早出现。用法扬斯法必须采用曙光红作指示剂。

4. 答：

（1）偏高。因部分 CrO_4^{2-} 转变成 $Cr_2O_7^{2-}$，指示剂浓度降低，则终点推迟出现。

（2）偏低。因有部分 AgCl 转化成 AgSCN 沉淀，反滴定时，多消耗硫氰酸盐标准溶液。

（3）无影响。因 AgBr 的溶解度小于 AgSCN，则不会发生沉淀的转化作用。

（4）偏低。因 AgCl 强烈吸附曙红指示剂，使终点过早出现。

（5）无影响。因 AgI 吸附 I⁻ 的能力较曙红阴离子强，只有当 [I⁻] 降低到终点时才吸附曙红阴离子而改变颜色。

四、计算题

1. 解：设 AgNO₃ 和 NH₄SCN 溶液的浓度分别为 C_{AgNO_3} 和 C_{NH_4SCN} 由题意可知：

$$\frac{C_{AgNO_3}}{C_{NH_4SCN}}=\frac{21}{20} \quad 即 \quad C_{NH_4SCN}=\frac{20}{21}C_{AgNO_3}$$

则过量的 Ag⁺ 体积为（3.20×20）/21=3.05（mL）

则与 NaCl 反应的 AgNO₃ 的体积为 30–3.05=26.95（mL）

因为

$$n_{Cl^-}=n_{Ag^+}=\frac{0.1173}{58.44}=0.002（mol）$$

故

$$C_{AgNO_3}=n_{Cl^-}/V_{AgNO_3}=\frac{0.002}{26.95}\times1000=0.074\,48（mol/L）$$

$$C_{NH_4SCN}=\frac{20}{21}\times C_{AgNO_3}=\frac{20}{21}\times0.074\,48=0.070\,93（mol/L）$$

2. 解：根据题意可知 $n_{NaCl}=n_{AgNO_3}=0.1023\times27\times10^{-3}=0.002\,762\,1$（mol）

$$Cl^-+Ag^+=\!\!=\!\!=AgCl$$

Cl⁻ 的物质量 =0.1023×0.027=0.002 76（mol）

Cl⁻ 的物质量浓度 $C=n/V$=0.00276/0.02=0.1381（mol/L）

每升溶液中含有的质量 =0.1381×58.44=8.070（g）

3. 解：由题意可知 $n_{Ag}=n_{NH_4SCN}=0.1000\times0.0238=0.002\,38$（mol）

银的质量分数 =$[(n_{Ag}\times M_{Ag})/m_s]$×100%=[(0.002 38×107.87)/0.3000]×100%=85.6%

4. 解：据题意可知与可溶性氯化物试样作用的 AgNO₃ 的物质的量为

$$n_{Cl^-}=n_{AgNO_3}-n_{NH_4SCN}=0.1121\times30\times10^{-3}-0.1185\times6.5\times10^{-3}=0.002\,592\,75（mol）$$

氯的质量分数 $=\left[n_{Cl^-}\times M_{Cl^-}/m_s\right]\times100\%=\frac{0.002\,592\,75\times35.452\,7}{0.226\,6}\times100\%=40.56\%$

5. 解：这是一个溶液增浓的问题，即为加入溶质（4.500kg 食盐）后，溶液的体积没有变化，设液槽中食盐溶液的体积为 V，根据题意可得下列方程：

$$\frac{96.61\%\times4.500\times1000}{58.44}=\frac{0.1013\times(28.42-25.36)}{25}V$$

解得 V=6079（L）

第十章 非水溶液中的酸碱滴定法

Non-aqueous Titration

天才就是 1% 的灵感加上 99% 的汗水。

——爱迪生

本章要点

　　基本概念：非水滴定，质子溶剂，无质子溶剂，溶剂的离解性，质子的自递反应，溶剂合质子，溶剂的酸碱性，溶剂的极性，均化（拉平）效应，区分（分辨）效应。

　　基本理论：非水滴定法的原理，非水溶剂的分类，非水溶剂的性质，非水溶剂的选择。

　　基本计算：非水酸碱滴定的基本计算（未知溶液的浓度、药物含量的计算）。

　　基本技能：按药典规范进行药物分析中的非水滴定分析测试。

第一节 概　　述

一、非水滴定法

　　非水滴定法（non-aqueous titration）是指在非水溶剂中进行滴定的分析方法。非水溶剂是指有机溶剂和不含水的无机溶剂。酸碱滴定一般是在水溶液中进行，因水是最常用的溶剂，较其他溶剂更安全且廉价易得，但以水为介质时弱酸或弱碱的 K_a（或 K_b）是判断该弱酸（或弱碱）强弱的主要指标，由于滴定终点需要 $\Delta pH > 0.3$，才能被人眼识别指示剂颜色变化；终点误差 $< 0.2\%$，故一般认为 CK_a 或 CK_b 小于 10^{-8} 时不能被准确滴定。当多元酸（碱）或混合酸（碱）的 pK_1、pK_2 比较接近时，也不能分步滴定；一些不同强度的酸（或碱）的混合溶液，在水溶液中不能被区分滴定；还有一些有机酸或有机碱在水中溶解度很小时亦使滴定难以进行，诸如此类在水溶液中不能解决的问题，则寄希望于非水滴定。

　　采用非水溶剂为介质，不仅能增大有机化合物的溶解度，而且使在水溶液中不能完全进行的反应能够完全反应，从而扩大了滴定分析的应用范围，因此，选择适宜的溶剂往往成为非水滴定成败的关键。非水滴定除溶剂特殊外，还具有普通滴定所具有的准确、快速、设备简单等优点。但是，因有机溶剂价格昂贵、多具有特臭且污染环境等弊端，使非水滴定法具有难以避免的局限性。目前，各国药典及其他常规分析常采用非水滴定法，用于酸碱滴定、沉淀滴定及氧化还原滴定和配位滴定等，而在药物分析中，以非水溶剂中的酸碱滴定应用最为广泛，故本章主要讨论非水滴定中的酸碱滴定法。

二、非 水 溶 剂

（一）非水溶剂的分类

　　根据酸碱质子理论及其溶剂的性质差别，可定性地将非水滴定中常用溶剂分为质子溶剂和无质子溶剂两大类。

　　1. 质子溶剂（protic solvent） 指能给出质子或接受质子的溶剂，其特点在于溶剂分子之间有质子的转移（传递）。根据其授、受质子能力的强弱，可分为酸性溶剂、碱性溶剂和两性溶剂三类。

　　（1）酸性溶剂：这类溶剂给出质子的能力比水强，接受质子的能力比水弱，其水溶液显酸性。常用的酸性溶剂有甲酸、丙酸、冰醋酸等，其中用得最多的是冰醋酸。

（2）碱性溶剂：这类溶剂接受质子的能力较强而给出质子的能力较弱。常用的溶剂有乙醇胺、乙二胺、二甲基甲酰胺、液氨等。

（3）两性溶剂：是指既易接受质子又易给出质子的溶剂，故又称为中性溶剂。当溶质为较强的酸时，溶剂显碱性；当溶质为较强的碱时，则溶剂显酸性，其酸碱性与水相似。醇类一般属于两性溶剂，如甲醇、乙醇、异丙醇、乙二醇等。两性溶剂适于作为滴定不太弱的酸、碱的介质。

2. 无质子溶剂（aprotic solvent） 无质子（非释质子性）溶剂是分子之间无转移性质子、无质子自递反应，根据其接受质子的能力差异可分为偶极亲质子溶剂和惰性溶剂两类。

（1）偶极亲质子溶剂：溶剂分子不能给出质子，与水比较几乎无酸性，亦无两性特征，但却有较弱的接受质子倾向和程度不同的形成氢键的能力，常用溶剂有酰胺类、酮类、腈类、二甲基亚砜、吡啶等。其中二甲基甲酰胺、吡啶、二甲基亚砜碱性较明显，形成氢键能力较强，这类溶剂适于作弱酸或某些混合物的滴定介质。

（2）惰性溶剂：溶剂分子本身几乎无酸碱性，不参与溶质酸碱反应，也无形成氢键能力，即质子转移反应直接发生在滴定剂与被滴定物质之间。常用的溶剂有苯、三氯甲烷、四氯化碳、二氧六环等。惰性溶剂与质子溶剂混合使用，可以增大试样的溶解性，扩展滴定的突跃范围。

（二）非水溶剂的性质

1. 溶剂的离解性 能发生离解（也称为解离）作用的非水溶剂称为离解性溶剂，如甲醇、乙醇、甲酸、冰醋酸等；不能发生离解作用的非水溶剂称为非离解性溶剂，如苯、四氯化碳、二氧六环等，一般说来，非离解性溶剂为惰性溶剂。

在离解性溶剂中，有以下平衡存在：

$$SH \rightleftharpoons H^+ + S^-$$

$$K_a^{SH} = \frac{[H^+][S^-]}{[SH]} \tag{10-1}$$

$$SH + H^+ \rightleftharpoons SH_2^+$$

$$K_b^{SH} = \frac{[SH_2^+]}{[H^+][SH]} \tag{10-2}$$

式中，K_a^{SH} 为溶剂本身固有的酸度常数，反映溶剂给出质子的能力；K_b^{SH} 为溶剂本身固有的碱度常数，反映溶剂接受质子的能力。在离解性溶剂的质子转移（质子自递反应）中同时存在上述两个平衡，其中一分子溶剂起酸的作用，另一分子溶剂起碱的作用，由于溶剂自身的分子之间质子转移（质子自递反应）的结果，形成了溶剂合质子和溶剂阴离子，将上述两个平衡相加，即得溶剂质子自递反应：

$$2SH \rightleftharpoons SH_2^+ + S^-$$

SH_2^+ 为溶剂合质子，S^- 为溶剂阴离子，则质子自递反应平衡常数 K_s 为

$$K_s = \frac{[SH_2^+][S^-]}{[SH]^2} = \frac{[SH_2^+]}{[SH][H^+]} \cdot \frac{[S^-][H^+]}{[SH]} = K_b^{SH} \cdot K_a^{SH} \tag{10-3}$$

式中，K_s 称为溶剂的质子自递常数 或称为离子积。

对于 H_2O，K_s 就是水的离子积 K_w：

$$[H_3O^+][OH^-] = K_w = 1.0 \times 10^{-14} （25℃）$$

对乙醇，质子自递反应为

$$C_2H_5OH + C_2H_5OH \rightleftharpoons C_2H_5OH_2^+ + C_2H_5O^-$$

则乙醇的 K_s 为

$$[C_2H_5OH_2^+][C_2H_5O^-] = K_s = (2.81 \times 10^{-10})^2 = 7.9 \times 10^{-20}$$

对乙醇的 K_s 取负对数

$pK_s = p[C_2H_5OH_2^+] + p[C_2H_5O^-] = p(2.81 \times 10^{-10}) + p(2.81 \times 10^{-10}) = 9.55 + 9.55 = p(7.9 \times 10^{-20}) = 19.1$

不同溶剂的 K_s 各不相同，表 10-1 列出几种常见溶剂在一定温度下的 pK_s 和介电常数（ε）。

表 10-1　几种常见溶剂的 pK_s 和介电常数（25℃）

溶剂	pK_s	介电常数	溶剂	pK_s	介电常数
水	14	78.5	乙腈	28.5	36.6
甲醇	16.7	31.5	甲基异丁酮	＞30	13.1
乙醇	19.1	24	二甲基甲酰胺	18.0（20℃）	36.7
甲酸	6.22	58.5（16℃）	吡啶	—	12.3
冰醋酸	14.45	6.13	二氧六环	—	2.21
乙酸酐	14.5	20.5	苯	—	2.3
乙二胺	15.3	14.2	三氯甲烷	—	4.81

由表 10-1 可知，非水溶剂的 K_s 比水的 K_w 小得多，但取负对数后，$pK_s > pK_w$，在水溶液中滴定突跃范围较小的弱酸或弱碱，改用合适的非水溶剂后其酸碱性明显增强、突跃范围扩大，因此，一些在水中不能被直接滴定的弱酸、弱碱，在非水溶剂中就有可能被准确滴定。

溶剂的 K_s 值的大小对滴定突跃范围的影响，以水和乙醇两种溶剂进行比较。表 10-2 举例说明了酸 HA 在水和乙醇两种溶剂中被相同浓度的强碱所滴定，因溶剂不同，滴定突跃产生了很大反差，即在水介质中滴定突跃变化范围为 6 个 pH 单位；而在乙醇介质中滴定突跃范围变成了 11.1 个 pH[*①] 单位，比在水介质中的滴定突跃范围扩大了 5.1 个相当的 pH 单位，扩大了滴定突跃范围，使指示剂变色更灵敏。

由表 10-2 可知，溶剂的 K_s 越小，即溶剂本身的酸碱性越弱，pK_s 值越大，滴定的突跃范围越大，滴定终点指示剂变色越敏锐；溶剂的自身离解常数（离子积）K_s 起到判断非水滴定反应完全程度的作用。

表 10-2　弱酸 HA 在两种溶剂中的滴定突跃范围的比较

用 0.1mol/L NaOH 溶液滴定 HA（水作溶剂：pK_w14.00）		用 0.1mol/L C_2H_5ONa 溶液滴定 HA（乙醇作溶剂：pK_s19.1）	
计量点前、后酸（碱）的浓度	pH	计量点前、后酸（碱）的浓度	pH*
计量点前弱酸 HA 的水溶液	＜7	计量点前弱酸 HA 的乙醇溶液	pH* ＜ 9.55
滴定到 $[H^+]=1.0 \times 10^{-4}$mol/L	为 4.00	滴定到 $[C_2H_5OH_2^+]=1.0 \times 10^{-4}$mol/L 时	为 4.00
计量点后微过量 OH^-	＞7	计量点后微量溶剂阴离子 $[C_2H_5O^-]$ 过剩	pH* ＞ 9.55
当 $[OH^-]=1.0 \times 10^{-4}$mol/L 时	为 10.0	当 $[C_2H_5O^-]=1.0 \times 10^{-4}$mol/L 时	为 15.1
滴定突跃 pH 范围	4.00～10.00	滴定突跃 pH* 范围	4.00～15.10
滴定突跃 pH 变化	Δ=10.00−4.00=6 个 pH 单位	滴定突跃 pH* 变化	Δ=15.10−4.00=11.1 个 pH* 单位

2. 溶剂的酸碱性　溶剂的酸碱性对溶质所产生的影响是通过溶质在溶剂中得到还是失去质子而体现，因此，溶剂对溶质的酸碱性的影响，不仅与溶质自身的性质有关，还与溶剂的酸碱性质有关。

---

① 在乙醇溶剂中计量点前 pH* 代表 $p[C_2H_5OH_2^+]$，计量点后 pH* 代表 $p[C_2H_5O^-]$。

（1）用 HA 代表酸，B 代表示碱，SH 代表溶剂，若将酸 HA 溶于质子溶剂 SH 中，则发生以下质子转移：

$$HA + SH \rightleftharpoons SH_2^+ + A^-$$

其分步的质子转移反应：

$$HA \rightleftharpoons H^+ + A^-$$

相应的表观离解常数：

$$K_a^{HA} = \frac{[H^+][A^+]}{[HA]}$$

$$B + H^+ \rightleftharpoons BH^+$$

相应的表观离解常数：

$$K_b^B = \frac{[BH^+]}{[H^+][B]}$$

弱酸溶质 HA 在溶剂 SH 中的表观离解常数即反应的平衡常数为

$$K_{HA} = \frac{[SH_2^+][A^-]}{[HA][SH]} = \frac{[H^+][A^-][SH_2^+]}{[HA][H^+][SH]} = K_a^{HA} \cdot K_b^{SH} \tag{10-4}$$

上式表明，弱酸 HA 在溶剂 SH 中的表观离解常数（表观酸度）固然与其自身的酸度（K_a^{HA}）有关，而且还与溶剂 SH 的碱度（K_b^{SH}）有关，溶剂的碱性越强，接受质子的能力越强，HA 溶于其中所显示的酸性越强，离解平衡反应向右进行得越完全，则该碱性溶剂适用于滴定弱酸性物质。

（2）反之亦然，碱 B 在溶剂 SH 中，质子转移反应式为

$$B + SH \rightleftharpoons BH^+ + S^-$$

反应的平衡常数 K_B 为

$$K_B = \frac{[S^-][BH^+]}{[B][SH]} = K_b^B \cdot K_a^{SH}$$

溶剂 SH 的酸性越强，提供质子的能力越强，B 在该溶剂中越易得到质子显示较强的碱性，平衡反应向右进行得越完全，则该溶剂适用于滴定弱碱性物质。例如，把 NH_3 溶于水和乙酸中则有下列反应发生：

$$NH_3 + H_2O \rightleftharpoons NH_4^+ + OH^-$$

$$NH_3 + HAc \rightleftharpoons NH_4^+ + Ac^-$$

NH_3 溶于水的平衡常数 K_{NH_3} 可表达为

$$K_{NH_3} = K_b^{NH_3} \cdot K_a^{H_2O} = 1.75 \times 10^{-5} \times 1.0 \times 10^{-7} = 1.75 \times 10^{-12}$$

NH_3 溶于乙酸的平衡常数 K'_{NH_3} 可表达为

$$K'_{NH_3} = K_b^{NH_3} \cdot K_a^{HAc} = 1.75 \times 10^{-5} \times 1.75 \times 10^{-5} = 3.1 \times 10^{-10}$$

比较上述两个平衡常数表达式可知：$K'_{NH_3} > K_{NH_3}$，因为乙酸（HAc）的酸性比水（H_2O）高，对氨（NH_3）的碱性起到增强的作用。可见弱碱在酸度小的溶剂中显弱碱性，而在酸度较大的溶剂中则显示较强的碱性。

综上所述，弱酸、弱碱的强度不仅取决于它自身的授、受质子的能力，而且还与溶剂受、授质子的能力有关。在非水滴定中，对于弱酸性物质，应选择碱性溶剂，使物质酸性增强；对于弱碱性物质，应选择酸性溶剂，使物质的碱性增强。

在药物分析中滴定弱碱性的药物，常用的溶剂是冰醋酸，常用滴定剂是高氯酸（$HClO_4$），$HClO_4$ 溶于冰醋酸则发生如下反应：

$$HClO_4 + HAc \longrightarrow H_2Ac^+ + ClO_4^-$$

在滴定的体系中作为溶剂的冰醋酸，其乙酸合质子与乙酸根阴离子有如下质子自递关系：

$$H_2Ac^+ + Ac^- \longrightarrow 2HAc$$

反应进行完全，为准确滴定创造条件。由此可见，溶剂在滴定的过程中起到了传递质子的作用，本身在滴定的始末未起变化。

3. 溶剂的极性　溶剂的极性与其介电常数有关，极性强的溶剂介电常数大。由于溶液中两个带相反电荷的离子间的静电引力 f 与溶剂的介电常数成反比，故溶质在介电常数大的溶剂中离解所需的能量小，有利于离子对的离解，增强了溶质的酸（碱）的强度。极性强的溶剂介电常数大，溶质在其中较易离解；极性弱的溶剂介电常数小，溶质在其中较难离解。常用溶剂的介电常数见表 10-1。

因此，可根据溶剂介电常数的大小判断溶质在不同溶剂中的离解程度。例如，冰醋酸溶于酸碱强度大致相等的水和乙醇中，在室温下，冰醋酸在水中的电离度约为 1.3%，而在乙醇中的电离度远小于这个值，这是因为水的介电常数（$\varepsilon=78.5$）明显大于乙醇的介电常数（$\varepsilon=24$）。

4. 均化效应和区分效应

（1）均化（或称为拉平、调平）效应（leveling effect）：将不同强度的无机酸，如 $HClO_4$、HCl、H_2SO_4、HNO_3 等溶于水后，水接受其放出的质子形成水合质子（H_3O^+），并存在如下平衡：

$$HClO_4 + H_2O \Longrightarrow H_3O^+ + ClO_4^-$$
$$H_2SO_4 + H_2O \Longrightarrow H_3O^+ + HSO_4^-$$
$$HCl + H_2O \Longrightarrow H_3O^+ + Cl^-$$
$$HNO_3 + H_2O \Longrightarrow H_3O^+ + NO_3^-$$

上述不同强度的无机酸溶于水后，都被水均化为水合质子（H_3O^+），拉平到同一强度水平，其酸度都是水合质子（H_3O^+）的酸强度。这种通过溶剂，将几种不同强度的酸（或碱）拉平到同一强度的效应称为均化效应。具有均化效应的溶剂称为均化性溶剂。

（2）区分（或称为分辨）效应（differentiating effect）：若将上述水溶剂换成冰醋酸溶剂，则因冰醋酸的酸性比水弱，这四种酸就不能将质子全部转移给乙酸并且生成乙酸合质子（H_2Ac^+）的程度就也各不相同，从它们在冰醋酸中的离解常数可以说明，这四种酸的酸性是从上到下逐渐减弱：

$$HClO_4 + HAc \rightleftharpoons H_2Ac^+ + ClO_4^- \qquad pK_a\ 5.8$$
$$H_2SO_4 + HAc \Longrightarrow H_2Ac^+ + HSO_4^- \qquad pK_a\ 8.2$$
$$HCl + HAc \Longrightarrow H_2Ac^+ + Cl^- \qquad pK_a\ 8.8$$
$$HNO_3 + HAc \Longrightarrow H_2Ac^+ + NO_3^- \qquad pK_a\ 9.4$$

这四种酸在冰醋酸溶剂中所表现出的酸的强度是不同的，这种能区分酸（碱）强弱的效应称为区分效应，具有区分效应的溶剂为区分性溶剂。冰醋酸是这四种无机酸的区分性溶剂。

图 10-1 展示了以甲基异丁酮为溶剂，以四丁基氢氧化铵为滴定剂，连续滴定 $HClO_4$、HCl、水杨酸、冰醋酸和苯酚五种混合酸的滴定曲线。从图 10-1 可知，在甲基异丁酮溶液中，$HClO_4$ 是比 HCl 更强的酸（而在水中它们都是强酸，都被水均化到 H_3O^+ 的强度水平）。而苯酚的酸性很弱（$K_a=1.1\times10^{-10}$），也得以区分。这是因为甲基异丁酮的酸性极弱（$pK_s > 30$，其实，碱性也是极弱的），故对酸性溶质有良好的区分作用，使五种强度不同的混合酸实现区分（分辨）滴定。

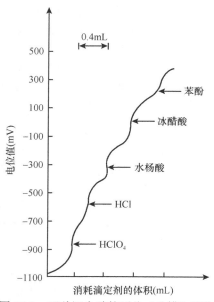

图 10-1　五种混合酸的区分（分辨）滴定

甲基异丁酮（4-methyl-2-pentanone）又称：4-甲基-2-戊酮；甲基酮；MIBK；六碳酮；甲基异丁基酮等。分子式：$C_6H_{12}O$ 或 $CH_3COCH_2CH(CH_3)_2$。分子量为 100.16；熔点为–84℃；沸点为 117.4℃。密度：相对密度（水=1）为 0.80；水溶性为 17g/L（20℃）；折光率为 1.5662。闪点为 87℃。微溶于水，溶于乙醇、乙醚、丙酮和苯。有强烈的醛味。用作医药、染料中间体。

甲基异丁酮

综上所述，均化效应和区分效应的实质是溶剂与溶质之间发生质子传递反应的结果，一般来说，酸性溶剂对碱性溶质有均化作用，对酸性溶质有区分作用；碱性溶剂对酸性溶质有均化作用，对碱性溶质有区分作用。惰性溶剂因无明显的酸碱性，所以无均化作用，但有良好的区分作用。

三、溶剂的选择

在非水溶剂的酸碱滴定中，常利用溶剂的酸碱性以增强被滴定物质的酸碱性，使滴定突跃范围扩大，指示剂显色更加敏锐，因此溶剂的选择往往是非水滴定成败的关键因素，选择溶剂的一般规律和相关因素如下。

（1）首先应考虑被滴定物质和滴定剂的酸碱性性质，溶剂选择的一般规律如表 10-3 所示：

表 10-3　溶剂选择的一般规律

被滴定物质	宜选用溶剂
弱碱性	选用酸性溶剂或惰性溶剂
弱酸性	选用碱性或偶极亲质子溶剂
混合酸（碱）	选用酸（碱）性都弱的溶剂，如惰性溶剂或 K_a 小，即 pK_a 大的溶剂

（2）溶剂应能充分溶解供试品和滴定的产物。一般说来，溶质与溶剂的关系应符合"相似相溶"原则。

（3）溶剂应能增强供试品的酸（碱）性，而又不引起副反应。例如，将咖啡因溶解于乙酸酐中而使咖啡因的碱性得到增强，能用 $HClO_4$ 标准液进行滴定，但是对某些第一胺或第二胺物质来说，则因乙酸酐能引起乙酰化反应而不宜使用。

（4）混合溶剂应能改善溶质的溶解性，并扩展突跃范围，使指示剂变色更敏锐。混合溶剂大致分类如下。①适合于滴定弱碱性样品的混合溶剂：冰醋酸-乙酸酐、冰醋酸-四氯化碳、冰醋酸-三氯甲烷。②适合于滴定弱酸性样品的混合溶剂：二甲基甲酰胺-三氯甲烷、甲醇-丙酮等。

（5）溶剂应有纯度高、黏度低、挥发度低、易于除去其中所含的水分、易于回收和精制、使用安全、廉价等优点。

（6）由于极性强的溶剂介电常数大（如水），溶质在介电常数大的溶剂中离解所需的能量小，故有利于离解，则可根据溶剂介电常数的大小判断溶质在不同溶剂中的离解程度。

课堂互动

已知：A. 液氨；B. 甲苯；C. 乙醇。请为下列物质选择合适的溶剂：

1. 苯酚、HCl、水杨酸的均化溶剂（　　　）。
2. 非质子性溶剂（　　　）。
3. 非两性溶剂（　　　）。

第二节　碱的滴定及其应用

一、溶剂的选择

在水溶液中，$CK_b < 10^{-8}$ 的弱碱不能直接滴定。根据溶剂的性质，可选择对碱有均化效应的

酸性溶剂，以增加弱碱的强度，以便使用非水溶剂的标准酸溶液进行滴定。冰醋酸是滴定弱碱的最常用的非水溶剂，$HClO_4$ 的冰醋酸溶液是滴定弱碱最常用的滴定剂。

二、标准溶液

（一）配制

滴定碱的标准溶液常采用 $HClO_4$ 的冰醋酸溶液。因为 $HClO_4$ 在冰醋酸中有较强的酸性，且绝大多数有机碱的高氯酸盐易溶于有机溶剂，对滴定反应有利。市售高氯酸为含 70.0% ～ 72.0% $HClO_4$ 的水溶液，故需加入乙酸酐除水，使其与水反应生成乙酸：

$$(CH_3CO)_2O + H_2O \longrightarrow 2CH_3COOH$$

如果配制 $HClO_4$（0.1mol/L）溶液 1000ml，需要相对密度为 1.75、含量为 70.0% 的 $HClO_4$ 8.5mL，应加入相对密度为 1.08，含量为 97.0% 的乙酸酐（分子量为 102.1）的体积为多少毫升？根据反应式可列方程如下：

$$V = \frac{30\% \times 1.75 \times 8.5 \times 102.1}{97.8\% \times 1.08 \times 18.02} = 24 （mL）$$

解得 V=24mL。

注意事项：① $HClO_4$ 与有机物接触、遇热极易引起爆炸，与乙酸酐混合时易发生剧烈反应放出大量热。因此在配制时应先用冰醋酸将 $HClO_4$ 稀释后再在不断搅拌下缓缓滴加适量乙酸酐。②测定一般样品时乙酸酐的量可多（大）于计算量，不影响测定结果。但是在测定易乙酰化的样品如芳香伯胺或仲胺时所加乙酸酐不宜过量，否则过量的乙酸酐将与胺发生酰化反应，使测定结果偏低。③由于冰醋酸在低于 16℃ 时会结冰而影响使用，可采用冰醋酸-乙酸酐（9∶1）的混合试剂配制 $HClO_4$ 标准溶液，不仅能防止结冰，且吸湿性小。有时也可在冰醋酸中加入 10% ～ 15% 丙酸防冻。

（二）标定

1. 标定 标定 $HClO_4$ 的冰醋酸标准溶液浓度常用邻苯二甲酸氢钾（M=204.23g/mol）为基准物质，结晶紫为指示剂，其滴定反应如下：

計算公式：

$$C = \frac{W}{MV} = \frac{W}{204.2(V-V_0)/1000} （mol/L）$$

式中，C 为滴定剂 $HClO_4$ 的冰醋酸标准溶液的物质的量浓度，单位为 mol/L；W 为称取邻苯二甲酸氢钾的重量，单位为 g；M 为邻苯二甲酸氢钾的分子质量 204.2g/mol；V 为滴定所耗用 $HClO_4$ 的冰醋酸标准溶液的体积，单位为 mL，V_0 为空白试验所消耗 $HClO_4$ 的冰醋酸标准溶液的体积，单位为 mL。

2. 校正 由于水的膨胀系数较小（0.21×10^{-3}/℃），以水为溶剂的酸碱标准溶液的浓度受室温改变的影响不大。而多数有机溶剂膨胀系数较大，如冰醋酸的膨胀系数为 1.1×10^{-3}/℃，是水的 5 倍，即温度改变 1℃，体积就有 0.11% 的变化。所以用 $HClO_4$ 的冰醋酸标准溶液滴定样品时，若测定温度和标定时有显著差别，应重新标定或按下式加以校正：

$$C_1 = \frac{C_0}{1+0.0011(T_1-T_0)} \tag{10-5}$$

式中，0.0011 为冰醋酸的体膨胀系数；C_0 为标定时的浓度；C_1 为测定时的浓度；T_1 为测定时的温度；T_0 为标定时的温度。

三、指　示　剂

（一）结晶紫

取结晶紫（crystal violet）0.5g，加冰醋酸 100mL 使溶解，即得。大部分的有机碱以冰醋酸作滴定介质，以 $HClO_4$ 的冰醋酸溶液为滴定剂，结晶紫是最常用的指示剂。结晶紫分子中的氮原子能键合多个质子而表现为多元碱。其接受第一个质子时，变色敏锐，从第二个质子开始，亲和力变小，变色缓慢。在滴定中，随着溶液酸度的增加，结晶紫由碱式色——紫色逐渐变为蓝紫、蓝、蓝绿、黄绿，最后转变为酸式色——黄色，即对于不同强度的碱，终点颜色有所不同。滴定较强的碱一般以蓝色或天蓝色为终点；滴定较弱的碱一般以蓝绿或绿色为终点，终点颜色最好以电位滴定突跃为准，并做空白试验进行校正，尽可能降低终点误差。

（二）α-萘酚苯甲醇

取 α-萘酚苯甲醇（α-naphthylphenol benzyl alcohol）0.5g，加冰醋酸 100mL 使溶解，即得。

α-萘酚苯甲醇有两个相离很远的变色区，酸性范围为由黄至绿色，碱性范围为蓝绿色。适用于在冰醋酸-四氯化碳、乙酸酐、乙腈中做滴定弱碱的指示剂。

（三）喹哪啶红

取喹哪啶红（quinaldine red）0.1g，加甲醇 100mL 使溶解，即得。

在冰醋酸中喹哪啶红的碱性比结晶紫强，大多数胺及中等强度的碱在冰醋酸中滴定时，喹哪啶红是常用的指示剂。喹哪啶红是单色指示剂，到滴定终点时颜色由红色至无色。

四、应用与示例

含有碱性基团的有机化合物，如芳胺类、含氮的杂环化合物类、生物碱类、维生素 B_1、某些有机碱的盐类及有机酸的碱金属盐类等，一般都可用 $HClO_4$ 的冰醋酸标准溶液进行滴定。

（一）有机弱碱类

如芳胺类、生物碱类等有机弱碱类物质，当它们在水溶液中的 $K_b > 10^{-10}$ 时，都能用 $HClO_4$ 的冰醋酸标准溶液进行滴定，如左旋多巴、利血平、奋乃静、盐酸异丙嗪、盐酸氯丙嗪、盐酸布比卡因、盐酸利多卡因、盐酸克仑特罗等。

对于 $K_b < 10^{-12}$ 的极弱碱，可使用乙酸酐-冰醋酸混合溶液作为介质，并且滴定的突跃范围会随着乙酸酐用量的增加而扩展。如图 10-2 所示，咖啡因的 $K_b=4.0\times10^{-14}$，属于极弱碱，滴定的突跃范围随乙酸酐在乙酸酐-冰醋酸混合介质中用量的增加而增大。这是因为乙酸酐离解产生的乙酸酐合乙酰阳离子 $(CH_3CO)_2^+O$ 比冰醋酸中乙酸合质子 $CH_3COOH_2^+$ 的酸性更强，因而在乙酸酐中咖啡因的表观碱性更强，有明显的滴定突跃。因此《中国药典》在咖啡因的含量测定中规定：取本品约 0.15g 精密称定，加乙酸酐-冰醋酸（5∶1）的混合液 25ml，微温使溶解、放冷，加结晶紫指示液 1 滴，用 $HClO_4$ 滴定液（0.1mol/L）滴定至溶液显黄色，并将滴定的结果用空白试验[①] 校正。

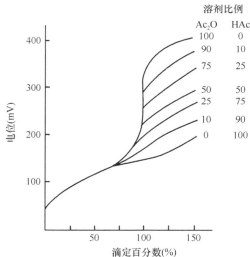

溶剂比例

Ac₂O	HAc
100	0
90	10
75	25
50	50
25	75
10	90
0	100

图 10-2　咖啡因在不同比例乙酸酐-冰醋酸介质中的滴定曲线

---

① 空白试验加入与被测组分完全相同的试剂但不加入被测组分的溶液称为空白溶液；按被测组分的分析步骤和操作条件测得空白溶液的结果称为空白值；从被测组分的测定值中扣除空白值以得到正确的结果，这种分析方法称为空白试验。空白试验可消除试剂、溶剂和器皿引入的杂质所造成的系统误差。

（二）有机酸的碱金属盐类

一般来说，有机酸的酸性较弱，但是有机酸根作为其共轭碱在冰醋酸介质中显示较强的碱性，为 $HClO_4$ 的冰醋酸标准溶液滴定提供了有利条件，苯甲酸钠、水杨酸钠、邻苯二甲酸氢钾、乳酸钠、柠檬酸钠、柠檬酸钾、乙酸钠等均属此类。苯甲酸钠为芳酸碱金属盐，易溶于水，其水溶液呈碱性，可用 HCl 滴定液滴定，但滴定反应的生成物苯甲酸不溶于水，并使滴定终点突跃不明显，妨碍了终点的观察与判断。为此，加入了不溶于水的有机溶剂——乙醚，并置于分液漏斗中进行滴定，滴定产生的苯甲酸不断被乙醚萃取，从而大大降低苯甲酸在水中的浓度，使滴定反应趋于完全，终点清晰，故又将此法称为"双相滴定"。

（三）有机碱的氢卤酸盐类

大多数的有机碱均难溶于水，且不太稳定，故常用有机碱与酸成盐后作为药用，其中多数为氢卤酸盐，通式为 $B \cdot HX$，如盐酸丁卡因、盐酸麻黄碱、盐酸多巴胺、盐酸异丙嗪、氢溴酸东莨菪碱等。由于氢卤酸的酸性较强，当用 $HClO_4$ 滴定时，先加入过量乙酸汞溶液，生成难电离卤化汞，将氢卤酸盐转化成可测定的乙酸盐，然后用 $HClO_4$ 滴定，用结晶紫指示终点。反应式如下：

$$2B \cdot HX + Hg(Ac)_2 \rightleftharpoons 2B \cdot HAc + HgX_2 \downarrow$$

$$B \cdot HAc + HClO_4 \rightleftharpoons B \cdot HClO_4 + HAc$$

（四）有机碱的有机酸盐类

如柠檬酸喷托维林（咳必清）、马来酸氯苯那敏（扑尔敏）、重酒石酸去甲肾上腺素、柠檬酸哌嗪等，其通式为 $B \cdot HA$。冰醋酸或冰醋酸-乙醋酐的混合溶剂能增强有机碱的有机酸盐的碱性，因此可以结晶紫为指示剂，用 $HClO_4$ 的冰醋酸溶液滴定，反应如下：

$$B \cdot HA + HClO_4 \rightleftharpoons B \cdot HClO_4 + HA$$

【例 10-1】 有机弱碱类药物氨鲁米特（$C_{13}H_{16}N_2O_2$）的含量测定。

$$(C_{13}H_{16}N_2O_2 \quad 232.28)$$

测定方法：取本品约 0.2048g，精密称定，加冰醋酸 30mL 溶解后，加结晶紫指示液 1 滴，用 $HClO_4$ 滴定液（0.1002mol/L）滴定至溶液显绿色，共消耗 $HClO_4$ 滴定液 8.59ml 并将滴定结果用空白试验校正，校正体积为 0.06mL。按《中国药典》2020 年版规定，每 1mL $HClO_4$ 滴定液（0.1mol/L）相当于 23.23mg 的 $C_{13}H_{16}N_2O_2$。本品按干燥品计算，含 $C_{13}H_{16}N_2O_2$ 不得少于 99.0%。请问该供试品是否合格？

注：按《中国药典》2020 年版二部 1381 页规定，含 $C_{13}H_{16}N_2O_2$ 不得少于 99.0%。

计算：

$$C_{13}H_{16}N_2O_2 含量 = \frac{(V_1 - V_0) \times F \times T}{W_{样}} \times 100\%$$

$$= \frac{(8.59 - 0.06) \times 23.23 \times 0.1002/0.1}{0.2048 \times 1000} \times 100\%$$

$$= 96.95\%$$

式中，V_1 为消耗 $HClO_4$ 滴定液体积；V_0 为空白试验消耗 $HClO_4$ 滴定液体积；F 为校正系数，即 $HClO_4$ 滴定液的实际浓度与药典规定浓度之比；T 为滴定度。

因 96.95% ＜ 99.0%，该供试品（氨鲁米特）含量不合格。

【例 10-2】 有机酸的碱金属盐类药物萘普生钠（$C_{14}H_{13}NaO_3$）的含量测定。

（C$_{14}$H$_{13}$NaO$_3$ 252.25）

测定方法：取本品约 0.2024g，精密称定，加冰醋酸 30mL 溶解后，加结晶紫指示液 1 滴，用 HClO$_4$ 滴定液（0.1057mol/L）滴定至溶液显蓝绿色，消耗 HClO$_4$ 滴定液（0.1057mol/L）体积为 7.74mL，并将滴定的结果用空白试验校正，空白试验消耗 HClO$_4$ 滴定液体积为 0.04mL。按《中国药典》2020 年版规定，每 1mL 的 HClO$_4$ 滴定液（0.1mol/L）相当于 25.22mg 的 C$_{14}$H$_{13}$NaO$_3$。本品按干燥品计算，含 C$_{14}$H$_{13}$NaO$_3$ 应为 99.0%～102.0%。请问该供试品是否合格？

计算：

$$C_{14}H_{13}NaO_3\ 含量 = \frac{(V_1 - V_0) \times F \times T}{W_样} \times 100\%$$

$$= \frac{(7.74 - 0.04) \times 25.22 \times 0.1057 / 0.1}{0.2024 \times 1000} \times 100\%$$

$$= 101.4\%$$

因 99.0%＜101.4%＜102.0%，该供试品（萘普生钠）含量合格。

五、以任务驱动模式的应用示例

任务　非水滴定法测定柠檬酸钠的含量

【任务描述】

（1）精密称定柠檬酸钠供试品 0.084mg。

（2）溶样：加 5mL 冰醋酸，微热溶样、放冷，加乙酸酐 10mL，加结晶紫指示剂 1 滴。

（3）滴定：用 0.1004mol/L HClO$_4$ 标准溶液滴定至溶液显蓝绿色，消耗 HClO$_4$ 标准溶液 8.34mL。

（4）用空白试验校正：消耗 HClO$_4$ 标准溶液 0.06mL。

（5）滴定度：每 1mL HClO$_4$ 滴定液（0.1mol/L）相当于 8.602mg 的 C$_6$H$_5$Na$_3$O$_7$。

（6）含量标准：根据《中国药典》规定：按干燥品计算，含 C$_6$H$_5$Na$_3$O$_7$ 不得少于 99.0%。

【任务分析】

（1）柠檬酸钠属于有机酸的碱金属盐，因有机酸的酸性较弱，其共轭碱——有机酸根在冰醋酸中显较强的碱性（即结合质子的能力较强），故可以用 HClO$_4$ 的冰醋酸标准溶液滴定。

（2）柠檬酸钠的结构式及相关参数如下。

柠檬酸钠的学名为 2-羟基丙烷-1,2,3-三羧酸钠二水合物；英文名称为 sodium citrate；分子式为 C$_6$H$_5$Na$_3$O$_7$·2H$_2$O；分子量为 294.1；作为三级碱，其各级电离平衡常数的负对数分别为 pK_{b1} 7.6，pK_{b2} 9.24，pK_{b3} 10.9。柠檬酸钠具有抗血凝作用。

（3）柠檬酸钠为三元弱碱，但 pK_b 在 7.6～10.8，即 K_b 在 $10^{-10.8}$～$10^{-7.6}$ 之间并小于 10^{-7}，不可能在水溶液中准确滴定，故采用非水滴定法。

（4）滴定反应为

由反应式可知，1mol 干品柠檬酸钠（C$_6$H$_5$Na$_3$O$_7$）与 3mol HClO$_4$ 发生反应，即扣除了结晶水后每 1mol 干品柠檬酸钠（258.06g）与 3mol HClO$_4$ 发生反应。

（5）选择溶剂：在非水碱量法中（滴定弱碱）应选择酸性溶剂，冰醋酸是滴定弱碱性物质最常用的酸性溶剂，它能使弱碱的强度均化到溶剂阴离子（Ac^-）的强度水平，即增强了弱碱的强度。

（6）乙酸酐的作用：在非水碱量法中冰醋酸是滴定弱碱性物质最常用的酸性介质，也是配制 $HClO_4$ 滴定液的溶剂，但是市售的高氯酸通常为含 $HClO_4$ 70.0% ～ 72.0% 的水溶液，为了消除溶剂中水分所产生的严重干扰，应加入乙酸酐除水。

（7）乙酸酐的用量计算：乙酸酐与水反应生成冰醋酸的化学反应方程式如下：

$$(CH_3CO)_2O + H_2O \longrightarrow 2CH_3COOH$$

由上式可知：乙酸酐与水反应的物质的量比为 1：1。若以优级纯的冰醋酸进行计算，其相对密度为 $1.05g/cm^3$，含水量为 0.2%，若要除去 1000mL 冰醋酸中的水分应加入密度为 $1.08g/cm^3$、含量为 97.0% 的乙酸酐多少毫升？根据化学反应方程式和产品的规格参数可列出下列计算式：

$$\frac{1.08V \times 97.1\%}{102.1} = \frac{1000 \times 1.05 \times 0.2\%}{18.02}$$

式中，102.1 为乙酸酐分子量，18.02 为水的分子量。

解方程得 $V=11$（mL）。

因此，欲除去 1000mL 相对密度为 $1.05g/cm^3$、含水量为 0.2% 的冰醋酸中的水，应加入密度为 $1.08g/cm^3$、含量为 97.0% 的乙酸酐 11mL。

【任务实施】

（1）标准溶液的配制：按本章第二节进行，标定后得浓度为 0.1004mol/L $HClO_4$ 标准溶液。

（2）精密称定柠檬酸钠供试品 0.0820g，其中干品量为

$$0.0820 \times \frac{294.1 - 2 \times 18.02}{294.1} = 0.0720（g）$$

（3）$HClO_4$ 标准溶液的实际操作值为 0.1004mol/L，故校正系数 F 为

$$F = \frac{0.1004}{0.1} = 1.004$$

（4）实验数据见表 10-4。

表 10-4　非水滴定法测定柠檬酸钠含量的实验数据

标准溶液		供试品		滴定度	校正系数
浓度（mol/L）	滴定消耗 V（mL）	空白试验 V_0（mL）	原始量（g）	干品量 W（g）	T（mg/mL）	F
0.1004	8.38	0.06	0.082	0.072	8.602	1.004

（5）数据处理：

$$柠檬酸钠含量 = \frac{(V-V_0) \cdot T \cdot F}{W} \times 100\%$$

$$= \frac{(8.38-0.06) \times 8.602 \times 1.004}{1000 \times 0.072} \times 100\% = 99.8\%$$

【结论】　根据《中国药典》规定，按干燥品计算，测得 $C_6H_5Na_3O_7$ 含量为 99.8% > 99.0%，故本品为合格产品。

第三节　酸的滴定及其应用

一、常用溶剂

当酸性样品的 $K_a < 10^{-8}$ 时，弱酸性样品是不能在水溶液中进行直接滴定的。若选择比水的碱性更强的有机溶剂，则可能增强弱酸的酸性，获得明显的滴定突跃，使原在水溶液中不可能进行的

直接滴定得以解决。

一般测定不太弱的羧酸类物质，常以醇类作溶剂。对于弱酸和极弱酸的滴定，可用亲质子性溶剂二甲基甲酰胺或乙二胺等碱性溶剂。甲基异丁酮不发生自身解离，无质子自递反应，是良好的区分性溶剂，适用于混合酸的区分滴定。另外，混合溶剂苯-甲醇、丙酮-甲醇使醇的极性得到调节，也经常使用。

二、标准溶液

非水溶液中的酸的滴定，常用的滴定剂为甲醇钠的苯-甲醇溶液，甲醇钠由金属钠与甲醇反应制得，化学反应方程式为

$$2CH_3OH + 2Na \rightleftharpoons 2CH_3ONa + H_2\uparrow$$

▌ （一）甲醇钠标准溶液的配制

取无水甲醇（含水量＜0.2%）150mL，置于冷水冷却的容器中，分次少量加入新切的金属钠 2.5g（擦净煤油，清除表层杂质），待完全溶解后，加适量的无水苯（含水量＜0.2%），定容至 1000mL 摇匀即得。

▌ （二）甲醇钠标准溶液的标定

标定碱标准溶液常用的基准物质为苯甲酸。取在五氧化二磷干燥器中减压干燥至恒重的基准物质苯甲酸约 0.4g，精密称定，加无水甲醇 15mL 使溶解，加无水苯 5mL 与 1% 的百里酚蓝的无水甲醇指示液 1 滴，用待标定标准溶液滴定至蓝色，并将滴定的结果用空白试验校正。每 1mL 甲醇钠溶液（0.1mol/L）相当于 12.21mg 的苯甲酸。根据待标定标准溶液的消耗量与苯甲酸的取用量，算出待标定标准溶液的浓度。由于碱液易吸收空气中 CO_2，因此，每次使用前应重新标定，其反应式为

$$CH_3ONa \rightleftharpoons CH_3O^- + Na^+$$

$$CH_3OH_2^+ + CH_3O^- \rightleftharpoons 2CH_3OH$$

总反应为

三、指 示 剂

1. 百里酚蓝（thymol blue） 又称麝香草酚蓝，指示液的配制方法如下。①取百里酚蓝 0.1g，加 0.05mol/L NaOH 溶液 4.3mL 使溶解，再加水稀释至 200mL 即得。②取百里酚蓝 0.1g，溶于 150mL 无水乙醇中，即得。该指示液适用于在苯、丁胺、二甲基甲酰胺、吡啶、叔丁醇溶剂中滴定羧酸和中等强度酸，变色敏锐，终点清楚，其碱式色为蓝色，酸式色为黄色。

2. 偶氮紫（azoviolet） 指示液的配制方法：取偶氮紫 0.1g，加二甲基甲酰胺 100mL 使溶解，即得。该指示液适用于碱性溶剂或偶极亲质子溶剂中滴定较弱的酸，其碱式色为蓝色，酸式色为红色。

3. 溴酚蓝（bromophenol blue） 指示液的配制方法：取溴酚蓝 0.1g，加 0.05mol/L NaOH 溶液 3.0mL 使溶解，再加水稀释至 200mL，即得。变色范围为 2.8 ～ 4.6（黄 → 蓝绿）。该指示液适用于在甲醇、苯、三氯甲烷等溶剂中滴定羧酸、磺胺类、巴比妥类等样品。

四、应 用 示 例

羧酸类、磺酰胺类、酚类、巴比妥酸类、氨基酸类等物质可在碱性溶剂中用标准碱溶液进行滴定。

（一）羧酸类

对于 $pK_a < 5$ 即 $K_a > 10^{-5}$ 的酸性较强的羧酸，如甲酸（$K_a=1.8\times10^{-4}$）、乙酸（1.7×10^{-5}）可在水介质中以酚酞作指示剂用 NaOH 标准溶液直接进行滴定。而水杨酸（$K_{a_1}=1.0\times10^{-3}$，$K_{a_2}=2.5\times10^{-14}$）因其 K_{a_2} 太小，一般可视其为一元强酸，而且又因其在水中溶解度小，故可以中性乙醇为溶剂，以酚酞为指示剂用 NaOH 标准溶液进行滴定。水杨酸的衍生物——阿司匹林的定量分析也属此法。

对于酸性更弱的羧酸，如异维 A 酸，可以二甲基甲酰胺为溶剂，以百里酚蓝的二甲基甲酰胺的溶液为指示液，用甲醇钠标准溶液滴定。

（二）磺酰胺类

磺酰胺类化合物分子结构如图所示，分子中有酸性的磺酰胺基（—SO$_2$NH$_2$）和碱性的氨基（—NH$_2$），并且这类化合物的酸性强弱还与分子中的 R 基有密切关系。若 R 为 H，则该物质为磺酰胺类化合物的基本母体——磺酰胺，它的酸性很弱，需用碱性较强的溶剂丁胺或乙二胺，以偶氮紫为指示剂，用标准碱溶液滴定。但是，如果 R 为嘧啶基或噻唑基，则因这两个基团均能与—NH 发生共轭关系，而造成—NH 中的 H 活泼，酸性增强。要测定磺胺嘧啶或磺胺噻唑的含量，仅需两性-惰性溶剂：甲醇-丙酮或甲醇-苯，以百里酚蓝为指示剂，用甲醇钠标准溶液滴定。

（三）酚类

苯酚的酸性很弱，$K_a=1.0\times10^{-10}$。如果以水为溶剂，用 NaOH 为滴定剂，滴定结果如图 10-3 所示，苯酚几乎没有突跃，苯甲酸虽有突跃，但优势并不明显。而改用碱性比水强的乙二胺为溶剂，因乙二胺可接受酚给出的质子，使酚的质子转移相对完全，用氨基乙醇钠标准溶液滴定，其结果如图 10-4 所示，苯酚原无突跃，现出现突跃；苯甲酸原虽有突跃，现在突跃更显扩展，可见碱性的溶剂对酸性溶质的均化作用，这种均化作用实为增强溶质的酸性，扩展滴定的突跃，使指示剂变色更敏锐。

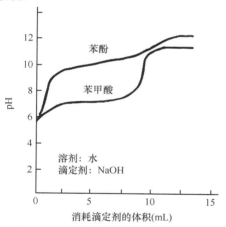

图 10-3　在水介质中用氢氧化钠滴定
苯酚和苯甲酸

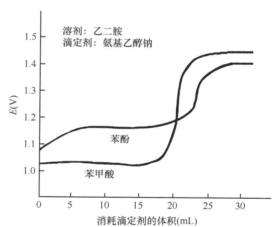

图 10-4　在乙二胺介质中用氨基乙醇钠滴定苯酚和
苯甲酸

【例 10-3】 乙琥胺（$C_7H_{11}NO_2$）的含量测定。

（$C_7H_{11}NO_2$　141.17）

测定方法：取本品约 0.2038g，精密称定，加二甲基甲酰胺 30mL 使溶解，加偶氮紫指示液 2 滴，在氮气流中，用甲醇钠滴定液（0.1070mol/L）滴定至溶液显蓝色，消耗甲醇钠滴定液（0.1020mol/L）

14.15mL，并将滴定的结果用空白试验校正，空白校正结果为0.06mL。按《中国药典》2020年版规定，每1mL甲醇钠滴定液（0.1mol/L）相当于14.12mg的$C_7H_{11}NO_2$。本品按干燥品计算，含$C_7H_{11}NO_2$不得少于98.0%。该供试品是否合格？

结果计算：

$$C_7H_{11}NO_2 含量 = \frac{(V_1 - V_0) \times F \times T}{W_样} \times 100\% = \frac{(14.15 - 0.06) \times 14.12 \times 0.1020 / 0.1}{0.2038 \times 1000} \times 100\% = 99.6\%$$

式中，V_1为消耗甲醇钠滴定液的体积；V_0为空白试验消耗甲醇钠滴定液的体积；F为校正系数，即甲醇钠滴定液的实际浓度比理论浓度；T为滴定度。

因99.6% > 98.0%，该供试品含量合格。

【例10-4】 氯硝柳胺（$C_{13}H_8Cl_2N_2O_4$）的含量测定。

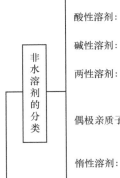

（$C_{13}H_8Cl_2N_2O_4$ 327.12）

测定方法：取本品约0.3042g，精密称定，加二甲基甲酰胺60mL溶解后，照电位滴定法（《中国药典》2020年版四部通则），用甲醇钠滴定液（0.1066mol/L）滴定，消耗甲醇钠滴定液（0.1066mol/L）8.64mL，并将滴定的结果用空白试验校正，空白试验消耗滴定液体积为0.06mL，按《中国药典》2020年版规定，每1mL甲醇钠滴定液（0.1mol/L）相当于32.71mg的$C_{13}H_8Cl_2N_2O_4$。本品按干燥品计算，含$C_{13}H_8Cl_2N_2O_4$不得少于98.0%。请问该供试品是否合格？

结果计算：

$$C_{13}H_8Cl_2N_2O_4 含量 = \frac{(V_1 - V_0) \times F \times T}{W_样} \times 100\% = \frac{(8.64 - 0.06) \times 32.71 \times 0.1066 / 0.1}{0.3042 \times 1000} \times 100\% = 98.3\%$$

因98.3% > 98.0%，该供试品含量合格。

课堂互动

在非水溶液中，滴定下列物质，哪些宜选用酸性溶剂？哪些宜选用碱性溶剂？为什么？这些物质是苯甲酸、水杨酸、阿司匹林、异烟肼、地西泮、盐酸异丙嗪、艾司唑仑。

◈ 本章小结 ◈

——非水溶剂的酸碱滴定

	质子溶剂
非水溶剂的分类	酸性溶剂：能给出质子的有机溶剂，常用的酸性非水溶剂有冰醋酸、丙酸等，适用于滴定碱性物质
	碱性溶剂：能接受质子的有机溶剂，常用的碱性非水溶剂有乙醇胺、乙二胺、液氨等，适用于滴定酸性物质
	两性溶剂：既能给出质子又能接受质子的有机溶剂。常用的两性溶剂有乙醇、乙二醇、甲醇、异丙醇等，适用于滴定有一定强度的酸或碱性物质
	无质子溶剂
	偶极亲质子溶剂：不能给出质子，亦无两性特征，但有较弱的接受质子倾向和程度不同的形成氢键的能力，常用溶剂有酰胺类、酮类、腈类、二甲基亚砜、吡啶等
	惰性溶剂：无酸碱性，不参与溶质酸碱反应，无形成氢键能力，常用的溶剂有苯、三氯甲烷、四氯化碳、二氧六环等

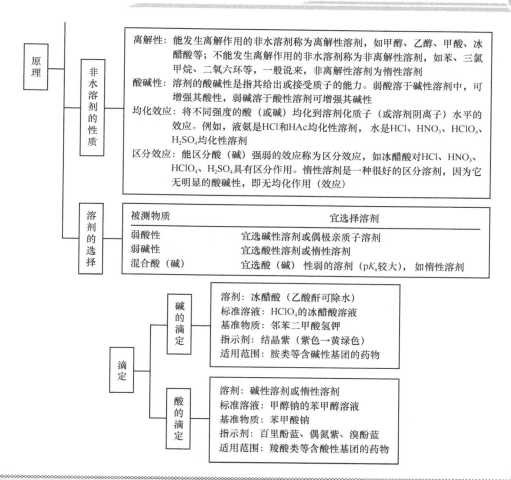

　　介电常数是指物质相对于真空的电容能力的度量。在化学化工领域，溶剂的介电常数表征溶剂对溶质分子的溶剂化及离解的能力。根据库仑定律，溶液中两个带有相反电荷的离子（e^+ 和 e^-）之间的静电引力 f 与溶剂的介电常数和离子之间的距离平方（r^2）成反比：

$$f = \frac{e^+ \cdot e^-}{\varepsilon \cdot r^2}$$

显然，溶质在介电常数大的溶剂中，离解所需的能量小，有利于溶质离子对的离解，增强了溶质的酸（碱）强度，因此，介电常数大的溶剂其极性也强。

　　在介电常数较小非水溶剂（SH）中，溶质分子（HA）的离解分为电离和离解两步：

$$HA + SH \underset{电离}{\longleftrightarrow} [SH_2^+ \cdot A^-] \underset{离解}{\longleftrightarrow} SH_2^+ + A^-$$

（离子对）

即溶质在溶剂中先电离为离子对 $[SH_2^+]$，离子对因受溶剂的影响而发生离解，离解产生带正电的溶剂合质子 $[SH_2^+]$ 和带负电的溶质阴离子（A^-）。

　　费休法虽属于容量分析法，是应用最广的测定有机试剂中水分含量的化学方法，但其测定原理是氧化还原反应，仍属于非水溶剂滴定法范畴。药物中因水分的存在，可使药物发生水解、霉变等不利于药物贮存的变化，故应当控制药物中的水分含量。费休试液是碘及二氧化硫的吡啶和甲醇的溶液。

1. 测定原理 费休试液与水分发生定量反应时，碘吡啶还原成碘化氢吡啶，二氧化硫吡啶被氧化成三氧化硫吡啶：

$$I_2 + SO_2 + 3C_5H_5N + CH_3OH + H_2O \longrightarrow 2C_5H_5N \cdot HI + C_5H_5N \cdot HSO_4CH_3$$

上式表明，在吡啶和甲醇的溶液中，碘、二氧化硫和水发生定量的氧化还原反应，其产物与吡啶、甲醇进一步结合，生成碘化氢吡啶和硫酸氢吡啶甲酯。

2. 制备与标定

（1）制备：称取碘（置硫酸干燥器内48h以上）110g，置干燥的具塞锥形瓶中，加无水吡啶160mL，注意冷却，振摇至碘全部溶解后，加无水甲醇300mL，称定重量，将锥形瓶置冰浴中冷却，在避免空气中水分侵入的条件下，通入干燥的二氧化硫至重量增加72g，再加无水甲醇稀释成1000mL，密塞、摇匀，在暗处放置24h。其主要操作如图4-3所示。

（2）标定：取干燥的具塞锥形瓶，精密称入重蒸馏水约30mg，除另有规定外，加无水甲醇2～5mL，在避免空气中水分侵入的条件下，用上述配制好试液滴定至溶液由黄色变为红棕色（微过量的碘自身指示终点），或用永停滴定法指示终点，也就是滴定至终点时，电流计指针突然偏转，数分钟内不再回零，即为终点，如图4-4所示。另作空白试验，按下式计算费休试液滴定度：

$$T = \frac{m}{A-B} \tag{10-6}$$

式中，T 为费休试液滴定度，即每毫升费休试液相当于水的质量，单位为 mg/mL；m 为精密称定水的重量，单位为 mg；A 为滴定所消耗费休试液的体积，单位为 mL；B 为空白实验所消耗费休试液的体积，单位为 mL。

3. 测定 精密称定供试品适量（消耗费休试液1～5mL），将供试品置于干燥具塞锥形瓶中，加2～5mL无水甲醇溶剂，在不断振摇（或搅拌）下用费休试液滴定。终点的确定可用：①永停滴定法指示终点；②滴定液自身颜色的变化指示终点，其现象与标定时相同。另作空白试验，按下式计算供试品中水分含量：

$$供试品中水分含量 = \frac{(A-B) \times T}{W} \tag{10-7}$$

式中，A 为供试品所消耗费休试液的体积，单位为 mL；B 为空白试液所消耗费休试液的体积，单位为 mL；T 为费休试液滴定度，即每毫升费休试液相当于水的质量，单位为 mg/mL；W 为精密称定供试品的重量，单位为 mg。

4. 注意事项

（1）配制费休试液所需的碘应置硫酸干燥器内干燥48小时，二氧化硫若能通过浓硫酸洗瓶作脱水处理则更佳，以确保所用试剂含水量低于0.1%。

（2）所用仪器应干燥，并避免空气中的水分侵入，操作宜在低湿度环境下进行。

（3）费休试液易受环境干扰，具有不稳定性，应注意密封、避光，置阴凉干燥处保存。配制好的试液应放置24小时后再标定；隔日使用，用前作重标定。

（4）本法不适用于具有氧化性或还原性的试剂中的水分测定。

◀◆ **思考与练习** ◆▶

一、选择题（单选或多选）

1. 非水酸碱滴定中，下列物质宜选用酸性溶剂的是（ ）。

A. NaAc   B. 水杨酸   C. 苯酚   D. 苯甲酸   E. 柠檬酸

2. 非水酸碱滴定法测定下列物质，宜选用碱性溶剂的是（　　　　）。

A. NaAc　　　　　　B. 苯酚　　　　　　C. 吡啶　　　　　　D. 乳酸钠　　　　　　E. 苯甲酸钠

3. 在非水酸碱滴定中，标定 $HClO_4$ 标准溶液所用的基准物质是（　　　　）。

A. 无水 Na_2CO_3　　B. 硼砂　　　　　　C. 苯甲酸　　　　　D. 邻苯二甲酸氢钾　　E. NaOH

4. 在非水酸碱滴定中，常使用 $HClO_4$ 的冰醋酸溶液。为了除去水分，需加入适量的（　　　　）。

A. 乙酸酐　　　　　B. 无水 $CaCl_2$　　　C. 乙酸汞　　　　　D. 乙醚　　　　　　　E. 乙酸

5. 下列溶剂属于非离解性溶剂的是（　　　　）。

A. 甲醇　　　　　　B. 乙酸　　　　　　C. 乙腈　　　　　　D. 四氯化碳　　　　　E. 乙酸

6. 以冰醋酸为溶剂，用 $HClO_4$ 标准溶液滴定碱时，最常用的指示剂为（　　　　）。

A. 酚酞　　　　　　B. 甲基红　　　　　C. 结晶紫　　　　　D. 偶氮紫　　　　　　E. EDTA

7. 非水滴定测定苯酚时，应选择的溶剂是（　　　　）。

A. 乙二胺　　　　　B. 吡啶　　　　　　C. 两者均可　　　　D. 两者均不可　　　　E. 甲酸

8. 下列溶剂不能作为酸性溶剂的是（　　　　）。

A. 草酸　　　　　　B. 冰醋酸　　　　　C. 水　　　　　　　D. 苯酚　　　　　　　E. 丙酸

9. 非水碱量法使用 $HClO_4$ 滴定液是因为（　　　　）。

A. $HClO_4$ 无腐蚀性　　　　　　　　　B. 在冰醋酸介质中 $HClO_4$ 是最强的酸

C. $HClO_4$ 价格便宜　　　　　　　　　D. H_2SO_4、HCl 中含有少量的水

E. $HClO_4$ 不易挥发

10. 非水滴定法测定弱酸性药物时可选用的溶剂（　　　　）。

A. 有机溶剂　　　　B. pK_a　　　　　　C. pH　　　　　　　D. 乙二胺　　　　　　E. 乙酸

11. 非水滴定法测定弱碱性药物时常用的溶剂（　　　　）。

A. 有机溶剂　　　　B. pK_a　　　　　　C. 乙二胺　　　　　D. 冰醋酸　　　　　　E. 甲酸

12. 非水滴定法可测定的药物有（　　　　）。

A. 盐酸丁卡因　　　B. 盐酸利多卡因　　C. 盐酸普鲁卡因　　D. 肾上腺素

E. 肾上腺素注射液

二、简答题

下列溶剂中何为质子溶剂？何为无质子溶剂？若为质子溶剂，是酸性溶剂还是碱性溶剂？若为无质子溶剂，是偶极亲质子溶剂还是惰性溶剂？

①冰醋酸；②二氧六环；③乙二胺；④甲基异丁酮；⑤苯；⑥水；⑦乙醚；⑧异丙醇；⑨丙酮；⑩丁胺。

三、计算题

1. 盐酸布比卡因的含量测定　方法：精密取本品 0.1970g，加冰醋酸 20mL 与乙酸汞试液 5mL 溶解后，加萘酚苯甲醇指示液 5 滴，用 $HClO_4$ 滴定液（0.1084mol/L）滴定至溶液显绿色，消耗 $HClO_4$ 滴定液（0.1084mol/L）5.56mL，空白试验消耗 $HClO_4$ 滴定液（0.1084mol/L）0.04mL。《中国药典》2020 年版规定，每 1mL $HClO_4$ 滴定液（0.1mol/L）相当于 32.49mg 的 $C_{18}H_{28}N_2O \cdot HCl$。本品按干燥品计算，含 $C_{18}H_{28}N_2O \cdot HCl$ 不得少于 98.5%。请问该供试品含量是否合格？

2. 配制 $HClO_4$ 的冰醋酸溶液（0.05000mol/L）1000mL，需用 70% $HClO_4$ 溶液 2mL，所用的冰醋酸含量为 99.8%，相对密度为 1.05，应加含量为 98%，相对密度为 1.087 的乙酸酐多少毫升，才能完全除去其中的水分？

3. $HClO_4$ 的冰醋酸溶液在 24℃时标定的浓度为 0.1086mol/L，试计算此溶液在 30℃的浓度。

◀◀ 参考答案 ▶▶

　　请同学们先深入思考，积极探索，自练自测，再看答案，这样做有助于您理解、掌握分析测试各论的原理、仪器装置和使用方法，获得举一反三、触类旁通的效果。

一、选择题（单选或多选）

1~5. A B D A D　　6~10. C C D B D　　11. D　　12. ABD

二、简答题

答：

质子溶剂		无质子溶剂	
酸性溶剂（疏质子）	碱性溶剂（亲质子）	偶极亲质子溶剂	惰性溶剂
冰醋酸	乙二胺	二氧六环	甲基异丁酮
水	水	乙醚	苯
异丙醇	异丙醇	丙酮	
	丁胺		

注：水和异丙醇具有两性，即遇强酸时显碱性，遇强碱时显酸性。

三、计算题

1. 解：

$$盐酸布比卡因的百分含量 = \frac{(V - V_0) \times T \times F}{m} \times 100\%$$

$$= \frac{(5.56 - 0.04) \times 32.49 \times 0.1084 / 0.1}{0.1970 \times 1000} \times 100\%$$

$$= 98.69\%$$

因 98.69% > 98.5%，所以该盐酸布比卡因供试品含量合格。

2. 解：除去 $HClO_4$ 中的水所需乙酸酐：

$$V_1 = \frac{102.09 \times 4.2 \times 30\% \times 1.75}{18.02 \times 1.087 \times 98\%} = 11.72 \ （mL）$$

除去冰醋酸中的水所需乙酸酐：

$$V_2 = \frac{102.09 \times 1000 \times 0.2\% \times 1.05}{18.02 \times 1.087 \times 98\%} = 11.16 \ （mL）$$

$$V = V_1 + V_2 = 11.72 + 11.16 = 22.88 \ （mL）$$

3. 解：

$$C_1 = \frac{C_0}{1 + 0.0011(t_1 - t_0)} = \frac{0.1086}{1 + 0.0011(30 - 24)} = 0.1079 \ （mol/L）$$

第十一章 紫外-可见吸收光谱法

Ultraviolet and Visible Absorption Spectrometry

少而好学如日出之阳，壮而好学如日中之光，老而好学如秉烛之明。

——孔子

本章要点

基本概念：光是一种电磁波，光具有波粒二象性，价电子跃迁，生色团，助色团，吸收光谱图，吸收系数（百分吸收系数、物质的量吸收系数），透光率，吸光度，紫外-可见吸收光谱法。

基本理论：朗伯-比尔定律，吸光度具有加和性，物质的量吸收系数的物理意义及表示方法。

基本计算：

1. 朗伯-比尔定律的数学表达式 $A=KCL$。

2. 摩尔吸收系数与百分吸收系数的关系 $\varepsilon = \dfrac{M}{10} \cdot E_{1cm}^{1\%}$。

3. 定量分析 ①吸收系数法：$C=A/KL$。②对照法：$C_X = \dfrac{A_X}{A_S} \times C_S$。③标准曲线法。

基本技能：

1. 用结构框图表示紫外-可见分光光度计的基本结构并说明各部分的作用。

2. 掌握用紫外-可见吸收光谱定性与定量的方法。

3. 熟练使用紫外-可见分光光度计。

预读资料

1852年比尔（Beer）参考了布格（Bouguer）1729年和朗伯（Lambert）在1760年所发表的论文，提出了分光光度法的基本定律，即液层厚度相等时，颜色的强度与显色溶液的浓度成正比，从而奠定了分光光度法的理论基础，这就是著名的朗伯-比尔定律。1854年，杜包斯克（Duboscq）和奈斯勒（Nessler）等将此理论应用于定量分析化学领域，并且设计了第一台比色计。到1918年，美国国家标准局制成了第一台紫外-可见分光光度计。当时的仪器很简单，自动化程度低，此后，紫外-可见分光光度计经不断改进，发展速度很快，又出现自动记录、自动打印、数字显示、微机控制等各种类型的仪器，使光度法的灵敏度和准确度也不断提高，其应用范围也不断扩大。目前，已是世界上使用最多、覆盖面最广的一种分析仪器，已在生命科学、材料、环境、农业、计量、食品、地质、石油、医疗卫生、钢铁冶金、化学化工等各个领域的科研、生产、教学等工作中得到了非常广泛的应用。它可完成定性、定量、纯度检查、结构鉴定等方面的分析任务，成为食品、药品行业中质量监控的一线主力分析仪器之一，是"农、轻、重、海、陆、空、吃、穿、用"各个领域、各个行业中必备的分析仪器。

第一节 光谱分析法

根据物质与辐射能的相互作用所建立起来的定性、定量和结构分析的方法，称为光学分析法。

光波（电磁波）对物质的辐射作用，使物质内部发生能级跃迁，因物质内部发生能级跃迁所产生的辐射强度是随波长而变化的，记录由能级跃迁所产生的辐射能强度随波长（或相应单位）的变化，所得的图谱称为光谱（spectrum），又称为波谱。利用物质的光谱进行定性、定量和结构分析的方法称为光谱分析法（spectroscopic analysis）。

根据物质与辐射能的性质不同，又可分为光谱法和非光谱法。光谱法主要是以光的吸收、发射等作用而建立的方法，如紫外-可见吸收光谱法、红外吸收光谱法、原子吸收光谱法等。非光谱法是基于物质与辐射相互作用时，测量辐射的某些性质，如折射、散射、干涉、衍射、偏振等变化的分析方法。非光谱法不涉及物质内部能级的跃迁，电磁辐射只改变了传播方向、速度或某些物理性质。属于这类分析方法的有折射法、偏振法、光散射法、干涉法、衍射法、旋光法和圆二向色性法等。

紫外-可见吸收光谱法（UV-vis）又称紫外-可见分光光度法，是基于物质在 190～800nm 波长内对紫外-可见光有选择性的吸收，物质分子吸收了与电子能级差相应的光能后，会发生价电子由低电子能级到高电子能级的跃迁，从而显示物质分子特征性的吸收光谱（又称电子光谱或带光谱）。根据光谱图的峰位和形状可进行定性分析，根据吸光度与被测物质的浓度呈线性关系（朗伯-比尔定律）可进行定量分析。紫外-可见吸收光谱法主要用于微量组分的测定。根据吸收光谱的波长范围的不同，可分为紫外吸收光谱法（190～400nm，又称紫外分光光度法）和可见吸收光谱法（400～800nm，又称可见分光光度法）。

一、光是一种电磁波

1. 电磁辐射　电磁辐射是一种在空间不需任何物质作为传播媒介的高速传播的粒子流。光是一种电磁波，它具有波粒二象性，即波动性和粒子性，如光的折射、衍射、偏振和干涉等现象说明它具有波动性；又如光电效应说明它具有微粒性。光由光量子所组成，其波动特性用波长（λ）和频率（ν）来表征；其能量（E）与波长（λ）、波数（σ），关系如下：

$$E = h\nu = h \cdot \frac{c}{\lambda} = hc\sigma \tag{11-1}$$

式中，E 为能量，单位用焦耳（J）或电子伏特（eV）表示；h 为普朗克常数，值为 6.626×10^{-34}J·s；ν 为频率，单位用赫兹（Hz）表示；c 为真空中的传播速度，约为 3×10^{10}cm/s；λ 为波长，单位用纳米（nm）表示。

从式（11-1）可知，不同波长的光，能量是不同的，即波长越长，能量则越低；反之，波长越短，能量则越高。

2. 电磁波谱　所有的电磁辐射在本质上是相同的，它们之间的区别在于波长或频率不同。把电磁波按照波长或频率大小的顺序排列起来形成的电磁波谱如表 11-1 所示，据此可建立不同的光谱分析方法。

表 11-1　电磁波谱的相关参数

波谱区段	波长范围	光子能量（eV）	跃迁能级类型
γ 射线	10^{-3}～0.1nm	2.5×10^6～8.3×10^3	核能级
X 射线	0.1～10nm	1.2×10^6～1.2×10^2	内层电子能级
远紫外区	10～190nm	125～6	内层电子能级
近紫外区	190～400nm	6～3.1	价电子或成键电子能级
可见光区	400～800nm	3.1～1.7	价电子或成键电子能级
近红外区	0.76～2.5μm	1.7～0.5	分子振动能级
中红外区	2.5～50μm	0.5～0.02	分子振动能级
远红外区	50～1000μm	2×10^{-2}～4×10^{-4}	分子振动能级

续表

波谱区段	波长范围	光子能量（eV）	跃迁能级类型
微波	$0.1 \sim 100cm$	$4 \times 10^{-4} \sim 4 \times 10^{-7}$	电子自旋及核自旋能级
无线电波	$1 \sim 1000m$	$4 \times 10^{-7} \sim 4 \times 10^{10}$	电子自旋及核自旋能级

注：表中单位换算：1cm（厘米）=10^{-2}m（米），1μm（微米）=10^{-6}m，1nm（纳米）=10^{-9}m；波长单位也可以用Å（埃）表示，1Å=10^{-10}m，红外光区常用波数表示波长，即在单位距离内电磁波振动的次数，常用单位是cm^{-1}，波数（σ）与波长（λ）互为倒数：$\sigma=\dfrac{1}{\lambda}=\dfrac{\nu}{c}$，式中，$\nu$为电磁波的频率，$c$为光速。

1eV（电子伏特）=1.6020×10^{-19}J，或96.55kJ/mol，相当于频率ν=2.4186×10^{14}Hz或波长λ为1.2395×10^{-6}m或波数σ为8067.8/cm的光子所具有的能量

二、光谱分析法的分类

光谱分析法是利用分子或原子与光的相互作用时内部发生能级间的跃迁，通过测定发射或吸收光谱的波长和强度而进行分析的方法。光谱分析法可分为发射光谱法和吸收光谱法两类。

发射光谱法包括原子发射光谱法、原子荧光光谱法、X荧光光谱法、分子荧光光谱法、分子磷光光谱法、化学发光分析法等。

吸收光谱法包括紫外-可见吸收光谱法、红外吸收光谱法、原子吸收光谱法、X射线吸收光谱法、磁共振波谱法等。

三、紫外-可见分子吸收光谱法的特点

紫外-可见吸收光谱法是研究物质在紫外-可见光区（$190 \sim 800nm$）分子吸收光谱的分析方法，它具有以下特点。

（1）操作简便、价格低廉：仪器操作简单、快速，是光谱仪器中价格最便宜的一种。

（2）灵敏度高：一般可测定$10^{-7} \sim 10^{-4}$g/mL的微量组分，灵敏度还可更高。

（3）准确度较高：相对误差一般为1%～5%，能够满足微量组分的分析要求。

（4）应用范围广：既可用于定性分析，又可用于定量分析和结构分析；既可用于单一组分的定量分析，又可对多种组分进行同时测定；既可用于无机分析，又可用于有机分析，还可用于配合物的组成、酸碱解离常数的测定等（图11-1、图11-2）。

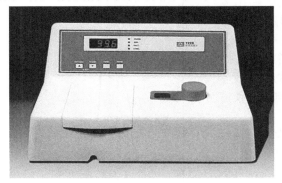

图 11-1　722S 型分光光度计

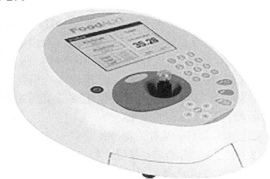

图 11-2　OMNILAB 分光光度计

课堂互动

1. 何谓光谱分析法？

2. 何谓紫外-可见吸收光谱法？紫外-可见吸收光谱法具有什么特点？

3. 为什么说光是一种电磁波？还知道有哪些光谱分析法？

第二节　基本原理

一、物质的吸收光谱

紫外-可见吸收光谱是分子中价电子选择性地吸收了一定波长的光辐射后由基态电子能级跃迁到激发态电子能级而产生的电子光谱，也称为带光谱。

（一）紫外光谱中的有关术语和常用概念

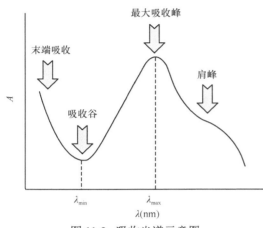

图 11-3　吸收光谱示意图

吸收光谱又称为吸收曲线，物质对光辐射选择性的吸收特性通常用吸收曲线来表示，即以波长（λ）为横坐标，以吸光度（A）为纵坐标所绘制的曲线，称为吸收曲线，又称为吸收光谱，如图 11-3 所示。测定的波长范围可在紫外光区或可见光区，也可在紫外-可见光区，吸收光谱常用的基本概念可用以下术语来描述。

（1）吸收峰：即吸收曲线的峰，某些物质的吸收曲线可出现多个吸收峰。

（2）吸收谷：吸收曲线上峰与峰之间吸光度最小的位置称为吸收谷，某些物质的吸收曲线可能出现一个或几个吸收谷。

（3）最大吸收波长：吸收曲线上最大吸收峰处所对应的波长为最大吸收波长，用 λ_{max} 表示。

（4）最小吸收波长：吸收曲线上最低吸收谷所对应的波长为最小吸收波长，用 λ_{min} 表示。

（5）肩峰：在吸收峰旁边突起像肩的曲折处为肩峰，所对应的波长用 λ_{sh} 表示。

（6）末端吸收：吸收曲线波长最短处只能呈现较强吸收但又不成峰型的部分，称末端吸收。

（7）生色团：是指分子结构中含有 π-π^* 或 n-π^* 跃迁的基团，能在紫外-可见光范围内产生吸收的基团，如 $>C=C<$、$-N=N-$、$>C=O$、$-C\equiv C-$、$>C=S$、$-N=O$ 等。

（8）助色团：是指含有非键电子的杂原子饱和基团，如$-OH$、$-SH$、$-NH_2$、$-OR$、$-Cl$、$-Br$ 等，它们本身不产生吸收峰，但当它们与生色团相连时，能使生色团的吸收峰向长波移动，并使其吸收峰强度增加。

（9）红移：又称长移，是指由于有机化合物结构改变，如共轭链增长、引入助色团或受溶剂的影响等，使吸收峰向长波移动的现象。

（10）紫移：又称蓝移或短移，是指由于化合物结构改变或受溶剂的影响，使吸收峰向短波方向移动的现象。

上述术语对吸收曲线的描述也表现在一张紫外-可见吸收光谱图中，如图 11-4 所示，这是一张不同浓度 $KMnO_4$ 的可见吸收光谱图，每条吸收谱线都与其浓度一一对应，跌宕起伏的峰型反映了 $KMnO_4$ 的吸光度随波长变化的规律，也彰显了 $KMnO_4$ 自身的结构特征，即对光的吸收具有选择性，不仅如此，该光谱图还反映了紫外-可见吸收光谱图的普遍规律，即在相同的实验条件下：①所有曲线，不论浓稀，曲线峰型相似、峰位（峰的数目及最大吸收波长均为 425nm）相同，这就是定性

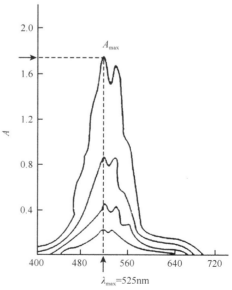

图 11-4　不同浓度 $KMnO_4$ 的吸收光谱

$KMnO_4$ 质量浓度：2.50μg/mL，5.00μg/mL，10.00μg/mL，20.00μg/mL

分析的依据；②每条吸收谱线都与其浓度相对应，但在同一波长处（425nm），吸光度（A）与其浓度（C）成正比，这就是朗伯-比尔定律 $A=KC$，即定量分析的依据（K 为吸光系数，并令液层厚度为1cm）。

（二）价电子跃迁的类型

分子中的价电子包括形成单键的 σ 电子、形成双键的 π 电子和未成键（或称为未共享、非键轨道）的 n 电子。"成键"可视为形成价键的两个原子的电子云交盖或重叠并在能量较低、相对稳定的轨道上运行；而"反键"则是两个原子的电子云分离或交盖、重叠后又分离。处于低能级的价电子吸收能量后，会跃迁到较高的 $σ^*$ 或 $π^*$ 反键轨道，分子中的五种轨道按能级由高向低的顺序为 $σ^* > π^* > n > π > σ$，如图 11-5 所示。

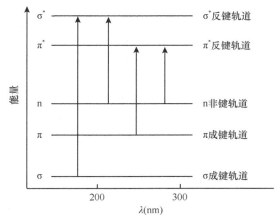

图 11-5　分子中价电子跃迁的类型和能量示意图

从图 11-5 可知，分子中价电子跃迁的类型、所需的能量、对光辐射的吸收强度、有代表性的基团及其化合物的最大吸收波长等概括在表 11-2 中。

（1）$σ→σ^*$ 跃迁所需的能量最大，则此类跃迁概率必然低，尽管是强吸收，但最大吸收波长一般小于 150nm，如甲烷的吸收峰在 125nm，乙烷的吸收峰在 135nm 处。此时要求光路系统抽真空后方能进行测定，条件苛刻，超出了现有紫外分光光度计的工作波长范围及其仪器的功能范围，难以实现准确测定，无现实意义。

表 11-2　价电子跃迁类型比较

跃迁类型	所需能量	吸收强度（ε）	典型的基团及其化合物的最大吸收波长
$σ→σ^*$	最大	$\varepsilon=10^4 \sim 10^5$ 强吸收	饱和烃中的 C—C，C—H 键是典型的 σ 键，如甲烷 $\lambda_{max}=125nm$，乙烷 $\lambda_{max}=135nm$
$n→σ^*$	较大	$\varepsilon=100 \sim 300$ 多为弱吸收	含有杂原子的饱和基团如—NH_2，—NR_2，—OH，—SH，—Cl，—Br，—I 等均属助色团，如甲醇 $\lambda_{max}=177nm$，二丁硫 $\lambda_{max}=210nm$
$π→π^*$	较小	$\varepsilon=10^4 \sim 6×10^3$ 强吸收	不饱和 $>C=C<$，—C≡C— 等基团是重要的生色团，尤其是有共轭关系的不饱和键价电子跃迁所需能量更小，吸收波长红移明显，吸光度更高
$n→π^*$	最小	$10 < \varepsilon < 100$ 弱吸收	含有杂原子的不饱和基团：$>C=O$，—N=O，—N=N—，$>C=S$ 中非键轨道中的孤对电子吸收能量后向 $π^*$ 反键轨道跃迁，如丙酮 $\lambda_{max}=279$

注：物质的量吸光系数 ε 的单位为 L/(mol·cm)

（2）$n→σ^*$ 跃迁所需的能量较大，并且多为弱吸收，是含有杂原子的饱和基团，如—NH_2，—NR_2，—OH，—SH，—Cl，—Br，—I 等均属助色团，因为它们虽无"生色"作用，但它们的存在有利于"生色团"发色，也有利于测定波长的"红移"。

（3）$π→π^*$ 跃迁所需能量较小，则跃迁的概率较高，并且是强吸收，这对测定非常有利，属于此类跃迁的主要基团是不饱和的 $>C=C<$、—C≡C—，是最重要的生色团，尤其是具有共轭关系的不饱和键的价电子跃迁所需能量更小，吸收强度更高（$\varepsilon > 10^4$，吸光度更大、测定的灵敏度更高），若溶剂选用得当，并借助于助色团的"助色"作用，可使"生色"和"红移"均获得最佳效果。

（4）$n→π^*$ 跃迁所需能量最小，则此类跃迁概率很高，但吸收很弱（$10 < \varepsilon < 100$），只有在适宜的化学环境下才能产生有效吸收。适宜的化学环境主要是指助色团有助于"生色"、适宜的溶剂及其 pH 等因素。

综上所述，有机化合物的紫外-可见吸收光谱主要由 π-π*、n-π*、n-σ* 跃迁所产生，其中以 π-π*、n-π* 跃迁产生的吸收带最有用，它们的吸收峰在近紫外或可见光区。

二、朗伯-比尔定律

朗伯-比尔定律是描述单色光被吸收的程度与物质的浓度和溶液的厚度之间的关系，即光吸收的定律，是紫外-可见吸收光谱法进行定量分析的理论依据。

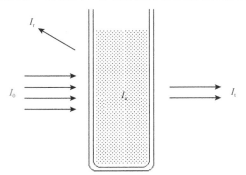

图 11-6　一束单色光通过盛有溶液的吸收池

当一束平行的单色光垂直通过含有吸光物质的均匀溶液时（图 11-6），光的一部分被吸收，一部分透过溶液，还有一部分被器皿表面反射，设入射光强度为 I_0，吸收光强度为 I_a，透过光强度为 I_t，则

$$I_0 = I_a + I_t + I_r \tag{11-2}$$

在分光光度法中，通常将待测溶液和参比溶液分别置于相同规格的吸收池中，两个吸收池反射光的强度基本相同，故在平行操作中反射光强度（I_r）的影响可相互抵消。上式可简化为

$$I_0 = I_a + I_t \tag{11-3}$$

透过光强度（I_t）与入射光强度（I_0）的比值称为透光率或透光度，用 T 表示，即

$$T = \frac{I_t}{I_0} \tag{11-4}$$

透光率 $T \leqslant 1$，常用百分比来表示。由式（11-4）可以看出，透光率越大，表示溶液对光的吸收越少；反之，透光率越小，则表示溶液对光的吸收越多。

透光率的负对数反映了物质溶液对光的吸收程度，常用吸光度（A）表示，二者的关系如下：

$$A = -\lg T = \lg \frac{1}{T} = \frac{I_0}{I_t} \tag{11-5}$$

或表述为

$$T = 10^{-A} \tag{11-6}$$

由式（11-5）和式（11-6）可知，透光率与吸光度为负对数关系，即吸光度越大，表明物质对光的吸收程度越强、透光率则越小，光越不易透过，如图 11-7 所示：

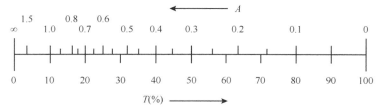

图 11-7　吸光度与透光率的负对数关系

若溶液浓度为 C，溶液的厚度为 L，则它们与吸光度 A 之间的关系式为

$$A = KCL \tag{11-7}$$

式（11-7）为朗伯-比尔定律的数学表达式，可表述如下：当一束平行的单色光垂直通过均匀、无散射的稀溶液时，在入射光的波长和强度及溶液的温度等保持不变的情况下，溶液的吸光度 A 与溶液浓度 C 和溶液厚度 L 的乘积成正比。

吸光度具有加和性，即溶液中如果同时存在多种吸光物质，测定的吸光度是各吸光物质吸光度的总和，即

$$A_{总} = A_1 + A_2 + A_3 + \cdots + A_n \tag{11-8}$$

吸光度的加和性是测定多组分分光度分析的理论基础。

朗伯-比尔定律的使用条件：

（1）入射光必须是一束平行的单色光。

（2）被测试液必须是均匀无散射的介质，即被测试液既不是悬浊液也不能是乳浊液，在实际使用中，一般机械杂质颗粒直径＜4μm。

（3）实验表明，只有稀溶液对光的吸收符合朗伯-比尔定律。

（4）在光的吸收过程中，吸光物质之间不能发生反应。即使在可见光区的显色反应，测定时反应应已达平衡状态。

三、吸 收 系 数

式（11-7）中的比例常数 K 称为吸收系数（也称为吸光吸收），吸收系数的物理意义：吸光物质在单位浓度和单位厚度时对某波长单色光的吸光度值。在给定单色光、溶剂、温度等条件下，吸收系数是物质的特征常数，表明物质对某一特定波长光的吸收能力。物质吸收系数越大，表明该物质的吸光能力越强，测定的灵敏度越高，不同物质对同一波长的单色光具有不同的吸收系数，同一物质对不同波长的单色光亦具有不同的吸收系数，因此吸收系数可作为定性和定量的依据。吸收系数主要有以下两种表示方法。

1. 摩尔吸收系数（ε） 摩尔吸收系数也称为摩尔吸光系数，是指在一定波长时，溶液的浓度为 1mol/L，液层厚度为 1cm 时的吸光度，摩尔吸光系数用 ε 表示。此时朗伯-比尔定律可表示为

$$A=\varepsilon CL \tag{11-9}$$

由上式可以看出：ε 越大，表明物质对某波长光的吸收的有效截面积越大，对光的吸收作用越强，ε 一般不超过 10^5 数量级，ε 在 $10^4 \sim 10^5$ 为强吸收，小于 10^2 为弱吸收，介于二者之间为中强吸收。

2. 百分吸收系数（$E_{1cm}^{1\%}$） 百分吸收系数也称为百分吸光系数或比吸收系数，是指在一定波长下，溶液浓度为 1%（1g/100mL）、吸收池厚度为 1cm 时的吸光度，用 $E_{1cm}^{1\%}$ 表示。此时朗伯-比尔定律可表示为

$$A=E_{1cm}^{1\%}LC \tag{11-10}$$

式中，C 为百分比浓度，即 100g（或 100mL）溶液中含有溶质的克数。

摩尔吸收系数与百分吸收系数之间的换算关系：

$$\varepsilon = \frac{M}{10} \cdot E_{1cm}^{1\%} \tag{11-11}$$

【例 11-1】 卡巴克络（安络血）的分子量为 236，将其配成每 100mL 含 0.4962mg 的溶液，盛于 1cm 的吸收池中，在 λ_{max} 为 355 处测定吸光度 A 为 0.557，试求安络血的 $E_{1cm}^{1\%}$ 和 ε 值。

解：根据已知条件，安络血的百分浓度为

$$C=0.4962mg/100mL=0.4962\times10^{-3}g/100mL$$

百分吸收系数为

$$E_{1cm}^{1\%} = \frac{A}{C \cdot L} = \frac{0.557}{0.4962\times10^{-3}\times1} = 1123 \ \left[mL/(g \cdot cm)\right]$$

已知安络血的分子量为 236，则摩尔吸收系数为

$$\varepsilon = \frac{M}{10} \cdot E_{1cm}^{1\%} = \frac{236}{10} \times 1123 = 265\,03 \ \left[L/(mol \cdot cm)\right]$$

第三节 紫外-可见分光光度计

一、仪器的结构——主要部件及其作用

紫外-可见分光光度计是于紫外-可见光区（190～800nm）测定试样溶液的吸光度或透光率的

分析仪器，其工作波长可根据需要进行选择，所得吸收曲线（吸收光谱）可作为定性、定量分析的依据。目前，紫外-可见分光光度计的型号较多，性能差别很大，但其基本结构主要由五个部件组成，如图 11-8 所示。

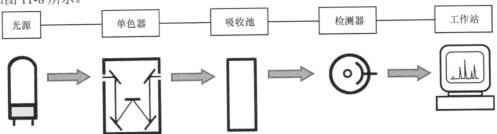

图 11-8 紫外-可见分光光度计的基本结构

由光源发出的光，经单色器的分光作用获得一定波长、强度的单色光，单色光通过装载样品溶液的吸收池后进入检测器——光电管倍增管，光电倍增管将光信号转换成电信号并放大，再经信号处理系统被计算机工作站（计算机软件）采样、处理数据、存储数据并报告分析结果，即完成一次测定。

（一）光源

光源的作用是提供稳定的强辐射能，分光光度计对光源的要求：在工作波长范围内发射足够强度的连续光谱并有良好的稳定性和较长的使用寿命。紫外光源和可见光源采用不同的灯。

1. 紫外光光源 紫外光源多为气体放电灯，如氢灯和氘灯都是气体放电灯，发射 150 ～ 400nm 连续的紫外线，氘灯的灯管中充有氢的同位素氘，是应用最多的一种紫外光源，其光谱分布与氢灯相似，但其光强度比相同功率的氢灯要高出 3 ～ 5 倍，寿命也比氢灯长，故是紫外光源的更新换代产品，是现代仪器中应用最为广泛的紫外光源。气体放电发光需要先激发，同时控制稳定的电流，故都配有专用的电源装置。近些年来，具有高强度及高单色性的激光已被开发为紫外光源，如氩离子激光器等。

2. 可见光光源 常见的可见光源有钨灯和卤钨灯，是由固体炽热发光，可发射 323 ～ 1000nm 的连续可见光。钨灯发光强度与供电电压的 3 ～ 4 次方成正比，即电压微小的变化就会引起发光强度的很大变化，所以为了保证钨灯发光强度的稳定，需要采用稳压电源。卤钨灯是在填充气体内含有卤族元素或卤化物的更新换代光源，如碘或溴的低压蒸气，可大大减少钨的蒸发，从而延长钨灯的使用寿命。因此，现在大多数分光光度计都已经采用卤钨灯作为可见光光源。此外，卤钨灯也可作为近红外的光源。

（二）单色器

单色器的作用是将来自光源的复合光分解为所需工作波长的单色光，通常置于吸收池之前，是分光光度计的关键部件。单色器由入射狭缝、准直镜、色散元件和出射狭缝等部分组成，其性能直接影响单色光的纯度，从而影响仪器的灵敏度、准确度，其光路结构如图 11-9 所示。

自光源发出的光聚集于入射狭缝（正好处于准直镜 A 的焦点位置），经准直镜 A 准直变成平行光束射向色散元件，色散元件将入射的复合光通过衍射作用形成按照一定顺序均匀排列的连续单色光谱并投射到准直镜 B，由于仪器出射狭缝设置在准直镜 B 的焦平面上，这样，从色散元件色散出来的光经准直镜 B 后利用聚光原理成像在出射狭缝上。转动色散元件的方位，可使所需工作波长的单色光由出射狭缝分出，改变入射或出射狭缝的宽度，可以改变出射光的谱带宽度、单色光的纯度及光的强度。

紫外-可见分光光度计中色散元件是单色器的关键部件。常用的单色器有棱镜和光栅两种，早期的仪器大多用棱镜，现在多用光栅。

1. 棱镜单色器 棱镜常用光学玻璃或石英玻璃制成，当一束平行的复合光射入棱镜，由于棱

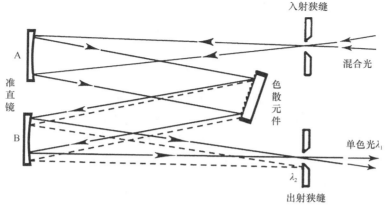

图 11-9 单色器光路示意图（$\lambda_2 > \lambda_1$）

镜对不同波长的光具有不同的折射率，波长越长折射率越小，波长越短折射率越大，于是不同波长的光按照一定的次序展开，经汇聚透镜后，在焦平面上竖直排列的光谱中红光在最上面紫色光在最下面，即从上到下依次排列为红、橙、黄、绿、青、蓝、紫色的谱带，如图 11-10 所示。这就是因为不同波长的光在同一种介质中具有不同的折射率所致。

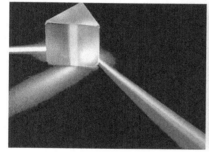
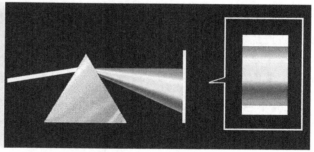

图 11-10 棱镜的分光作用

常用的棱镜中有考纽（Cornu）棱镜和利特罗（Littrow）棱镜，如图 11-11 和图 11-12 所示。利特罗棱镜的横切面（纵轴面）为一个顶角为 30° 的直角三角形，并将长直角边所在面镀成镜面（如真空镀铝成铝膜镜面）作为反射面。考纽棱镜为顶角为 60° 的等边三角形，即由两个顶角为 30° 的直角三角形组合而成，并且分别用左旋和右旋两种石英晶体分别做成左右两个半边的棱镜，这样光束通过棱镜时，不同旋光性正好互相抵消，最后得到不会分裂的单一谱线。

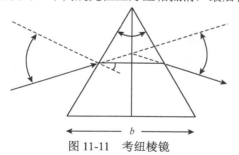
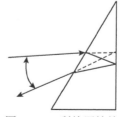

图 11-11 考纽棱镜　　　　　　　图 11-12 利特罗棱镜

折射：光从一种介质以某一角度射入另一种介质时，传播方向发生偏折，这种现象称为光的折射。如图 11-13 所示，光从空气以某一角度射入水或玻璃等其他介质时，折射光线位于入射光线和法线所决定的平面（称为入射面）内，折射光和入射光分别在法线的两侧，并且折射光线向法线方向偏折，此现象犹如浸在水中的鱼竿、插在装有水的茶杯中的筷子一样，看上去像"拐了弯"

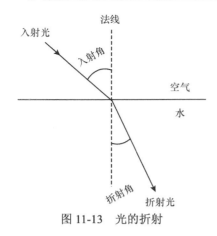

图 11-13　光的折射

似的，其原因就是因为光发生了折射。折射率是指某物质的绝对折射率，简称为折射率，等于光在真空和在该物质中的传播速度或其波长的比值：

$$n = \frac{\sin i}{\sin r} = \frac{c}{v} = \frac{\lambda}{\lambda^*} \tag{11-12}$$

式中，n 为某物质的折射率；i 为光的入射角；r 为光的折射角；c 为光在真空中的传播速度；v 为光在某介质中的传播速度；λ 为光波在真空中的波长；λ^* 为光波在某介质中的波长。

当光从第一种介质进入第二种介质时，那么第二种介质对第一种介质的折射率用符号 n_{21} 表示，并且 n_{21} 就等于光的入射角的正弦与折射角正弦之比，也等于光波在第一介质的传播速度与在第二介质的传播速度及相应的波长之比。由于光在真空的速度最快，而在空气中的速度近似于真空速度，因此光从空气中射入水、玻璃等介质的折射率大于 1。

拾零

◆牛顿于 1666 年利用三棱镜将太阳光分解成彩色光谱，他是做分光（色散）实验的第一人。

◆彩虹：春夏雨后，在朝着太阳那一边的天空上，常常会出现彩色的圆弧，这就是虹。形成虹的原因就是下雨以后，天上悬浮着很多极小的水珠，太阳光沿一定角度射入，这些小水珠就发生了分光（色散）作用，朝着小水滴看过去，就会看到形成虹的彩带。其颜色特征是红色在外，紫色在内，依次排列，因为太阳光进入水珠发生了折射—反射—折射的过程。

---

2. 光栅单色器　光栅（衍射光栅 diffraction grating 的简称）是根据多缝衍射原理制成的一种光学元件，它是由大量等宽、等距、平行狭缝（刻线密度一般为每毫米 300 ~ 1500 条，常用的是每毫米 600 条）所组成。与棱镜一样，光栅也是一种分光元件，如图 11-14 所示。

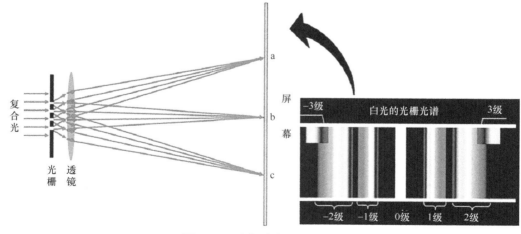

图 11-14　光栅分光原理示意图

光栅通常是用精密的刻划机在玻璃或金属板材表面上刻划而成。这样的光栅可以是透射光栅也可以是反射光栅。光栅的分光（色散）作用是利用每一条狭缝的衍射和缝与缝之间的干涉作用，当复合光照射到光栅表面并通过狭缝时，则相同频率的光具有相等的衍射角，向同一方向衍射；不同频率的光具有不同的衍射角，向不同的方向衍射。与此同时缝与缝之间的相同频率的光在同一方向还会发生干涉作用，即"叠加"作用，再经成像汇聚透镜在屏幕（焦平面）水平方向由中央向两侧按波长由短到长的顺序排列各级次光谱。简而言之，光栅的分光为单缝衍射和多缝干涉双重作用的综合结果。利用光栅的分光作用，可将波长范围很宽的复合光分散开来，分离出许许多多的波长范围"狭小"的单色光，这种作用就称为"分光"或"色散"。光栅衍射条纹狭窄细锐，分辨率高，这是光栅单色器的突出优点。装备了光栅单色器的光谱仪器在灵敏度、精密度、准确度等方面性能指标均优于棱镜单色器。由于新材料、新技术的应用陆续出现了闪耀光栅、中阶梯光栅等性能优良的光栅单色器，大大提高了光栅单色器的整体性能，成为光谱仪器首选的单色器。如图 11-15 所示，平面闪耀光栅的每一个槽面都是一个反射镜面，与光栅平面

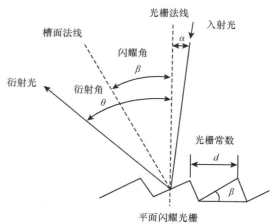

图 11-15　平面闪耀光栅原理示意图

成一定的倾角 β，称为槽面角；有两条法线，光栅平面法线和反射槽面法线，两条法线的夹角也是 β（称为闪耀角）；α 为入射角，θ 为衍射角。由于衍射光的能量大部分集中在各个刻槽反射面的反射方向附近，刻制光栅时，若控制刻划刀的角度，使入射角等于衍射角并等于反射槽面的倾角，即 $\alpha=\theta=\beta$ 时，在衍射角方向上可得到最大的相对光强，也就是在一定的波长范围内显得特别"耀眼"。质量优良的光栅可以将约 80% 的辐射能集中到所需要的波长范围内。

■（三）吸收池

吸收池是盛装待测溶液并决定溶液厚度的器皿，又称比色皿或比色杯。常用的吸收池材料由无色透明、材质均匀、耐腐蚀的光学玻璃或石英两种材料制成。在可见光区测定时可以用玻璃吸收池或石英吸收池，由于玻璃具有吸收紫外线的作用，故在紫外区测定时只能用石英吸收池。吸收池有 0.5cm、1.0cm、2.0cm、3.0cm、5.0cm 等规格，使用最多的规格是 1.0cm，《中国药典》规定，使用朗伯-比尔定律计算时，吸光系数为百分吸收系数 $E_{1cm}^{1\%}$ 时，液层厚度为 1cm，即使用 1cm 的吸收池。吸收池常配有盖子，以防止溶剂的挥发或样品的氧化。仪器出厂时附有配套的吸收池，在使用过程中避免混淆其配套关系，在实际操作中，为了消除系统误差，在测量前必须对吸收池进行配套检验。在使用吸收池时，应注意以下几个方面。

（1）使用前后要彻底清洗：要求池壁不挂水珠，避免用毛刷刷洗。

（2）只能手持吸收池的磨砂玻璃面，不可接触透光面。

（3）禁止加热、烘烤，或用超声清洗器清洗吸收池。

（4）避免与硬物接触，严禁用纸或布擦拭透光面，一般用擦镜纸轻轻沿着一个方向擦拭。

（5）使用易挥发性溶剂或样品易氧化时需要加盖。

（6）凡腐蚀玻璃的溶液（如 HF、NaOH 等溶液），不得长时间盛放在吸收池中。

（7）两个吸收池的透光率之差应小于 0.5%，否则应进行校正。

■（四）检测器

常用的检测器有光电池、光电管及光电倍增管，都是基于光电效应原理制成的检测器。性能优良的检测器应该对不同辐射均有灵敏、快速的响应，同时具有噪声低、稳定性好、产生的电信号易于放大等优点。

（1）光电池：光电池是一种光敏半导体，常用的是硒光电池和硅光电池。光电池由于内阻小，不能用于一般的直流放大器放大，因此不适用于弱光，光电池受光持续照射太久或光照较强产生"疲劳"现象，失去较强的响应，故不能连续使用 2 小时以上。光电池一般用于低档次的分光光度计中。

（2）光电管：光电管广泛应用在紫外-可见分光光度计中。目前，国产光电管有两种：一种是

紫敏光电管，适用波长范围为 200 ～ 625nm；另一种是红敏光电管，适用波长为 625 ～ 1000nm。与光电池相比，光电管具有灵敏度高、光敏范围较宽、不易产生疲劳等特点。

（3）光电倍增管：光电倍增管是检测弱光的光电元件，检测原理与光电管相似。光电倍增管响应速度快，能检测弱光，灵敏度比光电管要高 200 多倍。但光电倍增管不能用来测定强光，否则灵敏度低且容易损坏。目前作为紫外-可见分光光度计广泛使用的检测器。

光电倍增管能将光信号转变成电信号，并且在阴极与阳极之间有多个倍增阴极，能把光线照射到阴极上所产生的光电子在到达阳极之前加以倍增放大，经过 9 ～ 14 级倍增，其放大倍数可达 10^6 ～ 10^9。因此，光电倍增管既是一种光电转换器件，又是信号放大装置，图 11-16 展示了它的结构及其功能原理。

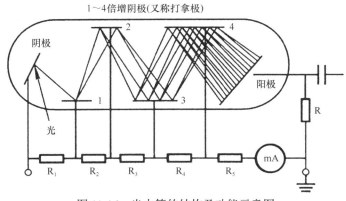

图 11-16　光电管的结构及功能示意图

R，R_1 ～ R_5. 电阻

（五）信号显示装置

分光光度计的信号显示装置主要经历了如下三代。①直读式：采用微安计（即指针式表头）作为显示装置。②调零式：采用恒电位计与测量电路的电压信号进行比较，此时检流计仅起到指示平衡点的作用，而不干扰测定电路。③数字式：简单的可以是数码管，层次更高的可以是计算机系统的荧光屏。

检测器输出的电信号很弱，须经放大后才能将测定结果显示出来，以便记录和计算。显示结果一般是吸光度（A）或透光率（T），有的还能转化成吸收系数、浓度等。如今显示器主要有简单的数字显示（数码管），而使用更多、信息更全的是荧光屏显示器，荧光屏显示器常为紫外-可见分光光度计工作站的重要硬件组成部分，具有扫描待测物质、显示其吸收光谱、报告测定结果并打印文件等多种功能；可进行人机对话，实现测定过程的自动化、程序化操作。

二、仪器的类型

紫外-可见分光光度计按使用波长范围可分为可见分光光度计、紫外-可见分光光度计。可见分光光度计只用于测量有色溶液的吸光度，紫外-可见分光光度计可测量在紫外、可见及近红外有吸收的物质的吸光度，可见分光光度计已被淘汰，现多用紫外-可见分光光度计。

图 11-17 为 T6 紫外-可见分光光度计。智能化的模块式设计，提升了仪器的质量、技术指标，如双光束比例监测光学系统；波长范围为 190 ～ 1100nm；波长准确度为±1nm；产生超低的杂散光；具有人性化的整体设计：自动化程度高，维护方便；其稳定的工作性能，可满足教学和分析应用需求。

紫外-可见分光光度计按照光路系统可分为单波长分光光度计、双波长分光光度计，其中单波长分光光度计又可分为单光束和双光束。

1. 单波长单光束分光光度计　单波长单光束分光光度计是最简单的光度计，仪器价格低廉，

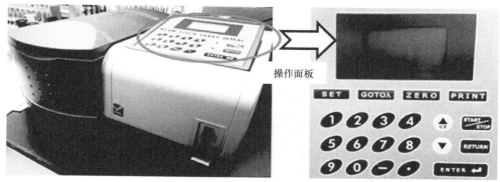

图 11-17　T6 紫外-可见分光光度计

维修容易，适用于常规分析，目前国内采用的单波长单光束分光光度计是 721 型。工作原理如图 11-18 所示，光源经单色器分光后成一束平行光，经手动调节使其轮流通过参比池和样品池，以进行吸光度测定。由于电压波动而造成仪器工作的不稳定会带来误差，故此类光度计常配有稳压电源，以避免产生偶然误差。这类仪器主要用于常规定量分析。属于单波长单光束分光光度计的还有 722 型、751 型、724 型，SP500 型及 DU-8 型等。

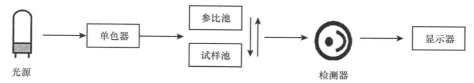

图 11-18　单波长单光束分光光度计光路示意图

2. 单波长双光束分光光度计　目前普遍采用双光束光路。其工作原理见图 11-19。在工作状态下，从单色器发射出来的单色光，被切光器（斩光器）将其分成两束频率、强度相等的交替光，分别通过参比池及试样池后，由检测系统测量即可得到待测溶液的吸光度。切光器以每秒几十转至几百转的速度匀速地旋转，使单色光能在很短时间内交替地通过参比池及试样池，可以减少因光源强度不稳定而引入的误差。测量时不需要移动吸收池，即可在随意改变波长的同时自动记录下所测量的吸光度值并描绘吸收光谱（曲线）。属于这类仪器有 710 型、730 型、740 型及 UV-200 型等。

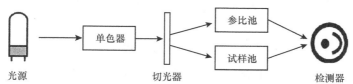

图 11-19　单波长双光束分光光度示意图

切光器又称为斩光器或扇形镜，用金属片或塑料片制成，两个扇形镜在对角位置对称分布，在微型电机的驱动下旋转，可以一定的周期使光束反射、遮断和通过。在分光光度计中，常用切光器实现光束的分束与合并，也可使连续的光信号变成脉动信号，然后通过交流放大器放大，采用交流放大器输出，具有容易放大、容易消除杂散光的优点

3. 双波长分光光度计　与单波长分光光度计相比，双波长分光光度计采用双单色器并同时获得两束不同波长的单色光，工作原理如图 11-20 所示。由同一光源发出的光分别经过两个单色器产生两束不同波长（λ_1 和 λ_2）的单色光，利用切光器使两束单色光以一定的时间间隔交替地照射到同一个吸收池（此时已不需要参比池），经光电倍增管和电子控制系统的作用，得到两个波长处的吸光度差值（ΔA），此差值与样品溶液的浓度成正比。这类分光光度计的优点在于可以在有背景干扰或共存组分吸收干扰的情况下，对某组分进行定量分析，由于不需要参比池，所以可减少吸收池不配套所引起的误差。属于双波长分光光度计的有 WFZ800-5、UV-260 型、365 型等。

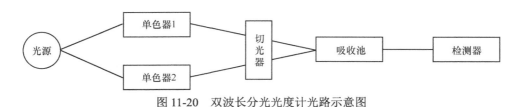

图 11-20　双波长分光光度计光路示意图

三、仪器的性能

分光光度计的种类很多，仪器改进也很快，近些年仪器的质量、功能及自动化程度逐渐提高，不论哪种型号的分光光度计都有各自的光学性能，性能参考指标见表 11-3 所示。

表 11-3　分光光度计的性能参考指标

性能	参考指标	说明
波长范围	可见分光光度计（350～1000nm） 紫外-可见分光光度计（190～1000nm）	仪器所能调节的波长范围
波长准确度	≤±0.5nm	所显示的波长与单色光实际波长数据之间的误差
波长重现性	≤0.5nm	重复使用同一波长时，单色光实际波长的变动值
狭缝或谱带宽	0～5nm	调控单色光的谱带宽度（反映单色光的纯度）
分辨率	<0.5nm	单色器能分辨出的两条靠近谱线的能力（数值越小，分辨率越高）
杂散光	≤0.5%	通常以测光信号较弱的波长处（如 200nm 或 220nm，310nm 或 340nm 处）所含杂散光的强度百分比为指标
透光率测量范围	0～150%（T）	仪器所能测量的透光率的范围
吸光度测量范围	–0.1730～+2.00（A）	仪器所能测量的吸光度的范围
测光重现性	≤±0.5%	同样情况下重复测定透光率的变动性

第四节　定性分析和定量分析

紫外-可见吸收光谱法具有灵敏、准确、稳定、重现性好和操作简便等优点，被广泛用于冶金、地质、环境、材料、药物、临床和食品分析等领域。利用吸收光谱的峰型、峰位可进行定性分析，利用吸光度与被测物质的浓度呈线性关系——朗伯-比尔定律，可以进行定量分析及对药物的纯度检查和物质结构的剖析等。

一、定性分析

用紫外-可见吸收光谱法对物质进行定性分析时，通常采用对照法，即比较待测样品与标准样品的吸收光谱（曲线）峰状、峰位，吸收光谱的特征数据如最大吸收波长、吸收系数等；在没有标准品的情况下，还可利用文献记载的标准图谱进行对比。在实际工作中，常用以下几种方法进行定性分析。

（一）比较吸收光谱

一般说来在相同的实验条件下，所得吸收光谱若峰型相似（曲线的形状、峰的个数）、峰位（最大吸收峰所在的波长位置）相同即可认定为同一物质。具体操作是将待测样品与标准品平行地制备成相同浓度的溶液，在相同实验条件下进行扫描得到吸收光谱，对比二者图谱的一致性。对比样品与标准品的吸收光谱时，如果二者图谱有差异，则说明二者肯定不是同一化合物；如果二者图谱完全相同，则可能是同一化合物，原因是紫外吸收光谱只含有 2～3 个较宽的吸收带，而紫外光谱是分子内的发色团（如双键、共轭的双键体系）在紫外区产生的吸收。当然，也要注意不同的物质含有相同的发色团，因而在相同的峰位出现相同吸收峰时，可进一步比较其吸光系数、物理常数、红外光谱、磁共振光谱等进行区分。也可将样品的吸收光谱与标准光谱进行比较，但制备样品的条件应与标准图谱给出的条件相一致。

（二）比较吸收光谱特性参数

最常用于鉴别的光谱特征数据有最大吸收波长（λ_{max}）、吸收系数（ε 或 $E_{1cm}^{1\%}$）。具有相同的最大吸收波长和吸收系数化合物的定性鉴别应为同一化合物。例如，含有 3-酮基、4-烯键的甾体激素类药物（如醋酸甲羟孕酮和炔诺酮），在无水乙醇中测得的 λ_{max} 都是 240nm±1nm，但二者的 $E_{1cm}^{1\%}$ 却有明显的差别，通过比较可以鉴别（区分）这两种物质。

醋酸甲羟孕酮（λ_{max}=240nm±1nm，$E_{1cm}^{1\%}$=408）　　　　炔诺酮（λ_{max}=240nm±1nm，$E_{1cm}^{1\%}$=571）

（三）对比吸光度比值的一致性

如果物质的吸收峰较多，可用在几个吸收峰处的吸光度或吸光系数的比值作为定性鉴别的依据。原因是用同一浓度的溶液和同一厚度的吸收池，其吸光度比值即吸光系数的比值，这样可以消除浓度和厚度不准确所带来的误差。

$$\frac{A_1}{A_2} = \frac{E_1 CL}{E_2 CL} = \frac{E_1}{E_2} \tag{11-13}$$

例如，维生素 B_{12} 吸收光谱有三个最大吸收峰，分别在278nm、361nm、550nm 处，《中国药典》2020 年版二部规定：在 361nm 波长处的吸光度与278nm 处的吸光度的比值应为 1.70 ～ 1.88。361nm 处的吸光度与550nm 波长处的吸光度的比值应为 3.15 ～ 3.45。

用分光光度法进行定性鉴别时，对仪器的准确度要求高，所以仪器必须经常校正；样品的纯度必须可靠，通常需要经过多次重结晶，熔点敏锐，熔程短，才能获得较可靠的结果。

二、定量分析

紫外-可见吸收光谱法最为广泛和最为重要的用途是微量组分的定量分析，在药物检验与药物的含量测定中占有十分重要的地位。在进行定量分析时，由于样品的组成和性质特点的不同，定量分析的方法也有所不同，下面介绍几种常见的定量分析方法。

（一）单组分定量方法

单组分是指样品中只含有一种吸光组分，或混合物中待测组分的吸收峰和其他物质的吸收峰无重叠。根据朗伯-比耳定律，物质在一定的波长处的吸光度与浓度之间呈线性关系，因此，只要选择适宜的工作波长测定溶液的吸光度，就可求出其浓度。通常选择在待测物质的最大吸收波长处测定吸收度，因为此时的灵敏度最高，误差较小，一般不选择末端吸收处的波长。

1. 标准曲线法　标准曲线法又称为工作曲线法或校正曲线法。具体的方法步骤：配制一系列不同浓度的标准溶液（根据数理统计规律，一般为 5 ～ 7 个），当工作波长选定后（通常为 λ_{max}），在相同实验条件下分别测定其吸光度，以吸光度（A）为纵坐标，以标准溶液的浓度（C）为横坐标，绘制 A-C 标准曲线，求出回归方程，所得曲线即为 A-C 标准曲线，该曲线理论上为一条通过原点的直线，但在实际操作中其截距常不为零，即没有通过坐标的原点。在相同的实验条件下测定样品溶液的吸光度（A_X），从标准曲线或利用回归方程求出样品溶液的浓度（图 11-21）。由于受到各种因素的影响，实验测定的各点有可能不完全在一条直线上，评价标准曲线的优劣可用回归方程的相关系数 R 表示，R 越接近于 1，说明标准曲线的线性相关性越好。在实际工作中对 R 的要求根据被测对象的不同而有所不同。

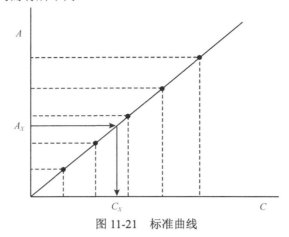

图 11-21 标准曲线

如图 11-22 所示，如果有待测物质的一系列标准溶液 C_1、C_2、$C_3\cdots C_n$，将这一系列标准溶液在紫外-可见分光光度计上分别测得其吸光度为 A_1、A_2、$A_3\cdots A_n$。这一系列标准溶液与其对应的吸光度的函数关系实为线性关系，其数学表达式为

$$Y=KX+b \tag{11-14}$$

上式反映了线性关系的普遍规律，它的图像为一条直线，K 为直线的斜率，b 为直线的截距。

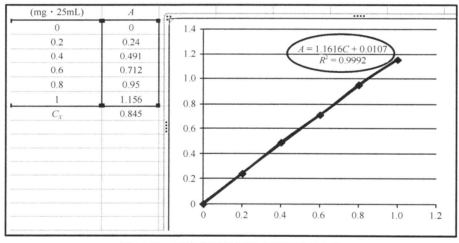

图 11-22 列表作图得标准曲线和回归方程

在 Excel 软件中，相关系数用 R^2 表示，而本书按一般惯例用 r（或 R）表示相关系数，故 R^2 与 r（或 R）的内涵是一致的

根据一系列标准溶液的浓度（C）与其对应的吸光度（A）的实验数据，求解式（11-14），即求解回归方程中的斜率 K 和截距 b 时，可使用仪器本身自带的计算机软件，可套用公式，也可使用函数型的计算器及其他计算机软件（如 Oringin）等，但是具有普遍性、实用性、快速、准确的解决方法是利用 Excel 软件的强大功能进行作图并得到回归方程。使用 Excel 软件详细的方法步骤见本章的知识拓展部分。

【例 11-2】 槐米中芦丁的含量测定。配制 0.200mg/mL 的芦丁对照品溶液，分别精密量取 0.00mL、1.00mL、2.00mL、3.00mL、4.00mL、5.00mL 置于 25mL 量瓶中，与样品溶液同样方法显色，稀释至刻度，测各标准溶液的吸光度，绘制标准曲线。在相同实验条件下测定样品溶液（称取 3.00mg 置于 25mL 量瓶中）的吸光度，结果记录在表 11-4 中。

表 11-4　吸光度-浓度实验数据

项目	实验数据						
	1	2	3	4	5	6	样品
浓度（mg/25mL）	0.000	0.200	0.400	0.600	0.800	1.00	C_x
吸光度	0.000	0.240	0.491	0.712	0.950	1.156	0.845

解：按本章知识拓展部分所述，用 Excel 软件功能作图并回归，所得标准曲线和回归方程如图 11-22 所示（图中显示了数据列表，点击带坐标点的光滑曲线可得）：

回归方程为

$$A=1.1616C+0.0107（相关系数 R=0.9996）$$

当样品吸光度 $A=0.845$ 时，样品中芦丁的浓度为

$$C=\frac{0.845-0.0107}{1.1616}=0.718（mg/25mL）$$

槐米中芦丁的百分含量为

$$w_{芦丁}=\frac{0.718}{3.00}\times100\%=23.9\%$$

2. 标准对照法　标准对照法也称比较法。先配制一个与被测溶液浓度相近的标准溶液（其浓度用 C_S 表示），在选定波长（通常是 λ_{max}）处测出吸光度 A_S，在相同条件下测出样品溶液的吸光度 A_X，则试样溶液浓度 C_X 可按下式求得

$$C_X=\frac{A_X}{A_S}\times C_S \tag{11-15}$$

标准对照法操作简单，但误差较大，只有在标准曲线线性关系良好的情况下使用方可避免较大误差，此法比较适用于例行的产品分析，也可用于个别样品的测定。

【例 11-3】　有一标准 Fe^{3+} 溶液，浓度为 $6\mu g/mL$，其吸光度为 0.304，而样品溶液在同一条件下测得吸光度为 0.510，求样品溶液中 Fe^{3+} 的浓度。

解：由公式

$$C_X=\frac{A_X}{A_S}\times C_S$$

样品溶液中 Fe^{3+} 的浓度　　$$C_X=\frac{0.510}{0.304}\times6=10（\mu g/mL）$$

3. 吸光系数法　是利用标准的吸光系数值进行定量测定的，这种方法不需要对照品。《中国药典》2020 年版四部通则第 39 页 0401 紫外-可见吸收光谱法中规定部分药物的含量测定采用此法，即将样品的比吸光系数 $E_{1cm}^{1\%}$ 与标准物质的比吸光系数（可从手册上查得）比较，计算出样品含量。

【例 11-4】　维生素 B_{12} 水溶液盛于 1cm 的吸收池中，于 361nm 处测定吸光度为 0.518（已知 $E_{1cm}^{1\%}=207$），求溶液的浓度。

解：根据朗伯-比尔定律，维生素 B_{12} 溶液的浓度为

$$C=\frac{A}{E_{1cm}^{1\%}\times L}=\frac{0.518}{207\times1}=0.002（g/100mL）$$

【例 11-5】　精密量取维生素 B_{12} 样品 20mg，用水配制成 1000mL 的溶液，盛于 1cm 的吸收池中，在 361nm 处测得溶液的吸光度 A 为 0.407。求样品中维生素 B_{12} 的百分含量（已知 $E_{1cm}^{1\%}=207$）。

解：根据朗伯-比尔定律，维生素 B_{12} 溶液的浓度为

$$C = \frac{A}{E_{1cm}^{1\%} \times L} = \frac{0.407}{207 \times 1}$$

$$= 0.001\,966\,(\mathrm{g}/100\mathrm{mL}) = 0.019\,66\,(\mathrm{mg}/\mathrm{mL})$$

维生素 B_{12} 溶液的百分含量为

$$w = \frac{0.019\,96 \times 1000}{20} \times 100\% = 99.8\%$$

（二）多组分定量方法

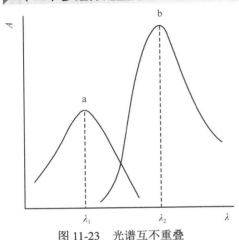

图 11-23　光谱互不重叠

当溶液中含有两种或多种吸光组分时，可根据各组分吸光光谱相互重叠的程度分别考虑测定方法。如果溶液中存在两种吸光组分 a 和 b，吸收光谱一般有以下三种情况。

1. a、b 两组分吸收光谱互不重叠　如图 11-23 所示，可按照单组分定量方法计算各组分的含量。

2. a、b 两组分吸收光谱部分重叠　如图 11-24 所示，a 组分对 b 组分的测定有干扰，而 b 组分对 a 组分的测定无干扰。可以在 λ_1 处测定 a 组分的吸光度，计算出 a 组分的浓度 C_a。再在 λ_2 处测定溶液的吸光度 $A_{\lambda_2}^{a+b}$，可用标准的 a 和 b 分别在 λ_1、λ_2 处求到 $\varepsilon_{\lambda_1}^a$ 和 $\varepsilon_{\lambda_2}^b$，根据吸光度的加和性，由下式算出 b 组分的浓度 C_b：

$$A_{\lambda_2}^{a+b} = A_{\lambda_2}^a + A_{\lambda_2}^b = \varepsilon_{\lambda_2}^a L C_a + \varepsilon_{\lambda_2}^b L C_b \tag{11-16}$$

3. a、b 两组分吸收光谱互相重叠　如图 11-25 所示，a、b 两组分在最大吸收波长处互相重叠，互相干扰。这时有以下定量方法。

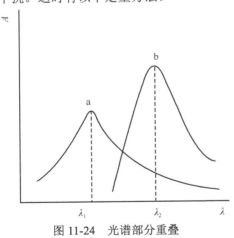

图 11-24　光谱部分重叠

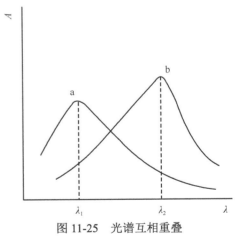

图 11-25　光谱互相重叠

（1）解二元一次方程组法：在 λ_1、λ_2 处分别测定溶液的吸光度 $A_{\lambda_1}^{a+b}$ 及 $A_{\lambda_2}^{a+b}$，同时测定 a、b 两纯物质的 $\varepsilon_{\lambda_1}^a$、$\varepsilon_{\lambda_1}^b$、$\varepsilon_{\lambda_2}^a$ 和 $\varepsilon_{\lambda_2}^b$。然后列出联立方程

$$\begin{cases} A_{\lambda_1}^{a+b} = \varepsilon_{\lambda_1}^a L C_a + \varepsilon_{\lambda_1}^b L C_b \\ A_{\lambda_2}^{a+b} = \varepsilon_{\lambda_2}^a L C_a + \varepsilon_{\lambda_2}^b L C_b \end{cases} \tag{11-17}$$

二元一次方程组（11-17）中的未知数为 C_a 和 C_b，该方程组中方程式的个数与未知数的个数相等，故可解此联立方程组，求得被测组分 a 和 b 的浓度 C_a 和 C_b。

（2）等吸收点法：当混合组分出现如图 11-26 所示吸收光谱相互重叠的情况时，除用解二元一次方程组的方法外，还可采用等吸收点法以消除共存组分的干扰。一般先采用作图法确定干扰组分的等吸收点及其对应的波长，如图 11-26 所示，混合试样中有 a、b 两个组分，欲测定 b 组分，则 a 干扰 b 的测定，λ_2 为 b 组分最大吸收峰所对应的测定波长，干扰组分 a 的吸收峰与 b 组分最大吸收峰值的交点为 m，过 m 点作横坐标的平行线交 a 组分吸收峰的另一边（下降沿）于 n 点，则 n 点即为 m 点的等吸收点，$A_m = A_n$，即 $A_{\lambda_2}^a = A_{\lambda_1}^a$，并且 n 点对应的波长为 λ_1，根据吸光度加合性原则，混合物在 λ_2 和 λ_1 处的吸光度分别为

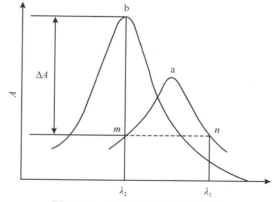

图 11-26　用作图法寻找等吸收点

$$A_{\lambda_2}^{a+b} = A_{\lambda_2}^a + A_{\lambda_2}^b \tag{11-18}$$

$$A_{\lambda_1}^{a+b} = A_{\lambda_1}^a + A_{\lambda_1}^b \tag{11-19}$$

用式（11-18）减去式（11-19）即得到双波长分光光度计的输出信号 ΔA：

$$\Delta A = A_{\lambda_2}^{a+b} - A_{\lambda_1}^{a+b} = A_{\lambda_2}^a + A_{\lambda_2}^b - A_{\lambda_1}^a - A_{\lambda_1}^b \tag{11-20}$$

由于干扰组分 a 在 λ_2 和 λ_1 处的吸光度相等（同一台仪器、同一个光源、同一组分的吸收峰的上升沿与下降沿吸光度相等的两点 m 和 n），即 $A_{\lambda_2}^a = A_{\lambda_1}^a$，所以上式可简化为

$$\Delta A = A_{\lambda_2}^{a+b} - A_{\lambda_1}^{a+b} = A_{\lambda_2}^b - A_{\lambda_1}^b \tag{11-21}$$

即

$$\Delta A = A_{\lambda_2}^b - A_{\lambda_1}^b = (\varepsilon_{\lambda_2}^b - \varepsilon_{\lambda_1}^b) \cdot L \cdot C_b \tag{11-22}$$

式（11-22）表明输出信号 ΔA 仅与被测组分 b 的浓度 C_b 成正比，与干扰组分 a 无关，$\varepsilon_{\lambda_2}^b$ 和 $\varepsilon_{\lambda_1}^b$ 可用纯品的 b 分别在 λ_2 和 λ_1 处求出，可见此法简捷，归纳如下：第一，干扰组分应有两个等吸收点；第二，被测组分在两个等吸收点（λ_2 和 λ_1）处有尽可能大的 ΔA，以满足灵敏测定的需要；第三，若 a 干扰 b，则依次类推，反之亦然。这就是解题的思路。

注意：①朗伯-比尔定律的数学表达式及其推导、衍生的各方程式、代数式中的浓度单位应根据所用吸收系数而定，如用百分吸光系数 $E_{1cm}^{1\%}$，则浓度的单位为 g/100mL；如果用摩尔吸收系数 ε，则浓度的单位为 mol/L，这是保证计算结果准确无误的必备概念和前提。②用作图法选择波长时，原则上可将测定波长选择在被测组分的吸收峰 λ_2 处，而参比波长的选择应考虑能消除干扰物质的吸收，即干扰组分的等吸收点 λ_1 处。

三、药物的纯度检查

▎（一）杂质检查

（1）如果某化合物在紫外-可见光区没有明显的吸收峰，而所含的杂质有较强的吸收峰，那么含有的少量杂质就能被检测出来。例如，乙醇中可能含有杂质苯，苯的 λ_{max} 为 256nm，而乙醇在此波长处几乎无吸收，即使乙醇中含苯量低至 0.001%，也能从光谱中检测出来。

（2）如果化合物在某波长处有强烈的吸收峰，而所含杂质在该波长处没有吸收或吸收很弱，则化合物的吸光系数将会降低；而如果杂质在该波长处有比化合物更强的吸收，将会使化合物的吸光系数增大，且使化合物的吸收光谱变形。

▎（二）杂质限量检测

化合物的纯度是相对的，对于药品中的杂质，需制定一个允许其存在的限度，即杂质限度。例如，肾上腺素在合成过程易产生中间体肾上腺酮，当其还原成肾上腺素时，反应不够完全而使

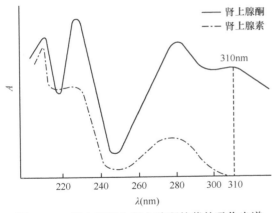

图 11-27　肾上腺素与肾上腺酮的紫外吸收光谱

肾上腺酮带入到产品中，成为肾上腺素的杂质，将会影响肾上腺素的疗效。因此，肾上腺酮的量必须规定在某一限量之下。肾上腺酮和肾上腺素的紫外吸收曲线有显著不同（图 11-27），在波长 310nm 处，肾上腺酮有很强的吸收峰，而肾上腺素则没有吸收。因此，可通过测定肾上腺素的 HCl 溶液在 310nm 波长处的吸光度，以控制肾上腺酮的含量。例如，《中国药典》2020 年版二部规定肾上腺素中肾上腺酮的检测：取肾上腺素供试品，加 HCl 溶液（9→1000）制成每 1mL 中含有 2.0mg 的溶液，在 310nm 的波长处测定，吸光度不得过 0.05。又如《中国药典》2010 年版二部规定头孢噻吩的吸光度检查，头孢噻吩溶液（20μg/mL）在 237nm 的波长处测定，其吸光度为 0.65 ～ 0.72。吸光度如果大于 0.72，说明有未除尽的噻吩乙酸；如果低于 0.65，则说明降解产物超限。

第五节　以任务驱动模式的应用示例

任务一　对乙酰氨基酚片的含量测定（吸收系数法）

【任务描述】　取本品 20 片，精密称定，研细，精密称取适量（约相当于对乙酰氨基酚 40mg），置 250mL 量瓶中，加 0.4% NaOH 溶液 50mL 与水 50mL，摇匀 15 分钟，用水稀释至刻度，摇匀，滤过，精密量取续滤液 5mL，置 100mL 量瓶中，加 0.4% NaOH 溶液 10mL，加水至刻度，摇匀，照紫外-可见吸收光谱法，在 257nm 的波长处测定吸光度，按 $C_8H_9NO_2$ 的吸收系数（$E_{1cm}^{1\%}$）为 715 计算，即得。根据《中国药典》2020 年版二部规定：本品含对乙酰氨基酚（$C_8H_9NO_2$）应为标示量的 95.0% ～ 105.0%。

【任务分析】

（1）原理分析：对乙酰氨基酚分子中有苯环共轭系统，在紫外光区有选择性吸收，根据其最大吸收波长 257nm 处的吸光度和吸收系数即可计算试液的浓度。

对乙酰氨基酚

（2）操作分析："精密称定"系指称取质量应准确至所取质量的千分之一。本实验中应选择精度为万分之一的天平。

"精密量取"系指量取体积的准确度应符合国家标准中对该体积移液管的精确度要求，本实验中应选用校正好的 5mL 移液管；对乙酰氨基酚片中含有辅料将干扰紫外分析，0.4% NaOH 溶液对对乙酰氨基酚具有很好的溶解能力，而对辅料的溶解能力较差，故可定容、过滤、精密量取、配制试液，上机测定。按照【任务描述】办理。本实验先定容，后过滤，过滤时，所用仪器均需干燥。弃去初滤液，保证浓度一致，从而保证结果的准确。

（3）取样量分析（M）：以规格为 500mg 的对乙酰氨基酚片为例。通过公式 $\dfrac{M}{平均片重}=\dfrac{40}{500}$，得 $M=\dfrac{40}{500}\times$ 平均片重。"约"为取样量不得超过规定量的 ±10%。

（4）计算公式：计算的是化学药品的标示百分含量

$$标示百分含量 = \frac{每片的实际含量}{标示量} \times 100\% = \frac{\dfrac{A}{E_{1cm}^{1\%} \times L} \times \dfrac{1}{100} \times V \times D \times \overline{W}}{标示量 \times W} \times 100\% \qquad (11\text{-}23)$$

式中，A 为吸光度；$E_{1cm}^{1\%}$ 为百分吸收系数；L 为溶液的厚度；V 为供试品的稀释体积；D 为供试品的稀释倍数；标示量为每片的规格；$\overline{W}$ 为平均片重；W 为片粉的取样量。

【任务实施】

（1）器材的准备：紫外-可见分光光度计、研钵、分析天平（0.1mg）、量瓶（100mL、250mL）、玻璃漏斗、铁架台、烧杯（100mL）、胶头滴管、玻璃棒、定性滤纸、移液管（5mL）等。

（2）数据记录与处理：数据记录于表 11-5。

表 11-5　实验数据列表

产品规格（g/片）	20 片总重量（g）	平均片重 $\overline{W}$（g）	供试品的取样量 W（g）	供试品的溶解体积 V（mL）	供试品溶液的稀释倍数 D	供试品溶液吸光度 A（$n=3$）
0.5	13.0956	0.6548	0.0555	250	20	0.621

注：$n=3$ 即表示吸光度 A 为 3 次测定的平均值。

（3）数据处理：将表中数据代入式（11-23）中

$$
\begin{aligned}
标示百分含量 &= \frac{\dfrac{A}{E_{1cm}^{1\%} \times L} \times \dfrac{1}{100} \times V \times D \times \overline{W}}{标示量 \times W} \times 100\% \\
&= \frac{\dfrac{0.621}{715 \times 1} \times \dfrac{1}{100} \times 250 \times 20 \times 0.6548}{0.5 \times 0.0555} \times 100\% \\
&= 102.5\%
\end{aligned}
$$

【结论】　根据《中国药典》2020 年版判断，本品含量符合规定，是合格品，并撰写分析测试报告。

任务二　大山楂丸中总黄酮的含量测定（标准曲线法）

【任务描述】　大山楂丸中总黄酮的含量测定用标准曲线法，先作图并得到回归方程，求供试品试液的浓度，进而求大山楂丸中总黄酮的含量，分析测试过程按以下步骤进行。

（1）对照品溶液的制备：精密称取槲皮素对照品 20mg，置 100mL 量瓶中，加 95% 乙醇溶液 50mL 使其溶解，然后加 50% 乙醇溶液稀释至刻度，即得 0.2mg/mL 的对照品溶液。

（2）标准曲线的制作：精密量取对照品溶液 0.0mL、1.0mL、2.0mL、3.0mL、4.0mL、5.0mL 分别置于 10mL 量瓶中，各加 50% 乙醇溶液使成 5mL，精密加入 5% 亚硝酸钠溶液 0.3mL，摇匀，放置 6 分钟，加入 10% 硝酸铝溶液 0.3mL，摇匀，再放置 6 分钟，加入 1% NaOH 溶液 4mL，分别用 50% 乙醇溶液稀释至刻度，摇匀，放置 15 分钟。以第一瓶作空白，用可见分光光度计在 510nm 处测其吸收度，作 A-C 标准曲线（或计算其回归方程）。

（3）供试品溶液的制备：精密称取于 120℃ 干燥 2 小时的大山楂丸 6.5g，置索氏提取器中用 95% 乙醇溶液 125mL 回流提取 1.5 小时，将提取液移至 250mL 量瓶中，补加蒸馏水至刻度，摇匀即得供试品溶液。

（4）含量测定：精密量取提取液 1mL，按上述标准曲线的制作中制备系列标准溶液的方法制备供试品的上机试液，在相同的实验条件下测定其吸光度，并根据回归方程计算其浓度，或根据 Excel 软件的预测功能预报其浓度（见本章知识拓展部分），进而求供试品中总黄酮的含量。

【任务分析】

1. 原理分析　大山楂丸由山楂、神曲和麦芽组成，主要功能为开胃消食，其中山楂主要成

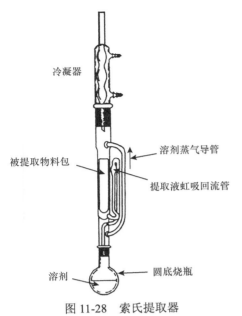

冷凝器

被提取物料包

溶剂蒸气导管

提取液虹吸回流管

溶剂

圆底烧瓶

图 11-28　索氏提取器

分为有机酸、黄酮类及多种维生素。黄酮类化合物具有邻二酚羟基，或 3,5 位羟基结构，可与铝盐、铅盐、镁盐等金属盐类试剂反应生成有色配合物，可用可见吸收光谱法测定其含量。本实验利用黄酮类化合物在亚硝酸钠的碱性溶液中，与 Al^{3+} 产生高灵敏度的橙红色配合物（λ_{max}=510nm），从而用可见吸收光谱法（比色法）测定大山楂丸中总黄酮的含量。

2. 操作分析　本实验采用的是标准曲线法，首先利用对照品绘制标准曲线，选用的对照品为槲皮素，测定一系列浓度对照品的吸光度，一般不少于 5 个实验浓度，以吸光度为纵坐标，以浓度为横坐标绘制标准曲线。试验中样品的制备选用的是连续回流提取法，应用索氏提取装置，如图 11-28 所示，该方法能够用少量的溶剂循环提取药材中的有效成分，提取效率较高。

3. 计算公式

（1）标准曲线得出回归方程：

$$A=a+bC \qquad (11-24)$$

式中，A 为吸光度，a 为标准曲线的截距，b 为标准曲线的斜率。

（2）由式（11-24）可求样品溶液的浓度：

$$C_{样}=\frac{A_{样}-a}{b} \qquad (11-25)$$

（3）根据样品的稀释体积 V 和取样量 W 可求样品的含量：

$$含量（mg/g）=\frac{C_{样}\times V}{W} \qquad (11-26)$$

【任务实施】

（1）器材和试剂的准备：紫外-可见分光光度计、研钵、分析天平（0.1mg）、量瓶（10mL、100mL、250mL）、铁架台、胶头滴管、索氏提取器、电热套、量筒（100mL）、移液管（1mL、2mL、5mL）、烘箱；槲皮素对照品（中国药品生物制品检定所）、95% 乙醇溶液、50% 乙醇溶液、5% 亚硝酸钠溶液、10% 硝酸铝溶液、1% NaOH 溶液、蒸馏水、大山楂丸（市售）等。

（2）实验数据与处理：数据记录于表 11-6、表 11-7。

表 11-6　基本实验数据

精密称取对照品量（mg）	对照品溶液浓度（mg/mL）	供试品溶液体积（mL）	精密称取供试品量（g）
20.48	0.2048	250	6.5675

注：对照品为典型的黄酮类物质——槲皮素

表 11-7　系列对照品溶液的吸光度和供试品溶液的吸光度数据

项目	对照品					供试品
	1	2	3	4	5	
浓度（mg/mL）	0.020 48	0.040 96	0.061 44	0.081 92	0.102 4	C_X
吸光度 A	0.131	0.268	0.418	0.577	0.721	0.564

（3）标准曲线和回归方程：根据本章知识拓展部分的方法步骤，本例的标准曲线和回归方程如图 11-29 所示，即本例回归方程为

$$A=7.1729C-0.0217$$

标准曲线、回归方程和相关系数

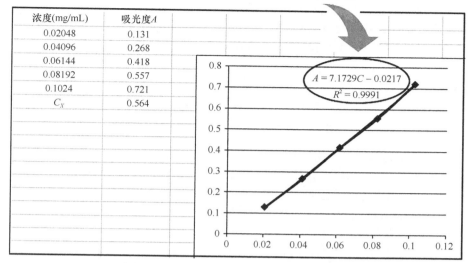

浓度(mg/mL)	吸光度A
0.02048	0.131
0.04096	0.268
0.06144	0.418
0.08192	0.557
0.1024	0.721
C_X	0.564

图 11-29　标准曲线、回归方程和相关系数

（4）计算供试品溶液的浓度和大山楂丸中总黄酮的含量：当供试品上机试液（C_X）的吸光度为 0.564 时，可根据回归方程估（计）算 C_X：

$$C_X=\frac{A-a}{b}=\frac{0.564+0.0217}{7.1729}=0.08164$$

则供试品溶液原始浓度：$10×0.081\,64=0.8164$（mg/mL）

大山楂丸中总黄酮的含量（注：精密称取大山楂丸样品量 6.5675g）：

$$\frac{250×0.8164}{1000×6.5675}×100\%=3.1\%$$

【结论】　该供试品总黄酮的含量为 3.1%。

综上所述，用 Excel 软件，可用点击软件图标的办法列表、作图、回归分析并得到回归方程和相关系数，其结果如图 11-29 所示；也可以按 Excel 软件的语法输入语句，进行回归分析，求解回归方程中的斜率、截距和相关系数，从而得到回归方程。继续按 Excel 软件的语法输入语句可对待测试液的浓度完成预报，即由因变量（吸光度 A_x）反算自变量（供试品的上机浓度 C_X），完成对待测未知试液浓度的测定，进而完成对待测组分的含量的测定。其详细内容见本章知识拓展部分。

◀ 本章小结 ▶

一、基本概念

（1）紫外-可见吸收光谱法：研究物质在紫外-可见光区吸收光谱的分析方法。

（2）吸收光谱：又称为吸收曲线，是以波长 λ（nm）为横坐标，以吸光度 A 为纵坐标所描绘的曲线。

（3）透光率：透过光的强度与入射光的强度之比。

（4）吸光度：为透光率的负对数。

（5）吸收峰：是指吸收曲线上具有最大吸光度峰值，它所对应的波长为最大吸收波长。

（6）生色团：是指分子结构中含有 $\pi-\pi^*$ 或 $n-\pi^*$ 跃迁的基团，能在紫外-可见光范围内产生吸收的基团，如 $>C=C<$、$-N=N-$、$>C=O$、$-C\equiv C-$、$>C=S$、$-N=O$ 等。

（7）助色团：是指含有非键电子的杂原子饱和基团，如$-OH$、$-SH$、$-NH_2$、$-OR$、$-Cl$、

—Br 等，当他们与生色团相连时，能使生色团的吸收峰向长波移动，并使其吸收峰强度增加的基团。

（8）红移：又称长移，是指由于有机化合物结构改变，如共轭链增长、引入助色团或受溶剂的影响等，使吸收峰向长波移动的现象。

（9）摩尔吸收系数 ε：当溶液的浓度为 1mol/L，液层厚度为 1cm 时的吸光度，单位为 L/(mol·cm)。

（10）百分吸收系数（比吸光系数）$E_{1cm}^{1\%}$：溶液浓度为 1%（1g/100mL）、吸收池厚度为 1cm 时的吸光度。

二、紫外-可见分光光度计

紫外-可见分光光度计的基本结构及其各部件主要作用如下。

（1）光源提供稳定的强辐射，紫外光源一般用氘灯，可见光源一般用卤钨灯。

（2）常用的单色器为光栅单色器，将测定所需波长的单色光从复合光中分出。

（3）吸收池为盛放试液的器皿，紫外光区用石英比色皿，可见光区用玻璃比色皿。

（4）常用的检测器为光电倍增管，可将光信号转变为电信号并放大。

（5）基础型光度计的显示器为数码管，高层次分光光度计为计算机软件控制的操作系统（工作站）。

三、定性分析

在相同的实验条件下，吸收光谱若峰型（曲线的形状）相似、峰位（峰的数目及最大吸收波长的位置）相同即可认定为同一物质。进一步比较它们的吸收系数等特性参数可鉴别区分。

四、定量分析

定量分析的依据：朗伯-比尔定律，即波长一定的单色光，透过均匀无散射的试液，其吸光度与试液的浓度和试液的厚度的乘积成正比，即 $A=-\lg T=\lg(I_0/I_t)=KCL$（$K$ 为吸收系数）。

1. 标准曲线法 在相同的实验条件下，先分别测定一系列标准溶液 C_1、C_2、C_3……的吸光度，得到对应的吸光度 A_1、A_2、A_3……；接着测定待测溶液的吸光度 A_X，根据 A-C 数据绘制的标准曲线和 A_X 值，可找到相应 C_X 的横坐标；也可根据 A-C 数据得到回归方程，计算 C_X。

2. 标准对照法 如果标准溶液 C_S 的吸光度为 A_S，在相同的实验条件下测得待测溶液的吸光度为 A_X，则根据朗伯-比尔定律可以计算待测溶液的浓度：$C_X=(A_X/A_S)\times C_S$。

3. 吸收系数法 已知某物质的吸光系数，测定该物质试样溶液的吸光度，根据朗伯-比尔定律，可计算该物质试样溶液的浓度。

（1）$C_X=A_X/\varepsilon L=A_X/\varepsilon$（$\varepsilon$ 为摩尔吸光系数，$L=1$）

（2）$C_X=A_X/E_{1cm}^{1\%} L=A_X/E_{1cm}^{1\%}$（$E_{1cm}^{1\%}$ 为百分吸光系数或比吸收系数，$L=1$）

知识链接

（一）摩尔吸收系数与百分吸收系数之间的换算关系

设某物质的物质的量浓度为 C（mol/L），该物质的分子量为 M（g/mol），则该物质的百分浓度为

$$\frac{CM}{1000}=\frac{1}{10}CM$$

若该溶液的吸光度为 A，那么分别用物质的量浓度和百分浓度表达的朗伯-比尔定律形式为（设所用比色皿均为 1cm）：

$$A_1 = \varepsilon C \qquad A_2 = E_{1cm}^{1\%} \frac{1}{10} CM$$

在相同的实验条件下，对于同一溶液，则有 $A_1 = A_2$，即

$$\varepsilon C = E_{1cm}^{1\%} \frac{1}{10} CM$$

则

$$\varepsilon = \frac{M}{10} E_{1cm}^{1\%} \qquad 或 \qquad E_{1cm}^{1\%} = \frac{10}{M} \varepsilon$$

（二）比色皿的配套

（1）根据 JJG178-2007 规定，石英吸收池在 220nm 处装蒸馏水；在 350nm 处装 0.001mol/L $K_2Cr_2O_7$ 的 $HClO_4$ 溶液；玻璃吸收池在 600nm 处装蒸馏水；在 400nm 处装 0.001mol/L $K_2Cr_2O_7$ 的 $HClO_4$ 溶液。以一个吸收池为参比，调节 T 为 100%，测量其他各吸收池的透射比，透射比的偏差小于 0.5% 的吸收池可配成一套。

（2）实际工作中还可以采用下面较为简便的方法进行校正。

用铅笔在洗净的吸收池磨砂玻璃面外壁编号并标注放置方向，在吸收池中装入测定用溶剂，以其中一个为参比，在测定条件下，测定其他吸收池的吸光度。如果测定的吸光度为零或两个吸收池吸光度相等，即为配对吸收池。若不相等，可以选出吸光度最小的吸收池为参比，测定其他吸收池的吸光度，求出修正值。测定样品时，将待测溶液装入校准过的吸收池中，将测得的吸光度值减去该吸收池的修正值即为测定真实值。

（三）分光光度计的维护与保养

1. 对工作环境的要求　仪器安装在稳固的工作台上，周围不得有强磁场，防止电磁干扰；室内避免高温和强光照射并保持干燥；室内应无腐蚀性气体（如二氧化硫、二氧化氮及酸雾等）；工作室应与化学分析操作室分开。

2. 仪器保养与维护方法

（1）为了延长光源的使用寿命，在使用时应尽量减少开关次数，在较短的工作时间间隔内不要频繁开关电源灯；关闭了光源灯后不要立即重新开启；如果光源灯亮度明显减弱或不稳定，可先擦净灯泡表面的灰尘，若还是不能满足测定的需要，可更换新灯。

（2）为维护仪器的稳定工作，宜配备稳压电源。

（3）要经常更换单色器暗盒的干燥剂，防止色散元件受潮生霉。

（4）停止工作时，必须切断电源，盖上防尘罩。

（5）正确使用吸收池，保护吸收池的光学工作面。选择波长应轻旋、平稳地转动，不可用力过猛。

总之，光度计的维护保养就是要坚持实行"四防四定"制度，做到"防尘、防潮、防振、防强光辐射"和"定人保管、定点存放、定期维护、定期检修"。

（四）常用参比溶液的选择

在利用分光光度法测定样品时常用参比溶液来调节仪器的零点，选择参比溶液是分光光度法测量的重要条件之一。在实际工作中选择参比溶液的原则如下。

1. 溶剂参比　当试样溶液的组成比较简单，共存的其他组分对测定波长的光几乎没有吸收时，可以采用溶剂或蒸馏水作为参比溶液，这样可消除溶剂等因素的影响。

2. 用空白溶液作参比　在制备试样溶液相同的条件下，含有与试样溶液完全相同的全部试剂，只是不含有被测组分的溶液，称为空白溶液。用空白溶液作参比，可扣除试剂吸收产生的影响。

（五）相关与相关系数

相关（correlation）是指变量之间有相互依赖的变动关系，称为变量之间的相关，如溶液的吸光度随浓度变化的相依的变动关系。

相关系数（correlation coefficient, R）表示变量之间相关程度特征的参数，一般用 R 表示并且 $0 < |R| \leqslant 1$，R 越接近 1，说明相关程度越好；R 为正值，称为正相关，即 Y 值随 X 增大而增大；反之，称为负相关，即 R 为负值，Y 值随 X 增大而减少。

（六）标准曲线

标准曲线又称为工作曲线或校正曲线。在分析化学中，尤其是在仪器分析中所使用的标准曲线一般都是直线。这条直线是由依从（或说成是一一对应）关系的实验点所组成，这些试验点可描绘在直角坐标系统中，横坐标 X 表示自变量，一般把可精确测量的变量如浓度作为自变量；纵坐标 Y 表示因变量，通常把依赖于浓度变化而变化的特征量如吸光度、峰面积、波高等作为因变量。这些散落在直角坐标系中的实验点的走向（趋势），可用直尺画出一条直线，即通常所称标准曲线。

（七）回归、回归分析与回归方程

数学上的"回归"（regression）有退回到、回到、退回之意，如偏离直线的点退回到直线上，或使其距离直线最近。英语单词 regression 有倒退，退回，还原，回归，复原的意思。回归分析（regression analysis）就是要找出具有内在相关关系的数学表达式，根据因变量与自变量的一一对应的实验数据，通过数理统计方法的处理，可得到回归方程，其中用得最多的是一元线性回归方程，而一元函数的数学表达式为 $Y=KX+b$，其图像特征就是一条直线。由于因变量通常都可以用规范的、商品化的仪器进行测量，根据具有相关关系的数学表达式就可以反过来计算被测试液的浓度（或用 Excel 软件进行预报），进而求到被测物质的含量。

知识拓展　　　　　　　　**用 Excel 软件绘制标准曲线并进行回归分析**

Excel 软件是著名办公软件 Office 的重要组成部分之一，是得到世界公认的技术最先进、功能最强大，使用最方便的电子表格软件。分析化学的作图、回归、计算等问题几乎都可以使用该软件完成。现用本章第五节以任务驱动模式的应用示例任务二为例说明如何使用 Excel 软件作图并得到回归方程，根据测得供试品溶液的吸光度求其浓度进而求得含量。这里说的虽然是吸光度与被测物质浓度的关系，但却揭示了因变量与自变量的函数规律、图像特征等，因而具有普遍的指导意义，其通用性、实用性显而易见，诸如此类，首先使我们联想到色谱峰面积与被测组分浓度的关系、电流强度（或电位值）与被测物质浓度的关系，检测信号强度与被测物质的量的关系等，这些问题都可以归并到数理统计方法——一元线性回归，并用 Excel 软件完成作图和回归。用 Excel 软件作图并回归的方法步骤如下。

（一）列表

列表即建立工作表，将一系列标准溶液的浓度与所测得的对应的吸光度值一一对应地输入工作表的单元格中，建立工作表，即将一系列 C-A 实验数据在 Excel 的主页 book1 的单元格中一一对应地输入。输入的数据可以竖排，也可以横排，在本例中图 11-30 为竖排。

（二）作图

作图即绘制标准曲线。图 11-30 为 Excel 主页面，在主菜单栏中点击"插入"项，在"插入"项下子菜单栏"图表"中找到"散点图"，用鼠标左击"散点图"即得下一级的子菜单，再点击"带平滑曲线和数据标记的散点图"即完成作图，得到系列标准溶液的浓度（C）与其相应的吸光度（A）的函数关系的标准曲线。

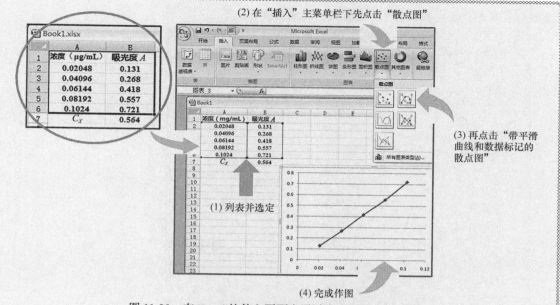

图 11-30 在 Excel 软件主页面上通过点击图标完成作图

（三）回归分析

进行回归分析主要有下列两种方法。

1. 点击 Excel 软件图标进行回归 如图 11-31 所示，用鼠标右击标准曲线上的任一坐标点，即出现"设置趋势线格式"，对话框，点击"设置趋势线格式"即得如图 11-32 所示下一级对话框。在"设置趋势线格式"对话框中勾选"显示公式"和"显示 R 平方值"即完成回归，得到回归方程和相关系数，如图 11-33 所示。

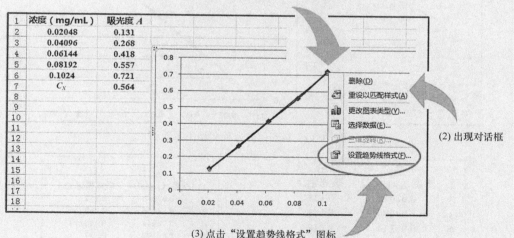

图 11-31 顺次点击 Excel 图标进行回归

2. 根据 Excel 语法输入语句进行回归 用 Excel 软件处理实验数据，不仅可以通过点击或拖拽各级图标和对话框完成作图并回归，还可以利用其语法功能并输入相应语句来处理数据，完成回归，即把实验数据输入工作簿单元格中，建立工作表后，在单元格中按 Excel 的语法格式输入语句（公式），求解回归方程的斜率、截距和相关系数等。例如，根据图 11-34～图 11-36 建立的工作表，可在表格下方单元格内输入要求函数的公式和数据，则可求得所需的函数值，从而建立线性函数关系方程式，其方法步骤如下。

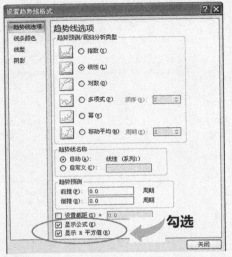

图 11-32　勾选"显示公式"和"显示 R 平方值"

得到回归方程和相关系数

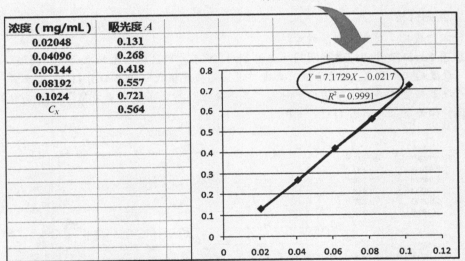

浓度（mg/mL）	吸光度 A
0.02048	0.131
0.04096	0.268
0.06144	0.418
0.08192	0.557
0.1024	0.721
C_x	0.564

$Y = 7.1729X - 0.0217$

$R^2 = 0.9991$

图 11-33　得到回归方程和相关系数

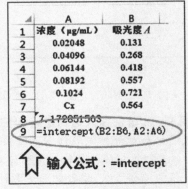

	A	B
1	浓度（μg/mL）	吸光度 A
2	0.02048	0.131
3	0.04096	0.268
4	0.06144	0.418
5	0.08192	0.557
6	0.1024	0.721
7	C_x	0.564
8	=SLOPE(B2:B6, A2:A6)	

⬆ 输入公式：=SLOPE

图 11-34　输入公式求斜率

	A	B
1	浓度（μg/mL）	吸光度 A
2	0.02048	0.131
3	0.04096	0.268
4	0.06144	0.418
5	0.08192	0.557
6	0.1024	0.721
7	Cx	0.564
8	7.172851503	
9	=intercept(B2:B6, A2:A6)	

⬆ 输入公式：=intercept

图 11-35　输入公式求截距

（1）求斜率 K：输入公式=SLOPE(B2:B6，A2:A6)，按回车键后即得 K=7.1729；

（2）求截距 b：输入公式=intercept(B2:B6，A2:A6)，按回车键后即得 b=–0.0217；

（3）求相关系数 R：输入公式=CORREL(B2:B6，A2:A6)，按回车键后即得 R^2=0.9991。

注：图 11-34～图 11-36 中输入公式括号中“B2:B6”表示已知吸光度数据的集合；“A2: A6”表示已知标准溶液浓度的集合。

	A	B
1	浓度（μg/mL）	吸光度 A
2	0.02048	0.131
3	0.04096	0.268
4	0.06144	0.418
5	0.08192	0.557
6	0.1024	0.721
7	C_X	0.564
8	7.172851563	
9	–0.0217	
10	=CORREL(B2:B6, A2:A6)	

输入公式：=CORREL

图 11-36　输入公式求相关系数

通过上述 1 和 2 两种方法均可得回归方程：

$$Y=7.1729X-0.0217$$

式中的 7.1729 和–0.02171 分别为回归曲线的斜率 K 和截距 b，即

$$K=7.1729$$

$$b=-0.0217$$

把上式用于光谱分析的具体形式为

$$A=7.1729C-0.0217$$

式中，C 为试液的浓度，A 为试液的吸光度，上式显示 A 与 C 呈线性关系，相关系数 R=0.9997。

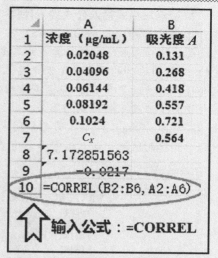

（四）预报

预报即由因变量（吸光度 A_X）反算自变量（供试品的上机浓度 C_X），完成对待测未知的试液浓度的测定，由于系列标准溶液与待测的（未知的）样品溶液是在相同的实验条件下进行测定，即一旦调定实验条件，就应保持实验条件不变，在连续测定系列标准样品吸光度后，紧接着测定待测（未知）样品的吸光度。根据系列标准样品的标准曲线及其回归方程和待测样品的吸光度，可以用 Excel 软件的一元线性回归预报功能进行预测，报告待测样品的预测值，即待测（未知）的试样浓度，其预测方法有如下两种。

1. 按回归方程格式输入公式进行计算　根据回归方程的格式在单元格 B11 中输入计算公式“=(C7–B9)/B8”，即待测样品试液的吸光度减去截距所得的差值除以斜率，如图 11-37 所示。然后再按回车键即可得到待测样品的预测值（未知样品的浓度）：C_X=0.08165（μg/mL），如图 11-38 所示。

Book1.xlsx

	A	B	C
1		浓度（μg/mL）	吸光度 A
2		0.02048	0.131
3		0.04096	0.268
4		0.06144	0.418
5		0.08192	0.557
6		0.1024	0.721
7		C_X	0.564
8	斜率	7.1729	
9	截距	–0.0217	
10	相关系数平方	0.9991	
11	求待测试液的浓度(1)	=(C7-B9)/B8	

图 11-37　按回归方程输入公式

Book1.xlsx

	A	B	C
1		浓度（μg/mL）	吸光度 A
2		0.02048	0.131
3		0.04096	0.268
4		0.06144	0.418
5		0.08192	0.557
6		0.1024	0.721
7		C_X	0.564
8	斜率	7.1729	
9	截距	–0.0217	
10	相关系数平方	0.9991	
11	求待测试液的浓度(1)	0.081654561	

图 11-38　按回车键求得待测试液的浓度

2. 按语法格式输入公式进行计算　如图 11-39、图 11-40 所示，根据 Excel 语法格式在单元格 B11 中输入公式："=FORECAST(y, known_x's, known_y's)"，接着按回车键即得到预测值，也就是该待测（未知）样品溶液的浓度为 C_X=0.8164（µg/mL），如图 11-39 和 11-40 所示。公式中的 "Y" 为已知的因变量（吸光度值），即当待测（未知）样品的吸光度为 A_X=0.564 时，预报未知样品溶液的浓度 C_X，即根据待测样品的已知的吸光度值预报其浓度值；"known_x's" 为已知自变量（浓度）数据点的集合，或说成是已知标准溶液浓度的单元格的区域，在本例中书写为 "B2:B6"；"known_y's" 为已知因变量（吸光度）数据点的集合（数组）或说成是已知吸光度的单元格的区域，在本例中书写为 "C2:C6"。

	A	B 浓度（µg/mL）	C 吸光度 A	D
1		浓度（µg/mL）	吸光度 A	
2		0.02048	0.131	
3		0.04096	0.268	
4		0.06144	0.418	
5		0.08192	0.557	
6		0.1024	0.721	
7		C_X	0.564	
8	斜率	7.1729		
9	截距	−0.0217		
10	相关系数平方	0.9991		
11	求待测试液的浓度(2)	=FORECAST(C7,B2:B6,C2:C6)		

图 11-39　按语法格式输入计算公式

	A	B 浓度（µg/mL）	C 吸光度 A
1		浓度（µg/mL）	吸光度 A
2		0.02048	0.131
3		0.04096	0.268
4		0.06144	0.418
5		0.08192	0.557
6		0.1024	0.721
7		C_X	0.564
8	斜率	7.1729	
9	截距	−0.0217	
10	相关系数平方	0.9991	
11	求待测试液的浓度(2)	0.081636591	

图 11-40　按回车键即求得待测试液的浓度

则原始供试品溶液的浓度为

$$10×0.08164=0.8164（µg/mL）$$

大山楂丸中总黄酮的含量：

$$\frac{250×0.8164}{1000×6.5675}×100\%=3.1\%$$

综上所述，本例虽然是用 Excel 软件绘制了紫外-可见光谱法的标准曲线并进行回归分析，求待测试液的浓度，进而求待测组分的含量。但此例却反映了数理统计方法应用于化学化工、药物分析的一般规律。其中使用最多的是一元线性回归分析的普遍规律，这也是化学计量学、化学信息学的主要组成部分，是进行生产、科研、教学最基础、最重要的内容之一，具有非常广泛的应用范围和实用价值。

注：（1）本例数据为第五节应用示例二的实验值。

（2）精密称取大山楂丸样品量 6.5675g 制备成 250mL 试样溶液。

（3）用上述两种法进行预测，出现小数点第四位数据不一致的现象，这是有效数字取值及其运算规则所致。

◀ **思考与练习** ▶

一、单选题

1. 紫外分光光度法测定的药物通常具有（　　）。

A. 饱和结构　　　　B. 酯结构　　　　C. 环状结构　　　　D. 不饱和结构　　　E. 链状结构

2. 用紫外分光光度法测定含量时，根据《中国药典》，吸光度值控制在（　　）。

A. 0.1～0.3　　　　B. 0.3～0.7　　　　C. 0.3～0.5　　　　D. 0.5～0.9　　　　E. 1.0～1.3

3. 紫外测定中的空白对照试验（　　　）。

A. 将溶剂盛装在与样品池相同的参比池内，调节仪器，使吸光度为零，然后测定样品池的吸光度

B. 将溶剂盛装在石英吸收池内，以空气为空白，测定其吸光度

C. 将溶剂盛装在玻璃吸收池内，以水为空白，测定其吸光度

D. 将溶剂盛装在吸收池内，以水为空白，测定其吸光度，然后从样品吸收中减去空白样品吸光度

E. 将溶剂盛装在吸收池内，以空气为空白，测定吸光度

4. 紫外-可见分光光度计的基本结构示意图是（　　　）。

A. 光源 → 单色器 → 吸收池 → 检测器 → 数据记录与处理器

B. 光源 → 单色器 → 样品池 → 检测器

C. 光源 → 样品池 → 单色器 → 检测器 → 数据记录器

D. 光源 → 样品池 → 检测器 → 数据记录与处理器

E. 光源 → 样品池 → 数据记录器 → 检测器

5. 在紫外-可见分光光度法测定中，使用参比溶液的作用是（　　　）。

A. 调节仪器透光率的零点　　　　　　B. 吸收入射光中测定所需要的光波

C. 调节入射光的光强度　　　　　　　D. 消除试剂等非测定物质对入射光吸收的影响

E. 减少光的折射

6. 某物质的最大吸收波长为280nm，现要使用紫外分光光度法对其进行含量测定，应选择（　　　）。

A. 钨灯和石英比色皿　　　　　　　　B. 氘灯和玻璃比色皿

C. 钨灯和玻璃比色皿　　　　　　　　D. 氘灯和石英比色皿

E. 氘灯和氘灯比色皿

7. 在符合朗伯特-比尔定律的范围内，溶液的浓度、最大吸收波长、吸光度三者的关系是（　　　）。

A. 增加、增加、增加　　　　　　　　B. 减小、不变、减小

C. 减小、增加、减小　　　　　　　　D. 增加、不变、减小

E. 不变、减小、减小

8. 根据朗伯比尔定律，$A=E_{1cm}^{1\%}LC$，C 的单位是（　　　）。

A. g/L　　　　　B. mol/L　　　　　C. g/100 mL　　　　　D. mol/mL　　　　　E. mmol/L

9. 当溶液被稀释后，其最大吸收波长位置会（　　　）。

A. 向长波长方向移动　　　　　　　　B. 向短波长方向移动

C. 不移动，但高峰值会降低　　　　　D. 不移动，但高峰值会升高

E. 不移动，高峰值不变

10. 当溶液的厚度不变时，吸收系数的大小取决于（　　　）。

A. 光的波长　　　　B. 溶液的浓度　　　　C. 光线的强弱　　　　D. 溶液的颜色

E. 溶液的温度

11. 紫外-可见分光光度计的检测器的作用是（　　　）。

A. 检测是否有吸收　　　　　　　　　B. 检测吸收强弱

C. 将光信号转换成电信号　　　　　　D. 将光信号转换成数据

E. 检测样品种类

12. 以下说法中正确的是（　　　）。

A. 按朗伯-比尔定律，浓度 C 与吸收度 A 之间的关系是一条通过原点的直线

B. 朗伯-比尔定律成立的条件是稀溶液，是否是单色光无关

C. $E_{1cm}^{1\%}$ 为百分吸收系数，是指用浓度为1g/mL溶液，吸收池厚度为1cm时所测得的吸光度值

D. 同一物质在不同波长处吸收系数不同，不同物质在同一波长处的吸收系数相同

E. 物质的吸收波长与其测定温度无关

13. 紫外-可见吸收光谱法的合适检测波长范围是（　　）。

A. 400～760nm

B. 200～400nm

C. 190～800nm

D. 10～200nm

E. 190～500nm

14. 某物质在给定波长下的摩尔吸光系数越大，则表示（　　）。

A. 物质对该波长的吸收能力越强

B. 物质的浓度越大

C. 光通过物质溶液的光程越长

D. 物质的分子量越大

E. 物质的吸收基团越大

15. 紫外分光光度法用于含量测定方法不包括（　　）。

A. 校正因子法　　　B. 标准曲线法　　　C. 对照品比较法　　　D. 吸收系数法　　　E. 比色法

16. 以下说法不正确的是（　　）。

A. $A=E_{1cm}^{1\%}LC$ 中，C 的单位是 g/mL

B. 紫外-可见光区的波长范围是 190～800nm

C. 如果某物质的最大吸收波长为 450nm，在此波长下测定该物质应选择玻璃比色皿

D. 如果某物质的最大吸收波长为 536nm，在此波长下测定该物质应选择钨灯

E. 如果某物质的最大吸收波长为 190nm，在此波长下测定该物质应选择氘灯

17. 以下实验操作不正确的是（　　）。

A. 取比色皿时，手指拿比色皿的磨砂玻璃面

B. 使用紫外分光光度计前，应先打开仪器进行预热，仪器自检前不能打开样品槽

C. 使用盛装供试品的比色皿时，应被待测溶液冲洗 2～3 次

D. 把比色皿放进暗盒比色架时，应用比色皿的磨砂面对准光源

E. 取比色皿时，不能留有指纹在比色皿上

18. 吸光系数的大小主要与以下哪个因素有关（　　）。

A. 溶液的厚度　　　B. 溶液的浓度大小　　　C. 吸光物质的性质　　　D. A 和 B　　　E. B 和 C

二、填空题

1. 紫外-可见分光光度计的光源，可见区用_____灯，吸收池_____材料的吸收池，紫外光区光源用_____灯，吸收池必须用_____材料的吸收池。

2. 紫外-可见分光光度计的主要部件包括_____、_____、_____、_____和_____五个部分。

3. 吸收曲线中，以_____为纵坐标，以_____为横坐标，而标准曲线是以_____为纵坐标，以_____为横坐标。

4. 同一有色物质浓度不同的 A、B 两种溶液，在相同条件下测得 $A_A=0.546$，$A_B=0.328$，若溶液符合比耳定律，则 C_A/C_B 为_____。

5. 吸光光度法测量时，通常选择物质的_____作测定波长，因为此时有较高的_____。

6. 朗伯-比尔定律为 $A=ECl$，其中 C 表示_____，l 表示_____，E 表示_____。

7. 光谱分析法分为_____和_____。

8. 光是一种电磁波，具有_____，又具有_____。

9. 紫外-可见吸收光谱法进行定性和定量的理论依据是_____。

10. 透光率越大，表示溶液对光吸收越_____；反之，透光率越小，则表示溶液对光吸收越_____。

11. 吸光系数主要有两种表示方法_____和_____。

12. 色散元件是单色器的关键部件，常用的色散元件有_____和_____，现在多用_____。

13. 吸收池常配有盖子，目的是以防止_____或_____。

14. 检测器是一种换能器，作用是将所接收的_____转变成_____。

15. 紫外-可见分光光度计中检测器的种类主要有_____、_____及_____，都是基于光电效应原理制成的。

16. 紫外-可见分光光度计按照光路系统可分为_____和_____。

三、判断题

1. 某物质的摩尔吸光系数越大，则表明该物质的浓度越大。（　　　）

2. 吸光系数是物质的特性常数，其大小与波长无关。（　　　）

3. 朗伯-比尔定律中，浓度 C 与吸光度 A 之间的关系是通过原点的一条直线。（　　　）

4. 在进行紫外吸收光谱法测定时，可以用手捏吸收池的任何面。（　　　）

5. 测定物质的最大吸收波长为 269nm，如在此波长处测定含量，可使用钨灯和玻璃比色皿。（　　　）

6. 紫外-可见吸收光谱法能够对药物进行鉴别、杂质检查及含量测定。（　　　）

7. 两个吸收光谱相同时并不表明两个化合物为同一化合物。（　　　）

8. 吸收光谱的形状会随着其浓度大小而发生变化。（　　　）

9. 不同物质对同一波长的单色光具有不同的吸光系数，同一物质对不同波长的单色光具有相同的吸光系数。（　　　）

10. 吸光系数是物质的特征常数，吸光系数的大小与吸光物质的性质、单色光的波长、溶液的温度及溶剂的性质有关。（　　　）

四、简答题

1. 名词解释：①电磁辐射；②光谱分析法；③朗伯-比尔定律；④摩尔吸光系数；⑤百分吸光系数；⑥吸收曲线。

2. 简述分光光度法的特点。

3. 简述应用朗伯-比尔定律的条件。

4. 紫外-可见分光光度计主要组成部件及作用是什么？

五、计算题

1. 维生素 C 的含量测定。称取维生素 C 0.0500g 溶于 100mL 5mol/L H_2SO_4 溶液中，准确量取此溶液 2.00mL 稀释至 100mL，取此溶液于 1cm 吸收池中，在 λ_{max} = 245nm 处测得 A 值为 0.498。求样品中维生素 C 的百分含量。

2. 维生素 B_{12} 原料药及制剂的含量测定。精密称取维生素 B_{12} 对照品 20mg，加水准确稀释至 1000mL，在 λ=361nm 处测得其吸收度为 0.414。①精密称取维生素 B_{12} 原料药 20mg，加水稀释至 1000mL，在 λ=361nm 处测得其吸收度为 0.400。②精密吸取 1.00mL，稀释至 10mL，在 λ=361nm 处测得其吸收度为 0.518。求维生素 B_{12} 原料药的百分含量？注射液的含量为多少（mg/mL）？

3. 环境水中全铁含量的测定。分光光度法测定环境水中全铁的主要原理：在 pH 为 2 ~ 9 的溶液中，二价铁离子（Fe^{2+}）能与邻二氮杂菲（邻菲啰啉）生成稳定的橙红色配合物，在波长 510nm 处有最大光吸收。加入盐酸羟胺可将高铁（Fe^{3+}）还原为低铁（Fe^{2+}），还可消除氧化剂的干扰。问：该水样中全铁含量是多少？并用相对标准差表示测定的精密度。具体方法步骤如下。

（1）绘制标准曲线，建立回归方程：①取 8 支 50mL 比色管，分别加入浓度为 10.0μg/mL 铁标准溶液 0mL、0.75mL、1.50mL、3.00mL、6.00mL、9.00mL、12.00mL 和 15.00mL，加入纯水至 25mL。②在上述系列标准溶液中分别加入 4mL HCl 溶液（1+1）和 1mL 盐酸羟胺溶液，摇匀，经 2 ~ 3 分钟后，向各标准溶液系列比色管中分别加入 3mL 0.1% 邻二氮杂菲（邻菲啰啉）溶液，混匀后再加 10.0% 乙酸溶液 50mL。充分混匀，放置 10 ~ 15 分钟。③将上述标准系列溶液分别用纯水定容至 50.00mL。

（2）平行移取 3 份水样各 25.00mL，按上述步骤②分别加入试剂并定容于 50.00mL。

（3）以 510nm 为测量波长，用 1cm 玻璃吸收池，分别测定一系列标准溶液和环境水样的吸光度。实验数据如表 11-8 所示。

表 11-8　实验数据

参数	标准系列溶液								环境水样		
	1	2	3	4	5	6	7	8			
取样量（mL）	0.00	0.75	1.50	3.00	6.00	9.00	12.00	15.00	25.00	25.00	25.00
A	0.000	0.030	0.060	0.118	0.240	0.363	0.479	0.607	0.188	0.186	0.184

◀ 参 考 答 案 ▶

请同学们先深入思考，积极探索，自练自测，再看答案，这样做有助于您理解、掌握紫外-可见光谱法的原理、仪器装置和使用方法，获得举一反三、触类旁通的效果。

一、单选题

1～5. D B A A D　　6～10. D B C C B　　11～15. C A C A A　　16～18. A D C

二、填空题

1. 钨灯　玻璃或石英　氘灯　石英

2. 光源　单色器　比色池　检测器　信号处理及显示器

3. 吸光度　波长　吸光度　浓度

4. 1.66

5. 最大吸收波长　灵敏度

6. 被测溶液的浓度　溶液的厚度　吸收系数

7. 发射光谱法　吸收光谱法

8. 波动性　粒子性

9. 朗伯-比尔定律

10. 少　多

11. 摩尔吸收系数　百分吸收系数

12. 棱镜　光栅　光栅

13. 溶剂的挥发　样品的氧化

14. 光信号　电信号

15. 光电池　光电管　光电倍增管

16. 单波长分光光度计　双波长分光光度计

三、判断题

1. ×　2. ×　3. √　4. ×　5. ×　6 √　7. √　8. ×　9. ×　10. √

四、简答题

1. 名词解释

（1）电磁辐射是一种在空间不需任何物质作为传播媒介的高速传播的粒子流。

（2）光谱分析法是基于物质与电磁辐射作用时，物质内部发生了量子化的能级跃迁而产生发射、吸收光谱，光谱分析法是通过测定光谱的波长和强度而进行分析的方法。

（3）朗伯-比尔定律是描述单色光被吸收的强弱与物质的浓度和溶液的厚度之间的关系的定律。

（4）摩尔吸光系数：是指在一定波长时，溶液的浓度为 1mol/L，液层厚度为 1cm 时的吸光度，用 ε 表示。

（5）百分吸光系数：也称为比吸光系数，是指在一定波长下，溶液浓度为 1%（1g/100mL）、吸收池厚度为 1cm 时的吸光度，用 $E_{1cm}^{1\%}$ 表示。

（6）吸收曲线：吸收曲线反映在不同波长下测定物质对光吸收的程度（吸光度），以波长（λ）为横坐标，以吸光度（A）为纵坐标所绘制的曲线。

2. 分光光度法有以下特点。

（1）操作简便：有些样品不经任何化学处理，直接可进行光谱分析，仪器操作简单，检测速度较快。

（2）用于定性定量：样品不需要分离可直接进行测定，有些方法不需要对照品，利用已知对照光谱即可定性。定量分析中，不仅可进行单一组分的测定，而且可对多种组分不经分离进行同时测定。

（3）灵敏度高：可测定 $10^{-7} \sim 10^{-4}$ g/mL 的微量组分。

（4）样品损坏少：有时不破坏样品，样品可回收利用。

（5）准确度较高：相对误差一般为 2% ～ 5%，能够满足微量组分的分析。

3. 应用朗伯-比尔定律的条件如下。

（1）必须使用单色光。

（2）吸收发生在均匀无散射的介质中。

（3）实验表明，只有稀溶液对光的吸收符合此定律。

（4）在光的吸收过程中，吸光物质之间不能发生反应。

4. 主要部件有光源、单色器、吸收池、检测器、信号处理及显示装置。

（1）光源：光源的作用是提供辐射能的装置，可提供符合要求的入射光。

（2）单色器：作用是将光源的复合光分解成所需波长的单色光，通常置于吸收池之前，是分光光度计的关键部件。

（3）吸收池是盛装待测溶液并决定溶液厚度的器皿。

（4）检测器是一种光电换能器，作用是将所接收的光信息转变成电信息。

（5）信号处理及显示装置：检测器输出的电信号很弱，须经放大后才能以某种方式将测定结果显示出来，以便计算和记录。

五、计算题

1. 解：

由 $A=ECl$

$$C = \frac{A}{El} = \frac{0.498}{560 \times 1} = 8.89 \times 10^{-4} \; (\text{g/100mL})$$

$$维生素C的百分质量分数 = \frac{8.89 \times 10^{-4}}{0.0500 \times \frac{2}{100}} \times 100\% = 88.9\%$$

2. 解：

$$维生素B_{12}原料药的百分含量 = \frac{\dfrac{A_X}{A_R} \times C_R \times V}{W_{取}} \times 100\%$$

$$= \frac{\dfrac{0.400}{0.414} \times \dfrac{20}{1000} \times 1000}{20} \times 100\%$$

$$= 96.62\%$$

$$维生素B_{12}注射液的含量 = \frac{A_X}{A_R} \times C_R \times V$$

$$= \frac{0.518}{0.414} \times \frac{20}{1000} \times 10$$

$$= 0.25 \; (\text{mg/mL})$$

3. 解：

（1）水样中全铁含量：根据题目的已知条件，用 Excel 软件进行作图并回归（详见本章知识拓展部分），得标准曲线和回归方程如图 11-41。

根据回归方程，可计算水样中铁含量：

$$\frac{(0.186+0.0011)/0.0403}{50.00}\times10.0=0.929（\mu g/mL或mg/L）$$

此外还可按回归方程格式输入计算公式进行计算，求水样中铁含量。也可按语法格式输入计算公式进行计算，求水样中铁含量。（见本章知识拓展部分）

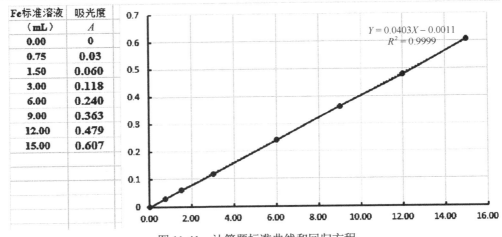

Fe标准溶液（mL）	吸光度 A
0.00	0
0.75	0.03
1.50	0.060
3.00	0.118
6.00	0.240
9.00	0.363
12.00	0.479
15.00	0.607

$Y=0.0403X-0.0011$
$R^2=0.9999$

图 11-41　计算题标准曲线和回归方程

（2）标准差、相对标准差：在完成对标准系列样品测定之后，保持实验条件不变，紧接着测定 3 份水样的吸光度，其值分别为 0.188、0.184、0.186；其含铁量及其根据测定结果用标准差和相对标准差表示其精密度的数据列表如下（表 11-9）。

表 11-9　数据列表

测定值（μg/mL）	0.938	0.929	0.919
平均值 $\bar{X}$（μg/mL）		0.929	
标准差		0.015	
相对标准差（%）		1.6%	

标准差的计算公式为：

$$SD=\sqrt{\frac{各次测定绝对偏差的平方和}{测定次数-1}}$$

相对标准差的计算公式为

$$RSD(\%)=\frac{SD}{\bar{X}}\times100\%$$

标准差表示一组数据平均值的分散程度，标准差值小说明测定结果比较接近，稳定性好，但会受到离散性大的数据的影响；而相对标准差是标准差与测定平均值之比（%），表示测定数据的相对离散程度，避免了测定值大的数据对相对标准差的影响。因此本测定结果符合一般规范。

第十二章　红外吸收光谱法

Infrared Absorption Spectrometry

为中华之崛起而读书！

——周恩来

本章要点

　　基本概念：振动能级，振动形式，伸缩振动，弯曲振动，变形振动，基频峰，倍频峰，泛频峰，特征区，指纹区，特征峰，相关峰，红外吸收光谱图。

　　基本理论：红外吸收光谱产生的条件，吸收峰的三要素（峰位、峰强、峰型）。

　　基本计算：波数与波长的换算，不饱和度的计算。

　　基本技能：

　　1. 了解红外光谱仪的基本结构和各部件的作用。

　　2. 在老师的指导下使用红外光仪。

　　3. 掌握溴化钾压片法的操作要点。

　　4. 用标准谱图或用标准物质与检品谱图进行比对，判断检品所含官能团，鉴别检品所属类型。

预读材料

　　2006年某医院有患者使用某制药厂生产的亮菌甲素注射液后出现急性肾衰竭的临床症状。

　　事件中共有65名患者使用了该批号亮菌甲素注射液，13名患者死亡，另外有2名患者受到严重伤害。广东省药品检验所紧急检验查明，该批号亮菌甲素注射液中含有毒有害物质二甘醇。经卫生部、国家食品药品监督管理局组织医学专家论证，二甘醇是导致事件中患者急性肾衰竭的元凶。经食品药品监督部门、公安部门联合查明，该制药厂原辅料采购、质量检验工序管理不善，相关主管人员和相关程序负责人违反有关药品采购及质量检验的管理规定，购进了以二甘醇冒充的丙二醇并用于生产亮菌甲素注射液，最终导致严重后果。

　　区别二甘醇和丙二醇的简捷方法是红外光谱法，也就是将丙二醇、二甘醇的红外光谱图与其标准图谱比对即可进行鉴别并区分（见本章知识链接部分），而该厂检验部门及其红外光谱仪仅仅是个摆设，该岗位工作人员只有初中文化，从未接受过任何岗前培训，根本不懂红外光谱法原理，也不会操作红外光谱仪，从而丧失了质量监督职能，酿成了悲剧的发生。

　　酿成上述悲剧的原因固然是多方面的，但从技术工作的角度不难看出，红外光谱分析法是监控药品质量、保证用药安全的不可缺少的重要手段之一。

第一节　概　　述

　　红外吸收光谱法（infrared absorption spectrometry，IR），又称为红外分光光度法，属分子吸收光谱法。当物质受到红外辐射时，则分子的振动-转动能级发生跃迁，由基态跃迁至激发态，产生与分子结构相应的红外吸收光谱图。利用样品的红外吸收光谱进行鉴别分析、结构分析和定量分析的方法称为红外吸收光谱法。

　　波长在 $0.76 \sim 1000\mu m$ 的电磁波称为红外线（光区），一般按照波长的不同，可将红外光区分为3个区域，如表12-1所示。

表 12-1　红外光区

区域	波长 λ（μm）	波数 σ（cm^{-1}）	能级跃迁类型
近红外区	0.76 ~ 2.5	12 800 ~ 4000	OH、NH 及 CH 键的倍频吸收
中红外区	2.5 ~ 50	4000 ~ 200	分子振动，伴随转动
远红外区	50 ~ 1000	200 ~ 10	分子转动

其中，波数 σ 在 4000 ~ 200cm^{-1} 内、波长在 2.5 ~ 50μm 内为中红外光区，本章要研究讨论的分子振动-转动光谱就产生于中红外区。

红外吸收光谱法是化合物结构研究的重要手段之一。物质分子内的原子、官能团之间的相对运动即分子的振动和转动普遍存在的。绝大多数有机化合物在红外光区都有吸收，气态、液态、固态样品都可以用红外分光光度计（又称红外光谱仪）测定。近些年来，各种红外检测技术如全反射红外技术、漫反射红外技术及各种联用技术不断地发展和完善，大大拓展了红外光谱的应用范围，使红外吸收光谱法在食品、医药、生物、化工、环境等领域得到了广泛的应用。

一、红外吸收光谱法的特点

（1）应用范围广，提供信息丰富，可用于定性分析，也可用于定量分析。

（2）不受样品形态的限制，样品为固体、液体、气体均可用适当的方法测定其红外光谱图。

（3）不破坏样品，样品用量较少且可回收，分析速度快，仪器操作简便。

（4）有大量的标准红外光谱图，可供定性分析时查阅。

红外光谱法也有一定的局限性，如有的物质是非红外活性时，就不产生红外吸收；还有的物质具有红外吸收但不能用红外吸收光谱法进行鉴别，如具有手性异构体的化合物；另外，至今有些红外光谱法的吸收峰还不能从理论上解释。基于这些原因，红外光谱法进行定性分析时常需要其他分析方法辅助检测。

二、红外吸收光谱图

物质吸收红外辐射发生振动能级的跃迁，同时也伴随转动能级的跃迁，因此，红外光谱又称为振动-转动光谱。由于每种有机化合物都有其特定的红外吸收光谱，因此红外吸收光谱图是定性分析的依据，是推断化合物分子结构、确认其物质类型的有力工具。

红外光谱图是记录化合物的百分透光率（透射比）T% 随波数 σ（cm^{-1}）变化的曲线。通常红外光谱图用 T%-σ 曲线表示，即红外光谱图的纵坐标是百分透射率，横坐标是波数（cm^{-1}）。波数为波长的倒数，表示单位长度内所包含光波的数目。波长和波数的关系式如下：

$$\sigma\left(cm^{-1}\right) = \frac{1}{\lambda\left(cm\right)} = \frac{10^4}{\lambda\left(\mu m\right)} \tag{12-1}$$

化合物对某一波数的红外光吸光度越大，则透光率（T）就越小，因为吸光度与透光率为负对数关系，红外吸收光谱图以百分透射率为纵坐标，这与紫外-可见吸收光谱的纵坐标标记方向正好相反，故在红外光谱图中吸收峰为倒峰；横坐标为波数（cm^{-1}），即用波数表示峰的位置，在中红外区的波数范围为 4000 ~ 400cm^{-1}，用波数描述吸收峰的峰位，简洁明了，便于与拉曼光谱图对照，如图 12-1 所示甲苯的红外吸收光谱图。

从图 12-1 可知；吸收峰的三个基本要素是峰位、峰强和峰型，是有机化合物分子中官能团（基团）红外特性的表征。吸收峰的位置，简称峰位，通常用波数（cm^{-1}）表示。红外光谱图谱中的峰强是指红外光谱图中吸收峰之间的相对强度，而不是指浓度与吸光度之间的关系。峰型是振动能级、形式及其基团特征的表现。

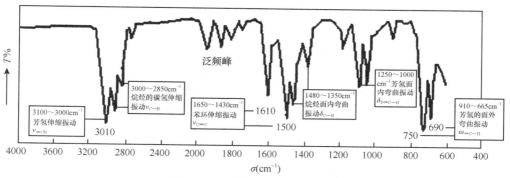

图 12-1　甲苯的红外吸收光谱图

第二节　基本原理

一、红外吸收光谱产生的两个条件

（1）红外光源辐射的能量必须与分子振动跃迁所需的能量相等，即红外光源提供的能量应等于分子振动能级之差，也就是要满足 $\Delta E=E_2-E_1=\Delta V\cdot h\nu$[①]。式中，$E_2$、$E_1$ 分别为高、低两个振动能级的能量，ΔE 为这两个振动能级的能量之差；ΔV 为振动量子数之差（如分子从基态跃迁至第一激发态时 $\Delta V=1-0=1$）；h 为普朗克常数；ν 为分子（谐振子）振动的频率。

（2）振动分子必有红外活性，即分子振动必与红外辐射产生耦合作用，也就是分子振动时必伴随瞬时偶极矩的变化，此变化称为红外活性，只有红外活性振动的分子才能产生红外吸收峰。若分子振动过程无瞬时偶极矩变化，则无红外吸收，此现象称为非红外活性振动。极性分子内正负电荷的中心不重合，分子振动时偶极矩变化越大，所产生的吸收峰越强。CO_2 是线性对称分子，当 CO_2 分子处于振动平衡状态时，因正、负电荷重心重合，故偶极矩 $\mu=0$；但在不对称伸缩振动过程中，其中一键伸长，而另一键缩短，使正、负电荷重心不重合、偶极矩 $\mu\neq0$，因此 CO_2 的不对称伸缩振动产生红外吸收，在 2350cm^{-1} 处出峰。CO_2 分子构型及其振动方式如图 12-2 所示。因此，把有无"偶极矩的变化"视为有无"红外活性"的依据。此外，还有同核双原子分子如 H_2、O_2、N_2、Cl_2……的分子振动均属非红外活性振动，即不发生偶极矩的变化，无红外吸收，不生成红外光谱。

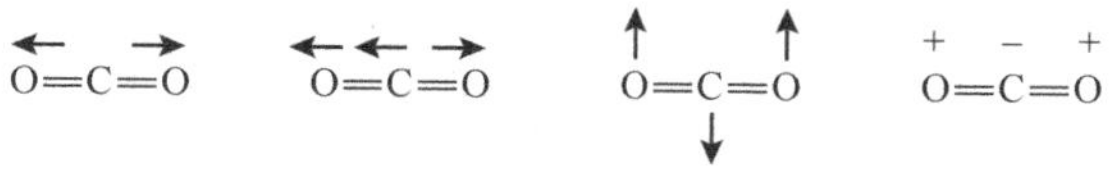

$$\overset{\leftarrow\ \ \ \rightarrow}{O=C=O}\qquad \overset{\leftarrow\leftarrow\ \ \rightarrow}{O=C=O}\qquad \overset{\uparrow\ \ \ \uparrow}{O=C=O}\qquad \overset{+\ -\ +}{O=C=O}$$
$$\downarrow$$

图 12-2　CO_2 分子的振动形式

二、双原子分子的振动

化合物的红外吸收光谱源自分子振动，而构成分子官能团的结构及其振动方式则决定了峰的三要素（峰位、峰强和峰型）。最简单的机械振动方式是简谐振动，简谐振动是模拟双原子分子振动的成功方式（尤其是基频峰）。若用弹簧连接的两个刚性小球 A 和 B 模拟形成化学键的双原子分子，则双原子分子模拟简谐振动的情况如图 12-3 所示。

在常温下，分子处于最低能级状态（基态），双原子分子的振动与最简单的机械振动——简谐

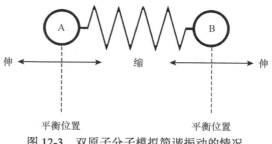

图 12-3　双原子分子模拟简谐振动的情况

---

① 式 $E=\Delta V\cdot h\nu$ 中，E 为光子的能量，常用单位为 eV，或 cal、J、erg 等；当振动跃迁量子数 $\Delta V=1$ 时，即产生基频峰；当振动跃迁量子数 $\Delta V>1$（2，3……）时即产生倍频峰；h 为普朗克常数 $h=6.626\times10^{-34}$J·s；ν 为频率，单位为赫兹（Hz 或 s^{-1}）。因分子振动是量子化的，振动跃迁量子数即表示分子振动所处的能级状态（$V=0$、1、2……）。

振动非常相似，故可用谐振子的简谐振动规律来描述双原子分子的振动，如图 12-4 所示。

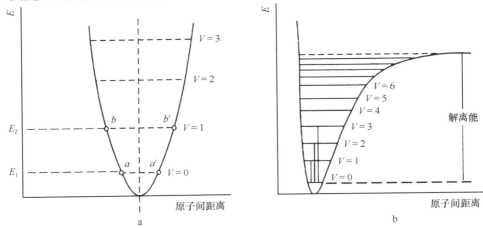

图 12-4　简谐振动和非简谐振动的势能变化曲线

a. 简谐振动；b. 非简谐振动

从图 12-4 可知，双原子分子的振动势能（位能）随原子之间距离变化而变化，这与简谐振动非常相似，尤其是量子数等于 1、2 时，即 $\Delta V=1$ 产生基频峰、$\Delta V=2$ 产生二倍频峰时与简谐振动势能变化曲线相吻合。

三、分子振动的基本形式

分子中的原子以平衡点为中心，以很小的振幅做周期性的振动，引起连接原子或原子团的化学键发生键长或键角的变化。双原子分子只有伸缩振动形式。分子的振动形式与红外光谱图上的吸收峰是相对应的，不同的振动形式有不同的峰位和峰强。多原子分子具有两种振动形式：伸缩振动和弯曲振动，如表 12-2 所示。

表 12-2　分子振动及符号一览表

振动形式	类别	符号
伸缩振动（ν）	对称伸缩振动	ν_s
	不对称伸缩振动	ν_{as}
弯曲振动	面内弯曲振动	
	面内剪式振动	δ
	面内摇摆振动	ρ
	面外弯曲振动	
	面外摇摆振动	ω
	扭曲变形振动	τ

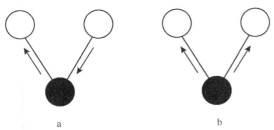

图 12-5　亚甲基的伸缩振动

a. 不对称伸缩振动（ν_{as}）；b. 对称伸缩振动（ν_s）

（一）伸缩振动

键长沿键轴的方向发生周期性的变化的振动称为伸缩振动（ν）。构成化学键的成键原子均可视为一个谐振子，其振动形式可分为对称伸缩振动（ν_s）；不对称伸缩振动，用 ν_{as} 表示。图 12-5 为亚甲基伸缩振动。

（二）弯曲振动

使键角发生周期性变化的振动称为弯曲振动。弯曲振动可分为面内和面外弯曲振动，对称和不对称弯曲振动等形式。图 12-6 为亚甲基的弯曲振动。

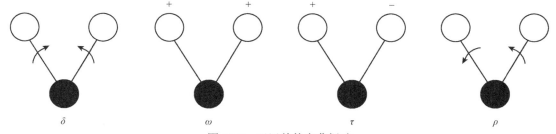

图 12-6　亚甲基的弯曲振动

1. 面内弯曲振动（β）　在由几个原子所构成的平面内进行的弯曲振动称为面内弯曲振动。按照振动形式，面内弯曲振动可分为面内剪式振动和面内摇摆振动两种形式。

（1）面内剪式振动（δ）：在振动过程中键角的变化类似剪刀的开、闭振动。

（2）面内摇摆振动（ρ）：基团作为一个整体，在平面内进行摇摆。

2. 面外弯曲振动（γ）　在垂直于由几个原子所组成的平面外进行的弯曲振动称为面外弯曲振动。面外弯曲振动可分为两种：面外摇摆振动，用符号 ω 表示；扭曲变形振动，用符号 τ 表示。

（三）直线型分子的振动

直线型分子的振动以 CO_2 分子为例来描述。CO_2 分子中，两个氧原子以碳原子为中心，呈直线型对称，正、负电荷中心完全重合，偶极矩为零。基本振动形式有 4 种，如图 12-2 所示（+、–分别表示垂直纸面向内、向外的运动）。

四、吸收峰的位置

吸收峰所处的位置简称为峰位，通常用波数 σ（或频率 ν、波长 λ）表示，能代表官能团存在的峰主要是基频峰还是其相关峰。

（一）基频峰与泛频峰

1. 基频峰　当物质分子吸收红外辐射后，从基态（$V=0$）跃迁到第一激发态（$V=1$）时，所产生的吸收峰称为基频峰。由于从基态（V_0）跃迁到第一激发态（V_1）所需要的能量最低，故分子振动能级跃迁概率[①]大、吸收峰较强。（V 为振动量子[②]数）

从图 12-7 可知，每种基频峰是在一段波数（或波长）区间内出现，而不是一个波数 σ，尽管它们是同一基团、同一种振动跃迁，但因各自所处化学环境不同，吸收峰的位置有所不同。

2. 泛频峰　物质分子吸收一定频率的红外辐射后，分子从基态（$V=0$）跃迁到第二激发态（$V=2$）时称为二倍频峰、跃迁到第三激发态（$V=3$）时称为三倍频峰等，均属于泛频峰。

由于分子从 V_0 跃迁到 V_2，V_3……激发态的可能性小，因而所产生的谱带强度较弱。红外光谱图中最主要的吸收峰为基频峰，二倍频峰可以观测到，三倍频峰一般很弱很难观测到。

另外，还有合频峰（V_1+V_2，$2V_1+V_2$……）和差频峰（V_1-V_2，$2V_1-V_2$……），多为弱峰，一般在谱图上不易辨认。倍频峰、合频峰和差频峰统称为泛频峰。

物质的红外吸收光谱可反映分子结构，谱图中的各种吸收峰的位置，是分子中某一基团的振动能级跃迁所引起的。人们对于吸收峰的识别，主要是从大量的谱图对比中，发现和总结出各种基团的基频峰的分布规律进行解析。

---

① 跃迁概率：跃迁过程中激发态分子占总分子的百分数。
② 量子：是指最小的不可分割的基本物理量单位，是能表现出物质或物理量基本特性的最小单位。

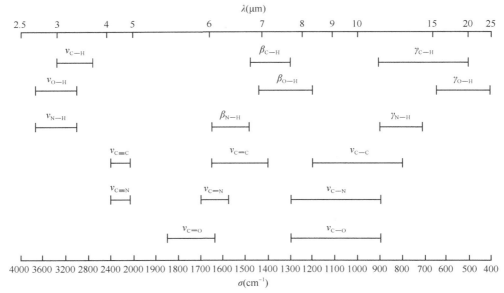

图 12-7　基频峰位置略图

（二）特征区与指纹区

1. 特征区与指纹区　中红外光谱（4000～600cm⁻¹）区可分为特征区和指纹区两个区域。

（1）特征区是指在 4000～1300cm⁻¹ 区域内每一个吸收峰都和一定的官能团相对应。有机化合物的一些主要官能团的特征吸收峰大多在这个区域内，该区域的吸收峰较稀疏，容易辨认。特征区在光谱定性分析中的作用，是通过在该区域内查找特征峰存在与否，来确定是否有官能团的存在，以确定化合物的类型。

（2）指纹区是在 1300～600cm⁻¹ 低频区内，能体现化合物细微特征的吸收峰，它能进一步佐证特征区内官能团的存在。其细微特征如同人的指纹一般，故称为指纹区。指纹区在光谱定性分析时，起到查找相关峰的作用，为确定官能团的存在提供佐证（旁证）。

大量密集多变的吸收峰的整体形态还可反映有机化合物分子较细微的结构特征，如芳环上取代基的位置和异构体的判别等。图 12-8 给出了苯在 2000～1650cm⁻¹ 内不同取代位置及其在指纹区 900～600cm⁻¹ 区域内所显示的相应结构特征图谱。

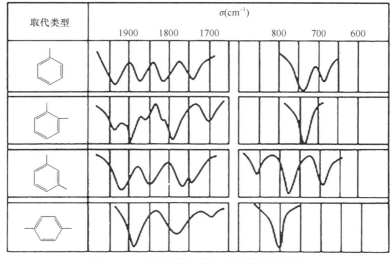

图 12-8　苯取代位与指纹区图谱的相关性

2. 红外光谱图的九个重要区段　常见的化学结构基团在波数 $4000 \sim 600 cm^{-1}$ 内，划分为九个重要区段，见表 12-3，根据此表可初步推测化合物分子中含有的官能团及其类别。

表 12-3　红外光谱的九个重要区段

波数（cm⁻¹）	波长（μm）	振动类型
$3750 \sim 3000$（杂原子-氢）	$2.7 \sim 3.3$	ν_{O-H}：①醇、酚的 O—H 伸缩振动；②羧酸中 O—H 伸缩振动 ν_{N-H}：含有 N—H 键的胺、酰胺及铵盐类在此峰已均出现 N—H 伸缩振动
$3300 \sim 3000$（不饱和烃碳-氢）	$3.0 \sim 3.4$	ν_{C-H}：①炔烃中 C—H 伸缩振动；②烯烃中 C—H 伸缩振动；③芳烃中的 C—H 伸缩振动。即不饱和烃中 C—H 伸缩振动
$3000 \sim 2700$（饱和烃、醛）	$3.3 \sim 3.7$	ν_{C-H}：①饱和烃基（C—C—H）中—CH₃、—CH₂—、—CH—中 C—H 伸缩振动；②醛（CHO）中的 C—H 伸缩振动
$2400 \sim 2100$（三键区）	$4.2 \sim 4.9$	①炔烃 C≡C 中伸缩振动 $\nu_{C≡C}$；②腈基 C≡N 化合物伸缩振动 $\nu_{C≡N}$
$1900 \sim 1650$（羰基区）	$5.3 \sim 6.1$	$\nu_{C=O}$：酸酐、酰卤、酯、醛、酮、羧酸、酰胺中 C=O 伸缩振动。羰基吸收峰是红外光谱上最重要的，最易识别的吸收峰。羰基峰一般为谱图上的最强峰，且很少与其他峰重叠，几乎独占 $1650 \sim 1900 cm^{-1}$ 区间，易辨认
$1675 \sim 1500$（双键区）	$5.9 \sim 6.2$	①烯键 C=C 中伸缩振动 $\nu_{C=C}$。②苯环 Ar—C=C 中伸缩振动 $\nu_{C=C}$（环的骨架振动）。③亚胺（R—C=NH）席夫碱（C=N—R）、噻唑类、吡啶喹啉类化合物中 C=N 键的伸缩振动 $\nu_{C=N}$
$1475 \sim 1300$	$6.8 \sim 7.7$	δ_{CH}：甲基的对称弯曲振动（δ_{C-C-H}）
$1300 \sim 1000$	$7.7 \sim 10.0$	①醇、酚的伸缩振动 ν_{C-O}。②醚、酯、酸酐的 C—O—C 伸缩振动 ν_{C-O-C}
$1000 \sim 650$	$10.0 \sim 15.4$	①烯烃的 C—H 面外弯曲振动 $\delta_{=C-H}$。②苯环的 C—H 面外弯曲振动 δ_{Ar-C-H}

3. 主要化合物及其官能团的特征吸收峰　要完成红外光谱图的解析，首先要判定化合物中存在哪些官能团，因此必须熟悉化合物的主要官能团的特征吸收峰。表 12-4 提供了有机化合物中常见官能团的红外特征吸收峰。

表 12-4　常见官能团红外光谱的特征吸收频率

化合物	官能团	特征吸收峰 吸收类型：波数 cm⁻¹（峰强度）
烷烃	—CH₃	CH 伸（反称）：2960±10（强）；CH 伸（对称）：2872±10（强）；CH 弯（反称、面内）：1450±10（中）；CH 弯（对称、面内）：1375±5（强）
	—CH₂—	CH 伸（反称）：2926±10（强）；ν_{sCH} 2853±10（强）；CH 弯（面内）：1460±20（中）
	—CH—	CH 伸：2890±10（强）；CH 弯（面内）：1340（弱）
烯烃（顺式）	C=C（H 在同侧）	CH 伸：3100～3000（中、弱）；C=C 伸：1695～1630（变）；CH 弯（面内）：1430～1290（中）；CH 弯（面外）：1010～650（强）
烯烃（反式）	C=C（H 在异侧）	CH 伸：3050～3000（中）；C=C 伸：1695～1630（变）；CH 弯（面外）：980～965（强）
炔烃	—C≡C—H	CH 伸：约 3300（中）；C≡C 伸：2270～2100（中）
芳烃（取代苯）	苯环	CH 伸：3300～3000（中）；泛频：2000～1667（弱）；C=C 骨架振动：1650～1430（中）；CH 弯（面内）：1250～1000（弱）；CH 弯（面外）：910～665（强）。单取代：CH 弯（面外）730～770（极强）；C=C 弯 710～690（强）。邻二取代：CH 弯（面外）：770～730（极强）。对二取代：CH 弯（面外）860～800（极强）；C=C 弯：725～680（弱）
醇类	R—OH	CH 伸：3700～3200（变）；OH 弯（面内）：1410～1260（弱）；CO 弯（面内）：1260～1000（强）；OH 弯（面外）：750～650（强）

化合物	官能团	特征吸收峰 吸收类型：波数 cm^{-1}（峰强度）
酚类	Ar—OH	—CH 伸缩振动（v_{CH}）：3125 ～ 3705（s）；—OH 伸缩振动（v_{OH}）：3000 ～ 3750（s）；$>$C=C$<$ 伸缩振动（$v_{C=C}$）：1430 ～ 1650（m）弯（面内）；Ar—O 弯（面内）：1260 ～ 1180（强）；H—O 弯（面内）：1390 ～ 1330（中）
脂肪醚	R—O—R′	C—O—C 伸：1270 ～ 1010（强）
酮类	R—C—R′ ‖ O	C=O 伸：1725 ～ 1630（极强）；C—C 伸：1250 ～ 1030（弱）；泛频：3510 ～ 3390（很弱）
醛类	R—C—H ‖ O	CH 伸：2850 ～ 2710（弱）、双峰；C=O 伸：1755 ～ 1665（很强）；CH 弯（面外）：975 ～ 780
羧酸	R—C—OH ‖ O	OH 伸：3400 ～ 2500（中）；C=O 伸：1740 ～ 1600（中）；OH 弯（面内）：1410 ～ 1450（弱）；C—O 伸：～ 1300（中）
酸酐	—C—O—C— ‖　　‖ O　　O	C=O 伸（反称）：1850 ～ 1880（强）；C=O 伸（对称）：1780 ～ 1740（强）（链状酐）
酯类	R—O—C— ‖ O	C=O 伸（倍频）：约3450（弱）；C=O 伸：1770 ～ 1720（强）；C—O—C 伸：1280 ～ 1100（强）
胺类	—NH$_2$ $>$NH	NH 伸（反称）：约3500（中）；NH 弯（面内）：1650 ～ 1590（强、中）；C—N 伸（脂肪）：1220 ～ 1020（中、弱）；C—N 伸（芳香）：1340 ～ 1250（强） NH 伸：3500 ～ 3300（中）；NH 弯（面内）：1650 ～ 1550（很弱）；C—N（脂肪）：1220 ～ 1020（中、弱）；C—N（芳香）：1350 ～ 1280（强）
酰胺	—C—NH$_2$ ‖ O	NH 伸：3500 ～ 3100（强）；NH 弯（面内）：1640 ～ 1550（强）；C=O：1680 ～ 1650（强）；C—N 伸：1420 ～ 1400（中）
硝基	R—NO$_2$ Ar—NO$_2$	NO$_2$ 伸（反称）：1590 ～ 1530（强）；NO$_2$ 伸（对称）：1390 ～ 1350（强）；C—N 伸：920 ～ 800（中） NO$_2$ 伸（反称）：1530 ～ 1510（强）；NO$_2$ 伸（对称）：1350 ～ 1330（强）；C—N 伸：860 ～ 840（强）
吡啶类		CH 伸：～ 3020（弱）；C=N 和 C=C 环骨架振动：1660 ～ 1415（中）；CH 弯（面内）：1175 ～ 1000（弱）；CH 弯（面外）：910 ～ 665（强）
嘧啶类		NH 伸：3060 ～ 3010（弱）；C=N 和 C=C 环骨架振动：1580 ～ 1520（中）；环上的 CH 弯：1000 ～ 960（中）

（三）特征峰与相关峰

1. 特征峰　特征峰或称为特征频率，是能用于鉴别官能团或化学键存在的吸收峰。通过大量的红外光谱图发现，分子中官能团（或化学键）的存在与红外光谱图上的吸收峰的出现是相对应的，因此可以用一些易辨认的有代表性的吸收峰来确定官能团的存在。这些可以用于鉴定官能团存在的吸收峰，称为特征峰。

2. 相关峰　相关峰是指一组既有相互依存又有相互佐证关系的特征峰。一个官能团有多种振动形式，每一种具有红外活性的振动形式都有其相应的吸收峰，因此一个官能团的存在会伴有一组相互依存并相互佐证的吸收峰。在结构解析中，用一组相关峰来确定一个官能团（基团）的存在，是光谱解析的一条重要基本原则。

五、吸收峰的强度

吸收峰的强度（简称峰强）是指吸收曲线上峰与峰之间的相对强弱，在红外光谱图中，吸收峰强度常用透光率 T（%）表示。一般来说，振动跃迁的概率越大、振动过程中偶极矩变化越大（红外活性越强），则峰的吸收强度越强。因此，强极性基团（如 $C=O$、$C-X$）的基频峰通常为强吸收峰。

图 12-9 为乙酸丙烯酯的红外光谱图。在图谱中，1745cm^{-1} 为 $\nu_{C=O}$ 峰，1650cm^{-1} 为 $\nu_{C=C}$ 峰，在相同的浓度下，两峰强度相差悬殊，是因为 1745cm^{-1} 峰为强极性键 $C=O$ 的伸缩振动，而 1650cm^{-1} 峰为弱极性键 $C=C$ 的伸缩振动，强极性键 $C=O$ 的伸缩振动产生偶极矩变化远远大于弱极性键 $C=C$ 的伸缩振动偶极矩变化。又如 1745cm^{-1} 峰和 3940cm^{-1} 峰虽然都源于 $C=O$ 伸缩振动所致，但 1745cm^{-1} 峰为基频峰（振动量子数之差 $\Delta V=1$），而 3940cm^{-1} 峰为二倍频峰（振动量子数之差 $\Delta V=2$，属泛频峰），故 1745cm^{-1} 峰明显强于 3940cm^{-1} 峰。

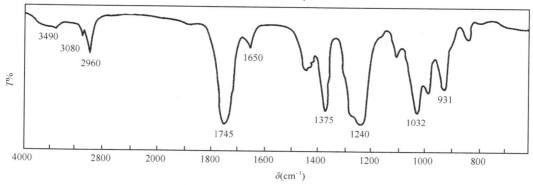

图 12-9 乙酸丙烯酯的红外光谱图

第三节 红外光谱仪

红外光谱仪是红外光谱的测试工具。根据单色器的发展，红外光谱仪的发展经历了三个阶段：第一代的棱镜型红外光谱仪以棱镜为色散原件，因其易吸潮损坏及分辨率低等缺点，已被淘汰。20世纪 60 年代出现了光栅型红外光谱仪（第二代仪器），因其分辨率较高，测定波长包括近红外光区和远红外光区，价格便宜，很快取代了棱镜型红外光谱仪，并且使用至今。但是它扫描速度慢，灵敏度较低，无法实现色谱-红外光谱的联用技术。20 世纪 70 年代出现了干涉调频分光傅里叶变换红外光谱仪（FT-IR），属于第三代红外光谱仪。这类仪器具有很高的分辨率和极快的扫描速度（一次全程扫描小于 10^{-1} 秒），且灵敏度极高，因此，傅里叶变换红外光谱仪应用越来越广。目前使用的主要为色散型和干涉型两类。

一、光栅型红外光谱仪

（一）工作原理

光栅型红外光谱仪是经典的红外光谱仪器。按照光路特点，光栅型红外光谱仪又分单光束型、双光束型、双波长型。双光束型具有技术成熟、操作简单、使用方便、价格便宜等特点，在食品、药品、化工、生化类产品的生产中得到广泛应用。图 12-10 为双光束光栅型红外光谱仪的工作原理。

自光源发出的连续的红外光分为两束，一束通过样品池，另一束通过参比池。这两束光经过半圆形扇形镜面调制后进入单色器，经色散后交替地照射在检测器上。当样品有选择性地吸收特定波长的红外光后，两束光强度产生差别，在检测器上产生与光强差成正比的交流信号电压。该信号经放大后带动参比光路中的减光器（光楔），使之向减小光强差方向移动，直到两束光强度相等。同时，与光楔同步的记录笔可描绘出样品的吸收情况，得到红外光谱图。

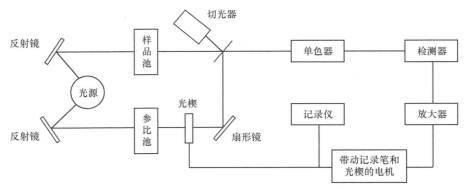

图 12-10 双光束光栅型红外光谱仪的工作原理

（二）仪器主要部件

红外光谱仪的主要部件与紫外-可见分光光度计类似，也是由光源、吸收池、单色器、检测器和放大记录系统等 5 个基本部分组成。主要区别之一是红外光谱仪的吸收池在单色器之前，而紫外-可见分光光度计的吸收池在单色器之后，原因是红外光没有足够能量引起样品的光化学分解，另外可使到达检测器的杂散光能量减至最小。

1. 光源 光源的作用是提供高强度、连续的红外光。目前在中红外光区常见的光源有硅碳棒、特殊线圈、能斯特灯等。能斯特灯是用稀土金属氧化物如氧化锆（ZrO_2）、氧化钍（ThO_2）等混合物加压成形，在高温下烧结而成，有空心和实心两种，两端缠绕铂丝导线。优点是发光强度大，但易脆寿命短，现已逐渐淘汰。硅碳棒是用硅碳砂压制成的中间细两端粗的实心棒，高温煅烧做成，优点是较坚固、寿命较长、发光面积大、稳定性较好、容易点燃。

2. 吸收池 吸收池可分为气体池和液体池，分别用于气体样品和液体样品。

（1）气体池：用于气体样品和易挥发的液体样品的分析，主体是玻璃筒，两端为 NaCl（或 KBr）盐片窗，气槽内的压力由气体样品对红外光的吸收强弱而定。

（2）液体池：用于液体样品的测定，分为固定池、可拆池和其他特殊池（如微量池、加热池、低温池）等。其光程取决于两个窗片之间的垫片厚度。易挥发性的液体和溶液的定性定量分析多采用固体吸收池。

3. 单色器 单色器的作用是将通过样品池和参比池后的复合光分解为单色光。单色器是红外光谱仪的关键部分，由反射镜、狭缝和色散元件组成，复制的光栅是最常用的色散元件，分辨率高，易于维护，价格便宜。

4. 检测器 由于红外光能量较低，不足以引发电子发射，紫外-可见光检测器中的光电管等不适于红外光的检测。红外光区要使用以辐射热效应为基础的热检测器。目前使用的检测器有真空热电偶、热电检测器及光电导检测器。

二、傅里叶变换红外光谱仪

色散型红外光谱仪主要不足在于扫描速度慢、灵敏度和分辨率低。自 20 世纪 70 年代以来，傅里叶变换红外光谱仪逐渐取代了色散型红外光谱仪，成为当前红外光谱仪的主流机型。

（一）傅里叶变换红外光谱仪的工作原理

傅里叶变换红外光谱仪没有色散元件，仪器系统主要由光源、迈克耳孙干涉仪（Michelson interferometer）、检测器和计算机系统组成，其中光源和检测器与色散型红外光谱仪类似，二者的主要区别是干涉仪和计算机部分。工作原理如图 12-11 所示，由光源发出的红外辐射，通过迈克耳孙干涉仪产生干涉图，在光路中放入待测样品，由于样品吸收了特定频率的红外光，干涉图发生变化。变化后的干涉图经计算机进行复杂的傅里叶变换处理，即得到了常规的红外吸收光谱图。

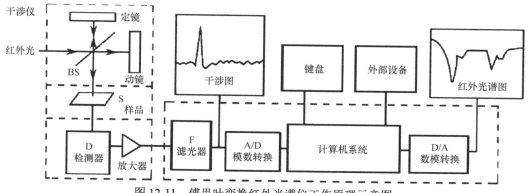

图 12-11　傅里叶变换红外光谱仪工作原理示意图

（二）傅里叶变换红外光谱仪的主要部件

傅里叶变换红外光谱仪主要由光源、迈克耳孙干涉仪、检测器和计算机系统组成。

1. 光源　常用傅里叶变换红外光谱仪光源是改进型的硅碳棒和陶瓷光源。

（1）常用改进型的硅碳棒（EVER-GLO）光源，发射波数范围为 $9600 \sim 20cm^{-1}$，覆盖面宽，发光面小（只有 $20mm^2$），红外辐射强，但热辐射弱，故无须另设冷凝器，使用寿命长。

（2）陶瓷光源，发射波数范围为 $9600 \sim 50cm^{-1}$，空气冷却。

2. 迈克耳孙干涉仪　迈克耳孙干涉仪是现代傅里叶变换红外光谱仪中最常用的核心系统。迈克耳孙干涉仪由两块相互垂直放置的定镜和往返移动的动镜，以及与定镜、动镜成 45° 放置的既透明又反光的分束镜（beam splitter，BS）组成，具有多通道检测、高信噪比、快速、准确等优点。

迈克耳孙干涉仪的结构示意图及其工作原理请见本章知识链接部分。

3. 检测器　常用的检测器是热电型氘代硫酸三甘肽［$(ND_2CD_2COOD)_3 \cdot D_2SO_4$，DTGS］检测器和光电导型检测器，它们的共同特点是响应快速，时间短至 1 微秒。

（1）热电型 DTGS 检测器将 DTGS 晶体切割成几十微米厚的薄片，在薄片两侧引出两根电极线，接至检测器的前置放大器。DTGS 晶体在红外干涉光的照射下，产生微弱信号，经放大、傅里叶变换而产生红外光谱。

（2）光电导型检测器如汞镉碲（MCT）检测器。

4. 吸收池　分为液体池和气体池，分别用于液体样品和气体样品。为了让红外线通过，吸收池都具有岩盐窗片。常用的岩盐窗片材料：KBr，透过限度为 $28\mu m$；CsI，透过限度为 $56\mu m$。

5. 计算机系统　计算机系统是仪器整体的中枢，控制仪器程序化、自动化的操作；从检测器读取干涉图谱的数据；对干涉图谱进行相位校正并进行傅里叶变换，得到常规的红外光谱图。

（三）傅里叶变换红外光谱仪的优点

（1）扫描速度快，可在 1 秒内完成全光谱扫描，得到多种红外光谱图。

（2）具有很高的分辨率，波数准确度高达 $0.01cm^{-1}$，便于观察气态分子的精细结构。

（3）灵敏度高，可用于痕量分析。

（4）测量精度较高，重复率可达到 0.1%。

（5）测定光谱范围宽，可达到 $10^4 \sim 10cm^{-1}$。

课堂互动

您能概述一下紫外-可见分光光度计与红外光谱仪的异同点吗？

第四节 试样的制备

一、气体样品

气体样品的测定用气体池来测定，用减压抽气的办法将待测样品吸入气体池中，挥发性强的一些液体样品也可用气体池进行检测。

二、液体样品

1. 液体池法 低沸点易挥发的样品应注入封闭的吸收池测定，某些红外吸收很强的液体可以制备成溶液，然后注入吸收池中测定。常用的溶剂有 CCl_4、CS_2、$CHCl_3$、环己烷等。该法需要选择在测定波数区域无严重干扰吸收的溶剂。

2. 液膜法 该方法适用于挥发性低的液体样品（沸点在 80℃ 以上），也可用于挥发性较低的浓溶液，将样品滴在两块盐片之间，用专用的夹具夹住，进行测定。黏度较大的样品可直接涂在一块盐片上测定。

三、固体样品

1. 压片法 压片法是测定固体样品常用的方法。KBr 是最常用的固体分散介质。具体做法：取干燥的固体样品 $1 \sim 2mg$，加入干燥 KBr 约 200mg，置玛瑙研钵中，在红外灯照射下研磨、混匀，装入压片模具（图 12-12），压成约 1mm 的透明 KBr 样品片。光谱纯 KBr 在中红外区无特征吸收，不对样品的红外光谱产生干扰。整个操作过程在红外灯下，并注意环境的湿度，避免 KBr 吸潮干扰羟基的测定。

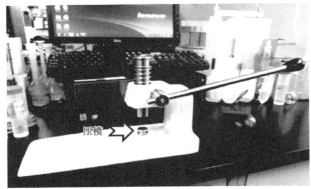

图 12-12　MHP-1 型小型手压压片机

2. 薄膜法 此法应用于高分子化合物的测定，常用的是熔融法和液体成膜法。低沸点的试样可在熔融后倾倒于平滑的表面上制成膜；结晶性样品可在熔融后置于盐片上制成膜；不溶于水的样品熔融后倾入水中，在水面上制成膜；倾倒在汞面上成膜比较理想，取膜也较容易，并且不会污染样品。

3. 调糊法 当需要测定样品中是否含有羟基时，可用调糊法。具体做法是将干燥的样品置于研钵中充分研磨，加入 $1 \sim 2$ 滴重烃油调制成糊，涂在盐片上，用组合窗板组装后检测。此法适用于可以研细的固体样品，但重烃油的吸收会产生干扰。可以将固体样品研细后分散在与样品折射率相近的液体介质中，这样可以减少样品的散射而得到较可靠的红外光谱。

第五节　红外光谱法在定性分析中的应用

红外光谱定性分析的主要任务是解析谱图，推断物质的化学结构式，判定物质的类别。对于初学者来说，应先学会根据特征光谱判断可能存在的官能团，初步确定化合物的类别，然后再用相关峰进一步确认。在实际的红外分析工作中，常常遇到要求判定样品（检品）是不是某化合物，尤其是在例行分析工作中，往往是抓住检品中一两个主要特征峰进行核查，判定某官能团存在与否，从而鉴别其所属类型，以便回答"是"还是"不是"的问题。其基本思路是根据谱图中峰的三要素（峰位、峰型、峰强），先查特征区后查指纹区，先查特征峰后查相关峰，先查最强峰后查次弱峰，先粗查后细查；再用一组相关峰确认一个基团的思路查找、核对、判断某官能团是否存在，并确认其物质的类别。初学阶段，可先学会用标准谱图进行比对，或用标准物质进行比对。

至于复杂化合物的结构或新发现待定化合物的结构解析（推断其分子的化学结构式）并确认其物质类别，则要借助综合光谱解析（包括元素分析、紫外-可见吸收光谱法、红外吸收光谱法、磁共振波谱法和质谱法等）才能完成。

一、用标准红外光谱图进行比对

当没有标准品但有标准谱图时，可以按照化合物的名称、分子式索引查找核对，常见的标准红外光谱图库有萨特勒（Sadtler）标准红外光谱图库、奥尔德里奇（Aldrich）红外光谱图库和西格玛（Sigma）生物化学图库及《中国药典》配套《药品红外光谱集》，还有重要核心学术期刊报道的文献资料等。在进行与标准谱图比对时应该注意以下两点。

（1）所用的仪器、设备等与测定标准谱图是否一致，仪器的性能、设备条件不一致可能会导致谱图的差异。

（2）测试条件与标准谱图的条件要一致。

二、用标准品进行比对

在相同的条件下（样品的物理状态、样品浓度、溶剂等）分别测定供试品与标准品的红外光谱图，两者的红外光谱图（峰位、峰强、峰型）相同，则可判定为同一化合物，如果两张谱图不一样或峰位不一致，则说明两者不是同一化合物或试样中含有杂质；也可与标准红外图谱比对，如Sadtler标准图谱或现行版《中国药典》配套《药品红外光谱集》及相关资料提供的标准图谱，但要注意供试品测试条件与标准图谱中的条件保持一致。

【例12-1】 已知正己胺：$CH_3CH_2CH_2CH_2CH_2CH_2NH_2$，分子量为101.19，无色液体，凝固点为–19℃，沸点为131.4℃，相对密度为0.7660（20/4℃），折光率为1.4180，闪点为8℃，能与乙醇、乙醚混溶，微溶于水，有氨臭。请用红外光谱鉴别。

鉴别：

1. 液膜法作正己胺试样的红外光谱图（图12-13）。

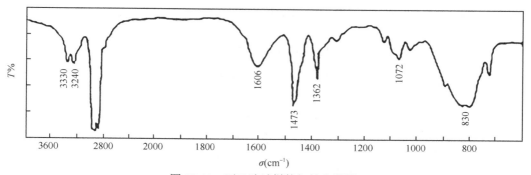

图12-13　正己胺试样的红外光谱图

2. 在相同实验条件下检索正己胺的标准红外光谱图（图12-14）。

3. 比对分析如下。

（1）综观正己胺试样谱图与标准谱图，两图的峰位、峰强和峰型基本一致，但需进一步按先

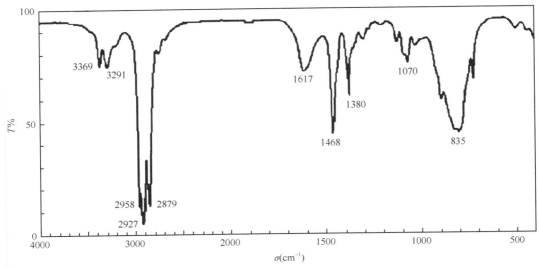

图 12-14　正己胺标准红外光谱图

特征区、后指纹区的秩序核查、比对。

（2）正己胺属脂肪族伯胺，在特征区：伯胺的主要特征峰在 $3500 \sim 3300 \text{cm}^{-1}$ 有 N—H 键的伸缩振动并出现双峰，因—NH 的缔合作用，使两峰向低波数方向移动，强度较弱；伯胺在 $1650 \sim 1570 \text{cm}^{-1}$ 有 N—H 键的面内弯曲振动吸收峰，强度较弱；脂肪族伯胺在 $1380 \sim 1250 \text{cm}^{-1}$ 有 C—N 键的伸缩振动峰，强度弱。

（3）在指纹区：位于 $900 \sim 650 \text{cm}^{-1}$ 有 N—H 键的面外弯曲振动峰，强度中等。

4. 结论：被检试样是正己胺。

三、不饱和度公式

不饱和度（Ω，也有用 U 表示不饱和度）又称缺氢指数，是指有机化合物分子结构中碳原子的不饱和程度，是指分子结构距离达到饱和时所缺少一价元素原子的"个数"。当一个化合物与相同碳数的饱和开链烃比较，每缺少 2 个一价元素原子为 1 个不饱和单位，即 $\Omega=1$。规定烷烃的不饱和度是 0（所有的原子均已饱和）。根据元素分析和分子量的测定可求物质的分子式，由分子式计算化合物的不饱和度，可以估计分子结构中是否含有双键、三键和芳环，验证红外光谱分析结果的合理性。

通常有机化合物分子中只含有 C、N、O、H 等四、三、二、一价元素，可按下述公式计算不饱和度：

$$\Omega = \frac{2 + 2n_4 + n_3 - n_1}{2} \begin{cases} \Omega = 0 & \text{链状饱和脂肪族化合物} \\ \Omega = 1 & \text{一个双键或一个饱和的环状化合物} \\ \Omega = 2 & \text{一个三键} \\ \Omega = 4 & \text{一个苯环} \end{cases} \tag{12-2}$$

式中，n_4 为四价碳原子的个数，n_3 为三价氮原子的个数，n_1 为一价氢原子的个数。二价的 O、S 等元素不参加计算。基于链状饱和烃以单键连接的规律，"$2+2n_4+n_3-n_1$"是达到饱和时所需一价原子的个数，"2"是指链状饱和烃两端端头各需 1 个一价元素原子完成"饱和"；除以"2"就是要看该化合物分子的不饱和程度，即 1 个双键或 1 个脂环的不饱和度等于 1（缺少 2 个一价元素原子），1 个三键的不饱和度等于 2（缺少 4 个一价元素原子），1 个苯环含有 3 个双键和 1 个脂环结构，3 个双键缺少 6 个一价元素原子，1 个脂环结构缺少 2 个一价元素原子，故其不饱和度等于 4。

【**例 12-2**】 计算苯乙醇 $C_8H_{10}O$ 的不饱和度。

解： $\Omega = \dfrac{2+2\times 8-10}{2} = 4$ ，计算结果说明分子结构中可能含有苯环。

【**例 12-3**】 计算壬酸 $C_9H_{18}O_2$ 的不饱和度。

解：
$$\Omega = \frac{2+2\times 9-18}{2} = 1$$

计算结果说明分子结构中存在双键（C=O），这与已知条件是相符合的。

不饱和度经验公式揭示了化合物可能存在的官能团，提示了解析工作的方向。

四、以任务驱动模式的应用示例

任务 红外吸收光谱法鉴别 *N*-甲基苯甲酰胺

【**任务描述**】

（1）*N*-甲基苯甲酰胺（*N*-methylbenzamide）是重要的有机化学试剂，它是医药、精细化学品和相关试剂的重要中间体。

（2）*N*-甲基苯甲酰胺的分子式为 $C_6H_5CONHCH_3$ ，分子量为 135.163，熔点为 76 ～ 78℃，沸点为 307.5℃（760mmHg），其结构式为

利用 *N*-甲基苯甲酰胺的标准红外光谱图与试样的红外光谱图进行比对，即利用标准谱图完成对 *N*-甲基苯甲酰胺样品的鉴别分析，以便回答"是"还是"不是"的问题，或"是真的"还是"是假的"等问题。

【**任务分析**】

（1）上述已知的结构式告诉我们，*N*-甲基苯甲酰胺分子中是含有苯环（ ⬡ ）、酰基（ >C=O ）、亚氨基（ >NH ）和甲基（—CH₃）等典型官能团的有机物，这些典型的官能团在红外光谱图中均有其相应的峰位、峰强和峰型作为鉴别分析的依据。

（2）只要试样与标准图谱所注明的实验条件（最佳实验条件）相同，即在相同的实验条件下绘制红外吸收光谱图，则可将所得的试样红外光谱图与标准的红外光谱图进行比对，也就是先对峰的三要素（峰位、峰强、峰型）进行核对、判断，确认其归属；然后检索标准图谱，进一步进行比对，从而完成鉴别分析任务。

（3）*N*-甲基苯甲酰胺在常温常压下为白色晶体或晶体粉末（熔点为 76 ～ 78℃），故可采用简单易行的压片法。

【**任务实施**】

1. 仪器与样品

（1）仪器：IRTracer100 型红外光谱仪，如图 12-15 所示。这是一种高灵敏（采用高灵敏的丙氨酸硫酸三甘肽 DLATGS 检测器）、高速扫描（每秒钟扫描 20 张图谱）、高分辨率（高达 0.25cm⁻¹）、高信噪比（60 000：1）红外光谱仪，并配备高精度线性导轨动镜驱动机构和高动态准直技术的新型红外光谱仪。

（2）样品制备——手工压片法：MHP-1 小型手工压片机是一款小型经济的手工压片机，可用来制作直径 7mm 以下的 KBr 压片。在压片框中制作的压片，可直接用于测定，操作非常简单，无须真空泵、油压机等设备。其外形及其附件（样品支架）如图 12-16 所示。使用小型手工压片机压制 KBr 片的一般步骤如下。

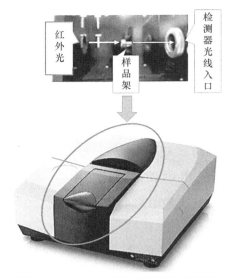

图 12-15　IRTracer100 型红外光谱仪及
其样品室暗盒结构

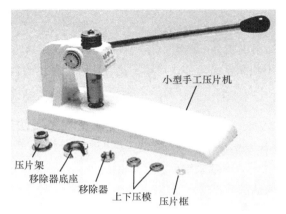

图 12-16　MHP-1 小型手工压片机及其附件

1）使用时，把下压模和压片框依次叠放在压片架中，然后放入 KBr 粉末或 KBr+试样的粉末，再盖上上压模，在机座上就位，如图 12-17（本例样品为 N-甲基苯甲酰胺）。

2）压片时在压杆上施加 15 ～ 20kg 的压力维持 15 ～ 20 秒，可压制纯 KBr 压片，也可压制被 KBr 稀释的样品压片（本例测试样品为 N-甲基苯甲酰胺）。

3）用 KBr 粉末稀释试样，按如下比例：KBr ：试样 =（100 ～ 200mg）：（1 ～ 2mg）制备试样的 KBr 压片。

4）KBr 粉末和试样在玛瑙研钵中研细均匀，试样和 KBr 都应经干燥处理，沿同一方向研磨到粒度小于 2μm，以避免散射光影响。压成厚度小于 0.5mm 的透明薄片，以免产生干涉条纹。

5）为了防止空气中水分的干扰，在玛瑙研钵中研细均匀工作应在红外灯的照射下尽快完成（约在 30 秒内）。

6）成功的 KBr 压片应具备均匀、透明、平整、光洁、无裂痕的特点，如图 12-18 所示。

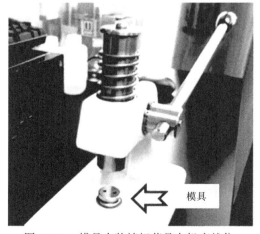

图 12-17　模具内装填好药品在机座就位

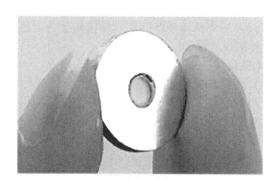

图 12-18　压制成功的 KBr 压片

2. 开机及启动软件

（1）打开仪器前部面板上的电源开关。

（2）打开计算机。

（3）双击桌面 IRsolution 快捷键，启动 IRTracer-100 软件操作系统，输入用户名和密码后即可点击"确定"按钮，完成开机任务。

3. 选择仪器及初始化

（1）依次点击菜单条上的环境（V）→仪器参数选择（I）→仪器（I），选择"FTIR100 系列"（设定一次即可）。

（2）选择菜单条上的测定（M）→初始化（I），待初始化仪器成功，即可进行测量。

4. 测定参数的设定　点击菜单条中"测定"（图 12-19）。

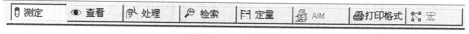

图 12-19　菜单条

（1）在参数页面中：分别在各对话框中作如下设置：测定方式（O）中选择 % Transmittance（透过率）；变迹法（P）中选择 Happ-Genzel（哈-根函数）；扫描次数（N）中设置 45；分辨率（R）中设置 4.0；范围（cm⁻¹）中设置最小（M）、最大（A）分别为 400 和 4000cm⁻¹。在文件页面中，输入文件名并保存为 Parameter files（参数文件 .ftir），如图 12-20a 所示。

（2）在仪器页面中，分别在各对话框中作如下设置：光束（B）框中选择 Internal（内部）；检测器（D）框中选择 standard（标准）；动镜速度（S）框中选择 2.8，如图 12-20b 所示。其他设置如图 12-20c 所示。

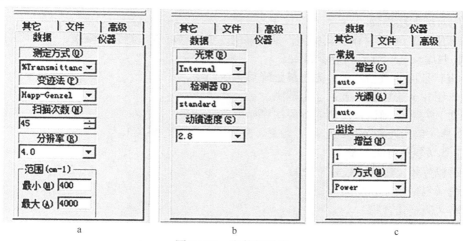

图 12-20　参数的设定

a. 参数页面；b. 仪器页面 1；c. 仪器页面 2

在参数页面数据文件（D）框中，写入待测谱图的文件名，选择合适的路径，在注释（E）框中输入文本加以说明，如图 12-21 所示。

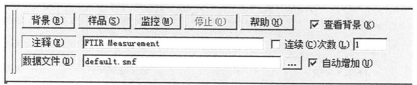

图 12-21　在参数页面"文件"框中输入图谱的文件名和注释等操作项

5. 光谱测定进行比对

（1）红外光谱的测定：将制备好的 N-甲基苯甲酰胺试样的 KBr 压片放入样品室暗盒中的样品架上，盖上暗盒盖，点击 样品(S) 键，即可进行样品测试，得 N-甲基苯甲酰胺试样扫描的红外图谱如图 12-22 所示。

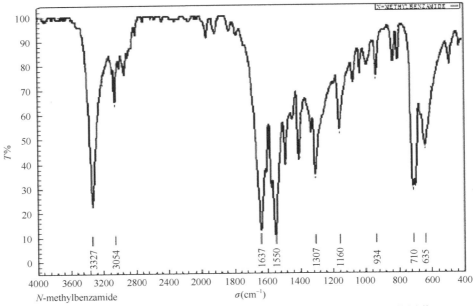

图 12-22　在相同的实验条件下扫描所得 N-甲基苯甲酰胺试样的红外图谱

（2）比对的方法步骤

1）峰的核对、判断并确认其归属：根据峰的三要素（峰位、峰强、峰型）进行峰的核对、判断并确认其归属，其一般原则及步骤如下。

A. 先查特征区后查指纹区，先查最强峰后查次弱峰。

B. 以一组相关峰佐证，确认一个基团。

C. 核对、判断、确认官能团的一般次序如下。

a. CO 基（包括羧酸类、酰胺类、酯类、酸酐类、醛类、酮类）。

b. OH 基（包括醇类和酚类）。

c. 双键和芳环（包括烯烃和芳烃）。

d. 三键（包括腈类和炔类）。

e. 硝基（硝基化合物）。

f. 烷烃。

根据上述一般原则及步骤并结合 N-甲基苯甲酰胺试样的红外图谱（图 12-22），对峰的核对、判断并确认其归属如表 12-5 所示。

表 12-5　峰的核对判断并确认其归属

峰位（cm^{-1}）	特征频率区间（cm^{-1}）	振动类型	峰强及峰型	归属
1637	1680～1630	C＝O 伸缩	强，很少与其他峰重叠	羰基（C＝O）
3327	3500～3100	NH 伸缩	强尖锐单峰	仲酰胺（—NH—）
1550	1570～1510	NH 弯曲	强尖锐单峰	仲酰胺（—NH—）
1307	1310～1200	C—N 伸缩	中	C—N
3054	3100～3000	C—H 伸缩	变化有 3～4 个峰	苯环上 C—H
1160	1250～1000	C—H 面内弯曲	弱	苯环上 C—H
710	900～690	C—H 面外弯曲	强	苯环上 C—H

2）检索：从红外光谱仪图库中找出 *N*-甲基苯甲酰胺的标准图谱，如图 12-23 中吸收曲线所示。检索词（或称检索点）为 "*N*-methylbenzamide"（*N*-甲基苯甲酰胺）。

3）比对：经红外光谱仪检测得到被测试样的红外光谱图，如图 12-24 中吸收曲线（原图为红色线条）所示。将图 12-23、图 12-24 合成在一个坐标系中，即将两图的横坐标、纵坐标对齐，比对两条吸收曲线的峰位、峰型和峰强。

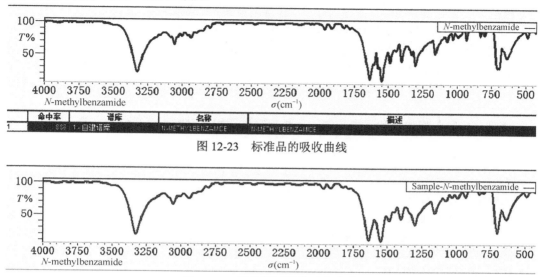

图 12-23 标准品的吸收曲线

图 12-24 被检测试样的吸收曲线

经上述检索—比对，可知被测试样吸收曲线与标准品吸收曲线峰位相同，峰型相似，峰的相对强度一致。匹配率很高，故可判定主体成分相同，是同一种化合物。所以被测试样是 *N*-甲基苯甲酰胺。

值得注意的是：这里所说的峰强，不是指浓度与吸光度之间的关系，而是指红外光谱图中吸收峰之间的相对强度，简称峰强。

【结论】 被测试样品是 *N*-甲基苯甲酰胺。

◁◆ **本 章 小 结** ◆▷

一、基 本 概 念

1. 红外光谱 物质吸收红外辐射后引起分子振动能级跃迁，所形成的吸收光谱称为红外光谱。振动能级跃迁还伴随转动能级的跃迁，故红外光谱也称为分子振动-转动光谱。

2. 中红外区 红外光谱基本振动区，波长 2.5～25μm，波数 4000～400cm^{-1}，是研究大部分有机化合物的振动基频。

3. 产生红外吸收的条件 ①红外辐射能量与分子振动能级差相等，即 $\Delta E = \Delta V \cdot h\nu$（式中，$\Delta E$ 为红外辐射的能量，ν 为红外光的频率）。②分子振动过程必有偶极矩的变化，又称为红外活性振动，即偶极矩变化不为零 $\Delta\mu \neq 0$。

4. 基频峰 分子吸收一定频率的红外辐射后，振动能级从基态跃迁到第一激发态所产生的吸收峰。

5. 特征区 指波数为 4000～1300cm^{-1} 红外高频区。

6. 特征峰 指可用于鉴别官能团存在的吸收峰。

7. 相关峰 由一个官能团所产生的一组相互依存又相互佐证的特征峰。

8. 指纹区 指纹区是在 1300～600cm^{-1} 低频区内，能体现化合物细微特征的吸收峰，能进一步佐证特征区内官能团的存在。

9. 倍频峰　分子吸收一定频率的红外辐射后，振动能级由基态跃迁到第二或第三激发态等，所产生的弱吸收峰。

10. 泛频峰　倍频峰、合频峰、差频峰统称为泛频峰。

二、峰的三要素

1. 峰位　吸收峰所处的位置简称为峰位，通常用波数 σ（或频率 ν、波长 λ）表示，用基频峰、特征区、指纹区、特征峰、相关峰等术语进行描述。

2. 峰强　峰强指红外光谱图中，峰与峰之间的相对强度，吸收峰的强度常用百分透光率（$T\%$）表示，即吸收光谱图的纵坐标。振动跃迁的概率越大，峰越强；振动过程中键的偶极矩变化越大，吸收峰越强；振动形式：伸缩振动吸收峰强于变形振动，不对称伸缩振动强于对称伸缩振动。

3. 峰型　指吸收峰的形状。当待测物质与标准谱图相比对时，要求峰型（数）、峰位、峰强一致。

三、红 外 光 谱 仪

1. 光栅型红外光谱仪

（1）工作原理及其仪器结构：见图 12-10。

（2）主要部件：①光源（红外辐射源），常用能斯特灯、硅碳棒；②单色器，衍射光栅；③检测器，真空热电偶；④样品池，盐窗样品压片、气体池和液体池。

2. 傅里叶变换红外光谱仪

（1）工作原理及其仪器结构：见图 12-11。

（2）主要部件：①光源（红外辐射源），常用能斯特灯、硅碳棒。②干涉仪，迈克耳孙干涉仪。③检测器，热电型氘代硫酸三甘肽（DTGS）检测器或光电导型检测器（MCT）。④样品池，盐窗样品压片、气体池和液体池。⑤计算机系统，是仪器整体的中枢，控制仪器程序化、自动化的操作；从检测器读取干涉图谱的数据；对干涉图谱进行相位校正并进行傅里叶变换，得到常规的红外光谱图。

（3）傅里叶变换红外光谱法的优点：①扫描速度快，仅 1 秒，适用于在线分析；②测定波数范围宽（$10000 \sim 10\text{cm}^{-1}$）；③分辨率高，波数准确度一般可达 0.5cm^{-1}；④灵敏度高，样品用量少，可用于痕量分析。

四、定 性 分 析

红外光谱定性分析的主要任务是鉴别官能团并确认其归宿，从而为完成解析任务奠定基础。其主要方法步骤是根据峰的三要素，先查特征区后查指纹区，先查最强峰后查次弱峰；以一组相关峰佐证，确认一个基团。一般思路为核对、判断、确认。初学阶段，先学会识谱，用标准图谱进行比对；或用标准物质进行比对，从而鉴别官能团进而确认物质的类别或种类。

核对、判断、确认官能团的大致顺序如下所示。

（1）C═O 基（包括羧酸类、酰胺类、酯类、酸酐类、醛类、酮类）。羰基在 $1900 \sim 1650\text{cm}^{-1}$ 区间内是最强峰、独立存在、干扰很少，最易识别。

（2）OH 基（包括醇类和酚类）。若无羧基共存，则 OH 基在 $3700 \sim 3200\text{cm}^{-1}$ 区间有宽吸收峰；并且在 $1300 \sim 1000\text{cm}^{-1}$ 区间可找到 C—O 伸缩峰进行佐证。

（3）双键和芳环（包括烯烃和芳烃）。C═C 在 1650cm^{-1} 附近有弱峰；在 $1650 \sim 1430\text{cm}^{-1}$ 区间有中等以上的强峰，可能有芳环的存在；不饱和碳原子上的 C—H 伸缩振动吸收峰出现在 3000cm^{-1} 的左边，即 $\nu_{\text{═C—H}} > 3000\text{cm}^{-1}$。

（4）三键（包括腈类和炔类）。C≡N 在 2250cm^{-1} 附近有中等强度窄的吸收峰；C≡C 在

$2150cm^{-1}$ 附近有弱且窄的吸收峰；不饱和碳原子上的 C—H 伸缩振动吸收峰出现在 $3300cm^{-1}$ 附近。

（5）硝基（硝基化合物）。在 $1650 \sim 1500cm^{-1}$ 和 $1390 \sim 1300cm^{-1}$ 区间有两个强吸收峰。

（6）烷烃。主要吸收峰出现在 $3000cm^{-1}$ 的右侧，并在 $1450cm^{-1}$ 附近有中到强的吸收峰，在 $1380cm^{-1}$ 附近有中到弱的吸收峰出现。

知识链接

一、振动自由度——红外光谱图吸收峰的理论个数

双原子分子基本振动的数目称为振动自由度，每个化合物的振动自由度在理论上等于红外光谱图中峰的数目，即分子的独立振动数。确定分子中各原子的位置需要在三维空间用 X、Y、Z 3 个坐标确定，即每个原子都能向 X、Y、Z 3 个坐标方向独立地运动，则含有 N 个原子的分子就有 $3N$ 个坐标位置，即 $3N$ 个自由度或说成是 $3N$ 个独立运动的方向，它包括了平动、转动和振动。由于分子平动能量的改变不产生中红外吸收光谱，而转动能级跃迁产生的远红外光谱超出了中红外光谱的研究范围，故应该从运动形式总数 $3N$ 中扣除平动自由度和转动自由度。

由于分子是通过化学键将原子连接成为一个整体，分子的复杂运动均可分解为沿三个坐标轴方向的运动，因此，一个分子有三个平动自由度，如图 12-25 所示。

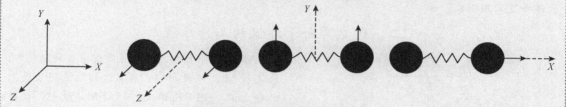

图 12-25　分子平动示意图

转动自由度是原子绕其重心轴转动形成的，只有原子在空间的位置发生改变的转动，才能形成一个自由度。不能用平动和转动来计算的其他所有的自由度就是振动自由度。

非线性分子中，除了平动（平动自由度=3）外，还有转动，整个分子可绕 3 个坐标轴转动，因此，非线性分子转动自由度=3，于是非线性分子振动自由度就应从总运动数（$3N$）中扣除 3 个平动自由度和 3 个转动自由度，即非线性分子振动自由度=$3N-(3+3)=3N-6$。例如，非线性分子水的振动自由度为 $3×3-6=3$，如图 12-26 所示。

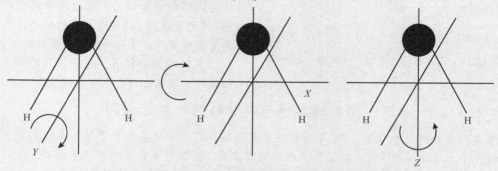

图 12-26　非线性分子（H_2O）绕 X、Y、Z 轴转动示意图

线性分子中，沿其键轴方向的转动没有引起原子空间位置的变化，因此只形成 2 个自由度，故线性分子基本振动数=$3N-5$，如图 12-27 所示。

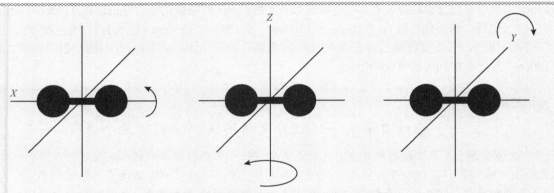

图 12-27　线性分子绕 X、Y、Z 轴转动示意图

　　分子振动自由度在理论上应等于谱图吸收峰的个数，但实际上绝大多数化合物的红外吸收谱图上出现的峰的个数远小于理论计算的振动数，原因：①非红外活性振动者不产生红外吸收，即无偶极矩变化的振动（$\Delta\mu=0$）无红外吸收光谱；②能量相同的振动跃迁，其谱图会发生叠加（简并），即在同一位置观察到一个吸收峰；③因仪器分辨率、灵敏度、工作频率等原因造成有的谱峰显示不出来。

二、迈克耳孙干涉仪的工作原理

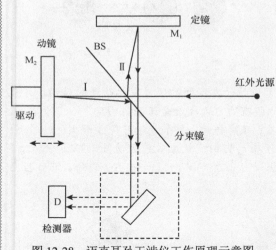

　　迈克耳孙干涉仪主要由互相垂直的动镜 M_2 和定镜 M_1，以及与它们成 45° 的既透明又反光的分束镜（BS）所组成，"既透明又反射"是对分束镜的证明，如图 12-28 所示。当红外光源发出的辐射进入干涉仪后，被分束镜分成透过光 I 和反射光 II。因移动反射镜的往返移动，使 I、II 两束光以不同的光程差重新组合，发生干涉现象。当光程差是波长的整数倍时，为增强的干涉，可看到明亮的线条，当光程差是半波长的奇数倍时，为相消的干涉，可看到暗色条纹。当动镜匀速移向分束镜时，连续改变两光束的光程差，得到干涉图。再通过计算机对干涉图进行快速傅里叶变换，从而得到常用的红外光谱图。

图 12-28　迈克耳孙干涉仪工作原理示意图

　　计算机的主要作用：控制仪器程序化、自动化操作，读取检测器的输出信号。

三、比对丙二醇与二甘醇的红外光谱图

　　本章预读资料中报道了 2006 年某医院发生了某药厂生产的亮菌甲素注射液后出现急性肾衰竭的事件。经查，该事件是药品生产原料用有毒的二甘醇冒充丙二醇生产亮菌甲素注射液所致。二甘醇能引起肾脏病理改变及尿路结石，人一次口服致死量约为 1mL/kg。患者使用二甘醇后约 24 小时出现恶心、呕吐、腹痛、腹泻等肠胃道症状，严重者随后出现头痛、肾区疼痛、一时性多尿然后少尿、嗜睡、面部轻度水肿等，无尿发生后 2～7 日内昏迷而死。故本品应禁作药用。

　　下面从技术的角度来细看一下丙二醇与二甘醇的标准红外光谱图，比对两种物质标准红外光谱图（图 12-29）可以看出他们的区别。

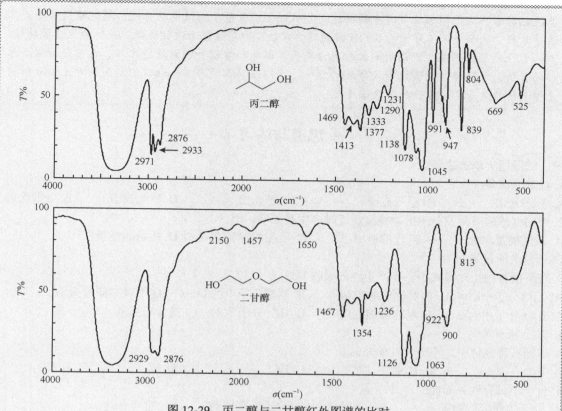

图 12-29　丙二醇与二甘醇红外图谱的比对

　　丙二醇（1,2-丙二醇，1,2-propanediol，$C_3H_8O_2$）与二甘醇（diethylene glycol，$C_4H_{10}O_3$，又称 2,2'-氧代二乙醇）两种物质分子中都含有羟基（—OH）、亚甲基（—CH$_2$）和饱和脂链烃等；在红外光谱图中峰位在 3300cm^{-1} 附近均有一个钝形的强吸收峰，这也是两种物质分子间呈多聚体的标志之一；CH 键、OH 键、CO 键在谱图中的峰位似乎难解难分，但是进行深入比对，两种物质的红外光谱会有如下明显不同之处。

　　（1）波数在 3000 ～ 2700cm^{-1} 内，丙二醇具有：2971cm^{-1}、2933cm^{-1}、2876cm^{-1} 分别为甲基（—CH$_3$）、亚甲基（—CH$_2$）和次甲基（—CH）的 CH 伸缩振动峰；而在二甘醇的分子中只有亚甲基（—CH$_2$），故其红外图谱中只有亚甲基（—CH$_2$）的 CH 伸缩振动峰，因此 2929cm^{-1} 和 2876cm^{-1} 峰分别是亚甲基（—CH$_2$）的 CH 反对称伸缩振动峰和对称伸缩振动峰。

　　（2）波数在 1475 ～ 1300cm^{-1} 内，应为甲基（—CH$_3$）的 CH 弯曲振动，而二甘醇无甲基，只有亚甲基（—CH$_2$），故在丙二醇的红外图谱中：① 1469cm^{-1} 峰应为甲基（—CH$_3$）的 CH 的面内反对称弯曲振动峰；② 1377cm^{-1} 峰应为甲基（—CH$_3$）的 CH 键的面内对称弯曲振动峰。

　　（3）波数在 1400cm^{-1} 附近有 OH 键的面内弯曲振动。丙二醇有两种（伯醇和仲醇）不同的 OH 键，其面内弯曲振动为 1469cm^{-1}、1413cm^{-1}，而二甘醇只有一种（伯醇）OH 键，其面内弯曲振动为 1467cm^{-1}。

　　（4）波数在 1300 ～ 1000cm^{-1} 内，是醇的 CO 键和醚的 C—O—C 键的伸缩振动。在两物质比对的图谱中 1045cm^{-1} 峰和 1063cm^{-1} 峰应分别为丙二醇和二甘醇伯羟基（OH 键）的 CO 键的伸缩振动，而丙二醇还有仲羟基（OH 键）的 CO 键的伸缩振动 1078cm^{-1} 峰；此外，在二甘醇的图谱中 1126cm^{-1} 峰应为 C—O—C 键的伸缩振动峰。

　　（5）波数在 750 ～ 650cm^{-1} 内应是醇的 OH 键的面外弯曲振动峰，故在丙二醇的红外图谱中 669cm^{-1} 峰应为 OH 键的面外弯曲振动峰，但二甘醇的相应峰位峰型变得"钝秃"，而且峰位向低波数转移，这是因为二甘醇中的醚键（C—O—C）氧原子为吸电子基团，通过碳链传递产生诱导效应，从而降低了分子两端OH键的键力常数，即导致振动波数降低、峰位向低波数转移。

综上所述，若将生产原料的红外光谱与丙二醇的标准红外图谱进行比对，就可分辨生产原料的真伪，杜绝亮菌甲素注射液事故的发生。这鲜血淋漓的事实也让我们看到红外光谱分析法是控制药品质量不可替代的方法手段之一。

◀ 思考与练习 ▶

一、选择题（单选或多选）

1. 红外光谱是（　　　）。

A. 分子光谱 　　　　B. 原子光谱 　　　　C. 电子光谱 　　　　D. 吸光光谱 　　　　E. 分散光谱

2. 当用红外辐射激发分子振动能级跃迁时产生基频峰，则（　　　）。

A. 跃迁的概率大 　　　B. 跃迁的概率小 　　　C. 所需的能量高 　　　D. 所需的能量低

E. 所需的能量未知

3. 在下面各种振动模式中，不产生红外吸收的是（　　　）。

A. 乙炔分子—C≡C—的对称伸缩振动 　　　　B. 乙醚分子中的O—C—O 不对称伸缩振动

C. H_2O 分子中 H—O—H 对称伸缩振动 　　　D. HCl 分子中 H—Cl 键伸缩振动

E. 以上都不对

4. 下面五种气体中，不吸收红外光的是（　　　）。

A. H_2O 　　　　B. H_2S 　　　　C. HCl 　　　　D. N_2 　　　　E. CO_2

5. 分子不具有红外活性的，必须是（　　　）。

A. 分子的偶极矩为零 　　　　　　　　　B. 分子没有振动

C. 非极性分子 　　　　　　　　　　　　D. 分子振动时没有偶极矩变化 　　　　E. 极性分子

6. 下列基团中吸收峰最强的是（　　　）。

A. C≡O 　　　　B. C≡C 　　　　C. N≡N 　　　　D. C—H 　　　　E. N—H

7. 易产生红外活性的振动形式为（　　　）。

A. 极性分子伸缩振动 　　　　　　　　　B. 非极性分子伸缩振动

C. 极性分子摇摆振动 　　　　　　　　　D. 非极性分子摇摆振动

E. 以上都不对

8. $CH_3—CH_3$ 的哪种振动形式是非红外活性的（　　　）。

A. $v_{C—C}$ 　　　　B. $v_{C—H}$ 　　　　C. $\delta_{as_{C—H}}$ 　　　　D. $\delta_{s_{C—H}}$ 　　　　E. $\delta_{a_{C—H}}$

9. 羰基的 $v_{C=O}$ 出现在什么位置（　　　）。

A. 2960 和 2870cm^{-1} 　　　　　　B. 3040 ～ 3010cm^{-1} 　　　　　　C. 3300cm^{-1}

D. 1900 ～ 1650cm^{-1} 　　　　　　E. 2100 ～ 2300cm^{-1}

10. 红外光谱法中，试样状态可以是（　　　）。

A. 气体状态 　　　　　　　　　　　　B. 固体，液体状态

C. 固体状态 　　　　　　　　　　　　D. 气体、液体、固体状态都可以

E. 液体状态

11. 红外吸收光谱的产生是由（　　　）产生的。

A. 分子外层电子、振动、转动能级的跃迁　　B. 原子外层电子、振动、转动能级的跃迁

C. 分子振动-转动能级的跃迁　　　　　　　D. 分子外层电子的能级跃迁

E. 分子外层的转动能级跃迁

12. 色散型红外光谱仪检测器多（　　　）。

A. 电子倍增器 　　　B. 光电倍增管 　　　C. 真空热电偶 　　　D. 无线电线圈

E. 光电二极管阵列

13. 某化合物乙醇溶液在紫外光区 204nm 处有弱吸收，在红外光谱中有如下吸收峰：3300～2500cm^{-1}（宽峰），在 1710cm^{-1} 处有强吸收峰，则该化合物可能是（　　）。

A. 醛　　　　　　　B. 酮　　　　　　　C. 羧酸　　　　　　　D. 烯烃　　　　　　E. 烷烃

14. 两个化合物（1）邻羟基苯甲腈（带 OH 和 C≡N）和（2）苯甲酰胺（带 C=O 和 NH$_2$）如用红外光谱鉴别，主要依据的谱带是（　　）。

A.（1）在约 3300cm^{-1} 有吸收，而（2）没有

B.（1）和（2）在约 3300cm^{-1} 都有吸收，后者为双峰

C.（1）在约 2200cm^{-1} 有吸收

D.（1）和（2）在约 2200cm^{-1} 都有吸收

E. 以上都不对

15. 中红外光谱的范围是（　　）。

A. 4000～200cm^{-1}　　B. 200～400nm　　C. 400～760nm　　D. 2.5～25μm

E. 0.5～5m

16. 红外光谱中，指纹区的范围为（　　）。

A. 4000～400cm^{-1}　　B. 4000～1300cm^{-1}　　C. 1300～200cm^{-1}　　D. 1300～600cm^{-1}

E. 600～200cm^{-1}

17. 某化合物在 1715cm^{-1} 有一强的吸收峰，该化合物可能是（　　）。

A. 烷烃　　　　　B. 芳香烃　　　　　C. 酮　　　　　　D. 醇　　　　　E. 炔烃

18. 某化合物在 1650～1400cm^{-1} 有 4 个吸收峰，该化合物可能含有（　　）官能团。

A. 醛基　　　　　B. 苯环　　　　　C. 酮基　　　　　D. 羧基　　　　　E. 羰基

19. 红外光谱法对制样的要求错误的是（　　）。

A. 样品可以含一些水　　　　　　　B. 样品纯度越高越好

C. 样品量或浓度适中　　　　　　　D. 样品可以细小，可以是固体或液态

E. 可以是气体

20. 红外光谱不宜分析的样品是（　　）。

A. 液态　　　　　B. 固态　　　　　C. 气态　　　　　D. 含水样品

E. 以上都正确

21. 红外光谱法主要用于药物的（　　）。

A. 鉴别、检查、含量测定　　　　　　B. 杂质检查和含量测定

C. 晶型鉴别　　　　　　　　　　　　D. 鉴别、检查

E. 含量测定

22. 羰基的特征吸收峰是（　　）。

A. 1650～1500cm^{-1}　　B. 1900～1650cm^{-1}　　C. 3000～2700cm^{-1}　　D. 2400～2100cm^{-1}

E. 3300～3000cm^{-1}

23.《中国药典》配套《药品红外光谱集》中的图谱，波数范围为（　　）。

A. 200～400nm　　　B. 400～760nm　　　C. 4000～400cm　　　D. 4000～400cm^{-1}

E. 1300～600cm^{-1}

24. 红外光谱图（　　）。

A. 组分的迁移距离与展开剂的迁移距离之比

B. 测量物质的质量与温度

C. 检测器与光源成 90°

D. 横坐标以 cm^{-1} 表示，纵坐标以 $T\%$ 表示

E. 浓度与吸光度

二、填空题

1. 红外光谱通常是指_____光谱，即振动-转动光谱。红外光谱也属于_____光谱的范畴。

2. 对于同一个化学键而言，伸缩振动比弯曲振动的偶极矩变化更_____，所以前者的红外活性比后者_____。

3. 在 C—H，C—C，C—O，C—Cl，C—Br 键中，极性最强的键是_____，产生最强吸收峰的键是_____。

4. 在振动过程中，键或基团的_____发生变化，吸收红外光。

5. C=O 和 C=C 键的伸缩振动谱带，强度大的是_____。

6. 在中红外区（4000 ~ 650cm^{-1}）中，人们经常把 4000 ~ 1300cm^{-1} 区域称为_____，而把 1300 ~ 600cm^{-1} 区域称为_____。

7. 波数是波长的_____，它表示每厘米长光波中波的_____，波数的单位为_____。

三、简答题

1. 红外光谱定性分析的基本依据是什么？简要叙述红外定性分析的过程。

2. 何谓指纹区？它有什么特点和用途？

3. 化合物 C 的红外光谱如图 12-30 所示，问：

（1）化合物 C 是脂肪族还是芳香族？

（2）指出 1718cm^{-1} 的归属。

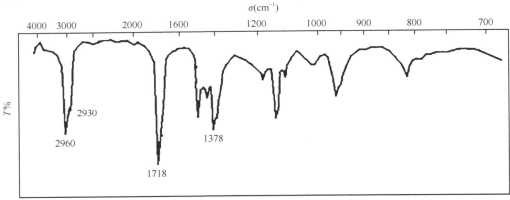

图 12-30　化合物 C 的红外光谱

4. 图 12-31 是苯乙烯 C$_8$H$_8$ 检品的红外光谱，请根据谱图判定检品是否是苯乙烯？

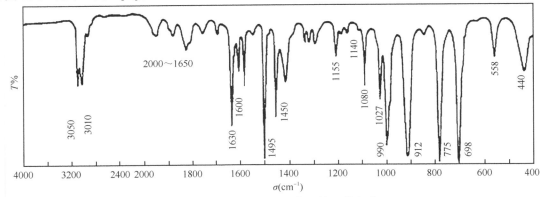

图 12-31　苯乙烯 C$_8$H$_8$ 检品的红外光谱

5. 已知对甲基苯腈 C_8H_7N 检品的红外光谱如图 12-32 所示（液膜法），请用光谱解析法判定检品是否是对甲基苯腈（C_8H_7N）。

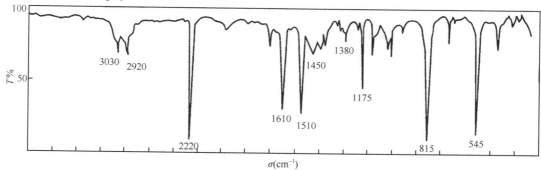

图 12-32　对甲基苯甲腈的红外光谱图

◀ **参 考 答 案** ▶

　　请同学们先深入思考，积极探索，自练自测，再看答案，这样做有助于您理解、掌握红外吸收光谱法的原理、仪器装置和使用方法，获得举一反三、触类旁通的效果。

一、选择题（单选或多选）

1. A　2. AD　3. A　4. D　5. D　6. C　7. B　8. A　9. D　10. D　11. C　12. C　13. C　14. C
15. A　16. D　17. C　18. B　19. A　20. D　21. D　22. B　23. D　24. D

二、填空题

1. 分子振动能级跃迁产生的吸收　分子吸收光谱

2. 大　强

3. C—Cl　C—Cl

4. 偶极矩

5. C═O

6. 特征区　指纹区

7. 倒数　个数　cm^{-1}

三、简答题

1. 答：基本依据：根据峰的三要素，即峰位、峰强、峰型要一致的原则进行定性分析。其基本过程：①试样的分析和精制；②了解试样有关的资料；③作出试样的红外吸收光谱图；④与标准图谱对照（比对），或用标准品比对；⑤得出结论，即回答"是"还是"不是"的问题。

2. 答：在红外光谱中，频率位于 $1000 \sim 600cm^{-1}$ 的低频区称为指纹区，指纹区的主要价值在于表示分子结构的细微特征，因而适用于与标准谱图或已知物谱的对照，以得出未知物与已知物是否是同一物质的结论，因为任何两个化合物的指纹区特征都是不相同的。

3. 答：

（1）因在 $1600 \sim 1500cm^{-1}$ 区域无苯环骨架振动吸收峰，并且在大于 $3000cm^{-1}$ 的区域也无不饱和 C 原子上 C—H 伸缩振动吸收峰；故化合物 C 不是芳香族化合物。而在 $3000 \sim 2850cm^{-1}$ 区域内有烷烃的伸缩振动吸收峰（$2960cm^{-1}$、$2930cm^{-1}$），故化合物 C 是脂肪族化合物。

（2）$1718cm^{-1}$ 应为羰基 C═O 的 C、O 伸缩振动峰。

4. 解：

（1）不饱和度计算：$\Omega = \dfrac{2 + 2 \times 8 - 8}{2} = 5$，可能有 1 个苯环和 1 个双键。

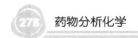

（2）苯环的论证

1）3050cm^{-1} 和 3010cm^{-1} 峰为芳香环上不饱和 C—H 伸缩振动 ν_{C-H}。

2）1600cm^{-1} 和 1495cm^{-1} 为芳环的骨架振动 $\nu_{C=C}$。

3）775cm^{-1} 和 968cm^{-1} 双峰体现了苯环单取代的细微特征结构 $\nu_{\phi-H}$。

（3）双键的论证

1）1360cm^{-1} 为取代基乙烯的伸缩振动峰 $\nu_{C=C}$。

2）3050cm^{-1} 和 3010cm^{-1} 峰为取代基乙烯的 C—H 伸缩振动吸收峰 $\nu_{=C-H}$。

3）990cm^{-1} 和 912cm^{-1} 双峰为取代基乙烯的 C—H 面外弯曲振动吸收峰 $\gamma_{=C-H}$。

4）1450cm^{-1} 峰为取代基乙烯的 C—H 面内弯曲振动吸收峰 $\delta_{=C-H}$。

结论：检品是苯乙烯。

$$$$
       苯环—C=CH$_2$ (结构式)
         H

5. 解：

（1）不饱和度计算：$\Omega = \dfrac{2+2\times 8 + 1 - 7}{2} = 6$，可能有苯环；一个苯环的饱和度为 4，还有 2，则可能有三键存在，并可能是 C≡C 或 C≡N。

除计算不饱和度外，还可在图 12-7（基频峰位置略图）的横坐标 1610cm^{-1} 和 1510cm^{-1} 处作垂线，看垂线是否与苯环的骨架振动（C=C）峰分布的区域范围线段相交，也可在表 12-3（红外光谱的九个重要区段）中查核有否苯环的存在。同理可继续核查腈基（C≡N）的存在与否。本步工作可视为初步（粗）核查，应先粗查后细查。

（2）进一步查核苯环的相关峰

1）3030cm^{-1} 是苯环上的 C—H 伸缩振动（$\nu_{\phi-H}$）。下标中 ϕ 代表苯环。

2）1610cm^{-1} 和 1510cm^{-1} 为取代苯类苯环的骨架振动吸收峰（$\nu_{C=C(\phi)}$）。

3）815cm^{-1} 为双取代（1,4 取代）苯环上 C—H 面外弯曲振动吸收峰（$\gamma_{\phi-H}$）。

4）上述各峰组成苯环的一组相关峰，证明了双取代苯环的存在。

$$$$
       R$_2$—苯环—R$_1$ (结构式)

（3）特征区第一强峰 2220cm^{-1} 为苯环上取代基—C≡N 的伸缩振动（$\nu_{C≡N}$），特征性非常强，无须佐证。也排除了 C≡C 存在的可能性。

（4）谱图上 2920cm^{-1} 峰来源于苯环上取代基——甲基的 C—H 伸缩振动（ν_{CH}）；1450cm^{-1} 峰来源于取代基——甲基的 C—H 的不对称变形振动（δ_{CH_3}）；1380cm^{-1} 峰来源于取代基——甲基的 C—H 的对称变形振动（δ_{CH_3}）。

结论：根据上述光谱解析结果，检品是对甲基苯腈（C_8H_7N）。

第十三章 原子吸收光谱法

Atomic Absorption Spectrometry

知识就是力量

——培根

本章要点

基本概念：基态，激发态，共振线，吸收线，中心频率，半宽度，锐线光源（空心阴极灯），吸收谱线轮廓的变宽及其不利影响，积分吸收，峰值吸收。

基本理论：原子吸收光谱法的原理，艾伦·沃尔什（Alan Walsh）的峰值吸收理论。

基本计算：标准曲线和回归方程的建立及计算，朗伯-比尔定律的数学表达式及计算。

基本技能：原子吸收分光光度计的使用与维护。

原子吸收光谱法由来

原子吸收现象早在 19 世纪初就已被发现，1802 年，沃拉斯顿（Wollaston）在研究太阳连续光谱时，就发现了太阳连续光谱中出现的暗线。1817 年，夫琅禾费（Fraunhofer）在研究太阳连续光谱时，再次发现了这些暗线，由于当时尚不了解产生这些暗线的原因，于是就将这些暗线称为夫琅禾费光谱线。1859 年，基尔霍夫（Kirchhoff）与本生（Bunsen）在研究碱金属和碱土金属的火焰光谱时，发现钠蒸气发出的光通过温度较低的钠蒸气时，会引起钠光的吸收，并且根据钠发射线与暗线在光谱中位置相同这一事实，断定太阳连续光谱中的暗线，正是太阳外围大气圈中的钠原子对太阳光谱中的钠辐射吸收的结果。原子吸收光谱法作为一种实用的分析方法是从 1955 年开始的。这一年澳大利亚科学家艾伦·沃尔什（Alan Walsh，图 13-1）发表了他的著名论文《原子吸收光谱在化学分析中的应用》，从而奠定了原子吸收光谱法的理论与应用基础。1961 年当时的苏联学者提出了电热原子化吸收分析，有效地提高了测定灵敏度。20 世纪 50 年代末至 60 年代初，美国希尔格瓦里安技术有限公司（Hilger, Varian Techtron）及珀金埃尔默公司（Perkin-Elmer）先后推出了原子吸收光谱商品仪器，发展了沃尔什的设计思想。到了 20 世纪 60 年代中期，原子吸收光谱法开始进入迅速发展的时期。它现在可用于 70 多种元素的直接测定，成为微量或痕量金属元素的重要分析技术而得到广泛应用。

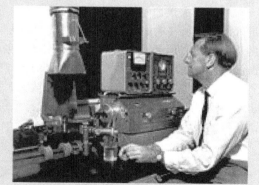

图 13-1　艾伦·沃尔什（Alan Walsh）

2006 年德国耶拿公司推出了高分辨火焰石墨炉一体连续光源原子吸收分光光度计 contrAA700，它利用一个高能量氙灯，即可测量元素周期表中 67 种金属元素，同时还可能获得更多的光谱信息。它的突出的优点：不用空心阴极灯，从而告别了"一种元素一盏灯"测定模式；光学分辨率高达 0.002nm。

科学家简介

　　艾伦·沃尔什，著名光谱学家、原子吸收光谱法的创始人、我国权威学术期刊《光谱学与光谱分析》顾问编委。艾伦·沃尔什于1916年生于英国兰开夏郡，毕业于曼彻斯特大学物理系。1939年参加工作，在伦敦有色金属研究所开始研究和使用原子发射光谱分析方法，用原子发射光谱分析方法，进行过包括低伏电容放电多性能的研究。从此他就和光谱分析结下了不解之缘。二战后1946年移居澳大利亚，一直在澳联邦科学工业和研究组织（CSIRO）的工业化学部他所创立的光谱组工作。1952年他想到了将原先多年来被用于天体物理学中的原子吸收原理应用到"人间"分析化学中来，将会是原子发射光谱之外的另一种有用的分析技术。1955年他在 Spectrochimica Acta 上发表了世界上第一篇原子吸收分析方面的论文。从理论上证明峰值吸收系数（简称峰值吸收）与原子浓度之间存在线性关系，可用峰值吸收代替积分吸收系数（简称积分吸收）进行原子吸收光谱法分析，并提出用锐线光源空心阴极灯来测量积分吸收，他在该文中所报道的用于火焰原子吸收的装置和技术，基本上和至今仍然在生产的仪器毫无二致。他对原子吸收光谱法理论、仪器和应用都作出了重大贡献，被公认为原子吸收光谱法的奠基人。

　　艾伦·沃尔什1998年8月3日因病安然逝世，享年82岁。中国科学院院士、厦门大学黄本立教授特此撰文悼念。

第一节　基本原理

一、概　　述

　　原子吸收光谱法（atomic absorption spectrometry，AAS）又称为原子吸收分光光度法（atomic absorption spectrophotometry，AAS）。该法基于被测元素蒸气态基态原子对其共振线的吸收且其吸光度与待测元素的浓度呈线性关系（即符合朗伯-比尔定律）而进行定量分析的一种现代仪器分析方法。该法主要用于测定试样中待测金属元素的含量，是目前微量和痕量元素分析中灵敏而又有效的重要方法之一。

　　以单光束火焰原子吸收分光光度计为例，其工作原理如图13-2所示，待测试液通过进样毛细管进入原子化器并喷成雾状后再与燃气相混合，雾化的样品溶液在火焰中受热升温、干燥气化，离解为基态的蒸气原子，蒸气状态的基态原子吸收了锐线光源——空心阴极灯发出的特征辐射——共振线所提供的能量，发生核外电子的跃迁，产生吸收光谱，谱线经单色器的分光作用与其他谱线分离，然后被检测器接收，检测信号经放大、模数转换成为数字信号；计算机对数字信号进行采集、数据处理并报告测定结果，同时对仪器系统的各个部分进行自动控制，通过人机对话实现最佳测试条件的组合，整个测试过程程序化、自动化地完成。

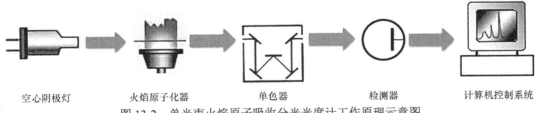

空心阴极灯　　　　火焰原子化器　　　　单色器　　　　检测器　　　　计算机控制系统

图13-2　单光束火焰原子吸收分光光度计工作原理示意图

　　原子吸收分光光度法按试样溶液原子化的方法可分为火焰原子吸收分光光度法（flame atomic absorption spectrophotometry，FAAS）、石墨炉原子吸收分光光度法（graphite furnace atomic absorption spectrophotometry，GFAA）与低温原子吸收分光光度法（low-temperature atomic absorption spectrophotometry，LTAAS）。

原子核外电子在以核为中心的不同轨道上运行，在稳定状态下所具有的能量称为能级。在正常状态下，原子处于稳定的最低能级状态称为基态，此时电子在离核最近的轨道上运行。当原子受到光辐射而获得足够的能量后，外层电子就会从低能级跃迁至高能级，高于基态的各能级状态称为激发态。如果吸收的辐射能使基态原子跃迁到能量最低的激发态（第一激发态）时，产生的吸收线称为共振线（或称为共振吸收线）。一般来说，由于产生共振线所需的能量最小，电子跃迁的概率最大，产生吸收谱线的吸光度最强，即原子外层电子从基态到第一激发态的跃迁最容易发生，所产生的原子吸收线是最灵敏线或称为最强线。在原子吸收分光光度法中，选择用于分析测定的吸收线即为分析线。通常所选择的分析线就是共振线，除非发生其他元素谱线干扰或试液较浓时，才选用次灵敏线。

综上所述，蒸气态基态的原子吸收了特征辐射，使外层电子产生跃迁，从而产生原子吸收光谱。每种元素各有其特征性的吸收谱线，谱线的中心频率所对应的波长即为工作（测定）波长，这就是定性分析的依据，而吸光度与该元素的浓度关系则符合朗伯-比尔定律，是进行定量分析的依据。

原子吸收分光光度法具有灵敏度高、准确、精密度高、选择性好、操作方便、测定快速等特点，因而广泛应用于冶金、地质、环境、机械制造和食品药品监测。但是原子吸收分光光度法也有不足之处：目前尚未能实现多元素的同时测定，还要注意可能发生的干扰现象等。

二、原子吸收谱线的轮廓和变宽

（一）谱线的轮廓

以吸收系数 K_ν 为纵坐标，以吸收谱线的频率 ν 为横坐标，K_ν-ν 曲线描述了原子吸收谱线的轮廓形状，如图 13-3 所示，在频率 ν_0 处吸收系数具有最大值 K_0，频率 ν_0 称为吸收谱线的中心频率，吸收系数最大值的 1/2 处（$K_0/2$）对应的峰宽称为半宽度，用 $\Delta\nu$ 表示；原子吸收谱线轮廓常用中心频率（ν_0）和半宽度（$\Delta\nu$）描述。

由图 13-3 可知，吸收系数 K_ν 是吸收谱线的频率 ν 的函数，即谱线强度是随频率分布的曲线，但它并不是一条严格的几何曲线，而是由谱线自身的自然宽度和外部原因造成谱线变宽的两方面因素综合形成的吸收谱线的轮廓，所谓自然宽度是指在无外界影响的条件下，谱线自身固有的宽度。

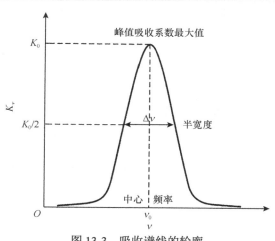

图 13-3　吸收谱线的轮廓

（二）谱线的变宽及其不利影响

谱线变宽的因素虽然是多方面的，如热变宽、碰撞变宽、场致变宽、自吸变宽等，但主要有如下两个因素。

（1）热变宽：又称多普勒（Doppler）变宽，它是由自由原子作无规则的热运动引起谱线变宽。

（2）碰撞变宽：又称压力变宽，是指处于热运动中的原子相互碰撞而导致谱线变宽，其中，激发态原子与分析体系中其他粒子碰撞引起谱线变宽，又称为洛伦兹（Lorentz）变宽；同种原子之间发生碰撞而引起谱线变宽称为霍尔兹马克（Holtsmark）变宽。

谱线碰撞变宽远大于谱线本身的自然宽度。谱线变宽带来的不利影响是降低仪器光学系统的分辨率和检测器的灵敏度，并使测定的线性范围变窄。因此，在实际测定中选择适宜的工作条件、实现测定条件的最佳组合是进行准确、灵敏测定的关键。

三、积分吸收与峰值吸收

原子吸收分光光度法如何进行定量分析？这个课题经历了从积分吸收到峰值吸收的漫长而艰难的研究历程。虽然在 19 世纪初就发现了原子吸收现象，但在随后约一个半世纪的漫长岁月中，从理论到应用均无重大建树，直到 1955 年，澳大利亚光谱学家艾伦·沃尔什发表了题为《原子吸收光谱在化学分析中的应用》著名论文，从而奠定了原子吸收分光光度法的理论与应用基础，使原子吸收分光光度计走向实用而产生了突破性的进展。

（一）积分吸收

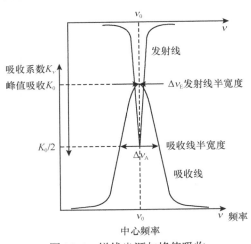

图 13-4　锐线光源与峰值吸收

对图 13-4 的 K_ν-ν 曲线进行积分，即用吸收系数 K_ν 对频率 ν 积分，所得总积分称为积分吸收。积分吸收的几何意义是曲线与横坐标所包围的面积，从理论上来说，积分吸收（曲线所包围的面积数）与吸收光辐射的基态原子数（N_0）成正比：

$$\int_0^\infty K_\nu \mathrm{d}\nu = K N_0 \qquad (13\text{-}1)$$

如果能完成式（13-1）的积分，就可求得原子总数，则原子吸收分光光度定量法将不需要用标准样品对照的绝对方法。然而，在实际的测定工作中，因原子吸收的半宽度非常窄，若要对半宽度为 10^{-3}nm 的吸收谱线进行积分，则需要分辨率极高（高达 50 万）的单色器和灵敏度极高的检测器，这是仪器生产工艺目前还不可能办到的，这也是约 150 年来，原子吸收未能应用到分析测试的主要原因。

（二）峰值吸收

沃尔什提出以峰值吸收代替积分吸收，其条件：①用锐线光源[①]代替连续光源，即采用发射线半宽度（$\Delta\nu_E$）比吸收线半宽度（$\Delta\nu_A$）小得多的锐线光源，如图 13-4 中：$\Delta\nu_E \ll \Delta\nu_A$。②发射线的中心频率（$\nu_0$）与吸收线的中心频率（$\nu_0$）保持一致，如图 13-4 所示。所测得的峰值吸收 K_0 与待测元素基态原子数 N_0 成正比，即

$$K_0 = k \cdot N_0 \qquad (13\text{-}2)$$

此时，测量吸光度就不再需要分辨率极高的单色器和灵敏度极高的检测器，普通的单色器和检测器即可满足，从而破解了以峰值吸收代替积分吸收的技术难关。

为了实现测量中心吸收系数，沃尔什提出用待测元素的共振线作为光源，即可提供半宽度更窄的发射谱线光源——锐线光源。使用锐线光源，所测吸光度与基态原子数之间的关系为

$$A = k\, L N_0 \qquad (13\text{-}3)$$

式中，A 为吸光度；k 为与实验条件有关的常数；L 为原子蒸气吸收光程，即燃烧器狭缝长度，对于确定的仪器，则 L 是一个常数，如 TAS-990 型原子吸收分光光度计燃烧器狭缝长度 $L=100$mm；N_0 为蒸气状态基态的原子数。

四、原子吸收与待测元素浓度的定量关系——朗伯-比尔定律

（一）基态原子数与激发态原子数之间的关系

待测物质样品溶液在原子化器中经历了受热、蒸发气化、解离变成蒸气状态的基态原子的过

---

①锐线光源：当光源发射的谱线与待测元素的吸收谱线中心频率一致时，光源发射谱线的半宽度比待测元素吸收谱线的半宽度要小得多（或称远远小于）的光源称为锐线光源，如空心阴极灯、蒸气放电灯和可调激光器都是锐线光源，但目前广泛使用的是空心阴极灯。

程，但也有少数原子被激化而处于能级较高的激发态，并且激发态的原子数目 N_j 随着温度的升高而升高，但是，原子吸收分光光度法中待测样品试液原子化温度一般在 3000K（2727℃）以下，使激发态的原子数目 N_j 升高受到限制；另外，因基态的原子数目 N_0 太大，N_j 在 N_0 中所占份额太小，以至于小到可以忽略不计，因此，可以用 N_0 代表原子总数 N，即认为

$$N_0 = N \tag{13-4}$$

而 N 与试液中待测元素的浓度成正比：

$$N \propto C \tag{13-5}$$

这个结论对于以测定基态原子数的吸光度为基础的原子吸收分光光度法是非常有利的，为完善原子吸收分光光度法的定量计算提供了理论依据。

（二）朗伯-比尔定律

朗伯-比尔定律可表述为一束平行单色光垂直通过某一均匀非散射的吸光物质，其吸光度 A 与吸光物质的浓度 C 及吸收介质的厚度 L 成正比。这就是吸光光度法进行定量分析的理论依据，而工作波长（或频率）就是定性分析的理论依据。综合式（13-3）～式（13-5）可将朗伯-比尔定律的数学表达式表述为

$$A = KC \tag{13-6}$$

式（13-6）中 K 为比例常数，即吸收系数（也称为吸光系数），它与吸光物质的性质、入射光的波长（频率）及仪器的工作条件有关。这里所说的吸光物质在紫外-可见吸收光谱法中是待测的试样溶液，在红外吸收光谱法中是固体试样的 KBr 压片或液体试样的液膜，也可以是气体样品，在原子吸收分光光度法中吸光物质则为蒸气状态的基态原子。

> **课堂互动**
> 1. 以单光束火焰原子吸收分光光度法为例说明仪器的结构并简述其工作的主要过程。
> 2. 原子吸收谱线变宽有哪些原因？会带来哪些不利影响？应如何防止这些不利影响？
> 3. 何谓锐线光源？原子吸收分光光度计为什么要采用空心阴极灯？
> 4. 请简述朗伯-比尔定律，您认为它的使用前提是什么？

第二节　原子吸收分光光度计

原子吸收分光光度法使用的仪器装置称为原子吸收分光光度计（atomic absorption spectrophotometer，AAS）或原子吸收光谱仪。原子吸收分光光度计主要由锐线光源、原子化器、单色器、检测器和计算机控制系统五大部分组成。其结构框图如图 13-5 所示。

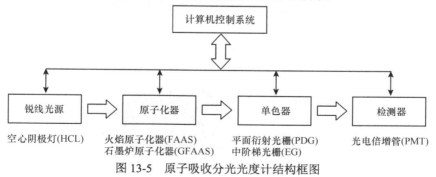

图 13-5　原子吸收分光光度计结构框图

由于原子吸收分光光度法和紫外-可见吸收光谱法都属于吸收光谱法，因此它们在结构上有许多相同之处，但是它们毕竟是两种不同的分析方法，在原理、方法、仪器等方面各具特色，其相同与不同之处如表 13-1 所示。

表 13-1　紫外-可见吸收光谱法（UV-VIS）与原子吸收分光光度法（AAS）的比较

		紫外-可见吸收光谱法（UV-VIS）	原子吸收分光光度法（AAS）
原理	相同	都属于吸收光谱法	
	不同	分子吸收光谱（或称电子光谱）	原子吸收光谱
仪器	相同	在整体结构上：都有光源、单色器、吸收池、检测器、计算机等	
	不同	光源	氘灯或钨灯	空心阴极灯
		吸收池	比色皿	燃烧器狭缝上方火焰中蒸气态基态原子
		单色器位置	在光源与吸收池之间	在原子化器与检测器之间

注：本表原子吸收分光光度法以单光束火焰法为例，燃烧器上方火焰中心部位（距离狭缝正上方约5mm处）待测元素蒸气起到了或相当于比色皿的作用

一、主　要　部　件

（一）锐线光源、空心阴极灯

锐线光源的作用：发射半宽度比待测元素吸收谱线半宽度小得多的特征谱线；其强度足够大，以提供足够的信噪比；强度稳定且没有背景值（或很小）；工作电压低、使用寿命长。无极放电灯、蒸气放电灯虽然也可作为锐线光源，但是它们只能用于少数几种元素，而空心阴极灯易于在广泛的光谱区域获得锐线光谱，光谱强度大，稳定，工作寿命长，对可测定的元素都适用，是锐线光源中的佼佼者。空心阴极灯（hollow cathode lamp，HCL）是一种高压小电流辉光放电灯[1]，其阴极是呈空心圆筒的气体放电管。

1. 结构　空心阴极灯的结构如图 13-6 所示，空心阴极灯由空心阴极、阳极和内充惰性气组成，在空心阴极外围设有玻璃保护套，两个电极和阴极护套都密封在带石英窗的玻璃外壳中。空心阴极灯是由待测元素的金属或合金制成的空心阴极圆筒；阳极由金属钨和金属钛制成，金属钛兼有吸收杂质气体而起到吸气剂的作用；玻璃外壳内抽真空后，充入惰性气体 Ar 或 Ne，压力约为 100Pa。其工作状态如图 13-7 所示。

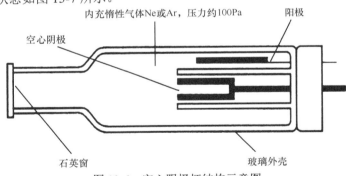

图 13-6　空心阴极灯结构示意图

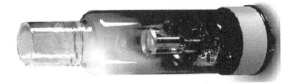

图 13-7　工作状态空心阴极灯

---

[1] 辉光放电灯即辉光放电光源低压气体放电的一种类型。在一根玻璃管两端各封入一个平板电极，内充为几托（1Torr=133.322Pa）的惰性气体，当在两电极上施加的电压达到某一值时，此时气体点燃，形成辉光放电。利用辉光放电现象做成光谱分析用光源称为辉光光源。

2. 原理　当阴极与阳极之间施加 300～500V 直流电压时，阴极发射电子高速飞向阳极，飞行过程中与惰性气体分子发生碰撞并使气体分子发生电离，气体正离子在电场作用下高速撞击空心阴极的内壁并溅射出构成阴极的金属材料的原子，被溅射出的原子在空心阴极圆筒内形成原子云，原子云中原子核外层电子在气体正离子高速撞击下被激发，激发态原子核外层电子瞬间以光辐射形式释放能量而回到基态或低能态，发射出该元素的特征谱线——共振线。与此同时，空心阴极灯所发射的谱线中还包含了内充气体、阴极材料和杂质元素的谱线。在生产中可控制空心阴极灯阴极材料和内充气体种类、纯度及压力；在实验操作中可控制空心阴极灯电压、电流，使空心阴极灯满足锐线光源的基本要求，实现灵敏、准确地测定。

（二）原子化器

原子化器（atomizer）的作用就是将试样溶液中待测元素转化为蒸气状态的基态原子。常用的原子化器有火焰原子化器和石墨炉原子化器两种。

1. 火焰原子化器

（1）火焰原子化器（flame atomizer）的组成及其作用：火焰原子化器主要由雾化器、预混合室和燃烧器三部分组成，如图 13-8 所示。①雾化器：助燃气（最常用的助燃气是空气）在空压机的驱动下以一定的压力和速度从雾化器高压喷嘴（喷嘴内壁与毛细管外壁之间环状空隙）中喷出，其射流作用造成进样毛细管出口端为负压（而毛细管进口端为正压——大气压），试样溶液在压力差的作用下，沿进样毛细管提升，从毛细管出口喷成雾状，继而与撞击球相碰撞，使大颗粒雾珠凝结为废水溶液，顺着废液排放管排出，而小颗粒雾珠与燃气混合进入预混合室。②预混合室：小颗粒雾珠与燃气混合进入预混合室得以进一步均化，分散成更细小的雾珠，形成气溶胶。预混合室中装有扰流器，它由多个具有一定角度的叶片组成，阻挡来自喷雾器的雾珠和气溶胶，使粒径不等的雾珠更进一步细化，得到更多的小颗粒的气溶胶（直径在 5～70μm），使燃气与气溶胶更充分混合、均化，使火焰更加稳定，噪声降低。在预混合室中，未经细化的雾珠会凝结成废液，经溢流排放管排出。图 13-9 为装配在 TAS-990 型原子吸收分光光度计原子化器上的喷雾器。原子化器在正

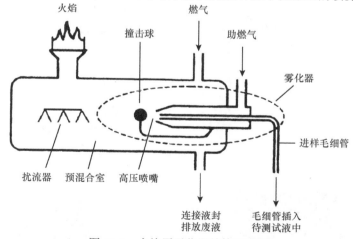

图 13-8　火焰原子化器结构示意图

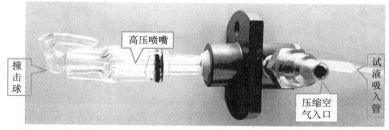

图 13-9　装配在 TAS-990 型原子吸收分光光度计原子化器上的喷雾器

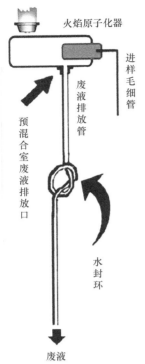

图 13-10　火焰原子化器水封环

常运行状态时，燃烧速度与混合物的流速必相匹配，一旦失调可能引起"回火"甚至导致爆炸，因此废液既要排放还要起到"水封"防止"回火"的作用。早期的原子吸收分光光度计的废液排放管（多为透明塑胶管）盘旋成"水封环"，将水充入环内形成"水封"后，再将管的上端入口套紧混合室废液排放口，排放管道末端连接收集废液的容器，如图 13-10 所示。排废液装置实为一个溢流式废液收集（检查）装置，其工作原理如图 13-11 所示。图 13-12 为装配在 TS-990 型原子吸收分光光度计上液位检查装置，开机前只需从观察孔看到水，若未见水则应向观察孔加水直至见水为止。③燃烧器：燃烧器多用不锈钢制成，常用的是单缝型燃烧器，缝长（缝长 100 ～ 110mm，缝宽 0.5 ～ 0.6mm），燃烧器吸收光程长、误差小，运行相对稳定；而且其金属边沿宽、散热快、不需要冷却水。燃烧器的高度、角度、燃气、助燃气的流量均可调节，以实现火焰稳定、原子化率高、吸光度大、噪声小的良性运行状态。试样溶液气溶胶喷入火焰并在火焰中受热升温、干燥气化、离解为蒸气状态基态原子，完成原子化过程。产生大量气态基态原子是火焰法的基础，但是，必须看到同时还有少量高激发态原子、电离了的离子和重新化合或未被充分解离的分子等粒子的存在，这些情况对准确测定显然是不利的，必须注意优化工作条件，实现最佳条件的测定，避免可能产生的误差。图 13-13 为装配在 TAS-990 型原子吸收分光光度计原子化器上的燃烧器。

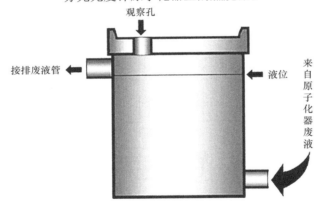

图 13-11　溢流式废液收集（检查）装置工作原理示意图

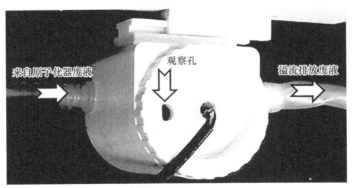

图 13-12　装配在 TS-990 型原子吸收分光光度计上液位检查装置

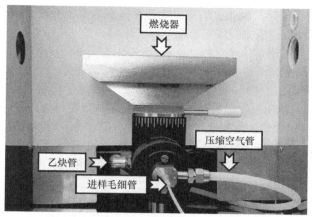

图 13-13 装配在 TAS-990 型原子吸收分光光度计原子化器上的燃烧器

（2）火焰的类型及性质

1）火焰的类型：火焰是由燃料气（还原剂）和助燃气（氧化剂）相遇后发生激烈的氧化还原反应而形成。乙炔、氢气、煤气和丙烷均可作为燃料气，但最常用的燃料气是乙炔。空气、氧化亚氮（笑气）、氧气均可作为助燃气，但用得最多的是压缩空气。下面以最常用的乙炔与三种不同助燃气所形成火焰为例说明火焰的最高温度和燃烧速度，如表 13-2 所示。

表 13-2 乙炔与三种不同助燃气火焰的最高温度和燃烧速度

燃气	助燃气	最高温度 T（K）	燃烧速度 v（cm/s）
乙炔	空气	2300	160
	氧化亚氮	2950	160
	氧气	3160	1140

注：K 为热力学温度（符号 T）的单位，称为开尔文，摄氏温度（符号 t）和热力学温度之间的关系：$t=T-273.15$（℃）或 $T=t+273.15$（K）

2）火焰的氧化还原性：燃气流量与助燃气流量之比称为"助燃比"。相同种类的燃气、助燃气会因助燃比不同，而产生温度、化学性质各有不同的火焰。火焰的助燃比概念及相关性质表示为

$$\text{助燃比} = \frac{\text{燃气流量}}{\text{助燃气流量}} \begin{cases} < \\ = \\ > \end{cases} \text{化学计量学} \begin{cases} \text{贫燃火焰——氧化性强} \\ \text{中性火焰，适合于大多数元素分析} \\ \text{富燃火焰——还原性强} \end{cases}$$

中性火焰，指燃料气和助燃气之间的化学反应符合化学计算的关系，故也称为"化学计量火焰"。这种火焰具有温度高、稳定及背景低、干扰小，适合于大多数元素分析。贫燃火焰，即燃料气的比例低于化学计量的配比时所形成的火焰。由于在这种火焰中，助燃气量过剩，可带走火焰中的热量，所以其温度相对较低，所含半分解产物也相对较少，还原性气氛最弱，不利于较难离解的元素的原子化，适合于碱金属的分析。富燃火焰，即燃料气的比例高于化学计量关系所形成的火焰，火焰温度略低于中性火焰，适用于易形成难熔氧化物的元素如 Cr、Mo 等。

（3）火焰原子化器的特点：火焰原子化器具有准确度好、精密度高；气流波动影响较小，火焰稳定，背景噪声低；结构简单、操作方便、运行成本低、应用范围广等特点。但是火焰原子化器雾化效率低，试样利用率低，仅有约 10% 的试样溶液进入火焰被原子化，而 90% 的试样溶液作为废液排放，因此雾化率低导致了原子化效率低；大量载气（助燃气）散失了火焰能量，降低了火焰温度，还对原子蒸气浓度起到稀释作用，也降低了原子化效率；另有少数金属原子易受助燃气或火焰周围空气的影响，生成难熔氧化物或发生某些化学反应，从而降低了待测元素原子蒸气的浓度，

是降低原子化效率的又一原因，因此火焰原子化效率低成为原子吸收光谱法提高检测灵敏度的一大障碍。为了克服上述缺点，后来发展了石墨炉原子化器。

2. 石墨炉原子化器　石墨炉原子化器（graphite furnace atomizer，GFA）又称为电热原子化器，由电源、炉体、石墨管组成，是一种非火焰原子化器。

（1）管式石墨炉原子化器结构：如图 13-14 所示，石墨炉原子化器是一支长 53mm，外径 6mm、内径 4mm 的石墨管，管两端用铜电极夹住，并通铜电极施加低电压（12 ～ 24V）、大电流的直流电压（300 ～ 500V）。样品用微量注射器通过进样孔注入石墨管。炉体两端以石英光窗让光束（共振线）通过，安装时其中心轴线要刚好与光路重合，光束通过石墨管中心线，便于被样品原子化后所产生的基态原子蒸气所吸收。为了防止石墨管氧化，需要不断通入惰性气体——氩气，管外侧设有水冷却保护外套。

（2）石墨炉原子化过程：试样溶液注入石墨管中，经历了干燥、灰化、原子化、净化四个阶段。①干燥：目的在于除去溶剂和试样中的易挥发杂质，防止因溶剂的存在而导致灰化和原子化过程中试样的飞溅。②灰化：进一步除去有机物、低沸点无机物等基体成分，减少基体对待测元素的干扰，然后升温进行试样的原子化。③原子化：待测元素经灰化后蒸发气化，在短短几秒的时间内即离解为蒸气状态的基态原子并产生对特征光谱——共振线的吸收。④净化：在前后两次测定的时间间隙，炉温会恢复（提升），这有利于除去样品残留，净化石墨炉，减免因样品残留所产生的记忆效应，故"净化"又称为"除渣"，避免上一次测定对下一次测定产生干扰（图 13-15）。

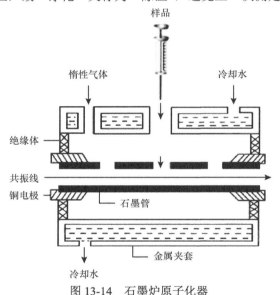

图 13-14　石墨炉原子化器

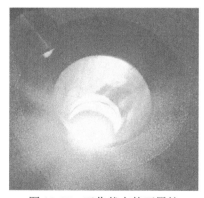

图 13-15　工作状态的石墨炉

（3）石墨炉原子化法的特点：石墨炉原子化法的最大特点就是原子化率高，可高达 90%，致使测定的灵敏度大大提高；其绝对检测下限可达 10^{-14} ～ 10^{-12}g；样品消耗量少，一般说来，试样溶液体积为 1 ～ 50μl。但是，石墨炉原子化法的缺点也是很明显的，该法精密度（RSD）低，测定数据的重现性差。

（三）单色器

原子吸收分光光度计常用的单色器（monochromator）是衍射光栅，其作用是将共振线与其他干扰谱线分开。详细内容参阅第十一章单色器部分。

（四）检测器

原子吸收分光光度计检测系统的核心部件是光电倍增管，其作用是将光信号转换为电信号并放大。详细内容请见"紫外-可见分光光度计"的检测器部分。

（五）计算机控制系统

计算机控制系统（computer control system）又称计算机原子吸收光谱工作站，它是整台仪器的控制中心，可实现仪器程序化、自动化操作；采集数字信号，进行数据处理并报告测试结果。

二、仪器的主要类型

原子吸收分光光度计按工作波长可分为单道和双道，按光路形式可分为单光束和双光束。所谓单道即有一个工作波长并有一个与之相配的单色器及检测显示系统。所谓双道即有两个工作波长并有两个与之配合的单色器。目前使用比较广泛的仪器类型是单道单光束（single-line single beam）和单道双光束（single-line double beam）两种。

（一）单道单光束

如图 13-16 所示，单道单光束型仪器有一个光源，一个单色器，一个检测显示系统。每次只能测定一种元素，简言之"一种元素一盏灯"。因只有一束光路，光能损失小，测定的灵敏度相对高，但是光源部分工作若出现波动情况，则难以避免基线漂移。

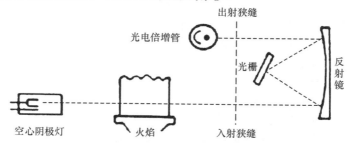

图 13-16　单道单光束原子吸收分光光度计光路系统

（二）单道双光束

为了克服光源不稳定因素带来的基线漂移，将空心阴极灯发射的光用切光器分解成参比光束和测量光束，参比光束未通过原子化器，测量光束通过蒸气状态基态原子气氛中心，两束光交替进入单色器，由于两束光为同一光源发出的单色光，则检测信号为这两束光强的信号差，因此，光源的任何漂移或波动对两束光的影响相互抵消，即两束光强的信号差不变。双光束光学系统弥补了单光束光学系统的不足，提高了光学系统的稳定性。其光路系统如图 13-17 所示。

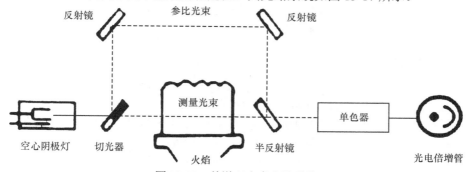

图 13-17　单道双光束光路系统

切光器又称为斩光器或斩波器（chopper），主要由轮叶和驱动小电机组成，轮叶盘片由金属或合成材料制成，盘片上对称地开有扇形或圆形的孔洞，在一定转速下，将连续光调制（斩断）成一定频率的周期性断续光，且遮断时间等于透光时间，把恒定光源改成交变的"方波"光源。半反射镜（half-reflecting mirror）是一种具有透光-反光两种功能兼备的平面镜，在反射面上常镀有起反射作用的膜，它可使光一部分透射另一部分反射

第三节 实验技术

一、样品溶液的制备和标准溶液的配制

（一）样品溶液的制备

样品溶液制备的基本任务就是要将待测组分转化为原子吸收分光光度计能够测定的适宜浓度的试液并尽可能消除共存组分的干扰。制备好的样品溶液必须具有均匀性、代表性。

1. 取样 为了保证所取样品的均匀性、代表性，取样时要注意样品的产地、方位、形态、外观、颜色，若是产品要记录产品的厂家、生产的批次等相关情况。取样量的多少以满足测定的需要为准。样品在采集、包装、运输、存放、加工过程中不得引入新的杂质，以防止污染。

2. 溶样 样品若能溶于水，应首选去离子水为溶剂来溶解样品，并配成合适的浓度。若样品不能溶于水则考虑用稀酸、浓酸或混合酸来处理样品并配成合适浓度的试液。无机物如金属、合金、矿石等样品可直接用酸溶解，常用的酸是盐酸、硝酸和高氯酸。由于硫酸和磷酸在紫外光区有很强的吸收，产生很强的背景吸收，故应慎用或避免使用硫酸和磷酸作溶剂溶样。选择溶剂还要注意样品组成与待测组分的性质。若用单一种类酸不能溶解，可考虑使用混酸（如王水）。若用酸不能溶解或溶解不完全的样品可采用碱熔融法，常用的碱有碳酸钠、碳酸钾、氢氧化钠、过氧化钠、偏硼酸锂和四硼酸锂等。

3. 灰化 灰化也称为消化或消解，其主要作用是除去有机物基体，使待测元素转化为可溶性无机盐。灰化处理分为干法灰化和湿法灰化。

（1）干法灰化：干法灰化是在较高温度下，使样品被空气氧化。具体操作：首先准确称取一定量样品放在经过恒重的石英坩埚或铂坩埚中，于 $80 \sim 150℃$ 低温加热驱赶大量有机物，然后放在高温炉中加热至 $450 \sim 550℃$ 进行灰化处理。冷却后再将灰分用硝酸、盐酸或其他溶剂溶解。若还有残渣则可加热溶液以使其溶解，溶解完全后转移到量瓶中定容。

（2）湿法灰化：湿法灰化是在加热的情况下用合适的酸微煮沸试样，以破坏有机物，使有机物挥发。随着新材料新技术的应用，微波灰化样品法已被广泛采用，样品放在聚四氟乙烯灰化罐中再放入专用微波炉中加热，此法灰化快速、分解完全、样品损失少、适合于大批量样品的处理工作，对微量、痕量元素的测定均可获满意结果。

（二）标准溶液的配制

1. 实验室制备 用于原子吸收分光光度法的标准储备液可实验室制备，然后根据仪器操作条件和测定对象的线性范围将标准储备液稀释成系列标准样品，以便上机作标准曲线。其配制方法步骤归纳如下。

（1）计算：根据 $m=nM=CVM$ 计算需要称量溶质的质量 m，单位为 g。式中，n 为标准物质的物质的量，M 为标准物质的分子质量，单位为 g/mol，C 为该标准溶液的物质的量浓度，V 为要配制标准溶液的体积（一般为 50mL、100mL，以便选用量瓶）。

（2）称量：用分析天平（精确到 0.0001g，多用减量法）称取计算好的溶质的质量 m。

（3）溶解：将称量好的溶质转移到小烧杯中，加少量溶剂溶解。

（4）转移：待溶质完全溶解后，将烧杯中的溶液转移到量瓶中。量瓶的规格应为要配制标准溶液的体积 V，如 50mL 或 100mL 等。

（5）洗涤并转移：洗涤溶样小烧杯，并将洗液转移、归并到量瓶中，至少 3 次。

（6）定容：加溶剂定容到刻度线，在距离刻度线 1cm 左右改用胶头滴管加水定容。

（7）摇匀：将溶液摇匀，如果液面下降不可补加溶剂。

（8）贴标签：将配制好的溶液转移至试剂瓶中，贴好标签。

2. 直接购买 可在国家标准物质中心购买原子吸收光谱用单元素标准物质溶液储备液，如表 13-3 所示。

表 13-3 国家标准单元素标准储备液

名称	编号	规格（mL/瓶）	浓度（μg/mL）
钙标准溶液	GSB 04-1720-2004	50	1000
铜标准溶液	GSB 04-1720-2004	50	1000
铁标准溶液	GSB 04-1720-2004	50	1000
镁标准溶液	GSB 04-1720-2004	50	1000

二、测定条件的选择

为了实现灵敏、准确、精密度高的测定，必须对测定条件进行优化组合，可以借助工具书和有关资料。以火焰原子吸收光谱法为例，其主要内容：分析线、光谱通带、空心阴极灯工作电流、燃烧器高度、原子化条件、进样量等，为实现最佳条件下的测定，现就一般选择原则分述如下。

1. 分析线的选择 选择分析线应兼顾测定的灵敏度、精密度、标准曲线的线性范围、防止谱线的干扰等情况。在一般情况下，首选待测元素的共振线作为分析线，以保证高灵敏测定，共振线的波长即为测定波长，或称工作波长。但是，如果测定元素的浓度很高，或为了避免邻近光谱线的干扰，或在某波长处测定出现超出仪器的线性范围等情况，那么可以选用次灵敏线（非共振线）作为分析线。例如，Zn 共振线波长为 213.89nm，若 Zn 的浓度很高时，可选用次灵敏线 307.59nm 波长进行测定。又如，Ni 的共振线为 232nm，但是在其两侧还有 231.98nm 和 232.12nm 两条原子吸收谱线，在操作上是难以分开的，可选取 341.48nm 作为分析线。

2. 光谱通带的选择 因仪器的单色器是固定的，所以选择光谱通带实际上就是选择狭缝宽度；又因吸收线的数目比发射线的数目少得多，光谱重叠干扰的可能性小，故允许原子吸收分光光度法使用较宽的狭缝，这样可增加光强，降低检出限；提高信噪比，改善线性范围。一般来说，单色器的狭缝宽度主要是以待测元素吸收线的条数及性质和所选的分析线附近是否存在干扰谱线并能分开最靠近的其他谱线为原则。一般狭缝宽度选择范围是 0.2 ~ 2.0nm，适宜的狭缝宽度往往是一个实验值。确定狭缝宽度的具体方法：在确定分析线后，逐渐改变单色器的狭缝宽度，让检测器有最强的输出信号，直至读取最大的吸光度值为止。

3. 空心阴极灯工作电流的选择 应考虑辐射光源输出强度、放电的稳定性及灯的使用寿命。空心阴极灯的发射特性取决于工作电流，应在保持光源稳定且有足够光强输出的情况下，尽量选用较低的工作电流。这样既可以保证输出稳定、强度适宜的锐线光，又可延长灯的使用寿命。空心阴极灯铭牌上都标有最大工作电流、可使用的电流范围。一般情况下，应选用最大电流的 40% ~ 60% 为工作电流。实际工作中，最合适的电流应通过实验确定，即绘制吸光度-电流曲线，曲线上吸光度最大而电流最小的一点（或附近）即为选择值。空心阴极灯使用前一般需要预热 10 ~ 20 分钟。

4. 燃烧器高度调节 燃烧器高度影响测定的灵敏度、稳定性以及干扰程度。一般在燃烧器狭缝口上方 2 ~ 12mm 区域火焰具有最大的基态原子密度，测定的灵敏度最高。但不同的测定元素和不同性质的火焰有所不同。最佳的燃烧器高度，可通过绘制吸光度-燃烧器高度曲线来实现优选条件。

5. 原子化条件的选择

（1）火焰原子吸收分光光度法原子化条件的选择：①火焰原子吸收分光光度法原子化条件主要是火焰的种类和温度（燃气和助燃气的种类及压力、流量）和燃烧器高度的调节等，这些因素直接影响到原子化效率。对于低温、中温元素，可使用乙炔-空气火焰；对高温元素（在火焰中易生成难离解的化合物及难溶氧化物的元素）宜采用氧化亚氮-乙炔高温火焰；对分析线位于 220nm 以下的元素，宜使用空气-氢气火焰。②火焰类型确定后，需要调节燃助比（燃气与助燃气的流量比例），以获得待测元素所需的特性火焰。中性火焰（化学计量学）乙炔-空气比等于 1：4，适合于多数元素的测定。贫燃火焰：乙炔-空气比＜1：4，氧化气氛强，因燃烧充分，显靓丽蓝色，适合于测定不易氧化的元素，如 Ag、Cu、Fe、Co、Ni、Mg、Pb、Cd、Mn、Zn 等元素。富燃火焰：还原气氛强，因燃烧相对不够充分，颜色略带亮黄，乙炔-空气比＞1：4，适合于测定易氧化的元素，如 Al、Ca、Sr、Ba、Cr、Mo 等元素。

在测定时必须仔细调节燃烧器的高度，使测量光束从蒸气态基态原子浓度最大的火焰区域通过，以期进行最佳的灵敏测定。通常在燃烧器狭缝口上方 2～6mm 区域火焰具有最高的基态原子密度。但最佳的燃烧器高度可通过实验确定，具体方法：当实验条件一定（即其他条件不变）时，绘制吸光度-燃烧器高度曲线，在曲线上可找到吸光度最大值所对应的燃烧器高度值，此高度值即为最佳燃烧器高度。

（2）石墨炉原子吸收分光光度法原子化条件的选择：在石墨炉原子吸收分光光度法中，选择适宜的干燥、灰化、原子化及除残（又称净化或清洗）温度-时间是关系到实验成败的重要因素，应把各步操作所需温度与时间控制得当、相济相宜。干燥应先在低于溶剂沸点的温度下进行，然后再提高温度，如以水为溶剂的试液干燥温度为 80～120℃，这样既可防止试液飞溅，又可保持较快的干燥速度。当进样量为 10～100μL 时，干燥时间为 15～50 秒。灰化温度-时间的选择原则：在保证被测元素在没有挥发损失的前提下，应尽可能提高灰化温度，以除去挥发性物质，降低背景吸收。以水为溶剂的试液一般灰化温度为 600～900℃，灰化时间为 25～40 秒。原子化温度-时间的选择原则：以达到最大吸光度值所对应的最低温度作为原子化温度；而对应的时间应以保证试样完全原子化为准。除残的目的是消除上一次测定的残留对下一次测定产生记忆效应，防止前一次测定对后一次测产生干扰。除残的方式是空烧，除残的温度应高于原子化温度（石墨炉原子化后温度为 2700～2900℃），除残的时间宜短（3～5 秒）不宜长，以维持石墨炉的使用寿命。总之，基于一般规律，探求最适宜的温度-时间应根据具体的测试对象通过实验来确定。

石墨炉原子化器使用惰性气体氩或氮作为保护性气体（又称为载气），常用氩气作为内、外保护气体，内、外保护气采用分别控制的方式。外保护气在所有升温程序均保持不间断通气，以保护石墨管，其流量为 1～5L/分；内保护气在原子化器执行干燥、灰化和除残升温程序时通气，以便带走水蒸气、基体气体和试样的烟气，其流量为 60～70mL/分。而在原子化升温程序时停止通气，使原子蒸气保持在石墨管内，以提高待测元素分析的灵敏度。

6. 进样量的选择　火焰原子吸收分光光度法中保证燃助比在一定范围或一定总气流量的条件下，试样的进样量一般在 3～6mL 为宜。过大的进样量，大颗粒雾珠会降低火焰温度、降低原子化效率、降低测定灵敏度。过小的进样量因试液量太少、信号弱、测定灵敏度低。

在石墨炉原子化器中，应根据石墨管的容量确定试样溶液的进样量，一般在 1～100μL 内。

三、干扰及其消除

原子吸收分光光度法分析中，干扰作用按其性质和产生的原因，可以分为光谱干扰和非光谱干扰两种类型。光谱干扰包括谱线干扰和背景干扰；非光谱干扰包括物理干扰、化学干扰和电离干扰。

（一）光谱干扰及其消除方法

光谱干扰主要来自光源、原子化器和其他的共存元素。

1. 谱线干扰及其消除

（1）谱线的重叠：是指样品中共存元素的吸收线与待测元素的共振线的吸收波长很接近时，两条谱线重叠或部分重叠，使测得的吸光度偏高。消除方法：另选其他无干扰谱线作为分析线，也可在测定前分离共存元素。

（2）光谱通带内存在非吸收线：这些非吸收线可能来自光源中所含杂质的多重发射线，也可能来自待测元素的其他谱线。消除方法：①调节狭缝，减小狭缝，使小的狭缝起到分离干扰谱线的作用；②调节灯电流，适当降低灯电流，可以降低灯内干扰元素发光强度，从而削弱或抑制灯内杂质元素所产生的干扰。

2. 背景干扰及其消除方法　背景干扰是来自原子化器（火焰或石墨炉）的一种光谱干扰。它是由分子吸收和对光的散射所引起的干扰，背景干扰使吸光度增加，产生正误差，从而导致测定结果偏高。背景干扰的特征表现：随波长的降低而增大；随基体元素浓度的增加而增大；与火焰的种类和性质有关。背景干扰对石墨炉原子吸收分光光度法的影响比火焰原子吸收分光光度法严重。

消除背景干扰的方法有以下两种。

（1）用邻近非吸收线扣除背景：先用待测元素的分析线（共振线）测量总吸光度（即正常的吸光度与背景吸收之和），再在待测元素吸收线附近另选一条不被待测元素吸收的谱线（称为邻近非吸收线）测量试液吸光度，此测得值即为背景吸收值。从总吸光度中扣除邻近非吸收线吸光度，就可以消除背景吸收。这是一种价廉物美的方法。此法适合于普及型的原子吸收分光光度计。

（2）用仪器自备的背景校正装置消除背景干扰：中高档的原子吸收分光光度计常备氘灯背景校正装置或塞曼（Zeeman）效应背景校正装置。使用前应仔细阅读仪器使用说明书，在说明书的指引下规范操作。

（二）非光谱干扰

1. 物理干扰及其消除方法　物理干扰主要指试样溶液由于任何物理因素的变化而引起吸收强度的变化。物理因素包括溶液的黏度、密度、表面张力、溶剂的种类、气体流速等，这些因素会影响试液的喷入速度、雾化效率、雾滴大小等，因而会引起吸收强度的变化。一般均可对吸光度的测量产生负面影响，而且干扰是非选择性的，对样品中各元素的影响基本是相似的。消除或减免物理干扰的方法：配制与待测试样溶液组成相同的标准溶液。若存在配制困难，则可采用标准加入法进行测定。若试样溶液浓度过高，则可采用稀释的方法来消除或减免物理干扰。

2. 化学干扰及其消除方法　化学干扰是指待测元素原子与共存组分发生化学反应而引起的干扰。消除化学干扰的方法可从改变火焰的种类及性质和通过加入干扰抑制剂两种途径来消除化学干扰，具体方法如下。

（1）改变火焰的种类及性质：①使用高温火焰。利用高温的氧化亚氮-乙炔火焰，代替较低温度的空气-乙炔火焰，可使在较低温度火焰中生成的稳定化合物发生解离，从而消除了在低温度火焰中产生的化学干扰。例如，在空气-乙炔火焰中 PO_4^{3-} 与 Ca 发生反应造成对测定 Ca 的干扰，如果使用氧化亚氮-乙炔火焰，则可提高火焰温度，消除干扰。②改变火焰的性质。对于生成难熔、难挥发氧化物的元素，如钛、硅、铝、铍等元素，可采用强还原性气氛的火焰。

（2）加入干扰抑制剂：干扰抑制剂有释放剂、保护剂和缓冲剂三种。①释放剂：是能与干扰物质生成更稳定的化合物，使被测元素从与干扰物质生成的化合物中释放出来。例如，上述所说的 PO_4^{3-} 对 Ca 的干扰，可加入 La 或 Sr 的盐类，由于它们与 PO_4^{3-} 生成更稳定的磷酸盐，从而把 Ca 释放出来。②保护剂：是能与被测元素生成稳定而且易分解的配合物，以防止被测元素与干扰组分生成难解离、难挥发的化合物，保护待测元素不受干扰。例如，EDTA 可抑制 PO_4^{3-} 对 Ca 的干扰，8-羟基喹啉可抑制 Al 对 Mg 的干扰，这是因为有 EDTA-Ca、8-羟基喹啉-Mg 的生成而使 Ca、Mg 得到保护，进入火焰后又易分解、不影响测定。③缓冲剂：是在被测溶液和标准溶液中都加入一定过量的干扰物质（称为缓冲剂），使产生的干扰恒定，从而抑制或消除对分析结果的影响。例如，用氧化亚氮-乙炔火焰测定 Ti 时，Al 抑制了 Ti 的原子化。但是当 Al 的浓度大于 200mg/mL 时，干扰趋于稳定。于是过量的干扰物质——Al 则可消除 Al 对 Ti 的干扰。

3. 电离干扰及其消除方法　待测元素在原子化过程中因电离成离子而使基态原子数目减少，吸光度下降，导致测定结果偏低，这种干扰称为电离干扰。电离干扰主要发生在电离电位较低的碱金属和部分碱土金属中。

消除电离干扰常用的有效方法是在试液中加入过量的比待测元素电离电位低的其他元素（通常为碱金属元素），加入的元素在火焰中因电离电位低而产生大量电子，抑制了待测元素基态原子的电离。例如，测定 Ba 时，加入适量钾盐可以消除 Ba 的电离干扰。

四、定量分析方法

常用的原子吸收分光光度定量分析方法是标准曲线法和标准加入法。

（一）标准曲线法

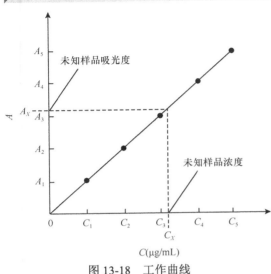

图 13-18　工作曲线

标准曲线法又称为工作曲线法或校正曲线法，是处理实验数据最重要的工具之一。在实际分析中需用已知浓度或标准系列溶液和试样溶液在相同的实验条件下绘制检品信号值随浓度变化的标准曲线。又根据所测的检品信号值可求得被测定组分的浓度。如图 13-18 所示，如果有待测元素的一系列标准溶液 C_1、C_2⋯C_5，将这一系列标准溶液在原子吸收分光光度计上分别测得其吸光度为 A_1、A_2⋯A_5，得到一系列标准溶液浓度与其对应的吸光度对应的函数关系，即因变量（吸光度）随自变量（溶液的浓度）变化的线性相关（关系），因为只有一个自变量，故称为一元线性关系，其数学表达式为一元线性方程：

$$Y=KX+b \qquad (13-7)$$

式（13-7）反映了线性相关的普遍规律，它的图像为一条直线，K 为直线的斜率，b 为直线的截距。根据一系列标准溶液的浓度（C）与其对应的吸光度（A）的实验数据，可求解式（13-7），即求解式中的斜率 K 和截距 b，要解决这个问题，可使用仪器本身自带的计算机软件，也可使用函数型的计算器及其他软件（如 Origin）等，但是具有普遍性、实用性、快速、准确的解决方法是利用 Excel 软件的强大功能作图并得到回归方程，具体方法步骤见第十一章知识拓展部分。

【例 13-1】　原子吸收分光光度法测定某环境水样中镁的含量。已知镁的标准溶液系列浓度为 0.200μg/mL、0.400μg/mL、0.600μg/mL、0.800μg/mL、1.00μg/mL。取 1.00mL 自来水移入 250mL 量瓶中，用去离子水稀释并用 1mol/mL 盐酸溶液调节 pH，使与标准系列溶液的 pH 保持一致，最后用去离子水稀释至刻度并摇匀。按已知的镁的标准系列溶液由稀到浓分别测定吸光度，所测得的吸光度与其对应的浓度如图 13-19 中的列表①所示。在相同的实验条件下测得环境水样的吸光度为 $A_X=0.284$，求该环境水样中镁的含量。

解：用 Excel 软件作图、回归、求解的方法步骤如下。

1. 作图

（1）先建立工作簿，将一系列标准溶液的浓度与其所测的对应的吸光度值输入工作簿中的单元格，完成列表，即将一系列 C-A 的实验数据在 Excel 的主页 book1 的单元格中对应地输入。输入的数据可以竖排，也可以横排，本例为竖排，请见图 13-19。

（2）在主菜单栏中点击"插入"，在"插入"项下子菜单栏"图表"中找到"散点图"，先点击"散点图"，再点击下一级子菜单中"带平滑线和数据标记的散点图"，即完成作图，如图 13-19、图 13-20 所示。

2. 回归分析　得到回归方程，如图 13-20 所示。

（1）用鼠标右击工作曲线上任一坐标点，即出现对话框，在框中选择"设置趋势线格式（F）"项。

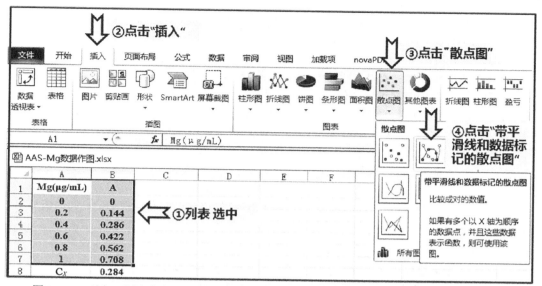

图 13-19 列表、顺次点击"插入""散点图""带平滑线和数据标记的散点图"即完成作图

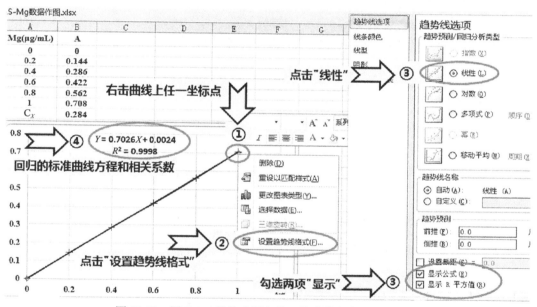

图 13-20 用 Excel 软件求回归的工作曲线方程和相关系数

（2）点击"设置趋势线格式（F）"项，出现"设置趋势线格式（F）"对话框，并在该选项中选择"线性（L）"。

（3）选勾"显示公式（E）"和"显示 R 平方值（R）"。

（4）即得到回归的工作曲线方程：

$$Y=0.7026X+0.0024 \tag{13-8}$$

相关系数为 0.9999。至此，完成回归分析任务。

由式（13-8）可知直线的斜率 K 和截距 b 为

$$K=0.7026$$
$$b=0.0024$$

实验数据经处理所得回归方程为

$$A=0.7026C_X+0.0024 \tag{13-9}$$

式（13-9）中的浓度 C_X 为自变量，吸光度 A 为因变量，斜率 K 则表示试液每改变单位浓度（μg/mL）时，吸光度的变化率，截距 b 则表示回归的直线在 $X=0$ 时与 Y 轴交点的纵坐标。

3. 求镁的浓度和含量　在相同实验条件下，测得未知浓度水样的吸光度为 $A_X=0.284$，此时，$C_X=$？可以从图 13-20 中直接读出，但有误差；若用坐标纸作图，读数可准确到小数点第二位。然而，准确可靠的办法当然是严密的数学推导和计算：当 $A_X=0.284$ 时，根据式（13-9），就有

$$C_X = \frac{A_X - 0.0024}{K} = \frac{0.284 - 0.0024}{0.7026} = 0.4008 \text{（μg/mL）}$$

根据样品处理前后浓缩、稀释过程，该环境水样中镁的含量是

$$250C_X = 250 \times 0.4008 = 100.2 \text{（μg/mL）}$$

注：求解回归方程和未知溶液的浓度，还可用 Excel 的语法语句和预报功能，详情请见第十一章知识拓展部分。

（二）标准加入法

当试样溶液共存组分复杂、背景值较高或难以配制与试样溶液组成相同的标准溶液时，可采用标准加入法以消除实际样品共存组分的干扰。方法的基本原理：如果待测元素试样溶液的浓度为 C_X，它的吸光度为 A_X：

$$A_X = KC_X \tag{13-10}$$

把待测元素的浓度为 C_S 的标准溶液加入待测元素试样溶液中，得到浓度为 C_X+C_S 的试液，它的吸光度 A_S 为

$$A_S = K(C_X+C_S) \tag{13-11}$$

由式（13-10）和式（13-11）可得

$$C_X = \frac{A_X}{A_S - A_X} C_S \tag{13-12}$$

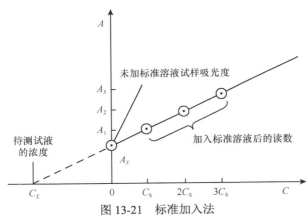

图 13-21　标准加入法

此外采用多次标准加入，可用最小二乘法回归 A-C 的线性关系并绘制 A-C 标准曲线，将标准曲线外推到吸光度为零时与横坐标（浓度轴）的交点，得到：$C_X=-C$，即所得到的 C_X 应为 "C" 的绝对值，如图 13-21 所示。标准加入法的操作步骤：平行地吸取 4 份（不宜少于 4 份）试样溶液，把待测元素的浓度为 C_S 的标准溶液按 C_S、$2C_S$、$3C_S$ 顺序分别加入第二、第三、第四份试液中（注意：第一份试液不加），用溶剂稀释至相同的刻度（体积）；分别测量各份试样溶液的吸光度，绘制标准曲线，并将标准曲线外推至横坐标（浓度轴）与其相交，在横坐标上的交点即为要求解的试样溶液的浓度 C_X，如图 13-21 所示。

采用标准加入法时应注意如下事项。

（1）待测组分的浓度必须在 A-C 的线性范围之内。

（2）所取试液一般不宜少于 4 份，以便采用最小二乘法进行线性回归，维持良好的线性关系。

（3）控制待测元素标准溶液的加入量，即 C_S 的浓度和加入体积应该控制在使吸光度增量为 A_X 的 40%～50% 的范围并依此递增，以保证测定有较高的灵敏度和线性范围。

（4）本法虽消除共存组分的干扰，但并未消除背景干扰，因为随着待测组分标准溶液的加入，

检测信号得到加强，但背景干扰并未扣除，此时测定结果偏高。只有扣除背景干扰之后，方可得到待测元素的真实浓度。

【**例 13-2**】 用原子吸收分光光度法测定黄酒中铜的含量。准确量取 500mL 黄酒试样，经灰化后制备成 100mL 试液。取 5 只 100mL 量瓶，各加入 10.00mL 上述制备好的黄酒试液，然后分别加入 0mL、2.00mL、4.00mL、6.00mL、8.00mL 浓度为 10.00μg/mL 铜标准溶液，用去离子水稀释至刻度，摇匀备用。分别上机测得吸光度为 0.101、0.246、0.392、0.544、0.702。用标准加入法处理实验数据，求黄酒中铜含量。（浓度为 10.00μg/mL 溶液浓度通常称为质量浓度[①]）

解：

方法一：根据标准加入法公式 $C_X = \dfrac{A_X}{A_S - A_X} C_S$ 计算，题目的已知条件：A_X=0.101，A_S=0.246，C_S=0.20μg/mL，故

$$C_X = \frac{0.101}{0.246 - 0.101} \times 0.20 = 0.14 \ （\mu g / mL）$$

黄酒原始检品的含铜量：(10×0.14)/5=0.28（μg/mL）。

方法二：用 Excel 软件作图、回归并计算：把上述 5 个加入黄酒试液和铜标准系列浓度的量瓶按由稀到浓的顺序测量吸光度，得到一系列 A 与 C 对应的数据，在 Excel 软件主页面 book1 中输入数据，建立工作表；然后在菜单栏中顺次点击"插入"→"散点图"→"带平滑线和数据标记的散点图"，完成标准曲线作图。在标准曲线上用鼠标右击任一坐标点，即出现对话框，按照 Excel 软件的程序依次在对话框中选择"添加趋势线"→"设置趋势线格式（F）"→"线性（L）"→"线条颜色"→"实线"→"宽度"等，再勾选"显示公式（E）"和"显示 R 平方值（R）"，完成"设置趋势线格式（F）"，即完成回归，得到回归的工作曲线方程，如图 13-22 所示。

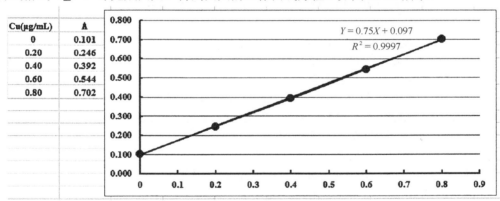

Cu(μg/mL)	A
0	0.101
0.20	0.246
0.40	0.392
0.60	0.544
0.80	0.702

图 13-22　标准加入法的作图并回归分析

由图 13-22 可得到 A-C 的回归方程：

$$Y=0.75X+0.097 \tag{13-13}$$

当 Y=0（即吸光度 A=0）时，X=?　（即 C_X=?　）

根据标准加入法原理和图 13-22 可知：C_X 就是将工作曲线外推至与横坐标（浓度轴）的交点，又根据图 13-22 和所得的回归方程——式（13-13）可求黄酒制备（上机）试液中铜的含量是

$$C_X=-0.0976/0.75=-0.13 \ （\mu g/mL）$$

灰化后所制备的黄酒试样溶液中铜的浓度为 10×0.13=1.3（μg/mL）。因此原始的黄酒检品中铜的含量是

[①] 质量浓度：以单位体积溶液中含有溶质的量所表示溶液的浓度，常用单位为 mg/mL、mg/L、μg/mL、μg/L 等，质量浓度是仪器分析中表示溶液浓度的常用浓度单位。

$$\frac{1}{5} \times 1.3 = 0.26 \ (\mu g / mL)$$

综上所述，方法一与方法二的结果不完全一致，因方法一未充分利用到测定过程的全部信息，只是局部使用了几个有限的数据，而方法二将 *A-C* 函数关系的全部数据进行了回归分析，从而建立了回归方程，因此方法二所得数据更缜密、更准确。

第四节 以任务驱动模式的应用示例

任务 火焰原子吸收分光光度法测定矿泉水中铜的含量——标准曲线法

【任务描述】 用火焰原子吸收分光光度法测定矿泉水中铜（Cu）的含量。数据处理采用标准曲线法。

【任务分析】

（1）铜是人体所必需的微量元素[①]，它参与造血过程，参与酶的组成和活化，影响能量代谢，影响机体免疫功能的作用。铜在正常人血清中含量的参考值：成人男性为 $0.7 \sim 1.4 \mu g/mL$，成人女性为 $0.8 \sim 1.5 \mu g/mL$，儿童为 $0.9 \sim 1.9 \mu g/mL$。

我们可以通过丰富多样的食物满足人体对铜的正常需要，一个正常人每天正常的摄入量为 2mg，最多不能超过 8mg。但是，铜毕竟属于重金属，过量摄入会发生溶血性贫血；会使胆汁排泄铜的功能紊乱；若存留在肝脏、近侧肾小管或沉积在脑组织都有可能产生铜中毒症状。故日常生活中，应避免接触铜尘、铜烟，避免使用铜质厨具、餐具，以防止铜中毒。

（2）原子吸收分光光度法是基于蒸气中的基态原子对特征电磁辐射的吸收来测定试样中待测元素含量的光学仪器分析法。按试样转化为原子蒸气方式的不同，原子吸收分光光度法主要分为火焰原子吸收分光光度法和石墨炉原子吸收分光光度法，此外还有氢化物原子吸收分光光度法和冷原子吸收分光光度法。

原子吸收分光光度法可测定 70 多种元素，火焰吸收分光光度法可完成其中大部分元素的测定，相对于石墨炉吸收分光光度法，火焰吸收分光光度法具有准确、快速、选择性高等优点。

火焰原子吸收分光光度法测定铜应选择铜空心阴极灯（简称铜灯），铜灯发出的特征谱线通过含有待测元素铜的基态原子蒸气时，其中一部分光能被基态气态的铜原子所吸收，而未被吸收的光能进入单色器，经单色器分光后进入检测器，根据特征谱线光强被吸收的程度（朗伯-比尔定律），即可测得试样——矿泉水中待测元素铜的含量。

火焰原子吸收分光光度法是利用火焰的热能，使试样中待测元素转化为基态气态原子的方法。最常用的火焰为乙炔-空气，其绝对的灵敏度可达 ng 级，可用于测定 40 多种金属元素，是应用最为广泛的原子吸收光谱方法。

（3）标准曲线是依据回归分析的原理而绘制，即仪器检测到的分析信号与试样溶液的浓度呈线性函数关系。在实际的分析工作中，先配制一系列含有待测元素不同浓度的标准溶液 C_1、C_2、$C_3 \cdots C_n$，然后上机分别测定相应的分析信号（如吸光度），则可得到与一系列标准溶液一一对应的一系列吸光度值 A_1、A_2、$A_3 \cdots A_n$，根据吸光度值与溶液的浓度呈线性关系，可在直角坐标系中作出标准曲线（以浓度为横坐标，以吸光度为纵坐标，可在坐标纸上手工作图），还可以建立回归方程。在做完标准样品后紧接着做未知样品，即在相同的实验条件下，将待测试液上机测其吸光度为 A_X，则可在标准曲线图上查得待测试液的浓度 C_X。另外，也可根据回归方程计算待测试样溶液的浓度。

---

① 微量元素（trace element）人体中含量小于 0.01% 的必需元素。尽管含量微小，但在人体新陈代谢中有重要的生理功能，如协助输送宏量元素，参与酶的组成，参与激素的作用，影响核酸的代谢等。人体中重要的微量元素有铜、铁、锌、铬、锰、碘等十余种。人体缺少或摄入过多微量元素，都会导致疾病的发生。

【任务实施】

1. 仪器与试剂

（1）仪器：TAS-990 型原子吸收分光光度计，如图 13-23 所示。

（2）试剂：购置国家标准 GBW08615 铜标准溶液，浓度为 1000μg/mL（基体为 1% 硝酸溶液），逐级稀释为 1μg/mL、2μg/mL、3μg/mL、4μg/mL 等系列标准溶液。待测样品为市售矿泉水。

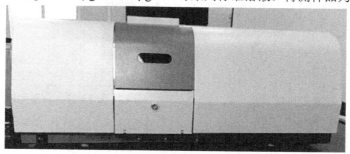

图 13-23　TAS-990 型原子吸收分光光度计

2. 火焰法原子吸收光谱的测定

（1）开机：顺次打开抽风设备；打开稳压电源；打开计算机电源并进入 Windows 桌面系统；打开 TAS-990 型原子吸收分光光度计主机电源；双击 TAS-990 桌面图标"AAwin"，选择"联机"，单击"确定"，进入仪器自检画面。等待仪器各项自检"确定"后进行测量操作，如图 13-24、图 13-25 所示。

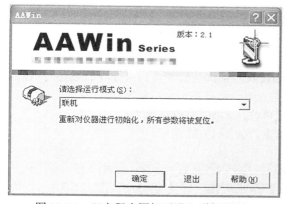

图 13-24　双击程序图标后进入联机页面

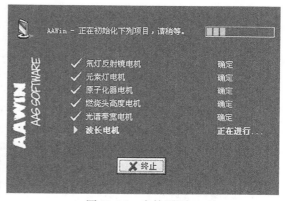

图 13-25　自检页面

（2）选择工作灯——铜灯并设置测量参数

1）选择工作灯——铜灯，并单击"下一步"。

2）设置元素测量参数：工作灯电流为 3.0mA；预热灯电流为 2.0mA；负高压为 300V；燃气流量为 1500mL/min；燃烧高度为 6.0mm；燃烧器位置应使灯的射线通过火焰的中央，如图 13-26 和图 13-27 所示。

3）进入"设置波长"页面，在"波长"对话框中输入铜灯（Cu）的测量波长为 324.7nm，然后单击"寻峰"；进入"寻峰"，以求获取最大的吸光度，作最灵敏的测定，如图 13-28 所示。

4）进入"寻峰"页面，峰值能量应为 100%；峰值对应的横坐标应为测定波长 324.7nm，如图 13-29 所示。

若峰值能量不是 100%，应在点火之后调整能量为 100%（即把进样吸管插入蒸馏水中，顺次单击"能量"—"能量自动平衡"调整能量到 100%）。

（3）设置标准样品和未知样品：从测量系统界面主菜单依次选择"设置"—"样品设置向导"即可打开"样品设置向导"对话框。

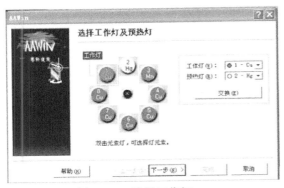

图 13-26　选择工作灯

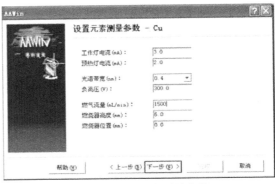

图 13-27　设置元素测量参数

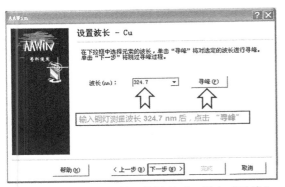

图 13-28　设置铜灯的工作波长后，进入"寻峰"

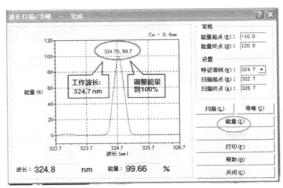

图 13-29　进入"寻峰"程序，进行波长扫描，
所得寻峰图

"样品设置向导"共分为 4 页，前 3 页为标准品设置对话框，第 4 页为未知样品设置对话框。按软件程序每完成一页的设置，点击"下一步"则进入下一页（下一个对话窗口）。

1）设置标准样品的校正方法、曲线方程、浓度单位，如图 13-30 所示。

2）以从稀到浓的顺序输入标准样品序号及其浓度，如图 13-31 所示。

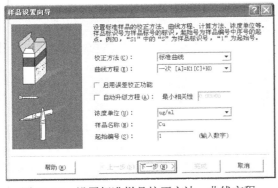

图 13-30　设置标准样品校正方法、曲线方程、
浓度单位等

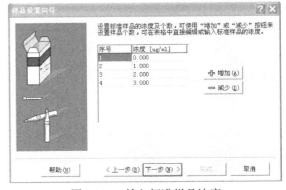

图 13-31　输入标准样品浓度

3）输入每个样品的测定次数：完成标准样品浓度设置后，点击"下一步"，进入自动功能设置窗口，可对空白校正[1]、灵敏度校正[2]和自动保存[3]功能进行设置，如图 13-32 所示。

---

[1] 空白校正：测量前先进行空白样品测量，然后系统会根据测量值对后续样品进行相应处理。

[2] 灵敏度校正：为了减少误差的影响，系统会根据标准样品的测量结果进行灵敏度校正，操作时只需选择标准样品编号并校正周期即可。

[3] 自动保存：为了避免数据的丢失，软件系统具有自动保存功能。

4）设置未知样品的数量、编号：完成标准样品的设置之后，点击"下一步"，进入未知样品设置对话框，完成未知样品的数量、编号设置，如图 13-33 所示。

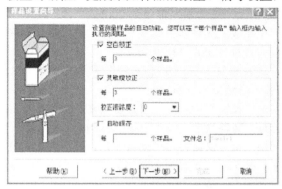

图 13-32　输入每个样品的测定次数

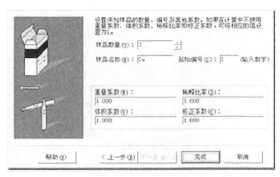

图 13-33　设置未知样品的数量、编号

（4）点火

1）核对"燃气流量"设置为 1500mL/min 以上。

2）检查废液检测装置（又称"水封"装置）内是否有水，若不见水则应加水至观察孔内，直至可见，如图 13-34 所示。

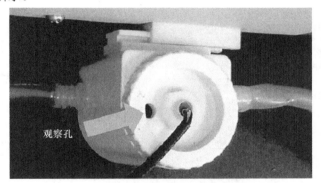

图 13-34　开机前检查废液检测装置

3）开空压机，空压机的压力应控制在 0.2 ～ 0.25MPa，如图 13-35 所示。

4）开启乙炔钢瓶阀门，调节分表出口压力为 0.05MPa，如图 13-36 所示。

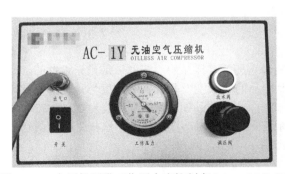

图 13-35　空压机正常工作压力应控制在 0.2 ～ 0.25MPa

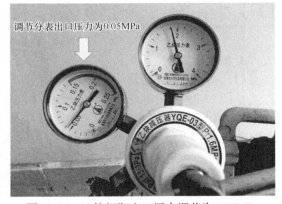

图 13-36　乙炔钢瓶出口压力调节为 0.05MPa

5）点火：在主菜单中点击"点火"按钮，或在工具栏中点击闪电标志 ⚡，则燃烧器被点燃，点燃后燃烧器上方火焰呈现美丽的蓝色并伴有气体流动的呼声，如图 13-37 所示。燃烧条件可再次

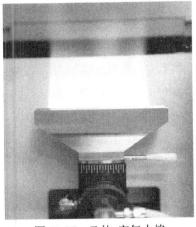

图 13-37　乙炔-空气火焰

在"燃烧器参数设置"对话框中调整到最佳状态。若"寻峰"时，能量未达 100%，则可把吸样管插入蒸馏水中，单击"能量"，选择"能量自动平衡"调整能量为 100%。

（5）测量：在完成上述各步准备工作之后，进入测量系统主页面，该页面各功能区如图 13-38 所示。

1）标准样品的测量：在测量系统主页面主菜单中点击"测量"键，则进入测量窗口（屏幕的右上角），把进样管插入空白溶液中，点击"校零"键，调整吸光度为零。把标准样品从稀到浓依次排序，准备测定。当"在线信号图谱区"基线平稳后，再按"开始"键，仪器会自动读数 3 次，然后再把进样管插入蒸馏水中，冲洗 4 ～ 8 秒后，再插入下一个样品中，进行下一个样品的测定。完成标准样品测量后，把进样管再插入蒸馏水中，点击"终止"按钮。

2）未知样品的测量：再次在主菜单中点击"测量"键，进入测量窗口，点击"校零""开始"键。其方法步骤与测定标准样品相同，但必须注意，测定条件应保持不变，即标准品和未知样品必须在相同的实验条件下进行测定。

3）完成测量：①根据提示输入文件名，点击"保存"按钮，做好备份；②关闭乙炔钢瓶主阀门。

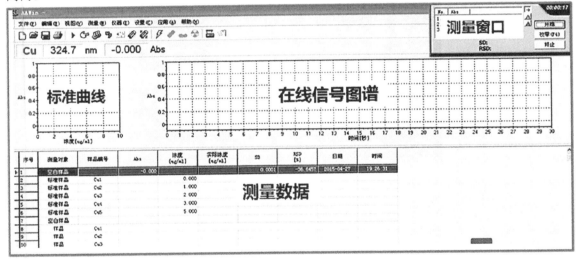

图 13-38　测量系统主页面及其各功能区

3. 数据及其处理

（1）测量的原始数据：如图 13-39 所示。

从图 13-39 可知：其中"测量对象""样品编号"和标准样品的"浓度"是预先设置的，而吸光度值（Abs）是上机的实测值（随机值），以及样品的"浓度"和"实际浓度"是计算机软件处理数据的结果，即未知样品吸光度的平均值为 $A_X=0.01$，未知样品铜含量的平均值为 $C_X=0.072\mu g/mL$。

（2）标准曲线及回归方程：把鼠标指向"标准曲线"框内，点击右键，选择"详细信息"可得校正曲线及其回归方程，如图 13-40 所示。从图中可看出，回归方程是

$$A=0.2437C-0.0163$$

相关系数为

$$R^{[1]}=0.9972$$

---

[1] 本次实验使用的标准溶液已存放两年，故实验数据和相关系数未令人满意，但本文的宗旨是阐明原理和方法步骤。

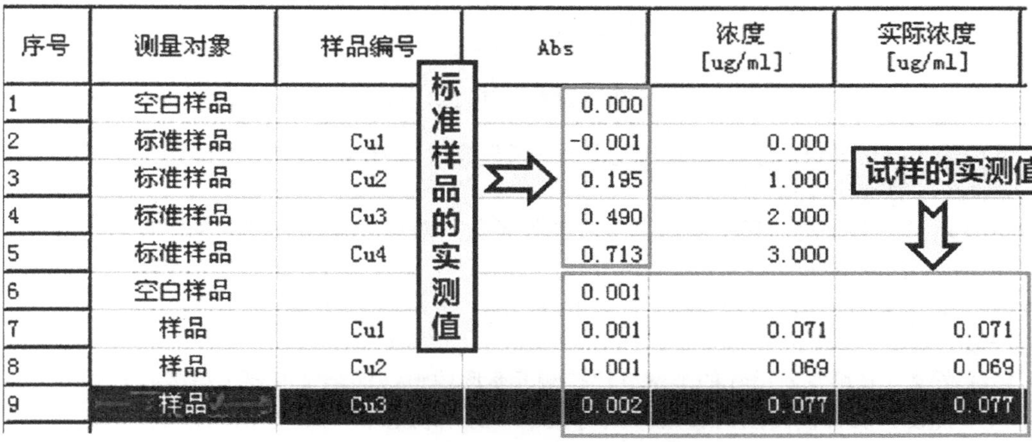

序号	测量对象	样品编号	Abs	浓度 [ug/ml]	实际浓度 [ug/ml]
1	空白样品		0.000		
2	标准样品	Cu1	-0.001	0.000	
3	标准样品	Cu2	0.195	1.000	
4	标准样品	Cu3	0.490	2.000	
5	标准样品	Cu4	0.713	3.000	
6	空白样品		0.001		
7	样品	Cu1	0.001	0.071	0.071
8	样品	Cu2	0.001	0.069	0.069
9	样品	Cu3	0.002	0.077	0.077

标准样品的实测值 ⟹

试样的实测值 ⇓

图 13-39　测量的原始数据

图 13-40 告诉我们未知样品的测定结果，这是计算机软件处理数据所得结果。也可以根据所测的吸光度 $A_X=0.01$ 值代入回归方程，得

$$0.001=0.2437C_X-0.0163$$

解得

$$C_X=0.071（\mu g/mL）$$

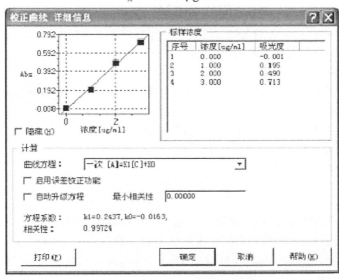

图 13-40　校正曲线详细信息

此外，还可以用 Excel 软件作图并处理数据及在坐标纸上手工作图，求解未知样品的浓度，详情见第十一章知识拓展部分。

4. 关机

（1）退出 TAS-990 程序：单击软件界面右上角"×"符号亦可。

（2）关闭主机电源，罩上仪器罩。

（3）关闭计算机电源、稳压器电源，关闭抽风设备，关闭实验室总电源，完成测量工作。

【结论】　该矿泉水送检品的铜含量为 0.071μg/mL，符合国标 GB5749—2022 生活饮用水卫生标准（水质常规指标及限值：Cu 为 1.0mg/L）。

◀ **本章小结** ▶

一、基本概念及其原理

1. 共振线　原子外层电子由基态跃迁到第一激发态时，吸收一定频率的光而产生的吸收线称为共振吸收线，简称共振线。

2. 中心频率、半宽度　吸收曲线上最大吸收系数所对应的频率为中心频率，最大吸收系数1/2处对应的峰宽为半宽度。

3. 分析线　共振线通常即为实际测定时的分析线，也是最灵敏线。

4. 谱线的变宽　主要有自然变宽、热变宽和压力（碰撞）变宽。

5. 锐线光源　光源发射谱线的半宽度比待测元素吸收谱线的半宽度要小得多的光源。

6. 积分吸收　以吸收曲线的吸收系数对频率积分所得总和，即吸收曲线与横坐标所包围的面积。

7. 峰值吸收　当锐线光源的中心频率与待测元素吸收线的中心频率一致时，所产生的吸收为峰值吸收。

8. 原理　气态基态的原子吸收锐线光源发出的共振线，其吸光度与原子的浓度成正比；其计量关系符合朗伯-比尔定律。

9. 朗伯-比尔定律的数学表达式　$A=KC$。

二、原子吸收分光光度计

1. 光源　锐线光源——空心阴极灯，发射半宽度比待测元素吸收谱线半宽度小得多的特征谱线；其强度足够大，以提供足够的信噪比；强度稳定且没有背景值（或很小）；工作电压低、使用寿命长。

2. 原子化器　①火焰原子化器主要由雾化器、预混合室和燃烧器三部分，以及其空压机等辅助设施所组成。②石墨炉原子化器由石墨管、加热电极（低电压大电流）冷却水夹套等部分组成。

3. 单色器　衍射光栅单色器（单色器系统包括单色器本身和入口、出口狭缝）。

4. 检测器　光电倍增管。

5. 计算机控制系统

三、定量分析

气态基态的原子吸收了特征辐射，使外层电子发生跃迁，从而产生原子吸收光谱。每种元素各有其特征性的吸收谱线，谱线的中心频率所对应的波长即为工作（测定）波长，这就是定性分析的依据，而吸光度与该元素的浓度关系则符合朗伯-比尔定律，是进行定量分析的依据。原子吸收光谱法主要用于微量、痕量金属元素的定量分析。

原子吸收光谱定量分析方法主要有标准曲线法、标准加入法。

◀ **思考与练习** ▶

一、单选题

1. 在原子吸收分光光度计中光源的作用是（　　　　）。

A. 发射待测元素的特征谱线——共振线　　　B. 产生光激发

C. 产生红外线　　　　　　　　　　　　　D. 提供试样干燥、蒸发所需的能量

E. 产生紫外线

2. 石墨炉原子吸收分光光度法的主要优点为（　　　　）。

A. 试样用量大　　　B. 灵敏度高　　　C. 谱线干扰小　　　D. 稳定性好

E. 经济实惠

3. 以下方法中可用于消除原子吸收分光光度法中的物理干扰的是（ ）。

A. 缓冲剂　　　　　　B. 保护剂　　　　　　C. 释放剂　　　　　　D. 标准加入法

E. 标准曲线法

4. 原子吸收分光光度法中背景干扰表现形式为（ ）。

A. 火焰中共存组分产生的分子吸收　　　　B. 火焰中干扰元素发射的谱线

C. 光源所产生的共振线　　　　　　　　　D. 火焰中被测元素发射的谱线

E. 电离干扰

5. 在原子吸收分光光度分析中消除在测定波长附近有被测元素非吸收线的干扰的方法是（ ）。

A. 另选分析线　　　　　　　　　　　　　B. 先用化学方法分离

C. 增大狭缝　　　　　　　　　　　　　　D. 更换其他元素灯

E. 增加保护剂

6. 在原子吸收分光光度分析中，对吸收线变宽的因素影响最大的是（ ）。

A. 多普勒变宽　　　B. 洛伦兹变宽　　　C. 自然变宽　　　D. 赫尔兹马克变宽

E. 压力变宽

7. 对空心阴极灯发射线宽度影响最大的因素是（ ）。

A. 灯电流　　　　B. 玻璃外壳　　　C. 灯座材料　　　D. 阳极材料　　　E. 单色器

8. 在原子吸收分光光度计的光学系统中，最关键的部件是（ ）。

A. 平面反射镜　　　B. 出射狭缝　　　C. 入射狭缝　　　D. 单色器　　　E. 灯座材料

9. 吸光度与待测元素浓度呈线性关系时，下列说法中错误的是（ ）。

A. 通过火焰吸收层的辐射强度在整个吸收光程内为定值

B. 基态原子数近似等于总原子数，并且总原子数与待测元素浓度成正比

C. 线性范围与浓度无关

D. 吸收线的宽度主要取决于自然宽度、多普勒变宽和洛伦兹变宽

E. 线性范围与浓度有关

10. 在测量吸收信号时，为了提高石墨炉原子吸收分光光度法的灵敏度，气体的流速应为（ ）。

A. 增大　　　　　　B. 减小　　　　　　C. 为零　　　　　　D. 不变

E. 先增大后减小

11. 在原子吸收分光光度法中可以消除物理干扰的方法是（ ）。

A. 释放剂　　　　B. 保护剂　　　　C. 标准加入法　　　D. 扣除背景　　　E. 缓冲剂

12. 在原子吸收分光光度法中背景干扰主要来自于（ ）。

A. 分子吸收　　　　　　　　　　　　　　B. 锐线光源的非共振线

C. 共存组分发射的谱线　　　　　　　　　D. 火焰中待测元素发射的谱线

E. 火焰中干扰元素发射的谱线

13. 下列消除物理干扰常用的方法是（ ）。

A. 配制与被测试样相似组成的标准样品　　B. 使用高温火焰

C. 加入释放剂或保护剂　　　　　　　　　D. 化学分离

E. 另选分析线

14. 在原子吸收分光光度分析中，吸光度适宜控制的读数范围是（ ）。

A. 0.20～0.80　　　B. 0.1～0.5　　　C. 0.64～0.80　　　D. 0.80 以上　　　E. 0.5～0.64

15. 相当于 3 倍噪声水平的标准偏差所对应的待测元素浓度，称为（ ）。

A. 特征浓度　　　B. 检测量　　　C. 灵敏度　　　D. 检出限　　　E. 定量限

二、填空题

1. 原子吸收分光光度定量测定的理论依据是_____定律。它反映了在一定的实验条件下_____和_____的函数关系。

2. 原子吸收分光光度分析方法中，目前应用比较广泛的方法主要有_____和_____法。

3. 原子吸收线变宽主要是由_____变宽引起的。

4. 使电子从基态跃迁至第一激发态时所产生的吸收谱线称为_____。

5. 原子吸收分光光度计主要由_____、_____、_____和_____组成。

6. 火焰原子化器主要由两部分组成，一部分是使试样_____的雾化器，另一部分是使试样原子化的_____。

7. 在原子吸收分光光度计中，单色器的作用是将待测元素的_____与邻近谱线分开。

8. 在原子吸收分光光度分析中，非选择性的干扰是_____干扰，有选择性的干扰是_____干扰。

9. 待测元素与共存物质作用生成难挥发的化合物，导致参与吸收的基态原子数_____，从而引起_____误差。

三、判断题

1. 原子吸收分光光度法是气态基态的待测元素原子吸收光源发出的特征谱线——共振线，并且所测得吸光度与待测元素的浓度符合朗伯-比尔定律。（　　）

2. 空心阴极灯是一种锐线光源，对发射线半宽度影响最大的因素是空心阴极灯工作电流。（　　）

3. 火焰原子吸收分光光度法的主要优点是适用范围广、操作简单、测定快速、成本低。（　　）

4. 由于石墨炉原子吸收分光光度法比火焰原子吸收分光光度法的原子化效率高，所以试样用量少。（　　）

5. 由于原子化温度越高，激发态原子数越多，因此原子化温度不是越高越好。（　　）

6. 通常来说，背景吸收能使吸光度增加而产生正误差。（　　）

7. 石墨炉原子吸收分光光度法比火焰原子吸收分光光度法的检出限低，但是精密度低。（　　）

8. 在火焰原子化过程中，伴随着的一系列的化学反应中，电离反应是可能发生的。（　　）

9. 消除原子吸收分光光度法中的物理干扰可用扣除背景方法。（　　）

10. 消除原子吸收分光光度法中的物理干扰可用标准曲线法。（　　）

11. 在原子吸收分光光度实验中，提高空心阴极灯工作电流，可提高发射强度。如果电流过大，会产生自吸现象和发射线变宽的现象。（　　）

12. 原子吸收光谱是由待测元素气态基态原子的外层电子跃迁而产生的。（　　）

13. 沃尔什提出用峰值吸收代替积分吸收必须：发射线的中心频率与吸收线的中心频率保持一致；发射线的半宽度比吸收线的半宽度小得多。（　　）

四、名词解释

1. 基态

2. 激发态

3. 共振线

4. 吸收线

5. 检出限

五、简答题

1. 用结构方框图表示单光束原子吸收分光光度计结构示意图并作简要说明。

2. 在原子吸收分光光度法中，为什么火焰原子化器的绝对灵敏度比石墨炉原子化器的低？

3. 简要叙述背景吸收的产生及消除背景吸收的方法。

六、计算题

1. 当试液产生 1% 的吸光度时，其对应的吸光度是多少？

2. 欲测试某环境水样中的镁的浓度，其分析数据如表 13-4。

表 13-4　试样的处理并测量吸光度

试样溶液	吸光度
25mL 试液未加标准溶液稀释至 50mL	0.08
25mL 试液+1mL C_S 标准溶液稀释至 50mL	0.10
25mL 试液+2mL C_S 标准溶液稀释至 50mL	0.12
25mL 试液+3.25mL C_S 标准溶液稀释至 50mL	0.15

注：标准溶液的浓度 $C_S=50\mu g/mL$。

该环境水样中的镁的浓度是多少？

3. 在 6 个 100mL 量瓶中，分别加入 Pb^{2+} 标准物质 0mg、0.10mg、0.20mg、0.30mg、0.40mg、0.50mg，稀释至刻度线配制成标准溶液。分别测得各标准溶液的吸光度为 0、0.20、0.40、0.60、0.80、0.98。称取含铅检品 0.4906g，溶样后转移至 100mL 量瓶中，稀释至刻度。在相同的实验条件下，测得其吸光度为 0.48，求该检品中铅的含量（质量分数）。

4. 用原子吸收分光光度法测定废水中的微量汞，分别移取试液 20.0mL 于一组 50mL 的量瓶中，依次加入浓度为 $0.4\mu g/mL$ 的汞标准溶液 0mL、1.00mL、2.00mL、3.00mL，分别测得各溶液的吸光度为 0.052、0.130、0.207、0.279，计算该废水中的质量浓度。

◀ 参 考 答 案 ▶

请同学们先深入思考，积极探索，自练自测，再看答案，这样做有助于您理解、掌握分析测试各论的原理、仪器装置和使用方法，获得举一反三、触类旁通之功效。

一、单选题

1～5. A B D A A　　　6～10. A A D C C　　　11～15. C A A A D

二、填空题

1. 朗伯-比尔　吸光度（A）　浓度（C）
2. 标准曲线法　标准加入法
3. 多普勒
4. 共振线
5. 光源　原子化器　单色器　检测器
6. 雾化　燃烧器
7. 分析线
8. 物理　化学
9. 减少　负

三、判断题

1. √　2. √　3. √　4. √　5. √　6. √　7. √　8. √　9.×　10.×　11. √　12. √　13. √

四、名词解释

1. 基态　在正常状态下，原子处于稳定的最低能级状态称为基态。
2. 激发态　当原子获得足够的能量后，外层电子就会从低能级跃迁至高能级，高于基态的各能级状态称为激发态。
3. 共振线　如果吸收的辐射能使基态原子跃迁到能量最低的激发态（第一激发态）时，产生的吸收线称为共振线。由于产生共振线所需的能量最小（激发电位最低），电子跃迁的概率最大，产生吸收谱线的吸光度最强，故共振线在实际测定中往往就是分析线和灵敏线。
4. 吸收线　蒸气态基态的原子吸收了特征辐射——共振线，使外层电子产生共振跃迁，从而产生原子吸收光谱。
5. 检出限　检出限（D）的基本含义是所使用的仪器及方法能检测出元素的最低浓度或最小质量。

根据 IUPAC 的规定，元素检出限定义为吸收信号相当于 3 倍噪声（σ）所对应的元素浓度，火焰法待测元素的最小检出浓度（D_c）可用下式计算：

$$D_c = \frac{C \times 3\sigma}{A} \ (\mu g / mL)$$

石墨炉法待测元素的最小检出质量（D_m）可用下式计算：

$$D_m = \frac{CV \times 3\sigma}{A} \ (g)$$

五、简答题

1. 答：单光束原子吸收分光光度计由光源、原子化器、单色器、检测器和计算机系统五部分组成，图 13-41 为单光束原子吸收分光光度计结构示意图。光源发射待测元素特征谱线——共振线，被原子化器产生的待测元素气态的基态原子所吸收，单色器将待测元素的吸收线与其他谱线分开，检测器将待测元素的吸收信号转换成电信号并放大，放大的电信号再作一次转换将模拟信号转换成数字信号，被计算机读数并数据处理，报告测定结果。

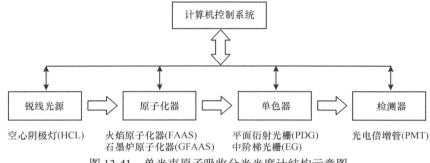

图 13-41　单光束原子吸收分光光度计结构示意图

2. 答：火焰法是采用雾化进样，因此：①试液的利用率低（低于 10%），大部分试液流失，只有小部分雾珠进入火焰参与原子化；②被测元素原子在原子化器（火焰）中停留时间短（约为 10^{-4} 秒），不利于吸收；③稀释倍数高，进入火焰的雾珠被大量气体稀释，降低了原子化浓度。基于上述原因，其绝对灵敏度比非火焰原子化法低。

3. 答：背景吸收是由于光散射和分子吸收引起的。光散射是指在原子化过程中固体微粒或液滴对空心阴极灯发出的光起散射作用，使吸光度增加。分子吸收指在原子化过程中生成的盐类、氧化物、氢氧化物和气体分子等分子对辐射线的吸收。在原子吸收分析中经常接触的分子吸收有碱金属、卤化物在紫外区的强分子吸收；无机酸分子吸收，石墨炉保护气体分子或火焰气体吸收。分子吸收与共存元素的浓度、火焰温度和分析线波长（短波与长波）有关。

消除背景吸收的办法：①改用火焰（高温火焰）。②分离成转化共存物。③采用长波分析线。④扣除方法（用测量背景吸收的非吸收线扣除背景，用其他元素的吸收线扣除背景，用氘灯背景校正法和塞曼效应背景校正法）等。

六、计算题

1. 解：根据朗伯-比尔定律：

$$A = \lg \frac{I_0}{I_t} = \lg \frac{1}{T} = -\lg T = KC$$

当试液产生 1% 的吸收时，则透光率为 99%，即 $T=0.99$ 并代入上式，得

$$A = \lg \frac{1}{0.99} = -\lg 0.99 = 0.0044$$

2. 根据题意可将已知数据输入 Excel 软件工作簿，建立工作表、作图并线性回归，如图 13-42 所示：

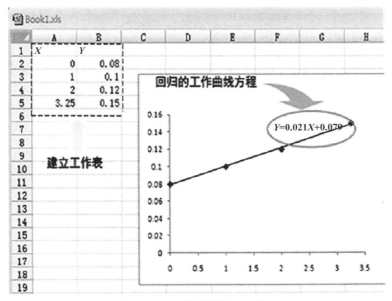

图 13-42　计算题作图及回归 1

所得回归方程为

$$Y=0.021X+0.079$$

延长标准曲线与横坐标（浓度轴）相交，（此时，$Y=0$）交点即为

$$X=-(0.079/0.021)=-3.762（\mu g/mL）$$

上机试液的浓度：

$$C_X=-(-3.762)=3.762（\mu g/mL）$$

则该环境水样中镁的含量为

$$2×3.762=7.52（\mu g/mL）$$

3. 解：根据题目的已知条件，可用标准曲线法解题。用 Excel 软件可完成标准曲线的绘制和回归分析，求得回归方程，如图 13-43 所示。

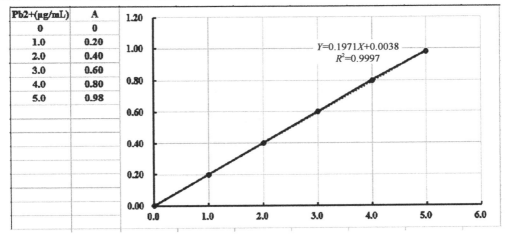

图 13-43　计算题作图及回归 2

当检品试液的吸光度为 0.48 时，代入回归方程得

$$0.1971X+0.0038=0.48$$

解得：$X=2.4\mu g/mL$，则该检品中铅的含量（质量分数）为

$$\frac{2.4 \times 100}{10^6 \times 0.4906} \times 100\% = 0.049\%$$

4. 解：方法一：根据标准加入法公式 $C_x = \frac{A_x}{A_s - A_x} C_s$ 计算，题目的已知条件：$A_x = 0.052$，$A_0 = 0.130$，$C_0 = 1.0 \times 0.4/50.00 = 0.008 \times 10^{-3} \mu g/mL$，故

$$C_x = [0.052/(0.130 - 0.052)] \times 8.0 \times 10^{-3} = 5.3 \times 10^{-3} （\mu g/mL）= 5.3 （\mu g/L）$$

废水检品中汞的质量浓度：

$$2.5 \times 5.3 = 13 \times 10^{-3} （\mu g/mL）= 13 （\mu g/L）$$

方法二：根据题意，用 Excel 软件绘制标准曲线、回归分析得回归的标准曲线方程如图 13-44 所示。

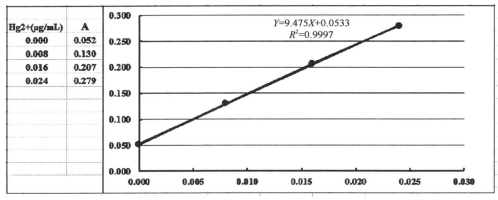

图 13-44　计算题作图及回归 3

当 $Y = 0$ 时，即将标准曲线外推至与横坐标相交时：

$$X = \frac{0.0533}{9.475} = 5.6 \times 10^{-3} （\mu g/mL）$$

废水中的微量汞的含量：

$$2.5 \times 5.6 = 14 \times 10^{-3} （\mu g/mL）= 14 （\mu g/L）$$

注：移取废水样品 20.0mL 于 50mL 量瓶中，即废水样品稀释 2.5 倍。

第十四章 荧光分析法

Fluorescence Analysis

> 天将降大任于是人也，必先苦其心志，劳其筋骨，饿其体肤，空乏其身，行拂乱其所为，所以动心忍性，增益其所不能。
>
> ——孟子《孟子·告子下》

本章要点

    基本概念：基态，激发态，单重态，三重态，振动弛豫，内部能量转换，外部能量转换，系间跨越，无辐射跃迁，辐射跃迁，激发光谱，发射光谱，荧光发射，磷光发射，斯托克斯位移，荧光光谱的特点，荧光分析法与紫外-可见吸收光谱法区别。

    基本理论：分子中价电子的能级与激发过程，荧光产生的基本原理，影响荧光光谱的因素，荧光分析法的特点。

    基本计算：溶液荧光强度与被测物质浓度的关系：

$$F=2.3K'I_0\varepsilon Cl=KC\text{（使用范围 }\varepsilon Cl<0.05\text{）}$$

    基本技能：

1. 标准曲线法测定试样中荧光物质的含量。

2. 比例法测得试样荧光强度，求得试样物质含量。

3. 根据说明书，会正确操作荧光分光光度计。

    荧光分析法和化学发光分析法均属分子发光分析法，即以分子发光作为检测手段的分析方法。物质分子吸收外来能量时，分子的外层价电子被激发而从较低的电子能级跃迁到较高的电子能级，使分子处于激发态，称为激发态分子。处于高能状态的激发态分子不稳定、寿命很短，当它们回到基态时，要将多余的能量释放出来，如果以光辐射的形式释放能量，则产生发射光谱，这一能级变化过程也称为辐射跃迁。若激发分子之间通过碰撞，或以热能、动能的形式消耗其能量，返回较低能级，这种能级变化过程称为非辐射跃迁。测量分子的特征发射光谱来研究物质结构、完成定性定量分析任务的方法称为分子发射光谱法（molecule emission spectrometry）或分子发光光谱法（molecule luminescent spectrometry），主要包括荧光（磷光）分析法和化学发光分析法。

    从分子发光的机制（激发能的方式）来看可将分子发光分为光致发光、电致发光、化学发光和生物发光等类型。分子因吸收一定波长的激发光后以放出辐射的形式回到基态，这种现象称为光致发光（photoluminescence，PL）。分子因电极反应诱发的发光现象，称为电致发光（electroluminescence，EL）。处于激发态的价电子从激发单重态的最低能级跃迁回到基态的任一能级放出的光量子即为荧光（fluorescence，FL）。因分子外层价电子吸收化学反应能量而处于激发态，并通过辐射跃迁回到基态的发光现象称为化学发光（chemiluminescence，CL）。因生物体内的生化反应而发光的现象，称为生物发光（bioluminescence，BL）。

    根据激发源的不同，荧光分析法可分为 X 射线荧光法（X-ray fluorescence），即以 X 光管作为 X 射线激发源；原子荧光法（atomic fluorescence），以高强度空心阴极灯、无极放电灯、可调染料激光器作为线光源，或以大功率氙弧灯作为连续激发光源；分子荧光分析法则主要以氙灯作为激发光源。

    荧光分析法和化学发光分析法具有灵敏度高、选择性好、方法简便、用样量少等特点，成为药物分析重要手段之一。近年来分子发光分析法在医药、临床、环境、生化等方面的应用越来越多，广受青睐。

第一节　基本原理

物质分子吸收光能而被激发，分子外层价电子可通过非辐射的各种方式（振动弛豫，能量的内、外部转移）衰变到激发态的最低振动能级，然后以辐射的方式发射光量子跃迁到基态时所发射的光称为荧光。光波的能量通常用 $h\nu$（h 为普朗克常数 $6.626\times10^{-34}J\cdot s$，$\nu$ 为频率）表示。利用物质在紫外光区有选择性的吸收而产生特征性的荧光（波长及强度）光谱进行物质的定性或定量的方法称为荧光分析法，即根据物质的荧光谱线位置及其强度鉴定物质并测定物质含量的方法称为荧光分析法。

一、分子荧光的产生

1. 分子价电子的能级与激发过程　物质分子中每个分子都具有一系列严格分立、相互间隔的电子能级、振动和转动能级。在室温下，分子处于电子能级的最低状态——基态，且电子自旋配对为单重态。当受到一定的辐射（吸收光量子）时，分子中的价电子就会发生能级之间的跃迁，可上升至不同激发态的各个振动能级，其中多数分子的价电子上升到第一激发单重态（S_1）。这一过程称为激发，约需 10^{-15} 秒。

在基态时，分子中的电子是成对地填充在能量最低的轨道中，如图 14-1 所示。根据泡利（Pauli）不相容原理，每一个确定轨道中的电子必须是自旋方向相反，即总自旋量子数之和为零：$S=1/2+(-1/2)=0$，亦即处于基态的电子没有净自旋，用电子能级的多重态[①]可表示为 $M=2S+1$，$S=0$ 时，则 $M=1$，此时价电子能级有两种可能：①配对的电子仍处在基态，称为基态单重态，通常简称为基态（ground state），用 S_0 表示；②当基态的一个电子吸收光辐射被激发而跃迁至较高能态，但电子自旋方向没有改变，总自旋量子数 S 仍然为 0，电子能级多重态 M 仍然等于 1，但此时分子已处于激发单重态（excited singlet state），用 S_1 表示。能量更高的第二激发单重态，用 S_2 表示。如果分子中一个价电子受激发而发生跃迁的过程中同时还伴随有自旋方向的变化，则分子中的两个价电子的自旋方向相同，即 $S=1/2+1/2=1$，$M=2\times1+1=3$，此时分子处于激发三重态（excited triplet state）。

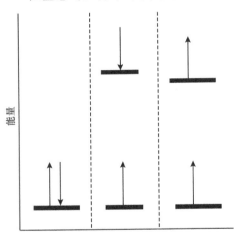

图 14-1　分子价电子的能级和多重态

2. 跃迁、辐射跃迁、非辐射跃迁　电子从一个能级过渡到另一个能级，称为跃迁。辐射跃迁是指处于激发态的电子从高能态的最低能级回到基态并释放出光子的过程，也称为自发发射，如发射荧光、磷光和延迟荧光等。辐射跃迁是指分子内的去活化过程（或称为去激化过程）并释放多余的能量而回到第一激发态的最低能级，其主要形式有振动弛豫、内部能量转换、外部能量转换和系间跨越等形式。

3. 去活化过程　处于激发态的分子是不稳定的，它可以通过不同途径回到基态，这一过程称为去活化。其中以速度最快、激发寿命最短的途径占优势。基本的去活化过程有如下几种。

（1）振动弛豫（vibrational relexation）：在同一电子能级中激发态的分子通过振动的方式释放出多余的能量，由高振动能层转移至低振动能层，故称为振动弛豫。发生振动弛豫的时间 10^{-12} 秒，如图 14-2 所示。

[①] 电子能级多重态 M 是衡量价电子配对、激发及自旋方向改变与否的物理量。

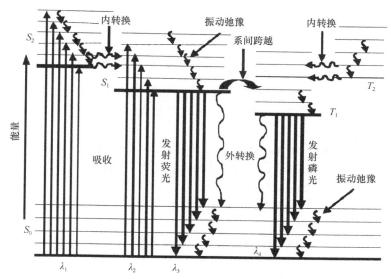

图 14-2　荧光和磷光产生的示意图

（2）内部能量转换：如图 14-2 所示，当两个电子能级靠得很近甚至于发生重叠时，处于较高能级的电子通常以非辐射方式转移到低能级的过程，简称为内转换（internal conversion）。

（3）外部能量转换：是指溶液中的激发态分子与溶剂分子或与其他溶质分子之间相互碰撞而消耗能量，并以热能的形式释放能量，此过程称为外部能量转换，简称外转换（external conversion），所需时间为 $10^{-9} \sim 10^{-7}$ 秒。如图 14-2 所示，外转换常发生在第一激发单重态或激发三重态的最低振动能级向基态转换的过程中。外转换会导致荧光强度变弱。

（4）系间跨越（intersystem crossing）：如图 14-2 所示，如果第一激发态 S_1 的最低能级与三重态 T_1 的最高能级发生重叠，则有可能发生系间跨越（$S_1 \rightarrow T_1$）。这是一个受激分子的电子在激发态发生自旋方向反转而使分子的多重性发生变化的过程。从单重激发态跨越到三重态后，荧光强度削弱甚至熄灭。含有双原子的 I_2、Br_2 等分子，是常见的发生系间跨越的分子，因为它们具有较高的原子序数，电子的自旋与轨道运动相互作用较强，有利于电子自旋方向发生反向。

由第一激发三重态 T_1 的最低能级的电子跃迁到基态 S_0 的过程发出的光量子为磷光。

（5）荧光发射（fluorescence emission）：当激发态分子经过振动弛豫、内部的能量转换回到第一激发态 S_1 的最低能级，然后以放出辐射的形式发射光量子而跃迁到基态 S_0，这时分子发射的光量子即为荧光，如图 14-2 所示。由于非辐射形式要消耗部分能量，故荧光的能量低于所吸收的光能，导致荧光的波长总是比吸收的光波长更长，荧光发射经历的时间很短，为 $10^{-8} \sim 10^{-4}$ 秒。

如图 14-2 所示，图左侧向上的长箭头表示基态的分子吸收了紫外-可见光后，分子中价电子从基态 S_0 跃迁到第一激发单重态 S_1 和第二电子激发单重态 S_2 电子能级。处于激发状态的分子是不稳定的，它们首先以非辐射跃迁方式回到第一激发态的最低振动能级，然后通过辐射跃迁回到基态，此过程发射的光量子即为荧光，图 14-2 中 $h\nu$ 即表示频率为 ν 的荧光的能量（h 为普朗克常数，即 $h=6.626 \times 10^{-34}$J·s）。

（6）磷光发射（phosphorescence emission）：如图 14-2 中所示，是激化分子经过系间跨越，再通过振动弛豫、内转换等非辐射过程回到激发三重态的最低振动能级，然后返回到基态各振动能级，放出光辐射，则该光辐射称为磷光。①由于分子在激发三重态的最低振动能级存活时间相对较长，故磷光的出现需要几秒至十余秒，磷光辐射的能量比荧光更小，即磷光的波长比荧光的波长更长；②因为激发分子在激发三重态存活时间较长，所以磷光发射比荧光更迟，需 $10^{-4} \sim 10$ 秒；③处于激发三重态的分子往往是通过无辐射的形式失活回到基态 S_0，由于溶质分子与溶剂分子或与其他溶质分子发生相互碰撞等因素所产生的影响，所以在室温下很少见到磷光，亦即磷光检测反应条件更为苛刻，这也是磷光法不如荧光法普遍的重要原因。目前磷光分析法尚未被《中国药典》收载，故磷光分析法现在还不是本章的重点。

二、荧光的激发光谱和发射光谱

荧光分析法是根据物质荧光谱线的位置及其强度进行物质鉴定和含量测定的仪器方法。常规的荧光光谱为二维荧光光谱，这是最基本、最通用的荧光光谱形式。通常在荧光分光光度计上可绘制待测试样的激发光谱和发射光谱。

1. 激发光谱（excitation spectrum） 也称为吸收光谱（absorption spectrum）。保持荧光发射波长不变（即固定发射单色器波长于最大发射波长 λ_{em}^{max} 处），依次改变激发单色器波长（λ_{ex} 或扫描激发波长），测定相应的荧光强度 F。以激发波长（λ_{ex}）为横坐标，以荧光强度 F 为纵坐标作图，就可得到该荧光物质的激发光谱曲线。激发光谱曲线最高点对应的波长为最大激发波长（λ_{ex}^{max}），该波长就是激发荧光最灵敏的波长。

2. 发射光谱（emission spectrum） 通常称为荧光光谱（fluorescence spectrum）。保持激发光波长不变（即固定激发单色器波长于最大激发波长处），依次改变荧光发射波长（λ_{em}）或扫描发射波长，测定样品在不同波长处的荧光强度（F）。以发射波长为横坐标（λ_{em}），以荧光强度（F）为纵坐标作图，得到荧光发射光谱曲线。荧光发射光谱曲线上荧光强度最大值所对应的波长就是最大发射波长（λ_{em}^{max}），即最灵敏的荧光测定波长。

在实际操作中，常通过扫描发射光谱，确定其最大发射波长后再扫描激发光谱，因为发射光谱的形状与激发光的波长无关，故在实际操作中，先扫描激发波长，在快速找到（λ_{em}^{max}）后，再找到最大激发波长（λ_{ex}^{max}）。

一般荧光物质的最大激发波长（λ_{ex}^{max}）和最大发射波长（λ_{em}^{max}）是鉴定荧光物质的依据，也是定量测定最为灵敏的条件。图 14-3 是硫酸奎宁的荧光激发光谱和发射光谱（荧光光谱）。

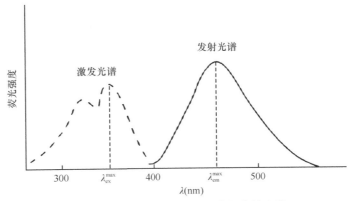

图 14-3 硫酸奎宁的激发光谱和发射光谱

3. 荧光光谱的特点

（1）斯托克斯位移（Stokes shift）：通常荧光发射波长总是大于激发波长，这一现象称为斯托克斯位移，是荧光分析法的普遍规律，由斯托克斯在 1852 年首先观察到而得名。

产生斯托克斯位移的原因：①处于激发态的分子通过内、外能量转换和振动弛豫过程迅速衰变到第一激发单重态 S_1 的最低能级，该过程所消耗能量是产生斯托克斯位移的主要原因，使最大发射波长向长波方向移动，以磷光波长移动最大。②荧光发射可使激发分子返回基态 S_0 的各个不同的振动能级，此过程要进一步消耗能量，这也是产生斯托克斯位移的次要原因。

（2）发射光谱的形状（最大峰位）与激发波长无关：电子跃迁到不同激发态能级，吸收不同波长的能量，产生不同吸收带，但均会以无辐射跃迁方式回到第一激发单重态的最低振动能级再跃迁回到基态，因此，产生波长一定的荧光。

（3）镜像规则：由于电子基态的振动能级分布与激发态的振动能级分布极为相似，因此，一般荧光光谱与它的激发光谱呈镜像对称关系。如图14-4所示，激发光谱与荧光光谱的各个小峰之间的波长差极为相似，各峰的高度与跃迁概率（量子效率）一致。

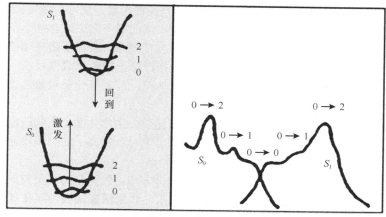

图 14-4　镜像规则

当价电子从基态的最低能级跃迁到第一激发态的最高能级时，势必吸收的能量最大，吸收的波长最短。反之，从第一激发态最低能级跃迁：若回到基态最低能级时释放的能量最大，则发射荧光的波长最短；若回到基态最高能级时释放的能量最小，则发射荧光的波长最长。因此，激发光谱与荧光光谱不仅极为相似，还互为镜像对称关系。

三、荧光量子产率

荧光量子产率（fluorescence quantum yield）又称荧光效率（fluorescence efficiency）。分子能产生荧光必须具备两个条件：一是物质分子必须对激发光（紫外-可见光）具有强吸收的结构；二是吸收了与本身结构特征相适应的特征频率后，必须具有一定的荧光量子产率。它表示荧光物质发射荧光的能力，其定义为发射荧光的分子数与被激发的分子总数之比，或表述为发射荧光的量子数与吸收激发光的光量子数之比，常用 φ_f 表示，即

$$\varphi_f = \frac{\text{发射荧光的分子数}}{\text{被激发的分子总数}} \tag{14-1}$$

或

$$\varphi_f = \frac{\text{发射荧光的光量子数}}{\text{吸收激发光的光量子数}} \tag{14-2}$$

荧光量子产率的大小主要取决于化合物的结构与性质及其所处的化学环境。如果 $\varphi_f=1$，即所有激发态分子都以发射荧光的方式回到基态，即激发分子返回基态，没有其他去活化过程与发射荧光的过程竞争。其实，任何物质的荧光量子产率范围应该在 $0 \sim 1$。若荧光量子产率高，则该物质为强荧光物质，如荧光素、罗丹明 B（激发波长 495nm，在乙醇溶液中量子产率为 0.97）都属于强荧光物质。若荧光量子产率低，则可认为发射荧光的分子数量少，但原因是多方面的，应从物质分子内部结构和外部环境找原因。

荧光量子产率是探讨光化学反应机制及其特征的一块敲门砖。

四、荧光（磷光）分析法的特点

1. 灵敏　荧光分析法是一种高灵敏或超高灵敏的分析技术。常规的荧光分光光度计以氙灯为激发光源，以光电倍增管为检测器，通常可达 10^{-9}mol/L 的检测灵敏度。由于荧光信号强度正比于激发光强度，如果采用更强光源（如激光光源）并联用高灵敏检测器（电感耦合器件 CCD），荧

光分析法甚至可测定单分子水平的分析物质，即达到 $10^{-23}mol/L$ 的浓度水平。

2. 选择性高 荧光物质具有两种特征光谱：激发光谱和发射光谱，相对于分光光度法单一的吸收与光谱来说，提供了更多可供选择使用的信息，如根据激发光谱和发射光谱来鉴定分析物质，这也是药物分析的主要任务之一。假如几种物质的荧光光谱相似，就可用激发光谱的差异来区分，而如果它们的激发光谱相似，则可用荧光光谱加以区别。因此用荧光法鉴定物质具有更高的选择性。

3. 高效的表征技术 荧光分析法已广泛用作一种表征技术，表征所研究体系的物理、化学性质及其相关的变化情况。典型的荧光表征是结合荧光探针标记的荧光成像技术，这是目前最有效的光学成像技术，通过检测探针的荧光特性及其变化情况，可表征分析对象的性质、结构、分布等情况。

4. 应用范围广 目前，荧光分析法已广泛应用于化学、生物化学、生物医学、临床监测、基因测定、药物示踪等领域。荧光分析法在生物活性物质中对金属离子的无损检测和表征作用，具有不可替代的优点。

为了分析低浓度的各种药物，需要非常灵敏的分析方法，荧光分析法是首选。例如，巯嘌呤是治疗急性白血病的重要药物，现有的分析方法很有限，如果用高锰酸钾氧化巯嘌呤为嘌呤-6 磺酸盐，就可用荧光法进行测定。

第二节　影响荧光光谱的因素

一、分子结构是影响荧光光谱的内在因素

能够发射荧光光谱的物质应同时具备两个条件：①对紫外-可见光有强的吸收结构，即摩尔吸收系数 $\varepsilon \geqslant 10^4$。②要有一定的荧光量子产率。通常，长共轭分子具有 $\pi \rightarrow \pi^*$ 跃迁的较强紫外吸收（K 带）；刚性平面结构分子具有较高的荧光量子产率；取代基有增强或削弱荧光的作用。

1. 共轭的 π 键体系 绝大多数的能产生荧光的物质都含有芳香环或杂环，因为芳香环或杂环分子中都含有一个大 π 键，π 电子共轭程度越高，则荧光量子产率越高、荧光强度越大，荧光波长发生红移。例如，均含苯环的三种物质苯、萘、蒽随着 π 电子共轭程度的延长，则激发波长（λ_{ex}）和发射波长（λ_{em}）均发生红移，荧光量子产率增加，导致荧光强度增强。

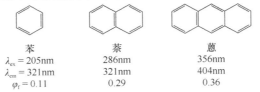

苯	萘	蒽
$\lambda_{ex} = 205nm$	286nm	356nm
$\lambda_{em} = 321nm$	321nm	404nm
$\varphi_f = 0.11$	0.29	0.36

除芳香烃外，含有长共轭双键的脂肪烃也有可能具有荧光特性，这类化合物虽然不多，但维生素 A 却是典型的一例。

$$CH_2OCOCH_3$$

维生素A

2. 分子的刚性平面构型 具有刚性平面构型的分子，其振动和转动的自由度均会降低，从而增大发光效率。例如，联苯和芴在结构上相差一个亚甲基，如下所示。芴的两个苯环以亚甲基为桥梁相连，使其两个苯环不能自由旋转而成为刚性的平面结构，使共轭电子的共平面性大大增加，从而也使芴的荧光量子产率大大增加。

联苯	芴
$\varphi_f = 0.2$	$\varphi_f = 1.0$

又如8-羟基喹啉和8-羟基喹啉镁，8-羟基喹啉本具有弱的荧光性，但一旦与金属离子 Mg^{2+} 形成配合物，则原有的刚性平面构型得以增强，亦即可发生荧光或增强荧光。

8-羟基喹啉   8-羟基喹啉镁

反之，如果分子的刚性平面构型原来较好，由于空间位阻效应使分子的刚性平面构型削弱，导致荧光强度衰减。如下所示，1-二甲氨基萘-7磺酸钠的分子的刚性平面构型较好，故荧光较强；而1-二甲氨基萘-8磺酸钠的分子因二甲基与磺酸基之间的位阻效应，使分子发生扭转，致使两个苯环不能共平面，从而导致其荧光强度大大衰减。

1-二甲氨基萘-7-磺酸钠   1-二甲氨基萘-8-磺酸钠
$\varphi_f = 0.75$ $\varphi_f = 0.03$

3. 取代基的影响 取代基对分子荧光及荧光强度的影响大致分为三类。①增强型：第一类取代基是给电子基团，能增加分子的电子共轭程度，使荧光波长红移，提高荧光量子产率、增强荧光发光强度。这类基团主要是 —NH_2、—OH、—OCH_3、—NHR、—NR_2、—CN 等，如苯胺、苯酚的荧光强度明显高于苯。含有此类基团的芳香性荧光体，其取代基上的 n 电子云几乎与芳香环的 π 键轨道平行，从而共享了 π 键电子结构，扩大了共轭双键体系，增强了荧光体分子平面刚性构型。②减弱型：第二类取代基一般是吸电子基团，可减弱分子 π 电子共轭程度，从而导致荧光强度减弱甚至熄灭。这类基团主要包括 —COOH、—NO_2、—C=O、—NO、—SH、—$NHCOCH_3$、—F、—Cl、—Br、—I 等。卤素元素作为取代基，会随着原子序数的增加而降低荧光量子产率，这可能是因为重原子的取代基促进了分子中电子自旋轨道的耦合作用，从而增大了体系之间跨越概率（可能性），即增加产生磷光的可能性。③不明显型：第三类取代基对分子的电子共轭体系影响较弱，如—R、—SO_3H、—NH_3^+等，对荧光的影响不明显。

二、外部因素对荧光强度的影响

外部因素主要是指分子所处的化学环境，诸如温度、溶剂极性及黏度、介质的pH、荧光熄灭剂等。

1. 溶剂极性及黏度 同一物质在不同溶剂中，其荧光光谱的峰位及其强度都具有程度不同的差别。一般规律：荧光波长随溶剂的极性增强而红移，荧光强度随之增强。其主要原因：在极性溶剂中，$\pi \rightarrow \pi^*$ 所需的能量小，而跃迁的概率高，故使紫外吸收波长和荧光波长均发生红移，荧光强度随之增强。

溶剂黏度小，有利于增加分子之间的碰撞机会，有利于增加无辐射跃迁概率，致使荧光强度减弱。故荧光强度随着溶剂黏度的降低而减弱。但温度对溶剂黏度的影响是明显的，一般是温度上升，溶剂黏度降低，因此温度上升荧光强度减弱。

2. 温度 大多数荧光物质的溶液都会因其温度升高而荧光量子产率降低、荧光强度减弱。其原因是温度上升，会加剧分子之间的碰撞，使无辐射跃迁（如振动弛豫、内部转换）概率增加，从而降低了荧光量子产率，因此，随着温度的上升溶液的荧光强度减弱，反之亦然。为此在许多荧光分光光度计的样品池部位配有低温装置，以提高荧光量子产率、提高检测的灵敏度。

3. 介质的pH 当荧光物质本身具有弱酸或弱碱性时，则溶液的pH对荧光物质的荧光强度产生较大影响。因为具有弱酸或弱碱性的物质在不同pH环境中其分子、离子的构型及其离解平衡关系均有差别。每一种荧光物质都有其最适宜的荧光发射形式及其相应的 pH 范围，如苯胺溶液中其分子与离子之间就存在如下离解平衡关系：

$$\boxed{}\!-NH_3^+ \underset{H^+}{\overset{OH^-}{\rightleftharpoons}} \boxed{}\!-NH_2 \underset{H^+}{\overset{OH^-}{\rightleftharpoons}} \boxed{}\!-NH^-$$

pH＜2　　　　　　　　pH 7～12　　　　　　　pH＞13
无荧光　　　　　　　　蓝色荧光　　　　　　　无荧光

由上述离解平衡式可知，苯胺在 pH 为 7 ～ 12 的溶液中主要以分子形式存在，因—NH$_2$ 是提高荧光量子产率的取代基，故苯胺分子会产生荧光。而在 pH ＜ 2 和 pH ＞ 13 的溶液中苯胺分别以阳离子和阴离子的形式存在，故不能产生荧光。

4. 荧光猝灭　又称为荧光熄灭，当荧光物质分子与溶剂分子或其他溶质分子相互作用而引起荧光强度降低的现象。能引起荧光猝灭的物质称为荧光猝灭剂，如卤素离子、重金属离子、氧分子、硝基化合物、重氮化合物、羰基化合物等为常见的荧光猝灭剂。

荧光猝灭的原因是多方面的，而且反应的机制也很复杂，其主要类型：①荧光物质分子与荧光猝灭剂分子作用生成没有荧光的产物；②荧光物质分子与荧光猝灭剂分子碰撞而耗损了能量；③若在荧光物质分子中引入溴或碘后，易使激发态分子发生体系之间的跨越，使激发单重态的荧光物质分子转变成激发三重态；④如有溶解氧的存在，则可使荧光物质发生氧化，不过氧分子也有可能具有顺磁性，催生了体系间的跨越，使激发单重态的荧光分子转变成激发三重态而产生磷光。

如果荧光物质的荧光强度的降低与加入荧光猝灭剂的浓度呈线性关系，则可利用这一特性测定荧光猝灭剂的浓度及其含量。

5. 散射光（scattered light）　当一束平行光照射到液体样品上时，大部分光线透过溶液，小部分光线会因光子与物质分子发生碰撞，使光子的运动方向发生改变而向不同角度的方向散射，这种光线称为散射光。

散射光分为如下几类。①瑞利散射光（Rayleigh scattered light，简称瑞利光）：当光子与物质分子发生弹性碰撞时，不发生能量交换，仅仅是光子的运动方向发生改变，该散射光称为瑞利光，并且其波长与入射光的波长相同。②拉曼散射光（Raman scattered light，简称拉曼光）：当光子与物质分子发生非弹性碰撞时，不仅有光子运动方向的改变，还有光子与物质分子之间的能量交换，使光子的能量发生改变。如果光子把部分能量传递给物质分子或从物质分子得到部分能量，而发射比入射光波长稍长或稍短的光，这种散射光称为拉曼光。

拉曼光对荧光测定会产生干扰，尤其是波长比入射光更长的拉曼光，因其波长与荧光波长接近，对荧光测定的干扰就更强，必须采取措施消除干扰。

选择适宜的激发波长是消除拉曼光干扰的有效方法之一。以硫酸奎宁为例，由图 14-5a 可知，不论激发波长选在 320nm 还是选在 350nm，荧光峰的对应波长位置总是在 448nm 处。若将空白溶剂（0.1mol/L 硫酸溶液）分别在 320nm、350nm 激发波长下进行测定，由图 14-5b 可知，当激发光的波长为 320nm 时，溶剂的拉曼光波长为 360nm，对硫酸奎宁的荧光测定无干扰；当激发光的波

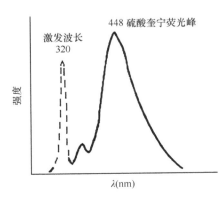

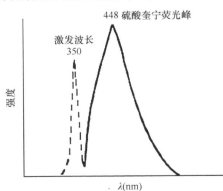

a

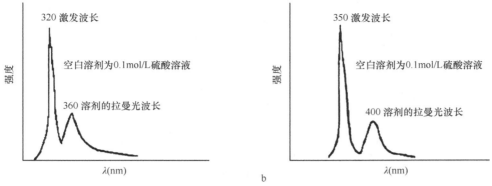

图 14-5 硫酸奎宁在不同激发波长下的荧光光谱（a）和空白溶剂的拉曼散射光谱（b）

长为 350nm 时，溶剂的拉曼光波长为 400nm，对硫酸奎宁的荧光测定有干扰；因此，激发光的波长应选择在 320nm 处。

　　选择适宜的溶剂使其拉曼光的波长与荧光波长相距较远，是避免拉曼光干扰的又一途径。表 14-1 列举了水、乙醇、环己烷、四氯化碳、三氯甲烷五种溶剂在不同激发波长下的拉曼光波长，可供选择适宜溶剂时参考。

表 14-1　在不同波长激发光下五种溶剂的拉曼光波长

溶剂	拉曼光波长（nm）				
	激发光波长为 248nm	激发光波长为 313nm	激发光波长为 365nm	激发光波长为 405nm	激发光波长为 436nm
水	271	350	416	469	511
乙醇	267	344	409	459	500
环己烷	267	344	408	458	499
四氯化碳	—	320	375	418	450
三氯甲烷	—	346	410	461	502

　　从表 14-1 可知，四氯化碳的拉曼光与激发光的波长非常接近，所以四氯化碳的拉曼光几乎不干扰荧光测定。而水、乙醇和环己烷的拉曼光波长较长，选择溶剂时必须注意拉曼光可能带来的干扰。

第三节　定量分析

一、溶液的荧光强度与荧光物质浓度的关系

　　荧光物质在吸收光能而被激发之后才发射荧光，因此，溶液的荧光强度与该溶液吸收光能的程度及荧光量子产率有关。溶液被入射光（I_0）激发后，可以从各个方向观察到溶液发射的荧光。但一部分激发光透过溶液被称为透过光（I），因此，不能在透过光的方向测定荧光强度，而应在与激发光垂直方向进行观察并测定荧光强度（F），如图 14-6 所示。设溶液摩尔吸光系数为 ε，浓度为 C，液层厚度为 l。荧光强度正比于被荧光物质吸收的光强度，即 $F \propto (I_0-I)$，即

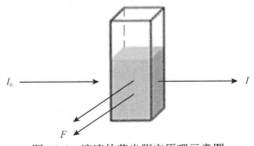

图 14-6　溶液的荧光测定原理示意图

$$F=K'(I_0-I) \tag{14-3}$$

式中，K' 为取决于荧光量子产率的常数。根据比尔定律：

$$I/I_0=10^{-\varepsilon Cl} \tag{14-4}$$

将式（14-4）代入式（14-3）中，得

$$F=K'I_0(1-10^{-\varepsilon Cl})$$

即

$$F=K'I_0\left(1-e^{-2.3\varepsilon Cl}\right) \tag{14-5}$$

由于

$$e^x=1+x+x^2/2!+x^3/3!+\cdots+x^n/n!（泰勒级数展开式） \tag{14-6}$$

所以

$$e^{-2.3\varepsilon Cl}=1-2.3\varepsilon Cl \tag{14-7}$$

代入式（14-5）得

$$F=2.3K'I_0\varepsilon Cl \tag{14-8}$$

通常荧光物质溶液浓度 C 很稀（很小），亦即荧光分析的灵敏度很高，检测限很低，故 εCl 值也很小，当 $\varepsilon Cl < 0.05$ 时，则溶液荧光强度与荧光物质的浓度呈线性关系：

$$F=2.3K'I_0\varepsilon Cl=KC \tag{14-9}$$

式（14-9）表明：当荧光量子产率、入射光强度（I_0）、物质的摩尔吸收系数（ε）、液层厚度（l）均固定不变时，荧光强度（F）正比于溶液的浓度（C），这就是荧光分析的定量依据。

　　由于荧光强度是在激发光的垂直方向进行检测，即在很弱的背景下测定荧光强度，并且检测器的灵敏度决定了测定结果的灵敏度，即只要光电管灵敏（通常采用光电倍增管）并能进行不失真的放大，就能检测到极弱的荧光信号，就可以测定很稀的溶液。由式（14-9）也可看出测定的灵敏度取决于入射光强度（I_0）和荧光物质的摩尔吸收系数（ε），因此，提高入射光强度（入射光的强度与光电倍增管产生的光电流成正比）并选择适宜的工作波长（激发单色器固定在最大吸收波长处，扫描发射单色器寻求最强荧光对应的波长），就可能测定很稀的荧光物质的浓度，因此，荧光分析法的灵敏度很高。而紫外-可见吸收光谱法测定的是透过光强度（I）与入射光强度（I_0）之比（I/I_0），当被测溶液很稀时，即使增加入射光强度，但因入射光与透过光的强度同时被放大，比值仍然不变，对提高检测灵敏度无实际意义，没有起到提高检测灵敏度的作用，因此，紫外-可见吸收光谱法的灵敏度不如荧光分析法高。一般认为荧光分析法的检出限比紫外-可见吸收光谱法要低三个数量级以上，可达到 $10^{-12} \sim 10^{-10}\text{g/mL}$，而紫外-可见吸收光谱法的检出限仅有 10^{-7}g/mL。

　　常规的荧光分析法通常分为直接荧光分析法和间接荧光分析法。

二、直接荧光分析法

　　直接荧光分析法适用于自身能产生荧光的物质，可通过测定其荧光强度来计算其浓度和含量。

　　1. 标准曲线法　荧光定量检测一般采用标准曲线法（又称工作曲线或校正曲线），即将已知量的标准品经处理后，配成一系列标准溶液，通常从稀到浓依次测定这一系列标准溶液的荧光强度，在保持实验条件不变（即相同的实验条件下）的条件下，测定经过相同的处理过程检品（未知试样）的荧光强度。以荧光强度为纵坐标，以标准溶液浓度为横坐标绘制标准曲线[①]，从标准曲线或经过回归分析所得的回归方程，可求出试样中荧光物质的含量。

　　在操作时务必注意如下几点。①扣除空白溶液的荧光强度：在测定一系列标准溶液的荧光强度之前，先测定空白溶液的荧光强度，然后测定一系列标准溶液的荧光强度，从一系列标准溶液的荧光强度值中分别扣除空白溶液值，才是各标准溶液自身的荧光强度。在实际上机操作时，将空白溶液的荧光强度调至零亦可。②保证标准曲线在实验过程的一致性：应始终使用同一标准溶液校正仪器。③试样溶液应稳定：如果试样溶液在紫外光照射下不够稳定，则应考虑选用荧光性质稳定且与试样溶液的荧光波长相近的物质作溶剂。

---

　　① 标准曲线的绘制及其回归分析见第十一章知识拓展部分。

2. 比例法　如果标准曲线通过原点，可在其线性范围内采用比例法进行测定。取已知量的对照品配制一个浓度在线性范围内的标准溶液 C_S，测定其荧光强度 F_S，然后在相同条件下测定试样溶液的荧光强度 F_X。按照比例关系可计算试样中荧光物质的浓度 C_X。如果空白溶液的荧光强度无法调零，必先从 F_S 和 F_X 中扣除空白溶液的荧光强度 F_0，然后进行计算，则

$$F_S - F_0 = K_S C_S \tag{14-10}$$
$$F_X - F_0 = K_X C_X \tag{14-11}$$

对于同一荧光物质在相同的实验条件下，常数是相同的，即 $K_S = K_X$，则

$$\frac{F_S - F_0}{F_X - F_0} = \frac{C_S}{C_X}$$

即

$$C_X = \frac{F_X - F_0}{F_S - F_0} \times C_S \tag{14-12}$$

三、间接荧光法

非荧光物质或弱荧光物质虽然也可以应用荧光分析法进行测定，但须进行衍生化处理，或采用荧光探针法、荧光猝灭法进行测定。

1. 荧光衍生法　通过化学反应将非荧光或弱荧光物质分子定量转化为强荧光物质分子并测定所生成的强荧光物质分子的荧光强度，据此数据和操作过程的定量转化关系求出原目标物质浓度及其含量。所采用的化学反应一般属于化学衍生法，但也可因地制宜采用电化学衍生法、光化学衍生法达到增强荧光的目的。

荧光衍生法广泛用于无机金属离子和非金属离子。对无机金属离子引入的荧光剂应为具有荧光特性的配位体，它与金属离子发生配位反应生成稳定的荧光配合物，如常用的试剂有 8-羟基喹啉、桑色素、黄烷醇、槲皮素、二氨基类化合物等，测定荧光配合物的荧光强度，继而计算无机金属离子的浓度及其含量。这是荧光衍生法用于无机金属离子的一般性表述，然而，更深层次的意义是还可以提供示踪信息，或成像测定活性试样内（如细胞内）的金属离子。

非荧光或弱荧光的有机化合物可通过氧化还原反应、缩合反应、降解反应、偶联反应、酶催化反应等，成为具有荧光特性的物质，如荧光试剂丹酰氯（dansyl-Cl，DNS-Cl）是一种荧光试剂，DNS-Cl 能与所有的氨基酸生成具荧光特性的衍生物，在碱性条件下与氨基酸（肽或蛋白质）的氨基结合成带有荧光的 DNS-氨基酸（DNS-肽或 DNS-蛋白质），DNS-氨基酸在紫外光照射下呈现黄色荧光。实例说明荧光分析的应用空间是非常宽广的。

2. 荧光探针法　作为探针的物质通常都具有强荧光性，并能选择性地标记到待测分析物上并保持探针的理化特性，通过测定所标记探针的荧光强度对待测分析物进行传感、识别、示踪分析等，即为荧光探针分析法。诸如荧光免疫分析、细胞染色成像分析和脱氧核糖核酸（deoxyribonucleic acid，DNA）序列分析等均属典型的荧光探针分析法。

通常要求作为探针的试剂，其摩尔吸光系数大，荧光量子产率高，荧光发射波长处于长波且有较大的斯托克斯位移。用于免疫分析时，与抗原或抗体的结合不影响它们的活性。

3. 荧光猝灭法　利用非荧光物质分子能通过化学反应等方式使某种荧光试剂分子的荧光发生猝灭作用，荧光猝灭的程度与非荧光物质的浓度定量相关。据此，可建立荧光物质的荧光强度下降程度与猝灭剂浓度的函数关系，以便间接测定非荧光物质。

其实，非金属离子和多数阴离子都是非荧光物质，当它们与具有荧光特性的配位体发生配位反应时，体系的荧光强度下降程度与金属离子的浓度是呈线性关系的，据此，可对金属离子浓度及其含量进行间接测定。

第四节　荧光分光光度计

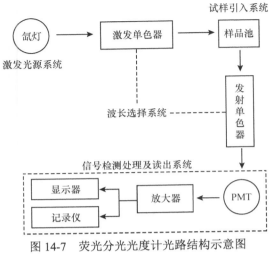

图 14-7　荧光分光光度计光路结构示意图
PMT. 光电倍增管

荧光分光光度计是基于样品溶液对激发光的吸收而发射荧光并检测荧光强度的光谱仪器，主要由激发光源系统、波长选择系统、试样引入系统、信号检测处理及读出系统等四部分组成，如图 14-7 所示。

一、激发光源系统

目前，常规的荧光分光光度计普遍采用的激发光源为高压氙灯。高压氙灯是一种放电灯，表层为石英玻璃套，内充氙气，在紫外-可见光的波长范围内可提供连续的光辐射，尤其在 400 ～ 800nm 范围发光最强；在 300 ～ 400nm 波长范围内谱线强度几乎相等；在 400nm 附近和 800nm 以上有许多锐线；在波长 < 280nm 的光谱区，其输出强度迅速下降。

高压氙灯启动时需要 20 ～ 40kV 的高压脉冲，由仪器的专用电路供电。高压氙灯在室温下的内部压力为 0.5MPa，工作时的压力为 2MPa。在高压状态下可能有潜在爆炸的危险，无论是安装还是实验操作，都应注意安全防护。氙灯的灯光很强，应避免直视光源，以防伤害眼睛。

二、单色器——波长选择系统

光谱仪的波长选择系统通常由光栅和狭缝组成，荧光分光光度计有两个波长选择系统：激发单色器（第一单色器）和发射单色器（第二单色器）。

1. 激发单色器（第一单色器）　荧光分光光度计在入射光路（激发光路）上样品池前设有激发单色器，其作用是扫描激发光谱，将光源发出的复合光变为波长一定的单色光投射到盛有试液的样品池上，在固定荧光发射波长（通常是最大发射波长）下，即可得到荧光激发光谱。

2. 发射单色器（第二单色器或称荧光单色器）　为了消除入射光、透射光和散射光的影响，荧光的测量应在与激发光呈直角的方向上进行。在垂直于入射光路（激发光路）方向上样品池后设有发射单色器（又称第二单色器），其作用是扫描发射光谱，将荧光与杂散光分离，在固定荧光激发波长（通常是最大激发波长）下，得到发射光波长与荧光强度的函数曲线即荧光光谱。

三、试样引入系统

因荧光分光光度计的入射光路（激发光路）方向与发射光路检测方向互为垂直，或通俗地说入射光（激发光）到样品池就拐了 90°，因此，荧光分光光度计的试样引入系统的核心部件通常是长、宽各为 1cm 四面透光的长方柱形石英液池（即四面光的石英池）。如果与流动注射分析系统联用，则配备石英材质的微型流通池。样品池采用石英材质，是因为石英在紫外-可见光波长范围无吸收，即不产生吸光度。

四、信号检测处理及读出系统

1. 光电倍增管　检测系统的核心部件是光电倍增管（photomultiplier，PMT），关于光电倍增管的结构与性能见第十一章中检测器部分。

目前，常规的荧光分光光度计都采用光电倍增管作为检测器。试液经激发而发射的荧光信号通过光电倍增管转换并放大成为光电流，其强度与入射光强度（I_0）成正比。光电倍增管为单波长检测器，即它不能同时检测两个或两个以上波长的光强度。若要进行多波长检测，则需将发射单色器按一定顺序调到各测定组分的测定波长上，分别进行测定。光电倍增管要求有稳定的高压电源，以保证它对入射光有良好的线性响应。

2. 信号处理及读出　配备于荧光分光光度计的计算机或单片机实为仪器的神经中枢，使测试全过程程序化、自动化。试样溶液经激发的照射而发射荧光，通过光电倍增管转换并放大成为（光）电流信号被计算机（单片机）读取，经计算机软件处理并报告测定结果。

五、仪器的校正

1. 灵敏度校正　仪器分析的灵敏度现常用检出限来表征分析方法的最大检出能力，如紫外-可见吸收光谱法的检出限为 10^{-7}g/mL，而荧光分析法的检出限为 $10^{-12} \sim 10^{-10}$g/mL，因此，荧光分析法的灵敏度比紫外-可见吸收光谱法高。由于影响荧光分光光度计的因素很多，即使同一型号的仪器，甚至在同一台仪器上不同时间，所测结果也不尽一致。因此，在每次测定在选定的波长、狭缝条件下，须先校正仪器灵敏度。具体操作：用一种稳定的荧光物质配成浓度一致的对照品溶液，在紫外-可见光范围内最常用的对照品是奎宁的硫酸溶液，因为它产生的荧光十分稳定。将 1μg/mL 的奎宁硫酸溶液（硫酸溶液浓度为 0.05mol/L）作为对照品溶液上机，将其荧光强度调节到某一相同数值（如 50% 或 100%），为本次测定确定了一个相对灵敏度标准。

2. 波长校正　仪器经长时间使用，或有重要部件更换后，或仪器在搬运之后都有必要用汞灯的标准谱线对单色器波长刻度作重新校正，这对测定要求较高的工作更为重要。

3. 激发光谱和荧光光谱的校正　用荧光分光光度计测得的激发光谱或发射光谱常是表观的，与实际光谱可能有一定差别。产生这种现象的主要原因：激发光源的强度随激发单色器工作波长而变；检测器（如光电管）对不同波长的光接受程度不同及检测器的响应与波长的线性关系较差，尤其是当波长位于灵敏度曲线陡坡时，误差尤为显著。因此，在用单光束分光光度计时，应先用仪器对每一波长的响应强度进行校正，以消除误差。如果使用双光束光路的荧光分光光度计，则可通过参比光束自动消除光学误差。

第五节　应用示例

荧光技术、荧光分析法已广泛用于生物化学、医学、工农业生产和化学研究并进入我们的生活。

一、我们身边的荧光技术

在日常生活中，若不深究其发光机制，可将各种微弱的发光的现象统称荧光，如人民币的荧光防伪标志、各种交通引导标志、荧光手镯、荧光棒、各种饰品、带荧光的钟表刻度和指针等。其实，图 14-8 和图 14-9 均属光致发光类荧光产品，即当它们受到紫外-可见光的照射后吸收光子能量而被激发，然后从激发单重态的最低振动能级回到基态时所发出的光即为荧光。很多荧光物质一旦停止入射光的照射，发光现象也随之消失，这表明荧光是一种光致发光。另外还有一些物质在入射光停止后仍能有较长时间的发光，这种现象称为余辉，该余辉就是磷光。

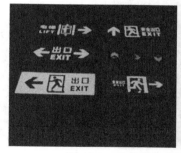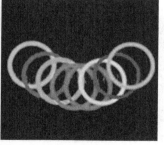

图 14-8　具有荧光特性的交通标志和手镯

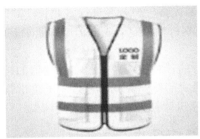
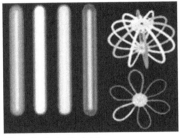

图 14-9 具有荧光特性的工作衣和荧光棒

图 14-10 荧光钟

如图 14-10 所示，钟表的刻度和指针发射的荧光（又称夜光）也称为长余辉。现在广泛使用了稀土长效夜光粉，因为它具有发光性能高、无毒害、无放射等特点。而早期的荧光粉中掺入了钍、镭等放射性物质，对人体造成伤害也污染环境，早已停止使用。

性能优良的典型长余辉材料是稀土铝酸盐长余辉发光材料，这种材料发光效率高、余辉时间长、发光稳定、无放射性、无毒无害、生产成本低；在日光或紫外光照射 10 分钟后，移开光源，在暗处持续发光的时间可超过 30 小时。

二、转基因技术的应用

由于绿色荧光蛋白用紫外线照射会发出鲜艳绿光，绿色荧光蛋白基因具有的理化特性，使其成为目前性能最优良的标记基因。若将绿色荧光蛋白基因插入动物、菌类或其他细胞的遗传信息之中，让其随着这些需要跟踪的细胞复制，则可"照亮"不断长大的癌症肿瘤，或使研究者观察阿尔茨海默病对大脑造成的损害、观察有害细菌的生长或是探究老鼠胚胎中的胰腺如何产生分泌胰岛素 B 细胞等。绿色荧光蛋白起到了发光的遗传标签的作用，这一技术被广泛运用于生理学和医学等领域。如图 14-11 所示，将绿色荧光蛋白基因注入兔子体内，培育出能够发光的转基因"荧光兔子"。在正常的光照条件下，它们就是毛茸茸的可爱兔子，但是在黑暗环境下，它们的不同之处便显现出来——它的身体会发出绿色荧光。图 14-12 为转基因荧光树。

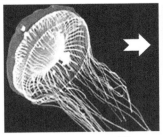

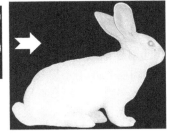

图 14-11 转基因荧光兔

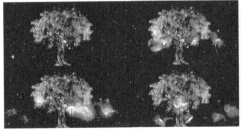
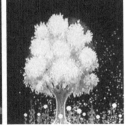

图 14-12 转基因荧光树

三、荧光分析在药物分析中的应用

荧光分析法以其灵敏度高、选择性好、操作简便等优点而广泛应用于药物分析，已在药物有效成分鉴定、药动学研究、临床药理与药效分析等方面取得了长足进展，并广泛应用于生化分析、生物医学、临床分析等领域的痕量分析。但是，因药物自身具有发射荧光特性的物质相对较少，并且受到拉曼光等背景的干扰，常规荧光分析法在药物分析中的应用客观上受到限制，为使荧光分析法的应用更加广泛，已发展了各类型的荧光分析方法，如对不发荧光的物质可通过某类化学反应使其转变为适合测定的荧光物质；对荧光较弱的物质可采取荧光增敏措施实现荧光检测。于是新的荧光技术及其分析方法层出不穷，如激光诱导荧光法、同步荧光法、导数荧光法、荧光探针法、光化学荧光法、时间分辨荧光法、三维荧光法、偏振荧光法、荧光免疫测定法、荧光成像技术（图 14-13）、荧光光纤传感器等新型荧光分析技术及其检测方法。新技术、新方法的应用加速了各种新型荧光分析仪器的研制、开发和利用，使荧光分析不断朝着高效、痕量、微观和自动化方向发展。

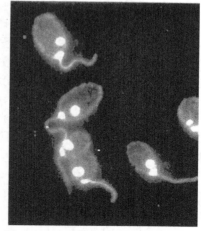

图 14-13 用荧光抗体染色的原生动物

【例 14-1】 用荧光分析法测定氧化核黄素溶液的浓度，其标准溶液核黄素浓度为 0.5μg/mL 时，测得荧光强度为 20.5，同时测得空白氧化液的荧光强度为 2.5，样品氧化核黄素溶液的荧光强度为 22.5，求样品的浓度（μg/mL）？

解：$F_S - F_0 = KC_S$，$F_X - F_0 = KC_X$

将 $F_0 = 2.5$，$F_S = 20.5$，$F_X = 22.5$，将 $C_S = 0.5$μg/mL 代入方程中

解得 $C_X = 0.5556$（μg/mL）

【例 14-2】 20mL 样品含烟酰胺腺嘌呤二核苷酸的还原型（还原型 NADH）相对于空白溶液的荧光强度为 26.5，当 10μmoL NADH 加入此样品液（无体积变化）中，相对荧光强度增加到 80.0，计算样品中 DADH 的含量（μmoL/mL）。

解：$KC_X = 26.5$，$K(C_X + 10/20) = 80.0$，

$C_X / (C_X + 0.5) = 26.5/80$

解得 $C_X = 0.2477$（μmoL/mL）

四、以任务驱动模式的应用示例

任务一 用 F-4500 型荧光光谱仪测定水样中维生素 B_6 的含量

【任务描述】 用 F-4500 型荧光光谱仪测定水样中维生素 B_6 的含量，用标准曲线法处理数据并求测定结果。先配制系列标准溶液，测定其荧光强度，在保持工作条件不变的情况下紧接着测定待测试液的荧光强度；绘制标准曲线并进行回归分析得到回归方程，从标准曲线上用作图法或通过回归方程求待测试样中维生素 B_6 的浓度。

【任务分析】

（1）维生素 B_6 的学名为 6-甲基-5-羟基-3,4 吡啶二甲醇盐酸盐，其结构式如下。

维生素 B_6

从结构式可知，维生素 B_6 分子主体是含有杂原子 N 的吡啶环，环上含有大 π 键，环上杂原子 N 含有未共用的孤对电子，在激发光的照耀下，可发生 π-π* 跃迁和 n-π* 跃迁，产生荧光。

（2）对同一物质而言，荧光强度 F 与该物质的浓度 C 有以下关系：

$$F=KC$$

即在较低的浓度情况下，荧光强度与该物质的浓度 C 呈线性关系。

（3）本测定采用标准曲线法处理数据并进行回归分析。首先测定一系列浓度的维生素 B_6 标准品的荧光强度，紧接着在相同工作条件下测定待测试液的荧光强度；然后作图绘制标准曲线并作回归分析得到回归方程。根据待测试液的荧光强度可在标准曲线上找到其相应的浓度；更准确的方法是根据回归方程计算待测试液的浓度。

【任务实施】

1. 仪器与试剂　F-4500 荧光分光光度计、分析天平（0.1mg）、$Na_2HPO_4 \cdot 10H_2O$、柠檬酸、量瓶（50mL、100mL、250mL）、烧杯、量筒（100mL）、移液管（1mL、10mL）、烘箱、维生素 B_6 标准品、维生素 B_6 待测试样、蒸馏水。

2. 系列标准溶液的配制　维生素 B_6 系列标准溶液：精密称定 0.1g 维生素 B_6 标准品粉末溶解并定容于 100mL 量瓶。精密量取 10mL 该溶液稀释至 100mL，即得到浓度为 100μg/mL 维生素 B_6 标准溶液。

在 5 个洁净的 50mL 量瓶中，依次移入 0.1mL、0.2mL、0.3mL、0.4mL、0.5mL 浓度为 100μg/mL 维生素 B_6 标准溶液，并分别移至 pH 7.0 的 Na_2HPO_4-柠檬酸缓冲溶液 2.50mL，用双蒸水稀释至刻度，摇匀，即得到标准系列溶液。

3. pH 7.0 的 Na_2HPO_4-柠檬酸缓冲液　称定 $Na_2HPO_4 \cdot 10H_2O$ 17.9g 溶于水后移至 250mL 量瓶，稀释至刻度，摇匀，即成 0.2mol/L Na_2HPO_4 溶液。称定柠檬酸 2.1g 溶于水后，移至 100mL 量瓶，稀释至刻度，摇匀，即成 0.1mol/L 柠檬酸溶液。将 Na_2HPO_4 溶液与柠檬酸溶液按 6∶1 的体积比配成 Na_2HPO_4-柠檬酸缓冲溶液 250mL。

4. 绘制荧光光谱　将激发狭缝和发射狭缝分别设置为 5nm，扫描速度设置为 1200nm/min。用最稀的标准溶液以 326nm 为激发波长，在 350～450nm 范围内扫描荧光光谱，找出最大发射波长 λ_{em}。

5. 测定标准溶液的荧光强度　设置最佳的仪器参数（最大激发波长 λ_{ex}=326nm，最大发射波长 λ_{em}=390nm）测量系列标准溶液的荧光强度。

6. 测定未知试样的荧光强度　保持工作条件不变，即与测定系列标准溶液相同的工作条件下，测定待测试样的荧光强度。

7. 数据及处理

（1）维生素 B_6 系列标准溶液配制数据（表 14-2）。

表 14-2　维生素 B_6 系列标准溶液配制数据

精密称定维生素 B_6 标准品（g）	Na_2HPO_4（g）	柠檬酸（g）	原始溶液体积（mL）	稀释倍数
0.1021	17.9432	2.1037	100	10

（2）维生素 B_6 待测试样：精密称定 0.1098g 维生素 B_6 待测试样（结晶性粉末）溶解并定容于 100mL 量瓶。精密量取 10mL 该溶液稀释至 100mL，取稀释后的待测试样溶液 0.3mL 于 50mL 量瓶即得待测上机试样溶液。所用溶剂与标准品完全一致（表 14-3）。

表 14-3　维生素 B_6 待测试样配制数据

精密称定维生素 B_6 待测试样（g）	原始溶液体积（mL）	稀释倍数
0.1098	100	10×（50/0.3）

（3）维生素 B_6 系列标准品溶液和维生素 B_6 待测样品溶液的荧光强度（表 14-4）。

表 14-4　实验数据

	维生素 B_6 标准品溶液					维生素 B_6 待测试样溶液
浓度（μg/mL）	0.2042	0.4084	0.6126	0.8168	1.021	C_X
荧光强度（F）	1202.31	2393.24	3575.62	4731.85	5897.31	$F_X=3874.54$

（4）绘制标准曲线并进行回归分析（图 14-14）：

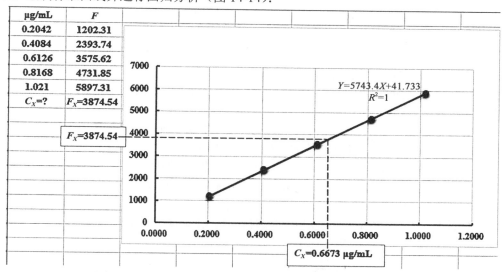

图 14-14　荧光法测定维生素 B_6 含量的标准曲线及回归方程

（5）计算维生素 B_6 的含量：经上述各步可知待测试样溶液的浓度为

$$C_X=0.6673（μg/mL）$$

精密称定待测试样 0.1098g，配成试液的体积（原始溶液）为 100mL，共稀释 2 次，第一次稀释 10 倍，第二次稀释 50/0.3 倍，故 2 次共稀释 10×（50/0.3）倍，所以原始待测试样溶液中维生素 B_6 的有效成分的溶质量为

$$100×10×50×0.6673/0.3×10^{-6} = 0.1112（g）$$

维生素 B_6 的含量为

$$0.1112/0.1098×100\%=101.3\%$$

【结论】　根据《中国药典》2020 版二部 1477 页规定，维生素 B_6 的含量应为 98.0% ～ 102.0%，故本检品为合格品。本法与药典规定的含量测定"照高效液相色谱法（通则 0512）测定"形成对照。

任务二　血红蛋白催化荧光法联用流动注射技术测定人体血糖

【任务描述】　利用双酶促反应并联用流动注射技术测定人体血糖。第一个酶促反应是葡萄糖氧化酶催化葡萄糖氧化反应，葡萄糖被氧化后释放的过氧化氢（H_2O_2）被耦合到第二个酶促反应中，在该反应中，血红蛋白作为催化剂催化了 H_2O_2-对甲基苯酚的荧光体系。同时联用了流动注射（FIA）技术，使烦琐的手工操作实现程序化、自动化操作。

【任务分析】

（1）第一个酶促反应是葡萄糖氧化酶催化葡萄糖氧化生成 H_2O_2，其化学反应方程式为

（2）第二个酶促反应是第一个酶促反应的产物 H_2O_2 被耦合到第二个催化反应体系中，反应生成具有荧光特性的对甲基苯酚二聚体，其化学反应方程式为

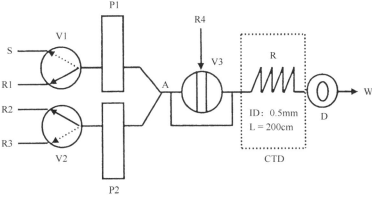

该反应的催化剂通常可用辣根过氧化物酶，但是血红蛋白（haemoglobin，Hb）也具有过氧化物酶活性，具有类似于辣根过氧化物酶的空间结构，是一种性能出色的模拟酶，而且因其廉价、性能稳定常取代难以保存且昂贵的辣根过氧化物酶。

（3）第二个酶促反应联用流动注射技术，实现操作过程的程序化、自动化。

【任务实施】

1. 仪器与试剂 RF540 型荧光分光光度计；DR-3 型数据记录仪；MPI-B 型多参数化学分析测试系统-数控流动注射进样器；6402 电子继电器；恒温水浴。

5.0×10^{-3} mol/L 对甲基苯酚；氨水；5.0×10^{-6} mol/L 血红蛋白；25U/mL 葡萄糖氧化酶（> 100U/mg AmRESCO）；葡萄糖；1.0×10^{-4} mol/L H_2O_2 溶液；人血清。所用药品均为分析纯试剂，水为二次去离子水。

2. 流路设计 第二个酶促反应联用流动注射技术，使烦琐的手工操作实现程序化、自动化。其流动注射检测系统图如图 14-15 所示。

图 14-15　流动注射系统图

S 为样品（H_2O_2 标准品溶液或完成第一个酶促反应的样品）；R1，R2 为 NH_3-NH_4Cl 缓冲溶液；R3 为血红蛋白（Hb）；R4 为对甲基苯酚；P1，P2 为蠕动泵；V1，V2 为时间换向阀；V3 为采样阀；R 为反应盘管；D 为荧光检测器；W 为废液；CTD 为恒温槽（工作温度 25℃）

3. 方法步骤 ①固定激发波长为 322nm，发射波长为 416nm。②按图 14-15 连接管路并调定各参数，同时启动主泵 P1 和副泵 P2，以 NH_3-NH_4Cl 缓冲溶液为载流调定基线。③对甲基苯酚从采样阀 V3 注入流路，样品（H_2O_2 标准品溶液或完成第一个酶促反应的血清样品）、血红蛋白，以及 NH_3-NH_4Cl 缓冲溶液通过 V1、V2 按时间进样方式进行操作，三阀协调动作。④由 V1 注入的 NH_3-NH_4Cl 缓冲溶液和由 V2 注入的血红蛋白溶液汇合，再与 V3 注入的对甲基苯酚混合后，经反应盘管进入检测器，得到发光信号本底值 F_0。其程序各工步及参数如表 14-5 所示。⑤当 V1 注入样品溶液（H_2O_2 标准品溶液或完成第一个酶促反应的血清样品），并与血红蛋白和对甲基苯酚混合通过检测器所得发光信号值 F 后，以 ΔF（$\Delta F = F - F_0$）对葡萄糖系列标准溶液作标准曲线并进行回归分析得到回归方程。

表 14-5　流动注射（FIA）的程序及参数

工步	运行时间（秒）	蠕动泵		进样阀			工作内容
		P1	P2	V1	V2	V3	
1	10	O	O	L	R	R	载流运行调定基线及装样
2	20	O	O	R	L	L	将样品、试剂插入载流
3	115	O	O	L	R	R	读取荧光值并清洗管道
4	10	O	O	L	R	R	重复上述步骤，开始下一次测定

注：O 为开；L 为阀的左位；R 为阀的右位

说明：①第一个酶促反应（葡萄糖氧化酶催化葡萄糖氧化生成 H_2O_2）所需试剂少，反应简单且慢，需 20～30 分钟，故在进入流动注射系统之前采用手工操作。②流动注射流路如图 14-15 所示，要使 H_2O_2 与血红蛋白在图中 A 点处准确汇合及节省试剂等问题，血红蛋白和第一个酶促反应生成的 H_2O_2 均以时间进样方式通过换向阀 V1 和 V2 进入流路，对甲基苯酚则通过采样阀 V3 进入流路。③由于血红蛋白催化对甲基苯酚-H_2O_2 属于慢反应，故自行组装恒温水浴，其反应盘管长度为 200cm，工作温度为 25℃。④ pH：第一个酶促反应的 pH 为 7，即相当于模拟人体内环境；第二个酶促反应最佳的 pH 为 10.4。⑤蠕动泵 P1 和 P2 的泵速均为 5r/min。

4. 回归方程、线性范围　回归方程为 $Y=3.0\times10^{-6}X+12.2$，线性范围为 $3.0\times10^{-5}\sim3.0\times10^{-4}$mol/L。

5. 样品测定　将新鲜的人体血清用三氯乙酸-氢氧化钾法进行脱蛋白处理，取人体血清 0.5mL，向其中加入 0.5mol/L 的三氯乙酸 5mL，离心除去纤维蛋白，再取上层清液 3mL，用 1.0mol/L 的氢氧化钾调节 pH 为 7，再加入 25U/mL 的葡萄糖氧化酶 0.17mL，在 40℃ 的水浴中加热 25 分钟后，从其中吸取 1mL 溶液，稀释到 5mL，上流动注射流路按上述实验方法测定荧光强度，按标准曲线的回归方程计算血清样品中葡萄糖的含量，并与常规氧化酶法（实验数据由江西省肿瘤医院提供）作对比，结果见表 14-6。两种方法分析结果无显著差异。

表 14-6　血清样品测定结果

样品	本法（mmol/L）	RSD（%）	标准方法（mmol/L）	RSD（%）
1	5.9	1.7	5.6	3.3
2	3.5	2.9	3.8	3.6
3	4.2	4.0	4.1	2.1

【结论】　根据南昌大学第二附属医院提供的正常参考值为 3.9～6.1mmol/L，故第 1、3 号样品血糖含量合格。2 号样品不合格（偏低）。

◀ 本章小结 ▶

一、电子的能级与多重性

（1）激发单重态分子中没有净电子自旋，即总自旋量子数为 $S=1/2+(-1/2)=0$，因而具有反磁性；激发三重态有 2 个自旋平行电子，总自旋量子数为 $S=1/2+1/2=1$，电子能级的多重性 $M=2S+1=2\times1+1=3$，是顺磁性的。

（2）激发单重态分子平均寿命短（$10^{-8}\sim10^{-6}$ 秒），而激发三重态的平均寿命长（$10^{-4}\sim10$ 秒）。

（3）基态单重态到激发单重态的激发，不涉及电子自旋方向的改变而容易发生，属于允许跃迁：即基态 S_0 跃迁到 → 第一激发态 S_1、第二激发态 S_2 属允许跃迁；而从基态 S_0 跃迁到 → 第一激发三重态 T_1、第二激发三重态 T_2 属禁阻跃迁。

由于电子在能级间的跃迁是以概率论为基础的。因此，禁阻跃迁的含义是指跃迁的概率极小，故宏观地认为电子不发生这种跃迁，即禁阻跃迁。

（4）跃迁类型的比较（表14-7）。

表14-7 跃迁类型的比较

跃迁类型	基态→激发单重态 S^*	基态→激发三重态 T^*
所需能量	大	小
自旋方向	不变	改变
跃迁概率	接近1	10^{-6}（光学禁阻）
平均寿命	短（$10^{-8} \sim 10^{-6}$ 秒）	长（$10^{-4} \sim 10$ 秒）

二、荧光的产生及其性质

（1）激发态分子不稳定，可通过辐射跃迁（发出光量子）和非辐射跃迁等方式转移能量，这是一个激发态分子价电子的失活过程，可通过多种方式转移能量（图14-16）：

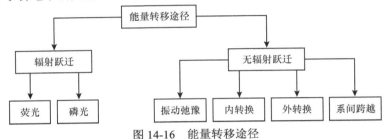

图14-16 能量转移途径

（2）荧光（fluorescence）：电子由第一激发态单重态的最低振动能级跃迁到基态的任一振动能级而发射的光量子为荧光。荧光的特点：荧光的能量小于所吸收的紫外-可见光的能量，故发射荧光的波长比吸收的紫外-可见光光波长更长；时间为 $10^{-14} \sim 10^{-8}$。

（3）分子产生荧光必须具备的条件：①具有吸收光的分子结构，即分子结构中有 $\pi \to \pi^*$ 跃迁，也就是具有强吸收 K 带，刚性的分子平面结构有助于增强荧光。而 $n \to \pi^*$ 跃迁引起弱吸收，有时不足以发射荧光。②具有较高的荧光量子产率。荧光量子产率（φ_f）：

$$\varphi_f = \frac{\text{发射荧光的光量子数}}{\text{吸收激发光的光量子数}}$$

（4）荧光光谱的特点：①斯托克斯位移——荧光发射波长总是大于激发光波长。②荧光发射光谱的形状与激发波长无关。③荧光光谱与激发光谱呈对称镜像关系。

（5）荧光分析法与红外吸收光谱法、紫外-可见吸收光谱法的比较（表14-8）。

表14-8 荧光分析法与红外吸收光谱法、紫外-可见吸收光谱法的比较

	荧光分析法	红外吸收光谱法、紫外-可见吸收光谱法
相同点	分子光谱	
不同点		
本质	发射光谱	吸收光谱
灵敏度	$10^{-8} \sim 10^{-10}$g/mL	$10^{-5} \sim 10^{-7}$g/mL
选择性	高	一般

（6）荧光与磷光的比较（表14-9）。

表 14-9　荧光与磷光的比较

	荧光	磷光
跃迁	激发单重态 最低振动能级 → 基态	激发三重态 最低振动能级 → 基态
光电子能量	$E_{激发} > E_{荧光} > E_{磷光}$	
波长	$\lambda_{激发} < \lambda_{荧光} < \lambda_{磷光}$	
发射时间	$10^{-9} \sim 10^{-7}$ 秒	$10^{-4} \sim 10$ 秒

（7）荧光分析法的特点：①灵敏度高；②选择性好；③高效的表征技术；④应用范围广。

（8）散射光：部分光子和物质分子相碰撞，使光子的运动方向发生改变而向不同角度散射。瑞利光：光子和物质发生弹性碰撞，不发生能量交换，只是光子运动方向发生改变。其波长与入射光波长相同。拉曼光：光子和物质发生弹性碰撞，发生能量交换，光子把部分能量转移给物质分子或从物质分子获得部分能量，从而发射出比入射光稍长的光。

散射光对荧光测定有干扰，尤其是波长比入射光波长更长的拉曼光，与荧光波长接近，对测定的干扰大，必须采取措施消除。拉曼光的干扰主要来自溶剂，当溶剂的拉曼光与被测物质的荧光光谱相重叠时，应更换溶剂或改变激发光波长。

（9）溶液的荧光强度与浓度关系：当荧光量子产率（φ_f）、入射光强度（I_0）、物质的摩尔吸收系数（ε）、液层厚度（l）均固定不变时，荧光强度正比于溶液的浓度（C）；通常荧光物质溶液浓度（C）很稀（很小），亦即荧光分析的灵敏度很高，检测限很低，故 εCl 值也很小，当 $\varepsilon Cl < 0.05$ 时，则溶液荧光强度与荧光物质的浓度呈线性关系：

$$F = KC$$

这就是荧光分析的定量依据。

三、荧光分光光度计

图 14-17 是荧光分光光度计的光路结构示意图。其特点：①有两个单色器，即有激发单色器（又称第一单色器）和发射单色器（又称第二单色器）。激发单色器的作用是选择所需波长的激发光投射到盛有试液的样品池上。②检测器位于与光源光路垂直方向，即在很弱的背景下让被测的样品溶液所发出的荧光通过发射单色器（第二单色器）后投射到检测器上。紫外-可见分光光度计与荧光分光光度计在光路结构上有明显区别。即紫外-可见分光光度计的光源、单色器、样品池、检测器排列在一条直线上，并且检测器的前面是样品池。

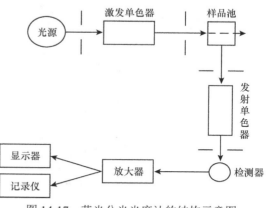

图 14-17　荧光分光光度计的结构示意图

四、定量分析方法

1. 标准曲线法　配制一系列标准浓度试样，测定荧光强度，绘制 F-C 的标准曲线，再在相同条件下测量未知试样的荧光强度，利用标准曲线或回归方程求出试样的浓度。

上机操作：用空白调 0，标准品调 100% 或 50%。标准曲线（或称为工作曲线、校正曲线）的绘制、回归方程的建立参阅第十一章知识链接部分。

2. 比较法　在线性范围内，测定标样和试样的荧光强度，比较：

$$C_X = \frac{F_X - F_0}{F_S - F_0} \times C_S$$

式中，F_0 为空白溶液的荧光强度；F_X 为样品溶液的荧光强度；F_S 为标准品的荧光强度；C_S 为标准品的浓度。

◀ **思考与练习** ▶

一、单选题

1. 下列化合物中荧光最强、发射波长最长的化合物是（　　　）。

A. 　　　　B. 　　　　C. 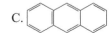　　　　D.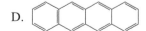

E.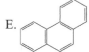

2. 所谓荧光，即指某些物质经入射光照射后，吸收了入射光的能量，从而辐射出比入射光（　　　）。

A. 波长长的光线　　　B. 波长短的光线　　　C. 能量大的光线　　　D. 频率高的光线

E. 以上都不是

3. 单光束荧光分光光度计的光路图是（　　　）。

A.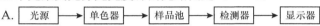

B.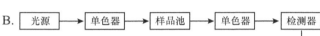

C.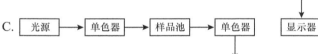

D.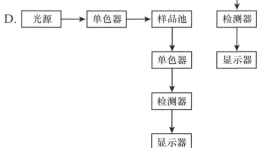

E. 以上都不是

4. 萘及其衍生物在以下溶剂中能产生最大荧光的溶剂是（　　　）。

A. 1-氯丙烷　　　　　B. 1-溴丙烷　　　　　C. 1-碘丙烷　　　　　D. 1,2-二溴丙烷　　　E. 水

5. 下列化合物荧光最强的是（　　　）。

A. 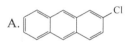　　　B. 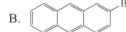　　　C. 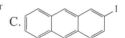　　　D.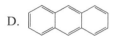

E.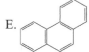

6. 分子荧光分析中，含有重原子如碘、溴的分子易发生（　　　）。

A. 振动弛豫　　　　　B. 内部转换　　　　　C. 系间跨越　　　　　D. 荧光发射

E. 电子能级跃迁

7. 在下列的四种说法中，不正确的是（　　　）。

A. 分子荧光发射光谱通常与吸收光谱互为镜像关系

B. 分子荧光发射光谱与激发波长没有关系

C. 分子荧光发射光谱随激发波长不同而变化

D. 分子荧光发射的强度与激发光的强度成正比的关系

E. 以上都不正确

8. 波长 350nm 的入射光激发硫酸奎宁的稀硫酸溶液时，将产生 350nm 的（　　　）。

A. 荧光　　　　　　B. 瑞利光　　　　　C. 磷光　　　　　D. 拉曼光　　　　E. 紫外光

9. 下列物质荧光强度最大的是（　　　）。

A. 联苯　　　　　　B. 萘　　　　　　　C. 蒽　　　　　　D. 芴　　　　　　E. 苯

10. 下列说法正确的是（　　　）。

A. 分子的刚性平面有利于荧光的产生　　　　B. 磷光辐射的波长比荧光短

C. 磷光比荧光的寿命短　　　　　　　　　　D. 荧光猝灭是指荧光完全消失

E. 以上都正确

二、填空题

1. 荧光寿命与磷光寿命相比_____寿命长。

2. 荧光物质都具有两个特征光谱，即_____和_____，二者呈_____关系。

3. 一般情况下，溶液的温度_____，溶液中荧光物质的荧光强度或荧光量子产率越高。

4. 激发光谱虽然也称为吸收光谱，但激发光谱的纵坐标是_____，而吸收光谱的纵坐标是_____。

5. 荧光分光光度计中光源与检测器成_____度。这是为了_____。

6. 紫外分光光度计与荧光分光光度计的主要区别是_____；
_____。

7. 荧光分光光度计中，第一个单色器的作用是_____；第二个单色器的作用是_____。

8. 荧光量子产率_____，荧光强度越大。具有_____分子结构的物质有较高的荧光量子产率。

9. 处于激发态的分子不稳定，以非辐射方式回到基态时常有_____、_____、_____去活化过程。

10. 选择适当的_____可以消除或减少散射光对荧光测定的干扰。

11. 处于激发态的分子以释放辐射能的方式回到基态发生辐射跃迁的有_____和_____。

三、判断题

1. 荧光光谱是荧光物质的特性，所以同一荧光物质在不同的溶剂中具有相同的荧光光谱。（　　　）

2. 荧光光谱的形状与激发光谱的形状常形成镜像对称。（　　　）

3. 在一定条件下，物质的荧光强度与该物质的任何浓度成线性。（　　　）

4. 荧光光谱的形状与激发波长有关。（　　　）

5. 荧光分光光度计中光源发出光到检测器，光路为一条直线。（　　　）

6. 发射荧光时，电子能量的转移没有电子自旋方向的改变；发射磷光时，电子能量的转移伴随电子自旋方向的改变。（　　　）

7. 紫外光谱法和荧光分析法都属于分子光谱法范畴，所以两种方法具有相同的灵敏度。（　　　）

8. 荧光量子产率一般小于 1。（　　　）

四、名词解释

1. 单重态

2. 三重态

3. 振动弛豫

4. 内部能量转换

5. 荧光

6. 外部能量转换

7. 系间跨越

8. 磷光

9. 延时荧光

10. 激发光谱

11. 荧光光谱

12. 荧光寿命

13. 荧光量子产率

五、计算题

1. 用荧光法测定复方炔诺酮片中炔雌醇的含量时，取供试品 20 片（每片含炔诺酮应为 0.54 ～ 0.66mg，含炔雌醇应为 31.5 ～ 38.5μg），研细，用无水乙醇溶解，转移至 250mL 量瓶中，用无水乙醇稀释至刻度，滤过，弃去初滤液，取续滤液 5.00mL，稀释至 I0mL，在 λ_{ex}=285nm、λ_{em}=307nm 处测定荧光强度。已知炔雌醇对照品乙醇溶液的浓度为 1.4μg/mL，在同样测定条件下，测得荧光强度为 65，则合格药片的荧光读数应在什么范围内？

2. 用酸处理 1.00g 谷物制品试样，分离出核黄素及少量无关杂质，加入少量 $KMnO_4$，将核黄素氧化，过量的 $KMnO_4$ 用 H_2O_2 除去。将此溶液移入 50mL 量瓶中，稀释至刻度。吸取 25mL 放入样品池中以测定荧光强度（核黄素中常含有发生荧光的杂质——光化黄）。先将荧光分光光度计用硫酸奎宁调至刻度 100。测得氧化液的读数为 6.0 格。加入少量连二亚硫酸钠（$Na_2S_2O_4$），使氧化态核黄素（无荧光）重新转化为核黄素，这时荧光分光光度计读数为 56 格。在另一样品池中重新加入 24mL 被氧化的核黄素溶液，以及 1mL 核黄素的标准溶液（0.5μg/mL），这一溶液的读数为 93 格，计算试样中核黄素的质量分数。

◆ **参考答案** ◆

请同学们深入思考，积极探索，自练自测，再看答案，获得举一反三、触类旁通的效果。

一、单选题

1 ～ 5. D A D A D　　6 ～ 10. C C B D A

二、填空题

1. 磷光

2. 激发光谱　发射光谱　镜像对称

3. 越低

4. 荧光强度　吸光度

5. 90°　避免透射光的干扰

6. 紫外分光光度计的单色器与检测器在一条直线上　荧光分光光度计有两个单色器并互相垂直

7. 扫描激发光谱，即将光源发出的复合光变为单色光　扫描发射光谱，即将荧光与杂散光分离，防止杂散光的干扰

8. 越高　刚性共平面共轭体系

9. 振动弛豫　内转换　系间跨越

10. 激发波长

11. 荧光　磷光

三、判断题

1. ×　2. √　3. ×　4. ×　5. ×　6. √　7. ×　8. √

四、名词解释

1. 单重态：在给定轨道中的两个电子必定以相反方向自旋，自旋量子数分别为 1/2 和–1/2，其总自旋量子数 $S=0$。电子能级的多重性用 $M=2S+1=1$，即自旋方向相反的电子能级多重性为 1。此时分子所处的电子能态称为单重态用 S 表示。

2. 三重态：当两个电子自旋方向相同时，自旋量子数都为 1/2，其总自旋量子数 $S=1$。电子能级的多重性为 $M=2S+1=3$，即自旋方向相同的电子能级多重性为 3，此时分子所处的电子能态称为三重态，用 T 表示。

3. 振动弛豫：处于激发态高振动能级的外层电子回到同一电子激发态的最低振动能级以非辐射的形式将能量释放的过程。

4. 内部能量转换：简称内转换。由高能级电子激发态以无辐射方式跃迁至低能级电子能级的过程。

5. 荧光：分子受到激发后，无论处于哪一个激发单重态，都可通过振动弛豫及内转换回到第一激发单重态的最低振动能级，然后以辐射形式回到基态的各个振动能级发射的光。

6. 外部能量转换：简称外转换。激发态分子与溶剂分子或其他溶质分子发生碰撞，以发热的方式释放能量，回到基态的各个振动能级的过程。

7. 系间跨越：当第一激发态 S_1 的最低能级与三重态 T_1 的最高能级发生重叠时，则有可能发生系间跨越（$S_1{\rightarrow}T_1$）。这是一个受激分子的电子在激发态发生自旋方向反转而使分子的多重性发生变化的过程。

8. 磷光：分子受到激发后，无论处于哪一个激发单重态，都可通过内转换、振动弛豫和体系间跨越，回到第一激发三重态的最低振动能级，然后以放出辐射的形式回到基态的各个振动能级发射的光称为磷光。

9. 延时荧光：分子受到激发后，处于激发单重态，通过内转换、振动弛豫和体系间跨越，跃迁到第一激发三重态的最低振动能级，如果分子再次受激发，又回到激发单重态，然后以放出辐射的形式回到基态的各个振动能级发射的光称为延时荧光。

10. 激发光谱：也称为吸收光谱。保持荧光发射波长不变（即固定发射单色器波长于最大波长 λ_{em}^{max} 处），依次改变激发单色器波长，测定相应的荧光强度 F。以激发波长 λ_{ex} 为横坐标，以荧光强度 F 为纵坐标作图，就可得到该荧光物质的激发光谱。激发光谱曲线最高点对应的波长为最大激发波长 λ_{ex}^{max}，该波长就是激发荧光最灵敏的波长。

11. 荧光光谱：保持激发光波长不变（即固定激发单色器波长于最大激发波长 λ_{ex}^{max}），依次改变荧光发射波长 λ_{em}（即扫描荧光发射波长），测定样品在不同波长处的荧光强度 F。以发射波长 λ_{em} 为横坐标，以荧光强度 F 为纵坐标作图，得到荧光发射光谱。荧光发射光谱曲线上荧光强度最大值所对应的波长就是最大发射波 λ_{em}^{max}，即最灵敏的发射波长。

12. 荧光寿命：指除去激发光源后，分子的荧光强度降低到激发时最大荧光强度的 1/2 时所需的时间，常用 τ_f 表示。

如果以 $\ln(F_0/F_t)$ 对 t 作图，直线斜率即为 $1/\tau_f$，由此可计算出荧光寿命。

13. 荧光量子产率：又称为荧光效率，指激发态分子发射荧光的量子数与基态分子吸收激发光的量子数之比，常用 φ_f 表示。

$$\varphi_f = \frac{\text{发射荧光的光量子数}}{\text{吸收激发光的光量子数}}$$

一般来说 $\varphi_f < 1$。

当第一激发态 S_1 的最低能级与三重态 T_1 的最高能级发生重叠时，则有可能发生系间跨越（$S_1{\rightarrow}T_1$）。这是一个受激分子的电子在激发态发生自旋方向反转而使分子的多重性发生变化的过程。

五、计算题

1. 解：根据题意可知被测炔诺酮片试液中含炔雌醇的最低浓度是

$$C_{X_1} = 31.5 \times 20 \times \frac{1}{250} \times \frac{5}{10} = 1.26 \ (\mu g / mL)$$

最高浓度为

$$C_{X_2} = 38.5 \times 20 \times \frac{1}{250} \times \frac{5}{10} = 1.54 \ (\mu g / mL)$$

又根据本题的已知条件可知：炔雌醇对照品（标准品）的浓度为 $C_S = 1.4\mu g/mL$，其荧光强度为 $F_S = 66$ 格。当被测试液浓度很稀时（$\varepsilon Cl < 0.05$ 时），由于荧光强度 F_S 正比于溶液的浓度 C，则可根据：

$$\frac{F_S}{F_X} = \frac{C_S}{C_X}$$

求出 F_X 的读数范围：

$$F_{X_1} = \frac{C_{X_1}}{C_S} \times F_S = \frac{1.26}{1.4} \times 66 = 59.4 \ (格)$$

$$F_{X_2} = \frac{C_{X_2}}{C_S} \times F_S = \frac{1.54}{1.4} \times 66 = 72.6 \ (格)$$

用荧光法测定炔诺酮片中的炔雌醇，合格片的荧光强度读数范围是 54.9 ～ 72.6 格。

2. 解：根据题意可知

（1）试液的荧光空白值：$F_0 = 6.0$ 格，因为 25mL 氧化试液（氧化态核黄素无荧光）的荧光强度为 6.0 格。

（2）25mL 氧化试液用连二亚硫酸钠（$Na_2S_2O_4$）处理（去氧化）回到原状，其荧光强度为 $F_X = F - F_0 = 56 - 6.0 = 50$ （格）。

（3）24mL 氧化液+1mL 浓度为 0.5$\mu g/mL$ 标准溶液后，作为上机测试荧光强度的标准溶液的浓度为 $C_S = 0.5/25 = 0.02$ （$\mu g/mL$），该标准溶液的荧光强度 $F = 93$ 格，扣除空白值后实际值为

$$F_S = F - F_0 = 93 - 6.0 = 87 \ (格)$$

（4）根据式（14-7）计算核黄素上机试液的浓度：

$$C_X = \frac{F_X}{F_S} \cdot C_S = \frac{50}{87} \times 0.02 = 0.0115 \ (\mu g / mL)$$

（5）每克谷物试样中核黄素的质量分数为

$$\frac{0.0115 \times 50 \times 10^{-6}}{1} = 0.575 \times 10^{-6} = 0.575 \ (ppm)$$

第十五章　化学发光分析法

Chemiluminescence Analysis

> 科技是国之利器，国家赖之以强，企业赖之以赢，人民生活赖之以好。中国要强，中国人民生活要好，必须有强大科技。
>
> ——习近平

本章要点

  基本概念： 化学发光，化学发光反应的必备条件，化学发光反应的两种类型，化学发光分析的特点，化学发光效率与发光强度，鲁米诺，光泽精，电化学发光，三联吡啶钌。

  基本理论： 化学发光反应的机制，典型的金属配合物发光试剂——三联吡啶钌的两种常用类型的发光机制。

  基本计算

  1. 化学发光效率（φ_{CL}） $\varphi_{CL} = \dfrac{发光分子数}{参加反应的分子数} = \varphi_{CE} \cdot \varphi_{EM}$，$\varphi_{CE}$ 为生成激发态分子的化学激发效率；φ_{EM} 为激发态分子的发光效率。

  2. 化学发光强度 $I = k \cdot \varphi_{CL} \cdot C = KC$

  基本技能： 手工操作化学发光分析仪；流动注射式进样操作化学发光分析仪。

  化学发光是指分子的外层电子吸收化学反应能量而处于激发态，但激发态不稳定，再回到基态时以发射光子的形式释放能量，产生化学发光。因此，化学发光的实质就是一个光化学反应，即能发生可见光的化学反应，这个光化学反应从宏观上来看是不发热、不做功的化学反应，微观上是化学反应的焓变——ΔH 传递迅速，体系的温度没有变化；随着化学发光检测技术的快速发展，化学发光也可以由电化学反应诱发，称为电化学发光。因此，广义的化学发光不仅是化学发光反应本身，也包括电化学发光和生物发光等。

  在分子发光分析法中，存在三种类型的发光——光致发光（荧光、磷光）、生物发光和化学发光，化学发光在分析科学中的应用范围最广，尤其是液相化学发光体系已成为研究、应用化学发光分析法的主体，如在药物分析中测定克林霉素、罗红霉素、比索洛尔和同时测定半胱氨酸、维生素C 及尿酸等。

第一节　基本原理

  化学发光（chemiluminescence）是化学反应过程中产生的发光现象。通常这个过程是由反应试剂 A 和 B 反应生成激发态中间体 C*，因激发态中间体 C* 不稳定，以放出光子的形式释放能量后回到基态，所发出的光通常为可见光。这是一个吸收化学反应能量使反应产物被激发并发光的过程，称为化学发光。

一、化学发光反应的必备条件

  从发光机制来看，化学发光反应必须具备两个条件：①化学发光反应必须提供足够的激发能并产生激发态分子；②处于激发态的分子是不稳定的，它要通过辐射跃迁的方式释放多余的能量放出光量子回到基态，完成化学发光反应的全过程。

为化学发光反应提供的化学能的反应焓变范围——ΔH一般为$150 \sim 400kJ/mol$，与多数氧化还原反应所提供的能量相当，因此，大多数的化学发光反应为氧化还原反应。并且，为反应所提供的能量会被反应的产物之一快速吸收，而不是发热或对外作膨胀功。处于激发态的分子不稳定而要通过辐射跃迁回到基态，其概率大则发光强度大。

二、化学发光分析的特点

化学发光分析法是近30年来迅速发展起来的一种高灵敏的微量及痕量分析方法。诸多的优点使其成为一种新型的分析测试手段，具有广泛的应用前景。化学发光分析技术的特点具体表现如下。

1. 灵敏度高　化学发光分析法具有极低的检测下限，其检测灵敏度可达$10^{-12}mol/L$。若用荧光素酶催化荧光素与磷酸三腺苷的化学发光体系，其检测下限可达$2×10^{-18}mol/L$。

2. 线性范围宽　化学发光反应的发光强度与反应物的浓度可在几个数量级（一般有$5 \sim 6$个数量级）的范围内呈现良好的线性关系。

3. 仪器设备简单　化学发光检测仪器没有光源、没有单色器，一般只有检测光强的光电倍增管及其信号处理和读出装置，故仪器相对简单，操作方便。

由于化学发光反应的速度很快，光信号的消失也很快，捕捉最强的发光涉及反应试样、试剂的导入、反应器的设置、检测方式、信号处理及读出等方面，诸多因素都成为测定精密度和准确度的决定因素。目前，能兼顾上述各因素并保证测定的精密度和准确度均优的装置是流动注射检测系统及其计算机控制系统。

4. 分析速度快　化学发光反应一般可在瞬间完成，配置恰当的流动注射检测系统每小时可测定100多个样品；若仪器装置是计算机控制系统，则可得到在线、实时的测定结果。

综上所述，由于化学发光分析法不需要外源性激发光源，避免了背景光和杂散光的干扰，降低了噪声，大大提高了信噪比，具有灵敏度高，线性范围宽，设备简单，操作方便，易于实现自动化，分析速度快等特点。在生物工程学、药物学、分子生物学、临床医学和环境化学等各个领域显示出它蓬勃生机。

三、化学发光效率和发光强度

化学发光效率（φ_{CL}）又称为化学发光总量子产率。由于化学发光反应经历了两个过程：激发和发射。化学发光效率（φ_{CL}）取决于生成激发态分子的化学激发效率（φ_{CE}）和激发态分子的发光效率（φ_{EM}），即化学激发效率φ_{CE}为生成激发态的分子数与参加反应的分子数之比；而激发态分子的发光效率φ_{EM}为发光分子数与生成激发态的分子数之比。这两个因素用下式表示：

$$\varphi_{CE} = \frac{生成激发态的分子数}{参加反应的分子数} \tag{15-1}$$

$$\varphi_{EM} = \frac{发光分子数}{生成激发态的分子数} \tag{15-2}$$

故化学发光效率取决于生成激发态分子的化学激发效率（φ_{CE}）和激发态分子的发光效率（φ_{EM}），化学发光效率的定义式为

$$\varphi_{CL} = \frac{发光分子数}{参加反应的分子数} = \varphi_{CE} \cdot \varphi_{EM} \tag{15-3}$$

化学发光效率、辐射能量的强弱及光谱范围均由化学反应所决定，因此，任一化学发光反应都有各自特征性的化学发光光谱和化学发光效率。一般化学发光反应的化学发光效率小于0.01。

化学发光强度与反应物浓度的关系：设反应物质的浓度为C，由于化学发光反应可视为一级反应或准一级反应，则发光反应的发光强度（I_{CL}）取决于化学发光效率（φ_{CL}）和化学反应速率（dC/dt），即

$$I_{CL(t)} \propto \varphi_{CL} \frac{dC}{dt} \qquad (15-4)$$

在实际的测定中化学发光反应的条件是受控的、恒定的，故可引入常数 k，将上式写为

$$I_{CL(t)} = k\varphi_{CL} \frac{dC}{dt} \qquad (15-5)$$

在发光反应进行的时段（t_2-t_1）里，总发光强度（I）应该是该时段（t_2-t_1）的化学发光强度的积分：

$$I = \int_{t_1}^{t_2} I_{CL} dt = \int_{t_1}^{t_2} k\varphi_{CL} \frac{dC}{dt} dt = k \int_{t_1}^{t_2} \varphi_{CL} dC \qquad (15-6)$$

对于指定的化学发光反应，φ_{CL} 应为定值；设发光反应过程经历的时间为 t（即反应的终止时间为 t，也就是 $t_1=0$，$t_2=t$）；并引入常数 K，令 $K=k \cdot \varphi_{CL}$ 则上式可写成

$$I = k \cdot \varphi_{CL} \cdot C = KC \qquad (15-7)$$

由式（15-7）可知：总发光强度（I）与反应物的浓度（C）成正比，这就是化学发光反应进行定量分析的依据。

第二节 化学发光反应类型及常用体系

一、化学发光反应类型

1. 按能量传递方式 可将化学发光反应分为直接发光和间接发光两种类型。

（1）直接发光：过程如下。物质 A 和 B 反应，生成激发态物质 C^*，激发态物质 C^* 不稳定，当其返回基态时，以光子形式释放能量，可以直接发出可以测量的光强。用通式表示：

$$A+B \longrightarrow 激发态中间体 C^* \longrightarrow C+h\nu$$

用于化学发光分析法的化学发光反应多数都属于直接发光类型。

（2）间接发光：即能量转移化学发光，其过程如下。首先是物质 A 和 B 反应，生成激发态中间体物质 C^*，若体系中存在另一种荧光物质 F，则 C^* 把能量转移给荧光物质 F，使荧光物质接受能量由基态跃迁到激发态 F^*，因激发态 F^* 不稳定，当 F^* 返回基态时，产生发光现象。因发光体为荧光物质，发光波长与荧光物质的荧光发射波长相一致。从而获取更强的发光强度、得到更高的测定灵敏度，该种发光反应称为间接化学发光。用通式表示如下：

$$A+B \longrightarrow C^*+D$$
$$C^*+F \longrightarrow F^*+E$$
$$F^* \longrightarrow F+h\nu$$

2. 按反应物质的物理状态 按参与化学发光反应物质的物理状态来分，化学发光反应的类型可分为液相、气相、异相等类型。其中应用最广的是液相化学发光体系。

二、常用化学发光体系

液相化学发光反应是化学发光技术用于分析化学最基本也是最重要的组成部分，现将常用的发光试剂及其组成体系介绍如下。

1. 鲁米诺化学发光体系 鲁米诺在碱性溶液中被氧化剂氧化过程中发出蓝光，其发光效率介于 $0.01 \sim 0.05$，最大发射波长为 425nm，其发光机制可简述为

鲁米诺

过渡金属离子，如 Cu^{2+}、Cr^{3+}、Ni^{2+}、Co^{2+} 和 Fe^{2+} 等及过渡金属离子的不饱和配合物对鲁米诺-H_2O_2 体系有很强的催化作用，据此可建立金属离子或有机配位体的化学发光分析法。基于葡萄糖氧化酶催化葡萄糖氧化并释放 H_2O_2，将其耦合到鲁米诺的发光体系中，同时采用牛血红蛋白作为发光体系的催化剂，其发光强度在一定范围内与 H_2O_2 的浓度呈良好的线性关系，据此建立了一种间接测定人体血清中葡萄糖含量的新方法，本法联用流动注射技术，从而实现快速、灵敏、程序化、自动化操作。

2. 光泽精化学发光体系　光泽精（lucigenin）是吖啶酯化学发光试剂中研究和应用最具代表性的绿色荧光物质，最大发射波长约在 470nm，化学发光效率介于 0.01 ～ 0.02。光泽精-H_2O_2 体系也是常见的化学发光体系之一。在碱性条件下，光泽精可被 H_2O_2 氧化产生强烈的化学发光，主要发光体是由四元环过氧化物中间体生成发出蓝绿色光的 N-甲基吖啶酮，其化学发光主要过程如下列方程式所示：

一些能够促进 H_2O_2 分解的催化剂，如过渡金属离子、酶等可以增强光泽精的化学发光强度，具有还原性的维生素 C 等物质可以直接与光泽精反应产生微弱的化学发光，所以光泽精化学发光体系可用于金属离子、还原性化合物，可以产生 H_2O_2 的基质或者产生相应的酶等，尤其是在化学发光酶免疫分析中得到了实际应用。

光泽精-H_2O_2 体系也可利用过渡金属离子及过渡金属离子不饱和配合物的催化作用，建立金属离子或有机配位体的化学发光分析法。

在碱性条件下，光泽精还可在 Fe^{2+}、维生素 C、肼基化合物等还原性物质作用下产生发光，而无须 H_2O_2 的存在。

3. 过氧草酸酯类+荧光物质+H_2O_2 体系　该体系反应速度快，量子产率高，灵敏度高，但易受到溶剂、试剂的纯度、组成和极性的影响。

4. 强氧化性物质的化学发光体系　即强氧化性物质如四价铈、$KMnO_4$、高碘酸钠等作氧化剂的化学发光体系。

5. 钌联吡啶电化学发光体系　三联吡啶钌 $[Ru(bpy)_3^{2+}]$ 的电化学发光是 20 世纪 80 年代的重大发现之一，由于其电化学可逆、可重复激发、发光效率高、检测灵敏度高、线性范围宽、稳定性高等诸多优点，已成为研究和应用最多的电化学发光活性物质，并被成功地用于胺类物质、醇类物质、药物、免疫、DNA 分析等多个学科。

由于化学发光反应一般为氧化还原反应，常用的氧化剂为 H_2O_2、$KMnO_4$、铁氰化钾 $[K_3Fe(CN)_6]$、I_2、KIO_3、$Ce(SO_4)_2$、$NaClO$ 等。

6. 洛粉碱　洛粉碱在碱性条件下被氧化发光，最大发射波长为 530nm。

鲁米诺、光泽精、洛粉碱的化学发光反应都能被许多金属离子所催化，大大增强发光强度，并且发光强度与催化离子的浓度成正比，据此可建立测定金属离子的定量分析方法。常用的催化剂除金属离子外还有铁氰酸盐、血红素化合物、过氧化物酶等。

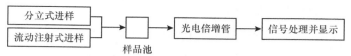

洛粉碱

第三节　化学发光分析仪

一、一般结构

由于化学发光分析仪没有光源、没有单色器，一般只有检测光强的高灵敏光电倍增管及其信号处理和读出装置的电子系统，故仪器相对简单，图 15-1 为应用最为广泛的液相化学发光分析仪的光路结构示意图。

```
┌──────────┐
│ 分立式进样 │──┐
├──────────┤  │    ┌────┐    ┌────────┐    ┌──────────────┐
│流动注射式进样│──┴──→│    │───→│ 光电倍增管 │───→│ 信号处理并显示 │
└──────────┘      └────┘    └────────┘    └──────────────┘
                   样品池
```

图 15-1　液相化学发光分析仪的光路结构示意图

液相化学发光分析仪主要包括样品池，检测器——光电倍增管，信号放大、采集、处理及显示仪器，上述过程可由计算机（单片机）控制系统来完成并实现发光仪操作过程的程序化、自动化。

由于化学发光反应具有反应快、消失快的特征，故仪器实时捕捉发光信号则成为仪器结构设计的关键。根据加样方式的不同，可将化学发光分析仪划分为分立式进样和流动注射式进样两类。

二、分立式进样

分立式进样是一种手工进样模式，多用于静态测量化学发光信号强度的简单器具。主要是利用移液管、滴管或注射器等将试剂或试样溶液注入样品池（反应器）中，靠注射时的冲击作用或搅拌使试液反应体系混合均匀。

分立式进样是原始的手工进样方式，具有设备简单、成本低、体积小、便于观察等优点，适用于发光反应的机制探讨、动力学研究等。但是，因手工加样，速度慢、测量精度差、样品池（反应器）难清洗、易发生交叉污染等缺点也是显而易见的。

三、流动注射式进样

流动注射式进样实为将流动注射技术与化学发光检测联用，由计算机控制以实现测试全过程的程序化、自动化。

由于流动注射分析系统的流路设计可因地制宜、可灵活配置、可操作性强，尤其是与化学发光分析仪联用后能有效地捕捉瞬间发生的化学发光信号，有效地克服了分立式进样的缺点。要实现流动注射式进样，在流动注射化学发光分析仪中蠕动泵、采样阀、流通池和光电倍增管及其电子线路四个组件就是该测试系统的关键。

（一）蠕动泵

蠕动泵（peristaltic pump）为整个流路系统流体提供动力，推动试剂和载流有序地流动并反应，虽然完成这一任务还可用柱塞泵、注射泵等，但因蠕动泵可提供多条通道，又可采取润滑、调速、调节压盖的压力等措施克服自身的脉动、泵管的使用寿命有限等缺点，加上价钱便宜、运行成本低等优点，因此，蠕动泵仍然是流动注射分析系统应用最广泛的驱动组件，如图 15-2 所示。蠕动泵是由泵头、压盖、调压器、泵管和同步电动机组成。滚轮和滚柱组成了泵头。滚轮由同步电机驱动，并带动滚柱与压盖挤压泵管，使泵管的出口端产生正压，泵管的入口端产生负压，从而使

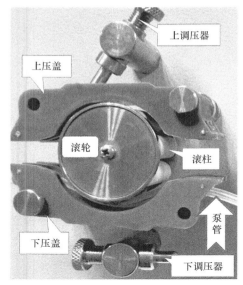

图 15-2　蠕动泵

入口处管端外部的溶液在大气压的作用下进入管内，使管内液面上升，在滚轮、滚柱的连续滚动下管内液面不断上升，直至充满整个管道，并以一定的流速滚滚向前。其流速（流量）取决于泵头的转速和泵管的内径，一般流量为 0.6 ~ 2.5mL/min。与蠕动泵配套使用的同步电机变速范围是 10 ~ 120r/min。整个流动系统输送管道一般采用聚四氟乙烯材质管，管内径为 0.5 ~ 1.0mm，管内径为 1.5 ~ 2.2mm。

（二）采样阀

采样阀（sampling valve）又称为注样阀或进样阀等。其功能是采集一定体积的试样（或试剂）溶液，并以高度重现的方式将其注入无气泡间隔的连续流动的载流中。目前通用的采样阀是六孔三槽双层旋转阀和十六孔八通道多功能旋转阀，图 15-3 即为十六孔八通道多功能旋转阀及其实体描绘图。

采样阀的阀芯一般用氟塑料制成，镶嵌在不锈钢阀体中。阀体一般分为转子和定子两部分（上下两层），上层是转子，下层是定子并固定在仪器框架上。

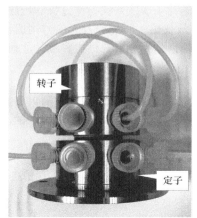
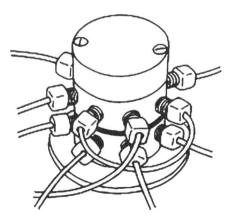

图 15-3　十六孔八通道多功能旋转阀（左）及其实体描绘图（右）

采样阀最基本最重要的任务是将一定体积的样品溶液注入载流中，即"定容进样"，其进样量（样品溶液的体积）取决于采样环的体积和泵的转速。进样操作可以手动也可以自动。自动进样即由计算机控制按设置的程序进行程序化、自动化操作。

六通道、八通道的工作原理是一致的，只是当流路切换时它们的转子分别转过了 60° 和 45°。图 15-4 展示了十六孔八通道采样阀的流路连接及其由采样（装样）位置切换到进样位置，流路的连接状况。

（三）流通池

流通池是在流动状态下进行光学测量的比色池，属于检测器的重要组成部分，早期的流通池为立式，光孔开在侧壁上，如图 15-5 所示。早期它多与紫外-可见分光光度计联用，后来发展到与荧光分光光度计和化学发光分析仪联用，只要光源或发光强度正常，一般均可获满意的测定结果，形成数量巨大、应用广泛的流动注射光谱分析法。

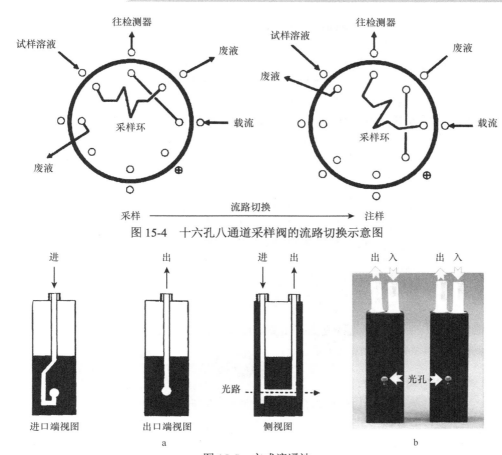

图 15-4 十六孔八通道采样阀的流路切换示意图

图 15-5 立式流通池

a. 立式流通池的光路结构；b. 市售的立式流通池

市售的立式流通池横切面一般为 10nm×10mm 的正方形，管道孔径约为 1.5mm，内部容积约为 18μL。而在流动注射化学发光仪上还配有另一类卧式的流通池，如图 15-6 所示。

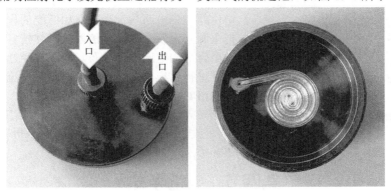

图 15-6 卧式流通池外观（左）及工作面（右）

立式流通池主要与侧窗式光电倍增管配套使用，卧式流通池主要与端窗式光电倍增管配套使用。

（四）光电倍增管

光电倍增管是将微弱光信号转换成电信号的真空电子器件，是依据光电子发射、二次电子发射和电子光学的原理制成的、透明真空壳体内装有特殊电极的器件（光阴极、聚焦极、多个倍增极和阳极等）。光阴极接收入射光并发射出来的光电子被电场加速后撞击到第一倍增极上产生二次电子发射，即产生了多于光电子数目的电子流，这些二次发射的电子流又被加速撞击到下一个倍增极，以产生又一次的二次电子发射，连续地重复这一过程（最多可达 19 次），一般经十次以上倍增，放大倍数可达到 $10^4 \sim 10^8$ 倍，直到最末倍增极的二次电子发射被处在高电位的阳极收集并输出，达到了光电转换并输出放大电流的目的，输出电流和入射光子数成正比。这也是光电倍增管的灵敏度比普通光电管要高得多的原因，光电倍增管高灵敏度和低噪声的特点使它在光学测量、电视电影、冶金、机械、化工、地质、医疗、核工业、天文和宇宙空间研究等领域都得到广泛应用。图 15-7 展示的是端窗型光电倍增管的工作原理示意图。

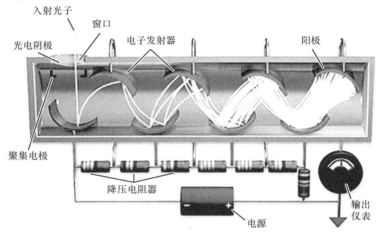

图 15-7 端窗型光电倍增管工作原理示意图

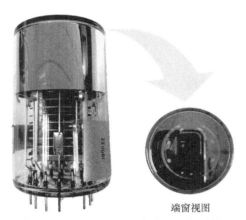

图 15-8 CR-105 型端窗式光电倍增管

按接受入射光方式，光电倍增管可分为端窗型（head-on）（CR 系列）和侧窗型（side-on）（R 系列）两大类。图 15-8 为 CR-105 型端窗式光电倍增管。

光电倍增管正常工作需要配合相应的附件及电路，如管座、分压器、高压电源等，才能使电信号正常输出。CR-105 型端窗式光电倍增管有 15 个针形管脚，管座起到定位并使外电路与管脚分布相匹配的作用。分压器回路把电源高电压分配给各倍增极，并使各倍增极之间具有一个合适的电压梯度分布。阳极将经过各级倍增的二次电子进行收集，并通过外接电路将电流信号输出。从阳极输出的电流信号经放大、低频滤波、模数转换后被计算机采样读数、数据处理并显示测定结果。

综上所述，流动注射化学发光分析系统可自行组装，也可选购商品化的仪器，如 MPI- 系列和 IFFM- 系列产品。

第四节 电化学发光

一、电化学发光及其特点

电化学发光是利用电极反应完成较高能量的电子转移而生成激发态分子，不稳定的激发态分子返回基态过程中以光辐射的形式释放能量，产生化学发光。

电化学发光是电化学分析与化学发光分析相结合的产物，是在化学发光的基础上发展起来的一种新的分析方法。这种方法不但可以利用电化学分析的特长，而且可以发挥化学发光分析的优点，具有高灵敏、高选择、易于实现连续自动分析等特点，已成为光、电分析化学的新课题。

电化学发光按反应机制可分为湮灭电化学发光、共反应试剂[①]电化学发光、阴极电化学发光等类型。电化学发光按发光试剂的种类可分为酰肼类化合物电化学发光体系、吖啶类化合物电化学发光体系、多环芳香烃类化合物电化学发光体系、过氧化草酸酯电化学发光体系、金属配合物电化学发光体系等。

电化学发光还可用于探索化学发光反应中电子转移的规律、反应速度、量子产率及催化特性等，并因电化学发光比常规的化学发光具有更高的灵敏度，其独特之处表现在以下几个方面。

（1）具有极高的灵敏度及很宽的动力学响应范围。

（2）一些特别不稳定的化学发光试剂或中间产物可以在电极表面原位产生，并尽快发生反应。

（3）有可能用电化学的方法修饰某些无化学发光活性的化合物，使之能直接参与化学发光反应，扩大了化学发光分析法可检测物质的范围。

（4）易于与其他技术联用，如毛细管电泳-电化学发光分析法等。

二、三联吡啶钌电化学发光体系

虽然许多金属配合物可以产生电化学发光，但钌配合物是分析化学中研究和应用最为广泛的一类金属配合物。其中尤其是以三联吡啶钌 [tirs(2,2-bipyridyl) ruthenium（Ⅱ）chloride hexahydrate，$Ru(bpy)_3^{2+}$] 的电化学发光效应最为突出，其结构如下所示，它具有水溶性好、稳定性强、发光效率高、电化学可逆、可重复激发、检测灵敏度高、线性范围宽等诸多优点，已被成功地用于胺类物质的分析、醇类物质的分析、免疫分析、DNA 分析、药物分析、发光机制的研究、发光器件的研制等诸多领域。

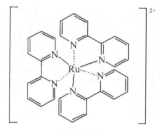

三联吡啶钌

本节将重点介绍三联吡啶钌电化学发光常用的两种基本类型的发光机制。

1. 氧化-还原型电化学发光机制 当体系中存在强还原性物质如三丙胺（TPrA）、草酸等，只要对电极施加一个合适的氧化电位，$Ru(bpy)_3^{2+}$ 被氧化为 $Ru(bpy)_3^{3+}$，同时 TPrA、草酸等也在电极上被氧化，并进一步地生成还原型产物，该产物与 $Ru(bpy)_3^{3+}$ 发生氧化还原反应，产生激发态的 $Ru(bpy)_3^{2+*}$，激发态 $Ru(bpy)_3^{2+*}$ 不稳定，返回基态时发出波长约为 610nm 的橘红色光，此类反应为氧化-还原型电化学发光。$Ru(bpy)_3^{2+}$/TPrA 氧化-还原型电化学发光反应机制为

$$Ru(bpy)_3^{2+} - e \longrightarrow Ru(bpy)_3^{3+}（氧化）$$

$$TPrA - e \longrightarrow TPrA^{·+}（氧化）$$

$$TPrA^{·+} \longrightarrow TPrA^{·} + H^+（脱质子）$$

$$Ru(bpy)_3^{3+} + TPrA^{·} \longrightarrow Ru(bpy)_3^{2+*} + 反应产物（电子转移）$$

$$Ru(bpy)_3^{2+*} \longrightarrow Ru(bpy)_3^{2+} + h\nu（发光）$$

上述机制是一种常见的反应模式，主要应用于基于氧化-还原的胺类物质、醇类物质的分析、免疫分析、DNA 分析、药物分析、机制的研究、发光器件的研制等诸多领域。

---

① 共反应试剂简称共试剂，是在氧化还原反应中能产生更强氧化性或还原性的中间体，以增强电化学发光强度的物质。

2. 还原-氧化型电化学发光机制　当体系中存在强氧化性物质时，只要对电极施加一个合适的还原电位，$Ru(bpy)_3^{2+}$被还原为$Ru(bpy)_3^+$，若溶液中还存在过二硫酸根（$S_2O_8^{2-}$）的还原反应产物$SO_4^{·-}$，则因电子转移反应而产生激发态的$Ru(bpy)_3^{2+*}$，从而引发电化学发光现象。此类反应为还原-氧化型电化学发光。目前为止这一模式只有$Ru(bpy)_3^{2+}$/过二硫酸根（$S_2O_8^{2-}$）体系，电化学发光的激发电位达到$-1.9V$。

$$Ru(bpy)_3^{2+}+e \longrightarrow Ru(bpy)_3^+（还原）$$

$$S_2O_8^{2-}+e \longrightarrow SO_4^{·-}+SO_4^{2-}（还原）$$

$$Ru(bpy)_3^++SO_4^{·-} \longrightarrow Ru(bpy)_3^{2+*}+SO_4^{2-}（电子转移）$$

$$Ru(bpy)_3^{2+*} \longrightarrow Ru(bpy)_3^{2+}+h\nu（发光）$$

该模式主要用于对$Ru(bpy)_3^{2+}$探针的测定，被广泛地用于免疫分析中，对$Ru(bpy)_3^{2+}$探针的测定灵敏度达到$10^{-13}mol/L$。由于一价的$Ru(bpy)_3^+$在水溶液中不能稳定存在，因此该模式的电化学发光过程发生在有机相/水的混合溶液中，若采用碳糊电极作为工作电极，可成功地克服这一局限，实现在水溶液中的直接电化学发光。

第五节　化学发光技术的应用示例

一、溶液化学发光的几种现象

图 15-9 为溶液化学发光被抓拍的三种情况。

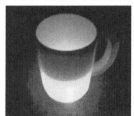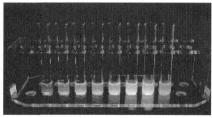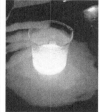

图 15-9　溶液化学发光的几种现象

二、以任务驱动模式的应用示例

任务一　快速化学发光联用流动注射技术测定西咪替丁片剂含量

【任务描述】　在 NaOH-NaHCO$_3$ 介质中，铁氰化钾氧化西咪替丁发生快速化学发光反应，0.5秒后发光强度达到最大，2 秒后迅速衰减至零。将此化学发光反应联用流动注射技术有效捕捉发光信号，用于测定西咪替丁在片剂中的含量。

【任务分析】

（1）西咪替丁（cimetidine），又名甲氰咪胍，无色或白色结晶性粉末，味苦，溶于水，在稀酸中溶解度增大，熔点为 141 ~ 143℃，为一种 H$_2$ 受体拮抗剂，用于治疗胃溃疡和十二指肠溃疡。由4,5-二甲基吡唑单盐与氨基乙硫醇盐酸盐经缩合，再与氰基亚氨基二硫代碳酸二甲酯缩合经甲胺化制得。

（2）西咪替丁的结构式如下。

H$_3$C ⟋ 咪唑环 ⟍ S—CH$_2$CH$_2$—NH—C(=N—CN)(NHCH$_3$)

西咪替丁

由上式可知，西咪替丁分子结构左端是含有两个间位氮原子的咪唑五元芳杂环，显碱性；中间是含硫醚的四碳原子链，右（末）端是带有极性的取代脲的平面结构。分子中含有多个还原性的亚氨基（—NH—R），还含有还原性的氰基（—CN）、硫醚基（R—S—R），在碱性条件下，可被铁氰化钾中的 Fe（Ⅲ）氧化，产生的化学能可激发西咪替丁由基态到激发态从而产生化学发光。

（3）上述氧化还原反应中，NaHCO₃ 作为增强剂能增强发光强度约 3 倍。

（4）流动注射管路系统的设置可因地制宜（图 15-10），以求捕捉瞬间发生的最强发光信号。

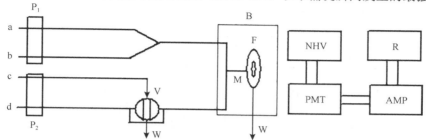

图 15-10 流动注射分析流路系统图

P₁，P₂. 蠕动泵（peristaltic pump）；V. 注射阀（injection valve）；W. 废液（waste）；F. 流通池（flow cell）；PMT. 光电倍增管（photomutiplier tube）；AMP. 放大器（amplifier）；NHV. 负高压（negative high voltage）；R. 记录仪（recorder）；B. 暗盒（black box）；M. 反应管（reactor）；a. 试样（sample）；b. 铁氰化钾；c. NaOH+NaHCO₃；d. 水（water）

【任务实施】

（1）流路设计：针对铁氰化钾与氧化西咪替丁快速化学发光反应（0.5 秒后发光强度达到最大，2 秒后迅速衰减至零）的特点，将化学发光与流动注射技术联用，其检测系统流路如图 15-10 所示。该流路的特点：①反应管道 M 最短，仅有 3cm（30mm）长。②流路系统的载流是水（二次蒸馏水，从 d 管进入），可保证一次测定完成之后，及时清洗管道，信号回归为零使基线平直而稳定，有效防止交叉污染（每次测定无残留）。③蠕动泵 P₁ 与注射阀 V 同步并间歇运行，即试样和氧化剂分别同时从 a 管和 b 管进入，与此同时注射阀 V 开启，为发光反应提供了碱性介质和发光增强剂 NaOH-NaHCO₃，并使试样、氧化剂和 NaOH 介质及发光增强剂 NaOH-NaHCO₃ 恰好在 M 管入口处汇合，使化学发光反应恰好能在流通池内完成，有效捕捉到瞬时发生的最强发光信号，从而获得最高的测定灵敏度。④当进样体积为 150μL 时，可获最灵敏的测定，即此时所测发光强度最大。

（2）仪器：MPI-A 型多参数化学发光分析测试系统；MCFL-A 型多功能化学发光/生物发光分析系统。整个分析测试过程中采样、注样、数据采集、数据处理均由 Windows XP 系统下设备自带的 Remax 软件完成。测试的全过程实现自动化、程序化。

（3）试剂

1）西咪替丁标准溶液（1.0×10⁻³g/mL）：准确称取西咪替丁对照品 0.0500g，用水定容于 50mL 量瓶中，贮于 4℃冰箱中，用时再逐级稀释至所需溶度。

2）0.01mol/L 铁氰化钾溶液，使用时逐级稀释为上机溶度：3×10⁻⁴mol/L。

3）介质和发光增强剂：1mol/L NaOH–0.2mol/L NaHCO₃ 溶液。

（4）方法步骤：①按图 15-10 连接管路和仪器，各流路泵速均为 3mL/min。②试样溶液（从 a 管进入）与氧化剂铁氰化钾溶液（从 b 管进入）混合后再与载流（水）汇合，调定基线。③进样量为 150μL。④用发光强度（峰高）对标准品浓度作标准曲线。⑤样品测定：取西咪替丁片剂（规格：0.2g，即每片标示量为 200mg）20 片，精密称定并求平均片量，于研钵中研细均匀，精密称定相当于 1 片量的粉末样品，用适量二次蒸馏水溶解，再超声处理 10 分钟后，转移并定容于 50mL 量瓶中。过滤，将滤液配成一定溶度，再适当稀释，上机测定。

（5）实验数据

1）样品处理：取西咪替丁片剂 20 片（每片标示量 200mg），在研钵中磨细均匀，精密称定相当 1 片量的粉末样品，用适量二次蒸馏水溶解，超声处理 10 分钟后，转移到 50mL 量瓶中，加水定容。过滤，将滤液逐级稀释 100 倍，得上机测试样品溶液。调定仪器在最佳工作条件状态，当由稀到浓顺次测定系列标准溶液发光强度后，保持工作条件不变，紧接着测定样品溶液的发光强度（表 15-1）。

表 15-1　西咪替丁片剂样品基本数据

产品规格 （g/片）	20 片总重 （g）	平均片重 $\overline{W}$（g）	供试品取样量 W（g）	供试品溶液原始 体积 V（mL）	供试品溶液的 稀释倍数 D
0.2	4.8220	0.2411	0.2679	50	100

2）测定系列标准溶液和样品溶液的发光强度（表 15-2）。

表 15-2　系列标准溶液和样品溶液的发光强度值

	标准溶液						样品溶液
	0	2	4	6	8	10	
发光强度（I）	1438	2838	4238	5638	7038	8438	I_X=4548

3）作图并回归分析：根据表 15-2 提供的实验数据，参阅第十一章知识拓展部分可绘制标准曲线并进行回归分析，得到回归方程和相关系数，如图 15-11 所示。

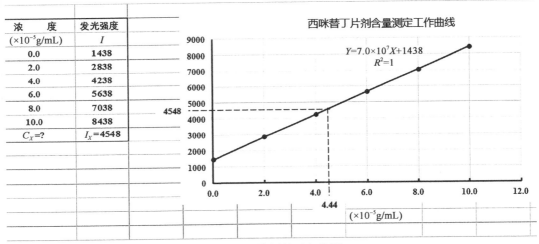

浓　度 （$\times 10^{-5}$g/mL）	发光强度 I
0.0	1438
2.0	2838
4.0	4238
6.0	5638
8.0	7038
10.0	8438
C_X=？	I_X=4548

西咪替丁片剂含量测定工作曲线

$Y=7.0\times 10^{7}X+1438$
$R^2=1$

图 15-11　作图并回归分析

由上述标准曲线图可知，上机检测到的样品溶液的浓度：C_X=4.44$\times 10^{-5}$g/mL。

4）计算：根据回归方程计算上机检测的样品溶液的浓度。

当 I_X=4548 时，

$$C_X=\frac{4548-1438}{7.0\times 10^{7}}=4.44\times 10^{-5}\ (\text{g}/\text{mL})$$

原始溶液的浓度：$C_{原}$=100C_X=100$\times$4.44$\times 10^{-5}$=4.44$\times 10^{-3}$（g/mL）

原始溶液中含西咪替丁：50$C_{原}$=50$\times$4.44$\times 10^{-3}$=0.2222（g）

本法测定结果：$\dfrac{0.2222\times 0.2411}{0.2679}=0.2000$（g/片）

《中国药典》2020 版二部 426 页测定结果：0.20035g/片。

本法与《中国药典》对照的相对误差为

$$\frac{0.2000-0.200\ 35}{0.200\ 35}\times100\%=-0.17\%$$

本法占标示量的百分比：$\frac{0.2000}{0.2}\times100\%=100\%$

【结论】 合格。根据《中国药典》，本品含西咪替丁（$C_{10}H_{16}N_6S$）应为标示量的93.0%～107.0%。

注：因化学发光分析法具有线性范围宽的特点，本文在最佳的实验条件下，西咪替丁浓度在5×10^{-7}～1×10^{-4}g/mL内与发光强度呈良好线性关系，为了提高测定的精密度，故对标准曲线分段绘制。本测定的线性范围为1×10^{-5}～1×10^{-4}g/mL。

任务二 毛细管电泳联用电化学发光分析法测定胶囊剂中的马来酸依那普利

【任务描述】 利用毛细管电泳高效分离手段，将胶囊剂中的有效成分依那普利有效分离；将分离后的依那普利导入电化学发光系统，因其对三联吡啶钌的电化学发光具有增强作用，根据发光强度与被测物质浓度的关系可实现对马来酸依那普利的定量测定。

【任务分析】

（1）毛细管电泳（capillary electrophoresis，CE）是继高效液相色谱后又一新型的高效分离手段，毛细管电泳与电化学发光联用，可实现优势互补，尤其适用于复杂体系中药物有效成分的分析，是一种集高效分离与高灵敏度测定为一体的分离分析新方法。

（2）马来酸依那普利是一种常用的抗高血压药，其有效成分马来酸依那普利（enalapril maleate，EM）的结构式如下。

马来酸依那普利分子式：$C_{20}H_{28}N_2O_5\cdot C_4H_4O_4$ 分子量：492.52

从上述结构式可知马来酸依那普利分子中含有还原性很强的仲胺基、叔胺基，在电解池中发生氧化还原反应，即在电极反应中可进一步发生氧化反应，生成还原性更强的共反应试剂依那普利（enalapril，E）E^*，故经毛细管分离出来的依那普利进入检测器（电解池）后的化学发光反应：

$$Ru(byp)_3^{2+}-e\longrightarrow Ru(byp)_3^{3+}$$

$$E-e\longrightarrow E^{\cdot+}\longrightarrow E^*+H^+$$

$$Ru(byp)_3^{3+}+E^*\longrightarrow Ru(byp)_3^{2+*}+反应产物$$

$$Ru(byp)_3^{2+*}\longrightarrow Ru(byp)_3^{2+}+h\nu$$

激发态$Ru(bpy)_3^{2+*}$不稳定，当$Ru(bpy)_3^{2+*}$回到基态时，发出波长约为610nm的橘红色光。

【任务实施】

1. 仪器 MPI-B型多参数化学分析测试系统（图15-12）。

（1）工作电极：电化学发光检测体系一般包括工作电极、参比电极和辅助电极。其中工作电极是电化学发光装置中核心部件。本实验所用工作电极为500μm的铂工作电极。处理方法：先用砂纸（2000目）将工作电极表面磨光，然后再用0.3μm Al_2O_3粉末和0.05μm Al_2O_3粉末抛光，最后用二次蒸馏水超声清洗10分钟后在显微镜下将其放置在正对毛细管出口末端处，并调节毛细管和工作电极之间的距离在75μm±5μm内。每次电泳分离检测后，对工作电极进行在线循环伏安处理1～2分钟（扫描范围，-0.5～0.0V；扫描速度为100mV/s），通过这种电化学清洗，铂工作电极就可得到活化，提高了分析结果的重现性。

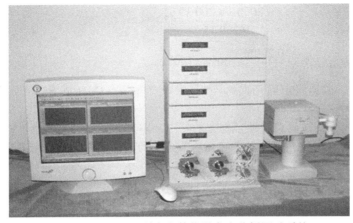

图 15-12　MPI-B 型多参数化学发光分析测试系统

（2）毛细管：毛细管电泳的核心是在高压电场下进行电泳分离，其核心部件是小孔径毛细管电泳柱。本测定采用未涂层石英毛细管（内径为 25μm，外径为 375μm，长 45cm）。第一次使用前用 0.1mol/L NaOH 溶液冲洗过夜，然后每次实验使用前先用二次蒸馏水冲洗 2 分钟，再用 10mmol/L 磷酸盐缓冲溶液冲洗 2 分钟，以保证样品分离的重现性。

（3）检测池：电化学发光检测采用三电极系统：工作电极为直径 300μm 铂电极，参比电极为 Ag/AgCl 电极，辅助电极为铂电极。电化学发光反应在约 400μL 的检测池中进行。约 3 小时后更换新鲜缓冲溶液，每两星期取出工作电极重新抛光一次，以保持实验的重现性、稳定性。用酸度计测定磷酸盐缓冲液的 pH。溶液进入毛细管前用 0.22μm 醋酸纤维素膜过滤。图 15-13 为检测池，适用于 MPI-A、MPI-B 型毛细管电泳电化学发光检测。图 15-13（a）侧视图展示了检测池的全貌。图 15-13（b）为检测池在检测器暗盒中工作位置的俯视图。

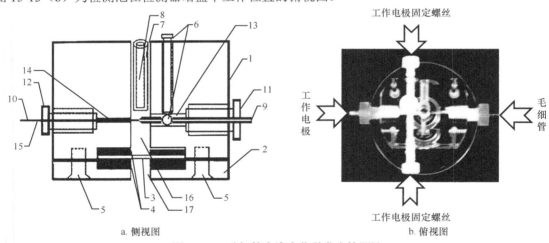

a. 侧视图　　　　　　　　　　　　　　b. 俯视图

图 15-13　毛细管电泳电化学发光检测池

1. 检测池体；2. 底板；3. 光学玻璃窗；4.O 形密封圈；5. 固定螺丝；6. 准直调节螺丝；7. 参比电极安装孔；8. 对电极安装孔；9. 工作电极；10. 毛细管；11. 工作电极定位螺丝；12. 毛细管定位螺丝；13. 工作电极安装孔；14. 毛细管通道；15. 接地电极（不锈钢管）；16. 发光电极储池；17. 透光孔

2. 试剂　三联吡啶钌纯品；马来酸依那普利对照品，马来酸依那普利胶囊，磷酸二氢钠，磷酸氢二钠和氢氧化钠均为分析纯。对照品用二次蒸馏水溶解，浓度为 1mmol/L，4℃ 储存备用。

3. 优化的实验条件

（1）最佳检测电位：1.15V。

（2）pH 8.0 磷酸盐缓冲溶液：①检测池中的浓度为 50mmol/L；②分离缓冲溶液浓度为 10mmol/L。

（3）进样时间：10 秒；进样电压：10kV。

（4）分离电压：14kV。

4. 线性范围、回归方程、精密度和检出限　在优化的分离和检测条件下，化学发光强度与依那普利的浓度在 $3.0×10^{-6} \sim 5.0×10^{-4}$ mol/L 内呈良好的线性关系；回归的线性方程为：$Y=408.53+3.24×10^6 X$（X 的浓度单位 mol/L）；相关系数和检出限（$S/N=3$）分别为 0.997，$6.5×10^{-7}$ mol/L。对 10^{-5} mol/L 的马来酸依那普利标准液连续 5 次测定，峰高的 RSD 为 4.3%，迁移时间的 RSD 为 0.9%。

5. 样品测定　取马来酸依那普利胶囊 20 粒精密称取内容物，混匀，研细，再精密称取适量（约相当于马来酸依那普利 20mg）加适量二次蒸馏水溶解、过滤，置于 100mL 量瓶中，定容。准确移取上述试液 10.00mL 于 100mL 量瓶中，二次蒸馏水稀释至刻度。进样测定，记录样品的谱图。

（1）样品谱图如图 15-14 所示。

（2）测定结果如表 15-3 所示。

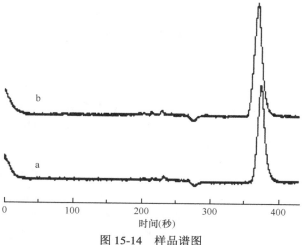

图 15-14　样品谱图
a. 样品；b. 对照品；以峰高定量

表 15-3　样品含量的测定结果（$n=5$）

样品	测得量（10^{-5}mol/L）	加入量（10^{-5}mol/L）	总量（10^{-5}mol/L）	回收率（%）	药品含量（mg/g）	
					本法	药典法
1509200	3.986	1	5.012	102.6	31.99	32.07
1509201	3.879	1	4.819	94.0	31.14	31.20

注：$n=5$ 即 5 次测定的平均值；胶囊剂中马来酸依那普利标示量为 5mg/粒

【**结论**】　本文探讨了胶囊剂中马来酸依那普利含量测定的新方法，该法具有操作简便，所需试剂量少，检测快速（360 秒出峰）等特点，与高效液相色谱法相比，避免了使用有机溶剂做流动相，这不仅降低了运行成本，且有利于环境保护。同时检出限低，结果可靠、精密度高（RSD 小于 5%）可用于该类药物的质量控制，且为进一步研究临床样品奠定了基础，是一种可行的药物分析方法。

◀▶ **本章小结** ◀▶

一、化学发光原理

（1）化学发光反应必备的两个条件：①化学反应必提供足够能量并产生激发态分子；②激发态分子不稳定，通过辐射跃迁返回基态，放出光量子，即产生化学发光。

（2）化学发光分析的特点：灵敏度高；分析速度快；线性范围宽；仪器设备简单。

（3）化学发光效率：化学发光效率（φ_{CL}）取决于生成激发态分子的化学激发效率（φ_{CE}）和激发态分子的发光效率（φ_{EM}）：

$$\varphi_{CL} = \varphi_{CE} \cdot \varphi_{EM} = \frac{生成激发态的分子数}{参加反应的分子数} × \frac{发光分子数}{生成激发态的分子数} = \frac{发光分子数}{参加反应的分子数}$$

化学发光强度：化学发光总强度与反应物质的浓度成正比：$I=k \cdot \varphi_{CL} \cdot C=KC$。

二、化学发光反应的类型及常用体系

（1）类型：①按反应能量传递方式分为直接化学发光和间接化学发光。②按参加反应物质的物态可分为气相、液相和固相化学发光反应三类，其中液相化学发光反应是用于分析化学的重点。

（2）常用体系：根据发光试剂种类，常用的液相发光体系有鲁米诺、光泽精、洛粉碱、过氧草酸酯等。常用的氧化剂：过氧化氢、铈（Ⅳ）、高锰酸钾、铁氰化钾等。金属有机化合物三联吡啶钌是电化学发光的典型发光试剂。

三、化学发光分析仪

由于化学发光分析仪没有光源、没有单色器，一般只有检测光强的光电倍增管及其信号处理和读出装置的电子系统，故仪器相对简单。根据进样方式仪器可分为分立式进样和流动注射式进样两种方式。分立式进样为手工操作，其优缺点明显，而流动注射式进样快速、精准、易联用、易实现程序化、自动化操作。

四、电化学发光

（1）电化学发光：是利用电极反应诱发的化学发光反应，是电化学与化学发光分析相结合的产物，是在化学发光的基础上发展起来的一种新的分析方法。该方法不但可以利用电化学分析的特长，而且可以发挥化学发光分析的优点，具有高灵敏、高选择、易于实现连续自动分析等特点。

（2）三联吡啶钌：电化学发光体系是众多金属配合物中研究和应用最为广泛的一类金属配合物。常用的三联吡啶钌电化学发光体系机制有两类：①氧化-还原型电化学发光；②还原-氧化型电化学发光。其中氧化-还原型电化学发光应用较为广泛。

知识链接

一、流动注射技术

1. 流动注射技术的定义及特点　初期的流动注射技术的定义：将一定体积的试样溶液注入无空气分隔的适当载流中，经过受控制的分散过程，形成高度重现的试样带，并输送至流通式检测器，检测其连续变化的物理或化学信号的方法。随着流动注射技术迅猛发展，1992年中国科学院院士方肇伦提出流动注射技术的定义：在热力学非平衡条件下，在液流中重现地处理试样或试剂区带的定量流动分析技术。以上表述虽貌似步步抽象，但极大地丰富了提升了定义的科学内涵。

2. 虽然流动注射技术在理论上有重大提升与进展，但是流动注射技术的三要素（三基石）仍然是一定体积的样品注入；高度重现的时间控制；受控制的分散。高度重现的时间其实质是化学反应历程的高度重现，受控制的分散是指整个反应过程是在一个密闭的系统程序化、自动化地完成。其根本特征是非稳态（即非平衡体系）测量和对浓度梯度信息的充分利用。

3. 流动注射技术的主要特点是具有广泛的适应性；高效率；高精度；高准确度；低消耗；仪器设备简单、价廉；易于实现自动化、程序化操作等特点。随着科学技术的发展，流动注射技术已成为流动分析①的主要内容之一，是实现分析仪器微型化、自动化、程序化的重要手段，也是将各类仪器联用的重要桥梁。

4. 流动注射分析体系的基本流路　图15-15展示了一个最基本也是最重要的单道流动注射流路系统，该流路系统主要包括蠕动泵（压盖、调压器、滚轮、滚柱和泵管均为泵的组件）、

---

① 流动分析：指在流动状态下进行化学分析的技术，多指连续流动分析、流动注射分析和顺序注射分析等，甚至毛细管电泳、液相色谱与离子色谱等也应属于广义的流动分析范畴。

进样阀、反应盘管、检测器（如紫外-可见分光光度计）、记录仪等。在流动注射系统中驱使流体（试样、试剂溶液和载流）有序流动的动力源泉可以是蠕动泵、恒压泵、注射泵等，但因蠕动泵结构简单、操作方便、成本低廉、功能强劲而被普遍采用。

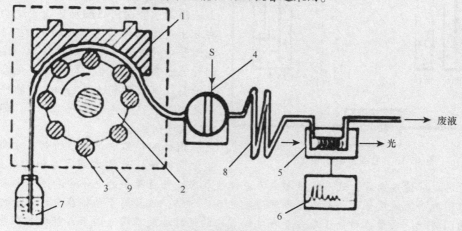

图 15-15　单道流动注射分析系统

1.压盖；2.滚轮；3.滚柱；4.进样阀；5.流通检测器；6.记录仪；7.载流；8.反应器（盘管）；9.蠕动泵；S.试样或试剂溶液

图 15-15 可作为学习、研究流动注射技术的入门向导，也可把流动注射部分视为一个高效的多功能的进样器和反应器，而与其联用的紫外-可见分光光度计、荧光分光光度计、化学发光分析仪、旋光仪等就可视为该联用系统的检测器，这样整个仪器联用系统的组合装置就为提供一种机动灵活、在线、实时的测试手段——流动注射化学发光分析法展示了清晰轮廓。

二、毛细管电泳的分离作用

1. 毛细管电泳　是一类以毛细管为分离通道，以高压电场为驱动力的新型液相分离分析技术。

毛细管电泳和高效液相色谱（HPLC）一样，同是液相分离技术，因此在很大程度上毛细管电泳与高效液相色谱可以互为补充，但是无论从效率、速度、样品用量和成本来说，毛细管电泳都显示了一定的优势，毛细管电泳比其他色谱分离分析方法具有分离效率更高、速度更快、样品和试剂耗量更少、运行成本更低等优点。仪器设备比高效液相色谱简单。

因毛细管电泳所拥有的特点，故它在化学化工、生物医药、临床医学、冶金机械、材料研制、环境保护、食品的研究与开发等各个领域均得到广泛应用。

2. 毛细管电泳的基本原理　毛细管电泳法是以弹性石英毛细管（内径为 20～75μm，外径为 350～400μm，长度＜1m，聚酰亚胺外涂层增强毛细管韧性）为分离通道，以 0～30kV 高压直流电场为驱动力，依据样品中各组分之间的淌度[①]和分配行为上的差异而实现分离的电泳[②]分离分析方法。毛细管电泳的基本装置如图 15-16 所示。熔融石英毛细管的两端分别浸在含有电解缓冲液的贮液瓶中，毛细管内也充满电解缓冲液。在毛细管接收端（出口）之前安装在线的检测系统。当样品被引入后，便开始在毛细管两端施加电压。样品溶液中溶质的带电组分在电场的作用下根据各自不同的荷质比（charge-to-mass ratio）向阴极方向定向迁移。目前毛细管大多是石英材料。当石英毛细管中充入 pH 大于 3 的电解质溶液时，管壁的硅羟基（—SiOH）部分解离成硅羟基负离子（—SiO⁻），使管壁带负电荷。在静电引力下，带负电荷的 SiO⁻ 会把

[①] 淌度：带电离子在单位电场下的迁移速度；淌度不同是电泳分离的基础。

[②] 电泳：溶液中带电离子在电场力的作用下，以不同的速度向与自身所带电荷相反的电极方向迁移的现象，称为电泳。由于不同离子所带电荷及性质的不同，故迁移速率不同，从而实现分离。

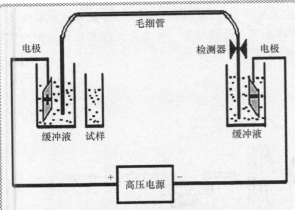

图 15-16　毛细管电泳装置

电解质溶液中的阳离子吸引到管壁附近，并在一定距离内形成阳离子相对过剩的扩散双电层[①]，如图 15-17b 所示。在外电场作用下，上述阳离子会向阴极移动。由于这些阳离子实际上是溶剂化的（水化的），它们将带着毛细管中的液体一起向阴极移动，这就是毛细管电泳中的电渗流[②]（EOF）。电渗流的强度很高，以致所有进入毛细管中的样品，不论是阴离子、阳离子或中性分子，都会随着电渗流向阴极移动。

因待测样品中正离子的电泳方向与电渗流方向一致，故最先到达毛细管的阴极端；中性粒子的电泳速度为零，迁移速度与电渗流速度相当；而负离子的电泳方向则与电渗流方向相反，但因电渗流速度等于一般离子电泳速度的 5～7 倍，故负离子也将在中性粒子之后到达毛细管的阴极端。由于各种离子或分子在毛细管内的迁移速度不同，因而各种粒子在毛细管出口端按一定顺序流出，从而达到分离目的。

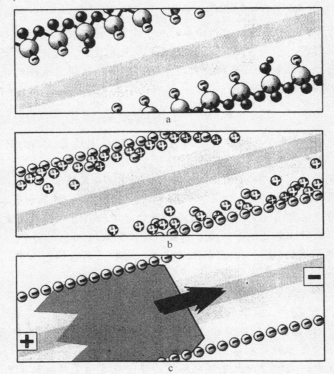

图 15-17　电渗流的产生

a. 石英表面带负荷；b. 因静电引力水合阳离子在管壁表面聚集形成管壁表面的双电层；c. 在电场的作用下电渗流（体相流动）由正极流向负极

[①] 双电层：当石英毛细管中充入 pH 大于 3 的电解质溶液时，管壁的硅羟基（—SiOH）便部分解离成硅羟基负离子（—SiO⁻），使管壁带负电荷。在静电引力作用下，带负电荷的 SiO⁻ 会把电解质溶液中的阳离子吸引到管壁附近，并在一定距离内形成阳离子相对过剩的扩散双电层（图 15-17b）。

[②] 电渗、电渗流：在毛细管两端施加直流高电压时，就会发生液体相对于固体表面的移动，这种液体相对于固体表面的移动的现象称为电渗现象。电渗流是毛细管内壁表面电荷所引起的管内液体的整体流动，来源于外加电场对管壁溶液双电层的作用。

◀ **思考与练习** ▶

一、选择题（单选或多选）

1. 化学发光的基本原理是由于（　　　）。

A. 在一定波长激发光照射下发光

B. 在化学反应中获得能量，处于激发态分子返回基态时释放光子而发光

C. 在电子激发态时发光

D. 某物在化学反应中生成发光物而发光

E. 在电子基态时发光

2. 化学发光分析仪的一般结构是（　　　）。

A. 分立式进样或流动注射进样　　　　　　B. 样品池

C. 光电倍增管及其电子线路　　　　　　　D. 读数及显示

E. 光源及单色器

3. 化学发光效率，即化学发光总量子产率（φ_{CL}）取决于（　　　）。

A. 生成激发态分子的化学激发效率（φ_{CE}）　　　B. 激发态分子的发光效率（φ_{EM}）

C. 激发光的强度　　　　　　　　　　　　D. 光照的时间

E. 化学激发效率×发光效率 =$\varphi_{CE}×\varphi_{EM}$

4. 电化学发光是因（　　　）发光。

A. 通过电极反应的诱导产生激发态分子

B. 通过高压电场的作用

C. 通过激发光源的照射

D. 通过电极反应完成较高能量的转移而生成激发态分子

E. 以上均错

5. 化学发光属于（　　　）。

A. 光致发光　　　　　B. 非光致发光　　　　　C. 生物发光　　　　D. 发射磷光

E. 发射荧光

二、填空题

1. 化学发光的基本原理是在_____中获得能量，使发光物质分子的价电子的_____态返回_____时发生_____跃迁而发光。

2. 激发分子不稳定，以放出_____方式返回到基态，从而产生化学发光。

3. 属于辐射跃迁的能量转移形式有_____、_____和_____。

4. 属于非辐射跃迁的能量转移形式有_____、_____、_____和_____。

5. 分子发光是指_____中的电子吸收能量后，由_____跃迁到_____，然后再返回到基态，并释放光子的过程。

6. 根据形成激发态分子的能量来源不同，发光可分为_____等三种类型。

7. 化学发光反应是随着化学反应过程所产生的光的发射现象。是发光物质（发光剂）在化学反应时，吸收了反应过程中的_____。

8. 在化学发光反应中参与能量转移并最终以发射光子的形式释放能量的化合物，称为_____。

9. 化学发光的反应条件是_____；_____。

10. 化学发光反应一般属于_____反应。

11. 化学发光反应的特点是_____；_____；_____；_____。

12. 化学发光效率（φ_{CL}即化学发光总量子产率）取决于：_____和_____。

13. 化学发光强度与反应物浓度的关系是_____。其数学表达式是_____。

三、简答题

1. 激发态分子常见的非辐射的去活化过程有哪几种？试分别加以说明。

2. 能作为化学发光剂的条件包括哪些？

四、计算题

Fe(Ⅱ)催化 H_2O_2 氧化鲁米诺的反应，其产生的化学发光信号强度与 Fe(Ⅱ) 的浓度在一定浓度范围内呈线性关系。在 2.00mL 未知样品 Fe(Ⅱ) 溶液中，加入 1.00mL 水，再依次加入 2.00mL 稀 H_2O_2 和 1.00mL 鲁米诺的碱性溶液。测得该体系化学发光信号的积分值为 16.1。另取 2.00mL Fe(Ⅱ) 样品加入 1.00mL 4.75×10^{-5} mol/L Fe(Ⅱ) 溶液。在上述相同的实验条件下，测得化学发光信号的积分值为 29.6，计算样品中 Fe(Ⅱ) 的浓度是多少？

◀ 参考答案 ▶

请同学们先深入思考，积极探索，自练自测，再看答案，获得举一反三、触类旁通的效果。

一、选择题（单选或多选）

1. B   2. ABCD   3. ABE   4. AD   5. B

二、填空题

1. 化学反应　激发　基态　辐射

2. 辐射能

3. 荧光　磷光　化学发光

4. 弛豫　内转换　外转换　系间跨越

5. 分子或原子　基态（较低能级）　激发态（较高能级）

6. 光致发光、生物发光、化学发光

7. 化学能

8. （化学）发光剂或发光底物

9. ① 化学发光反应必须提供足够的激发能并产生激发态分子　②处于激发态的分子是不稳定的，它要通过辐射跃迁的方式释放多余的能量放出光量子回到基态，完成化学发光反应的全过程。

10. 氧化-还原

11. 灵敏度高　线性范围宽　反应速度快　仪器装置简单

12. 生成激发态分子的化学激发效率（φ_{CE}）　激发态分子的发光效率（φ_{EM}），即 $\varphi_{CL}=\varphi_{CE}\cdot\varphi_{EM}$

13. 化学发光强度与反应物浓度成正比　$I=k\cdot\varphi_{CL}\cdot C=KC$

三、简答题

1. 答：激发态分子常见的非辐射的去活化过程有如下几种。①振动弛豫：处于激发态各振动能级的分子通过与溶剂分子的碰撞而将部分的振动能量传递给溶剂分子，其电子则返回到同一电子激发态的最低振动能级的过程。振动弛豫只能在同一电子能级内进行，发生振动弛豫的时间约为 10^{-12} 秒。②内部能量转换：当两个电子激发态之间的能量相差很小，则其振动能级就有可能发生重叠，从而使受激分子从高电子能级转移到低电子能级，此过程也简称为内转换。如图 14-2 所示，S_2 较低振动能级与 S_1 较高振动能级的能量非常接近，内转换过程（$S_2\rightarrow S_1$）很容易发生。③外部能量转换：溶液中激发态分子与溶剂分子或与其他溶质分子之间发生相互碰撞而失去能量，并以释放热能的形式的过程，也称之为外转换。外转换常发生在第一激发单重态或激发三重态的最低振动能级向基态转换的过程中，从而导致了荧光强度的降低。④系间跨越：由于激发态分子的电子发生自旋方向反转从而使分子的多重态发生变化的过程。

综上所述，振动弛豫、内转换、外转换、系间跨越的共同特征是激发态分子去活化过程均未以辐射方式发射光量子，故称之为非辐射。

2. 答：发光剂是指在发光反应中参与能量转移并最终以发射光子的形式释放能量的化合物。常用的化学发光试剂有鲁米诺、光泽精、过氧草酸酯类、洛粉碱等。作为化学发光试剂应该具备的条件是：①化学发光总量子产率高，即化学发光效率高。②具有氧化-还原性，在化学发光体系中一般是化学发光试剂与氧化剂在一定的条件下构成化学发光体系。③发光试剂不产生环境污染。

四、计算题

解：根据题意，设被测未知样品 $Fe(II)$ 溶液的浓度为 C_X，则其对应的发光强度为 I_X；加入 $Fe(II)$ 标准溶液的浓度为 $C_X+1.00mL\ 4.75×10^{-5}mol/L$，相应的发光强度为 I_1；又根据发光强度与被测物质浓度呈线性关系，可得如下方程：

$$\frac{16.1}{29.6}=\frac{C_X}{4.75×10^{-5}+C_X}$$

解得：$C_X=5.66×10^{-5}$（mol/L）

第十六章 色谱分析法导论

Chromatographic Analysis Introduction

夫君子之行，静以修身，俭以养德。非淡泊无以明志，非宁静无以致远。

——诸葛亮《诫子书》

本章要点

基本概念：色谱，固定相，流动相，色谱柱，流出曲线，色谱峰，保留时间，保留体积，基线，峰宽，半峰宽，峰高，分离度，塔板高度，理论塔板数，有效塔板数。

基本理论：色谱法的分离原理，塔板理论，速率理论。

基本计算：归一化法，外标法（标准曲线法、外标一点法），内标法。

基本技能：在教师和仪器说明书的指导下操作色谱仪，认识色谱流出曲线，读取色谱流出曲线上的保留时间、峰面积和理论塔板数等重要数据。

色谱法的由来

1903 年，俄国植物学家茨维特（Tweet）利用吸附剂分离植物色素而发明了色谱法，这是分离科学技术发展中的重要里程碑（图 16-1）。他当时的实验研究：以石油醚为溶剂提取植物色素，得到不同色素混合物的提取液，将提取液倒入装有碳酸钙颗粒的玻璃柱中，再向玻璃柱顶端加入石油醚自上而下淋洗。随着石油醚的加入并淋洗，提取液中各种色素因在吸附剂上吸附力大小不同，向下移动的速度也就不同，经过一段时间的淋洗，生成一圈一圈的不同颜色的色带（或色层），彼此拉开了距离、实现分离，他们分别是胡萝卜素、叶黄素、叶绿素等（图 16-2）。"色谱法"一词由此而得名。在色谱分离装置中装有固定相的玻璃管称为色谱柱；固定在玻璃管中的填充物称为固定相，即静止不动的一项称为固定相；在管路中连续流动的流体称为流动相，流动相携带样品流过色谱柱。随着科学技术的发展，色谱分离对象早已突破有色物质的范围，但"色谱"一词却一直沿用至今。将色谱分离技术与分析测试手段相结合并应用于各个领域的物质分析，则构成一种新型的分析方法——色谱分析法，也就是通常所说的色谱法（chromatography）。作为一种分离、分析多组分混合物的极为有效的物理-化学分析方法，色谱仪以其高效、高灵敏、高速度而成为现代分析化学领域中最重要、最广泛的测试手段之一，尤其是在药物分析中，已成为必备的一线主力设备。

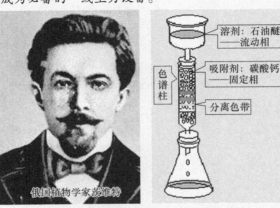

俄国植物学家茨维特

溶剂：石油醚——流动相

吸附剂：碳酸钙——固定相

色谱柱

分离色带

图 16-1 茨维特和他的色谱分离装置

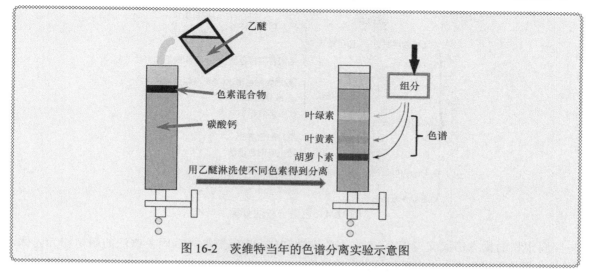

图 16-2　茨维特当年的色谱分离实验示意图

第一节　色谱分析法及其分类

一、色谱分析法概述

　　色谱分析法是一种分离技术，是利用被测组分在两相（流动相与固定相）之间分配系数的不同而进行分离的技术，色谱分析法的实质就是分离，是对混合物中被测组分进行先分离、后测定的功能强大的定性、定量分析方法；色谱分析过程就是物质分子在相对运动的两相之间"动态分配平衡"的过程。混合物中，若两组分的分配系数不同，则被流动相携带移动的速率不等，即因产生向前移动的速度差而被分离。图 16-3 说明了混合物柱色谱的分离过程。色谱分析法起源于 20 世纪初，在 20 世纪 50 年代后飞速发展。色谱分析法可用于不同物质的分析，也可以用于纯物质的制备。目前色谱分析法广泛应用于食品、医药、化工、石油、环境、生物工程、农业等各个领域。将色谱仪的分离系统与适宜的检测器相配合便构成色谱仪的主体，再配备进样装置、检测器信号的记录及读出装置则构成一台完整的色谱仪。色谱科学与技术经历了 100 多年的发展，今天的色谱仪品种齐全、结构完善、性能优良、功能强大，已成为世界各国经济发展众多领域最常用的仪器设备之一。

二、色谱分析法分类

　　色谱分析法的分类繁多，从不同的技术角度可以有不同的分类方法（图 16-4）。

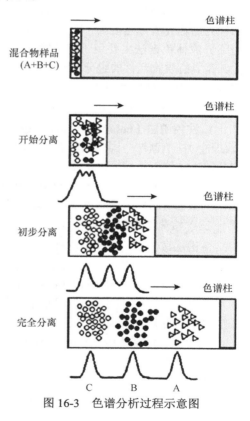

图 16-3　色谱分析过程示意图

（一）按两相物态形式分类

　　按流动相的物态形式不同可以分为气相色谱法和液相色谱法。

　　1. 气相色谱法（gas chromatography，GC）　以气体为流动相的色谱法称为气相色谱法。

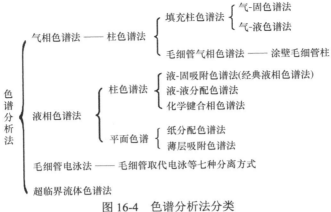

图16-4　色谱分析法分类

按照固定相的物态形式又可以分为气-固色谱法和气-液色谱法。气-固色谱法的固定相为固体，气-液色谱法的固定相为涂布在载体表面的液体。

2. 液相色谱法（liquid chromatography，LC）　以液体为流动相的色谱法称为液相色谱法。按照固定相的物态形式又可以分为液-固色谱法和液-液色谱法。液-固色谱法是以固体作为固定相，液-液色谱法是以涂布在载体表面的液体为固定相。

3. 超临界流体色谱法（supercritical fluid chromatography）　以超临界流体[①]为流动相的色谱法称为超临界流体色谱法。当流体的温度和压力均处于临界点[②]之上的聚集状态称为超临界流体。超临界流体色谱法主要用于混合物的分析。一些极性和吸附性强、热稳定性差、难挥发的组分，尤其是具有生物活性的组分及常规色谱法难以完成的分离、测定，可用超临界流体色谱法完成。

（二）按操作方式分类

按固定相的操作形式不同可以分为柱色谱法、平面色谱法。

1. 柱色谱法（column chromatography）　将固定相装在柱内或涂布在柱内壁上进行分类的色谱法称为柱色谱法。固定相填充在玻璃或者金属柱内的方法称为填充柱色谱法，固定相涂布在柱内壁的方法称为毛细管色谱法。气相色谱法和高效液相色谱法属于柱色谱法。

2. 平面色谱法（planar chromatography）　固定相呈平面状进行分离的色谱法称为平面色谱法。平面色谱法包括薄层色谱法和纸色谱法。

（三）按分离原理分类

色谱法按分离所依据的物理或物理化学性质的不同，又可将其分为吸附色谱法、分配色谱法、离子交换色谱法、空间排阻色谱法、电色谱。

1. 吸附色谱法（adsorption chromatography）　以吸附剂（一般为固体）为固定相，利用吸附剂表面对不同组分物理吸附性能的差异而达到分离的色谱法称为吸附色谱法。根据流动相的物态形式不同可分为气-固吸附色谱法和液-固吸附色谱法。

2. 分配色谱法（partition chromatography）　以液体为固定相，利用不同组分在固定相和流动相中的溶解度差异，即在两相之间的分配系数的差别而实现分离的色谱法称为分配色谱法。根据流动相的物态形式不同分为气-液分配色谱法和液-液分配色谱法。

3. 离子交换色谱法（ion exchange chromatography，IEC）　以离子交换剂作为固定相，利用

---

① 超临界流体：当压力大于临界压力、温度高于临界温度时的流体称为超临界流体。当压力增加，而温度降低时，则便于进行液-液萃取；然后再使流体所处状态的压力低于临界压力、温度高于临界温度，则有利于溶质与溶剂的分离，即清除作为萃取溶剂的超临界流体。超临界流体色谱以超临界流体为流动相，常用的超临界流体色谱流动相为 CO_2，它的临界温度较高（31℃），临界压力也不算太高（7.29MPa，即相当于72.9工业大气压），工作条件不算很苛刻，较易控制。

② 临界点：物质的气、液两相处于平衡状态的点称为临界点。在临界点时的温度和压力分别称为临界温度和临界压力。即物质处于临界状态时由气态变为液态需要一个最小的压力和一个最高的温度，这个压力也称为该物质处于临界温度时的饱和蒸气压。

不同组分对离子交换剂的交换能力不同而进行分离的色谱法称为离子交换色谱法。

4. 空间排阻色谱法（steric exclusion chromatography，SEC） 又称为凝胶色谱法，以凝胶作为固定相，利用凝胶对不同大小组分的排阻能力不同而进行分离的色谱法称为空间排阻色谱法（凝胶色谱法）。

5. 电色谱法（electrochromatography） 以带电物质在电场作用下移动速度的不同进行分离的方法。

（四）简单实用的分类方法

现阶段学习，可采用简单实用的分类方法。

尽管色谱法的分类繁多，但在实际工作中，常常是从实用、方便的角度阐述方法类型，如气相柱色谱法简称为气相色谱法，液相柱色谱法简称为液相色谱法，液相平面薄层色谱法简称为薄层色谱法等。

第二节 色谱流出曲线及其基本术语

一、色谱流出曲线——色谱图

混合物试样中各组分经色谱柱得以分离后，依次从柱的末端流出并随流动相进入检测器，以检测器输出信号强度对时间作图，所得曲线为色谱流出曲线，通常称为色谱图，如图16-5所示。流出曲线上各个峰与样品中各组分一一对应，从理论上来说一个峰即代表一个组分，峰的个数通常等于或小于组分的个数（有时个别组分不出峰或出峰时间拉得很长；此时也不包括含有杂质或出现噪声等情况）。

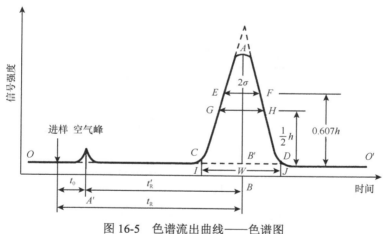

图16-5 色谱流出曲线——色谱图

二、色谱法的基本术语

（一）色谱流出曲线——色谱图

1. 基线（base line） 当仪器处于稳定工作状态时，只有流动相通过检测器，没有组分流出检测器时，检测器的输出信号为一条平直、平行于横坐标的稳定直线，该直线称为基线，如图16-5中 OO' 直线所示。基线反映检测器系统的噪声随时间的变化情况。

2. 色谱峰（chromatographic peak） 在色谱流出曲线上各被测组分形成一个个峰，即色谱流出曲线上突起部分即为色谱峰，如图16-5中的 CAD 峰所示。理想的色谱峰应为对称的正态分布曲线（又称高斯分布曲线）。不对称色谱峰有两种：前延峰（又称前伸峰，leading peak）和拖尾峰（tailing peak）。

3. 峰高（peak height，h 或 H） 色谱峰的最高点至基线的垂直距离称为峰高，如图16-5中

的 AB' 即为峰高。

4. 标准偏差（standard deviation） 在数理统计中，用 σ 度量正态分布曲线的区域宽度，即为峰高 0.607 处峰宽的一半，如图 16-5 中 $\sigma=1/2 \cdot EF$。标准偏差的大小说明组分在流经色谱柱时的分散程度，σ 小，分散程度小、极点浓度高、峰显得苗条、柱效高；反之，σ 大，峰显得矮胖、柱效低。

5. 峰宽（peak width，W）和半峰宽（peak width at half height，$W_{h/2}$） 色谱峰两侧拐点（图 16-5 中 C、D）处所作的切线与基线的两个交点（图 16-5 中 I、J）间的距离称为峰宽（或称峰底宽）W，$W=4\sigma=1.699W_{h/2}$。

半峰宽是指峰高一半处的峰宽，即在峰高中点作平行于峰底的直线，该直线与峰相交的两点（图 16-5 中 G、H）之间的距离，即图 16-5 中 $1/2 \cdot GH=W_{h/2}=2.355\sigma$。

6. 峰面积（peak area，A） 色谱曲线与基线之间所包围的面积，或表述为色谱峰与峰底所包围的区域面积，该峰的面积值由计算机软件——色谱工作站自动对其积分并显示结果（峰面积的大小）。

7. 拖尾因子（tailing factor，T） 也称为对称因素（symmetry factor）或不对称因子（asymmetry factor），用于评价色谱峰的对称性。为保证分离效果和测量精度，应检查待测峰的拖尾因子是否符合各品种项下的规定。《中国药典》2020 年版规定拖尾因子 T 应在 $0.95 \sim 1.05$ 的范围内。$T<0.95$ 为前延峰，$T>1.05$ 为拖尾峰。拖尾因子的计算公式如式（16-1）所示。

8. 噪声（noise） 是指基线信号的波动。电源接触不良或瞬时过载、检测器不稳定、温度变化、载气流速波动、色谱柱被污染及实验条件的变动等因素均可能导致噪声，在色谱运行中都要避免发生。

$$T = \frac{W_{0.05h}}{2d_1} \tag{16-1}$$

式中，$W_{0.05h}$ 为峰高 5% 处的峰宽；d_1 为峰顶到峰前沿之间的距离，如图 16-6 所示。

（二）保留值

保留值（retention value）表示各组分在色谱柱内停留的时间，通常用时间或者相应载气的体积来表示。同一种物质在相同色谱条件下都有一定的保留值，保留值是用于定性分析的重要依据。

1. 保留时间（retention time，t_R） 从进样开始到某组分出现浓度最大值所经历的时间，即从进样到某组分色谱峰顶点所经历的时间，也可理解为溶质通过色谱柱的时间，其数学表达式为

$$t_R=L/u_R \tag{16-2}$$

式中，L 为柱长（cm，mm）；u_R 为溶质（被测组分）通过色谱柱的平均线速度（cm/s，mm/s）。

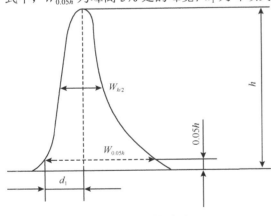

图 16-6 拖尾因子

2. 死时间（dead time，t_0） 不与固定相作用的组分从进样开始到组分经过检测器浓度达到最大值所经历的时间，即分配系数为零，既不被固定相吸附又不被固定相溶解的组分的保留时间。图 16-5 中 t_0 表示在气相色谱中以空气为样品，从进样开始，通过色谱柱，到出现峰最大值所经历的时间。在气相色谱中常以空气为样品是因为空气不与固定相作用并与载气的性质相近，有时也可用甲烷代替空气。而在液相色谱中，则常用与流动相性质相近的溶剂，如正相色谱可用烷烃；反相色谱可用甲醇、乙醇或硝酸盐的水溶液等。故死时间定义为流动相流经色谱柱的平均时间，其数学表达式为

$$t_0=L/u \tag{16-3}$$

式中，L 为色谱柱的长度（cm，mm）；u 为流动相通过色谱柱的平均线速度（cm/s，mm/s）。

3. 调整保留时间（adjusted retention time，t'_R）　扣除死时间后的保留时间，即为待测组分在固定相中的滞留时间。某组分因和固定相作用（如被吸附或溶解），比不发生作用的组分在柱中多停留的时间为调整保留时间，调整保留时间与保留时间和死时间的关系按下式计算

$$t'_R = t_R - t_0 \tag{16-4}$$

在一定色谱条件下，t'_R 取决于组分的性质，因此，调整保留时间也是定性的基本参数。

4. 保留体积（retention volume，V_R）　待测组分从进样开始到组分经过检测器浓度达到最大值的时间间隔内所通过的流动相的体积。

$$V_R = t_R \cdot u \tag{16-5}$$

式中，u 为流动相的流速，流动相的流速快，保留时间短，但它们的乘积 V_R 不变。

5. 死体积（dead volume，V_0）　不与固定相作用的物质从进样开始到组分经过检测器浓度达到极大值所通过的流动相的体积。死体积包括进样器的空隙、色谱柱前后的管路（接头）、色谱柱内空隙及流通池内腔空间等。若这部分体积过大，组分容易发生扩散造成峰变宽，不易分离，因此应尽量减少死体积。死体积按下式计算

$$V_0 = t_0 \cdot u \tag{16-6}$$

式中，u 为流动相的流速。

6. 调整保留体积（adjusted retention volume，V'_R）　从保留体积中扣除死体积后即得到调整保留体积，即组分停留在固定相时所消耗流动相的体积。调整保留体积按下式计算

$$V'_R = V_R - V_0 = t'_R \cdot u \tag{16-7}$$

7. 相对保留值（relative retention value，$r_{2,1}$）　是两种组分相对保留值之比，组分 2 对组分 1 的相对保留值为

$$r_{2,1} = \frac{t'_{R_2}}{t'_{R_1}} = \frac{V'_{R_2}}{V'_{R_1}} \tag{16-8}$$

相对保留值表征两种组分的保留差异，体现了固定相对这两种组分的选择性（或称为保留差异）。$r_{2,1}$ 越大，表明该色谱体系对这两种组分的保留程度相差越大（反之越小），即选择性越好，被测组分越容易进行良好的分离，故 $r_{2,1}$ 又称为选择性因子。由于 $r_{2,1}$ 只与柱温、固定相性质有关，而与柱长、柱内径、载气流速及填充情况等无关，所以，若注明检测温度、固定相的型号属性等，$r_{2,1}$ 可作为定性指标。

（三）分离度

分离度（resolution）是指相邻两色谱峰的分开程度，又称为分辨率、解析度等，用于评价待测组分与相邻共存物质或难分离物质之间的分离程度，是衡量色谱系统效能的综合性指标（图16-7）。分离度的计算公式为相邻两组分保留值之差与两组分色谱峰峰宽总和的一半的比值，其数学表达式如式（16-9）所示：

$$R = \frac{t_{R_2} - t_{R_1}}{\frac{1}{2}(W_2 + W_1)} = \frac{2(t_{R_2} - t_{R_1})}{(W_2 + W_1)} \tag{16-9}$$

或写成

$$R = \frac{2(t_{R_2} - t_{R_1})}{1.70(W_{1,h/2} + W_{2,h/2})} \tag{16-10}$$

式中，t_{R_2} 为相邻两峰中后出峰的保留时间；t_{R_1} 则为先出峰的保留时间；W_1、W_2、$W_{1,h/2}$、$W_{2,h/2}$ 分别为相邻两峰的峰宽和半峰宽。

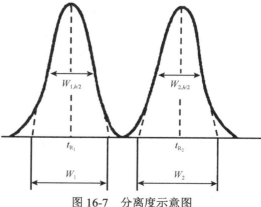

图 16-7　分离度示意图

两个色谱峰要实现完全分离有两个条件：①两个色谱峰的保留时间相差足够大；②两个色谱峰的峰型规范、峰宽较小。图16-8a中，两组分的保留时间接近、相差不够大，又因色谱峰较宽，故 $R<1$，此时两色谱峰彼此重叠；图16-8b中两色谱峰的保留时间相差仍不够大，两峰接近并有重叠，此时 $R=1$ 或 $R \approx 1$；图16-8c中两色谱峰保留时间差足够大，此时峰型规范，$R>1.5$，分离效果较好，属于较为理想的色谱峰及分离效果，因此，$R>1.5$ 可视为理想分离效果的标志。

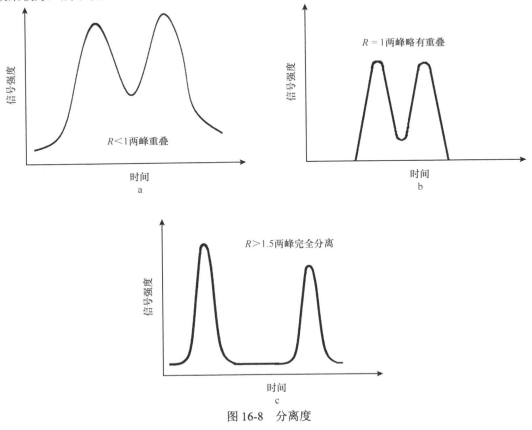

图16-8 分离度

《中国药典》2020年版规定，为了获得较为理想的准确度和精密度，应使 $R \geqslant 1.5$。

色谱流出曲线告诉我们许多重要信息，其主要信息内涵如下。

（1）从色谱峰的个数可判断样品中含有最少组分的个数，即从理论上来说，一个峰代表一个组分。但不是每个组分都会出峰或虽然会出峰但保留时间会很长。

（2）色谱峰的保留值（在色谱流出曲线上标出的是保留时间）是定性分析的依据。

（3）色谱峰的面积（或峰高，在色谱流出曲线上标出的是峰面积）是定量分析的依据。

（4）色谱峰的区域宽度（标准差 σ、半峰宽 $W_{h/2}$、峰宽 W）是评价柱效的参数。

（5）拖尾因子是衡量色谱峰是否对称的参数，故又称为对称因子。拖尾因子在 0.95 ～ 1.05 内为对称峰，$T<0.95$ 为前延峰，$T>1.05$ 为拖尾峰。

（6）分离度是相邻两峰保留时间之差与两峰宽平均值之比，是衡量柱效的综合性指标。《中国药典》2020年版规定，为了获得较为理想的准确度和精密度，应使 $R \geqslant 1.5$。

第三节 色谱法的基本原理及理论

一、分配系数与保留因子

色谱分离过程是被测组分在固定相和流动相之间反复多次分配平衡的过程。描述分配平衡的参数是分配系数（distribution coefficient，K）和保留因子（k）。

（一）分配系数

分配系数为在一定的温度和压力下，组分在固定相（s）与流动相（m）中达到分配平衡时的浓度之比，其表达式为

$$K = \frac{\text{组分在固定相中的浓度}}{\text{组分在流动相中的浓度}} = \frac{C_s}{C_m} \tag{16-11}$$

分配系数与组分的性质、两相的种类及其性质和温度等因素有关。在一定条件下，不同组分因其本身的结构及其性质不同，其分配系数也不同。分配系数小的组分，在固定相中溶解度小、停留的时间短，而在流动相中的溶解度相对大、随流动相向前移动的速度快，因此较早流出色谱柱；反之，分配系数大的组分在固定相中溶解度大、停留时间长、较迟流出色谱柱。因此，分配系数是组分的特征性常数。

（二）保留因子

保留因子（retention factor，k）也称为质量分配系数或质量分配比，又称为容量因子或容量比，是在一定的温度、压力下，达到分配平衡时组分在固定相与流动相中的质量比，即

$$k = \frac{\text{组分在固定相中的质量}}{\text{组分在流动相中的质量}} = \frac{m_s}{m_m} \tag{16-12}$$

保留因子大的组分保留能力强，在固定相中的停留时间长，较迟流出色谱柱；保留因子小的组分保留能力弱，在固定相中停留时间短，较快流出色谱柱。

分配系数和保留因子都与组分及两相的热力学性质有关。分配系数是组分在两相中的浓度比，取决于组分与两相的性质，与两相的体积无关；保留因子是组分在两相中的质量比，因此，旧称为容量因子。它取决于组分与两相的性质，并与两相的体积有关。当两相及其实验条件一定时，各组分的分离效果取决于各组分在两相中的相对质量，而不是相对浓度。因此，保留因子是评价色谱柱固定相对组分能力的重要参数。保留因子与分配系数的关系为

$$k = \frac{m_s}{m_m} = \frac{C_s V_s}{C_m V_m} = K \frac{V_s}{V_m} \tag{16-13}$$

式中，V_s 为色谱柱中固定相的体积；V_m 为色谱柱中流动相的体积。

保留因子相当于组分被固定相滞留的时间与流动相通过色谱柱所需时间之比：

$$k = \frac{t_R - t_0}{t_0} = \frac{t'_R}{t_0} \tag{16-14}$$

式中，t_R 为保留时间；t_0 为死时间；t'_R 为调整保留时间，即待测组分在固定相中的滞留时间。

混合物（A、B、C）三组分的柱色谱分离过程已用图 16-3 作了描述。几个组分彼此能分离，则它们的迁移速度是各不同的，即形成迁移速度之差，其实质为保留因子各不相等。从图 16-3 可看出，A 组分保留因子最小，移动速度最快，先出峰；C 组分保留因子最大，移动速度最慢，后出峰。可见不同组分实现色谱分离的先决条件是组分的保留因子存在差异。因保留因子比分配系数容易测定，故保留因子也可代替分配系数作为定性参数。

二、分 离 机 制

1. 分配色谱法的分离机制 分配色谱法是利用被分离组分在固定相与流动相中溶解度的差别而实现分离，气-液分配色谱法、液-液分配色谱法的分离机制均属此类。其基本原理与液-液萃取相同，但色谱的分离过程是被测组分在相对移动的两相之间反复多次完成的动态分配平衡的过程；组分分配系数的不同，实为在两相中溶解度的不同，导致了不同组分随流动相移动的速度差，从而实现了不同组分之间的分离。

根据固定相与流动相的相对极性的强弱，可分为正相分配色谱和反相分配色谱。如果流动相的极性比固定相弱，称为正相分配色谱；反之，流动相的极性比固定相强，称为反相分配色谱。因此，正相分配色谱中使用极性固定相和非极性流动相，极性强的组分保留时间长；而反相分配色谱中使用弱极性或非极性的固定相和极性的流动相，极性弱的组分保留时间长。在色谱技术快速发展的形势下，反相色谱法较正相色谱法应用更为广泛。

2. 吸附色谱法的分离机制　吸附色谱法利用被分离组分在固定相表面吸附中心吸附能力的差别而实现分离。吸附色谱的固定相为具有吸附功能的吸附剂，吸附剂一般为多孔性、微粒状、具有较大表面积的物质，最常用的是硅胶，其表面的硅羟基即为吸附活性中心。吸附色谱的流动相为气体或液体。

其实，被测组分分子和流动相分子均有可能在吸附剂表面吸附活性中心被吸附，即组分分子被固定相吸附剂所吸附，也可能被流动相分子所置换而被解吸，这是一个动态的可逆平衡过程。但因不同物质其结构性质特点不同，与固定相吸附剂的作用力的性质、种类、强弱各不相同，即停留在吸附剂中的时间或长或短。例如，用硅胶吸附剂作固定相，则极性强的组分保留时间长，后出峰（或表述为后被洗脱）。可见吸附剂的类型、粒度、性状、表面积及其含水量等均对分离效果产生直接影响。另外，流动相的溶剂性质和它本身的组成也对分离效果起到重要作用。

目前吸附色谱主要用于液-固吸附色谱和薄层色谱，属于经典的液相色谱模式，所用的吸附剂主要是硅胶、氧化铝等，流动相为不同组成的有机溶剂。

三、塔板理论

塔板理论（plate theory）于 1941 年由马丁（Martin）和欣革（Synge）最早提出，他们将色谱柱比作精馏塔（图 16-9、图 16-10），即把一根均匀连续的色谱柱设想成由许许多多塔板分成若干小段，每个小段柱长相当于一个塔板高度，把色谱柱内每达成一次分配平衡所需的柱长称为理论塔板高度（height equivalent to theoretical plate），用 H 表示，简称板高。理论塔板数（theoretical

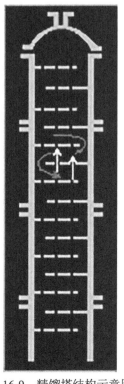

图 16-9　精馏塔结构示意图

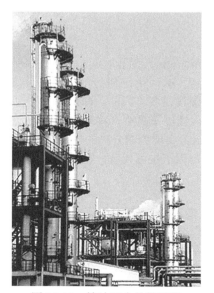

图 16-10　炼油厂中的精馏塔

plate number）用 n 表示；在每一板高内，一部分空间被固定相占据，另一部分空间被流动相占据，被分离组分混合物在精馏塔的塔板之间移动，在每一个塔板高度内各组分分子在固定相和流动相之间达成一次分配平衡，随着流动相的流动，组分分子被带到另一层塔板，再完成下一次的分配平衡。混合物试样在载气的携带下通过色谱柱，试样中的各个组分在许许多多的塔板上先后进行成千上万次的分配平衡，经多次反复平衡、转移后，分配系数小的组分与分配系数大的组分因向前移动的速度不同而彼此拉开距离，即彼此实现分离，混合物试样中的各组分按分配系数由小到大的顺序依次流出色谱柱，分配系数小的组分，先从柱后流出。色谱柱的塔板数越多（色谱柱的理论塔板数比精馏塔的塔板数多得多，如在高效液相色谱柱中塔板数一般为 $10^5/米$），则其分离效果就越好，即只要组分之间的分配系数存在微小差异，就可通过色谱柱进行分离。

1. 塔板理论假设要点

（1）色谱柱由一系列连续、等高度的塔板所组成，每层塔板的高度用 H 表示。样品和流动相同时加到第一个塔板上。

（2）组分在固定相与流动相两相之间可以瞬间达到分配平衡，并且组分沿轴线方向的扩散可以忽略不计。

（3）流动相携带样品不是连续式而是间歇式地进入色谱柱，并且每次进入一个塔板体积。

（4）分配系数在每个塔板上都是常数。

2. 塔板理论的优点与不足之处

（1）优点：解释了流出曲线的形状，指出了浓度最大点的位置，以及计算塔板理论数的公式等。塔板理论数是被分离组分在两相之间完成分配平衡的次数，板高是完成一次分配平衡的最小柱长。因此，塔板理论部分反映了色谱过程分子迁移的规律，为计算机模拟色谱流出曲线奠定了理论基础。

然而，色谱过程不是静态的萃取分离过程，而是一个动态的类似于精馏分离的过程，故塔板理论的假设忽视了动力学、热力学等因素，以至于无法解释色谱柱中组分在两相中动态分离的过程。

（2）不足：①忽略了流动相的线速度 u，无法解释流速与柱效的关系及影响板高的因素；②忽略了被分离组分在两相中扩散、传质的动力学过程；③"组分在两相之间可以瞬间达到分配平衡"和"组分沿轴线方向的扩散可以忽略不计"等假设与实际情况是不相符合的。

3. 塔板的计算公式　在塔板理论中假设色谱柱上各个板高 H 是相等的。若色谱柱的总长为 L，则理论塔板数 n 为

$$n = \frac{L}{H} \tag{16-15}$$

由上式可以看出，当色谱柱的长度一定时，板高越小，塔板数越大，组分在色谱柱中的分配次数越多，分离效果越好，柱效越高。因此理论塔板数 n 和板高 H 可作为评价柱效的指标。由于板高不易从理论上获得，因此通常根据色谱流出曲线的运行数据计算理论塔板数：

$$n = 5.54\left(\frac{t_R}{W_{1/2}}\right)^2 = 16\left(\frac{t_R}{W}\right)^2 \tag{16-16}$$

式中，t_R 为组分的保留时间；$W_{1/2}$ 为以时间为单位的半峰宽；W 为以时间为单位的峰宽。

由式 16-16 可知：组分的保留时间越长、峰型越窄，则理论塔板数越高，柱效越好。但要注意的是同一色谱柱对不同物质的柱效是不一样的，所以在实际使用中，必须注明柱的型号，用于何种物质，固定相的种类及其含量，流动相的种类、流速等操作条件。请参阅相关资料，如《中国药典》通则"色谱法"等。

由于保留时间 t_R 中包括了死时间 t_0，由于死时间 t_0 不参加柱内的分配，以上式计算出来的 n 值虽然高，但实际表现出来的色谱分离效果并非如此，尤其对保留时间短的组分更为明显。为了使理论塔板数和板高能真实反映柱效，提出了有效塔板数 n' 和有效塔板高度 H'：

$$n' = 5.54(\frac{t_R'}{W_{1/2}'})^2 = 16(\frac{t_R'}{W})^2 \qquad (16-17)$$

$$H' = \frac{L}{n'} \qquad (16-18)$$

实际上组分在色谱柱中的分离是一个连续的过程，并没有实际的塔板，塔板理论只是半经验式的理论。色谱柱中并不存在一个个相互隔离的塔板，柱内实际的运行情况也不能完全满足塔板理论的前提假设，如塔板理论假设物质组分能在流动相和固定相之间瞬间达到平衡，还假设物质组分在沿色谱柱前进时没有轴向扩散，这些假设与色谱柱的实际情况都不相符，因此塔板理论虽然能很好地解释色谱峰的峰型、峰高和浓度极大点的位置，阐明了保留值与分配系数的关系，提出了评价柱效的 n 和 H 的计算。但是，却不能很好地解释与动力学过程相关的一些现象，如色谱峰型（峰变宽、前延、拖尾）、理论塔板数与流动相流速的关系，动力学因素对柱内传质和扩散的影响等。因此，塔板理论的局限性正是推动速率理论发展的内在动力。

四、速 率 理 论

色谱过程不仅受热力学因素影响，还与分子的扩散，流动相的流量、流速、传质阻力等动力学因素有关，塔板理论定性地给出板高的概念，却不能解释板高受哪些因素的影响，也不能说明色谱峰变宽的原因及流动相在不同流速下可以得到不同的理论塔板数等现象，因此，在塔板理论的基础上出现了新的速率理论。

（一）范第姆特方程

1956 年，荷兰学者范第姆特（van Deemter）提出了色谱动力学理论——速率理论。速率理论吸收了塔板理论中板高的概念，并对影响板高的动力学因素进行了研究。速率理论方程式也称范第姆特方程：

$$H = A + \frac{B}{u} + Cu \qquad (16-19)$$

式中，H 为板高，A 为涡流扩散系数，B 为分子纵向扩散系数，u 为载气流速，C 为传质阻抗系数。由此可以看出板高受涡流扩散、分子纵向扩散和传质阻力的影响。当 u 一定时，A、B、C 三项常数越小，板高越小，理论塔板数越高，柱效越高；反之，色谱峰展宽增大，柱效降低。

1. 涡流扩散（eddy diffusion）项 A

$$A = 2\lambda d_p \qquad (16-20)$$

式中，λ 为填充物（固定相）不规则因子（填充不均匀因子），与填充物的均匀性有关；d_p 为填充物（固定相）颗粒的平均直径。可以看出 A 与填充物颗粒的大小和填充物的均匀性有关，因此在选择填充物时应尽量使用小粒度和颗粒均匀的填充物，并尽量填充均匀，以减小涡流扩散，提高柱效。

如果填充物的颗粒大小、形状不均匀或排列不均匀，当被测组分随流动相通过时，组分分子在前进中不断改变路径，同组分的不同分子行走的路径不同，导致流出色谱柱所需要的时间也不同，使色谱峰展宽。如图 16-11 所示，组分分子①在固定相中的行走的路径最短，最先出色谱柱；组分分

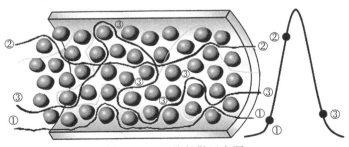

图 16-11　涡流扩散示意图

子②行走的路径稍长，稍迟流出色谱柱，但仍在色谱峰的上升沿产生响应信号；组分分子③行走的路径迂回曲折、行程最长，最后流出色谱柱，导致进入检测器的时间也滞后，其结果是使色谱峰变宽。

2. 分子纵向扩散（molecular longitudinal diffusion）项 B/u　分子纵向扩散项是由色谱柱内的分子浓度差异所造成（图 16-12）。样品是以"塞子"的形式存在于很短的一段色谱柱中，这段"塞子"与前后的流动相存在着浓度差异，则处于高浓度的组分分子必向"塞子"的前、后方向发生浓差扩散。如图 16-13 所示，由于"塞子"的前后（纵向）存在浓度梯度，势必使得被测组分产生向前向后运动的纵向扩散，导致色谱峰的扩张变宽。图 16-13、图 16-14 为试样"塞"的浓差扩散示意图。

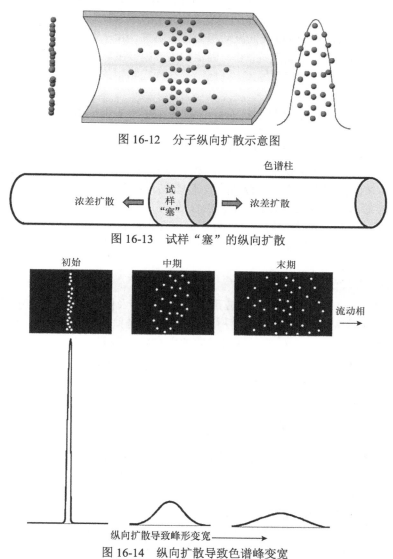

图 16-12　分子纵向扩散示意图

图 16-13　试样"塞"的纵向扩散

图 16-14　纵向扩散导致色谱峰变宽

分子纵向扩散系数 B 用下式计算：

$$B=2\gamma D_{m} \tag{16-21}$$

式中，γ 为弯曲因子（又称扩散阻碍因子），与填充物的形状及填充状况有关，它反映了固定相颗粒使扩散路径弯曲及其阻碍作用。在填充柱中 γ 值一般为 $0.6\sim0.8$，而在毛细管（开管）柱中因不存在路径弯曲，故 $\gamma=1$。D_{m} 为组分在流动相中的扩散系数，与流动相和组分的性质有关，其单位为 cm^2/s。

3. 传质阻抗（mass transfer impedance）项 Cu　在色谱分离过程中溶质（组分）分子在流动相与固定相之间移动转移，即为物质的传递作用，称为传质，传质作用受到的阻力称为传质阻抗。当溶质（组分）分子随流动相进入色谱柱，就在流动相与固定相之间达到质量的传递平衡，这是一个"溶解—析出"成千上万次的循环往复过程，是一种动态的相对的平衡。然而实际情况是流动相在连续不断地流动，未能溶入固定相的溶质（组分）分子可能被流动相继续推向前进，造成"前延"；而溶入固定相的溶质（组分）分子未能及时析出，会造成"拖尾"，这两种作用均能使色谱峰变宽。这种阻碍物质传递的阻力就是传质阻抗。

传质阻抗包括流动相传质阻抗和固定相传质阻抗。组分从流动相进入固定相表面所受到的阻力称为流动相传质阻抗。它与流动相本身的黏度及固定相的粒度大小、形状有关，选择黏度小的流动相及粒度小且均匀的固定相，可以降低流动相的传质阻抗。组分从固定相返回两相界面又回到流动相所受到的阻力称为固定相传质阻抗，它与固定相的液膜厚度、组分在固定相中的扩散系数及分配系数等因素有关。降低固定相液面厚度，降低组分在固定相中的扩散系数及分配系数，可以降低固定相的传质阻抗。

传质阻抗系数 C 等于固定相传质阻抗系数 C_s 和流动相传质阻抗系数 C_m 之和：

$$C=C_s+C_m \tag{16-22}$$

由上述讨论可知流动相的线速度对柱效的影响：①流动相的线速度对涡流扩散无影响；②在线速度较低时，纵向扩散项起主要作用，板高随线速度升高而降低，此时，有利于提高柱效；③在线速度较高时，传质阻抗起主要作用，板高随线速度的升高而增加，此时，柱效降低；④当板高为极小值时，所对应的流速称为最佳流速、最高的柱效。

总之，范第姆特方程从动力学的角度对色谱运行选择适宜的分离条件具有指导意义，固定相颗粒应小而匀，应对流动相的种类、流速、固定相液膜厚度等因素选择最优的操作条件，寻求最高的柱效。

（二）范第姆特方程的两个重要应用

1. 毛细管（开管柱）气相色谱法中的应用　本书中所涉及的毛细管柱是指弹性熔融空心（开管）柱，其中极具有代表性、在气相色谱法中用得最广的是壁涂开管柱。由于毛细管是空心的、无填充的，故涡流扩散项 $A=0$；在分子纵向扩散项中扩散阻碍因子 $\gamma=1$，此时，$B=2D_g$（$D_m=D_g$，D_g 为组成在气相中的扩散系数）；在传质阻抗项中，传质阻抗系数为气相阻抗系数与液相阻抗系数之和：$C=C_g+C_L$。此时，范第姆特方程可写成：

$$H=2D_g/u+(C_g+C_L)u \tag{16-23}$$

上式告诉我们，若提高载气流速，可降低分子纵向扩散，但同时增加了传质阻抗。为了解决这一矛盾，在气-液毛细管法色谱柱中，管壁上涂渍的固定液膜很薄（$0.05\sim1\mu m$），致使液相传质阻抗不成为传质阻抗项的主要因素，而是气相传质阻抗项成为传质阻抗的主要因素，欲降低气相传质阻抗，可采用分子量小的载气，如氦气、氢气，但是它们的价格比氮气贵，故色谱的实验条件可在矛盾的交叉中进行具体分析，实现优化方案。

2. 在高效液相色谱法中的应用

（1）涡流扩散项 A：在高效液相色谱中，为了降低涡流扩散项 A，小而匀的固定相颗粒（一般都小于 $10\mu m$，多采用 $4\sim6\mu m$）已成为主流。为了装填均匀，固定相颗粒的外形常为球形，并且其粒径的相对标准差＜5%，以降低填充不均匀因子 λ，从而降低涡流扩散项 A，致使板高 H 降低，提高柱效 n。

（2）分子纵向扩散项 B/u：分子纵向扩散系数 $B=2\gamma D_m$ 中 D_m 为组分（溶质）分子在流动相中的扩散系数。由于流动相为液态溶剂，其黏度（η）比气体流动相要大得多（大 10^2 倍以上），而且高效液相色谱常在室温下运行，其工作温度（T）是气相色谱的几至几十分之一，而 D_m 与 T 成正比、与 η 成反比；此外，为了尽可能体现高效液相色谱的快速特点，流动相的流速一般比最佳流速要快 $3\sim5$ 倍。这些因素都促使分子纵向扩散项 $B/u=2\gamma D_m/u$ 变小，小到可以忽略不计，即认为高

效液相色谱中 $B/u=2\gamma D_m/u \approx 0$。

（3）传质阻抗项系数 C：在高效液相色谱中传质阻抗系数 C 由三部分组成：$C=C_m+C_{sm}+C_s$，式中，C_m、C_{sm} 和 C_s 分别为溶质（组分）在流动相、静态流动相和固定相中的传质阻抗系数。由于现在普遍采用新型化学键合相为固定相，而固定液通过化学反应键合到载体的表面，形成固定液的单分子层，该液膜层很薄，一般在 $1\mu m$ 一下，因此，固定相中的传质阻抗系数 C_s 可忽略不计，即视为 $C_s \approx 0$，于是传质阻抗系数 C 为

$$C=C_m+C_{sm} \tag{16-24}$$

即在高效液相色谱中传质阻抗系数 C 由流动相和静态流动相的传质阻抗系数两部分组成。此时，范第姆特方程为

$$H=A+(C_m+C_{sm})u \tag{16-25}$$

上式告诉我们，在高效液相色谱中，影响板高的因素由涡流扩散项及流动相和静态流动相的传质阻抗所形成，这两方面的因素均使板高 H 增加，塔板数 n 降低，从而降低柱效。

综上所述，范第姆特方程应用于高效液相色谱要点：①固定相粒径应该是小而匀的球形颗粒，并应首选化学键合相为固定相。②选择低黏度的流动相，如常用甲醇、乙腈。③多数物质的分离测定可在室温下进行，即温度为 $15 \sim 25℃$。④高效液相色谱分析测试工作的流量一般为 $1mL/min$ 左右。

课堂互动

1. 采用色谱法进行不同组分的含量测定时，对分离度有不同要求，色谱系统适用性试验中应规定被测组分的分离度。这种说法对吗？

2. 能否根据理论塔板数来判断分离的可能性？为什么？

第四节　定性和定量分析

一、色谱的定性分析

色谱定性分析就是要鉴定供试品中的各组分，即确定色谱峰代表哪个组分。下面介绍几种常见的色谱定性方法。

（一）已知物对照法

已知物对照法就是用已知成分的纯物质和未知物进行对照的方法。已知物对照法是目前最常用、最简便的定性方法。

1. 已知物的保留值定性　在相同色谱条件下，分别对已知物和待测物进行色谱分析，得到各自的色谱流出曲线，比较已知物和待测物的保留时间或其他保留值，若相同则可能为同一种物质；反之为不同物质。如图 16-15 所示，未知样品和几种醇标准溶液（包括甲醇、乙醇、正丙醇、正丁醇、正戊醇）在同一色谱条件下的色谱流出曲线，其中标准醇溶液的色谱流出曲线中 a、b、c、d、e 分别为甲醇、乙醇、正丙醇、正丁醇、正戊醇的色谱峰。比较这两张色谱流出曲线的保留时间就可以确定出 2、3、4、7、9 色谱峰为甲醇、乙醇、正丙醇、正丁醇、正戊醇的色谱峰。

上述色谱流出曲线告诉我们：保留时间定性是最直观、最基本、最重要的定性分析的依据。但是在同一色谱条件下，不同的物质可能会有相同的保留值，尽管此种情况出现的概率很低，为了确认，可采用两根或者两根以上不同极性的色谱柱进行色谱分析，并比较已知物与待测物的保留值，若保留值都一致，则可能为同一种物质。采用双柱或者多柱进行定性，可提升定性结果的可信度。

2. 已知物加入法　当样品的组分较复杂且各组分的保留值又较接近时，要准确测定保留值有一定困难，可采用已知物加入法增加峰高进行定性。已知物加入法是指将已知的标准物加入样品中，并对加入前后的样品进行色谱分析对比，如果加入后的样品色谱流出曲线中某个色谱峰的峰高明显增加，则可认为该峰与加入的已知标准物可能为同种物质，如图 16-16 所示，往待测组分

中加入已知物 a，组分 1 的峰面积明显增加，则组分 1 与已知物 a 可能为同一种物质。

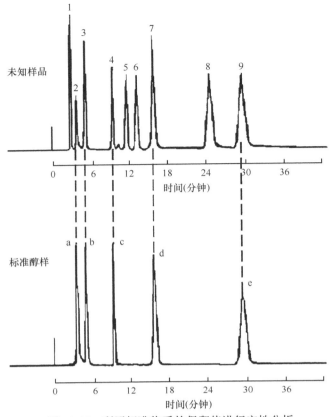

图 16-15 利用标准物质的保留值进行定性分析

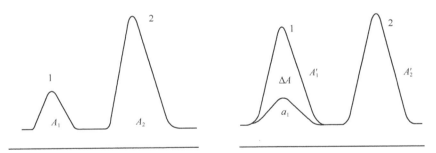

图 16-16 利用已知物加入法定性示意图

（二）相对保留值定性法

由于保留值受温度、柱长等因素的影响，用保留值进行定性时必须严格控制实验条件，否则重现性较差。

相对保留值是指某一组分与标准物质（或称为参比物质、基准物质等）的调整保留值的比值，即

$$r_{is} = \frac{t'_{Ri}}{t'_{Rs}} = \frac{V'_{Ri}}{V'_{Rs}} = \frac{K_i}{K_s} \tag{16-26}$$

从上式可以看出，相对保留值只与待测组分及其标准物质的分配系数有关，而不受仪器型号、色谱柱长度、流动相的流速等影响。采用相对保留值进行定性可以消除某些操作条件的差异所带来的影响。

基准物的选择原则：①基准物应是容易得到的纯品；②基准物的分配系数应该在各组分的分

配系数之间。常用的基准物有苯、正丁烷、对二甲苯、甲乙酮、环己烷、2,2,4-三甲基戊烷等。

（三）仪器联用定性法

采用色谱法对未知物进行定性或者结构鉴定难免有势单力薄之处，而采用质谱（MS）、红外光谱（IR）、核磁共振（NMR）等方法在未知物的结构鉴定方面特别有效，故出现色谱仪与这些仪器的联用模式，组成 GC-MS、HPLC-MS、GC-NMR、HPLC-IR 等定性产品。这些联用仪器可以实现对复杂组分的有效分离，又可对各组分进行定性鉴定和定量测定，是目前复杂化合物定性、定量分析最有效的仪器分析方法。

二、色谱的定量分析

（一）定量分析的依据——峰面积

色谱法进行定量分析的主要依据是峰面积，即在一定操作条件下，被测组分的质量（m_i）与检测器的响应信号峰面积 A_i（或者峰高 h_i）成正比，即

$$m_i = f_i^A A_i \text{ 或 } m_i = f_i^h h_i \tag{16-27}$$

式中，f_i^A、f_i^h 分别为峰面积校正因子和峰高校正因子。

色谱仪经系统适用性试验 [①] 后，试验条件一旦调定，则应保持试验条件不变、进样体积相等，使对照品和供试品在相同的试验条件下进行测试，即可获得高精度的准确测定结果。因此，式（16-27）也可表示为

$$C_i = f_i^A A_i \text{ 或 } C_i = f_i^h A_i \tag{16-28}$$

（二）定量校正因子

因同一检测器对不同的物质的响应程度不尽相同，即相同质量的两种不同物质在相同色谱条件下检测，往往会得到不同的响应信号强度——峰面积，故不能用峰面积直接计算物质的浓度，而应用定量校正因子校正后再计算被测组分的浓度，进而计算被测物质的含量。式（16-28）即表示被测组分的浓度与其色谱峰的面积成正比。

1. 绝对校正因子 f_i'

（1）单位峰面积或者单位峰高所代表的被测组分量：

$$f_i' = C_i / A_i \text{ 或者 } f_i' = m_i / h_i \tag{16-29}$$

式中，f_i' 为被测组分 i 的绝对校正因子；m_i 为被测组分 i 经过检测器的量；A_i 为被测组分 i 的峰面积；h_i 为被测组分 i 的峰高；C_i 为被测组分的浓度。要测定绝对校正因子 f_i' 就要准确知道进样量，这在操作上是比较困难的。

（2）在实际测定工作中常用单位浓度（C_i）物质所对应的峰面积（A_i）表示绝对校正因子：

$$f_i' = A_i / C_i \tag{16-30}$$

绝对校正因子由检测器的灵敏度、色谱操作条件决定，不易准确测定。在实际工作中主要用于计算相对校正因子。

2. 相对校正因子 f　相对校正因子是指待测物与标准物质的绝对校正因子之比。相对校正因子又可分为相对质量校正因子、相对摩尔校正因子及相对体积校正因子等。以相对质量校正因子（通常称为校正因子）最为常用，它是指被测组分 i 单位质量物质所产生的响应信号——峰面积与单位质量的标准物质所产生的响应信号——峰面积之比，即

$$f = \frac{f_i'}{f_s'} = \frac{A_i m_s}{A_s m_i} = \frac{h_i m_s}{h_s m_i} \tag{16-31}$$

式中，f 为相对校正因子；f_i'、f_s' 为组分 i 与标准物质 s 的绝对校正因子；A_i、A_s 为组分 i 与标准物质 s 的峰面积；m_i、m_s 为组分 i 与标准物质 s 经过检测器的质量；h_i、h_s 为组分 i 与标准物质 s 的峰高。

---

① 系统适用性试验：色谱系统的适用性试验通常包括理论塔板数、分离度、重复性和拖尾因子等四个参数。其中分离度和重复性尤为重要。

因在相同的色谱工作条件下并且进样体积相等，故式（16-31）也可写成如下形式：

$$f = \frac{f_i'}{f_s'} = \frac{A_i / C_i}{A_s / C_s} = \frac{A_i \cdot C_s}{C_i \cdot A_s} \qquad (16\text{-}32)$$

式中，C_i、C_s 为组分 i 与标准物质 s 的浓度。

相对校正因子可以从手册或者文献中查找到，也可以通过实验测定。校正因子原则上是一个通用常数。其数值与检测器的类型有关，而与检测器的结构、色谱条件等无关。

（三）定量分析方法

常用的色谱定量分析方法有归一化法、内标法、外标法和标准曲线法。由于峰面积定量比峰高准确，故常采用峰面积来进行定量分析。

1. 归一化法　归一化法就是把待测样品的所有组分的含量之和以 100% 计算，然后通过下式进行组分 i 的百分含量的计算：

$$w_i = \frac{m_i}{m} = \frac{A_i f_i}{A_1 f_1 + A_2 f_2 + A_3 f_3 + \cdots + A_n f_n} \times 100\% \qquad (16\text{-}33)$$

式中，w_i 为待测样品中组分 i 的质量分数；m_i 为组分 i 的质量；m 为待测样品的质量；A_i 为组分 i 的峰面积；f_i 为组分 i 的相对校正因子；A_n 为第 n 个组分的峰面积；f_n 为第 n 个组分的相对校正因子。

采用面积归一化法进行含量测定的前提条件：①样品中所有组分都要出峰；②所有组分的色谱峰不能重叠。归一化法的优点是简便、准确、当操作条件如进样量、流速等变化时，对结果影响小。缺点：①难以保证所有组分都出峰；②色谱峰间易重叠；③难以测出各组分的相对校正因子。该方法适合于测量产物及副产物都清楚的混合物含量测定。

【例 16-1】　在一定色谱条件下，检测得到乙醇、苯、正庚烷和乙酸乙酯四组分样品。四个组分的峰面积及校正因子如表 16-1 所示：

表 16-1　四个组分的峰面积及其校正因子

项目	乙醇	苯	正庚烷	乙酸乙酯
峰面积	423 150	321 524	897 451	658 745
相对校正因子 f_i	1.22	1.00	1.11	0.98

用归一化法计算各组分的含量是多少？

解：由式（16-33）得

$$w_{乙醇} = \frac{m_{乙醇}}{m} = \frac{423\,150 \times 1.22}{423\,150 \times 1.22 + 321\,524 \times 1.00 + 897\,451 \times 1.11 + 658\,745 \times 0.98} \times 100\% = 20.82\%$$

$$w_{苯} = \frac{m_{苯}}{m} = \frac{321\,524 \times 1.00}{423\,150 \times 1.22 + 321\,524 \times 1.00 + 897\,451 \times 1.11 + 658\,745 \times 0.98} \times 100\% = 12.97\%$$

$$w_{正庚烷} = \frac{m_{正庚烷}}{m} = \frac{897\,451 \times 1.11}{423\,150 \times 1.22 + 321\,524 \times 1.00 + 897\,451 \times 1.11 + 658\,745 \times 0.98} \times 100\% = 40.18\%$$

$$w_{乙酸乙酯} = \frac{m_{乙酸乙酯}}{m} = \frac{658\,745 \times 0.98}{423\,150 \times 1.22 + 321\,524 \times 1.00 + 897\,451 \times 1.11 + 658\,745 \times 0.98} \times 100\% = 26.04\%$$

2. 外标法　采用待测物质的纯品或其标志性组分作为对照品，通过对照品及待测组分的峰面积比较进行含量测定的方法，称为外标法。外标法分为标准曲线法和外标一点法等。

外标一点法是指配制一个与待测组分浓度尽量相近的对照品溶液，当标准曲线线性关系良好、截距近似于零时，在完全相同的色谱条件下（色谱工作条件调定并保持恒定，进样体积相等）分别测量对照品溶液和供试品溶液中待测组分的峰面积，按下式计算供试品的浓度：

$$C_样 = \frac{A_样}{A_标} \times C_标 \qquad (16\text{-}34)$$

这种方法也称为"直接对照法"或称"外标单点法"（一点法）、"外标对比法"等。当求到待测组分样品浓度 $C_样$ 后可进一步求得待测组分的含量。

该方法的优点是操作简单、计算方便，适用于大批量试样的快速分析。缺点是要求进样量精密度好，仪器稳定，操作条件控制严格。还值得注意是，若所得标准曲线不通过原点，并有较大截距时，此时误差较大，不宜使用。若遇此种情况，则应用两个不同浓度的对照品溶液进行测定，这种方法称为"外标两点法"。

【例 16-2】 精密称取氢化可的松样品 50.37mg，加甲醇溶解并定量稀释成 50mL 溶液；另取氢化可的松对照品 50.61mg，加甲醇溶解并定量稀释成 50mL 溶液；各取 20μL 注入液相色谱仪，记录色谱流出曲线，峰面积分别为 149 642 和 143 769。计算氢化可的松的含量。

解：根据式（16-34）和题意，氢化可的松样品浓度为

$$C_{氢化可的松} = \frac{143\,769}{149\,642} \times \frac{50.61}{50}\ (\text{mg/mL})$$

氢化可的松的含量是

$$\frac{\dfrac{143\,769}{149\,642} \times \dfrac{50.61}{50}}{\dfrac{50.37}{50}} \times 100\% = 96.53\%$$

结论：氢化可的松的百分含量为 96.53%

3. 内标法 当待测物质中所有组分不能全部流出色谱柱或者不能全部被检测器响应，或只需要检测样品中一个或几个组分的含量时，可以采用内标法。内标法是在未知样品中加入已知浓度的标准物质（内标物质），根据被测组分和内标物质的质量及其相应峰面积的比值，求出被测组分的含量。

例如，要检测待测样品中组分 i 的质量分数 w_i，首先按各品种项下的规定，精密称定[①]对照品和内标物质，分别配制成对照品溶液和内标溶液。精密量取[②]上述两种溶液各适量，混合。各取一定体积注入色谱仪，记录色谱流出曲线，测量对照品和内标物质的峰面积（或峰高），按下式计算相对校正因子：

$$f = \frac{A_S / C_S}{A_R / C_R} = \frac{A_S \cdot C_R}{C_S \cdot A_R} \qquad (16\text{-}35)$$

式中，A_S 为内标物质的峰面积（或峰高）；A_R 为对照品（待测组分的标准品）的峰面积或者峰高（或峰高）；C_S 为内标物质的浓度；C_R 为对照品（待测组分的标准品）的浓度。

再取各品种项下含有内标物质的供试品溶液，注入色谱仪，记录色谱峰，测量供试品中待测组分的峰面积（或峰高）及内标物质的峰面积（或峰高），按下式计算供试品试液中待测组分的浓度：

$$C_X = f \times \frac{A_X}{A_S'} \times C_S' \qquad (16\text{-}36)$$

式中，A_X 为供试品的峰面积（或峰高）；C_X 为供试品待测组分的浓度；A_S' 为内标物质的峰面积（或峰高）；C_S' 为内标物质的浓度；f 为内标物质对供试品的相对校正因子。

由于内标物质和被测组分处在同一基体中，因此可以消除基体带来的干扰。而且当仪器参数

---

① 精密称定：系指称取重量应准确至所取重量的千分之一。称定：系指称取重量应精密度要求；准确至所取重量的百分之一。

② 精密量取：系指量取体积的准确度应符合国家标准中对该体积移液管的精密度要求。量取：系指用量筒或按照量取体积的有效数位选用量具。取用量为"约"若干时，系指取用量不得超过规定量的±10%。

和洗脱条件发生非人为的变化时，内标物质和样品组分都会受到同样的影响，这样可消除非人为变化（如电压的波动、仪器的不稳定、进样量不够精密等）所带来的影响。当对样品的情况不了解，样品的基体很复杂或不需要测定样品中所有组分时，采用这种方法比较合适。气相色谱法采用手工进样时，常采用内标法进行检测。

内标物质必须满足如下的条件：①内标物质与被测组分的物理化学性质要相近（如沸点、极性、化学结构等）；②内标物质应能完全溶解于被测样品溶液中，且不与被测样品发生化学反应；③内标物质的出峰位置应该与待测组分的出峰位置相近，且又能完全分离，目的是避免气相色谱的不稳定性所造成的灵敏度的差异；④选择合适的内标物质加入量，使得内标物质与待测组分二者峰面积的匹配性大于75%，以免由于它们处在不同响应值区域而导致的灵敏度偏差。

【例 16-3】 维生素 E 的含量测定

系统适用性试验：用硅酮（OV-17）为固定相，涂布浓度为 2% 的填充柱，或用 100% 二甲基聚硅氧烷为固定液的毛细管柱；柱温为 265℃。理论塔板数按维生素 E 峰计算不低于 5000，维生素 E 峰与内标物质峰的分离度 ≥ 1.5。

校正因子的测定：取正三十二烷适量，加正己烷溶解并稀释成每 1mL 中含有 1.0mg 的溶液，摇匀，作为内标溶液。另取维生素 E 对照品约 20mg，精密称定，置棕色具塞瓶中，精密加入内标溶液 10mL，密塞，振摇使溶解；取 1μL 注入气相色谱仪，计算校正因子。

测定法：取本品约 20mg，精密称定，置棕色具塞瓶中，精密加入内标溶液 10mL，密塞，振摇使溶解；取 1μL 注入气相色谱仪，测定，计算，即得。

称取维生素 E 对照品 20.14mg，内标溶液的浓度为 1.012mg/mL。对照品的峰面积 48.45，对照液中内标峰面积为 23.59。

供试品称样量为 22.68mg，供试品的体积为 10mL，供试品峰面积为 52.75，样品溶液中内标物质的峰面积为 23.82。

计算供试品中维生素 E 的含量。

实验数据见表 16-2、表 16-3。

表 16-2　内标法测定维生素 E 的基本实验数据

	精密称定（mg）	稀释体积（mL）	浓度（mg/mL）
对照品	20.14	10	2.014
供试品	22.68	10	2.268

注：内标物质为正三十二烷，浓度为 1.012mg/mL。

表 16-3　气相色谱运行数据

	内标（S）	+	对照品（R）	内标（S）	+	供试品（X）
浓度（mg/mL）	$C_S=1.012$		$C_R=2.014$	$C'_S=1.012$		$C_X=?$
峰面积	$A_S=23.59$		$A_R=48.45$	$A'=23.82$		$A_X=52.75$

解：根据相对校正因子的计算公式得

相对校正因子：

$$f = \frac{A_S / C_S}{A_R / C_R} = \frac{23.59 / 1.012}{48.45 / 2.014} = 0.9690$$

维生素 E 供试液的浓度：

$$C_X = f \times \frac{A_X \times C'_S}{A'_S} = 0.9690 \times \frac{52.75 \times 1.012}{23.82} = 2.172 \;(\text{mg/mL})$$

维生素 E 的百分含量为

$$维生素E的百分含量 = \frac{C_X \times V}{W_X} \times 100\% = \frac{2.172 \times 10}{22.68} \times 100\% = 95.77\%$$

结论：维生素 E 检品中维生素 E 的含量为 95.77%。该检品不合格，《中国药典》2020 版规定维生素 E 的含量为 96.0% ～ 102.0%。

4. 标准曲线法 标准曲线法是配制一系列不同浓度 C_1、C_2、$C_3 \cdots C_n$ 的对照品溶液分别注入色谱仪，得到一系列与对照品溶液浓度相对应的峰面积 A_1、A_2、$A_3 \cdots A_n$，以峰面积为纵坐标，以浓度作为横坐标，绘制标准曲线。在完全相同的色谱条件下对待测样品进行检测，根据待测组分的峰面积 A_X 从标准曲线上可查到对应的浓度 C_X，如图 16-17 所示。也可根据回归方程计算未知样品的含量。还可以根据 Excel 软件的语法进行预报，求到未知样品的浓度 C_X。

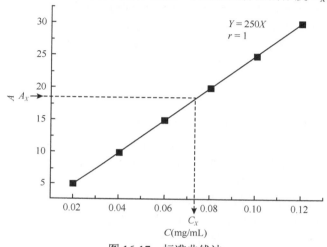

图 16-17　标准曲线法

A_X. 待测组分峰面积；C_X. 待测组分浓度

◈ 本章小结 ◈

一、基本概念及理论

（一）色谱分析法及其分类

1. 何谓色谱分析法 色谱是一种分离技术，是利用被测组分在两相（流动相与固定相）之间分配系数的不同而进行分离的技术，色谱分析法的实质就是分离，是对混合物中被测组分进行先分离、后测定的功能强大的定性、定量分析方法。

2. 色谱分析法的三种分类方法

（1）按流动相与固定相的状态分类：①气相色谱分为气-固色谱法和气-液色谱法；②液相色谱分为液-固色谱法和液-液色谱法；③超临界流体色谱法。

（2）按操作方式分类：平面色谱法、柱色谱法、毛细管电泳法。

（3）按分离机制分类：吸附色谱法、分配色谱法、离子交换色谱法、空间排阻色谱法等。

3. 简单实用的分类方法 见本章正文部分。

（二）基本概念及术语

（1）流出曲线：由检测器输出的信号强度对时间作图所得的绘制曲线。

（2）基线：在一定的实验条件下，当只有流动相通过检测器时，检测器的输出信号为一条平直、平行于横坐标的稳定直线，该直线称为基线。

（3）色谱峰：流出曲线上突起部分即为色谱峰。理想的色谱峰为正态分布曲线。

（4）保留时间：从进样开始到某组分出现色谱峰最大值所经历的时间。

（5）死时间：不与固定相作用的组分，从进样开始到出现峰最大值所经历的时间。

（6）调整保留时间：某组分从保留时间中扣除死时间所得的差即为调整保留时间。

（7）保留体积：某组分从进样开始到出现色谱峰最大值所需要流动相的体积。

（8）死体积：由进样器至检测器的流路中未被固定相占有的空间体积称为死体积。

（9）调整保留体积：从保留体积中扣除死体积后的体积称为调整保留体积。

（10）相对保留值：两个组分的相对保留值之比。

（11）峰高：色谱峰的顶点至基线的距离。

（12）峰面积：色谱曲线与基线包围的面积。

（13）标准差 σ：色谱流出曲线上峰高 0.607 处两点间距离的一半为标准差 σ。

（14）半峰宽：色谱流出曲线上峰高一半处的峰宽称为半峰宽。

（15）峰底宽：通过色谱峰两侧拐点切线与基线相交两点间的距离。

综上所述，保留值是色谱定性分析的依据，峰面积（峰高）是色谱定量分析的依据，色谱峰的宽度是柱效的标志，分离度是衡量柱效的综合指标。

（三）基本理论

1. 塔板理论

（1）将色谱柱比作精馏塔，塔内径一致，板高均等，板高是实现一次分布平衡的最小柱长。

（2）溶质在两相间瞬间达成平衡并忽略纵向（前进方向）扩散。

（3）流动相流经色谱柱为脉冲（间歇）式，每次进入一个塔板体积。

（4）分配系数在各塔板层上相等（为一常数）。

塔板理论的成功之处是解释了流出曲线的形状、浓度最大值的位置及评价效柱高低。但是它忽略了色谱是一个动力学过程，忽略了组分在两相之间扩散和传质的动态平衡过程。

2. 速率理论——范迪姆特方程 $H=A+B/u+C \cdot u$

（1）流动相的线速度对涡流扩散无影响。

（2）当流动相线速度较低时，纵向扩散起主要作用，板高随流速升高而降低，有利于提高柱效。

（3）当流动相线速度较高时，传质阻抗项起主要作用，板高随流速升高而增加，但柱效降低。

（4）对应最小板高有一个最佳流速、最佳柱效。因而指出了固定相柱内填充应小而匀、载气的种类、流速、柱温、固定液层的厚度等对柱效的影响，这对分离条件的选择均具有指导意义。

（四）定性定量分析

1. 色谱的定性分析——用保留值定性

（1）用已知的保留值定性，从色谱流出曲线上看即保留时间应相等。

（2）加入已知标准物质，增加待鉴定物质的峰高。

（3）用相对值定性，即在相同实验条件下求相对保留值：

待鉴定物质（i）与标准物质（s）必在相同实验条件下测定各保留值。

2. 色谱的定量分析——用峰面积（峰高）定量

（1）归一化法：测定各组分的相对百分含量。要求各组分都出峰。

（2）外标法：外标法包括标准曲线法、外标一点法和外标两点法。

（3）内标法：要把内标物质分别加入试样和标样，先求校正因子，再求试样含量。

二、本章主要公式

（1）保留时间：$t_R = L/u_R$

（2）死时间：$t_0 = L/u$

（3）调整保留时间：$t'_R = t_R - t_0$

（4）保留体积：$V_R = t_R \cdot u$

（5）调整保留体积：$V'_R = V_R - V_0 = t'_R \cdot u$

（6）相对保留值：$r_{2,1} = \dfrac{t'_{R_2}}{t'_{R_1}} = \dfrac{V'_{R_2}}{V'_{R_1}}$

（7）分离度——衡量柱效的综合性指标：$R = \dfrac{t_{R_2} - t_{R_1}}{\frac{1}{2}(W_2 + W_1)} = \dfrac{2(t_{R_2} - t_{R_1})}{(W_2 + W_1)}$

（8）理论塔板数：$n = 5.54\left(\dfrac{t_R}{W_{1/2}}\right)^2 = 16\left(\dfrac{t_R}{W}\right)^2$

板高：$H = L/n$

（9）有效塔板数：$n' = 5.54\left(\dfrac{t'_R}{W'_{1/2}}\right)^2 = 16\left(\dfrac{t'_R}{W}\right)^2$

有效塔板高度：$H' = L/n'$

（10）绝对校正因子：$f'_i = A_i / C_i$

（11）相对校正因子：$f = \dfrac{f'_i}{f'_s} = \dfrac{A_i / C_i}{A_s / C_s} = \dfrac{A_i \cdot C_s}{C_i \cdot A_s}$

（12）归一化法：$w_i = \dfrac{m_i}{m} = \dfrac{A_i f_i}{A_1 f_1 + A_2 f_2 + A_3 f_3 + \cdots + A_n f_n} \times 100\%$

（13）外标一点法（直接对照法）：$C_{样} = \dfrac{A_{样}}{A_{标}} \times C_{标}$

（14）内标法：

相对校正因子：$f = \dfrac{A_S / C_S}{A_R / C_R} = \dfrac{A_S \cdot C_R}{C_S \cdot A_R}$

◀◀ **思考与练习** ▶▶

一、选择题（单选或多选）

1. 在色谱分析中，用于定量的参数是（　　　）。

A. 保留时间　　　　　B. 调整保留值　　　　　C. 峰面积　　　　　　　D. 半峰宽

E. 最大吸收波长

2. 试指出下述说法中，哪一种是错误的（　　　）。

A. 根据色谱峰的保留时间可以进行定性分析

B. 根据色谱峰的面积可以进行定量分析

C. 色谱流出曲线上峰的个数一定等于试样中的组分数

D. 色谱峰的区域宽度体现了组分在柱中的运动情况

E. 色谱峰的面积与进样量有关

3. 用色谱法进行定量分析时，要求混合物中每一个组分都出峰的是（　　　）。

A. 外标法　　　　　B. 内标法　　　　　C. 内加法　　　　　D. 归一化法　　　　　E. 外加法

4. 柱效率用理论塔板数 n 或板高 H 表示，柱效率越高，则（　　　）。

A. n 越大，H 越小　　　B. n 越小，H 越大　　　C. n 越大，H 越大　　　D. n 越小，H 越小

E. 以上都错

5. 在气相色谱分析中，衡量两组分分离好坏的指标是（　　　）。

A. 灵敏度　　　　　B. 不纯度　　　　　C. 分离度　　　　　D. 保留时间　　　　　E. 峰高度

6. 气相色谱法中，当分离度为_____时，一般作为相邻两峰完全分离的标志（   ）。

A. 1   B. 1.2   C. 1.5   D. 2   E. 3

7. 塔板理论不能用于（   ）。

A. 塔板数计算   B. 板高计算   C. 解释色谱流出曲线的形状

D. 解释色谱流出曲线的宽度与哪些因素有关   E. 衡量色谱柱效

8. 色谱法分离 A、B、C 三组分的混合样品，已知 A、B、C 的分配系数分别为 $K_A < K_B < K_C$，则其保留时间的大小顺序为（   ）。

A. A < C < B   B. B < C < A   C. A < B < C   D. C < B < A

E. 以上均不对

9. 要使相对保留值增加，可以采取的措施是（   ）。

A. 采用最佳线速   B. 采用高选择性固定相

C. 采用细颗粒载体   D. 减少柱外效应

E. 改变压力大小

10. 理论塔板数反映了（   ）。

A. 分离度   B. 分配系数   C. 保留值   D. 柱的效能   E. 柱高度

11. 在色谱分析过程中，组分在固定相中停留的时间称为（   ）。

A. 死时间   B. 调整保留时间   C. 保留时间   D. 保留指数   E. 处理时间

12. 当两组分未能完全分离时，说明色谱柱的（   ）。

A. 理论塔板数低   B. 板高低   C. 分离度低   D. 选择性差

E. 理论塔板数高

13. 下列色谱定量分析方法中，分析结果与进样量的准确性无关的是（   ）。

A. 外标法   B. 内标法   C. 面积归一化法   D. 标准曲线法   E. 外加法

二、填空题

1. 按流动相的物态可将色谱法分为_____和_____。前者的流动相为_____，后者的流动相为_____。

2. 描述色谱柱效能的指标是_____，柱的总分离效能指标是_____。

3. 在一定操作条件下，组分在固定相和流动相之间的分配达到平衡时的浓度比，称为_____。

4. 不被固定相吸附或溶解的气体（如空气、甲烷），从进样开始到柱后出现浓度最大值所需的时间称为_____。

5. 色谱定量分析时，主要计算方法有_____法、_____法和归一化法。

6. 色谱流出曲线的纵坐标表示_____，横坐标表示_____，可根据_____进行鉴别试验，根据_____完成含量测定。

7. 色谱柱的理论塔板数越大，表示组分在色谱柱中达到分配平衡的次数越_____，固定相的作用越显著，对组分的分离效果_____。

三、判断题

1. 试样中各组分能够被相互分离的基础是各组分具有不同的热导系数。（   ）

2. 组分的分配系数越大，表示其保留时间越长。（   ）

3. 色谱归一化法只能适用于检测器对所有组分均有响应的情况。（   ）

4. 某试样的色谱流出曲线上出现三个色谱峰，该试样中最多有三个组分。（   ）

5. 组分在流动相和固定相两相间分配系数的不同及两相的相对运动构成了色谱分离的基础。（   ）

6. 检测器性能好坏将对组分分离产生直接影响。（   ）

7. 在色谱分离过程中，单位柱长内，组分在两相的分配次数越多，分离效果越好。（   ）

8. 色谱外标法的准确性较高，但前提是仪器稳定性高和操作重复性好。（   ）

9. 色谱内标法对进样量和进样重复性没有要求，但要求选择合适的内标物和准确配制试样。（   ）

四、简答题

1. 应用归一化法进行含量测定应该满足什么条件？
2. 采用内标法进行含量测定，内标物质选择的条件是什么？
3. 如何根据色谱流出曲线进行定性和定量分析？

五、计算题

1. 三唑仑原料药的含量测定：取三唑仑原料药 12.43mg，置 100mL 量瓶中，加甲醇溶解并稀释至刻度，摇匀，精密量取 10μL 注入高效液相色谱仪，记录色谱流出曲线，得到三唑仑的峰面积为 88.14；另取三唑仑对照品 12.54mg，同法测定，得三唑仑峰面积为 89.58。按外标法以峰面积计算三唑仑的含量多少？

2. 氢化可的松的含量测定：精密称取氢化可的松样品 49.84mg，加甲醇溶解并定量稀释成 50mL 溶液；另取氢化可的松对照品 50.15mg，加甲醇溶解并定量稀释成 50mL 溶液；各取 20μL 注入液相色谱仪，记录色谱流出曲线，峰面积分别为 139 841 和 142 847。计算氢化可的松的含量。

3. 丙酸睾酮原料药的含量测定：取丙酸睾酮对照品适量，加甲醇制成每 1mL 含 0.2014mg 丙酸睾酮的溶液；另取丙酸睾酮样品 25.21mg，置 25mL 量瓶中，加甲醇溶解并稀释至刻度，摇匀，精密量取 5mL，置 25mL 量瓶中，用甲醇稀释至刻度，摇匀，得样品溶液；分别精密量取对照溶液和样品溶液 10μL 注入液相色谱仪，记录色谱流出曲线，得峰面积分别为 56 245、55 947。计算丙酸睾酮原料药的含量。

4. 维生素 E 含量测定中校正因子的测定：取正三十二烷适量，加正己烷溶解并稀释成每 1mL 中含有 1.018mg 的溶液，摇匀，作为内标溶液。另取维生素 E 对照品 20.25mg，精密称定，置棕色具塞锥形瓶中，精密加入内标溶液 10mL，密塞，振摇使溶解；取 1μL 注入气相色谱仪，得到维生素 E 和内标的峰面积分别为：48.89、24.15，计算校正因子。

维生素 E 含量测定法：取本品约 21.33mg，置棕色具塞锥形瓶中，精密加入内标溶液 10mL，密塞，振摇使溶解；取 1μL 注入气相色谱仪，测得维生素 E 和内标峰面积分别为 49.85、23.99。计算供试品中维生素 E 的含量。

◀ **参考答案** ▶

请同学们先深入思考，积极探索，自练自测，再看答案，这样做有助于您理解、掌握分析测试各论的原理、仪器装置和使用方法，获得举一反三、触类旁通的效果。

一、选择题（单选或多选）

1～5. C C D A C　　6～10. C D C B D　　11. B　　12. A C D　　13. B C

二、填空题

1. 液相色谱法　气相色谱法　液体　气体
2. 理论塔板数　分离度
3. 分配系数
4. 死时间
5. 内标　外标
6. 响应信号　时间　保留时间　峰面积
7. 多　越好

三、判断题

1. ×　2. √　3. √　4. ×　5. √　6. ×　7. √　8. √　9. √

四、简答题

1. 答：采用归一化法进行含量测定的条件：①样品中所有组分都要出峰；②所有组分的色谱峰不能重叠。
2. 答：①试样中不含有该物质；②与被测组分性质比较接近；③不与试样发生化学反应；④出峰位

置应位于被测组分接近,且不影响组分峰。

3. 答:色谱流出曲线是指混合物试样中各组分经色谱柱分离后,依次从柱的末端流出并随流动相进入检测器,以检测器输出信号强度对时间作图所得曲线,又称为色谱图。色谱流出曲线中保留时间、峰面积和理论塔板数是色谱流出曲线最基本最重要的参数,可采用保留时间进行定性;根据峰面积的大小进行定量分析;根据理论板数的大小进行柱效评价。

五、计算题

1. 解:由公式得 $w_X = \dfrac{C_R \times \dfrac{A_X}{A_R}}{C_S} \times 100\%$

$$w_{三唑仑} = \frac{\dfrac{88.14}{89.58} \times \dfrac{12.54}{100}}{\dfrac{12.43}{100}} \times 100\% = 99.26\%$$

结论:三唑仑的百分含量为 99.26%

2. 解:由公式得 $w_X = \dfrac{C_R \times \dfrac{A_X}{A_R}}{C_S} \times 100\%$

$$w_{氢化可的松} = \frac{\dfrac{139\,841}{142\,847} \times \dfrac{50.15}{50}}{\dfrac{49.84}{50}} \times 100\% = 98.50\%$$

结论:氢化可的松的百分含量为 98.50%

3. 解:

样品的上机浓度为:

$$C_{样} = \frac{C_{标}}{A_{标}} \times A_{样} = \frac{0.2014}{56\,245} \times 55\,947 = 0.2003（\text{mg}/\text{mL}）$$

样品中有效成分量:

$$W_{有} = \frac{0.2003 \times 25 \times 25}{5} = 25.04（\text{mg}）$$

丙酸睾酮原料药的含量:

$$W_{丙酸睾酮} = \frac{W_{有}}{W_{样}} \times 100\% = \frac{25.04}{25.21} \times 100\% = 99.33\%$$

结论:丙酸睾酮的百分含量为 99.33%

4. 解:根据校正因子的计算公式得

$$校正因子 f = \frac{A_S/C_S}{A_R/C_R} = \frac{24.15/1.018}{48.89/20.25 \div 10} = 0.9826$$

$$维生素 E 的浓度 C_X = f \times \frac{A_X \times C_S'}{A_S'} = 0.9826 \times \frac{49.85 \times 1.018}{23.99} = 2.079（\text{mg}/\text{mL}）$$

$$维生素 E 的含量 = \frac{C_X \times V}{W_X} \times 100\% = \frac{2.079 \times 10}{21.33} \times 100\% = 97.47\%$$

结论:维生素 E 样品中维生素 E 的含量为 97.47%。合格,《中国药典》规定维生素 E 的含量为 96.0% ~ 102.0%。

第十七章 气相色谱法

Gas Chromatography

世上无难事　只要肯登攀

——毛泽东

本章要点

　　基本概念：气相色谱法，气相色谱法的分类，常规气相色谱仪的基本组成及其功能，填充柱及其固定相，毛细管柱及其固定液，毛细管气相色谱法的特点。

　　基本理论：气相色谱法分离的原理，如何选择适宜的工作条件。

　　基本计算：外标一点法，内标法，标准曲线法，面积归一化法。

　　基本技能：气相色谱仪的基本操作（开机、关机、设置实验条件、进样等）。

第一节　概　　述

　　以气体为流动相的色谱分析法称为气相色谱法，气相色谱法属于柱色谱法。

　　1952 年詹姆斯（James）和马丁（Martin）提出气相色谱法。1958 年 Gloay 首次提出毛细管气相色谱法。20 世纪 80 年代，弹性熔融石英毛细管柱在气相色谱法中得到广泛应用。计算机技术的快速发展使得气相色谱法向着自动化、程序化方向发展。

一、气相色谱法的分类及其特点

（一）气相色谱法的分类

　　1. 按照固定相的物态分类　若固定相为固态，即以固体吸附剂作为固定相，称为气-固色谱法。气固色谱主要用于永久性气体[①]和低沸点化合物的分析。若固定相为液态，即将固定液涂布在载体（担体）表面，称为气-液色谱法，其分离机制属于分配色谱法。气-液色谱法可根据检测对象的不同选择适宜的固定液，应用广泛，也是药物分析的常用方法。

　　2. 按照色谱柱的口径大小分类　可以分为填充柱气相色谱法和毛细管气相色谱法。①填充柱气相色谱法是将固定相填充在不锈钢材质的柱管中（常用内径 2～4mm，柱长 1～3m），柱管形式有 U 形和螺旋形两种，固定相可以是固态吸附剂微颗粒，也可将固定液涂布在载体上，再装柱。②毛细管气相色谱法采用弹性熔融石英毛细管柱（常用内径 0.25～0.32mm，柱长 10～100m），又称为开管型或中空型毛细管色谱柱，其中以壁涂开管柱（wall coated open tubular column，WCTO）应用最多最广。WCTO 即把固定液涂布在毛细管内壁上，可提高柱效、降低柱容、实现快速分析、有利于与质谱分析的联用，无疑是一个飞跃式的进展，但它的缺点是固定液易流失，为了克服这一缺点，后来出现了交联或键合毛细管柱，即将固定液通过化学反应键合在毛细管壁上，或通过交联反应使固定液分子之间交联成网状结构，以降低流失、提高使用温度，提高柱效。

　　3. 按分离原理分类　可以分为吸附色谱法和分配色谱法。气-固色谱法多属于吸附色谱法；气-液色谱法属于分配色谱法。

（二）气相色谱法的特点

　　1. 高选择性　气相色谱法采用高选择性固定液，能够分离组成成分复杂的混合物，以及性质

---

　　① 永久性气体是指常温下不能液化的气体如氧气、氮气、氢气、一氧化碳和甲烷，还包括 6 种惰性气体，如氦气、氖气、氩气、氪气、氙气和氡气。

极为相近的物质，如同分异构体、同位素、对映体等。

2. 高效性 气相色谱法可在短时间内同时分离性质接近的复杂混合物，如应用固相萃取和气相色谱技术同时测定河水和海水中 36 种常用农药（7 种有机氯、11 种有机磷、8 种拟除虫菊酯、4 种酰胺、2 种苯胺和 4 种唑类杂环）。气相色谱法可分离性质接近、种类繁多的复杂混合物，毛细管气相色谱总柱效可达 $10^4 \sim 10^6$。

3. 高灵敏度 气相色谱法使用高灵敏度的检测器，可检测出 $10^{-12} \sim 10^{-11}$g 的物质，适用于微量、痕量组分的分析。

4. 分析速度快 气相色谱法一般在几分钟或者几十分钟内能够完成一个分析周期。

气相色谱法的缺点是定性能力较差，必须用已知物或已知数据进行比对，或者与其他方法（如质谱、红外光谱、磁共振）联用才能获得较为可靠的定性结果（图 17-1）。气相色谱法适用于气体、易挥发物或者容易转化成为气体的物质的分析，不适用于分析高沸点物质、具有强腐蚀性物质、反应性能较强物质的分析。

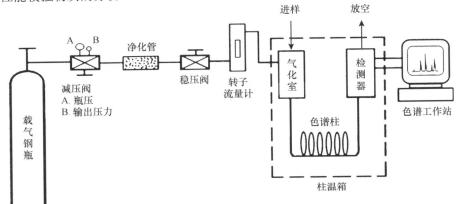

图 17-1　常规气相色谱仪的一般流程

二、气相色谱法的一般流程

图 17-2 展示了常规的气相色谱仪的一般流程。存储于载气钢瓶中的载气（常用的载气为氮气或氢气，也可以用氢气或氩气）经减压、净化干燥除去水分、氧气等杂质后，通过稳压阀、针型阀控制使载气以稳定压力和恒定的流速进入进样器，在气化室中样品瞬间气化并以"塞子"的

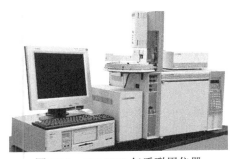

图 17-2　GC 5890 气质联用仪器

形式被载气携带进入色谱柱，在色谱柱中试样混合物的各个组分按分配系数由小到大的顺序，依次被载气带出色谱柱，被分离后的各组分依次进入检测器，检测器将各组分的浓度或物质的量转变为电信号，经模数转换后由计算机软件——色谱工作站（又称化学工作站）进行采样、处理数据、存储数据并绘图，得到色谱流出曲线——色谱图，根据色谱图上得到的每个峰的保留时间，可以进行定性分析；根据峰面积（或峰高）的大小，可以进行定量分析；还可以根据色谱图计算出的理论塔板数来衡量柱效；用拖尾因子来判断峰的对称性等。

第二节　气相色谱仪

气相色谱仪型号繁多、功能各异，但基本结构一致，常规的气相色谱仪一般由气路系统、进样系统、分离系统、检测系统（detection system）、温度控制系统和色谱工作站等六部分组成，其结构框图如图 17-3 所示。

一、气 路 系 统

气相色谱仪的气路系统（gas supply system）主要由气源（载气钢瓶）、净化装置、载气压力、流速、流量控制与调节仪表组成。载气从钢瓶流出顺次经过减压阀（图17-4）、净化管、稳压阀、针型阀和流量计、进样器（包括气化室）、色谱柱、检测器，从检测器流出作为废气排放。

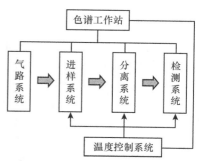

图17-3 气相色谱仪结构框图

气路系统是一个载气连续运行、密闭的管路系统，整个气路系统要求密封性良好、流量易于控制并能准确计量。载气是气相色谱的流动相，常用的载气有氮气、氢气、氩气、氦气等，载气存储于钢瓶，初始压力为 10～15MPa。载气应该具有高纯度（纯度＞99.999%）、化学惰性，不与被测组分发生化学反应。载气中的水分应除掉或控制在一定范围内，因为它会影响色谱柱的活性、寿命、分离效率。净化器可除去水分、氧气及其他杂质。一般用吸附剂硅胶除去水分和用5A 分子筛对载气净化。有时为了除去烃类化合物，也可使用活性炭进行净化。减压阀压力表多为两级压力指示，即钢瓶压力（高压）和气源输出压力（低压）指示。在（色谱柱）柱头前使用转子流量计（rotameter），虽不是很精确，但足以保证设备正常运行。也可以在柱后，即检测器的排废气管末端连接皂膜流量计（soap film flow meter）测流量（现在有电子流量计，并以计算机控制其流速保持不变）。

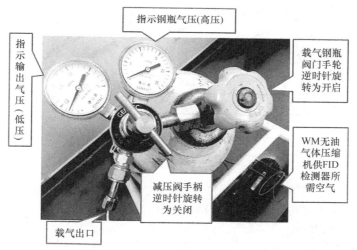

图17-4 减压阀

转子流量计和皂膜流量计的种类型号繁多，图17-5 为其中的几个实例。

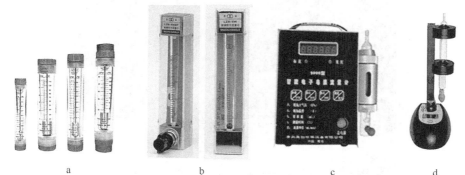

a   b   c   d

图17-5 转子流量计和皂膜流量计的几个实例

a. LZB-S 型塑料短管转子流量计；b. LZB- 型微流量玻璃转子流量计；c. 创聚 2000 型皂膜流量计；d.GL-100 系列皂膜流量计

二、进样系统

气相色谱仪进样系统（sample injection system）主要由进样器和气化室及附属的加热块所组成，其作用是将样品导入并瞬间气化，进而被载气携带进入色谱柱。

（一）液体样品进样器

1. 手动进样 液体样品可使用微量注射器直接进样，常以微量注射器穿过隔垫将液体样品注入气化室，气化室温度比样品中最易蒸发的物质的沸点高约 50℃。常用的微量注射器有 1μL、5μL、10μL、20μL 等多种规格，实验时可根据实际需要选择适宜规格的微量注射器。

进样量要控制适宜，一般柱（填充柱）进样体积在十分之几至十几微升，对毛细管柱分离，体积约为 10^{-3}μL，此时应采用分流进样装置来实现。进样速度要尽可能快，注射动作宜在 1 秒内完成，使试样以"塞子"形式进入气化室并瞬间气化。体积过大或进样速度过慢，都有可能导致色谱峰变宽（拖尾）。

进样器类型：分为分流/不分流两种类型。常用毛细管柱进样器一般为分流进样；填充柱进样器一般为不分流进样（图 17-6）。

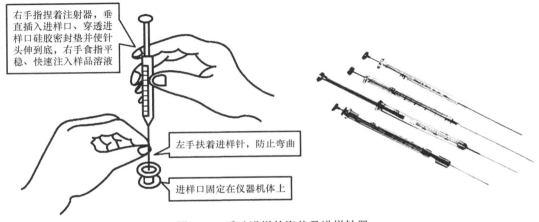

右手指捏着注射器，垂直插入进样口、穿透进样口硅胶密封垫并使针头伸到底，右手食指平稳、快速注入样品溶液

左手扶着进样针，防止弯曲

进样口固定在仪器机体上

图 17-6 手动进样的姿势及进样针器

2. 自动进样 液体进样若批量大，或生产例行分析可采用自动进样器进样，如图 17-7 为配置在 7890 GC-MS 型气相色谱联用质谱仪的自动进样器。进样瓶见图 17-8。

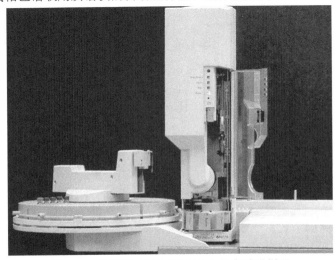

图 17-7 配置在 7890 GC-MS 上的自动进样器

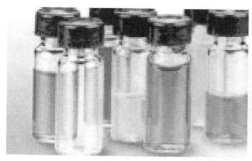
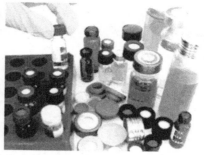

图 17-8　各种规格的进样瓶

（二）气体样品进样器

气体样品可用旋转六通阀进样，如图 17-9 所示，阀先处于装样位置（图 17-9a），使气体样品进入定量管后，将手柄旋转 60℃，使阀处于进样位置（图 17-9b），让载气把试样"塞"带入色谱柱。常用的定量管有 0.5mL、1mL、3mL、5mL 等规格。

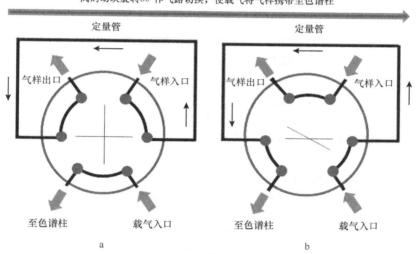

图 17-9　六通旋转进样阀的装样（a）与进样（b）原理示意图

三、分 离 系 统

气相色谱仪分离系统（separation system）主要包括色谱柱和柱温箱（又称色谱炉）两部分，色谱柱是色谱仪的核心部件，是起到分离作用的关键部件，柱温箱必须保证分离作用所需的温度条件。根据色谱柱的材质、粗细和固定相状态可分为填充柱（图 17-10）和毛细管柱（图 17-11）两类。填充柱一般为不锈钢管，内径多为 2 ～ 4mm，长 1 ～ 3m，有 U 形和螺旋形两种。

毛细管色谱柱为一种弹性熔融石英壁涂毛细管（又称为开管柱），如图 17-11 所示。壁涂毛细管（开管柱）目前已成为气相色谱的主流类型。图 17-12 为填充柱和毛细管柱安装在气相色谱仪的柱温箱中。

由于载气为惰性气体，不与被测组分作用，所以在一定的工作温度条件下，决定色谱分离的主要因素就是被测组分与固定相之间的相互作用力，固定相的性质对

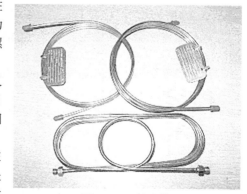

图 17-10　填充柱

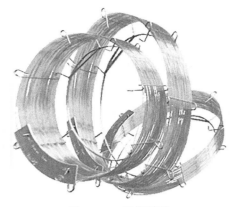

图 17-11　毛细管柱

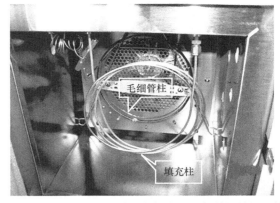

图 17-12　填充柱、毛细管柱安装在气相色谱仪的柱温箱中

分离效果起到关键作用。根据常见的气相色柱的规格将在下一节分别介绍填充柱（气-固色谱填充柱、气-液色谱填充柱）和毛细管柱技术。

四、检 测 系 统

检测器有多种类型，只要选用得当（通用型检测器和专用型检测器），可使检测器对所测组分的响应信号与被测组分呈一定的函数关系，并输出一个模拟的放大的电信号，供计算机软件采样。

（一）检测器的分类

气相色谱检测器是将色谱柱分离后的各组分的浓度或者质量转换为电信号的装置，是气相色谱仪的主要部件之一。根据检测器的响应值与被测组分的含量关系可将检测器分为浓度型检测器和质量型检测器，根据检测器对被测组分是否具有选择性，可将检测器分为通用型检测器和选择型检测器。

1. 浓度型检测器与质量型检测器

（1）浓度型检测器（concentration detector）：浓度型检测器响应值的大小取决于载气中组分的浓度，即响应值与组分的浓度成正比，属于非破坏性检测器，如热导检测器、电子捕获检测器等。

（2）质量型检测器：质量型检测器响应值的大小取决于载气中组分的质量，即响应值与单位时间内通过检测器的组分的质量成正比，属于破坏性检测器，如氢火焰离子化检测器（hydrogen flame ionization detector，HFID）、火焰光度检测器等。

2. 通用型检测器与选择型检测器

（1）通用型检测器（common detector）：对色谱柱后流出的各组分均有响应的检测器。

（2）选择型检测器（selective detector）：只是对某类色谱柱后流出组分有响应而对其他类物质无响应或响应很弱的检测器。

（二）几种常用的检测器

气相色谱法常用的检测器有热导检测器、氢火焰离子化检测器、电子捕获检测器、火焰光度检测器等。

1. 热导检测器（thermal conductivity detector，TCD）　利用被测组分与载气之间热导能力的差异来检测组分的浓度变化。由于它结构简单，性能稳定，对无机物和有机物都有响应，不破坏样品，通用性强，而且线性范围宽，因此是应用最广的气相色谱检测器之一。但是与其他检测器相比，其灵敏度偏低。

（1）结构：热导由池体和热敏元件组成，有双臂和四臂两种，现以双臂为例介绍其结构和原理。如图 17-13 和图 17-14 所示，池体用不锈钢制成，两根材质、电阻相同的热丝（钨丝或铼钨丝）安装在一个双腔体中，构成双臂热导，如图 17-14 所示。其中一臂连接在色谱柱前，只有载气通过，作为参考臂；另一臂连接在色谱柱后，让载气携带被测组分通过，作为测量臂。若两臂的电阻分别为 R_1 和 R_2 并将它们与两个阻值相等的 R_3 和 R_4 相连，则构成一个惠斯通电桥闭路，如图 17-14 所示。

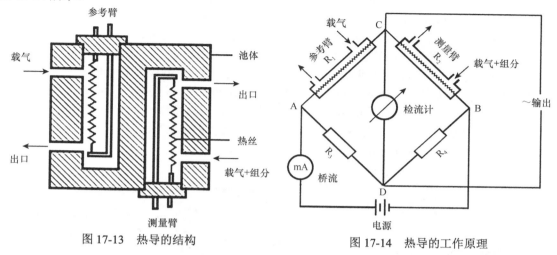

图 17-13　热导的结构　　　　　　　图 17-14　热导的工作原理

（2）原理：在由 R_1、R_2、R_3、R_4 构成的惠斯通电桥中，电源电压施加于 A、B 两点，通过电路调节，使 C、D 两点的电位相等，即 $U_C=U_D$，此时，检流计指示为零，即 $I_{CD}=0$，便有 $U_{R_1}=U_{R_3}$（R_1 与 R_3 呈并联关系），即

$$I_1R_1=I_3R_3 \tag{17-1}$$

同理：

$$I_2R_2=I_4R_4 \tag{17-2}$$

将式（17-1）/式（17-2），得

$$\frac{I_1R_1}{I_2R_2}=\frac{I_3R_3}{I_4R_4} \tag{17-3}$$

由于 R_1 和 R_2、R_3 和 R_4 均为串联关系，故 $I_1=I_2$，$I_3=I_4$，则

$$\frac{R_1}{R_2}=\frac{R_3}{R_4} \tag{17-4}$$

即 $R_1 \times R_4 = R_2 \times R_3$，电桥处于平衡状态，检流计指示为零，无信号输出，基线平直，这就是无被测组分进入测量臂的情况。当被测组分随载流进入测量臂时，池体内气体组成发生改变，其导热系数也随之改变，于是电桥原有的平衡被破坏，C、D 两点的电位不再相等，此时桥电路就有电流信号输出，经过处理的信号可被记录仪记录，也可被计算机采样读取，得到色谱图。

（3）使用：热导检测器为浓度型检测器，使用时有如下注意事项。

1）载气：要保持载气流速恒定，因为进样量一定时，峰面积与载气流速成反比；选择氢气和氦气有利于提高热导灵敏度，因氢气和氦气的热导率明显高，易与被测组分产生较大的导热率差。

2）桥电流：①当灵敏度满足测定需要时，应尽可能降低桥电流以保护热敏元件，因桥电流增加虽可提高灵敏度，但也造成热丝易被烧坏、噪声变大之弊端。当用氮气为载气时，桥电流一般为 100 ～ 150mA，以氢气为载气时，桥电流一般为 150 ～ 200mA。②实验操作中，开机时应先通载气，后加桥电流；关机时应先关桥电流，后关载气。

3）池体温度：降低检测室的温度，有利于提高灵敏度，但是不得低于柱温，通常检测室温度应高于柱温 20 ～ 50℃。

2. 氢火焰离子化检测器　是利用氢火焰作电离源使被测组分电离产生离子，在外加电场的作用下，由离子流形成的微电流作为检测器的响应信号，该信号经放大、模数转换处理后也可被计算机采样读取，得到色谱图。

氢火焰离子化检测器是一种典型的质量型检测器，其主要优点是结构简单、稳定可靠、线性范围宽、操作方便，死体积小，既可与柱色谱匹配，又可与毛细管柱匹配，是一种性能优良的气相色谱检测器。其缺点是破坏了样品、需要三种气源（载气、氢气和空气），一般只能检测含碳有机物。

（1）结构：如图 17-15 所示，氢火焰离子化检测器通常由离子化室、火焰喷嘴、收集极（正极）、发射极（负极）及点火圈等组成。

（2）原理：正常工作时，在收集极与发射极之间施加了 150～300V 的极化电压，形成一个外加电场。当载气携带被测组分进入检测器，在氢火焰约 2000℃的高温下电离，电离产生的正离子和负离子在收集极与发射极之间的电场作用下定向形成电流，即检测器的响应信号，此时，电流是微弱的，经放大处理后可被计算机采样，也可被记录仪记录，得到色谱图。响应信号的强弱与被测组分的含量呈线性关系（图 17-16）。

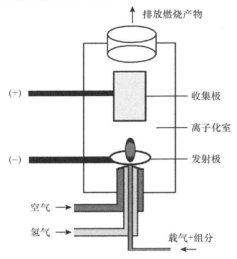

图 17-15　氢火焰离子化检测器的结构示意图

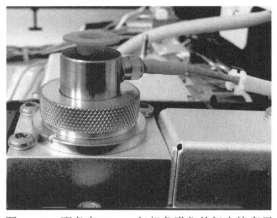

图 17-16　配备在 7820A 气相色谱仪的氢火焰离子化检测器

（3）使用：①极化电压一般在 100～300V 内选择。②必须防止被测组分和流出物及氢气燃烧所产生的水分因冷凝所造成的污染，故氢火焰离子化检测器的工作温度尽可能高一点，一般要求高于 150℃。③氢气与载气的流量比一般为 1∶1～1.5∶1，空气流量为氢气的 10～20 倍。填充柱常用氮气，流速为 25mL/min，氢气流速为 30mL/min，空气流速约为 300mL/min。

3. 电子捕获检测器（electron capture detector，ECD）　是一种只对含有强电负性元素的物质，如含有卤素、氰基、硝基、羰基等化合物有响应，若元素的电负性越强，检测的灵敏度越高，其检测下限可达 10^{-14}g/mL，是一种选择性好、灵敏度高的检测器。电子捕获检测器已广泛应用于有机氯和有机磷农药残留量、金属配合物、金属有机多卤或多硫化合物等的分析测定中。它可用氮气或氩气作载气，最常用的是高纯氮。

（1）结构：电子捕获器的结构如图 17-17 所示。在池体内以不锈棒为正极，以一个圆筒状的 β 射线放射源贴在池壁上作为负极，在两极施加脉冲电压或直流电压。

β 射线放射源多用半衰期长（85 年）、可在较高温度（300～400℃）下使用的 ^{63}Ni；也可使用半衰期短（12.5 年）、使用温度较低（＜190℃）的 ^{3}H。

（2）原理：当载气进入检测器时，在 β 射线的作用下发生电离，产生正离子和电子：

$$N_2 \longrightarrow N_2^+ + e$$

生成的正离子和自由电子在电场的作用下分别向着与自身电荷相反的电极方向运动，形成的电流即为基流。而当含有强电负性的被测组分随载气进入检测器时，就会捕获这些能量较低的电

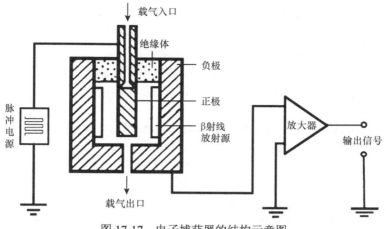

图 17-17　电子捕获器的结构示意图

子，形成带负电荷的阴离子 AB⁻并释放能量：

$$AB + e \longrightarrow AB^- + E$$

带负电荷的离子和载气电离生成的正离子碰撞生成电中性的产物，结果使基流降低，产生负信号，形成倒峰。经极性变换和信号放大可输出正峰信号。

（3）使用：①使用高纯度载气，常用的是高纯氮气（纯度 ≥ 99.999%）。应用净化装置除去载气中微量的氧气、水分等杂质。②最佳的载气流速宜在 40 ～ 95mL/min。③注意安全，防止放射性污染。

4. 火焰光度检测器（flame photometric detector，FPD）　是对含硫磷化合物具有高选择性和高灵敏度的检测器，因此，也称为硫磷检测器。主要用于二氧化硫、硫化氢、石油精馏物的含硫量分析，有机硫、有机磷的农药残留物分析及其大气中痕量硫化物等环境样品的分析。其结构如图 17-18 所示，检测器的核心主体结构为喷嘴+滤光片+光电倍增管。

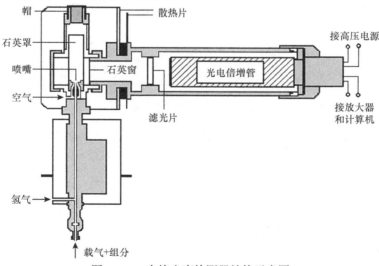

图 17-18　火焰光度检测器结构示意图

其工作原理：待测物在氢气-空气火焰中燃烧产生硫-磷化合物的分解产物并发射特征频率的光，滤光片选取了该特征频率（波长）的光后被光电倍增管所接收，光电倍增管将接收到的光信号转换成放大的电信号，该信号的强度与被测物质的浓度呈线性关系。

（三）检测器的主要性能指标

选择使用检测器的一般标准：灵敏度高、稳定性好、线性范围宽、死体积小等，但是要对检测器的整体性能作出综合性评价，应该用性能指标来衡量。

1. 灵敏度（sensitivity） 是指被测组分通过检测器时，检测器的响应信号（mV）对物质量（浓度或质量）的变化率，即当被测组分的物质量每改变 1 个单位时，对应的检测器响应信号值的变化量，也就是回归方程的斜率。

2. 检测限（detectability） 是人为规定检测器产生 2 倍噪声响应信号时，被测组分进入检测器的物质量（浓度或质量），其定义式为

$$D = \frac{2N}{S} \tag{17-5}$$

式中，D 为检测限；N 为噪声，即基线的波动值，多用 mV 表示；S 为灵敏度。

由于检测器的响应特性不同，灵敏度 S 分为浓度型的灵敏度 S_c［单位为 $(mV \cdot mL)/mg$］和质量型的灵敏度 S_m［单位为 $(mV \cdot s)/g$］，因而检测限 D 的表达形式分为浓度型检测限 D_c 的（单位为 mg/mL）和质量型检测器的检测限 D_m（单位为 g/s）。检测限实为检测下限，是产生这样大小的响应信号所需被测组分的量（或浓度）。

3. 线性范围（linear range） 是指自变量与因变量的函数关系根据最小二乘法原理，进行的最佳的线性拟合，建立起来的标准曲线和回归方程所跨越的最大浓度范围。

气相色谱仪常用检测器的主要性能概括在表 17-1 中。

表 17-1　常用检测器的性能

检测器	热导检测器	氢火焰离子化检测器	电子捕获检测器	火焰光度检测器
响应特性	浓度型	质量型	浓度型	质量型
适宜载气	氦、氢	氮、氢	氮	氮、氢
有否选择性	通用型	通用型	选择型	选择型
检测限	$10^{-6} \sim 10^{-10}$ g/mL	$\leqslant 2 \times 10^{-12}$ g/s	1×10^{-14} g/mL	P：$\leqslant 10^{-12}$ g/s S：$\leqslant 5 \times 10^{-11}$ g/s
线性范围	$1 \times 10^4 \sim 1 \times 10^5$	$1 \times 10^6 \sim 1 \times 10^7$	$1 \times 10^2 \sim 1 \times 10^5$	P：$> 1 \times 10^3$ S：5×10^2
适用对象	无机气体、有机化合物	有机化合物	含电负性基团	含硫、磷的化合物

五、温度控制系统

温度控制系统（temperature control system）主要由热敏元件、加热器、温度指示器等组成，用于控制气化室、柱温箱、检测器的温度，以保证色谱仪分离的效果及其测试数据的准确。

六、色谱工作站

色谱工作站（chromatographic workstation）是一种计算机软件，具有对色谱分析全过程进行在线显示，自动采集、处理、存储数据并打印。优秀的色谱工作站软件功耗更低，抗干扰功能更强，数据精度更高。图 17-19 为 D-7900 型气相色谱仪的色谱工作站主页面。

第三节　填充柱气相色谱法

填充柱气相色谱法（packed colum gas chromatography）按固定相在操作条件下的物理状态又分为气-固色谱法和气-液色谱法两大类。气-固色谱法按分离机制属吸附色谱法，气-液分配色谱法按分离机制属分配色谱法。

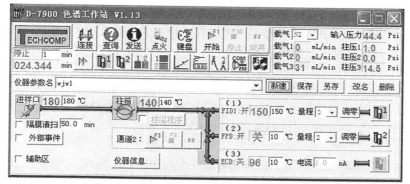

图 17-19 D-7900 型气相色谱仪的色谱工作站主页面

一、气-固色谱法的固定相

气-固色谱填充柱通常用吸附剂作为固定相，被分析样品随着载气进入色谱柱，根据吸附剂对不同组分吸附力的性质及其强度的不同，经过反复多次的吸附和解吸过程，使不同组分得以分离并随载气流出色谱柱。固体吸附剂的优点是吸附容量大、热稳定性好、不易流失，主要用于永久性气体或低沸点烃类物质的分析，特别对烃类异构物有较好的选择性和分离度。

气-固色谱填充柱常用的吸附剂有强极性的硅胶、中极性的氧化铝、非极性的活性炭与石墨化炭黑和特殊吸附作用的分子筛。可根据分离不同的样品选择不同固定相。几种常用的吸附剂及其性能见表 17-2。

表 17-2 气-固色谱填充柱常用的几种吸附剂及其性能

吸附剂	主要化学成分	性质	最高使用温度（℃）	分析对象
硅胶	$SiO_2 \cdot xH_2O$	氢键型	< 400	适合于永久性气体和低级烃类的分离
氧化铝	Al_2O_3	中等极性	< 400	适合于烃类及有机异构物的分离
活性炭	C	非极性	< 300	适合于永久性气体和低沸点烃类的分离
石墨化炭黑	C	非极性	> 500	适合于气体和烃类的分离
分子筛	$x(MO) \cdot y(Al_2O_3) \cdot z(SiO_2) \cdot nH_2O$	极性	< 400	适合于永久性气体和惰性气体的分离

二、气-液色谱法的固定相

气-液色谱法中，固定相是由载体和固定液组成，载体是惰性的固体颗粒，对固定液起到支撑的作用。固定液是涂渍在载体表面的一层高沸点的液膜。是常规的气相色谱法中应用最广泛的固定相。

（一）载体

载体又称为担体，是一种固体支持物，它化学性质稳定、表面为多孔性的固体颗粒，即色谱填料。其作用是提供较大的固体表面，使固定液能够在其表面上形成一层薄而均匀的液膜。

1. 对载体的要求

（1）热稳定性好，较高温度下不与固定液发生化学反应，并且自身不分解、不变形。

（2）形状规则，大小均匀，具有一定机械强度，在制备过程中不易粉碎。

（3）对固定液具有较好的浸润性，便于固定液的涂渍。

（4）具有足够大的比表面积（1g 固体所具有的总表面积，总表面积包括外表面积和内表面积两部分），具有多孔性。

（5）化学性质稳定，不与固定液和被测样品发生化学反应。

2. 载体的分类 气相色谱的载体种类繁多，根据化学成分不同大致可以分为两种：硅藻土型载体和非硅藻土型载体。

（1）硅藻土型载体：硅藻土型载体是天然硅藻土经过煅烧处理后的一种具有一定粒度的多孔性颗粒。硅藻土型载体是目前气相色谱应用最广泛的一种载体。根据处理方法不同，可分为红色载体和白色载体。

红色载体因煅烧时硅藻土中所含铁氧化形成氧化铁，使载体呈淡红色，故称为红色载体，如6201、201、202、C-22火砖等。红色载体具有机械强度高，比表面积大，孔径小，吸附性和催化性强，尤其对强极性化合物的吸附性和催化性较强而产生拖尾。因此，红色载体适用于涂渍非极性固定液，分析非极性化合物。

白色载体是天然硅藻土加20%碳酸钠混合煅烧而得的多孔性颗粒。因煅烧过程中氧化铁与碳酸钠、硅藻土反应生成无色铁硅酸钠，使煅烧物呈白色，故称为白色载体。白色载体比表面积小，机械强度差，孔径大，吸附性小，适合于涂渍极性固定液，用于极性化合物分析。

（2）非硅藻土型载体：非硅藻土型载体主要有玻璃微球、氟载体等。非硅藻土型载体仅用于一些特殊组分的分析，其应用范围较小。①玻璃微球：是一种玻璃材质的颗粒均匀的规则小球。其特点是能在较低温度下进行高沸点组分的分析，且分析速度快。但其表面积小，只能用于低配比固定液，柱效不高。②氟载体：常用聚四氟乙烯多孔性载体，其特点是吸附性小，耐腐蚀性强，适合于强腐蚀性物质的分析。

3. 载体表面的处理　载体表面应该是惰性的，即对被测组分和固定液都是惰性的。但是硅藻土型表面存在硅醇基，与极性组分形成氢键，使色谱峰拖尾。此外硅藻土表面具有矿物杂质，如氧化铝、氧化铁等，可使组分或者固定液发生催化、降解作用或者对酸碱性化合物产生吸附作用。通常在使用之前应对硅藻土表面进行处理，处理方法：酸洗——除去碱性基团，碱洗——除去酸性基团，硅烷化——除去载体表面的硅醇基，釉化——屏蔽或惰性化载体的吸附极性中心。

（二）固定液

固定液是一种高沸点的有机化合物，室温下为固态或者液态，在色谱操作条件下为液态。

1. 对固定液的要求

（1）化学稳定性好：固定液不与被测组分发生化学反应。

（2）热稳定性好：在高温条件下不分解，不与载体发生化学反应；在操作温度下呈液态，并且蒸气压低，有利于降低固定液的流失和检测信号的本底值、延长色谱柱的使用寿命。

（3）高选择性：固定液对待测组分具有良好的选择性，即对物理化学性质相同或者相近的化合物具有较好的分离能力。

（4）应为良好的溶剂：对样品中各组分具有足够的溶解力，否则达不到分离效果。

（5）凝固点低、黏度适当：对载体具有良好的浸润性，能够牢固附着于载体上，并形成均匀和结构稳定的液膜。

2. 固定液的分类　可用作固定液的化合物种类众多（有数百种），合理分类有利于选择使用。固定液的分类通常有化学分类法和极性分类法两种。

（1）化学分类法：化学分类法通常是按固定液的化学结构类型分类的方法，常用的气相色谱固定液按化学分类法概括在表17-3中。

表17-3　固定液的化学分类法

类别	亚类	典型的固定液	简要说明
烃类	烷烃类	角鲨烷、阿皮松、石蜡烷	角鲨烷的极性规定为零
	烯烃类	聚乙烯	均为非极性固定液
聚硅氧烷类	聚甲基硅氧烷类	SE-30、OV-1	弱极性固定液
	聚苯基甲基硅氧烷类	SE-52、OV-17、OV-25	极性比甲基硅氧烷强
	聚氟烷基甲基硅氧烷类	QF-1、OV-210	属中等极性固定液
	聚氰烷基甲基硅氧烷类	XE-60、OV-255	属强极性固定液

续表

类别	亚类	典型的固定液	简要说明
聚乙二醇类	聚合醇类	聚乙二醇-20M	药物分析中最常用的极性固定液
酯类	非聚合酯类	邻苯二甲酸二壬酯，DNP	中等极性
	聚合酯	丁二酸二乙二醇聚酯，DEGS	强极性

（2）极性[①]分类法：固定液的极性可用相对极性（P）表示。规定非极性标准固定液角鲨烷的相对极性为0，强极性标准固定液β，β'-氧二丙腈相对极性为100，其他固定液以这两种固定液为标准测出相对极性，均在0～100内。通常将固定液极性从0～100分为5个等级，每20个单位为一个等级，P在0～20内等级为"+1"，为非极性固定液；P在21～40内等级为"+2"，为弱极性固定液；P在41～60内等级为"+3"，为中等极性固定液；P在61～80内等级为"+4"，为强极性固定液；P在81～100内等级为"+5"，为强极性固定液。表17-4列出了常用固定液。

表 17-4 常用固定液

化学名称	商品名称	相对极性	极性	最高使用温度（℃）	溶剂	应用
1,2,3-三（2-氰乙氧基）丙烷	TCEP	+5	强极性	175	三氯甲烷、甲醇	分析低级含 O 化合物，伯、仲胺、不饱和烃等
聚己二酸二乙二醇酯	DEGA	+4	强极性	250	丙酮、三氯甲烷	分离 C1～C24 脂肪酸甲酯，甲酚异构体
聚丁二酸二乙二醇酯	DEGS	+4	强极性	220	丙酮、三氯甲烷	分析饱和和不饱和脂肪酸酯，苯二甲酸酯异构体
聚乙二醇	PEG-20M	+4	强极性	225	丙酮、三氯甲烷	选择性保留分离含 O、N 官能团及 O、N 杂环化合物
三氟丙基（50%）甲基聚硅氧烷	QF-1 OV-210	+3	中等极性	250	三氯甲烷、二氯甲烷	含卤化合物、金属螯合物、甾类
β-氰乙基（25%）甲基聚硅氧烷	XE-60	+3	中等极性	275	三氯甲烷、二氯甲烷	苯酚、酚醚、芳胺、生物碱、甾类
苯基（60%）甲基聚硅氧烷	OV-22	+2	弱极性	300	丙酮、苯	分析各种高沸点化合物、对芳香族和极性化合物保留值增大
苯基（50%）甲基聚硅氧烷	OV-17	+2	弱极性	300	丙酮、苯	
苯基（25%）甲基聚硅氧烷	OV-7	+2	弱极性	300	丙酮、苯	
苯基（10%）甲基聚硅氧烷	OV-3	+1	非极性	350	丙酮、苯	
甲基硅油或甲基硅橡胶	SE-30 OV-101	+1	非极性	350 200	三氯甲烷、甲苯	各种高沸点化合物
角鲨烷	SQ	+1	非极性	150	乙醚、甲苯	气态烃、轻馏分液态烃

注：固定液极性的定量描述还可以引用麦克雷诺常数（McReynold constant）

（3）固定液的选择：在气相色谱法中，改善分离度主要通过改变固定相及柱温。气液色谱中可以按照相似相溶原则[②]选择固定液。化学性质相近的化合物分子间作用力强、选择性好、分离效果好。通常固定液的选择规律如下。

1）分离极性物质，一般选用极性固定液，该固定液具有强极性基团，组分与固定液的作用力

---

①极性是指分子中正负电荷中心是否重合，若重合就是非极性，不重合就是极性。共价键化合物中非极性键就是共用电子对没有偏移，如单质 O_2、N_2 等；极性键就是共用电子对有偏移，如胺类化合物、羧酸等。非极性溶剂是分子中正负电荷分布均匀，偶极矩为零或接近于零，介电常数很低的一类溶剂，如苯、四氯化碳、乙醚等。极性溶剂是分子中正负电荷分布不均匀，偶极矩不为零，介电常数大的一类溶剂，如水、甲酰胺、三氟乙酸、乙腈等。

②相似相溶原则：极性分子易溶于极性溶剂，非极性分子易溶于非极性溶剂。这是由大量实验总结出来的一条经验规律。

主要为定向力①，而诱导力②和色散力③的作用次之，样品组分按极性从弱到强的顺序出色谱柱。

2）分离中等极性物质，一般选用中等极性固定液，该固定液有极性和非极性基团，组分与固定液的作用力主要为色散力和诱导力，样品组分按沸点从低到高的顺序流出色谱柱，对于相同沸点的化合物，极性低的组分先流出色谱柱。

3）分离非极性物质，一般选用非极性固定液，该固定液与样品间的作用力以色散力为主，样品组分按沸点由低到高的顺序流出色谱柱。

4）分离非极性与极性混合组分时，通常选择极性固定液，样品组分与固定液之间以诱导力为主，非极性组分与固定液的作用力弱，故非极性组分先流出色谱柱，极性组分后流出色谱柱。

5）分离能形成氢键的化合物（如醇、酚、胺、水等）时，通常选择氢键型固定液，样品组分按形成的氢键能力由小到大的顺序流出色谱柱。

6）分离复杂样品时，首先在不同极性固定液上进行试验，通过色谱图确定未知物的极性，再确定选择哪种极性固定液。

在一般气相色谱实验室中，用于常规分析，常备有 4 种色谱柱：①非极性色谱柱，如 SE-30；②弱极性色谱柱，如 OV-17；③极性色谱柱，如聚乙二醇-20M；④高分子多孔微球，如 GDX-3 或 GDX-4 等。前三种一般用于不同极性化合物的分离，高分子多孔微球用于小分子有机酸和小分子有机碱的测定。

第四节　毛细管气相色谱法

本书有关毛细管色谱柱主要是指常用的内径为 0.2 ～ 0.32mm、柱长为 10 ～ 100 m 的弹性熔融石英、壁涂毛细管柱（fused silica open tubular column，FSOT）（或称开管柱），因固定液涂布（涂布柱）在管内壁或与内壁交联键合（交联柱），管的中心是空的，故又称为开管毛细管柱，不包括其他大、小口径的毛细管填充柱。

空心毛细管色谱柱是将固定液直接涂布在毛细管色谱柱内壁，则毛细管柱内壁起载体作用。因毛细管色谱柱的液膜薄、传质阻力小、渗透性好、无涡流扩散影响，故分析速度快，在复杂组分有机化合物的分析方面具有明显优势。与一般填充色谱柱相比，空心毛细管柱具有柱效高（因为毛细管色谱柱无涡流扩散、传质阻力小）、分析速度快（阻力小）、柱容量小（要分流进样）、易于实现气-质联用，应用广泛等特点。

毛细管气相色谱仪与填充柱气相色谱仪没有本质区别，但因毛细管柱管径细、容量小的特点，气相色谱法进样方式分为分流/不分流两种，故在进样系统气化室增设了分流气路；为了减少柱后死体积，改善柱效，同时又满足检测器所需的最佳流速，以提高检测器的灵敏度，在毛细管柱的出口端引入了一路作为"尾吹"的气路。因此，"分流/不分流进样"和"尾吹"是毛细管气相色谱法与填充柱气相色谱法的两个明显区别，如图 17-20 所示。在仪器设计考虑到这两个明显区别又满足测试功能的前提下，现代气相色谱仪一般都能既可做填充柱气相色谱法，又可做毛细管气相色谱柱法。

一、进样系统

进样系统的作用是使样品以"塞子"的形式插入载气，并瞬间气化，注射动作应尽快（宜在 1 秒内）完成，尽可能消除进样时所造成色谱峰展宽的人为因素。毛细管柱内径细，固定液膜厚度薄，柱容量很小，因此，进样量也必须很小，所需载气流速也随之降低（0.2 ～ 6mL/min），使用常规微量注射器进样时，柱子必然超载，毛细管柱的高效分离能力难以体现；因此，分流进样法应运而生，有效防止了毛细管柱的超载和色谱峰展宽。

---

① 定向力（取向力）是指两个极性分子间的固定偶极之间的正负电荷的吸引力。
② 诱导力是指一个极性分子的固定偶极对一个非极性分子产生瞬时偶极的作用力。
③ 色散力是两个非极性分子间通过各自电子运动产生两个瞬时偶极后的相互吸引力。

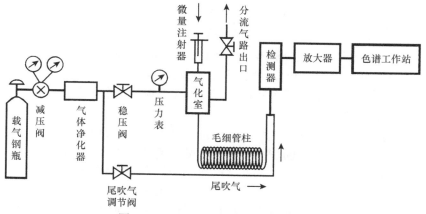

图 17-20　毛细管气相色谱仪示意图

（一）分流进样技术

1. 分流/不分流进样器的结构　分流/不分流进样器如图 17-21 所示，分流气路主要由分流调节阀和分流器出口管路组成，控制分流调节阀门，可实现分流/不分流进样操作。进样器是样品的导入部件，其中内插玻璃衬管有多个不同规格，以适应不同的毛细管柱进样方式。更换进样器中的内插玻璃衬管，可将进样器用作分流或不分流进样模式。

2. 分流进样的作用　分流进样是指先将较大体积的样品量注入气化室中，样品气化并与载气均匀混合后通过分流器，样品被分流成流量相差悬殊的两部分，其中流量较小的部分直接进入毛细管色谱柱，流量较大的部分通过分流调节阀从分流器出口放空。分流进样法送入柱子的样品量只是进样量的几分之一或几十分之一，甚至几百分之一，因此不会造成毛细管柱的超载。此外，分流进样的另一重要作用是

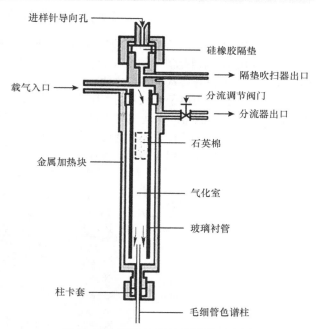

图 17-21　分流/不分流进样器示意图

避免进样时引起的色谱峰展宽。气化室中载气流量大、速度快，被气化了的样品在气化室停留时间短，很快进入柱子，同时气化室也能得到迅速的冲洗，这样避免了非瞬间进样而引起的色谱峰展宽。

分流进样特点：峰型好、防止了色谱峰展宽；分流调节阀门操作方便，易实现分流/不分流操作；防止了毛细管柱超载，保护了柱的安全运行；准确度、精密度较好等。但是分流进样不适用于痕量分析，不适宜于浓度、沸点范围宽的样品。

3. 分流比[①]　是指进入进样器的样品完全气化并与载气充分混合的条件下，样品通过分流进样器进入色谱柱的流量 $F_{柱}$ 与通过分流器放空的流量 $F_{放空}$ 之比，即

---

①　分流比还有另一种表示方法，即用通过分流器的放空流量与进入色谱柱的流量之比表示，由于两路流量相差悬殊，小的（常为 1）流量常是进入毛细管的流量。在实际操作中，仪器的分流比通常已由生产厂家调至最佳状态或接近最佳状态，一般不宜轻易调动，故对此项操作应持慎重态度。

$$分流比 = \frac{进入色谱柱的流量}{分流器放空的流量} = \frac{F_柱}{F_{放空}} \qquad (17\text{-}6)$$

如色谱柱出口的流量为 1mL/min，分流器放空的流量为 150mL/min，则分流比为 1：150，分流比通常在 1：300 ～ 1：20。分流比中 $F_{放空}$ 流量可以由通道皂膜流量计测定，也可以通过色谱工作站进行设定。由于载气通过毛细管柱的流量 $F_柱$ 很小，用皂膜流量计不易测量，可以通过计算求出。

（二）不分流进样技术

常规毛细管柱的不分流进样法是指在进样前将分流调节阀门关闭，即将分流气路关闭，等待 30 ～ 80 秒后，使气化的样品进入毛细管柱或大部分进入毛细管柱后，打开分流气路，让残留在气化室中的样品蒸气通过分流气路放空。因此常规不分流进样法在整个样品分析期间只是在进样前及进样后一小段时间内关闭分流气路，在其余的样品分析时间内分流气路是开启的。这与大容量大口径的毛细管柱在整个样品分析时间内始终关闭分流气路的不分流进样法是完全不一样的操作。

不分流进样法适合于痕量分析，适合于程序升温操作。毛细管柱的不分流进样技术比一般分流进样技术灵敏度可以提高 1 ～ 2 个数量级，因此在天然药物、药动学等痕量分析中常用。

二、尾吹气路与检测器的匹配

与毛细管柱配套的检测器必须具备稳定性好、灵敏度高、响应快速、死体积小等特点。

最常用的检测器是氢火焰离子化检测器，使用氢火焰离子化检测器时需要引入尾吹气，其目的就是要控制色谱峰展宽，提高柱效，同时又保持检测器所需的最佳流速，减小死体积，保证检测器的灵敏度。在使用电子捕获器时，尾吹气也是必不可少的，因为来自色谱柱的气量太小，与检测器的匹配失调，检测器的空间相对"过大"会增加死体积，导致色谱峰展宽，因此在色谱柱的出口增加一路尾吹气，即可维持进入检测器电离室氮气量与氢气量的正常比例，又可减小检测器的死体积，防止色谱峰展宽，提高柱效（图 17-22）。

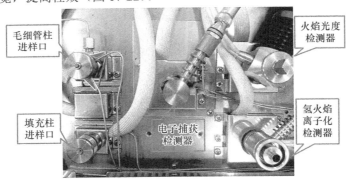

图 17-22　装备在 D-7900 气相色谱仪上的进样口和检测器

三、毛细管气相色谱法的特点

综上所述，毛细管气相色谱与填充柱气相色谱相比，具有以下特点。

1. 柱效高　毛细管气相色谱柱理论塔板数一般在 2000 ～ 5000/m，总柱效可达 10^4 ～ 10^6；毛细管气相色谱柱总长可从十米至上百米。正因为毛细管气相色谱柱效高，因此对固定的要求不如填充柱那么苛刻。

2. 柱容小　毛细管气相色谱柱又细又长，柱内体积小，只有几毫升，涂布在管壁上的固定液液膜薄，只有几十毫克，因此，允许的进样量很小，一般要分流进样（即间接进样法）；所需的载气流量相应小（0.2 ～ 6mL/min）。

3. 分析速度快　毛细管气相色谱柱一般为开管柱，固定液薄而匀地涂布在毛细管内壁，传质阻抗低，柱的渗透性好，载气的线速度快，因此，分析速度快。

4.易实现色-质联用　毛细管气相色谱柱载气流量小，易于维持质谱仪离子源的高真空度。在保证工作温度的条件下，可将毛细管末端直接插入或分流后插入质谱仪的离子源，实现气-质联用。

5.应用广泛　毛细管气相色谱具有高效、快速的特点，故其应用范围遍及多领域多学科。在石油工业中，从原料到产品毛细管气相色谱均为必不可少的一线主力仪器设备。在环境分析中如农药残留分析，在医药领域中体内药物分析、兴奋剂检测，药动学研究等，毛细管气相色谱的应用越来越广泛。

第五节　气相色谱法的应用示例

一、在药物分析中的应用

气相色谱法广泛应用于药物分析检验。气相色谱法可用于中药材、中成药中挥发性有效成分的检测及测定农药残留；可用于化学药物的有机溶剂残留检测、含量测定；气相色谱法也可用于体内药物的分析检测等。图 17-23 为盐酸乙胺丁醇中残留溶剂测定的气相色谱图。图 17-24 为罗勒子脂溶性成分测定的气相色谱图。

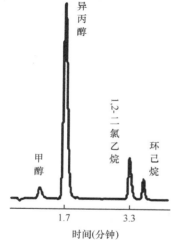

图 17-23　盐酸乙胺丁醇中残留溶剂测定的气相色谱图

色谱条件：色谱柱为 DB-624 毛细管柱，柱温为 50℃，进样口温度为 150℃；检测器为 FID，温度为 200℃；载气为氮气，流速为 32mL/min；进样方式为顶空进样，取样品溶液 70℃平衡 30 分钟，进样 100μL

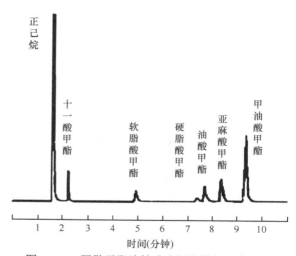

图 17-24　罗勒子脂溶性成分测定的气相色谱图

色谱条件：色谱柱为毛细管柱（30m×0.32mm×1.0μm）；柱温为起始温度 200℃，恒温 4 分钟，然后以 4℃/min 的速率程序升温至 230℃，维持 6 分钟；载气为 N_2，流速为 35mL/min，分流比为 90：1；进样口温度 250℃；FID 检测器温度 250℃；进样量 2μL

二、在环境分析中的应用

随着有毒有害有机污染物对空气、水、土壤及粮食、蔬菜的污染日益严重，有机污染物的监测已得到世界各国的重视。气相色谱法、气-质联用法、高效液相色谱法是有机污染物监测的常用方法。尤其是气相色谱法以其检测成本较低，操作简便，易于推广利用而备受关注。环境监测的主要内容包括大气环境监测、水环境监测、土壤环境监测、固体废弃物监测、环境生物监测、环境放射性监测和环境噪声监测等。图 17-25 为某企业空气中有机毒物现场检测色谱图。

三、在食品分析中的应用

随着人们生活水平的不断提高，食品安全越来越受关注。人们熟知的蔬菜和茶叶等农产品中的农药残留、油炸食品中的丙烯酰胺、猪肉中的瘦肉精、白酒中的甲醇和杂醇油、奶粉和鸡蛋中三聚氰胺等含量超标，严重危害人民生命安全。随着气相色谱法的发展，其在食品的安全检测及功能性成分的检测方面的应用也越来越广泛，图 17-26 为南极磷虾油中二十五碳五烯酸（EPA）甲酯和二十二碳六烯酸（DHA）甲酯含量测定气相色谱图，图 17-27 为蔬菜中 10 种有机磷农药残留量测定气相色谱图。

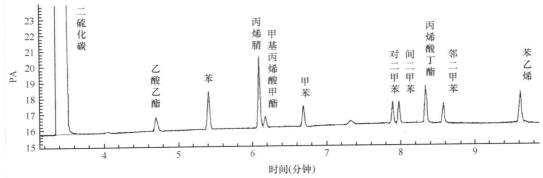

图 17-25 某企业空气中有机毒物现场检测色谱图

色谱条件：色谱柱为 FFAP 毛细管色谱柱（30m×0.32mm×0.53μm）。柱温：初始温度 50℃，保持 3 分钟，以 15℃/min 速度升至 120℃，保持 4 分钟；气化室温度为 150℃；检测器温度为 250℃；柱流速为 1mL/min；氢气流速为 30mL/min；空气流速为 300mL/min；氮气流速为 30mL/min；分流比为 20：1；进样体积为 1.0μL；进样方式为自动进样

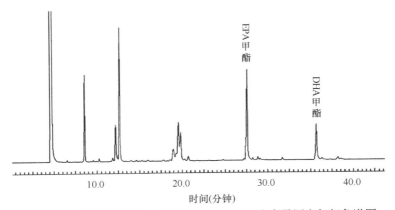

图 17-26 南极磷虾油中 EPA 甲酯和 DHA 甲酯含量测定气相色谱图

色谱条件：色谱柱为 HP-88 型石英毛细管柱（100m×0.250mm×0.20μm）。色谱柱温度：初始温度为 210℃，恒温 20 分钟，以 3℃/min 升温至 240℃，维持 20 分钟。进样口温度为 260℃；FID 检测器温度为 260℃；分流进样，分流比为 10：1；进样量为 1μL；载气为高纯氮气（99.99%）

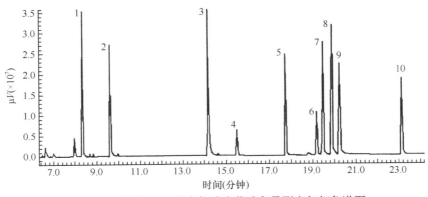

图 17-27 蔬菜中 10 种有机磷农药残留量测定气相色谱图

1. 敌敌畏；2. 甲胺磷；3. 甲拌磷；4. 二嗪农；5. 乐果；6. 毒死蜱；7. 甲基对硫磷；8. 倍硫磷；9. 杀螟硫磷；10. 杀扑磷。色谱条件：色谱柱为 DB-1701 毛细柱。色谱柱温度：初始温度 80℃，以 10℃/min 的速度上升到 200℃，保持 2 分钟，再以 5℃/min 的速度上升到 280℃。进样量为 1μL；不分流进样；进样口温度为 240℃

四、以任务驱动模式的应用示例

任务一　毛细管气相色谱法测定冠心苏合丸中冰片的含量（内标法）

【任务描述】

1. 处方　《中国药典》2020 年版一部 1414 页冠心苏合丸的处方：苏合香 50g，冰片 105g，乳香（制）105g，檀香 210g，土木香 210g，制成 1000 丸。

2. 内标溶液　取正十五烷 70.0mg，置 10mL 量瓶中，加乙酸乙酯至刻度，摇匀，得浓度为 7.0mg/mL 正十五烷内标物质溶液。

3. 内标+对照品溶液的制备　取冰片对照品 10.0mg，精密称定，置 5mL 量瓶中，精密加入正十五烷内标溶液 1mL，加乙酸乙酯至刻度，摇匀，作为内标+冰片对照品溶液，则对照品溶液中正十五烷内标溶液浓度为 $C_S=7.0/5=1.4$（mg/mL）。

4. 内标+供试品溶液的制备　取本品 10 丸，精密称定，精密加入等量硅藻土，研匀。取适量（约相当于冰片 12mg），精密称定，置具塞试管中，精密加入内标溶液 1mL 与乙酸乙酯 4mL，密塞，振摇使冰片溶解，静置。则供试品溶液中正十五烷内标物质溶液浓度也为 $C_S=7.0/5=1.4$（mg/mL）。

5. 测定　吸取上述内标溶液、内标+对照品溶液及内标+供试品溶液上清液各 1μL，注入气相色谱仪，分别得到 3 张相应的色谱图，用龙脑、异龙脑（冰片的两个旋光体）的峰面积之和作为冰片的峰面积进行计算。

6. 含量标准　本品每丸含冰片（$C_{10}H_{18}O$）应为 80.0 ～ 120.0mg。

【任务分析】

（1）毛细管气相色谱法是用高柱效的毛细管柱分离复杂组分的气相色谱法。

（2）用内标校正因子法处理实验数据，要先求相对校正因子，再求供试品中待测组分的浓度，继而完成含量测定；在操作上要把一定量的内标准物质分别加入对照品溶液和供试品溶液。

（3）温度控制是气相色谱法实验成败的关键因素之一，三个控温点：气化室、柱温箱和检测器。选择柱温要兼顾热力学和动力学两方面的因素，要考虑分离效果与分析速度等相关因素。一般情况下，柱温应比固定液的最高使用温度低 30 ～ 60℃，最好是 60 ～ 100℃，以防止固定液的流失。本例采用聚乙二醇-20M 为固定液，最高使用温度为 250℃（沸点为 250℃），《中国药典》规定柱温为 140℃。气化室（进样口）的工作温度选择取决于样品的沸点、理化性质及其稳定性等因素，一般要比柱温高 30 ～ 50℃，本例气化室温度设置为 180℃。检测器的工作温度一般要比柱温高 10 ～ 30℃，以防止被测组分、水蒸气的凝结而造成的污染，本例检测器的工作温度设置为 150℃（表 17-5、表 17-6）。

表 17-5　固定液、溶剂、内标物、冰片沸点一览表

	聚乙二醇-20M	乙酸乙酯（溶剂）	正十五烷（内标物）	冰片	
				右旋	左旋
沸点（℃）	250	77	268	212	208

注：冰片具有易挥发性。聚乙二醇-20M 为固定液

工作温度设置：

表 17-6　三个控温点的工作温度

	气化室	柱温箱	检测器
工作温度（℃）	180	140	150

注：柱温 140℃ 为《中国药典》指示温度。气化室、检测器的工作温度按一般规范设置

【任务实施】

一、仪器与试剂

1. 仪器　本次测定采用 GC D-7900 型气相色谱仪，色谱工作条件如下。

（1）载气：N_2，氮气钢瓶减压阀的出口压力约为 0.4MPa。

（2）检测器：氢火焰离子化检测器；燃气为氢气，SPH-500A 型全自动氢气发生器，出口压力约为 $4kg/cm^2$，流速约为 30mL/min；助燃气为空气，WM 无油气体压缩机的出口压力约为 $4kg/cm^2$。使用氢火焰离子化检测器时，需用三种气体的流量比约为氮气：氢气：空气 =1：1：10。

（3）毛细管色谱柱：内径 0.25mm，柱长 50m。

（4）固定液：聚乙二醇-20M，涂布浓度为 10%。

（5）理论塔板数：按正十五烷峰计算应不低于 1200。

2. 试剂

（1）内标物：正十五烷内标物储备液的溶度为 C_S=7.0/5=1.4（mg/mL）。

（2）对照品：冰片对照品，本例中冰片对照品的随机浓度值为 C_R=2.0mg/mL。

二、上机操作

1. 开机

（1）打开载气（氮气）钢瓶总阀门，调节减压阀的出口压力为 0.4MPa 左右。

（2）调节柱前稳压阀，使载气（氮气）的流量控制在 20～50mL/min，以适应气路系统正常工作需要。

（3）打开主机总电源开关。

（4）打开色谱工作站界面，分别输入温度参数：①检测器温度为 150℃；②柱温为 140℃；③进样口（气化室）温度为 180℃。输入各运行参数后紧接着按回车键或按色谱工作站界面的"连接"按钮，以保证控制信息及时准确地传达到主机。

（5）打开 WM 无油气体压缩机电源开关并调节其输出压力为 $4kg/cm^2$，在 200～500mL/min 内调节输出流量。

（6）拧开氢气发生器储液瓶的外盖和内盖，插上电源并调节其输出压力为 $4kg/cm^2$，流速为 20～50mL/min。

（7）点火：在基线平直的情况下，点击色谱工作站界面的"点火"按钮，成功的点火会出现基线大弧度跳荡并不再回到原基线水平，多数情况下是高出了原有水平；此时可用光亮的不锈钢药勺柄或光亮小扳手手柄等镀铬的或抛光的光亮物件放在氢火焰离子化检测器排气口上方停留 2～4 秒即可看到凝结的水蒸气露珠微粒。若一次点火（可听到"咔嚓"一声）不成功，可趁基线尚未回到原基线水平前的刹那间再敏捷地点击"点火"按钮，如此连击，点火的成功率较高。

（8）待各温度控制点升温到位后，检查基线是否平直，准备进样。

2. 进样　按照顺序：①内标溶液-正十五烷。②内标+对照品溶液供测定相对校正因子用。③内标+供试品溶液；进样量均为 1.0μL，在相同的实验条件下分别注入进样口气化室，可分别得到各自相应的色谱图并记录和储存数据。

（1）每种样品溶液可平行进样 3～5 次，取响应信号——峰面积的平均值。本例每种溶液平行进样 3 次（n=3）。

（2）进样动作应干净利落，宜在 1 秒内完成，切忌拖泥带水，以抑制色谱峰展宽。

（3）每次完成进样，应立即点击色谱工作站界面中的"开始"按钮，及时进入"实时采样"界面。

（4）完成一个样品的分离测定，得到完整的被测样品的色谱图后应点击色谱工作站界面中的"停止"按钮，结束该次样品的分离测试工作。

3. 实验数据

（1）基本实验数据及处理（表 17-7）。

表 17-7　气相色谱法测定冠心苏合丸中冰片基本数据

样品规格 （mg/丸）	10 丸总重 W_1（g）	加入等量硅藻土 W_2（g）	精密称取样品量 （g）	内标物浓度 （mg/mL）	对照品浓度 （mg/mL）
105	8.4538	8.4584	0.1932	7.0	2.0

注：《中国药典》2020 年版本品每丸含冰片（$C_{10}H_{18}O$）应为 80.0～120.0mg。内标物在对照品和供试品中的浓度为 7.0/5=1.4（mg/mL）

1）《中国药典》要求取样量相当于 12mg 冰片时，则 12mg 冰片相当于冠心苏合丸的粒数为

$$\frac{12}{105}=0.11（丸）$$

产品规格按 105mg/丸冰片计算。

2）应精密称取冠心苏合丸与硅藻土的混合样品量的理论值为

$$\frac{12}{105}\times\frac{W_1+W_2}{10}=\frac{12}{105}\times\frac{8.4538+8.4584}{10}=0.11\times1.6912=0.1860（g）$$

实际称取 0.1932g。式中，W_1 为 10 丸冠心苏合的总重量，W_2 为加入等量硅藻土的总重量。

（2）色谱仪运行实验数据（表 17-8）。

表 17-8　GCD-7900 型气相色谱仪测定冰片运行数据（平行操作 3 次）

项目	保留时间 t	峰面积平均值 A	理论塔板数 n
内标物正十五烷（S）	$t_S=8.174$	$A_S=714\,208$	$n=114\,518$
内标+对照品（S+R）			
	$t_S=8.145$	$A_S=239\,553$	$n=27\,068$
	$t_{R_1}=16.092$	$A_{R_1}=79\,045$	$n=9\,229$
	$t_{R_2}=18.061$	$A_{R_2}=170\,692$	$n=18\,232$
内标+供试品（S+X）			
	$t_S=8.193$	$A_S=224\,972$	$n=22\,754$
	$t_{X_1}=16.103$	$A_{X_1}=96\,057$	$n=8\,391$
	$t_{X_2}=18.098$	$A_{X_2}=140\,926$	$n=20\,111$

4. 数据处理

（1）计算相对校正因子：

$$f_{S/R}=\frac{A_S\cdot C_R}{C_S\cdot A_R}=\frac{239\,553\times2.0}{1.4\times(79\,045+170\,692)}=1.4$$

式中，$A_R=A_{R_1}+A_{R_2}=79\,045+170\,692=249\,737$

（2）计算供试品上机浓度：

$$C_X=f_{S/R}\times\frac{C_S\cdot A_X}{A_S}=1.4\times\frac{1.4\times(96\,057+140\,926)}{224\,972}=2.1（mg/mL）$$

式中，$A_X=A_{X_1}+A_{X_2}=96\,057+140\,926=236\,983$

（3）计算供试品中冰片的含量：

$$冰片含量=\frac{供试溶液中含冰片的量}{称样丸数}=\frac{2.1\times5}{0.1931\div\dfrac{8.4538+8.4584}{10}}=91.96\approx92.0（mg/丸）$$

计算结果在 80.0 ～ 120.0mg/丸范围之内。

5. 关机

（1）关闭氢气发生器的电源，待压力和流量指示回零后，盖上储液瓶内塞和外盖，并将电源插头拔下。关闭净化器氢气进口阀门。

（2）关闭无油压缩机的电源并拔下电源插头。关闭净化器空气的进口阀门。

（3）在色谱工作站软件对话框中选择已设置好的"关机程序"，即将三个温度控制点中的气化室和柱温箱的温度设置为室温或 30℃，检测器的温度可按 120℃、100℃、80℃……递减降温至室温或 30℃。

（4）待各控温点温度降至室温或 30℃时，关闭色谱工作站软件，关闭计算机。

（5）关闭色谱仪总电源。

（6）关闭载气氮气钢瓶总阀门和减压阀门，关闭净化器入口阀门。

【结论】 《中国药典》2020 年版一部 1414 页要求本品每丸含冰片（$C_{10}H_{18}O$）应为 80.0 ～ 120.0mg，现分析测试结果为每丸含冰片 92.0mg，故本品为合格产品。

任务二　气-质联用鉴别赣南脐橙香味组分柠檬烯

【任务描述】 赣南脐橙具有果大形正、橙红鲜艳、光洁美观、肉质细嫩和浓甜芳香等特点，不仅含有丰富的维生素、纤维素、有机酸、蛋白质、脂类和多种矿物质，而且是提取天然香精的重要资源。

赣南脐橙香飘四方，扑鼻的香味的主成分为柠檬烯。本文采用气-质联用技术鉴别赣南脐橙香味组分——柠檬烯。

【任务分析】

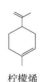

柠檬烯

1. 柠檬烯 柠檬烯为单萜类化合物，分子式为 $C_{10}H_{16}$，结构式如右图所示，是一种无色油状的天然的功能单萜，有类似柠檬的香味，在食品中被广泛使用作为香料或香精添加剂。

柠檬烯具有良好的镇咳、祛痰、抑菌作用，复方柠檬烯在临床上可用于利胆、溶石、促进消化液分泌和排除肠内积气。

柠檬烯（cinene，又称苧烯），分子量为 136.23，熔点为 –74.3℃，沸点为 177℃，闪点 46℃。

2. 气-质联用技术 气相色谱法适用于低沸点、易挥发的复杂混合物体系的分离及痕量组分的定性定量分析，尤其是毛细管气相色谱法，可通过控制温度条件，实现稳定运行并为质谱检测器降低检测噪声创造有利条件；质谱检测器具有"称量离子质量的天平"之美称，若设置合适的质荷比（m/z），则质谱仪就是一个具有选择性的检测器。质谱仪扫描一次，得到该时刻的一张质谱图，质谱图上所有峰的绝对丰度之和即为该时刻的检测值，这一时间和检测值构成总离子流上的一个点，故总离子流色谱图是由扫描点所构成。

计算机可以自动将单位时间内所获得谱的离子强度相加，得到总离子流色谱图（TIC），即总离子流强度随时间变化的曲线图。该图中峰的最大值所对应的横坐标值为保留时间，可用于定性；而该峰的峰面积可用于定量。

本鉴定采用毛细管气相色谱-质谱联用仪，即 7890A-7000GC-MS 分析测试系统（图 17-28）。

【任务实施】

1. 样品制备

（1）取一个新鲜赣南脐橙，用去离子水洗净，置于九阳料理机中，打成浆后迅速取适量置于采样瓶中，然后密封保存于 4℃冰箱中。

（2）固相微萃取：称取 1g 样品置于顶空瓶中并密封，用已老化好的萃取纤维头（图 17-29）进行萃取，萃取纤维头浸入深度为 1cm，将其置于恒温水浴锅中，在 55℃水浴温度下静态吸附 20 分钟后，取出萃取头。

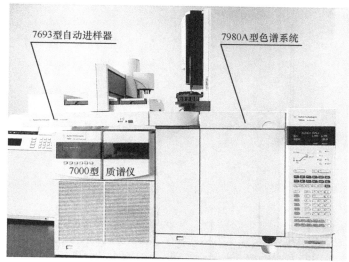

图 17-28　7980A-7000 GC-MS 分析测试系统

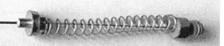

图 17-29　固相微萃取纤维头

（3）将固相微萃取纤维组合体（套装）安装在气相色谱上并与质谱联用构成定性定量分析测试系统，如图 17-30 所示。

2. 上机

（1）色谱条件：气化室（进样口）温度为 250℃；载气为高纯氦气（体积分数 99.999%），柱流速为 1.0mL/min；分流进样（分流比为 30∶1），解析时间 5 分钟。色谱柱为毛细管色谱柱（HP-5MS）；色谱柱程序升温设计如下。

$$40℃ \xrightarrow{3℃/min} 100℃ 恒温2分钟 \xrightarrow{12℃/min} 250℃ 恒温2.5分钟$$

（2）质谱条件：EI 电离源，电子能量为 70eV，色质接口温度为 280℃，离子源温度为 230℃，四级杆分析器温度为 150℃，溶剂延迟时间为 3 分钟，全扫描模式，质量扫描范围为 $50 \sim 550 m/z$。

（3）总离子流色谱图：被测组分经色谱分离后进入质谱检测器，其离子强度随时间变化的数据被计算机采集，得到总离子流色谱图，在化学工作站软件界面获得总离子流色谱图，如图 17-31 所示。

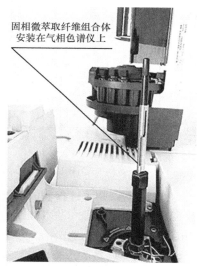

图 17-30　安装在 7980A 气相色谱仪上的固相微萃取纤维组合体（套装）

3. 鉴别

（1）提取质谱棒图：在总离子流色谱图上可提取不同保留时间的质谱图（棒图）。以保留时间为 16.044 分钟总离子流色谱图的峰为例，双击该峰的峰顶，得到此时该物质的质谱棒图（图 17-32）。

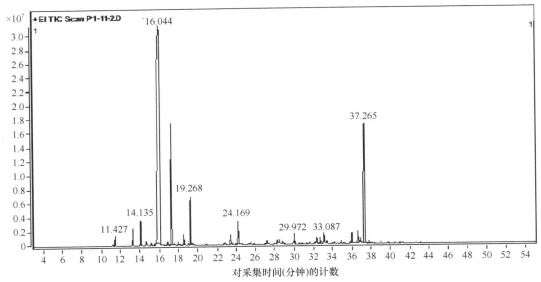

图 17-31　脐橙香味组分总离子流色谱图

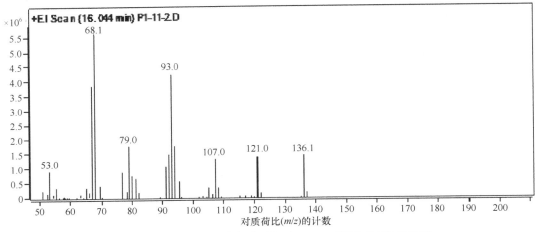

图 17-32　总离子流图中保留时间为 16.044 峰顶对应的质谱图

（2）比对：用上述得到的质谱图和仪器软件自带的 NIST[1] 质谱数据库进行比对，得到匹配程度最高的是 D-柠檬烯（图 17-33）。依此类推，可依次鉴别总离子流色谱图中其他主要剩余峰对应的组分。

【结论】　脐橙香味重要组分为 D-柠檬烯。

注：仪器自带的计算机软件测试数据显示：柠檬烯峰面积为 567 694 192，挥发性物质峰面积总和为 1 355 849 515，当面积校正系数 f=1 时，根据峰面积归一化法可计算柠檬烯在全部挥发性物质中的百分含量为

$$
\begin{aligned}
柠檬烯在全部挥发物质中百分含量 &= \frac{A_i}{A} \\
&= \frac{567\,994\,192}{1\,355\,849\,515} \times 100\% \\
&= 41.9\%
\end{aligned}
$$

---

[1] NIST: National Institute of Standards and Technology（美国）国家标准与技术研究所（院）。

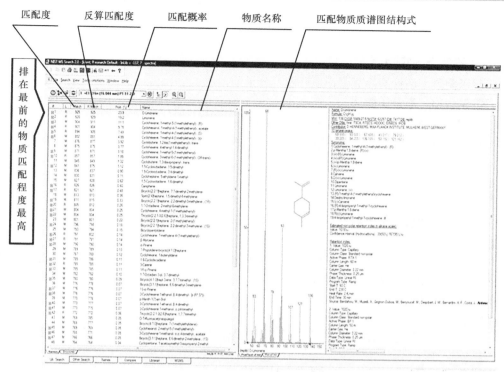

图 17-33　仪器自带的质谱图库

◀《 **本章小结** 》▶

一、气相色谱的分类和特点

（一）分类

（1）按固定相物态分为气-固色谱法（GSC）和气-液色谱法（GLC）。

（2）按分离机制分为吸附色谱（AC）和分配色谱（PC）。

（3）按色谱柱规格分为填充柱气相色谱和毛细管气相色谱。

（二）特点

高柱效、高选择性、高灵敏度、分析速度快。

二、一般流程和仪器

一般流程和仪器见图 17-34。

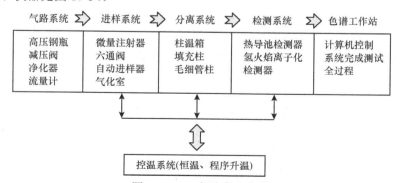

图 17-34　一般流程和仪器

三、固　定　相

（一）气固色谱固定相

1. 无机吸附剂　活性炭，氧化铝，硅胶，分子筛。

2. 有机聚合物　高分子微球。

（二）气液色谱固定相

1. 固定液　对待测组分具有良好的溶解性和选择性；热稳定性好；蒸气压低、凝固点低、黏度适中。

2. 载体　粒度均匀、形状规则、机械强度好；比表面积大、孔径分布均匀；热稳定性好、化学稳定性好。

（三）固定液、载体的分类

1. 固定液的分类

（1）按化学结构分：烃类——角鲨烷；聚硅氧烷类——甲基硅氧烷 SE-30；醇类——聚乙二醇-20M；酯类——邻苯二甲酸二壬酯 DNP。

（2）按相对极性分：非极性（角鲨烷）；中等极性（聚二醇醚）；极性（聚乙二醇丁二酸酯）。

2. 载体分类

（1）硅藻土型：红色载体，比表面积大，适于涂渍非极性固定液；白色载体，比表面积小，适于涂渍极性固定液。

（2）非硅藻土型：氟化物载体和玻璃微球载体。

四、流　动　相

1. 氮气　具有安全、价廉、扩散系数小的特点，可作热导、氢火焰离子化检测器气相色谱仪的载气。

2. 氢气　分子量小，导热系数大，黏度小，宜用作热导检测器的载气；宜用作氢火焰离子化器检测器的燃气。氢气易燃、易爆，应特别注意安全。

3. 氦气　分子量小、导热系数大、黏度小、安全性高等特点，但价格昂贵。宜用作热导检测器和氢火焰离子化检测器色谱仪的载气。

五、实验条件的选择

1. 固定液　选择合适的固定液提高难分离物质对的分离因子 α（$\alpha=K_2/K_1=k_2/k_1=t'_{R_2}/t'_{R_1}$），$\alpha$ 越大，分离效果越好。

2. 温度控制　是气相色谱法实验成败的关键因素之一，三个控温点：气化室、柱温箱和检测器。①气化室（进样口）的工作温度选择取决于样品的沸点、理化性质及其稳定性等因素，一般要比柱温高 30～50℃。②柱温的选择应该保证要分离的各组分具有良好分离度，一般情况下，柱温应比固定液的最高使用温度低 30～60℃，最好是 60～100℃，以防止固定液的流失、延长柱的使用寿命并降低运行成本。但要注意过低的柱温会导致液相传质阻力的增加，峰变宽甚至出现拖尾的情况。③检测器的工作温度一般要比柱温高 10～30℃，以防止被测组分、水蒸气凝结而造成污染。

3. 载气　适宜的载气种类和流速是保证分离效果的重要因素。通常载气的流速应高于最佳流速，以缩短分析时间，提高工作效率。载气流速（线速度）高，则传质阻力项为影响板高的主要因素，此时应选分子量小的载气为好。反之，载气流速（线速度）低，则分子扩散项为影响板高的主要因素，此时应选分子量大的载气为宜。

知识链接

顶空气相色谱法

顶空气相色谱法是测定液体或固体物质中易挥发性组分的一种气相色谱法，顶空进样是气相色谱法特有的一种进样方式。顶空进样法是将待测物基质装入密闭容器内，通过加热使易挥发性组分从样品中挥发出来，使气液或气固两相构成热力学平衡体系，因待测组分在一定条件下气相与液相（或气相与固相）之间存在着分配平衡，所以，气相的组成能反映凝聚相（液相或固相）的组成，并且这个组成在其他条件不变的情况下是固定的，故在实际操作中可直接取上层气体样品进行气相色谱分析。顶空进样法可避免供试品中不挥发性组分对色谱柱造成污染，但要求待测组分具有较强的挥发性。

1. 顶空气相色谱法的过程 顶空气相色谱法通常包括三个过程：取样，进样，气相色谱分析。

2. 顶空气相色谱法的分类 根据取样和进样方式的不同，顶空气相色谱可分为静态和动态两种。

（1）静态顶空气相色谱法：是将样品放入密闭容器中，加热至恒温使液体-气体或者固体-气体达到热力学动态平衡时（气相中挥发组分的浓度代表原始样品的组成），用气相色谱法分析气相中的被测组分。静态气相色谱法的流程如图17-35所示。药物分析中主要用静态顶空进样气相色谱法，如中药中挥发性成分分析，化学合成药物中有机溶剂残留的分析等。

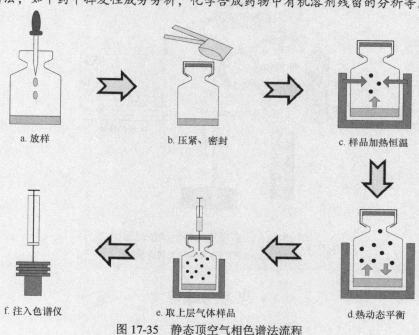

a. 放样　　b. 压紧、密封　　c. 样品加热恒温

f. 注入色谱仪　　e. 取上层气体样品　　d. 热动态平衡

图17-35 静态顶空气相色谱法流程

（2）动态顶空气相色谱法：也称吹扫-捕集分析法，动态顶空气相色谱法的典型装置及流程如图17-35所示。动态顶空气相色谱法是将惰性气体通入液体样品（或固体表面），把待测组分吹扫出来，使之通过吸附剂进行富集，如图17-36a所示；然后再加热吸附剂，使被吸附的待测组分脱附并被载气带入气相色谱仪进行分析，如图17-36b所示。

3. 顶空气相色谱法的注意事项

（1）样品必须放在密闭容器内，并具有良好的恒温状态。

（2）装样的容器应具有较好的稳定性，不与样品发生反应。

（3）应选择耐压玻璃容器，以防止加热时发生爆炸。

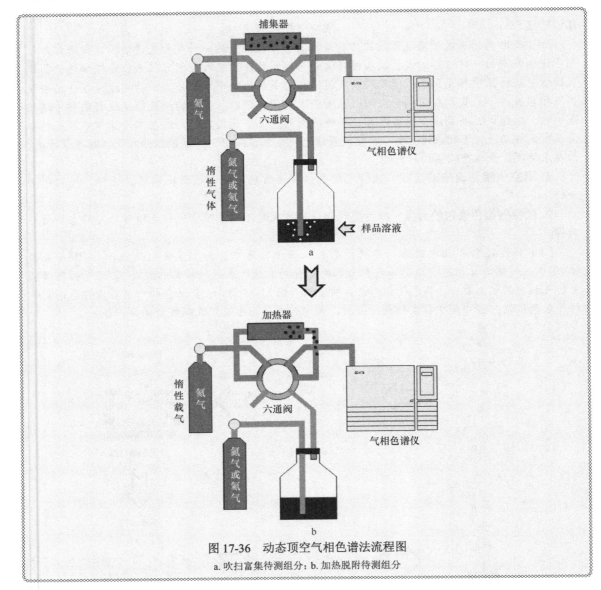

图 17-36　动态顶空气相色谱法流程图

a. 吹扫富集待测组分；b. 加热脱附待测组分

◀ **思考与练习** ▶

一、单选题

1. 在气-固色谱分析中，色谱柱内装入的固定相为（　　）。

A. 一般固体物质　　　B. 载体　　　　　　　C. 载体+固定液　　　D. 固体吸附剂

E. 载体+固体吸附剂

2. 如果试样中组分的沸点范围很宽，分离不理想，可采取的措施为（　　）。

A. 选择合适的固定相　　　　　　　　B. 采用最佳载气线速

C. 程序升温　　　　　　　　　　　　D. 降低柱温

E. 升高柱温

3. 气相色谱法常用的载气，以下说法中不正确的是（　　）。

A. N_2　　　　　　B. H_2　　　　　　C. O_2　　　　　　D. He　　　　　　E. Ar

4. 载气系统由（　　　）组成。

A. 气源

B. 载气流速控制装置

C. 净化装置

D. A、B 和 C

E. 进样系统

5. 在气-液色谱法中，首先流出色谱柱的组分是（　　　）。

A. 溶解能力小　　　　B. 吸附能力小　　　　C. 溶解能力大　　　　D. 吸附能力大　　　　E. 极性大

6. 在气相色谱中，调整保留值实际上反映了（　　　）分子间的相互作用。

A. 组分与载气　　　　B. 组分与固定相　　　　C. 组分与组分　　　　D. 载气与固定相

E. 固定相与固定相

7. 在气相色谱分析中，用于定性分析的参数是（　　　）。

A. 保留值　　　　B. 峰面积　　　　C. 分离度　　　　D. 半峰宽　　　　E. 峰宽

8. 在气相色谱分析中，用于定量分析的参数是（　　　）。

A. 保留时间　　　　B. 保留体积　　　　C. 半峰宽　　　　D. 峰面积　　　　E. 峰高

9. 下列哪种说法不是气相色谱的特点（　　　）。

A. 选择性好

B. 分离效率高

C. 可用来直接分析未知物

D. 分析速度快

E. 柱效高

10. 气-液色谱分析中，良好的载体为（　　　）。

A. 粒度适宜、均匀，表面积大

B. 表面没有吸附中心和催化中心

C. 化学惰性、热稳定性好，有一定的机械强度

D. A、B 和 C

E. A、B、C 都不是

11. 热导检测器是一种（　　　）。

A. 浓度型检测器

B. 质量型检测器

C. 只对含碳、氢的有机化合物有响应的检测器

D. 只对含硫、磷化合物有响应的检测器

E. 只对含碳、硫的有机化合物有响应的检测器

12. 使用氢火焰离子化检测器，作载气最合适的气体是（　　　）。

A. H_2　　　　B. He　　　　C. Ar　　　　D. N_2　　　　E. O_2

13. 下列因素中，对气相色谱分离效率最有影响的是（　　　）。

A. 柱温　　　　B. 载气的种类　　　　C. 柱压　　　　D. 固定液膜厚度

E. 固定相种类

二、填空题

1. 在气相色谱中，常以_____和_____来评价色谱柱效能。

2. 气相色谱仪由_____，_____，_____，_____，_____，_____六个系统构成。

3. 气相色谱常用的检测器有_____，_____和_____。

4. 一般可作为气相色谱法载气的有_____，_____，_____，最常用的为_____。

5. _____检测器对碳氢化合物响应良好，适合于检测大多数药物。

6. 一般气相色谱法气化室温度为_____。

三、判断题

1. 热导检测器属于质量型检测器，检测灵敏度与桥电流的三次方成正比。（　　　）

2. 有人测试色谱柱效时，发现增加载气流速，柱效下降，减小载气流速，柱效增加，故得出结论：柱效与载气流速成反比。（　　）

3. 当用苯测定某分离柱的柱效能时，结果表明该柱有很高的柱效，用其分离混合醇试样时，一定能分离完全。（　　）

4. 当用一支极性色谱柱分离某烃类混合物时，经多次重复分析，所得色谱图上均显示只有 3 个色谱峰，结论是该试样只含有 3 个组分。（　　）

5. 氢火焰离子化检测器对所有的化合物均有响应，故属于广谱型检测器。（　　）

6. 毛细管气相色谱分离复杂试样时，通常采用程序升温的方法来改善分离效果。（　　）

7. 气相色谱固定液必须不能与载体、组分发生不可逆的化学反应。（　　）

四、简答题

1. 气相色谱法主要用于检测什么样的物质？

2. 气相色谱法的一般流程是什么？

3. 在气相色谱分析中为了测定下面组分，宜选用哪种检测器？

①蔬菜中含氯农药残留量；②测定有机溶剂中微量水；③痕量苯和二甲苯的异构体。

五、计算题

1. 维生素 E 的含量测定

系统适用性试验：取正三十二烷适量，加正己烷溶解并稀释成每 1mL 中含有 1.008mg 的溶液，摇匀，作为内标溶液。另取维生素 E 对照品 20.52mg，精密称定，置棕色具塞锥形瓶中，精密加入内标溶液 10mL，密塞，振摇使溶解；取 1μL 注入气相色谱仪，测得对照品的峰面积为 49.51，内标峰面积为 24.18。

测定法：取本品约 22.95mg，精密称定，置棕色瓶具塞锥形瓶中，精密加入内标溶液 10mL，密塞，振摇使溶解；取 1μL 注入气相色谱仪，测得供试品峰面积为 52.75，内标物质的峰面积为 23.14。计算校正因子 $f_{R/S}$ 及供试品中维生素 E 的含量。

2. 准确称取纯苯（内标物质）0.434g 和纯化合物 b 0.852g，配合成混合试液后，进行气相色谱分析。由色谱图得知苯和纯化合物 b 的峰面积分别为 3.99cm² 和 7.56cm²，计算纯化合物 b 的相对校正因子。

3. 已知石油裂解气各组分的峰面积及其相对校正因子如表 17-9 所示。

表 17-9　石油裂解气各组分的峰面积及其相对校正因子

出峰次序	空气	甲烷	二氧化碳	乙烯	乙烷	丙烯	丙烷
峰面积	34	214	4.5	278	77	250	47.3
相对校正因子	0.84	0.74	1.00	1.00	1.05	1.28	1.36

用面积归一化法求甲烷、乙烯、丙烷的质量分数。

◀ **参 考 答 案** ▶

请同学们先深入思考，积极探索，自练自测，再看答案，这样做有助于您理解、掌握气相色谱法的原理、仪器装置和使用方法，获得举一反三、触类旁通的效果。

一、单选题

1～5. DCCDA　　6～10. BADCD　　11～13. ADA

二、填空题

1. 理论塔板数　分离度

2. 载气系统　进样系统　色谱柱系统　检测系统　温度控制系统　数据处理系统

3. 氢火焰离子化检测器　热导检测器　电子捕获检测器　氢火焰离子化检测器

4. 氢气　氮气　氢气　氮气

5. 氢火焰离子化

6. 比柱温高 30 ～ 50℃

三、判断题

1. ×　2. ×　3. ×　4. ×　5. ×　6. √　7. √

四、简答题

1. 答：气相色谱载气是由高压钢瓶提供，经压力调节器调节至所需要的输出压力，经净化干燥管除去水分、有机物等杂质，再经稳压阀及流量调节装置调节至所需要的流速。柱温箱、气化室、检测器温度达到设定值并稳定，色谱基线平稳后，取待测样品用微量注射器由进样口注射进入气化室，样品在气化室瞬间转化成为气体后随着载气进入色谱柱进行分离，物理化学性质不同的组分先后流出色谱柱。流出色谱柱的组分随载气进入检测器，检测器将各组分的浓度或者质量转化成为电信号，经放大器放大记录即可得到样品的色谱图。

2. 答：（1）开启钢瓶，调节流动相的工作压力和流速。

（2）调节工作温度：①气化室（进样口）温度；②柱温；③检测器温度。

（3）待基线平直后进样。

（4）读数：①保留时间；②峰面积或峰高；③理论塔板数等。

3. 答：①蔬菜中含氯农药残留量选用电子捕获检测器，因为根据检测机制电子捕获检测器对含有电负性化合物有高的灵敏度。残留含氯农药是含有电负性化合物，选用电子捕获检测器检测。②有机溶剂中的微量水选用热导检测器检测，因为热导检测器是通用型检测器，只要有导热能力的组分均可测定，故可测定微量水。而气相色谱其他几种检测器根据检测机制均不能检测水。③痕量苯和二甲苯的异构体可用氢火焰离子化检测器，因为氢火焰离子化检测器对含 C、H 元素的有机化合物有高的响应信号，特别适合。

五、计算题

1. 解：

$$校正因子 f_{R/S} = \frac{A_S / C_S}{A_R / C_R} = \frac{24.18 / 1.008}{49.51 / 20.52 \div 10} = 0.9942$$

$$维生素E的含量 = \frac{f_{R/S} \times A_X / A'_S \times C'_S}{C_X} \times 100\%$$

$$= \frac{0.9942 \times 52.75 / 23.14 \times 1.008}{22.95 / 10} \times 100\%$$

$$= 99.54\%$$

2. 解：纯化合物 b 的相对校正因子为

$$f_a = \frac{A_a / m_a}{A_苯 / m_苯} = \frac{A_a \times m_苯}{m_a \times A_苯} = \frac{0.852 \times 3.99}{7.56 \times 0.434} = 1.036$$

3. 解：甲烷、乙烯、丙烷的质量分数按下式计算：

$$w_i(\%) = \frac{m_i}{m} = \frac{A_i f_i}{A_1 f_1 + A_2 f_2 + A_3 f_3 + \cdots + A_n f_n} \times 100\%$$

$$= \frac{A_i f_i}{34 \times 0.84 + 214 \times 0.74 + 278 \times 1.00 + 77 \times 1.05 + 250 \times 1.28 + 47.3 \times 1.36} \times 100\%$$

式中，A_i、f_i 为待测组分的峰面积和相对校正因子，解得甲烷、乙烯、丙烷的质量分数顺次为 17.03%、29.89% 和 6.92%。

第十八章　高效液相色谱法

High Performance Liquid Chromatography

厚德修身　博学致远

——广州医科大学校训

本章要点

　　基本概念：高效液相色谱法，液-固色谱法，液-液色谱法，正相色谱法，反相色谱法，化学键合相色谱法，高压泵，进样器，定量阀，色谱柱，流动相，紫外-可见光检测器。

　　基本理论：吸附色谱分离机制，分配色谱法的分离机制，高效液相色谱仪的组成及其各部分件的作用，高效液相色谱法的一般工作流程，流动相的极性强度及其选择。

　　基本计算：掌握药物含量测定的一般计算方法（外标法一点法、面积归一化法、标准曲线法）。

　　基本技能：开机和关机的规范操作，高效液相色谱的定性定量分析方法。

第一节　概　　述

一、高效液相色谱法与其他色谱法的比较

　　高效液相色谱法（high performance liquid chromatography，HPLC）是以高压泵输送流动相，采用高效固定相和高灵敏的在线检测器的液相色谱法。这是一种新型高效快速的分离分析方法。随着科学技术的快速发展，尤其是计算机科学与技术的介入，HPLC 已成为结构完整、性能优良、功能强大、应用极为广泛的分离分析测试方法。

（一）从经典液相色谱法到高效液相色谱

　　经典液相色谱法是指早期的流动相从柱的上端加入、在常压下靠重力作用向下洗脱模式。所用固定相颗粒粗大不均；色谱柱不能连续使用；进样量大；组分分离后的检测依靠目视观察或将吸附剂从柱中取出后进一步处理再作分析。这是一种不具备在线功能、以手工操作为主的分离分析模式，传质速度慢、分离时间长、柱效低。而 HPLC 使用高压泵（一般工作压力为 4 ~ 40MPa）驱动流动相；采用粒径更细更均匀的填料（小于 10μm）填充色谱柱，从而大大提高了柱效、大大提升了分离速度；使用了具有在线功能的高灵敏检测器，从而使经典液相色谱需要几天乃至几个星期完成的分离分析工作可以缩短到几十分钟甚至几分钟内完成，分离检测速度成百倍地增长。同时计算机的介入使 HPLC 分离检测全过程实现程序化、自动化操作（图 18-1、图 18-2）。

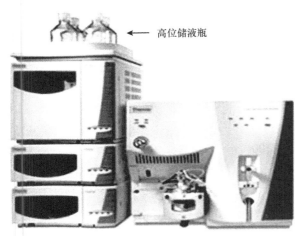

图 18-1　TSQ Ouantum Ultra 液相色谱-联用质谱仪

　　经典液相色谱法与 HPLC 的主要区别见表 18-1。

表 18-1　HPLC 与经典液相色谱法性能对比

项目	经典液相色谱法	HPLC（分析型）
流动相	靠重力向下洗脱	用高压泵输送
固定相	一般规格	特殊规格
固定相粒度（μm）	75～500	3～10
固定相粒度分布（RSD）	20%～30%	＜5%
柱长（cm）	10～100	3～25（分析型）
柱内径（cm）	2～5	0.2～0.46
柱入口压强（MPa）	0.001～0.1	4～40
柱效（每米理论塔板数）	10～100	3×10^4～8×10^4
样品用量（g）	1～10	10^{-6}～10^{-4}
分析所需时间（h）	几小时至几十小时	0.05～0.4
仪器装置	非定型	定型

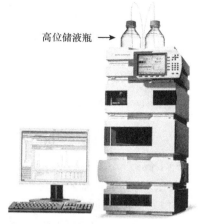

高位储液瓶 →

图 18-2　1290 型超高效液相色谱仪

（二）从气相色谱法到高效液相色谱

　　气相色谱法是一种良好的分离分析技术，但是它仅适合于分子量小、沸点低、热稳定性好的部分物质，这些物质约占（总数 300 万个）有机化合物的 20%，而对于数量更大、品种更多的分子量大、沸点高，尤其是具有生物活性的天然产物、生物制剂的分离测试，就要靠 HPLC 来完成，因此，HPLC 比气相色谱法应用更为广泛。

　　气相色谱法用气体作流动相，要求样品必须能气化，气化后才能在柱中分离，因此对于沸点高、热稳定性差的化合物的分析就有一定的局限性。而 HPLC 只要求样品能制成溶液，无须气化、不受挥发性的限制。因此，HPLC 是在经典色谱法的基础上，引入气相色谱的理论与实验方法而发展起来的。HPLC 与气相色谱法的主要区别见表 18-2。

表 18-2　气相色谱法与 HPLC 比较

	气相色谱法	HPLC
样品	1. 样品制备成溶液，进样时可瞬间气化或裂解 2. 气体样品	只要求样品制备成溶液
流动相	1. 为惰性气体，仅起到载流作用，不与被测组分发生相互作用 2. 工作压力（压强）范围：0.15～0.5MPa 3. 只有三四种，性质差异不是太大，欲求改善分离效果只有通过改变柱温、固定相来实现	1. 流动相不仅起到载流作用而且与被测组分有相互作用，参与对组分的竞争，一般工作压力为 10～30MPa 2. 反相色谱流动相为极性溶剂，极性的强弱范围可调 3. 正相色谱流动相为非极性或弱极性溶剂
固定相	1. 按分离机制：即按气固吸附色谱或气液分配色谱选择相应的固定相 2. 色谱柱：①填充柱内径为 2～4mm，柱长为 1～3m，商品化的填充柱主要材质是不锈钢，有 U 形与螺旋形两种，固定相粒度为 0.1～0.5mm。②毛细管柱内径为 0.1～0.5mm，柱长 10～100m，由弹性熔融石英材料制成	1. 按分离机制：即按吸附、分配、离子交换、分子排阻等分离机制选用合适的固定相 2. 色谱柱：目前 HPLC 用得最多的色谱柱为内径 4.6mm，柱长 25cm 的不锈钢柱，填充粒径为 5μm，其柱效每米可达 40 000～60 000 块理论塔板数
检测器	1. 通用型：氢火焰离子化检测器；热导检测器 2. 选择性：电子捕获检测器；火焰光度检测器；氮磷检测器	1. 通用型：紫外-可见光检测器（UVD）；光电二极管阵列检测器（PDAD）；示差折光检测器（RID）；蒸发光散射检测器（ELSD） 2. 选择性：荧光检测器（FLD）；电化学检测器（ECD）包括安培、极谱和电导等几种类型

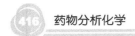
续表

	气相色谱法	HPLC
仪器装置 温度条件	1. 仪器整机显得庞大复杂，如使用氢火焰离子化检测器，还要有氢气发生器（电解装置），助燃气钢瓶或小型空压机等 2. 气体流动相的驱动靠储气瓶的压力 3. 温度在气相色谱中常常是实验成败的关键因素之一	1. 仪器整机显得结构小巧、紧凑，如高压泵、进样阀、紫外-可见光检测器或光电二极管阵列检测器等紧密相连，占用地盘和所需空间相对较小 2. 液体流动相的驱动靠高压泵 3. HPLC 一般在室温下进行

二、高效液相色谱的分类和正反相体系

（一）高效液相色谱的分类

HPLC 的分类可从多角度多方位进行分类。若按固定相与流动相的物理状态则可分为液-液色谱法（LLC）和液-固色谱法（LSC）两大类。若按分离机制则可分为液-固吸附色谱法（adsorption chromatography）、液-液分配色谱法（partition chromatography）、离子交换色谱法（ion exchange chromatography，IEC）和空间排阻色谱法（size exclusion chromatography，SEC，又称为分子排阻色谱法 molecular exclusion chromatography，MEC）四个主要基本类型的液相色谱法。化学键合相色谱法是在液-液分配色谱法的基础上发展起来的，因其应用极为广泛，可用于除吸附色谱、凝胶色谱以外的其他所有色谱法，故将其另列为化学键合相色谱法。

此外，HPLC 还包括多种与分离机制有关的色谱类型，如亲和色谱法、手性色谱法、胶束色谱法、电色谱法和生物色谱法等。在目前学习阶段，从实用的角度出发，HPLC 的分类可概括如图 18-3。

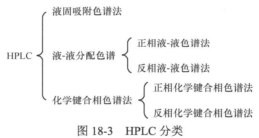

图 18-3　HPLC 分类

（二）高效液相色谱的正反相体系

1. 正相高效液相色谱法（normal phase high performance liquid chromatography，NP-HPLC） 这是早期的液相色谱曾广泛采用的体系，即由含极性基团的固定相和非极性溶剂流动相所组成的色谱体系。代表性的固定相是硅胶，代表性的流动相是正己烷。简而言之，固定相的极性大于流动相的极性的液相色谱法，称为正相色谱法或正相洗脱法。

2. 反相高效液相色谱法（reversed phase high performance liquid chromatography，RP-HPLC） 这是当今液相色谱最主要的运行体系或分离模式，即由非极性的固定相和极性的流动相所组成，其典型的固定相是十八烷基硅烷键合硅胶，典型的流动相是水-甲醇、水-乙腈。简而言之，固定相的极性小于流动相的极性的液相色谱法，称为反相色谱法或反相洗脱法。RP-HPLC 体系应用极为广泛，几乎所有能溶于极性或弱极性溶剂的有机物均能被分离。

备受青睐的新型化学键合相色谱法根据化学键合相与流动相极性的相对强弱，分为正相和反相键合相色谱法。

三、高效液相色谱的特点

1. 高压　流动相携带样品流经色谱柱时，受到很大阻力，采用高压泵（一般为柱塞式往复泵）驱动能有效地克服柱内阻力，实现快速分析，一般工作压力（柱入口压强）可达 4 ~ 40MPa。

2. 高效 分离效率高，HPLC 采用新型的高效微粒固定相（一般粒度 5μm），色谱柱的柱效可高达 $2×10^4 \sim 8×10^4$ 块/米的理论塔板数，可分离性质非常接近的同系物或结构非常相似的旋光异构体、顺反异构体等。

3. 高灵敏度 紫外-可见光检测器的最低检出量为 $10^{-12} \sim 10^{-8}$g；荧光检测器的检出限可达 $1×10^{-12}$g/mL，比紫外-可见光检测器要灵敏，但它仅适用于有荧光特性或经衍生后能发荧光的物质；进样量在微升数量级，消耗样品少。

4. 高速 流动相在色谱柱内的流速比经典液相色谱法快得多，一般体积流速为 $1 \sim 10$mL/min，线速度在 1.5cm/s 以上，通常分析一个样品可在 $10 \sim 30$ 分钟内完成，有些样品甚至在 $5 \sim 6$ 分钟内即可完成。

5. 程序化自动化的操作过程 科学技术的发展日新月异，在仪器分析中性能优良的软件"色谱工作站"的功能日趋完善，当然也包括 HPLC 分离分析的全过程实现程序化自动化的操作过程。

6. 应用范围广 约 80% 的有机化合物（大约 300 万个）可用 HPLC 进行分析，尤其是高沸点、大分子、强极性、热稳定性差及具有生物活性的物质的分离分析，目前已深入众多领域及学科。

此外 HPLC 还有色谱柱可反复使用、样品不被破坏、易回收等优点。

四、高效液相色谱的发展

1971 年科克兰等出版了《液相色谱的现代实践》一书，标志着 HPLC 正式确立。此后，HPLC 成为常用的分析检测手段，在有机化学、生物化学、医学、药物开发与质量控制、化工、食品科学、环境监测、商检和法检等方面都有广泛的应用。其发展主要表现在如下几个方面。

1. 技术与设备的进一步提升 HPLC 理论与技术的快速发展同时极大地刺激了材料科学、检测技术、数据处理技术的发展，性能优良的固定相、高压而无脉动输液泵、高灵敏具有在线功能检测器、优秀的计算机软件层出不穷。2004 年 3 月匹兹堡分析化学和应用光谱学学术报告会及展览会上推出了 ACQUITY 超高效液相色谱（ultra performance liquid chromatography，UPLC），它的主要特色如下。①超高效液相色谱柱：超高效液相色谱柱内径有 1.0mm 及 2.1mm，柱长 $5 \sim 10$cm，内装桥式乙基杂化填料，粒度为 1.7μm。柱效比常规 HPLC 提高了 3 倍以上，获得更窄的色谱峰和峰容量。②超高压液相色谱泵：采用了可进行 4 种溶剂切换的二元高压梯度泵，当流量为 1mL/min 时，高压泵可提供 15 000psi（105MPa）高压，是普通 HPLC 输液泵的 2.5 倍以上。③高速检测器：以新型光纤传导光能、以聚四氟乙烯（Teflon AF）材料作流动池壁，池体积只有 500nL（约为普通 HPLC 流通池体积的 1/20），尽可能避免了光能量的损失，提高了测定的灵敏度。同时计算机采样速率达到 40 点/秒。④优化系统综合性能的设计：系统的整体设计优化了超低系统体积及死体积，使之能获得成功的 UPLC™ 所必需的低扩散、高速检测所带来的所有优点。与传统的 HPLC 相比，UPLC 应用于新兴的代谢组学的分析及一些非常复杂的生化领域，还有需要在短时间内分析更大批量的样品，UPLC 速度快的优点在这里都能充分体现；若用于天然产物的分析，会使天然产物尤其是对中药的发展将会起到极大的促进作用。

2. 联用技术的发展 20 世纪 90 年代以后，兴起了 HPLC 与质谱（mass spectrum，MS）、与傅里叶变换红外光谱（Fourier transform infrared spectrum，FTIRS）、与核磁共振（nuclear magnetic resonance，NMR）、与电感耦合等离子体（inductively coupled plasma，ICP）、与原子荧光（atomic fluorescence）等联用技术，大大提升并扩大了 HPLC 功能，展示了 HPLC 良好的应用前景（图 18-4）。

综上所述，HPLC 应用极其广泛，目前已成为化学化工、生物、医药、食品、环境、材料等领域最重要的分离分析及其制备手段，尤其是以 HPLC 为代表的各种液相色谱法向生命科学渗透，而生命科学的崛起又为 HPLC 的发展提供了新的机遇和广阔的应用空间。

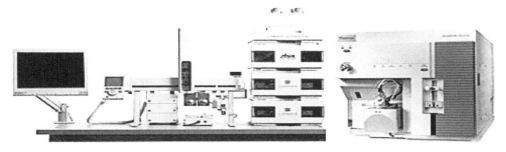

图 18-4　LC-MS/MS 系统即液相色谱-串联质谱联用系统

课堂互动

1. HPLC 与经典液相色谱法和气相色谱法有什么相同和不同之处？
2. HPLC 有何特点？
3. 你能举例说明色谱技术的进展吗？

第二节　高效液相色谱的主要类型

HPLC 按流动相与固定相的物理状态可分为液-固色谱和液-液色谱，从实用的角度出发通常是按分离机制将 HPLC 分成液-固吸附色谱法、液-液分配色谱法、离子交换色谱法和凝胶色谱法等 4 种基本的主要类型。由于色谱技术的快速发展，在液-液分配色谱法基础上发展起来的化学键合相色谱法（简称为键合相色谱），因其性能优良、功能强大、应用非常广泛而成为分配色谱法中极具代表性的另一类方法。本节主要介绍在药物分析中用得较多的液-固吸附色谱法、液-液分配色谱法，尤其是后起之秀——化学键合相色谱法。

一、液-固吸附色谱法

液-固吸附色谱法（liquid-solid adsorption chromatography）简称为吸附色谱法（adsorption chromatography），是色谱发明人茨维特（Tswett）首先采用的色谱方法，属经典的液相色谱法。

（一）分离机制

溶质（待测组分）分子与溶剂（流动相）分子在固定相（应用最广的是极性固定相多孔微粒硅胶吸附剂）表面争夺活性（吸附）中心，因不同的被分离组分结构、性质上的差异，而导致其吸附能力强弱的差别，经吸附—解吸—再吸附—再解吸反复多次的循环过程，极性强的被分离组分，其吸附能力亦强，在吸附剂表面停留的时间长，随流动相迁移的速度慢，因而，随流动相的迁移各组分之间产生移动的"速度差"，即彼此拉开距离，从而实现分离，极性强的组分保留时间长，后出峰，极性弱的组分保留时间短，先出峰。

（二）固定相

吸附色谱法的固定相（stationary phase）通常是吸附剂，极性固定相主要有硅胶、氧化铝、硅酸镁分子筛等。非极性固定相有苯乙烯-二乙烯基苯共聚物多孔微球、高强度多孔微粒活性炭等，其中应用最广的是极性固定相多孔微粒硅胶（其表面结构如图 18-5），故以硅胶为例进行讨论。

硅胶与溶质分子的亲和力按容量因子（k）由大到小的顺序排列为羧酸＞酰胺＞亚砜＞砜＞胺≈醇＞酮≈醛≈酯＞硝基化合物＞醚＞硫醚＞有机卤化物＞芳烃＞饱和烃。

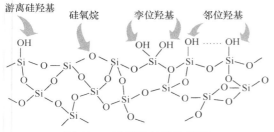

图 18-5　硅胶的结构示意图

由于容量因子 k（保留因子）可理解为溶质（组分）在固定相中被滞留的时间与流动相通过系统所需的时间之比，即 $k=(t_R-t_0)/t_0=t'_R/t_0$，与硅胶亲和力大的溶质（组分）的容量因子 k（保留因子）大、校正保留时间 t'_R（保留时间 t_R）长、出峰时间较晚、出峰位置在后（图 18-6）。

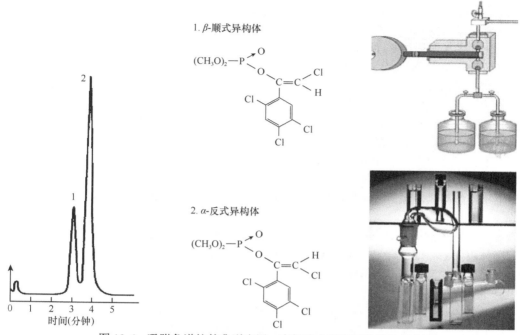

图 18-6　吸附色谱柱的典型应用：有机磷农药顺反异构体分离

250×2.2mm，6～8μm 硅胶柱；1.5% 甲醇/正己烷（体积分数），0.5mL/min

图 18-7 为液-液吸附色谱、正相操作模式实例，对环境样品中有机氯农药残留的高效液相色谱图。

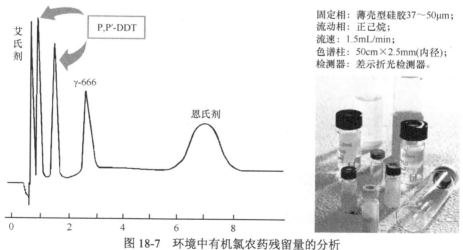

固定相：薄壳型硅胶37～50μm；
流动相：正己烷；
流速：1.5mL/min；
色谱柱：50cm×2.5mm(内径)；
检测器：差示折光检测器。

图 18-7　环境中有机氯农药残留量的分析

二、液-液分配色谱法

液-液分配色谱（liquid-liquid partition chromatography）的流动相、固定相均为液态、对被分离组分均为溶剂但又互不相溶（从理论来说是这样），它们之间在色谱柱中存在一个界面；根据固定相与流动相相对极性的不同，可分为正相液-液分配色谱法和反相液-液分配色谱法。液-液分配色谱法具有柱效高、重现性好、运行稳定、适用面宽等特点，但在实际应用中因固定液会不同程度地被流动相所溶解，造成固定液的流失，故本法在使用中往往会显示其一定的局限性。

（一）分离机制

当被分离的组分进入色谱柱后，各组分因各自的结构及性质特点不同，因而与固定液的作用力种类、性质及程度也各不相同，因此，分配系数各不相同，经过反复多次的溶解—析出—再溶解—再析出的多次循环往复过程，各组分随流动相迁移的速度也各不相同，所形成的"速度差"使各组分彼此拉开距离，从而实现分离。很明显，组分每经历一次"溶解—析出"过程，即完成一次"分配平衡"，多次循环往复分配平衡的总效果则产生了组分之间随流动相迁移的"速度差"；液-液分配色谱法的分离机制与液-液萃取法相同，都符合分配定律（distribution law）。

按固定相与流动相的相对极性的强弱，液-液分配色谱可分为正相分配色谱法和反相分配色谱法两种分离操作模式。

正相分配色谱法（normal phase partition chromatography）：固定相的极性大于流动相的极性，固定相载体表面涂布了极性的固定液，流动相是非极性或弱极性的，被分离组分中极性大的组分在固定液中溶解度大，保留时间长，后出峰，而极性小的组分在固定液中溶解度小，保留时间短，先出峰。

反相分配色谱法（reversed phase partition chromatography）：固定相的极性小于流动相的极性，固定相载体表面涂布或键合了非极性或弱极性的固定液，而流动相是极性较强的溶剂，被分离组分中极性大的组分在流动相中溶解度大，保留时间短，先出峰。

（二）固定相

液-液分配色谱的固定相由惰性的载体和涂渍在其表面的固定液所组成。载体多为一些固体吸附剂，如无定形全多孔硅胶、球形全多孔硅胶、多孔微粒氧化铝等。常用的固定液有极性、非极性两种，极性固定液通常用于正相液-液分配色谱法中，非极性固定液通常用于反相液-液分配色谱法中。常用固定液的品种如表 18-3 所示。

表 18-3　液液分配色谱法常用的固定液

极性固定液	非极性固定液
聚乙二醇	聚甲基硅氧烷
乙二醇	聚烯烃
乙二胺	正庚烷
甘油	甲基硅酮
β,β'-氧二丙醇	氰丙基硅酮

注：极性固定液通常用于正相色谱法；非极性固定液通常用于反相色谱法

（三）应用

液-液分配色谱适用范围广，它既能用于分离极性的化合物，又能分离非极性的化合物；既能分离水溶性组分，又能分离脂溶性组分；此外，还可分离同系物、对映体、异构体等类化合物。由于固定相和流动相的极性可在宽阔的范围内选择，又有正相和反相两种运行模式可供选择并匹配，获满意的分离效果是完全可能的。

有机氯、有机磷类农药在 20 世纪 50～60 年代曾广泛使用，农药自身的强毒性、恶臭味对人畜均造成伤害，进而对人居环境造成严重危害，现已禁用。目前新型农药正朝着高效低毒的方向发展，开发了拟除虫菊酯类杀虫剂，同时还发展了杀菌剂农药和除草剂农药，至 1995 年我国农药品种发展到 218 个，如苦参碱（苦参素、苦参杀虫剂），楝素［蔬果净、川（印）楝素］，烟碱（烟草粉末），鱼藤酮（毒鱼藤），阿维菌素（齐墩螨素、虫螨光、螨虫素、齐螨素），氟氯氰菊酯（百树菊酯、百树得），多杀霉素（催杀，菜喜），氟氯氰菊酯（百树菊酯、百树得）等。

图 18-8 为有机氯农药液液正相分配色谱图。色谱柱为 micro pak 载体涂渍 33% β,β-氧二丙腈（φ2.4mm×500mm）；流动相为异辛烷；流速为 0.5mL/min；检测器为紫外-可见光检测器，检测波长为 254nm。

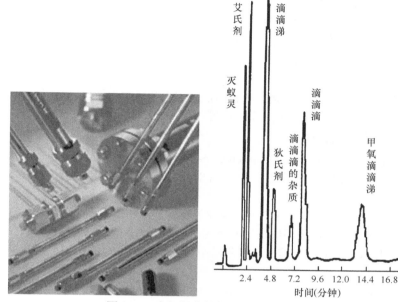

图 18-8　有机氯农药液液正相分配色谱图

三、化学键合相色谱法

化学键合相色谱法（bonded phase chromatography，BPC），是以化学键合相为固定相的色谱法，故又称为化学键合固定相色谱法。化学键合相色谱法是由液-液分配色谱法发展而来的，其分离机制以分配作用为主。

化学键合固定相是指固定液分子与载体表面特定的基团经化学反应以化学键的形式相连而成的固定相。经过键合反应之后，固定液在载体的表面形成均匀的、牢固的单分子层或多分子层，大大提高了固定液的传质速度；又因化学键合相结合比较牢固，因此，在实际操作中可采用较高的流速，而不会导致柱效的降低和固定相的流失，同时，也有利于改善固定相的功能，提高固定相的选择性；还有利于降低检测器的本底噪声、提高检测器的灵敏度；化学性能稳定，耐受的 pH 范围为 2～8；热稳定性好，最高操作温度一般在 60℃，最佳的操作温度在 40℃ 以下；载样量大，比硅胶约高一个数量级；梯度洗脱平衡快。

最常用的非极性烃基是 C_{18}，十八烷基硅烷键合硅胶是用十八烷基氯硅烷与硅胶表面的硅醇基经多步反应而成，其反应式为

$$\equiv Si{-}OH + Cl{-}Si(R)_2{-}C_{18}H_{37} \xrightarrow{\;-HCl\;} \equiv Si{-}O{-}Si(R)_2{-}C_{18}H_{37}$$

根据化学键合相与流动相相对极性的强弱，可将化学键合相色谱法分为正相化学键合相色谱法和反相化学键合相色谱法。

■（一）正相化学键合相色谱法

正相化学键合相色谱法（normal phase chemically bonded phase chromatography，RPBPC）与普通正相色谱法一样，采用极性的固定相和非极性或弱极性的流动相，即固定相的极性大于流动相的极性，其要点如下。

1. 固定相（stationary phase） 极性键合固定相，以极性的有机基团如氨基（—NH₂，强极性）、氰基（—CN，中强极性）等极性基团键合在硅胶表面制成。

2. 流动相（mobile phase）　非极性或弱极性溶剂，如正己烷、正庚烷、异辛烷、异丙醇等，其中可加入适量的极性溶剂如三氯甲烷、醇类、乙腈等以调节洗脱强度。在梯度洗脱时，通常逐渐增大洗脱剂中极性溶剂的比例。

3. 分离机制　一般认为属于分配过程，若把键合层视为一层液膜，则组分在两相间不断、反复地分配，组分极性越强，分配系数 K 值越大，保留时间越长。

总之，组分在正相化学键合相色谱法中极性小的组分先流出，极性大的组分后流出；流动相中极性调节剂的极性增强，如增大浓度或流量，则洗脱能力增强，组分的保留值缩小；极性键合相的极性越大，组分的保留值增大。

4. 应用（application）　正相化学键合相色谱法适用于分离中等极性乃至极性化合物，如脂溶性维生素、甾体、芳香醇、芳香胺、脂、杀虫剂等。

（二）反相化学键合相色谱法

反相化学键合相色谱法（reversed phase chemically bonded phase chromatography，RPBPC）与普通反相色谱法一样，采用非极性的固定相和极性的流动相，即固定相的极性小于流动相的极性，其要点如下所示。

1. 固定相　非极性键合相，以非极性或弱极性的有机基团如烷基（C_{18}、C_8、C）、苯基（C_6H_5）等非极性基团经化学键合在硅胶表面制成。其杰出代表是十八烷基硅烷键合硅胶（octadecylsilane chemically bonded silica，ODS），因其在反相色谱中起到了极为重要的作用，故又享有"万能柱"的美称。

2. 流动相　极性溶剂作流动相，通常以水作基础溶剂（底剂），再加入一定量与水混溶的有机溶剂，常用甲醇-水或乙腈-水等多元溶剂体系。还可加入有机的酸、碱或缓冲溶液调节流动相的极性，如乙酸、二乙胺等。梯度洗脱时，通常逐渐增大洗脱剂中有机溶剂的比例。

3. 分离机制　键合在硅胶表面的非极性或弱极性基团具有较强的疏水性，它对被测组分中的非极性部分官能团产生亲和（缔合）作用，该作用使被测组分起到"保留"作用；但是在极性的流动相中，被测组分的极性部分官能团也有亲和（缔合）作用，虽然都是"亲和（缔合）作用"，但前者的作用是"保留"，而后者的作用是"洗脱"，两种作用其结果截然相反，显然，不同的被测组分在相同的固定相和流动相中它们的保留值是各不相同的，即不同的被测组分在同一色谱柱中前进的速度不同，随着流动相的流动，各组分因速度不同而彼此拉开距离，从而达到分离目的。

综上所述，在反相化学键合相色谱法中，固定相的烷基配合基碳链越长（C_{18} 比 C_8 更长），或被测组分分子中非极性部分的表面积越大，或流动相表面张力及介电常数越大，则亲和（缔合）作用越强，分配系数 K 值越大，保留时间越长。因此，组分在反相化学键合相色谱法中的一般规律：极性大的组分先流出，极性小的组分后流出；固定相键合基团的链越长，极性降低，载样量增大，分配系数（K）增大，保留作用越强；流动相中水的含量越大，洗脱能力越弱，组分的保留值越大。

4. 应用　反相化学键合相色谱法具有广泛的实用性，如分离非极性和中等极性的化合物等，它还派生出"反相离子抑制色谱法""反相离子对色谱法"。据统计，反相化学键合相色谱法可以完成 80% 以上的液相色谱任务，尤其在类药物分析、生物化学、生命科学、石油化工、精细化工、食品分析、环境分析等学科中显示了不可替代的作用。

图 18-9 为 30 种与生命密切相关的氨基酸以邻苯二甲醛自动化柱前衍生反相液相分离色谱图。柱前衍生化处理，便于使用荧光检测器、操作简捷快速，从而避免了采用离子交换分离、柱后与茚三酮反应显色、使用光度法检测的复杂、烦琐的运作模式。

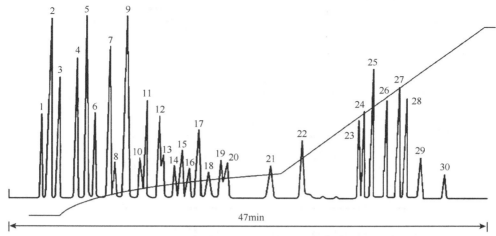

图 18-9　经柱前衍生化后 30 种氨基酸的反相液相分离色谱图

流动相：0.05mol/L 磷酸缓冲液至 2% 四氢呋喃/ 2% 水/甲醇梯度淋洗。色谱柱：300mm×4.5mm，5μm ODS。色谱峰：1. 磷酸丝氨酸；2. 天冬氨酸；3. 谷氨酸；4. α-氨基己二酸；5. 天冬酰胺；6. 丝氨酸；7. 谷氨酰胺；8. 组氨酸；9. 甘氨酸；10. 苏氨酸；11. 瓜氨酸；12. 1-甲基组氨酸；13. 3-甲基组氨酸；14. 精氨酸；15. β-氨基丙酸；16. 氨基丙酸；17. 牛磺酸；18. 鹅肌肽；19. β-氨基丁酸；20. β-氨基异丁酸；21. 酪氨酸；22. 氨基丁酸；23. 蛋氨酸；24. 缬氨酸；25. 色氨酸；26. 苯丙氨酸；27. 异亮氨酸；28. 亮氨酸；29. δ-羟赖氨酸；30. 赖氨酸

第三节　高效液相色谱的流动相

HPLC 的流动相既起到运载作用，又参与对组分的竞争；作为 HPLC 的流动相，可供选择的溶剂有几十种，在实际的使用中常将几种纯溶剂混合以不同配比形成溶剂系统，因此 HPLC 中流动相（溶剂系统）的选择常是最佳分离效果的关键因素。

一、高效液相色谱对流动相的一般要求

1. 化学惰性　溶剂与被分离组分及固定相均不发生化学反应，以保证分离的稳定性和重现性。

2. 适宜的极性　对被分离组分有适宜的极性和良好的选择性。

3. 与检测器相匹配　流动相的理化性质必与检测器相匹配，不能对检测器的正常响应信号产生干扰。如采用紫外-可见光检测器，则溶剂对紫外光必须是无吸收或弱吸收，以降低紫外吸收检测器的本底值，提高测定的灵敏度；若使用示差折光检测器，就不能采用梯度洗脱模式。

4. 高纯度　不纯的溶剂会使基线不稳定，产生波动，因此，溶剂应采用色谱纯，若需用水，则应为高纯水，使用前脱气、过滤是不可忽视的。

5. 低黏度　HPLC 最常用的低黏度溶剂主要是甲醇，其次是乙腈、丙酮。黏度过高，则要提高工作压力，黏度过低，则易产生气泡，这对分离及其测定都是不利的。

6. 适用的物理性质　在 HPLC 中对流动相的物理参数选择的一般要求：低沸点，溶剂沸点低，便于分离组分和溶剂回收；低黏度，以利于提高传质速率和分离速度；互溶性好，若采用二元或多元混合溶剂，则各溶剂间应具有良好的互溶性，不分层、无乳化现象。

7. 安全廉价，经济实用　尽量避免使用有显著毒性及贵重的溶剂。

二、溶剂的极性与强度

极性是指共价化合物分子中电荷分布的不对称性，含有极性键的溶剂均为极性溶剂，不同溶剂因分子内电荷分布不对称程度不同而显示出不同强度。溶剂的极性参数用 P' 表示，常用溶剂的 P' 值如表 18-4 所示。

表 18-4　HPLC 常用溶剂的极性参数 P' 值

溶剂	极性参数 P'	溶剂	极性参数 P'
正戊烷	0.0	乙醇	4.3
正己烷	0.1	乙酸乙酯	4.4
苯	2.7	丙酮	5.1
乙醚	2.8	甲醇	5.1
二氯甲烷	3.1	乙腈	5.8
正丙醇	4.0	乙酸	6.0
四氢呋喃	4.0	水	10.2
四氯化碳	4.1		

在正相色谱中，P' 值越大，洗脱能力越强（与固定相竞争溶质的作用力越强）；在反相色谱中，P' 值越大，洗脱能力越弱。由表 18-3 可知，水、正己烷的 P' 值分别为 10.2 和 0.1，说明水在正相洗脱时，洗脱能力最强，而正己烷、正戊烷是最弱的。

在实际的 HPLC 测定中，常用两种或两种以上的溶剂组成多元溶剂系统。多元混合溶剂系统的极性参数 P' 值应等于各组成溶剂极性参数的加权和，如由 A、B、C 三组分组成的混合溶剂，其极性参数可用下式计算：

$$P'_{ab\cdots\cdots}=\varphi_a P'_a+\varphi_b P'_b+\varphi_c P'_c+\cdots\cdots \tag{18-1}$$

式中的 φ_a、φ_b、φ_c 分别 A、B、C 三组分的体积分数。调节溶剂的极性，可使待测组分的容量因子（$k=t'_R/t_0$）在一个合适的范围内。一般来说，P' 改变 1 个单位，可使容量因子 k 改变 5 个单位。

三、正相洗脱与反相洗脱

按流动相溶剂体系与固定相极性的相对强弱，可将洗脱方式分为正相洗脱和反相洗脱两种方式。

▌（一）正相洗脱

流动相的极性小于固定相的洗脱方式称为正相洗脱。

不论是正向洗脱还是反相洗脱，一般很少用纯溶剂作流动相，而是用两种或两种以上溶剂组成多元流动相。多元流动相通常由一种或几种不同的纯溶剂与底液组成，底液就是正相洗脱方式中 P' 值最小的溶剂——正己烷或正戊烷。如在正相洗脱色谱中，首选纯溶剂乙醚、四氯化碳和二氯甲烷，此时选 P' 值最小的溶剂——正己烷或正戊烷作为底剂 [1] 来调节溶剂的极性，改善洗脱能力，求得最佳的分离效果。

正相洗脱方式适用于正相液-固吸附色谱法和液-液分配色谱法。

▌（二）反相洗脱

流动相的极性大于固定相的洗脱方式称为反相洗脱。

在反相洗脱中用强度参数 S 来表征，它与正相洗脱的 P' 值关系是一种互逆（换位）的思考。例如，水在正相洗脱中，洗脱能力最强（$P'=10.2$），而在反相洗脱中，洗脱能力最弱（$S=0$）。在反相洗脱实验操作中，常选 S 值最小的水（$S=0$）为底剂，可获价廉物美的效果。反相洗脱溶剂的强度参数 S 值如表 18-5 所示。

表 18-5　反相洗脱溶剂的强度参数 S

溶剂	S	溶剂	S
水	0	二噁烷	3.5
甲醇	3.0	乙醇	3.6

[1] 底剂：在多元混合溶剂系统中，洗脱能力最弱、用量（体积分数）最大的溶剂称为底剂。

续表

溶剂	S	溶剂	S
乙腈	3.2	异丙醇	4.2
丙酮	3.4	四氢呋喃	4.5

在反相洗脱中，多元混合溶剂系统的强度参数 S 值的计算公式为

$$S_{ab\cdots\cdots}=\varphi_a S_a+\varphi_b S_b+\cdots\cdots \qquad (18\text{-}2)$$

即在反相洗脱中，多元混合溶剂系统的强度参数 S 值应等于各组成纯溶剂的加权和。

四、洗脱方式

按流动相的浓度配比在运行过程是否变化可分为等度洗脱和梯度洗脱两种方式。

（一）等度洗脱

采用恒定配比的溶剂系统的洗脱方式，称为等度洗脱（isocratic elution）。这是最常用的洗脱方式，具有运行稳定、操作简便、重复性好、溶剂易回收再生等优点。但不适用于成分复杂、性质差别大的组分的分离。

（二）梯度洗脱

在一个分析周期内，按一定程序，不断改变溶剂浓度配比的洗脱方式称为梯度洗脱（gradient elution）。梯度洗脱可使复杂样品中性质差异大的组分在各自适宜的条件下分离。其优点：分析周期短，分析快速；分离效果好；提高了检测灵敏度；改善了峰型（瘦、高、对称）等。但是，稳定性、重复性不如等度洗脱。

五、溶剂的选择

选择溶剂的实质是改变溶剂与溶质（被分离组分）分子之间的作用力。如一种弱溶剂 A 与两种强溶剂 B 和 C 组成三元混合溶剂，改变两种强溶剂 B 和 C 的浓度（体积分数）可以调节混合溶剂的选择性，改变弱溶剂 A 的浓度可调控混合溶剂的强度，从而导致被测组分有一个适宜的容量因子（k），以求得一个令人满意的分离效果。

在 HPLC 实际运行中，溶剂系统一般选择原则如下所示。

（一）典型的溶剂体系

在反相色谱法中首选纯溶剂为甲醇、乙腈和四氢呋喃，以水为底剂。在正相色谱法中首选纯溶剂为乙醚、四氯化碳和二氯甲烷，以正己烷或正戊烷为底剂。这两种溶剂系统是适用面最宽、应用最广的 HPLC 溶剂体系。可在此基础上调节其浓度配比，也可更换其他纯溶剂及其浓度配比，以调节其洗脱能力。

（二）洗脱能力的表征

在正相色谱溶剂系统中，纯溶剂或混合溶剂的洗脱能力用极性参数 P' 值表征。在反相色谱溶剂系统中，纯溶剂或混合溶剂的洗脱能力用强度参数 S 值表征。

（三）洗脱效果的表征

溶剂系统对被分离组分的洗脱效果应使其容量因子在一个适宜的范围，一般来说容量因子应该是 $k=t'_R/t_0\approx 2\sim 5$。

此外，还可以根据衡量柱效的综合指标——分离度（$R\geqslant 1.5$）；峰型是否瘦、高、对称（不拖尾）；基线是否平直等方面，以确认洗脱效果。

第四节　高效液相色谱仪

一、高效液相色谱分析的一般流程

位于高位（保持一定的静压差）的储液瓶中的流动相（溶剂）通过吸滤头（过滤器）进入高效液相色谱仪管路系统，在混合室混合均匀后，被高压泵泵入进样阀，试样溶液通过微量进样器（注射器）进入进样阀的定量管，被流动相（溶剂）携带进入色谱柱，经色谱柱分离后的各组分依次进入检测器，检测器分别对各被测组分产生响应信号，由计算机软件——色谱工作站采样、读取数据、处理数据，并报告测定结果；通过检测器的试样溶液作为废液排放，完成一次测定。简单样品可采用等度洗脱，复杂样品可采用梯度洗脱，以期获得较好的分离效果。仪器测试系统可在计算机及其软件的控制下实现自动化、程序化操作。仪器测试过程的流程如图 18-10 所示。

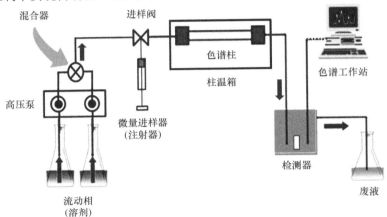

图 18-10　高效液相色谱仪的一般流程

根据高效液相色谱仪的一般工作流程可知，仪器主要由高压输液系统（high pressure infusion system）、进样系统、分离系统、温度控制系统、检测系统和计算机及其软件色谱工作站等六部分组成，其结构框图如图 18-11 所示。不过多数的 HPLC 测定均在室温下测定，只有少数特殊样品需要在恒温下进行测定，如某些酶试剂、免疫试剂、医学临床试剂及样品等。

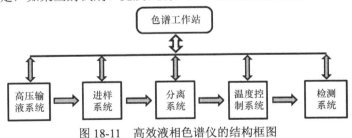

图 18-11　高效液相色谱仪的结构框图

二、高效液相色谱仪结构

（一）高压输液系统

1. 脱气装置（degasser）　由于气泡进入色谱柱会影响柱效，进而影响检测器的灵敏度、基线的稳定性，给分析结果带来误差，甚至造成测定的失败。此外，溶解在流动相中的氧还可能与样品、流动相甚至固定相（如烷基胺）发生反应。溶解氧能与某些溶剂（如甲醇、四氢呋喃）生成有紫外吸收的配合物，会提高背景吸收值（尤其在 260nm 以下），导致紫外-可见光检测器灵敏度下降，更糟糕的是在梯度洗脱时会造成基线漂移或形成鬼峰（假峰）；在荧光检测中，溶解氧在一定条件下还会引起荧光猝灭现象，特别是对芳香烃、脂肪醛、酮类等有荧光特性的物质，在某些情况下，荧光响应信号可降低 95%；在电化学检测中，溶解氧所产生的"氧波""超电压"则产生更大的负面影响；故流动相在进入色谱柱之前脱气是不可忽视的。

在线脱气装置应串接到流动相溶剂储液瓶与高压泵之间，流动相通过吸滤头先经连续的真空脱气，后被泵入色谱柱，其脱气效果明显优于其他离线脱气方法，并适用于多元溶剂体系。

HPLC 使用的流动相应经脱气处理，常用的脱气方法有超声波振动脱气（图 18-12）、抽真空脱气、加热回流气、吹氦脱气及在线真空脱气等。其中最简单的脱气方法是超声波振动脱气，脱气效果最佳的是在线真空脱气。图 18-13 为在线真空脱气原理示意图。

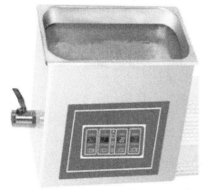

图 18-12　超声波清洗（脱气）器

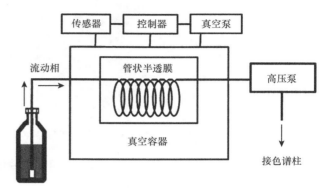

图 18-13　在线真空脱气示意图

2. 高压泵（high-pressure pump）　高压泵是高效液相色谱仪最重要的部件之一，泵的性能直接影响到整个系统的工作质量和分析结果的准确性、可靠性。在高效液相色谱仪中，普遍采用高压泵是往复柱塞泵，其工作原理和实物如图 18-14 和图 18-15 所示。正常工作时，电动机带动偏心轮转动，偏心轮通过连杆与柱塞相连，柱塞在缸体内随着偏心轮转动而作往复的平动，使泵的缸体内部形成周期交替的"负压—正压—负压—正压……"。"负压"即开启宝石球吸入单向阀，流动相被吸入缸体内；"正压"则开启宝石球排出单向阀，使流动相挤压出缸体并泵入色谱柱，则高压泵完成一次往复工作循环。由于柱塞在缸体中往复运动，泵的脉动缺点是难以避免的，但可以增设脉动阻尼器或在使用时将两泵并联形成相互弥补的组合体，以克服脉动，使流动相的流动趋于平稳。这对于提高柱效、增强运行的稳定性，进而提高测定的准确性、精密度均起到积极作用。

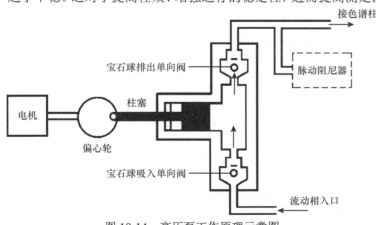

图 18-14　高压泵工作原理示意图

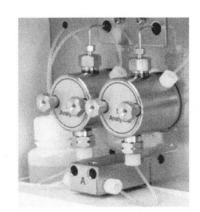

图 18-15　高压泵实物照片

存在于管路系统的气泡对仪器的稳定运行十分不利，这些气泡来自关机-开机的压力波动、更换流动相等操作，故开机时要注意排泡，排泡装置如图 18-16 所示。

3. 洗脱方式（elution mode）　"洗脱"是指作为流动相的溶剂将被分离组分从固定相中萃取或脱附出来并形成洗脱液的过程，高效液相色谱仪洗脱方式分为等度洗脱和梯度洗脱两种。

（1）等度洗脱：在整个分析过程中，流动相采用恒定的组成、浓度和流速，即以等强度流动相洗脱全部组分的方法。该洗脱方式一般适用于要分离的组分少、彼此的性质差异不大的样品。

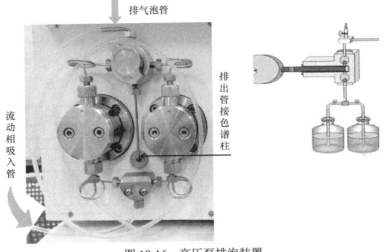

图 18-16　高压泵排泡装置

（2）梯度洗脱：在分离过程中按一定程序改变流动相的浓度配比、流速和强度的一种洗脱模式。梯度洗脱能够有效提高分离度，缩短分析时间，改善峰型，降低检出限并提高检测的灵敏度，但也可能引起基线的波动和测定精密度的降低。该种洗脱方式适用于组分数量多，彼此性质差异大的样品。

梯度洗脱装置又分为两种运行模式，即高压洗脱装置和低压洗脱装置。高压梯度洗脱采用两个或多个高压泵将不同的溶剂增压后分别输送到同一个梯度混合器中进行混合，混合后的流动相再进入色谱柱。例如，高压二元梯度洗脱装置是用两台高压输液泵将两种溶剂送入混合室，其混合比由两个泵的流量所决定，经混合后再进入色谱柱。一般说来，流动相中需要改变几种溶剂，则需要相同数量的高压输液泵。通过预先设定的运行程序，各输液泵在计算机软件-色谱工作站的控制下将各种溶剂按照设定的比例进行混合，分时段地形成流动相组成的变化并产生相应的梯度洗脱曲线。低压梯度则是在常压下将不同组分的溶剂混合后再用一台高压泵送入色谱柱的方法。

（二）进样系统

进样系统是将被分析试样溶液导入色谱柱的装置。高效液相色谱仪的进样装置需满足要求：重复性好、死体积小，进样时对色谱系统流量波动小。目前进样方式主要分为手动进样和自动进样两种方式。

1. 手动进样　目前普遍采用六通进样阀，该法在常压下用平头微量注射器（图 18-17）将样品溶液注入进样阀定量管，经阀的流路切换操作使样品溶液在高压状态下送入色谱柱，此方式重复性好、精密度高。图 18-18 为六通进样阀后视（背面）图，反映了阀的工作原理；图 18-19 为商品化的六通进样阀的实物照片。进样量可根据需要在 $0.5 \sim 100\mu L$ 内选择，注入试液量应不小于定量管体积的 $5 \sim 10$ 倍（最少 3 倍），这样才能完全置换定量管内残留的流动相，并冲洗管道，消除管壁残留，有效防止上一次测定对下一次测定产生的干扰，确保进样的准确性和精密度。

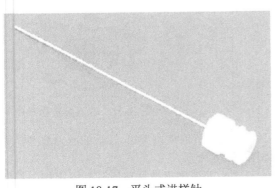

图 18-17　平头式进样针

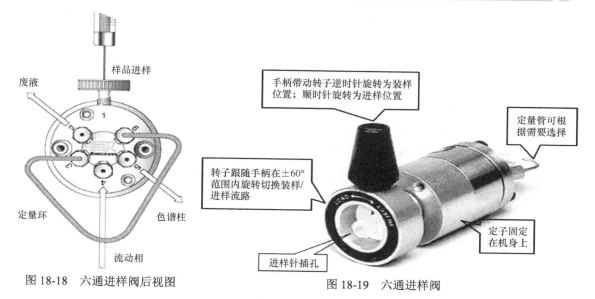

图 18-18 六通进样阀后视图

图 18-19 六通进样阀

图 18-20 展示了六通进样阀的内部结构，其工作原理与气相色谱六通阀相似，它可在 50MPa 高压下进样、其进样误差可控制在百分之零点几之内。当阀处于装样（load）位置时，试液通过微量注射器注入定量管（环）；然后旋转手柄 60° 使阀处于进样位置，实现从"装样"向"进样"的切换，使定量管中的样品溶液以"塞子"的方式"插入"流路，并在流动相的"携带"下，进入色谱柱，从而完成进样（injection）步骤。

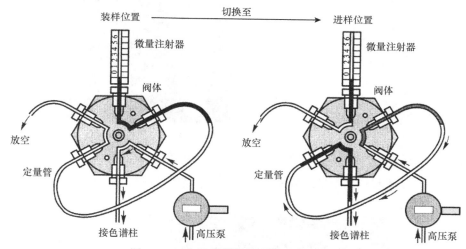

图 18-20 六通进样阀的工作原理示意图

六通阀的使用和维护注意事项如下。①样品溶液进样前必须用 0.45μm 滤膜过滤，以减少微粒对进样阀的磨损。滤器为一次性针筒式，如图 18-21 所示。②转动阀芯时应快速简捷、一步到位、切忌拖泥带水，否则流路受阻、泵压剧增，可能损坏泵或流路接口。③为了防止缓冲盐和样品残留在进样阀中，每次分析结束后应冲洗进样阀。通常可用水冲洗，或先用能溶解样品的溶剂冲洗，再用水冲洗。④六通进样阀必配用平头微量注射器，即不能使用带尖头进样针的微量注射器（图 18-22），以保护六通进样阀进样口的密封免遭破损。

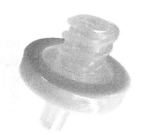

图 18-21 一次性针筒式过滤器（0.45μm）

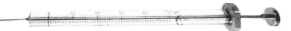

图 18-22　微量注射器（100μL）

流动相的低压脱气和过滤：使用水泵等抽真空设备连接抽滤瓶和微孔玻璃漏斗，可完成脱气和过滤的双重任务（图 18-23）。

试样溶液的过滤：先用 1mL 注射器（图 18-24）吸取标准品或供试品试液适量，然后套上一次性针筒过滤器，将试液注入可密塞的塑料微量离心管（图 18-25）中备用。

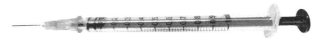

图 18-24　1mL 注射器

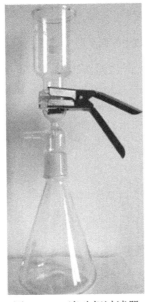

图 18-23　流动相过滤器

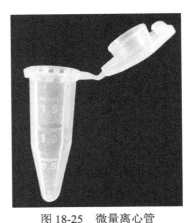

图 18-25　微量离心管

常用规格：0.2mL、0.5mL、1mL、1.5mL。材质：塑料、聚四氟乙烯等

进样：用带平头进样针的微量注射器从备用试液中吸取进样量 3 ～ 5 倍的试液注入手动进样阀，如图 18-26 所示。

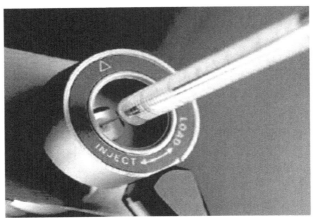

图 18-26　微量注射器进样针插入进样孔时的工作照

2. 自动进样 自动进样器在程序控制下，可自动完成取样、进样、清洗等一系列工作任务，操作者只需将样品按顺序装入贮样装置。常用的自动进样装置有圆盘式、链式、点阵式等自动进样形式，适合于批量样品的常规分析。图 18-27 为一种圆盘式自动进样器，图 18-28 为配备机械臂的自动进样器。

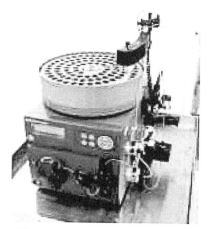

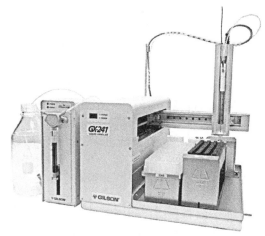

图 18-27 一种圆盘式自动进样器   图 18-28 配备机械臂的自动进样器

（三）分离系统

分离系统的核心部件是色谱柱，色谱的分离作用主要靠色谱柱来完成。

1. 色谱柱的构造及常用类型 柱管通常用不锈钢制成，如图 18-29 所示，管内壁要求有很高的光洁度。不锈钢柱由柱管、固定相、压帽、卡套（密封环）、筛板（滤片）、接头、螺丝等组成。因此，为提高柱效，减小管壁效应，不锈钢柱内壁多经过抛光。也有在不锈钢柱内壁涂敷氟塑料以提高内壁的光洁度和防腐性能，其效果优于抛光处理。还有将熔融硅材料或玻璃衬里用于细管柱。固定相采用匀浆法高压装柱（80～100MPa）。色谱柱两端的柱接头内装有筛板（孔径约为 1μm），多用不锈钢或钛合金烧结制成（也有用多孔性的聚四氟乙烯），目的是防止填料漏出色谱柱或从注射口带入的机械杂质。色谱柱按用途可分为分析型和制备型两类，尺寸规格也不同：①常规分析柱（常量柱），内径 2～5mm（常用 4.6mm），柱长 10～30cm；②窄径柱（narrow bore，又称细管径柱、半微柱，semi-microcolumn），内径 1～2mm，柱长 10～20cm；③毛细管柱（又称微柱，microcolumn），内径 0.2～0.5mm；④半制备柱，内径＞5mm；⑤实验室制备柱，内径 20～40mm，柱长 10～30cm；⑥生产制备柱内径可达几十厘米。柱内径一般是根据柱长、填料粒径和折合流速来确定，目的是避免管壁效应。

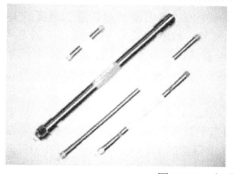

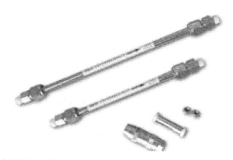

图 18-29 各种规格的色谱柱

2. 柱的使用与维护 色谱柱的正确使用和维护十分重要，稍有不慎就会降低柱效、缩短使用寿命甚至损坏。在色谱操作过程中，需要注意下列问题，以维护色谱柱。

（1）必须仔细阅读说明书，确认柱的使用条件及清洗方法步骤。

（2）应避免任何机械震动（如碰撞、挤压、坠落）、防止压力和温度的急剧变化对柱的结构和填料造成的损伤。

（3）避免将基质复杂、粗糙的样品尤其是生物样品直接注入柱内，需要对样品进行预处理或者在进样器和色谱柱之间连接保护柱。保护柱一般是填有相似固定相的短柱，保护柱应时常更换。

（4）选择适宜的流动相（包括合适的 pH），以避免破坏固定相。必要时可在进样器前面连接预柱，因预柱内填料为硅胶，而分析柱内填料是键合硅胶，预柱可使流动相在进入分析柱之前预先被硅胶"饱和"，避免分析柱中的硅胶基质被溶解。

（5）将不同流动相进行转换时，要注意溶剂之间的互溶性，切忌用有机溶剂（如甲醇）直接冲洗（置换）缓冲溶液。

（6）常用强溶剂冲洗色谱柱，清除保留在柱内的杂质。在进行清洗时，对流路系统中流动相的置换应以相混溶的溶剂逐渐过渡，每种流动相的量（体积）应是柱体积的 20 倍左右，即常规分析需要 50～75mL。

（7）通常色谱柱不能反冲，否则会迅速降低柱效。只有生产厂家指明该柱可以反冲时，才可以反冲除去留在柱头的杂质。

（8）保存色谱柱时应将柱内充满乙腈或甲醇，柱接头要拧紧，防止溶剂挥发干燥。严禁将缓冲溶液留在柱内静置过夜或停留更长时间。

（四）检测系统

高效液相色谱检测器是高效液相色谱仪的又一关键组成部件。其作用是将从色谱柱中洗脱下来的各组分量（或浓度）转换成可检测的电信号。理想的高效液相色谱检测器应具有灵敏度高、响应快、噪声低、线性范围宽、重现性好、适用范围广、死体积小、对流速及温度的波动不敏感等特点。高效液相色谱仪可选用多种检测器，最常用的有紫外-可见光检测器（包括二极管阵列检测器），示差折光检测器，荧光检测器和蒸发光散射检测器。

1. 紫外-可见光检测器（ultraviolet-visible light detector，UVD）　适用于对紫外光有吸收的物质，是现代高效液相色谱仪中最常用的检测器。其工作原理及其结构类似于分光光度计，但不同于分光光度计的主要部件是流通池（流动相携带被测组分从流通池的光路中流过），而分光光度计中所用的比色池中的试液是固定不动的。几乎所有高效液相色谱仪都配备紫外-可见光检测器，它要求分析样品必须在紫外光区有吸收并且流动相在工作波长处无吸收，即流动相（有机溶剂）的截止波长[①]应小于检测波长。其特点是灵敏度高、线性范围宽，对流动相的流速和温度变化不敏感，易操作，检测波长可以选择并可用于梯度洗脱。但是来自氘灯的紫外光经单色器分光后投射到流通池，致使光能降低、光强削弱、测定的灵敏度受到影响，尤其是池壁结垢未得到及时清洗时，问题更明显。

（1）可调波长检测器（variable wave-length detector）：可根据测定任务的需要选择工作波长（单波长），即将测定组分最大吸收波长设置为工作波长（检测波长），从而保证了测定所需的灵敏度，其关键的流通池部分的结构如图 18-30 所示。可调波长检测器是目前配置最广、应用最多的紫外-可见光检测器，它采用氘灯为光源，因其辐射强度、稳定性、使用寿命均优于氢灯，是氢灯光源的更新换代产品，如图 18-31 所示。

（2）二极管阵列检测器（diode-array detector，DAD）：是一种系列光学多通道（多波长）检测器。光电二极管排列在晶体硅上，每一个二极管相当于对应一个单色器的出口狭缝，二极管越多，则分辨率越高。通常一个二极管对应于接受 1nm 光谱带宽的单色光。例如，1100 型高效液相色谱仪的光电二极管阵列检测器由 1024 个光电二极管构成，其工作波长范围为 200～900nm，一个光

[①]《中国药典》把紫外-可见光、二极管阵列、荧光、电化学检测器均列为选择性检测器。因用水作流动相时，其截止波长为190nm，紫外-可见光检测器的工作波长必大于190nm，这与一般测定情况是相吻合的，因此紫外-可见光检测器是最常用的检测器。截止波长是指溶剂或仪器所允许的最小工作波长（测定波长），也就是透过波长的下限，若小于截止波长则无正常响应。

电二极管接受光谱带宽的平均值为0.7nm。其结构如图18-32所示。

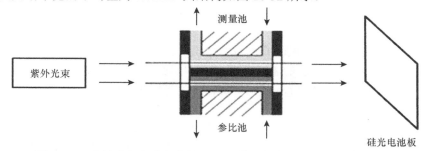

图18-30　高效液相色谱仪紫外-可见光检测器（流通池）结构示意图

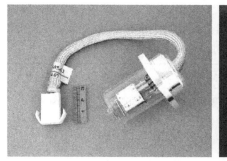 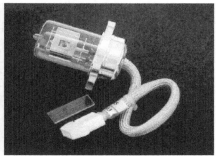

图18-31　氘灯光源

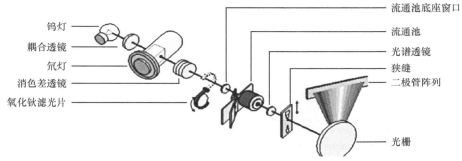

图18-32　光电二极管阵列检测器结构示意图

　　二极管阵列检测器的工作原理：复合光通过流通池被测定组分选择性地吸收后，再进入单色器，经单色器色散（分光）作用后，由计算机读数采样并处理数据，将各个组分的吸收光谱和色谱（图18-33）合成为一张三维光谱-色谱图，如图18-34所示。

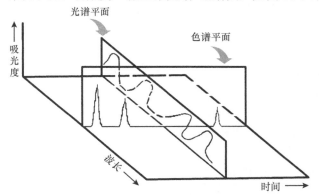 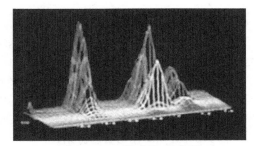

图18-33　分解的二维光谱和色谱图　　　　　图18-34　三维光谱-色谱图

二极管阵列检测器目前应用越来越广泛，它可进行全波长检测，一次进样可测定样品中不同吸收波长下的所有组分；其特点是光谱分辨率高，可以检测色谱峰的纯度，且灵敏度高，线性范围宽，基线噪声小。

2. 荧光检测器（fluorescence detector，FD） 荧光是一种光致发光现象，荧光检测器是利用具有荧光特性的物质吸收一定波长的激发光后，发射出比吸收光波长更长的特征光——荧光而设计的检测器。它的灵敏度可达 10^{-12}g/mL，比紫外-可见光检测器要高 $2 \sim 3$ 数量级，适合于作痕量分析。

荧光检测器适用于具有荧光特性的物质，如多环芳烃、维生素、甾体化合物及酶类等，也是体内药物检测常用的检测器之一。对于无荧光特性的化合物，则需要作衍生法处理，衍生法分为柱前与柱后衍生法两种。常用的衍生化试剂是邻苯二甲醛（OPA）或硫基氰酸苯酯（PICO-TAG）。例如，多数氨基酸无荧光特性，但经衍生化处理后则可使用荧光检测器进行检测，如本章图 18-9 所示的 30 种氨基酸经柱前衍生化后使用荧光检测器分离并检测的结果令人满意（表 18-6）。

表 18-6　液相色谱检测器的性能比较

检测器	UVD	FD	AD	ELSD	RID	MSD
相应信号	吸光度	荧光强度	电流强度	散射光强度	折射率	离子流强度
噪声	10^{-5}	10^{-3}	10^{-9}		10^{-7}	
线性范围	10^{5}	10^{3}	10^{5}		10^{4}	宽
检测限（g/mL）	10^{-10}	10^{-13}	10^{-13}	10^{-9}	10^{-7}	$< 10^{-9}$（g/s）
温度影响	小	小	大	小	大	
流通池体积（μL）	$2 \sim 10$	~ 7	< 1		$3 \sim 10$	
对样品破坏	非	非	非	非	非	有
流速影响	无	无	有		有	无
梯度洗脱	适宜	适宜	不适	适宜	不适	适宜

注：UVD（ultraviolet-visible light detector）-紫外检测器；FD（fluorescence detector）-荧光检测器；AD（amperometric detector）-安培检测器；ELSD（evaporative light-scattering detector）-蒸发光散射检测器；RID（differential refractive index detector）-示差折光检测器；MSD（mass spectrometric detector）-质谱检测器

课堂互动

1. 你能用方框图表示高效液相色谱仪的基本结构（组成）吗？各部分的作用是什么？
2. 流动相为什么在使用前要经过滤并脱气处理？
3. 色谱仪的核心部件是什么？作用是什么？如何使用并维护？
4. 属于高效液相色谱仪通用型的检测器有哪些？各有什么特点？
5. 荧光检测器为什么不属于通用型检测器？

（五）色谱工作站

色谱工作站（chromatographic work station）又称为色谱数据处理系统或称化学工作站，是高效液相色谱仪实现自动化、程序化操作的计算机软件，一般色谱工作站具有控制仪器各结构模块、在线显示、自动采集数据、处理数据、报告测定结果、打印和储存等功能，即整台仪器测试的全过程，可在一台计算机及其软件——色谱工作站的控制指挥下完成。图 18-35 为 LC-100 型高效液相色谱仪的工作站界面，界面清楚显示了实时采样、色谱图的二维坐标系统、泵的流量、压力范围、柱温的设置等项工作内容的对话窗口，还有检测器氘灯的工作状况和工作波长设置的对话窗口等。

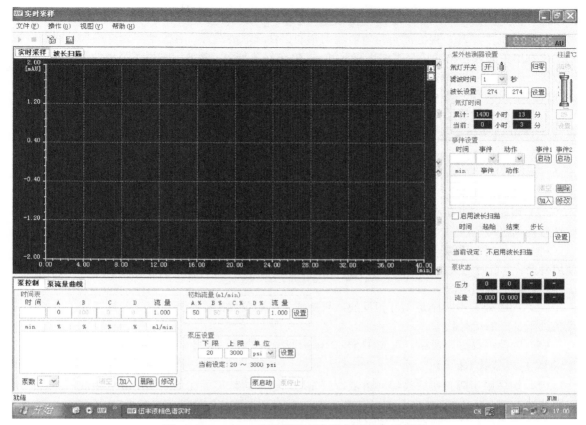

图 18-35 LC-100 型高效液相色谱仪的工作站界面

专用型色谱工作站，是指为特定型号色谱仪配套的计算机软件，大都包括了仪器参数的自动控制功能，一般功能较强，如能贮存并履行梯度洗脱程序和自动进样程序、进行各种数据校正等。

三、开机和关机

由于仪器的型号、生产厂商及其仪器的配置不同，开机、关机的具体操作可能不一致，但是仍有一般规律可循，因此，开机、关机的一般注意事项如下。

（一）开机

（1）检查仪器系统外观及其管路、电路的连接是否正常。

（2）启动计算机，先进入 Windows 界面再打开色谱工作站界面。

（3）打开各组成模块的电源，待各模块完成自检后与系统连接，即与色谱工作站建立通信联系并以加亮的形式显示在界面上（未连接的部分显暗灰色）。

（4）在色谱工作站界面各对话窗口中设置运行参数，如泵的压力、流量、柱温、检测器的工作波长等。

（5）把瓶装的经过脱气处理的流动相放入色谱仪上层（高位）的盛放框架内。

（6）启动泵，先打开清洗（排泡）阀，直至管路中无气泡。切换流路，使流动相进入色谱仪的管路系统。

（7）先用流动相冲洗管路系统，待基线平直后进样。

（8）进样后色谱工作站在已设置好的条件下自动采集数据、处理数据并报告测定结果。

（二）关机

1. 关机前的清洗。根据测定时所用流动相的极性选取清洗液。若流动相为一般极性或弱极性物质，则用甲醇或乙腈冲洗至基线平直（20～30分钟）亦可；若测定时用了强极性流动相、缓冲溶液等，则应先用水冲洗，然后可调节水与甲醇（或乙腈）的比例，即用一定浓度（比例）的甲醇水冲洗至基线基本平直（20～30分钟），再用甲醇或乙腈冲洗至基线平直（20～30分钟）。

2. 按照先关检测器，再关泵，最后关闭电源的顺序关机。

（三）开机关机注意事项

（1）应保持流动相的新鲜和脱气，流动相应选用色谱纯试剂、高纯水或重蒸馏水，酸碱溶液、缓冲液需经过滤后使用，过滤时注意区分水溶性膜和脂溶性膜的使用范围；以水为流动相一般不超过2天，以防止霉变。

（2）用流动相制备样品溶液，采用过滤（常用一次性针筒式过滤器，图18-21）的办法剔除固体颗粒及其机械杂质。

（3）开机时先开泵，后开检测器，让流动相充满管路排出空气，同时也保护了氘灯，延长其使用寿命；关机时先关检测器，再关泵，让流动相充满管路系统，有利于防止污染；然后关闭色谱工作站，最后关闭电源。

（4）一般开关机顺序是刚好相反的，只要严格按照仪器的操作规范有序开展工作，才能保持设备处于良好的运行状态。

（5）吸滤头易脏、易堵，可先用5%的稀硝酸浸泡处理，再用水、甲醇冲洗。

（四）切忌以下操作

（1）切忌用甲醇直接置换缓冲溶液，应先用水或一定浓度（比例）的甲醇水冲洗，然后再用甲醇冲洗。

（2）切忌样品在流动相中产生沉淀。

（3）切忌溶剂尤其是缓冲溶液泄漏在仪器内。

（4）切忌流速、压力变化大起大落。

（5）切忌高温使用的柱子尚未降温就停泵。

（6）忌缓冲溶液、四氢呋喃等溶剂长期停滞在流路系统中。

（7）切忌阳光直晒、空调直吹、雨水溅落、碰撞振动、随意搬动仪器。

第五节 应用示例

HPLC已广泛应用于药品、食品、石油、化工、环境、生化、生命科学等各个领域，尤其是对具有生物活性物质的分离、提纯，药物小分子与生物大分子之间特异性的相互作用，对生物体液中原型药物、代谢产物的分离分析，从而为药动学、药物临床研究提供在线（on line）、在体（in vivo）、实时（real time）、原位（in situ）的数据，HPLC具有不可替代性，不失为极具发展潜力的方法手段。

一、在中药分析中的应用

1. 中药指纹图谱　中药指纹图谱是进行药物整体识别，进而与含量测定有机结合的重要手段。在《中国药典》2020年版一部中就有HPLC在中药指纹图谱的相关应用内容，以"注射用双黄连（冻干）"指纹图谱为例，如图18-36所示，要求供试品色谱图应与对照指纹色谱图基本一致，有相对应的7个特征峰。按中药色谱指纹图谱相似度评价系统，除溶剂峰和7号峰外，供试品指纹图谱与对照指纹图谱经相似度计算，相似度不得低于0.90。

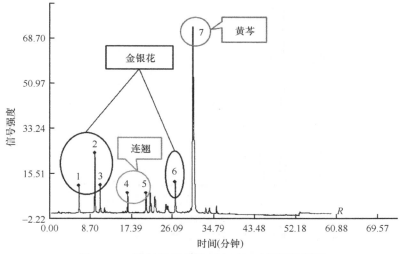

图 18-36　注射用双黄连（冻干）对照指纹图谱

色谱条件：色谱柱为 ODS-A 色谱柱（柱长为 150mm，内径 4.6mm），以十八烷基硅烷键合硅胶为填充剂。流动相：以甲醇为流动相 A，以 0.25% 冰醋酸为流动相 B，按表 18-7 中的规定进行梯度洗脱；检测波长为 350nm；柱温为 30℃；流速为 1mL/min；理论塔板数按绿原酸计算应不低于 6000；进样量为 10μL

表 18-7　梯度洗脱时长与浓度

时间（分钟）	流动相 A（%）	流动相 B（%）
0—15	15—35	85—65
15—20	35	65
20—50	35—100	65—0

2. 人工牛黄中四种胆酸和胆固醇的分离测定　采用反相高效液相色谱法并使用蒸发光散射检测器同时测定人工牛黄中多组分含量，如图 18-37 所示。

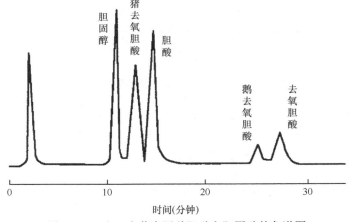

图 18-37　人工牛黄中四种胆酸和胆固醇的色谱图

色谱条件：色谱柱为 C_{18}（4.6nm×250nm，5μm）。柱温为室温；流速为 1.0mL/min；漂移管温度为 105℃；雾化气体（N_2）流速为 2.05L/min；流动相为甲醇-水-冰醋酸（80：20：0.01）

二、在化学药物分析中的应用

图 18-38 为复方对乙酰氨基酚胶囊样品的 HPLC 图谱。

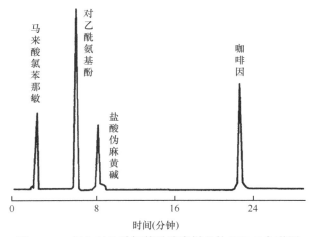

图 18-38　复方对乙酰氨基酚胶囊样品的 HPLC 色谱图

色谱条件：色谱柱为 ODS C$_{18}$（150mm×4.6mm）。流动相为甲醇-0.05mol/L 磷酸二氢钾-三乙醇胺（15：82：0.02），用磷酸调节 pH
至 3.4。流速为 2.0mL/min；检测波长为 215nm；柱温为室温；进样量为 20μL

三、在临床医学中的应用

图 18-39 为糖尿病血浆样本中游离氨基酸的 HPLC 色谱图。

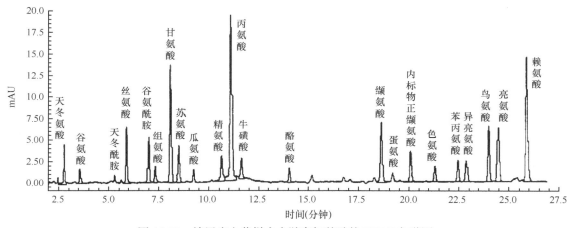

图 18-39　糖尿病血浆样本中游离氨基酸的 HPLC 色谱图

色谱条件：色谱柱为 C$_{18}$ 反相色谱柱（250mm×4.6mm，5μm，大连依利特公司）。流动相：A 为 10mmol/L 的 Na$_2$HPO$_4$-Na$_2$B$_4$O$_7$ 缓冲
溶液（pH 7.95），B 液为乙腈-甲醇-水（45：45：10，V/V）。柱温为 40℃；流速为 1.5mL/min；进样量为 5μL。梯度洗脱：流动相
B 在 30 分钟内由 5% 增加至 46%；紫外检测波长 338nm（谱带宽 10nm），参考波长 390nm（谱带宽 10nm）

四、在农药分析中的应用

图 18-40 为用自制的直链淀粉-三（3,5-二甲基苯基氨基甲酸酯）手性固定相（ADMPC-CSP）
在反相色谱条件下成功地拆分了己唑醇、烯唑醇等三唑类手性农药对映异构体的色谱图。

五、在环境分析中的应用

HPLC 广泛用于环境监测、环境污染及其治理、环境评价等诸多方面的各环节中，如农药
在水果、蔬菜食品中的残留，在水环境中的残留及其造成的污染等问题，越来越受到社会关注。
图 18-41 为三环唑等 15 种农药的标准色谱图。该法可用于生活饮用水和农业灌溉水分析。

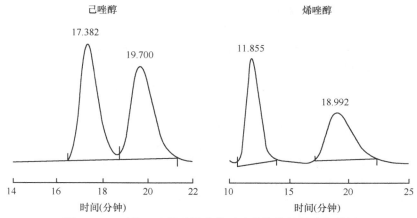

图 18-40　两种三唑类手性农药对映异构体的拆分色谱图

色谱条件：色谱柱为 CDMPC-CSP（250mm×4.6mm），ADMPC-CSP（150mm×4.6mm）。流动相：己唑醇为乙腈-水（45∶55，V/V）；
烯唑醇为甲醇-水（80∶20，V/V）。流速为 0.5mL/min（ADMPC）；进样量为 10μL；检测波长为 230nm

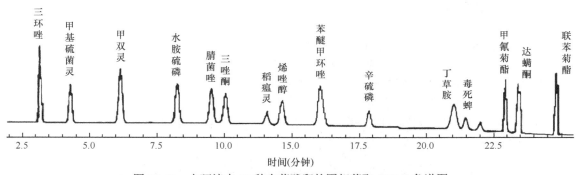

图 18-41　水环境中 15 种农药残留的固相萃取-HPLC 色谱图

色谱条件：流动相为乙腈-水。梯度洗脱程序：0～15 分钟，乙腈 50% 线性升至 85%；15～20 分钟，乙腈 100% 线性降至 95%；
20～25 分钟，保持 95% 乙腈 5 分钟。检测波长：0～2.7 分钟为 290nm，2.7～5 分钟为 220nm，5～16 分钟为 200nm，16～25
分钟为 210nm。柱温为 40℃；进样量为 5μL

六、以任务驱动模式的应用示例

任务　高效液相色谱法测定双黄连口服液中黄芩苷的含量——外标一点法

【任务描述】

（1）双黄连口服液由金银花、黄芩和连翘等中药制成，其中黄芩主要含黄芩苷等黄酮类成分，可作为该口服液的代表，而黄芩苷是黄芩的特征性成分具有标志性的作用，即可用黄芩苷作对照品。

（2）用高效液相色谱仪先将供试品各组分分离，再测定黄芩苷的含量。

（3）用外标法处理实验数据，完成含量测定任务。

【任务分析】

（1）HPLC 适用于分子量大、沸点高，尤其是具有生物活性的天然产物、药物、生物制剂的分离测试。以十八烷基硅烷键合硅胶为固定相（填充剂），以甲醇-水-冰醋酸（50∶50∶1）为流动相，这是一种反相操作模式。

（2）对于药味较多的处方中药制剂，可选择一个或几个有代表性的成分作为质量控制指标，根据各组分的理化性质及药效，双黄连口服液可选择黄芩作为质量控制的指标之一；黄芩苷（baicalin）是从黄芩根中提取分离出来的一种黄酮类化合物，具有显著的生物活性，具有抑菌、利尿、抗炎、抗变态及解痉作用，并且具有较强的抗癌反应等生理效能。在临床医学已占有重要地位。黄芩苷还能吸收紫外线，清除氧自由基，又能抑制黑色素的生成，因此既可用于医药，也可用于化妆品，是一种性能优良的美容化妆品原料。易溶于甲醇。

（3）外标一点法是指配制一个与待测组分浓度相近的对照溶液，在相同色谱条件下进行检测，得到待测组分、对照品的峰面积；由进样对照品溶液的浓度、对照品峰面积可以得到一条经过原点的直线，根据待测组分峰面积计算进样待测组分的含量。（见第十一章第四节定性分析和定量分析）

（4）外标一点法（又称"外标单点法"或"直接比较法"）实为外标多点法——标准曲线法的简略形式，当标准曲线的回归方程：$Y=a+bX$ 的截距近似于零（即 $a \approx 0$）或说成标准曲线接近或通过原点时，误差小；反之，截距大，则说明有一定的系统误差。实际工作中常将对照品溶液的浓度配置得尽量接近供试品浓度，以便直接比较，减小误差。

（5）《中国药典》2020 年版一部 773 页规定，本品每 1mL 含黄芩按黄芩苷（$C_{21}H_{18}O_{11}$）计，不得少于 10.0mg［规格：每支装 10mL（每 1mL 相当于饮片 1.5g）］。

【任务实施】

1. 仪器与试药 ① LC-100 型高效液相色谱仪、超声提取器、分析天平；②甲醇（AR）、甲醇（HPLC）、冰醋酸（AR）、双蒸水；③黄芩苷对照品；④双黄连口服液（市售品）。

2. 对照品溶液的制备 取黄芩苷对照品适量。精密称定，加 50% 甲醇溶液制成每 1mL 含 0.1mg 的溶液，即得。

3. 供试品溶液的制备 精密量取本品 1mL，置 10mL 量瓶中，加 50% 甲醇溶液适量，超声处理 20 分钟，放至室温，加 50% 甲醇溶液稀释至刻度，摇匀，即得。

4. 色谱条件与系统适用性试验 以十八烷基硅烷键合硅胶为固定相；以甲醇-水-冰醋酸（50：50：1）为流动相；检测波长为 274nm；理论塔板数按黄芩苷峰计算应不低于 1500。

5. 进样量 分别精密吸取对照品溶液与供试品溶液各 20μL，注入液相色谱仪，测定、即得。

6. 实验数据（表 18-8）。

表 18-8　实验数据

	对照品	供试品
浓度（mg/mL）	$C_R = 0.1082$	$C_X = ?$
进样量（μL）	20	20
保留时间（分钟）	$T_R = 12.08$（$n=3$）	$T_X = 11.88$（$n=3$）
峰面积	$A_R = 724\,056$（$n=3$）	$A_X = 1\,390\,093.8$（$n=3$）
含量（mg/mL）		

注：表中，"n"表示测定次数，即每个样品重复测定 3 次

7. 数据处理 因被测组分量（质量）与相应的响应信号——峰面积成正比，又因为对照品和供试品进样体积相等、实验条件相同，故它们的浓度与其相应的峰面积也成正比，并且被测组分与对照品之间有如下关系：

$$\frac{C_X}{C_R} = \frac{A_X}{A_R} \tag{18-3}$$

这就是外标一点法的定量依据。

根据上式和实验所得数据可方便求解供试品的上机浓度（C_X）：

$$C_X = \frac{A_X}{A_R} \times C_R = \frac{1\,390\,093.8}{724\,056} \times 0.1082 = 0.2077 \text{（mg/mL）}$$

进而可求供试品的原始浓度：

$$C_原 = 50 \times C_X = 50 \times 0.2077 = 10.39 \text{（mg/mL）}$$

【结论】 上述分析测试结果符合《中国药典》2020 年版规定，即本品每 1mL 含黄芩按黄芩

苷（$C_{21}H_{18}O_{11}$）计为 10.39mg（＞ 10.0mg），合格。

课堂互动

在"任务驱动"模式下，您是否感受到药物分析须遵循《中国药典》技术规范，按"任务：任务描述 → 任务分析 → 任务实施 → 结论"的操作模式，领悟到用化学分析和仪器分析技术进行药物分析的解题思路和方法手段？从而使您获得："举一反三＋触类旁通＋知识拓展"的效果？在您朝夕勤勉、自强不息的精神引领下，通过您的"理论 → 实践 → 再理论 → 再实践 → 拓展提高"的过程，定能使您从基础理论到实际操作能力发生日新月异的变化，从而顺利进入本学科核心课程的深层次阶段。

案例　　　　　　　**HPLC 测定茶叶中蒽醌的含量**

蒽醌是一种醌类物质，其有天然来源也有人工合成，欧盟认为蒽醌是一种致癌物质，对其有严格的质量控制。由蒽醌的化学结构可知，该化合物具有紫外吸收和荧光两种信号，可采用高效液相色谱-二极管阵列检测器（HPLC-PDA）法检测样品中蒽醌的含量。以 LC20A 型高效液相色谱仪为例，介绍 HPLC-PDA 法测定茶叶中蒽醌含量。

1. 材料与方法

（1）仪器与试剂：LC20A 型高效液相色谱仪，超声仪，C_{18} 色谱柱，分析天平，离心机，石墨炭黑颗粒，色谱纯乙腈、甲醇、超纯水，蒽醌标准品，茶叶样品。

（2）分析方法

1）样品前处理方法：精确称量 2.0g 茶叶样品，放置 50mL 离心管中，加入 30mL 甲醇溶液，超声提取 15 分钟，离心 5 分钟，上清液转移新的离心管，加入 200mg 石墨化炭黑，离心 5 分钟，转移至 25mL 量瓶定容至刻度线，取 1mL 过 0.45μm 滤膜，待上机。

2）HPLC 分析方法：10μL 样品溶液注射到 LC20A 型高效液相色谱仪中，流动相为乙腈与 0.1% 甲酸溶液，体积比为 70：30，C_{18} 色谱柱（150mm×4.6mm，3μm）分离 10 分钟，柱温为 35℃，PDA 检测器，全波长检测 190 ～ 400nm，特征检测波长 252nm。

3）数据处理方法：样品数据采集采用 LabSolutions 在线分析软件采集，色谱数据采用 LabSolutions 离线分析软件处理。

2. 结果与讨论

（1）色谱分析方法的构建

1）高效液相色谱仪的编辑方法：在 LabSolutions 软件中最左侧的快捷菜单或者从菜单中 "Method" 下拉中选择 "Instrument Parameters" 设置参数（图 18-42）。

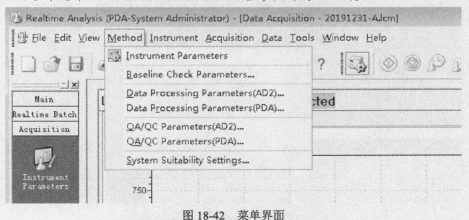

图 18-42　菜单界面

分别设置运行时间"Data Acquisition",梯度或等度洗脱"LC Time Program",泵"Pump"流速、压力及分配比,二极管阵列检测器"PDA",色谱柱柱温"Column Oven"(图18-43)。

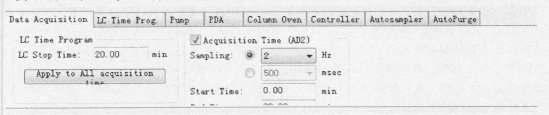

图18-43　参数设置界面

2)蒽醌化合物的紫外吸收峰的选择:将蒽醌标准品溶液注射到高效液相色谱仪中,利用液相色谱仪化学工作站软件LabSolutions软件,分析蒽醌化合物的紫外吸收情况。

从图18-44蒽醌的PDA紫外全扫描图,提取蒽醌化合物的紫外吸收图,如图18-45所示。蒽醌化合物的紫外吸收峰是203nm、252nm、272nm和325nm等四个紫外吸收峰。为此实验测定茶叶中蒽醌含量选择的紫外吸收波长是252nm。

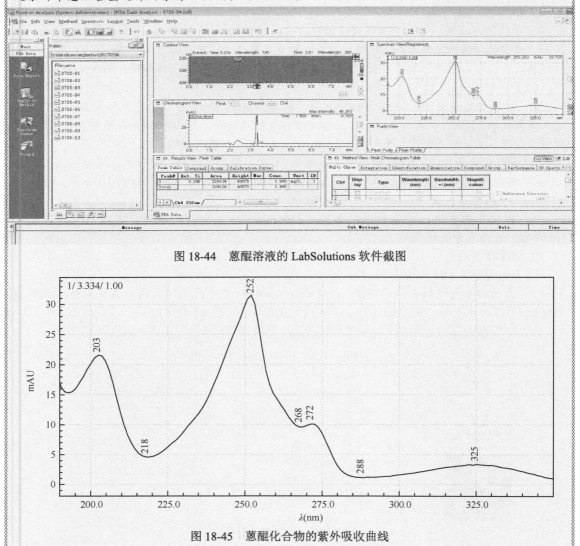

图18-44　蒽醌溶液的LabSolutions软件截图

图18-45　蒽醌化合物的紫外吸收曲线

3）HPLC 色谱条件的选择：HPLC 测定茶叶的蒽醌样品时，需要优化流动相、梯度洗脱、保留时间、色谱峰分离度等参数。实验通过优化甲醇、乙腈、纯水及甲酸水溶液，最终根据色谱峰的分离情况选择乙腈：0.1% 甲酸水溶液 =70：30，等度洗脱，色谱柱柱温是 35℃，得样品中蒽醌化合物的色谱图（图 18-46）。

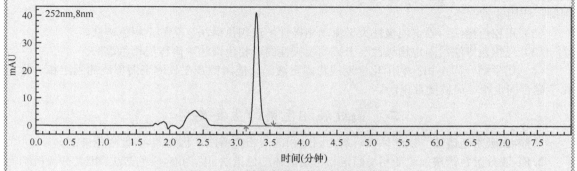

图 18-46 样品中蒽醌化合物的色谱图

（2）标准曲线的绘制：配制 0.5mg/L、1.0mg/L、2.0mg/L、5.0mg/L 和 10.0mg/L 的蒽醌标准溶液，在 LabSolutions 软件设置序列进样表"bath"，进行序列分析（图 18-47）。

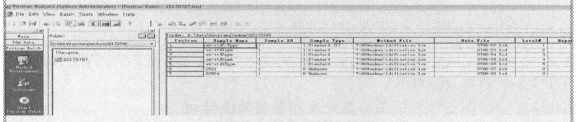

图 18-47 设置序列进样表界面

数据采集后，编辑积分条件，进行定量分析，获得标准曲线图（图 18-48）。

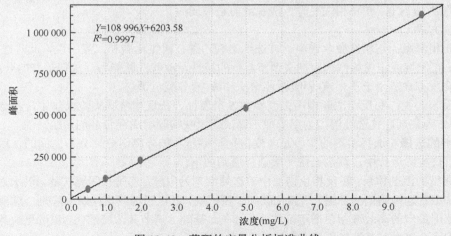

$Y=108\ 996X+6203.58$
$R^2=0.9997$

图 18-48 蒽醌的定量分析标准曲线

（3）茶叶中蒽醌的含量测定：HPLC 分析 2 个茶叶样品中蒽醌的含量，根据标准曲线计算的蒽醌浓度是 0.074mg/L 和 0.088mg/L，低于定量分析下限，表明样品未检出蒽醌。

◆ **本章小结** ◆

一、高效液相色谱及其基本概念

（1）高效液相色谱法：以高压液体作流动相，采用高效固定相和高灵敏检测器的液相色谱法。固定相细而匀，柱效高，分离效果好；高压泵输送流动相使分析快速且泵速可调以改善分离效果；检测器灵敏、测定结果准确；整个分离分析过程在密闭的管路中进行，不因样品挥发、受热而受到限制。应用非常广泛。

（2）正相色谱法：固定相极性大于流动相极性的液相色谱法，简称正相色谱法。

（3）反相色谱法：固定相极性小于流动相极性的液相色谱法，简称反相色谱法。

（4）化学键合固定相：利用化学反应将固定液的官能团键合在载体表面形成的固定相，称为化学键合固定相，简称键合相。

二、高效液相色谱的主要类型

1. 液-固吸附色谱法 以固体吸附剂为固定相的液相色谱法，称为液-固吸附色谱法。

2. 液-液分配色谱法 流动相与固定相都是液体的色谱法，称为液-液色谱法。因其分离机制为溶质（被分离组分）在流动相与固定相之间分配系数的差异而分离，故又称为液-液分配色谱法。

3. 化学键合相色谱法 以化学键合相为固定相的色谱法，称为化学键合相色谱法。化学键合相色谱法分为如下两种。

（1）正相化学键合相色谱法：用非极性的固定相和极性流动相组成色谱体系，典型的固定相为十八烷基硅烷键合硅胶，典型的流动相为甲醇-水或乙腈-水。

（2）反相化学键合相色谱法：固定相为极性键合相，极性键合相是将含氨基（—NH_2）的氨丙烷基、含有氰基（—CN）的氰乙硅烷基分别键合在硅胶上制成，流动相主要为非极性烃类溶剂，如正己烷、正庚烷、异辛烷等。

三、高效液相色谱的流动相

1. 流动相的极性与强度 溶剂的极性参数用 P' 表示，P' 值越大，洗脱能力越强；在反相色谱中，P' 值越大，洗脱能力越弱。例如，水的 P' 值为 10.2，说明水在正相洗脱时，洗脱能力最强，而正戊烷的 P' 值为 0，在正相洗脱时，洗脱能力是最弱的。

2. 洗脱方式

（1）正相洗脱：正相洗脱色谱中，首选纯溶剂乙醚、四氯化碳和二氯甲烷，此时选 P' 值最小的溶剂——正己烷或正戊烷作为底剂来调节溶剂的极性，改善洗脱能力，求得最佳的分离效果。

正相洗脱方式适用于正相液-固吸附色谱法和液-液分配色谱法。

（2）反相洗脱：在反相洗脱中用强度参数 S 来表征，在反相洗脱实验操作中，常选 S 值最小的水（$S=0$）为底剂，首选纯溶剂为甲醇或乙腈或四氢呋喃等组成混合溶剂系统。

3. 溶剂的选择 选择溶剂的实质是改变溶剂与溶质（被分离组分）分子之间的作用力。在高效液相色谱仪实际运行中，溶剂系统一般选择原则如下。

（1）典型的溶剂体系：在反相色谱法中首选纯溶剂为甲醇、乙腈和四氢呋喃，以水为底剂。在正相色谱法中首选纯溶剂为乙醚、四氯化碳和二氯甲烷，以正己烷或正戊烷为底剂。这两种溶剂系统是适用范围最广的高效液相色谱溶剂体系。可在此基础上调节其浓度配比，也可更换其他纯溶剂及其浓度配比，以调节其洗脱能力。

（2）洗脱能力的表征：在正相色谱溶剂系统中，纯溶剂或混合溶剂的洗脱能力用极性参数 P' 值表征。在反相色谱溶剂系统中，纯溶剂或混合溶剂的洗脱能力用强度参数 S 值表征。

（3）洗脱效果的表征：溶剂系统对被分离组分的洗脱效果应使其容量因子 k 在一个适宜的范

围，一般来说容量因子宜在 2～5 内。此外，还可以看衡量柱效的综合指标——分离度（$R \geqslant 1.5$）；峰型是否瘦、高、对称（不拖尾）；基线是否平直等方面，以确认洗脱效果。

四、高效液相色谱仪

1. 高效液相色谱仪的结构 见图 18-10。

2. 高效液相色谱仪各部分的组成及其作用

（1）高压输液系统：储液装置（图 18-1、图 18-2）；在线脱气装置；高压泵（柱塞往复式）；洗脱方式（等度、梯度）；输送流动相。

（2）进样系统：六通进样阀（手动进样）；自动进样阀。将试样溶液注入色谱柱。

（3）分离系统——色谱柱为色谱仪的核心部件，将试样各组分进行分离。常量柱内径为 2～5mm，柱长为 10～30mm；半微柱内径为 1～2mm，柱长为 10～20cm。

（4）检测系统：紫外-可见光检测器为最常用的检测器；试样浓度与吸光度符合朗伯-比尔定律；流通池为 8μL；测定波长可根据需要选择。此外还有如下检测器。

1）光电二极管阵列检测器：一个光电二极管对应接收 1nm 谱带宽度的单色光。若波长范围为 190～950nm 对应 1024 个光电二极管，则一个光电二极管平均接受了 0.74nm 谱带区间的单色光。一次进样可检测样品在不同波长下所有的组分，谱峰纯，灵敏度高，线性范围宽。

2）蒸发光散射检测器：组分随流动相流出色谱柱，先引入通有载气（高纯氮）蒸发器，加热蒸发除去流动相，再用激光或强光照射组分的气溶胶，所产生的散射光强与组分质点的质量 m^{b} 呈线性关系：$I = Km^{\mathrm{b}}$。

3）示差折光检测器：根据洗出组分溶液与流动相折射率差异进行定量。

另有荧光检测器和发光检测器，其核心部件为高性能的光电倍增管，这两类检测器特点是灵敏度很高。

（5）控温系统：液相色谱控温系统不像气相色谱那样必备必用，因液相色谱法只需将样品制备成溶液，多数物质可在室温下分离测试，需在恒温下分离测试的样品不多。

（6）计算机控制系统：计算机控制系统由计算机（硬件）和色谱工作站（软件）组成，是色谱仪控制指挥的中枢，实现分离测试全过程的程序化、自动化操作。

知识链接

一、压强的单位

不论是 HPLC 还是气相色谱，其流动相在色谱仪的管路系统中流动时均需驱动力——即压力，其实"压力"不过是口头语，实际内涵是指"压强"，即物体单位面积上所受到的压力。表示压强的单位很多，现将色谱分析常用的压强单位梳理如下。

1 标准大气压（atm）=760mmHg=76cmHg=1.01×10⁵Pa（pascal）=14.696psi。

1 帕（斯卡）=1Pa（pascal）=1 牛顿/平方米=1N/m²。

1 psi（pound square inch）=1 磅/平方英寸。

1 英尺（foot）=12 英寸（inches）；1 平方英尺（foot²）=144 平方英寸（inches²）。

然而在实际应用中常以：

1 工程大气压（at）=1 千克力/厘米² ～10⁵ 帕（Pa）～14.2 磅力/平方英寸（psi）～10 米（M）水柱高进行快速概算。符号"～"表示相当的意思。

布莱兹·帕斯卡尔（Blaise Pascal，1623—1662）是法国 17 世纪最具天才的数学家、物理学家、哲学家。他在理论科学和实验科学两方面都作出了巨大贡献。帕斯卡尔自小就表现出数学天才，在父亲的精心指导下，他小时就精通欧几里得几何，还发现了欧几里得的前32条定理，而且顺序也完全一致。12岁时，帕斯卡尔独自发现了"三角形的内角和等于180°"。代表作品为《帕斯卡尔思想录》；帕斯卡尔六边形定理、帕斯卡尔三角形，物理学上的帕斯卡尔定理；水银气压计等。

二、极性溶剂与非极性溶剂

（一）极性与非极性

通过公用电子对形成的化学键称为共价键，共价键分成极性键和非极性键两类。

1. 极性与非极性　在化学中，极性指一根共价键或一个共价分子中电荷分布的不均匀性或不对称性。这里"极"是指正、负电荷的重心，用"正极"（+）和"负极"（−）表示。如果正电荷重心与负电荷重心不重合，即显示"极"性，有"正极"（+）和"负极"（−）的存在；如果正电荷重心与负电荷重心重合，即无"极"性，无"正极"（+）和"负极"（−）的存在。

2. 极性键与非极性键　不同种类非金属元素两个原子组成的化学键，因成键的两个原对公用电子对的吸引力不相等，则公用电子对的位置会偏向吸引力强的原子，即电荷分布不均匀，因此不同种类非金属元素两个原子所组成的共价键为极性键，如 HCl、HF、HBr、CO、NO 等均为极性的共价键。而由同种元素的两个原子组成的共价键，因成键的两个原子对公用电子对的吸引力相等，则公用电子对的位置不会偏向任何一个原子，即电荷分布均匀，因此同种元素非金属两个原子所组成的共价键为非极性键，如 H_2、N_2、O_2、Cl_2 等相同非金属元素的两个原子组成的共价键为非极性键。

3. 极性分子与非极性分子　电荷分布不均匀、不对称（即正、负电荷重心不重合）的分子是极性分子；而电荷分布均匀、对称（即正、负电荷重心重合）的分子是非极性分子。①水（H_2O）分子，因其分子的键角为104°30′，分子构型为折线，两个 H—O 键的极性不能抵消，故分子内电荷分布不均匀、不对称，即正、负电荷的重心不重合，则水（H_2O）分子为典型的极性分子。与水（H_2O）分子相类似的还有硫化氢（H_2S）分子，因其分子的键角接近90°，分子构型也为折线，故分子内电荷分布不均匀、不对称，即正、负电荷的重心不重合，则硫化氢（H_2S）分子也属于极性分子，SO_2、NH_3 等均属极性分子。②CO_2 分子，如仅仅从一个 C=O 键来看，局部的 C=O 键是带有极性的，但纵观整个分子，因 CO_2 分子结构是直线性（键角为180°）的，故分子内正负电荷的分布是均匀的、对称的，则 CO_2 分子是非极性的。甲烷（CH_4），因其分子结构为正四面体，碳原子处在正四面体中央，键角为109°28′，结构对称，4个 C—H 键的极性相互抵消，故甲烷（CH_4）为非极性分子。与甲烷相类似的还有四氯化碳，CCl_4 含有4个局部的极性键C—Cl，但它们的空间结构也是正四面体（与甲烷的空间结构相同），结构（排列）对称，4个 C—Cl 极性相互抵消，因此四氯化碳也是非极性分子。

综上所述，判断分子的极性、非极性条件：①看键的极性；②看分子的空间结构（键角是决定分子空间结构关键）。在双原子分子中，非极性分子必由非极性键组成，极性分子必由极性键组成，但含极性键的分子未必都是极性分子。在多原子分子中，若各键均为非极性，则分子为非极性分子。若分子中含有极性键：①空间排列对称者为非极性分子，即分子内电荷分布均匀、对称；②空间排列不对称者为极性分子，即分子内电荷分布不均匀、不对称。

（二）极性溶剂与非极性溶剂

极性的有机溶剂是指含有羟基、羰基、巯基、氨基、氰基、卤素等极性基团的溶剂。其极性强弱用溶剂极性参数 P' 值描述。部分溶剂的 P' 值列在表18-4 中。

知识拓展

一、质谱检测器

质谱是什么？简而言之，它是一种称量离子质量的天平。质谱学则是研究气相离子性质、结构及其反应行为的科学。

质谱法（mass spectrometry，MS）即质谱分析法，是通过对被测样品离子质荷比的测定来进行分析的一种分析方法。质谱作为一种优秀的检测手段，其灵敏度高、定性的专一性强、定量的精密度高，并能提供被分析物的质量和丰富的结构信息。

1. 质谱仪　则是将离子按照质荷比差异进行分离和检测的仪器。质谱仪由样品导入系统、离子源、质量分析器、离子检测器和计算机及其软件系统构成。其基本结构如图18-49所示。

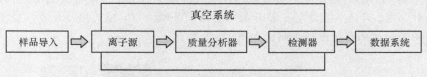

图18-49　质谱检测器的结构框图

2. 样品导入系统　即为高效液相色谱仪与质谱仪联用的"接口"，其作用是除去液相色谱仪洗脱液中大量的流动相，以满足液-质在线联用的真空匹配要求，又能为后续的离子源提供样品，与气-质联用相比，其难度要大得多，这也是液-质联用迟至20世纪90年代才商品化的原因。

3. 离子源（ion source）　又称电离源，其功能是将样品导入系统引进的气态样品分子电离为正离子或负离子，并使离子汇聚成具有一定几何形状和能量的离子束进入质量分析器。

根据离子源的工作原理不同，可供选择的离子源有：电子轰击离子源（electron impact ion source，EI）；化学电离源（chemical ionization source，CI）；电喷雾电离源（electrospray ionization source，ESI）；大气压化学电离源（atmospheric pressure chemical ionization source，APCI）等多种形式。

4. 质量分析器（mass analyzer）　作用是将来自离子源的不同质荷比的离子分开。根据工作原理可将质量分析器分为磁偏转质量分析器（magnetic deflection mass analyzer）、四极杆质量分析器（quadrupole rod mass analyzer）、离子阱质量分析器（ion trap mass analyzer）、飞行时间质量分析器（time of flight mass analyzer）等类型。

5. 检测器（ion detector）　功能是接受由质量分析器分离出来的离子，进行计数并转换成电信号放大输出。常用的检测器有法拉第杯和电子倍增管等。法拉第杯是最简单的一种，当被分离出来的离子进入杯中即会产生电流，电信号经放大、输出并被记录，若放大器配备得当可检测到约10^{-15}安培电流强度。然而，现代质谱仪的离子检测器更多地采用电子倍增管，其工作原理与光电倍增管相似，即经分离并具有一定能量的离子打到电极表面，产生二次电子，经过多级倍增放大后输出电信号。

6. 数据系统　即计算机及软件系统，离子检测器输出的放大信号，由计算机采集并处理数据输出质谱图。质谱图是二维的棒状（非高斯曲线）图谱，即以离子的质荷比（m/z）为横坐标，以离子流的强度-相对丰度为纵坐标。对于单电荷离子，其电荷数$z=1$时，其横坐标的数值即表示该离子的质量；而用离子的相对丰度表示纵坐标，即把最强的离子峰的强度作为100%，其他各离子以其所占的百分数表示。质谱图中的各质量的离子峰提供了被测物质的丰富信息，可作为定性、定量分析的依据。

二、三重四极杆质谱检测器

三重四极杆即三组四极杆彼此串联起来使用，因其结构简单、组合紧凑、外观小巧，生产成本低，尤其适用于一般有机物、药物和食品分析而被广泛应用，成为实验室一种常见的液-质联用仪器。下面分两个步骤来认识该种类型仪器。

（一）四极杆质量分析器

四极杆质量分析器又称为四极滤质器或过滤器，由四根相互平行且与中心轴等间距的圆柱形或双曲面柱状电极所构成，四根电极分成两组，对角的两根电极连接为一组，两组电极分别带有特定直流电压（U）和射频电压（V），即一组电极带有+（$U+V$）电压，而另一组电极带有-（$U+V$）电压，形成一个射频电场。来自离子源的一束离子沿 Z 轴方向进入四极杆电场中，在极性相反的相邻电极之间发生振荡。当工作条件（实验条件）固定时，只有一种与电场振荡相匹配的质荷比（m/z）为某一定值的离子发生共振，顺利通过四极杆通道，到达检测器产生相应的检测信号，而其他离子则因发生不稳定振荡碰到极杆被中和吸收，此时检测不到相应信号。若保持其他条件不变，只调节直流电压 U 和射频电压 V 并维持 U/V 值的恒定就可以实现质量扫描，即依次对不同质荷比的离子进行检测，如图 18-50 所示。

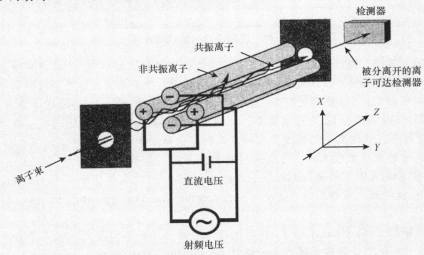

图 18-50　四极杆质量分析器工作原理示意图

四极杆质量分析器是实现色质联用的主要仪器之一，其主要特点：结构紧凑、简单小巧、扫描速度快，生产成本低，价格便宜，是质谱仪广泛采用的质量分析器，但是他的分辨率不够高，适用的质量范围较窄（质荷比的范围只能达到 3000）。图 18-51 为几种四极杆的产品图片。

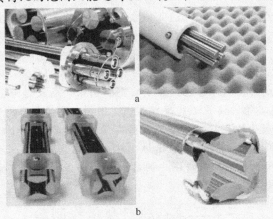

图 18-51　几种四极杆的产品形式

a. 外形为圆柱形的四极杆；b. 外形为双曲线形的四极杆

（二）三重四极杆质量分析器

单级的四极杆质谱，是用一组四极杆作为质量分析器，功能较为单一，定性和定量能力都是有限的，而且分辨率不高。单级的四极杆质谱仅对目标离子进行分析，如何对其子离子甚至于孙离子作更深入的分析？以便作结构剖析？则需要将质谱作串联使用，形成多反应监测（multiple reaction monitoring，MRM）模式，三重四极杆质量分析器则是质谱的众多串联模式中的一个典型，其结构如图18-52所示。从图中可看出，三组四极杆串联构成了QQQ的三级组合模式，第一组四极杆对认定的母离子进行分析，形成质量分析器的第一级；第二组四极杆引入惰性气体（氮气、氩气、氢气）对来自第一级分析器的母离子进行碰撞破碎，产生子离子，构成质量分析器的第二级；第三组四极杆对来自碰撞单元的子离子作进一步的深入分析，作为质量分析器的第三级。上述结构及其作用可用图18-53作进一步解释：将来自离子源的离子收集起来，但前四极杆Q1（第一组或第一级）因已调定电压（U、V值）只允许质荷比m/z为某定值的目标离子（又称母离子）通过；经前四极杆分析后的母离子进入中四极杆—碰撞单元，被惰性气体分子破碎裂解为子离子；后四极杆可设置不同的电压（U、V）值（图中用不同孔径表示电压高低），搜寻多个选择反应监测，即只允许目标离子的某些子离子通过，进而有次序地进入检测器，由计算机及其软件采集数据、处理数据并报告分析测试结果。这就是三组四极杆串联构成了QQQ的三级组合的结构模式，完成多重反应监测（MRM）的工作流程。可见串联质谱也可视为多级质谱。

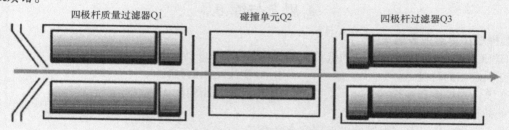

图 18-52 三重四极杆质量分析器的结构示意图

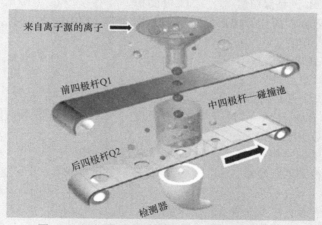

图 18-53 三重四极杆质量分析器的结构示意图

综上所述，三重四极杆质量分析器是串联质谱的多种形式之一，是三组四极杆串联构成了QQQ的三级组合的结构模式，与单级质谱相比，结构更完善、功能更强大、数据更精准；使用它可简化样品处理手续，如免除衍生化、固相萃取等烦琐费时的操作，大大提高工作效率；可以完成多重反应监测，可以使丢失的中性碎片失而复得，使分析获取更多、更完整的信息；尤其是对非常复杂的混合物中某种特指物质的检测显示了其卓越的性能。

图 18-54 是一款典型的配备三重四极杆质量分析器的液-质联用仪,即仪器的结构顺次为液相色谱仪—接口—电喷雾离子源—三重四极杆质量分析器—检测器—计算机及其软件。

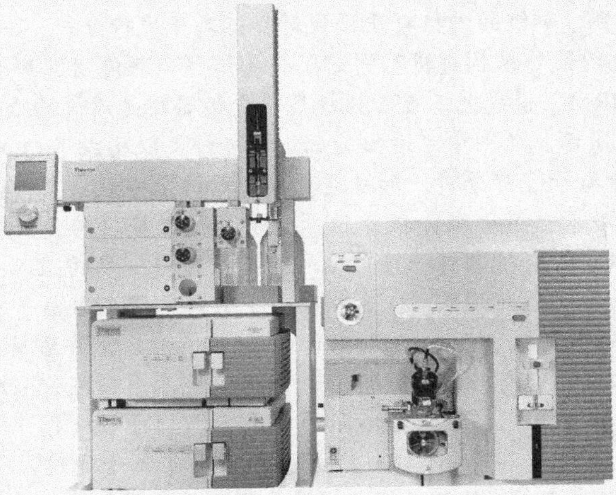

图 18-54 配备三重四极杆质量分析器的液-质联用仪

◀ **思考与练习** ▶

一、选择题(单选或多选)

1. 在 HPLC 中,不能改变色谱柱的选择性的操作是( )。

A. 改变固定相的种类　　　　　　　　B. 改变流动相的种类

C. 改变填料的粒度和柱长　　　　　　D. 改变流动相的配比

E. 改变流动相的流速

2. 在色谱的定量分析中,直接使用下列哪个参数( )。

A. 保留时间　　　B. 调整保留值　　　C. 峰面积　　　　D. 半峰宽　　　E. 分离度

3. 在反相 HPLC 中,若以甲醇-水为流动相,增加甲醇在流动相中的比例时,组分的容量因子 k 与保留时间 t_R,将有什么变化( )。

A. k 与 t_R 增大　　　B. k 与 t_R 减小　　　C. k 与 t_R 不变　　　D. k 增大、t_R 减小

E. k 减小、t_R 增大

4. 常用于评价色谱分离条件是否适宜的参数是( )。

A. 理论塔板数　　　B. 板高　　　　C. 分离度　　　D. 保留时间　　　E. 死时间

5. 在 HPLC 中,关于 ODS 正确的是( )。

A. 为正相键合相色谱的固定相　　　　B. 是非极性固定相

C. 是硅胶键合辛烷基得到的固定相　　D. 是高分子多孔微球

E. 是极性固定相

6. 下面可以改变液相色谱法柱子选择性的操作是( )。

A. 更换固定相及柱长　　　　　　　　B. 更换流动相及柱长

C. 更换流动相或固定相　　　　　　　D. 更换固定相的粒度

E. 更改流动相的流速

7. 指出下列说法哪一个是错误的( )。

A. 色谱峰的保留时间可以进行定性分析

B. 色谱峰的面积可以进行定量分析

C. 色谱图上峰的个数一定等于试样中的组分数

D. 色谱图上峰的个数小于或等于试样中的组分数

E. 色谱峰的面积不可以进行定量分析

8. 色谱系统适用性试验中，定量分析时分离度应大于（　　　）。

A. 1.0　　　　　　　B. 1.5　　　　　　　C. 2.0　　　　　　　D. 2.5　　　　　　　E. 3.0

9. 在高效液相色谱的测定方法中，公式 C_X（含量）$=C_R\dfrac{A_X}{A_R}$ 适用的方法是（　　　）。

A. 内标法　　　　　　B. 外标法　　　　　　C. 主成分自身对照法

D. 标准加入法　　　　E. 面积归一化法

10. 在液相色谱中，梯度洗脱适用于分离（　　　）。

A. 异构体　　　　　　　　　　　　　　B. 沸点相近，官能团相同的化合物

C. 沸点相差大的试样　　　　　　　　　D. 极性变化范围宽的试样

E. 极性变化范围窄的试样

11. 在液相色谱中，提高色谱柱柱效的最有效途径是（　　　）。

A. 减小填料粒度　　　　　　　　　　　B. 适当升高柱温

C. 降低流动相的流速　　　　　　　　　D. 增大流动相的流速

E. 增大填料粒度

12. HPLC 法和气相色谱法的区别是（　　　）。

A. 基本理论　　　　B. 流动相　　　　C. 操作条件　　　　D. 适用性

E. A、B、C、D 全都有区别

13. 采用内标法定量的优点（　　　）。

A. 不带校正因子　　　　　　　　　　　B. 能消除电压等因素波动产生的影响

C. 样品配制简单　　　　　　　　　　　D. 适于微量组分的定量

E. 对进样量要求不严

14. 与硅胶载体表面键合形成极性键合固定相的是（　　　）。

A. 氰基（—CN）　　B. 氨基（—NH$_2$）　　C. 二羟基　　　　D. C$_8$　　　　E. C$_{18}$

15. 与硅胶载体表面键合形成非极性键合固定相的是（　　　）。

A. 氰基（—CN）　　B. 氨基（—NH$_2$）　　C. 二羟基　　　　D. C$_{18}$　　　　E. C$_8$

16. HPLC 法与经典液相色谱法的区别是（　　　）。

A. 固定相的粒度　　B. 柱长　　　　C. 柱效　　　　D. 仪器装置是否定型

E. 固定相的种类

17. 高效液相色谱法的系统适用性试验内容包括（　　　）。

A. 理论塔板数　　　B. 重复性　　　C. 拖尾因子　　　D. 分离度　　　E. 保留值

18. 高效液相色谱仪的组成部分包括（　　　）。

A. 色谱工作站　　　B. 六通进样阀　　　C. 紫外-可见光检测器

D. 高压输液泵　　　E. 色谱柱

19. 高效液相色谱法，可以改变色谱柱选择性的是（　　　）。

A. 改变填料粒度　　　　　　　　　　　B. 改变色谱柱长

C. 改变流动相的种类　　　　　　　　　D. 改变固定相的种类

E. 改变流速

20. 反相高效液相色谱-紫外-可见光检测器在波长 254nm 处工作，不可选作流动相成分的是（　　　）。

A. 乙酸乙酯　　　　B. 丙酮　　　　C. 水　　　　D. 甲醇　　　　E. 乙腈

二、配伍选择题

[1～5题共用选项]

A. 保留时间　　　　B. 理论塔板数　　　　C. 峰面积　　　　D. 拖尾因子　　　　E. 色谱基线

色谱法中，对于每一个组分的色谱峰：

1. 用于衡量柱效的参数是（　　　）。

2. 用于定量的参数是（　　　）。

3. 用于定性的参数是（　　　）。

4. 用于衡量色谱峰是否对称的参数是（　　　）。

5. 用于衡量色谱仪运行是否稳定的标志是（　　　）平直。

[6～9题共用选项]

A. 反相色谱　　　　B. 正相色谱　　　　C. GC　　　　D. HPLC

指出下列各种色谱法属于已知条件的哪一种：

6. 流动相极性小于固定相极性（　　　）。

7. 流动相极性大于固定相极性（　　　）。

8. 高效液相色谱（　　　）。

9. 气相色谱（　　　）。

[10～12题共用选项]

A. 增大　　　　B. 减小　　　　C. 不变　　　　D. 无法判断

HPLC采用十八烷基硅烷键合相（ODS）为固定相、甲醇-水为流动相：

10. 增加流动相水的比例，组分保留时间（　　　）。

11. 增加流动相甲醇的比例，组分容量因子（　　　）。

12. 增加流动相甲醇的比例，死时间（　　　）。

[13～16题共用选项]

A. 正相色谱　　　　B. 反相色谱　　　　C. 离子交换色谱　　　　D. 分子排阻色谱

选择合适的高效液相色谱法分离以下物质：

13. 极性较强分子型化合物（　　　）。

14. 极性较低化合物（　　　）。

15. 离子型或可离解化合物（　　　）。

16. 分子量大于2000的高分子化合物（　　　）。

[17～18题共用选项]

A. 分配系数　　　　B. 容量因子　　　　C. 保留时间　　　　D. 峰宽　　　　E. 半高峰宽

色谱柱理论塔板数的计算公式 $n = 5.54(t_R / W_{1/2})^2$：

17. t_R（　　　）。

18. $W_{1/2}$（　　　）。

[19～21题共用选项]

A. $0.3 \sim 0.7$　　　　B. > 1.5　　　　C. $\leqslant 2.0\%$　　　　D. $0.95 \sim 1.05$

在高效液相色谱法的系统适用性试验中，除另有规定外：

19. 定量分析时，对分离度的要求是（　　　）。

20. 在重复性试验中，对峰面积测量值的RSD的要求是（　　　）。

21. 用峰高法定量时，对拖尾因子的要求是（　　　）。

三、填空题

1. 从色谱分析的实质来看，它是一种对混合物的_____、_____技术。

2. 按流动相的种类色谱可分为_____和_____色谱。液相色谱的流动相是_____又称为_____。按固定相的物态形式和分离机制的不同，液相色谱可分为_____和_____。按固定相与流动相的相对极性的强弱，高效液相色谱分为_____和_____。

3. 高效液相色谱法的英文缩写为_____。气相色谱法的英文缩写为_____。

4. 高效液相色谱仪主要由_____、_____、_____、_____和_____等五部分组成。

5. 高效液相色谱仪的输液系统主要由_____、_____和_____组成。洗脱方式分为_____和_____两种。

6. 高效液相色谱仪的进样系统主要由_____构成。进样方式可分为_____和_____。

7. 高效液相色谱仪分离系统的核心部件是_____，一般商品化的色谱柱由_____材料制成。

8. 高效液相色谱仪检测系统通用型的检测器是_____、_____、_____和_____。

9. 高效液相色谱仪的数据处理系统实为_____。它具有_____、_____、_____和_____的功能。

四、判断题

1. 色谱的实质是分离，色谱法是先分离、后测定，功能强大的分离分析方法。（　　　）

2. 十八烷基硅烷键合硅胶主要用于反相 HPLC。（　　　）

3. 在反相 HPLC 中，若被测组分保留时间过长，可增加流动相中甲醇的比例，以缩短被测组分的保留时间。（　　　）

4. 色谱峰的区域宽度可用标准差（σ）、半峰宽（$W_{1/2}$）和峰底宽（W）来描述。（　　　）

5. 色谱外标（一点或单点）法操作及计算相对简单，但要求进样的精密度好、仪器稳定、操作的重复性好。（　　　）

6. 内标法的优点是能消除电压不稳定、进样量有差异等因素带来的影响。（　　　）

7. 增加色谱柱长，其他条件不变时，保留时间会相应推迟。（　　　）

8. 使用色谱柱时，应避免任何机械碰撞、挤压、坠落及其压力和温度的急剧变化，确保柱的结构和填料免遭损伤。（　　　）

9. 更换不同流动相时，不必注意溶剂之间的互溶性，可用有机溶剂（如甲醇）直接冲洗（置换）缓冲溶液。（　　　）

10. 手动进样时，微量注射器的取样量应等于定量管的规格容量。（　　　）

11. 色谱柱可以反冲。（　　　）

12. 可将缓冲溶液长时放置或停留在色谱柱中。（　　　）

13. 化学键合固定相是通过化学反应，将固定液分子键合到载体的表面所形成，采用化学键合相为固定相的色谱方法为化学键合相色谱法。（　　　）

14. 梯度洗脱是用两种或两种以上可以互溶的溶剂，随时间变化、按一定比例混合（程序控制改变流动相的组成、浓度等），以改变色谱柱中洗脱液的极性、离子强度、pH 等，从而改变被测组分的保留值、缩短分离时间、提高分离度，以取得良好分离效果的一种洗脱方式。（　　　）

15. 色谱仪是可耐受阳光直晒、空调直吹的仪器。（　　　）

16. 固定相的极性比流动相的极性强的液相色谱操作模式称为反相色谱。（　　　）

17. 固定相的极性比流动相的极性弱的液相色谱操作模式称为正相色谱。（　　　）

18. 以硅胶为固定相、以正己烷为流动相的操作模式是典型的正相色谱。（　　　）

19. 以十八烷基硅烷键合硅胶（ODS）为固定相，以甲醇-水为流动相，是典型的反相色谱。（　　　）

五、简答题

1. 画出高效液相色谱仪的结构方框图，指出各部分的主要作用。

2. 何谓等度洗脱？何谓梯度洗脱？

六、计算题

1. 测定黄芩颗粒中的黄芩素，称取黄芩颗粒 0.1255g，置 50mL 量瓶中，用 90% 甲醇溶液溶解并定容。精密量取 1mL 于 10mL 量瓶中，定容至刻度作为供试品溶液。测得对照品溶液（5.98μg/mL）和供试品溶液的峰面积分别为 706 436 和 458 932，求黄芩颗粒中黄芩素的含量。（1.55%）

2. 用标准曲线法测定黄芩药材中有效成分黄芩苷的含量。

配制标准溶液：精密称定黄芩苷标准品 0.0250g（25.0mg）置于 100mL 量瓶，以 50% 乙醇溶液溶解，定容为标准储备液。精密量取标准储备液 2.00mL、4.00mL、6.00mL、8.00mL 和 10.00mL，分别置于 100mL 量瓶，定容为系列标准溶液。

配制样品溶液：药材经干燥，粉碎，过筛，精密称定 25.6mg 置于碘量瓶中，精确加入 100.00mL 50% 乙醇溶液，密塞，超声提取 30 分钟，过滤后得供试品溶液。

各溶液的进样量为 20μL，3 次进样取平均值。标准溶液的峰面积分别为 31 582、69 355、88 242、142 196 和 177 714，样品溶液中对应为黄芩苷的峰面积为 70 214，计算药材中有效成分黄芩苷的含量。

3. HPLC 法测定甲硝唑片的含量。

取本品 20 片，精密称定，研细，精密称定细粉适量（约相当于甲硝唑 0.25g），置 50mL 量瓶中，加 50% 甲醇溶液适量，振摇使甲硝唑溶解，用 50% 甲醇溶液稀释至刻度，摇匀，滤过，精密量取滤液 5mL，置 100mL 量瓶中，用流动相稀释至刻度，摇匀，精密量取 10μL，注入液相色谱仪，记录色谱图，读取数据计算甲硝唑片的含量。按外标法以峰面积计算甲硝唑含量。

色谱条件与系统适用性实验：用十八烷基硅烷键合硅胶为填料，以甲醇-水（20∶80）为流动相，检测波长 320nm，理论塔板数按甲硝唑色谱峰计算不低于 2000。

对照品溶液的配制按《中国药典》2020 年版执行，其随机浓度为 0.2542mg/mL。

对照品和样品的精密称定、对照品溶液和样品溶液的配制数据列在表 18-9，色谱仪的运行数据列在表 18-10。

表 18-9　HPLC 法测定甲硝唑片基本实验数据

规格（g/片）	20 片总重（g）	每片均重 $\bar{m}$（g/片）	精称样品 W（g）	对照品浓度 C_R（mg/mL）	稀释倍数
0.2	4.9588	0.2479	0.3035	0.2542	20

表 18-10　色谱仪运行记录

	保留时间（分钟）	峰面积
对照品	t_{R_1}=11.39	A_{R_1}=1 467 153.4
	t_{R_2}=11.28	A_{R_2}=1 489 239.2
	均值：t_R=11.34	A_R=1 478 187.3
供试品	t_{X_1}=11.28	A_{X_1}=1 381 316.4
	t_{X_2}=11.29	A_{X_2}=1 413 402.9
	均值：t_X=11.29	A_X=1 397 359.7

◀ **参 考 答 案** ▶

请同学们先深入思考，积极探索，自练自测，再看答案，这样做有助于你理解、掌握高效液相色谱法原理、方法和操作，获得举一反三、触类旁通的效果。

一、选择题（单选或多选）

1～5. C C B C B 　　6～10. C C B B D 　　11. A 　　12. B C D 　　13. B C D 　　14. A B C

15. D E 　　16. A B C D 　　17. A B C D 　　18. A B C D E 　　19. C D 　　20. A B

二、配伍选择题

1～5. B C A D E　　6～9. B A D C　　10～12. A B C　　13～16. A B C D

17～18. C E　　19～21. B C D

三、填空题

1. 分离　分析

2. 气相　液相　液体（或溶剂）　洗脱液　液-固吸附色谱　液-液分配色谱

正相色谱法　反相色谱法

3. HPLC　GC

4. 输液系统　进样系统　分离系统　检测系统　数据处理系统

5. 储液装置　高压泵　脱气装置　等度洗脱　梯度洗脱

6. 进样阀　手动进样　自动进样

7. 色谱柱　不锈钢

8. 蒸发光散射检测器　示差折光检测器　紫外-可见光检测器　二极管阵列检测器

9. 计算机软件——色谱工作站　采集数据　处理数据　控制仪器

四、判断题

1. √　2. √　3. √　4. √　5. √　6. √　7. √　8. √　9. ×　10. ×

11. ×　12. ×　13. √　14. √　15. ×　16. ×　17. ×　18. √　19. √

五、简答题

1. 答：高效液相色谱仪的结构及其各部分的主要作用可概括如下：

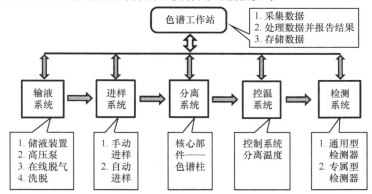

2. 答：HPLC 的洗脱方式分为等度洗脱和梯度洗脱两种。等度洗脱是指在一次色谱分离操作过程中，不改变流动相的组成和浓度，即以等强度流动相洗脱全部组分的方法。该法适用于分离组分少，性质差别不大的试样。

梯度洗脱是指在一个分析周期内，程序性地改变流动相的组成（即溶剂的种类、浓度、流量等），使洗脱液的极性、离子强度、pH 等随时间按一定比例变化，从而提高分离效率，加快分离速度，取得良好分离效果的洗脱方式。

六．计算题

1. 解：

$$W_X = \frac{C_R \times \dfrac{A_X}{A_R}}{C_S} \times 100\%$$

由公式得

$$W_{三唑仑} = \frac{\dfrac{458\,932}{706\,436} \times \dfrac{5.98}{1\,000\,000}}{\dfrac{0.1255}{50 \times 10}} \times 100\% = 1.55\%$$

2. 解：

（1）标准储备液的溶度

$$C_{原} = \frac{25.0}{100} = 0.25 \text{（mg/mL）}$$

（2）将系列标准溶液的浓度及其相应的峰面积列表

浓度 C（mg/mL）	0.005	0.01	0.0125	0.02	0.025
峰面积（面积单位）	31 582	69 355	88 242	142 169	177 714

（3）根据自变量 C（浓度）与因变量峰面积的函数关系——线性关系，求标准曲线的回归方程。①根据 Excel 软件强大的图表功能，只需拖拽鼠标即可完成对输入数据的编辑和绘制其函数图并求解回归方程。②也可以按照 Excel 的语法格式，输入相应的语句，求解回归方程。③还可以使用带有数理统计功能的计算器来求解回归方程，具体的方法步骤可照第十一章知识拓展部分进行。

使用上述任意一种方法，或仪器本身的软件可得回归方程：

$$A = 7\,292\,018C - 3916.46$$

（4）当样品溶液的峰面积为 70 214 时，样品的浓度可根据回归方程通过计算求出，也可使用 Excel 软件作图并输入语法语句（见第十一章知识拓展部分）求得，即

$$C_X = 0.0102 \text{（mg/mL）}$$

（5）黄芩药材中有效成分黄芩苷的含量

$$黄芩苷的含量 = \frac{0.0102 \times 100.00}{25.6} \times 100\% = 3.98\%$$

3. 解：

样品上机的浓度：

$$C_X = \frac{A_X}{A_R} \times C_R = \frac{1\,397\,359.7 \times 0.2542}{1\,478\,187.3} = 0.2403 \text{（mg / mL）}$$

甲硝唑片的含量：

$$甲硝唑片含量 = \frac{20 \times 0.2403 \times 50/1000}{\dfrac{0.3035}{0.2479} \times 0.2} \times 100\% = 98.1\%$$

第十九章 薄层色谱法

Thin Layer Chromatography

宝剑锋从磨砺出　梅花香自苦寒来

——《至理贤文》之勤奋篇

> **本章要点**
> **基本概念**：薄层色谱法，固定相，展开剂，流动相，比移值，相对比移值，分离度，硅胶 G，硅胶 H，硅胶 GF_{254}，硅胶-CMC 板，薄层扫描法。
> **基本理论**：薄层色谱的分离原理，展开剂的选择。
> **基本计算**：比移值，相对比移值，分离度。
> **基本技能**：薄层色谱法的操作方法及过程，薄层色谱法的定性（药物的鉴定、杂质的限量检查）。

第一节 概　　述

薄层色谱法（thin layer chromatography，TLC），是将固定相（如吸附剂）均匀地涂布在光洁的载体（如玻璃板、铝箔板或塑料板）的表面，形成厚度约为 0.25mm 的固定相薄层，并在此薄层上进行混合组分的分离进而进行定性、定量分析的色谱法。若按流动相与固定相的物理状分类，则薄层色谱法属于液-固吸附色谱法，但就操作方式而言，它属于平面色谱法之一（还有基于分配系数不同的纸色谱法）。由于薄层色谱法以手工操作为主，通常不需要昂贵的仪器设备，分析速度快、分离效果好、结果直观、成本低廉，是药物鉴别分析、杂质限量检查最主要的分析方法手段之一。20 世纪 80 年代出现了商品化、仪器化的薄层扫描法，用仪器代替了手工操作（包括铺板、点样），薄层扫描法可不经洗脱直接进行定量分析，大大提高了测定结果的重现性和准确度，大大提升了薄层色谱法的实用价值。

薄层色谱法作为分离分析复杂混合物的一种价廉物美的方法，《中国药典》已将其作为法定的分析方法收录。同时，薄层色谱法也是国际通用惯例，如美、英、法、俄罗斯等国药典均包含此法内容。尽管薄层色谱法还包括分配薄层色谱法、分子排阻薄层色谱法和离子交换薄层色谱法等，但是，吸附薄层色谱法应用最为广泛，以致"薄层色谱法"在实际工作中已成为吸附薄层色谱法的代名词，本章的主要内容就是学习、探讨薄层色谱法。图 19-1 为《中国药典》中几种常见药材的薄层色谱图。

一、原　　理

薄层色谱随所用固定相不同而分为吸附薄层色谱、分配薄层色谱、离子交换薄层色谱、分子排阻薄层色谱等方法。但应用最广泛的还是吸附薄层色谱，故本章重点介绍吸附薄层色谱法，下文简称为薄层色谱法。

薄层色谱法是将吸附剂浆料在光洁的载体（如玻璃板、铝塑板或塑料板等）表面均匀地铺成薄层，薄层板经晾干、活化后可将待测样品溶液用毛细管或平头点样针点在薄层板的起始线上，待溶剂挥发后，放入展开槽中，选择适当的展开剂在密闭的展开槽中展开，当展开到适当距离时取出，晾干，显色定位后进行定性、定量分析。

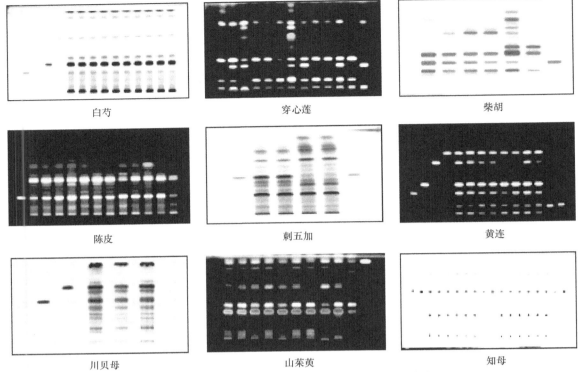

白芍 穿心莲 柴胡

陈皮 刺五加 黄连

川贝母 山茱萸 知母

图 19-1 《中国药典》中几种常见药材的薄层色谱图

薄层色谱法最常用的吸附剂是硅胶（silica gel），它是具有高比表面积的多孔性物质，硅胶表面含有硅醇基（≡Si—O—H），构成吸附活性的中心，能与极性基团形成氢键，因不同物质组分形成氢键的能力各不相同，易形成氢键的组分、易被吸附，则不易被展开，即移动速度慢；而不易形成氢键的组分、不易被吸附，则易被展开，即移动速度快，因此，不同的物质组分因形成氢键能力（极性）的差异，产生移动速度之差，即在相同时间内不同的物质组分移动了不同的距离，从而实现分离。

简而言之，样品中各组分因形成氢键能力的差异而实现分离。

二、薄层色谱法的技术参数

（一）比移值

薄层色谱法中原点到斑点中心的距离与原点到溶剂前沿的距离的比值称为比移值（又称保留因子，retention factor，R_f）：

$$R_f = L/L_0 \tag{19-1}$$

式中，L 为原点到斑点中心的距离，L_0 为原点到溶剂前沿的距离。如图 19-2 中组分 A 的比移值 $R_{f,A}$ 为 L_A/L_0；组分 B 的比移值 $R_{f,B}$ 为 L_B/L_0。

R_f 是薄层色谱的基本定性参数。在一定的色谱条件下，特定化合物的 R_f 是一个常数。当 $R_f=0$ 时，说明该化合物不随流动相展开，停留在原点，表示化合物在固定相中被完全被吸附；当 $R_f=1$ 时，说明该化合物随流动相展开至溶剂前沿，表示该化合物在固定相上完全不保留。所以一般说来 R_f 在 0 ～ 1 内。在实际检测中，R_f 适宜范围是 0.2 ～ 0.8，最

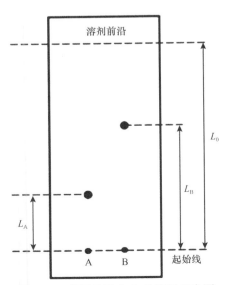

图 19-2 薄层色谱中 R_f 的测量示意图

佳范围是 $0.3 \sim 0.5$。不同物质因结构和极性不相同，其 R_f 也不同。但是，影响 R_f 的因素很多，主要有固定相和展开剂的种类和性质、展开剂的饱和度、温度、湿度、薄层板的性质等。因此，在完全相同的实验条件下，可利用 R_f 对物质进行定性鉴别。

（二）相对比移值

由于影响被分离物质在薄层上移动距离的因素较多，R_f 的重现性较差，如果将被分离物质与参比物点在同一块薄层上，在完全相同的色谱条件进行展开，可以消除一些实验过程中的系统误差，使定性结果更为可靠。

相对比移值（也称相对保留值，relative retention factor，R_r）就是被分离物质（i）的 R_f 值与参比物（s）的 R_f 值之比，或是被分离物质（i）移动距离 L_i 与参比物质（s）移动距离 L_s 之比。由于参比物的 R_f 或移动距离可大于或小于被分离物质的 R_f 或移动距离，R_r 可大于或小于 1，但其重复性及可比性均优于 R_f 值，因此常采用 R_r 代替 R_f。R_r 的计算公式为

$$R_r = \frac{R_{f_i}}{R_{f_s}} = \frac{L_i}{L_s}$$

（19-2）

式中，L_i 为原点到被分离物质（i）斑点中心的距离；L_s 为原点到参比物质（s）斑点中心的距离。

（三）分离度

分离度（resolution，R）表示两个相邻斑点（组分）的分离程度。如图 19-3 所示，薄层色谱的分离度为两个相邻斑点中心的距离与两个斑点的平均宽度（直径）的比值，其计算公式为

$$R = \frac{2d}{W_1 + W_2} = \frac{2(L_2 - L_1)}{W_1 + W_2} = \frac{2L_0(R_{f_2} - R_{f_1})}{W_1 + W_2}$$

（19-3）

式中，L_2、L_1 分别为原点至两斑点中心的距离，L_0 为展开剂前沿至原点（起始线）之间的距离，d 为两斑点中心之间的距离，W_1 和 W_2 为两斑点的宽度（直径）。由式（19-3）可知，两斑点之间的距离（d）越大，则分离度越大，分离效果越好。当 $R \geq 1.5$ 时，相邻两斑点实现完全分离，此结论与柱色谱一致。

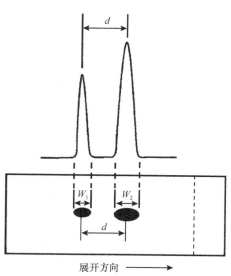

图 19-3　薄层色谱的分离度

三、薄层色谱法的优缺点

（一）薄层色谱的优点

①灵敏，通常只需几微克至几十微克的物质就能检出。②快速，展开一次通常只需几分钟至二十几分钟。③简单，样品前处理简单、仪器简单、操作简便、结果以彩色图像表达非常直观。④节省，所用器材价格低廉，易于推广。

（二）薄层色谱的缺点

由于薄层色谱法在相对开放的条件下操作（而高效液相色谱法或气相色谱法均在色谱柱中运行），因此重现性较低，在应用时受到一定限制。

在实际工作中薄层色谱法仍不失为价廉物美的分离方法和测试手段，因而广泛应用于药物的分离、鉴定及杂质的限量检查等。

第二节　材料与选择

吸附剂（固定相）及其载体、展开剂（流动相）及其展开缸和显色定位是构成吸附薄层色谱法的三大要素，以下简要介绍载体、吸附剂、展开剂。

一、载　　体

薄层色谱法的固定相必须均匀地涂布在载体上形成吸附薄层，常用的载体有玻璃板、铝箔板、塑料板等。最常用的载体是玻璃板，常用的规格尺寸有 5cm×5cm、5cm×10cm、5cm×20cm、10cm×10cm、10cm×20cm、20cm×20cm 等，厚度为 1～2mm。

二、吸　　附　　剂

薄层色谱法所用吸附剂与吸附柱色谱法相同。常用的吸附剂有硅胶、氧化铝、聚酰胺、硅藻土、离子交换纤维素等。通常硅胶、氧化铝的粒度一般为 140～200 目，聚酰胺、纤维素的粒度一般为 70～140 目。一般来说，粒度细的吸附剂分离效果好，斑点圆润而聚集。

（一）硅胶

作为薄层色谱法用的吸附剂虽有多种，但 90% 以上的分离工作都可用硅胶来完成，因此本节对硅胶的主要性质及参数作较为详细的介绍。

硅胶为多孔性无定形粉末，硅胶表面带有羟基（silanol，Si-OH），呈弱酸性（pH 4.5），通过硅原子上的羟基与极性化合物或不饱和化合物形成氢键而表现其吸附性能，由于化合物的极性及不饱和程度的不同形成氢键的能力也各不相同而得以分离。有效的硅醇基的数目越多，其吸附能力越强。

硅胶能吸附水分形成水合硅醇基而降低吸附能力（脱活化），但通过 105～110℃加热 30 分钟后的硅胶则因失去吸附水后又增加了吸附活性（活化）。如果温度过高（≥ 500℃）硅胶不可逆脱水形成硅醚（Si—O—Si），硅醇基数量降低而使吸附活性大大降低。若加热至 1100℃ 则失去全部水分，而完全失去吸附能力。硅胶的活度与含水量的关系见表 19-1。

表 19-1　硅胶和氧化铝的活度分级及其与含水量的关系

活度级别	含水量（%）		吸附力
	硅胶	氧化铝	
I	0	0	↑
II	5	3	
III	15	6	
IV	25	10	
V	38	15	

含水量越高，活性级数越高，吸附能力越弱，同一组分在此硅胶上的 R_f 值越大；含水量越少，活性级数越低，吸附能力越强，同一组分在此硅胶上的 R_f 值越小。

普通硅胶一般为微酸性，适宜分离酸性和中性物质，如有机酸、氨基酸、甾体、萜类等，不适宜分离碱性物质，因碱性物质会与硅胶发生酸碱作用，展开时会出现拖尾甚至滞留于原点的现象。

硅胶的孔径或孔体积表示硅胶粒子孔的大小尺度，与传递阻滞有关；表面积越大，表明其吸附力越大，有较强的保留能力。

薄层色谱常用硅胶的技术参数见表 19-2。

表 19-2 薄层色谱常用硅胶的技术参数

参数	范围	典型值
密度（g/cm²）	0.3 ～ 0.5	≈ 0.4
比表面积（m²/g）	400 ～ 600	≈ 500
孔径（Å）	20 ～ 150	60
孔体积（mL/g）	0.2 ～ 1.0	0.8
pH	5.0 ～ 7.0	7.0
粒度（μm）	10 ～ 50	40

薄层色谱法常用的硅胶类型有硅胶 G 及硅胶 GF_{254}、硅胶 H、和硅胶 HF_{254} 等。硅胶 H 为不含黏合剂的硅胶；硅胶 G 由硅胶和煅石膏混合而成；硅胶 GF_{254} 既含有煅石膏，又含有锰激活的硅酸锌，在 254nm 紫外光照射下呈现强烈的黄绿色荧光背景。此外还有 HF_{254}、$HF_{254+365}$，见表 19-3。

表 19-3 薄层色谱法常用的硅胶种类

类别	特性
硅胶 H	不含黏合剂的硅胶，铺板时另加 CMC-Na
硅胶 G	自含黏合剂（硅胶 H+煅石膏 10% ～ 15%）
硅胶 GF_{254}	硅胶 G+荧光物质（锰激活的硅酸锌），在 254nm 紫外光照射下呈现强烈的黄绿色荧光背景（最常用）
硅胶 HF_{254}	硅胶 H+荧光物质，254nm 紫外光照射下呈现强烈的黄绿色荧光背景
硅胶 HF_{365}	硅胶 H+荧光物质，365nm 紫外光照射下呈现强烈的黄绿色荧光背景

（二）氧化铝

氧化铝在薄层色谱中的应用仅次于硅胶，广泛运用于萜类、生物碱、脂肪族和芳香族化合物的分离。氧化铝是由氢氧化铝于 400 ～ 500℃灼烧而成的，因制法和处理方法不同可分为碱性、酸性、中性三类。

碱性氧化铝：pH 9 ～ 10，适合于中性、碱性化合物的分离。

酸性氧化铝：pH 4.0 ～ 5.0，适合于酸性化合物的分离。

中性氧化铝：pH 7.0 ～ 7.5，适合于酸性或对碱不稳定的化合物的分离。

氧化铝因其含水量的不同，其活度可分为五级，见表 19-1。含水量越多，活度级数越高，吸附能力越弱，同一组分在此氧化铝上的 R_f 值越大；含水量越少，活度级数越低，吸附能力越强，同一组分在此氧化铝上的 R_f 值越小。

制备薄层用氧化铝的级别通常为Ⅱ～Ⅲ级。市售氧化铝可含有 10% 煅石膏作黏合剂，pH 为 7.5 ～ 8.0；不带黏合剂的氧化铝 pH 为 9.0，也可加入波长为 254nm 的荧光指示剂。薄层色谱常用氧化铝的技术参数见表 19-4。

表 19-4 薄层色谱常用氧化铝的技术参数

参数	范围	典型值
比表面积（m²/g）	100 ～ 250	160
孔径（Å）	40 ～ 90	60
粒度（μm）	20 ～ 90	60
酸性氧化铝	4.0 ～ 5.0	4.5
中性氧化铝	7.0 ～ 7.5	7.0
碱性氧化铝	9.0 ～ 10.0	9.0

（三）聚酰胺

聚酰胺是由酰胺聚合而成的高分子聚合物，薄层色谱中常用的是聚己内酰胺。聚酰胺分子内有许多酰胺基，酰胺基中的羰基与酚类、黄酮类、酸类中的羟基或羧基形成氢键；酰胺基中的氨基与醌类或硝基类化合物中的醌基或硝基形成氢键，同时由于被分离化合物的结构不同，或同一类结构中的羟基等活性基团数目不同、位置不同等使聚酰胺与这类化合物形成氢键能力的不同，所以对这些化合物的吸附能力不同而得到分离。

三、展　开　剂

展开剂（developing solvent）也称为溶剂系统、流动相或洗脱剂。在薄层色谱法中起到流动相的作用。展开剂的主要任务是溶解被分离的组分，在薄层上移动被分离组分，使被分离组分的 R_f 值在 0.2～0.8 内，形成清晰而又集中的一组斑点。

（一）对展开剂的要求

薄层色谱法条件是依据被分离化合物的理化性质（溶解度、酸碱性、极性等）、固定相活度和展开剂的极性等三种因素所决定。在这三种因素中，被分离化合物的理化性质是客观存在、不可改变的；固定相的选择是有限的；只有展开剂的选择是千变万化的，展开剂的种类、从单一纯溶剂到多元溶剂及其配方比例都是可调的，因此，对展开剂的选择是薄层色谱法分离效果的关键因素。为此，展开剂必须满足以下要求。

（1）对待分离物质有良好的溶解性。

（2）可使各组分之间分开；待测组分的 R_f 在 0.2～0.8 内为宜，定量测定在 0.3～0.5 内。

（3）不与待测组分或吸附剂发生化学反应。

（4）沸点适中，黏度较小。

（5）展开后组分斑点圆而集中，无拖尾现象。

（6）理化性质稳定，多元溶剂最好新鲜配制；不宜重复使用，否则比例改变，影响分离效果。

（二）展开剂的性质

在薄层色谱法中，展开剂一般为有机溶剂，其展开能力主要由其极性决定，强极性的流动相占据吸附中心的能力强，展开能力强，使吸附能力弱（R_f 值大）的组分易被解析，从而移动速度快，在薄层上展开的距离长。流动相的性质对组分的分离作用是至关重要的。常用流动相的极性（解吸能力）由弱到强的顺序是

石油醚＜环己烷＜四氯化碳＜三氯乙烷＜苯＜甲苯＜二氯甲烷＜三氯甲烷＜乙醚＜四氢呋喃＜乙酸乙酯＜丙酮＜乙醇

（三）展开剂的选择

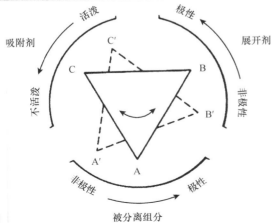

在薄层色谱法中，选择展开剂的一般原则与液-固吸附柱色谱法相同，根据被分离组分的极性、吸附剂的活性和展开剂的极性三者的相互关系进行选择。由图 19-4 可知被分离组分分子与展开剂分子争夺吸附剂表面活性中心而实现分离。如果被分离组分为非极性物质（虚线△ A′B′C′ 的 A′ 所对应的被分离组分弧段），则应该选择非极性的展开剂（B′ 所对应的展开剂弧段）和性质活泼的吸附剂（C′ 所对应的吸附剂弧段）（活度级别越低吸附活性越强），反之亦然。

图 19-4　被分离组分、吸附剂与展开剂三者关系示意图

在薄层色谱中，通常根据被分离物质的极性，先用单一溶剂展开，然后根据分离效果进一步考虑改变展开剂的极性或选择混合展开剂。例如，某物质用乙酸乙酯展开时，R_f 值太小，说明该物质极性强，根据三者的相对关系，应选择另一种极性更强的展开剂或加入一定比例的极性更强的溶剂，如乙醇、丙酮等。如果 R_f 值较大，斑点已到溶剂前沿附近，说明该物质极性弱，根据三者的相对关系，应选择另一种极性更弱的展开剂或加入一定比例极性更弱的溶剂，如环己烷、石油醚等。为了寻找合适的展开剂，往往需要多次尝试，有时甚至需要两种以上的混合溶剂作为展开剂。对普通酸性成分，为了防止拖尾，常在展开剂中加入少量的甲酸、乙酸或草酸等酸性物质。在分离碱性物质时，一般采用碱性氧化铝为吸附剂，且常在展开剂中加入少量的二乙胺、乙二胺或氨水等碱性物质以防止拖尾。

第三节　方法步骤

薄层色谱法的一般操作程序可分为薄层板的制备、点样、展开和显色与检视四个步骤。

一、薄层板的制备

薄层板可分为加黏合剂的硬板和不加黏合剂的软板两种。软板制备简便，但表面松散，易脱落，不常用；硬板机械强度高、应用广，是薄层板的主要形式。实验室常用的薄层板又分为市售的薄层板和自制的薄层板，本章主要介绍手工法自制的薄层板。

1. 载体　常用载体主要为玻璃板。为了使吸附剂能均匀地涂布于载体表面，要求所用载体表面光滑、平整、清洁（洗净的载体不挂水珠）。若载体有油污，则吸附剂薄层易裂缝或脱落，因此，铺板前应将载体洗净、烘干。载体的大小可根据实验需要选择，如5cm×10cm、10cm×20cm 玻璃板，还可用显微镜载玻片等。

2. 黏合剂　黏合剂的作用是使薄层固定在载体上。常用的黏合剂有煅石膏、羧甲基纤维素钠（CMC-Na）。用 CMC-Na 为黏合剂制成的薄层板称为硅胶-CMC-Na 板，而用煅石膏为黏合剂制成的薄层板称为硅胶 G 板。商品化的硅胶 G 已含煅石膏（10% ~ 15%），而硅胶-CMC-Na 则需要配制（常用浓度为 0.2% ~ 0.5% 的 CMC-Na 水溶液，加热溶解，用棉花过滤或静置后取用上清液，如不过滤或静置铺出的板会有麻点）。

3. 吸附剂

（1）吸附剂的调配：将 1 份硅胶（g）和 3 份（mL）配制好的 CMC-Na（0.7%）水溶液（视水溶液的密度为 1g/mL），在研钵中按同一方向研磨混合至成均匀的糊状，去除表面气泡。铺板时为防止搅拌而带入气泡，避免薄层表面出现气泡，常加入少量乙醇或丙酮，或者将吸附剂均浆置于真空干燥器中减压脱气或超声脱气，然后涂布。

（2）涂布：将去除气泡后的吸附剂均浆倒入涂布器料斗中，在玻璃板上平稳移动涂布器，使成厚度为 0.2 ~ 0.3mm 的均匀薄层。也可用玻璃棒沿玻璃板板面并与板面保持一定距离、平行移动并辅以轻微振动，使均浆均布成均匀薄层，涂布时的速度要快而匀（图 19-5）。

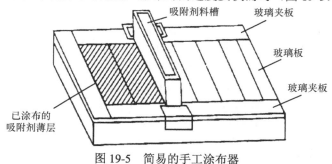

图 19-5　简易的手工涂布器

（3）晾干：把涂布好的薄层板放置在水平的台面，在室温下自然晾干，然后在 110℃烘箱中活化 30 分钟后取出，放置在干燥器中冷却备用。

（4）活化：久置或受潮的薄层板需在烘箱中活化，活化条件为 105 ～ 110℃、30 分钟，取出后放置在干燥器中备用。

使用前应检查涂布的效果，一张涂布好的薄层板首先应具有均匀、平整、光滑的外观，在透射光下检视，应该是无气泡、无疵点、无损伤、无污染的均匀半透明薄层板。

二、点　样

点样操作分为手动点样和自动点两种。手动点样器结构简单、操作方便、易于推广，是一种价廉物美的好方法，但易受人为因素的影响，产生误差大。自动点样仪（图 19-6）受仪器的程序控制，点样精密准确、但价格昂贵。本节主要介绍手工点样。

1. 点样工具　一般采用点样毛细管或带平头针的微量注射器（图 19-7）。初学者宜先用毛细管点样，毛细管有 1μL、2μL、3μL、4μL、5μL 和 10μL 等规格，一般为一次性使用。点样时手持点样器轻轻接近薄层板面，但不能戳破、损伤薄层。

2. 点样量　一般来说，点样量为几微升，一般在 2 ～ 10μL 内；薄层要求原点直径为 2 ～ 4mm，一般为 3mm；样品原点离底边 1 ～ 1.5cm；样品点之间距一般为 1 ～ 1.5cm；点样斑点应圆而集中。

3. 点样形状　按照点样后原点的形状可分为点状点样和条带状点样。手工点样多采取点状点样方式，尤其是初学者，应先学习点状点样方式（图 19-8）。

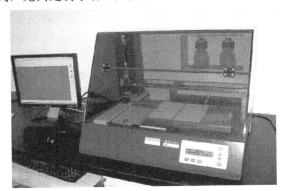

图 19-6　camag ATS 4 全自动点样仪

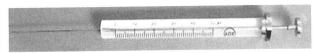

图 19-7　带平头针的微量注射器

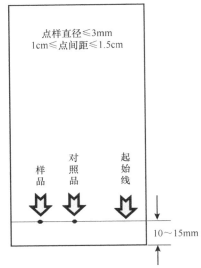

点样直径≤3mm
1cm≤点间距≤1.5cm

样品　对照品　起始线

10～15mm

图 19-8　手工点样简要示意图

三、展　开

展开（development）是将点好样的薄层板放在展开缸中与展开剂接触，展开剂带动样品组分迁移的过程。展开缸应有严密的盖子，底部应平整光滑或有双槽。薄层展开要在密闭的展开缸中进行，最常用的是玻璃展开缸。加入展开剂的高度（深度）一般为 0.5 ～ 1.0cm。展开室须先用展开剂预饱和，可在缸中加入足够量的展开剂，并在缸壁上贴 2 条与缸内空同高、宽度适中的滤纸条，下端浸入展开剂中，盖上顶盖使展开缸内空间成为一个密封的容器，则容器内部空间很快达到气液平衡，即展开缸内空间被展开剂蒸气所饱和。达到预饱和状态后，将点好样品的薄层板竖放在展开缸中，并控制展开剂液面高度距离点样起始线 0.5 ～ 1.0cm（切勿将起始线上样点浸入展开剂中），盖好缸盖、密封展开室，待展距适当时（如 10 ～ 15cm），取出薄层板，标记展开剂前沿位置，待展开剂挥发后观察斑点的位置（显色、检视）。

展开方式有上行展开、下行展开、双向展开等多种方式，但上行展开是最基础、最重要、用得最多的展开方式（图 19-9、图 19-10）。

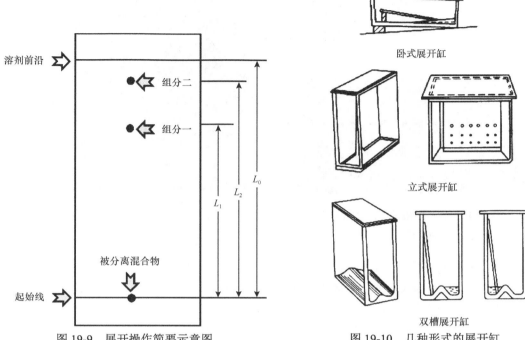

图 19-9　展开操作简要示意图　　　　图 19-10　几种形式的展开缸

在薄层色谱法展开操作中要防止边缘效应。所谓边缘效应是指同一组分在薄层板边缘的 R_f 大于中央部位的 R_f，产生边缘效应的主要原因是展开缸内展开剂蒸气未达到饱和状态，致使薄层板的两边缘部分沸点较低、极性较弱的溶剂挥发较快，而极性溶剂比例增大，使被分离组分的 R_f 增大，移动速度较快，在相同时间内移动的距离更长。为了防止边缘效应的发生，上述在展开缸内壁贴滤纸条的办法，可以加快缸内展开剂的挥发，缩短预饱和时间，有效防止边缘效应的发生。

四、显色与检视

显色是为了对被分离后的斑点进行定位，以便进行后续的定性、定量分析。显色分为物理显色法和化学显色法两类。物理显色法主要是采用光学显色，化学显色主要采用显色剂显色。

（一）光学显色与检视

1. 可见光　一些化合物如蒽醌、黄酮、染料等对可见光有吸收，在自然光（400～800nm）下呈现出不同颜色的斑点可在可见光下检视。如图 19-11 为西洋参破壁饮片在日光下的检视效果。

2. 紫外光　多数有机化合物在可见光下不显色，但可吸收紫外光，在 254nm 或 365nm 的紫外光下显示出斑点。如图 19-12 为西洋参破壁饮片在 365nm 的紫外光照射下的检视效果。

3. 荧光　某些具有荧光特性的化合物吸收了较短波长的光，能发射出比照射光波长更长的光，在薄层板上显出荧光斑点。另外，还有对荧光具有猝灭作用的组分，可用掺有荧光试剂的薄层板，如硅胶 GF_{254} 板，可在 254nm 紫外灯下，检视出以黄绿色荧光为背景的暗斑。

由图 19-11 和图 19-12 可知，同一张完成展开的薄层板在日光下和在 365nm 紫外灯光照射下显示出不同的颜色及光泽效果。图中 1～12 号为待检测样品；13 为西洋参对照药材；14 为人参皂苷 Rb_1、人参皂苷 Re、人参皂苷 Rg_1 和拟人参皂苷 F_{11}。

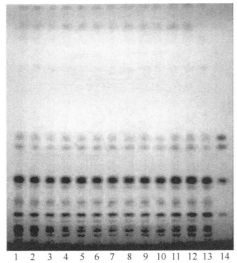

图 19-11　西洋参破壁饮片在日光下的检视效果

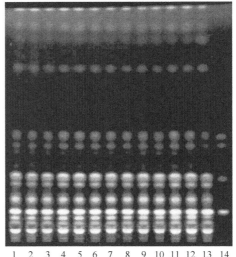

图 19-12　西洋参破壁饮片在 365nm 紫外下的检视效果

■（二）显色剂法

若被分离的组分对可见光、紫外光无光学特性，则可使用化学显色法。化学显色剂又分为通用型显色剂和专属型显色剂两种。

1. 通用型显色剂　通用型显色剂是一类可作为检查一般有机化合物的显色剂，如硫酸-乙醇溶液、碘和高锰酸钾等。

（1）显色方式：显色剂通常可根据被分离组分的理化性质选择显色的方式如喷雾、熏蒸、浸渍等使展开后的斑点显色。①喷雾显色是用喷雾瓶或喷雾器将显色剂以气溶胶的形式均匀地喷洒在薄层板上。②浸渍显色则是将展开后的薄层板垂直插入盛有展开剂的浸渍槽中，显色后抽出，用滤纸吸去薄层表面过量的显色试液。因浸渍法可使薄层板均匀接触显色剂，反应条件易控制，故重现性好，适合于硬板的显色。③蒸气（如碘、盐酸、硝酸、氨水、二乙胺等）与展开后的斑点作用可生成不同颜色或产生荧光。碘蒸气熏蒸可分为吸附反应和氧化反应两类，前者反应可逆，随着碘的挥发，薄层板可褪色回到原来状态；后者被碘氧化、脱氢形成共轭体系，因此在紫外光下可以发出强而稳定的荧光，对定性、定量都非常有利，但被分离的组分则改变了原来的性质，即不会褪色、不会回到原来状态。

（2）常用显色剂：① 10% 的硫酸-乙醇溶液可使大多数无色有机化合物显色，形成诸如红色、棕色、紫色等有色物质。②碘蒸气熏蒸可使生物碱、氨基酸衍生物、酰类、脂类、皂类等许多物质显色，其显色反应通常是可逆的，在空气中随着碘的升华挥发，组分可回到原来状态。但是还有一些化合物，在碘蒸气中被氧化，发生了不可逆的化学反应，如将碘与元胡中具有弱荧光性的四氢棕榈碱接触，四氢棕榈碱立即被氧化成棕榈碱，由于脱氢增强了共轭体系，因此在紫外灯光下发出稳定强烈的黄绿光。③ 0.5% 碘的三氯甲烷溶液对很多化合物显黄棕色。④中性 0.05% 高锰酸钾溶液使易还原性化合物在淡红背景上显黄色。

2. 专属型显色剂　专属型显色剂是对某一类化合物或某种官能团显色的试剂。例如，茚三酮是氨基酸、氨基糖的显色剂；溴甲酚绿是羧酸类物质的显色剂；硫酸钴（Ⅱ）是生物碱、伯胺、仲胺、叔胺类的显色剂；三氯化铁是酚类、羟酰类物质的显色剂；0.05% 荧光黄甲醇溶液是芳香族化合物的显色剂。

表 19-5 介绍了几种常用显色剂的应用实例。

表 19-5　几种常用显色剂的应用实例

显色剂	检出物	显色剂溶液	显色方法及检视效果
1. 硫酸溶液	通用型	①硫酸：水 =1∶1；②硫酸：乙醇（或甲醇）=1∶1；③ 1.5mol/L 硫酸溶液与 0.5～1.5mol/L 硫酸铵溶液	喷雾后，110℃加热 15 分钟，不同物质会显示红色、棕色、紫色等不同颜色
2. 碘	通用型	0.5% 碘的三氯甲烷溶液	碘蒸气熏蒸
3. 硫酸铈	生物碱	10% 硫酸铈（Ⅳ）+15% 硫酸水溶液	喷雾显色
4. 三氯化铁	苯酚类	1% $FeCl_3$ 溶液+50% 乙醇水溶液	喷洒显色
5. 高锰酸钾	还原性基团：羟基、氨基、醛等	中性：0.05% 高锰酸钾溶液	喷雾显色，淡红色背景显黄色斑点
6. 茚三酮	氨基酸	0.2% 茚三酮的乙醇溶液	喷雾后加热，显红紫色斑点
7. 2,4-二硝基苯肼	饱和醛、酮	① 0.4% 二硝基苯肼 2mol/L 盐酸溶液；②铁氰化钾的 2mol/L 盐酸溶液	先喷①紧接着喷 ②，酮显蓝色，醛显橄榄绿色
8. 磷钼酸	通用型	5% 磷钼酸乙醇溶液	喷雾后 120℃烘烤，还原性物质显蓝色，再用氨气熏，背景变无色

注：喷雾显色多用压缩空气使显色剂喷成均匀雾状；浸渍显色可选择适宜容器或卧式展开缸；蒸气熏蒸显色可用双槽展开缸或大小适宜的干燥器。

第四节　定性分析和定量分析

一、定性分析

（一）R_f 定性

在一定的色谱条件下，相同物质的 R_f 相等，即将检品与已知物对照品在同一薄层板上展开，比较检品与对照品的 R_f 及斑点颜色，如果二者 R_f 相等并且颜色一致，则可初步断定该斑点与对照品是同一物质。必要时可用几种性质不同的展开剂或性质不同的吸附剂展开，若二者的 R_f 都一致，同时又对几种显色剂有相同的反应，则可得到比较可靠的定性结论。

本法适用于已知范围内的未知物定性。

（二）R_r 定性

由于影响 R_f 的因素较多，诸如温度、湿度、展开剂的饱和程度、固定相和展开剂的种类及其性质等因素致使薄层板的 R_f 重复性较差，故采用 R_r 定性更为可靠。可与对照品的 R_r 比对定性，也可与文献资料报道的 R_r 比对定性。

二、杂质的限量检查

薄层色谱可用于药物有关物质的检查和杂质的限量检查，即采用定量配制的对照品或对照品的稀释液进行对照，两种对照法均属半定量方法。

（一）杂质对照品比较法

配制一定浓度的检品溶液和规定限定浓度的杂质对照品溶液，在同一薄层板上点样、展开，检品中杂质斑点的颜色不得比杂质对照品斑点颜色（或荧光）更深。

（二）主成分自身对照法

配制一定浓度的检品溶液，将其稀释成一定的倍数，得到浓度更低的稀释液，将其作为对照品溶液；把对照品溶液和检品溶液在同一薄层板上点样、展开，试样溶液中杂质斑点的颜色（或荧光）不得比对照品溶液主斑点颜色更深。

【例 19-1】《中国药典》2020 年版磺胺异噁唑有关物质的检查。

照薄层色谱法（通则 0502）试验。

1. 供试品溶液　取本品，甲醇-浓氨溶液（24∶1）的混合液制成每 1mL 约含 20mg 的溶液。

2. 对照品溶液　精密量取供试品溶液适量，用甲醇-浓氨溶液（24∶1）的混合液定量稀释制成每 1mL 约含 0.1mg 的溶液。

3. 色谱条件　采用硅胶 GF_{254} 薄层板，以二氯甲烷-甲醇-浓氨溶液（75∶25∶1）为展开剂。

4. 测定法　吸取供试品溶液与对照品溶液各 5μL，分别点于同一薄层板上，展开，晾干，在 $100 \sim 105℃$ 干燥，置紫外光灯（254nm）下检视。

5. 限度　供试品溶液如显杂质斑点，与对照溶液的主斑点比较，不得更深。

三、定量分析

（一）洗脱法

洗脱法又称为间接定量法。即把薄层色谱分离的组分斑点用打孔器、刮刀或其他捕集器刮（取）下，然后用适当溶剂将被测组分从吸附剂表面洗脱下来，收集洗脱液，根据被测组分的理化性质，选择适当方法作定量测定，如比色法、紫外分光光度法、荧光分析法、电化学测定法等。洗脱法虽为手工操作，但只要操作过程仔细、规范，仍可得到准确结果，尤其是在没有薄层扫描仪的情况下，洗脱法仍不失为一种价廉物美的方法。

值得注意的是，如果采用显色剂定位时，可在薄层板上被测组分试样的两边同时点上待测组分的对照品试液，作为被测组分定位的标记，展开后只对两边的对照品斑点显色，由对照品色斑来确定待测组分斑点的位置。此时必无边缘效应，保证对照品和待测组分的分离斑点落在平行于溶剂前沿的同一条直线上。

（二）目视比较法

将一系列已知浓度的对照品溶液与试样溶液点样在同一薄层板上，展开显色后，目视比较试样斑点与对照品斑点颜色的深浅程度或面积大小最接近、最一致的斑点，以确定试样斑点的浓度。

（三）薄层扫描法

薄层扫描法是用薄层扫描仪直接定量分析的方法（直接定量法包括目视比较法和薄层扫描法）。即用薄层扫描仪对薄层板上分离后的斑点进行扫描，得到薄层扫描图，通过薄层扫描图完成定性和定量分析的方法。此法无须洗脱，直接对分离斑点进行扫描测定，操作简单、快捷。

根据被测组分的理化性质，可在扫描波长 $190 \sim 800nm$ 内选择合适的扫描光源如氘灯、卤钨灯；扫描方式分为直线扫描和锯齿形扫描两种方式；测量方式有反射吸收、反射荧光、透射吸收、透射荧光等方式；检测器为光电倍增管。扫描仪的光路主要有单波长单光束、单波长双光束和双波长单光束三种类型，其中双波长单光束类型扫描仪最为常用。由于薄层扫描法不需要将分离后的斑点刮下，其测定的灵敏度、精密度、准确度等项指标均优于洗脱法，而且操作方便、快捷。

第五节　以任务驱动模式的应用示例

任务　消炎利胆片——苦木的薄层色谱鉴别分析

【任务描述】

1. 供试品溶液的制备　取本品 2 片，除去包衣，研细，取 0.5g，加水 50mL，加热回流 30 分钟，放冷，离心，取上清液，用乙酸乙酯振摇提取 2 次，每次 40mL，合并乙酸乙酯液，蒸干，残渣加甲醇 2mL 使溶解，作为供试品溶液。

2. 对照品溶液的制备　取苦木对照品 0.1g，照上述供试品溶液的制备方法操作，残渣加甲醇 5mL 使溶解，得浓度为 20mg/mL 的供试品溶液。

3. 薄层色谱法试验　分别吸取供试品溶液、对照品溶液各 3μL，点于同一硅胶 G 薄板上，以三氯甲烷-乙酸乙酯-甲酸（4∶1∶0.1）为展开剂，展开，取出，晾干，在紫外灯（365nm）下检视。供试品色谱中，在与对照药材色谱相应的位置上，显相同颜色的荧光斑点。

【任务分析】

1. 消炎利胆片（图 19-13）为复方中成药　其处方：穿心莲 868g，溪黄草 868g，苦木 868g。三味单方分别经提取、浓缩成稠膏后，合并、混匀、干燥，加适量辅料后，再混匀，制成颗粒，干燥，压制成 1000 片或 500 片。规格：糖衣片（片芯重 0.25g，相当于饮片 2.6g）。

2. 薄层色谱法　是将固定相均匀涂布在表面光滑的平板（如商品化的玻璃板）上形成薄层，进行分离并分析的色谱分析法。该法属平面色谱，即以平面为载体，组分在固定相与流动相之间完成一系列的吸附平衡或分配平衡后得以分离的色谱分析法。

3. 鉴别分析　取适宜浓度的对照品溶液与供试品溶液在同一薄层板上点样、展开与检视，供试品溶液所显示的主斑点颜色（或荧光）和位置应与对照品溶液的斑点一致。

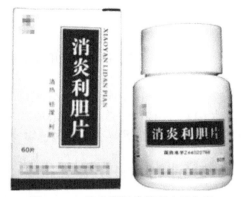

图 19-13　消炎利胆片的配方及包装

【任务实施】

1. 铺板　选择 10cm×20cm 玻璃板，大致按 1∶3 的比例，每块玻璃板约需 16g 硅胶 G 和 48mL 0.5% 的 CMC-Na 溶液，调成糊状，均匀涂布在玻璃板上，置于水平台面上，在空气中自然晾干；然后经 110℃ 干燥半小时（不超过 1 小时）后即可达 Ⅱ～Ⅲ 的活化程度，取出保存在干燥器中备用。得到的薄板厚度一般为 0.2～0.3mm。玻璃板应光滑、平整，洗净后不挂水珠。

2. 点样　在活化好的薄板上距离一端约 1.5cm 处用铅笔轻轻画上一条直线作为点样的起始线（铅笔尖不能锋利，不能损伤薄层）；用点样毛细管或点样器分别吸取供试品溶液、对照品溶液各 3μL，点于起始线上。各点之间保持约 1cm 的匀称距离。8 个样点中：第 4 和 8 两点为对照品样点，其他各点为供试品样点。

3. 展开　将三氯甲烷-乙酸乙酯-甲酸（4∶1∶0.1）展开剂徐缓倒入展开缸，液面高度控制为 1cm；将薄层板点好样的一端插入展开剂，浸入深度为 0.5～1cm，约 15 分钟后，或展开距离约为 18cm 时（此时可见展开剂上沿接近薄层板上边界），应揭开盖板，取出薄层板，停止展开。

注意：①展开缸口与盖板均为磨砂处理，密封良好，可防止溶剂挥发外泄，注意检查容器的密闭性。②为防止边缘效应，展开剂倒入后，应先进行"预饱和"，即立即盖好缸盖，20～30 分钟后，待展开剂达到饱和或接近饱和后，再插入待分离的薄层板。

4. 显色与检视　在 365nm 紫外灯下检视，如图 19-14 所示，从图中可见供试品（1、2、3 和 5、6、7 样点）色谱中，在与苦木对照药材（4 和 8 样点）色谱相应的位置上，显相同颜色的荧光斑点，说明供试品中含有效成分——苦木。

【结论】　根据图 19-14 的检视结果，供试品符合《中国药典》规定。

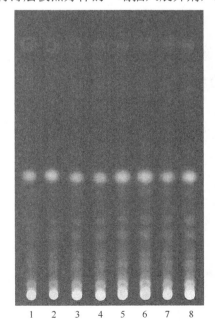

图 19-14　消炎利胆片——苦木在 365nm 紫外灯下检视

◀ 本 章 小 结 ▶

一、原理及基本概念

（1）原理：薄层色谱法利用被分离各组分与吸附剂表面吸附活性中心吸附能力的差异而实现分离。

（2）固定相：为吸附剂。最常用的吸附剂：硅胶、氧化铝、聚酰胺等。

（3）流动相：主要是有机溶剂。

（4）比移值：$R_f = L/L_0$，被分离组分极性越强，则 R_f 越小，展开距离越短。

（5）相对比移值：$R_r = \dfrac{R_{f_i}}{R_{f_s}} = \dfrac{L_i}{L_s}$

（6）分离度：$R = \dfrac{2d}{W_1 + W_2} = \dfrac{2(L_2 - L_1)}{W_1 + W_2} = \dfrac{2L_0(R_{f_2} - R_{f_1})}{W_1 + W_2}$

二、吸附剂与展开剂

1. 吸附剂　以最常用的硅胶为例。

（1）结构：多孔性、无定形粉末，表面含有硅醇基——吸附活性中心。

（2）原理：硅醇基与被分离组分的极性基团形成氢键，不同组分形成氢键能力存在差异。

（3）分类：硅胶 H，不含黏结剂，铺板时要另加 CMC-Na；硅胶 G，含黏结剂；硅胶 FH$_{254}$ 含荧光剂，在 254nm 紫外光下检视，显黄绿色；硅胶 FH$_{365}$ 含荧光剂，在 365nm 紫外光下检视，显黄绿色荧光。

注意：硅醇基吸附水分会失活，故用前要活化。

2. 展开剂　即流动相，主要为有机溶剂。

（1）选择原则：根据被分离组分的极性、吸附剂的活性和展开剂的极性三者的相对关系进行选择。

（2）常用展开剂由弱到强的顺序为石油醚＜环己烷＜四氯化碳＜三氯乙烷＜苯＜甲苯＜二氯甲烷＜三氯甲烷＜乙醚＜四氢呋喃＜乙酸乙酯＜丙酮。

注意：使用时先选用单一溶剂，根据分离效果再考虑调节溶剂极性、使用二元、三元混合溶剂。

三、薄层色谱法的操作过程

铺板 → 点样 → 展开 → 显色与检视 → 定性分析、定量分析。

四、定性分析与定量分析

1. 定性分析

（1）R_f 定性：将样品溶液与对照品溶液在同一薄层板上点样、在相同条件下展开，比较 R_f 值和斑点颜色是否一致，如果一致可初步断定为同一物质。

（2）R_r 定性：将试样和对照品的 R_r 值进行比对，或与文献资料报道的 R_r 值进行比对，其结果比 R_f 值更稳定、更准确。

2. 杂质检查

（1）杂质对照品比较法：配制一定浓度的试样溶液和规定限定浓度的杂质对照品溶液，在同一薄层板上点样、展开，试样中杂质斑点的颜色不得比杂质对照品斑点颜色（或荧光）更深。

（2）主成分自身对照法：配制一定浓度的试样溶液，将其稀释一定的倍数，得到浓度更低的稀释液，将其作为对照品溶液；把对照品溶液和试样溶液在同一薄层板上点样、展开，试样溶液中杂质斑点的颜色（或荧光）不得比对照品溶液主斑点颜色更深。

3. 定量分析

（1）洗脱法：将被测组分斑点刮（取）下，然后用适当溶剂将被测组分从吸附剂表面活性点上洗脱下来，收集洗脱液，根据被测组分的理化性质，选择适当方法作定量测定，如比色法、紫外分光光度法、荧光分析法、电化学测定法等方法。

（2）目视比较法：将一系列已知浓度的对照品溶液和试样溶液点样在同一薄层板上，展开后显色，目视比较试样斑点与对照品斑点颜色或面积大小最接近、最一致的斑点，以确定试样溶液的浓度。

（3）薄层扫描法：是用薄层扫描仪对薄层板上分离后的斑点进行扫描，得到薄层扫描图，通过薄层扫描图完成定性和定量分析的方法。

> **知识链接**　　　　　　　　**常见问题和消除方法**
>
> （1）手工接触式点样时应注意不划伤薄层板表面，更不能刺穿板上的固定相，否则展开后的斑点形状容易受到影响。
>
> （2）应避免供试液含有太多杂质或过于黏稠，以免造成原点部位局部样品溶度过高而形成黏结。
>
> （3）尽量避免使用沸点过低或过高及比重过大、黏度过大的溶剂溶解样品用于点样，如乙醚、水、三氯甲烷和正丁醇等。
>
> （4）为加快点样速度可以用电吹风吹热风进行同步干燥，以除去原点残存的溶剂，但不可于高温下加热，对遇热易挥发或不稳定的成分可用冷风吹干（如薄荷脑）。
>
> （5）样品点样时薄层板可以用一块玻璃板保护起来，以免吸潮，只有起点区露出以便于样品点样。
>
> （6）点样后的薄层板在展开前可临时放置于干燥器中，以避免板面吸潮，影响色谱效果。
>
> （7）若因样品溶液太稀，可重复点样，但应待前次点样的溶剂挥发后方可重新点样，以防样点过大，造成拖尾、扩散等现象，而影响分离效果。

◀ 思考与练习 ▶

一、选择题（单选或多选）

1. 下列物质不能作吸附剂的是（　　　　）。

A. 硅胶　　　　　　　B. 氧化铝　　　　　　C. 纤维素　　　　　　D. 聚酰胺　　　　　E. 活性炭

2. 下列各级别硅胶吸附性最弱的是（　　　　）。

A. 五级　　　　　　　B. 二级　　　　　　　C. 一级　　　　　　　D. 三级　　　　　　E. 四级

3. 下列各溶剂极性从大到小排列顺序正确的是（　　　　）。

A. 石油醚＜四氯化碳＜苯＜正丁醇＜乙酸乙酯

B. 甲醇＞水＞正丁醇＞乙酸＞碱水

C. 四氯化碳＜三氯化碳＜苯＜丙酮＜乙醇

D. 丙酮＞乙酸乙酯＞三氯化碳＞苯

E. 三氯化碳＞四氯化碳＞苯＞乙醚＞石油醚

4. 下列有关薄层色谱法概念错误的是（　　　　）。

A. 薄层色谱法具有快速、灵敏、仪器简单、操作简便的特点

B. 薄层色谱法中用于定性分析的主要数据是各斑点的 R_f 值和 R_r 值

C. 薄层色谱中吸附剂的颗粒度应比吸附色谱中的吸附剂颗粒粒度粗一些

D. 薄层色谱法是在薄层板上进行的一种色谱法

E. 薄层色谱法的分离原理与柱色谱法相似，所以又称敞开的柱色谱法

5. 硅胶薄层板活化最适宜温度和时间（　　　）。

A. 100℃/60 分钟   B. 100～105℃/60 分钟

C. 100～110℃/30 分钟   D. 110～115℃/30 分钟

E. 150℃/30 分钟

6. 下列各吸附剂中属于非极性吸附剂的是（　　　）。

A. 氧化铝   B. 硅胶   C. 聚酰胺   D. 活性炭

E. 离子交换树脂

7. 下列有关吸附剂说法不正确的是（　　　）。

A. 大孔径吸附树脂主要用于水溶性化合物的分离和纯化

B. 极性吸附剂含水量越多，吸附能力越强

C. 硅胶和氧化铝含水量越高，则活性级别越大

D. 常用的极性吸附剂主要有氧化铝、硅胶和聚酰胺

E. 活性炭属于非极性吸附剂

8. 在吸附薄层色谱中，当降低展开剂的极性时，则（　　　）。

A. 组分的 R_f 值增大   B. 组分的 R_f 值减少   C. 展开速度加快   D. 分离效果越好

E. 各组分的 R_f 值不改变

9. 薄层色谱中流动相称（　　　）。

A. 载体   B. 气体   C. 展开剂   D. 洗脱机   E. 吸附剂

10. 在吸附色谱中，吸附常数 K 值小的组分（　　　）。

A. 在柱内保留时间短   B. 极性大

C. 被吸附得牢固   D. 移动速度慢

E. 在流动相中溶解度小

11. 在吸附色谱中，分离极性小的物质应选用（　　　）。

A. 活度级别大的吸附剂和极性小的洗脱剂   B. 活性吸附剂和极性大的洗脱剂

C. 活性低的吸附剂和极性大的洗脱剂   D. 活度级别小的吸附剂和极性小的洗脱剂

E. 以上都不对

12. 硅胶 G 板和硅胶 CMC-Na 板称（　　　）。

A. 干板   B. 软板   C. 硬板   D. 湿板

E. 以上都不对

13. 在薄层色谱中用不上的操作是（　　　）。

A. 铺板   B. 活化   C. 点评   D. 洗脱

E. 斑点定位

14. 中性氧化铝适用于分离（　　　）。

A. 碱性成分   B. 酸性成分   C. 中性成分   D. 极性大的部分

E. 极性小的部分

15. 与薄层色谱法在点样步骤中应注意事项不符的是（　　　）。

A. 点样原点直径不能太大，一般在 3mm 以内

B. 展开之前必须先画好溶剂前沿

C. 必须在室温下进行点样

D. 必须用毛细管进行点样

E. 点样量要适当，不能太多也不能太少

16. 薄层板的展开方式有（　　　）。

A. 多次展开   B. 双向展开   C. 近水平展开   D. 上行展开

E. 以上均错误

17. 薄层板展开时应注意的事项有（　　　）。

A. 薄层板必须采用上行展开

B. 展开前，色谱缸或色谱槽一定要水平放置

C. 色谱缸或色谱槽必须密闭，防止蒸气挥发

D. 薄层板应置缸内让蒸气饱和后再浸入展开剂中

E. 薄层板下端的原点不能浸入展开剂中

18. 与薄层色谱定量分析中常用的方法不符的是（　　　）。

A. 薄层扫描法　　　　B. 滴定法　　　　　　C. 目视比较法

D. 斑点洗脱法　　　　E. 剪洗法

19. 影响 R_f 值的因素中正确的是（　　　）。

A. 色谱缸中蒸气的饱和程度　　　　　B. 吸附剂的吸附性能

C. 展开剂的极性　　　　　　　　　　D. 薄层板中吸附剂的厚度

E. 展开的时间、温度

20. 下列各类型薄板不属于硬板的是（　　　）。

A. 氧化铝 CMC-Na 板　　　　　　　B. 硅胶 CMC-Na 板

C. 氧化铝 G 板　　　　　　　　　　D. 硅胶 G 板

E. 硅胶 H 板

21. 薄层色谱法显色有以下几种方式（　　　）。

A. 紫外显色　　　　B. 喷雾显色　　　　C. 浸渍显色　　　　D. 蒸气熏蒸显色

E. 以上均错误

二、填空题

1. 薄层色谱法的操作方法为_____、_____、_____、_____。

2. 展开时薄层板的边缘的 R_f 值高于中间的 R_f 值的现象，称为_____。

3. 防止边缘效应的方法是_____。

三、判断题

1. 薄层板制好后，无须晾干，可将其置于烘箱中直接烘干。（　　　）

2. 溶解样品的溶剂有少量水不会影响点样。（　　　）

四、名词解释

1. 比移值

2. 相对比移值

五、计算题

1. 化合物 A 在薄层板上从原点迁移 7.6cm，溶剂前沿距原点 16.2cm，计算化合物 A 的 R_f 值。在相同的薄层条件下，溶剂前沿距原点 14.3cm，化合物 A 的斑点应在此薄层板上何处？

2. 某样品和标准品经薄层层析后，样品斑点中心距原点 9.5cm，标准品斑点中心距原点中心 6.8cm，溶剂前沿距原点 14.7cm，请计算样品的 R_f 和 R_r。

3. 用薄层色谱法分离 A、B 两组分的混合物。停止展开时，A 组分斑点中心距原点 6.4cm，B 组分斑点中心距原点 5.2cm，两斑点直径分别为 0.62cm 和 0.56cm，计算两组分的分离度。

◀ 参 考 答 案 ▶

请同学们先深入思考，积极探索，自练自测，再看答案，这样做有助于你理解、掌握薄层色谱分析法的原理、仪器装置和操作的方法步骤，获得举一反三、触类旁通的效果。

一、选择题（单选或多选）

1～5. C A D C C　　　6～10. D B B C A　　　11～13. D C C　　　14. A B C E　　　15. A B

16. A B C D　　　17. B C D E　　　18. B E　　　19. B C　　　20. C E　　　21. A B C D

二、填空题

1. 制板 点样 展开 显色

2. 边缘效应

3. 将薄层板放入展开缸中进行预饱和

三、判断题

1. × 2. ×

四、名词解释

1. 比移值：展开结束后，被分离组分 i 自原点到斑点中心的距离 L_i 与展开剂自原点至展开剂前沿距离 L_0，计算公式是

$$R_f = \frac{原点到样品组分斑点中心的距离 \ L_i}{原点到对照品斑点中心的距离 \ L_0}$$

2. 相对比移值：被分离组分 i 和参比物 s，在相同色谱条件下同时展开后，其比移值或展开距离的比值，计算公式为

$$R_r = \frac{R_{f_i}}{R_{f_s}} = \frac{L_i}{L_s}$$

五、计算题

1. 解：

（a）
$$R_f = \frac{L}{L_0} = \frac{7.6}{16.2} = 0.469 \approx 0.47$$

（b）
$$L = R_f \cdot L_0 = 0.47 \times 16.2 = 7.614 \approx 7.61$$

2. 解：该样品的比移值是：

$$R_f = \frac{L}{L_0} = \frac{9.5}{14.7} = 0.65$$

该样品的相对比移值是：

$$R_r = \frac{R_{f_i}}{R_{f_s}} = \frac{L_i}{L_s} = \frac{9.5}{6.8} = 1.40$$

3 解：A、B 两组分的分离度为：

$$R = \frac{2d}{W_1 + W_2} = \frac{2(L_2 - L_1)}{W_1 + W_2} = \frac{2(6.4 - 5.2)}{0.62 + 0.56} = 2.03$$

第二十章 电位分析法与永停滴定法

Potential Analysis and Dead-stop Titration

业精于勤荒于嬉 行成于思毁于随

——韩愈

本章要点

基本概念: 化学电池, 原电池, 电解池, 液接电位 (扩散电位), 相界电位, 电极, 金属电极, 离子选择电极, pH玻璃电极, pH复合电极, 指示电极, 参比电极, 工作电极。

基本理论

1.敏感膜 (玻璃膜、离子选择电极敏感膜) 的响应机制。

2.能斯特方程及其应用: ①在氧化还原半反应 (有电子得失) 中的基本形式 (金属电极); ②在敏感膜电极中的基本形式: pH玻璃电极; 其他离子选择电极。

基本计算: 溶液pH的计算, 离子浓度及其含量的计算, 内插法计算电位滴定终点。

基本技能: 测定原电池的电动势, 测定溶液的pH, 电位滴定法终点的确定, 永停滴定法终点的确定等项操作。

第一节 电位分析法的基本原理

电化学分析法 (electrochemical analysis) 或电分析化学 (electroanalytical chemistry) 是仪器分析的重要组成部分之一, 它是基于物质在化学电池中的电学性质进行分析测试的方法, 通常用电位、电导、电流、电量等电学参数与被测物质量的关系作为计量基础, 即人们习惯于根据测定电学参数对电化学分析方法进行分类。电位分析法 (potential analysis) 则是基于被测离子的活度 (或浓度) 与其指示电极组成的原电池的电极电位之间的关系——该关系符合能斯特方程, 并用能斯特方程计算被测离子的活度 (或浓度)。电位分析法按测量方式可分为直接电位法和电位滴定法。

一、化学电池

化学电池 (chemical cell) 是一种电化学反应器, 是实现化学能与电能相互转换的装置, 通常是由两个电极和电解质溶液及外电路组成的一个闭合的回路。化学电池通常分为原电池 (galvanic cell) 和电解池 (electrolytic cell) 两类。

（一）原电池

原电池是电极反应能自发地发生、将化学能自发地转换成电能的装置。图20-1为使用盐桥的铜锌原电池 (又称丹聂尔电池, Daniell cell), 即将锌片插入硫酸锌溶液中, 铜片插入硫酸铜溶液中, 两容器用KCl盐桥[①]连接, 因金属锌化学性质活泼易失去电子而发生氧化反应, 成为电源的负极 (发生氧化反应的电极为阳极), 电子通过外电路流入铜电极, 使溶液中的铜离子在铜电极上获得电子, 发生还原反应, 成为电源的正极 (发生还原反应的电极为阴极)。电极的半反应为

[①] 盐桥 (salt bridge) 是连接导通两个半电池、消除液体接界电位、使电极反应能顺利进行的装置。是用含有3%琼脂的饱和KCl溶液配制的琼脂胨胶固定在U形管中制成。盐桥内电解质浓度高 (取饱和的KCl溶液), 正、负离子迁移速度大致相等且不与半电池中的各组分离子发生化学反应, 可消除液体接界电位。

液体接界电位 (liquid junction potential) 是指两种组成不同或组成相同但浓度不同的两种电解质溶液在接触界面上存在的微弱的电位差, 简称液接电位, 又称扩散电位, 这是因离子迁移、扩散速度不同而产生的差异。当某种离子从浓度较高的溶液中向浓度较低的溶液中扩散, 即为浓差扩散。可见液接电位 (扩散电位) 导致了浓差扩散。

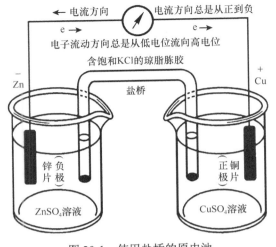

图 20-1　使用盐桥的原电池

锌极　$Zn \rightleftharpoons Zn^{2+} + 2e$　　锌发生氧化反应，为原电池的负极，又称为阳极

铜极　$Cu^{2+} + 2e \rightleftharpoons Cu$　　铜离子发生还原反应，为原电池的正极，又称为阴极

原电池的总反应为 $Zn + Cu^{2+} \rightleftharpoons Zn^{2+} + Cu$

可见原电池电极反应的本质是氧化还原反应，即有电子的得失。较活泼的金属锌电极易失去电子，发生氧化反应，为原电池的负极；相对不活泼的金属铜电极得到电子，使铜离子在铜片电极上发生还原反应，是原电池的正极。物理学电学规定在原电池的外电路中电流方向总是从正到负，而电子流动方向总是从低电位（电极）流向高电位（电极）。

只有在零电流的条件下，正极与负极的电势差才是电源的电动势（electromotive force，EMF），即

$$E_{原电池} = \varphi_{(+)} - \varphi_{(-)} = E^{\theta}_{Cu^{2+}/Cu} - E^{\theta}_{Zn^{2+}/Zn} = 0.377 - (-0.763) = 1.140（V）$$

式中，$E^{\theta}_{Cu^{2+}/Cu}$ 和 $E^{\theta}_{Zn^{2+}/Zn}$ 分别为铜电极和锌电极的标准电极电位。

电池的图解式为

$$(-)Zn|ZnSO_4(0.5mol/L)\|CuSO_4(0.5mol/L)|Cu(+)$$

书写电池图解式规则是

（1）左边的电极——锌片发生氧化反应为电源负极，右边的电极——铜片发生还原反应为电源的正极。

（2）符号"$|$"表示不同物相之间的接界，同一相中不同物质用"，"隔开。两种溶液用盐桥连接，即用符号"$\|$"表示。

（3）电解质溶液位于两极之间，应标明浓（活）度，若为气体应标明压力、温度。

（二）电解池

电解池是一个将电能转换为化学能的装置，当外加的直流电压迫使电极发生氧化还原反应时的化学电池称为电解池。若将直流电压施加在铜锌电池两极，并且外加电压大于原电池的电动势时，则原来的原电池就变为电解池，如图 20-2 所示。

从图 20-2 可以看出：

1. 外加的直流电源是电解反应动力的源泉。在外加电源电场力的作用下，驱（迫）使电子在外电路中从电源的负极流向正极（电流方向由正到负），发生还原反应的锌极（片）为电解池的阴极，发生氧化反应的铜极（片）为阳极。

2. 电解池的图解式为

（氧化反应，阳极）$Cu|CuSO_4(1mol/L)$

$\|ZnSO_4(1mol/L)|Zn$（还原反应，阴极）

在电解池中两个电极半反应为

阴极：锌片与外加电源的负极相连，得电子，发生还原反应，即阴极发生还原反应。

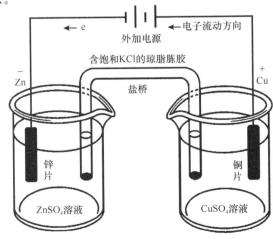

图 20-2　电解池

阳极：铜片与外加电源的正极相连，失电子，发生氧化反应，即阳极发生氧化反应。

3. 一般来说，在电解池的电解质溶液中：阴、阳离子的定向运动，即阴离子向阳极移动，在阳极界面失去电子，发生氧化反应；阳离子向阴极移动，在阴极界面得到电子，发生还原反应。阴、阳离子在电极表面得、失电子发生电极反应也称为"放电"，阴离子放电的顺序为 $S^{2-} > I^- > Br^- > Cl^- > OH^- >$ 非还原性含氧酸根离子 $> F^-$；阳离子的放电顺序为 $Ag^+ > Hg^{2+} > Fe^{3+} > Cu^{2+} > H^+ >$ 金属活动顺序表中位置在 H 前面的金属阳离子。

4. 电极材料一般有两种类型。

（1）惰性材料电极：如铂、金、石墨等，惰性电极仅仅起到传递电子的作用，没有参与电极反应。

（2）活性材料电极：一般是指除惰性金属以外的其他金属材料。活性材料电极既可导电，又可参与电极反应。

5. 不论是原电池还是电解池，发生氧化反应的电极都称阳极，发生还原反应的电极都称阴极。

二、能斯特方程

1889 年德国化学家能斯特（Nernst）提出了电极的平衡电位与参加电极反应各组分的性质、活度和环境条件（温度、大气压等）的关系式，这是他对电化学热力学的杰出贡献。能斯特方程（Nernst equation）应用广泛，是研究电化学分析尤其是研究电位分析法最重要的理论指导。

电位分析法通常分为直接电位法和电位滴定法两类。直接电位法是用敏感膜电极（如 pH 玻璃电极、离子选择性电极等指示电极）把被测离子的浓度转变成电极电位值，然后根据能斯特方程计算该被测组分的浓度。电位滴定法则是通过监测原电池的电动势随滴定进程的变化确定滴定终点的容量分析方法。

一个半电池的氧化-还原电对的电极反应：

$$Ox + ne \rightleftharpoons Red$$

其电极电位用能斯特方程式表示：

$$\varphi = \varphi^\theta + \frac{RT}{nF} \ln \frac{\alpha_{Ox}（氧化态的活度）}{\alpha_{Red}（还原态的活度）} \tag{20-1}$$

式（20-1）为有电子得失的氧化还原半反应电极电位的能斯特方程的通式。式中，φ^θ 为标准电极电位，可在工具书或教科书上查到；R 为理想气体常数，其值为 $8.314 J \cdot K/mol$；T 为热力学温度，即 $T = 273 + t$，t 的单位为℃（摄氏温度），T 的单位为 K（Kelvin temperature scale，即开尔文温标，又称为绝对温标）；n 为电极反应中得失的电子数或离子所带的电荷数（离子的价数）；α_{Ox}、α_{Red} 分别为参加电极反应的氧化态和还原态的活度[①]，若氧化-还原电对中有金属固体或纯溶剂时，视其活度为常数 1；F（Faraday constant）为法拉第常数，即 1mol 电子相关联的电量，可理解为 1mol、1 价离子流过电极的电量为 96 485 库仑（Coulomb），书写为 $F = 96\ 485 C/mol$（库仑/摩尔），在计算中也有取法拉第常数为 96 500C/mol（库仑/摩尔）的。若使用换底公式（参阅第六章知识链接部分）自然对数与常用对数的换算关系是

$$\ln N = 2.303 \lg N \tag{20-2}$$

那么式（20-1）可写成如下形式：

$$\varphi = \varphi^\theta + \frac{2.303 \times 8.314 \times 298}{n \times 96\ 485} \lg \frac{\alpha_{Ox}}{\alpha_{Red}}$$

$$= \varphi^\theta + \frac{0.0592}{n} \lg \frac{\alpha_{Ox}}{\alpha_{Red}} \tag{20-3}$$

---

① 活度（activity）即电解质溶液的有效浓度，某物质溶液的活度 α 与其浓度 C 的关系：$\alpha = \gamma C$，式中，γ 为活度系数。理想溶液的 $\gamma = 1$，即理想溶液的活度等于浓度；但一般情况下 $\gamma < 1$，可视 γ 为电解质溶液的"不理想程度"。但对于很稀的溶液（如当浓度小于 10^{-4}mol/L 时），因离子之间的相互作用变得很弱，或在实际应用中不强调活度与浓度的区别时，均可认为 $\gamma \approx 1$，即用浓度代替活度。

式（20-3）为能斯特方程用于有电子得失的氧化-还原电对半反应的电极电位计算公式，是式（20-1）的简洁的形式。此外，能斯特方程还可用于各类敏感膜电极（如 pH 玻璃电极测定溶液 pH 的计算公式、各种离子选择电极测定特定离子浓度的计算公式等），这些电极在测定过程中虽无电子得失，但均有对被测离子的响应，其相应规律若符合能斯特方程，则称为"能斯特响应"。因此，能斯特方程是学习研究电位分析法的重要理论依据，具有普遍性的指导意义。

三、电极及其分类

在电化学分析法中，电极是进行电化学反应和传导电流并与电解质溶液及外电路构成闭合回路的关键部件。电极种类繁多、型号功能各异，可从多个角度来进行分类，但从实用的角度看来，电极通常分为指示电极、参比电极、工作电极等。

指示电极（indicating electrode）作为一种传感器（变换器），响应激发信号或试液中被测离子组分，但在整个测试过程中不会引起待测试液本体各成分发生可觉察的变化，即电极仅起到变换或传感作用，我们把此类电极称为指示电极。指示电极对被测离子的响应所产生的电极电位与其浓度的关系符合能斯特方程，故称为能斯特响应。测定溶液 pH 所用的 pH 玻璃电极和基于各种敏感膜的离子选择电极、极谱分析中所用的滴汞电极、永停滴定法所用的双铂电极及以金属材料为基体的金属电极，都属于指示电极（金属-金属难溶盐电极也可作参比电极，如银-氯化银电极）。

（一）金属电极

金属电极（metalic electrode）以金属材料为基体，以电子转移反应为基础的一类电极。一般来说，常用的金属基电极有以下三种类型。

1. 金属-金属离子电极（又称为第一类电极） 把金属（线或片）插入含有该金属离子的溶液中组成的电极。例如，银丝插入硝酸银溶液中，即构成了银电极，其图解式为 $Ag|Ag^+$，电极反应为

$$Ag^+ + e \rightleftharpoons Ag$$

因该类电极有一个相界面，故也称为第一类电极。这类电极的电位因与溶液中的金属离子的活度（浓度）有关，故可用于测定金属离子的活度（浓度）。

2. 金属-金属难溶盐电极（又称为第二类电极） 一种金属的表面被其难溶盐所覆盖并插入该难溶盐的阴离子溶液中，即构成金属-金属难溶盐电极。图解表示式为 $M|M_mX_n|X^{m-}$，这类电极因有两个相界面，故又称为第二类电极。例如，将表面涂有 AgCl 的银丝插入含 Cl^- 的溶液中，即构成了银-氯化银电极，电极反应为

$$AgCl + e \rightleftharpoons Ag + Cl^-$$

该类电极不仅可用于测定难溶盐阴离子的浓度，而且当难溶盐阴离子浓度为一定值时，电极电位为一定值，因此该电极又可用作参比电极。

3. 惰性金属电极（又称为零类电极） 惰性金属电极往往就是指化学性质非常稳定的铂或金，当它插入含有同一元素而不同氧化态的溶液中时，惰性金属电极没有参与电极反应，而仅仅是传递了电子。例如，铂金丝插入含有 Fe^{3+} 和 Fe^{2+} 的溶液中，铂与 Fe^{3+}/Fe^{2+} 电对构成的电极系统的表示式为 $Pt|Fe^{3+}, Fe^{2+}$，电极反应为

$$Fe^{3+} + e \rightleftharpoons Fe^{2+}$$

在此电极反应中，铂金丝仅仅起到传递电子的作用，而没有参加电极反应，故又称惰性金属电极为零类电极。

（二）pH 玻璃电极

溶液 pH 的定义：溶液中 H^+ 的浓度（活度）的负对数称为溶液的 pH，其数学表达式：$pH = -\lg c_{H^+}$。测定溶液的 pH，最常用的办法是将 pH 玻璃电极（pH glass electrode）和饱和甘汞电极与被测试液组成一个测量原电池系统，用 pH 计来测定该原电池的电动势，从而得到被测试溶液的 pH。

1. pH 玻璃电极的结构 最常用的 pH 玻璃电极结构如图 20-3 所示。它是由内参比电极——银-氯化银电极、内参比溶液（pH 为 4 ～ 7 含有一定浓度的 KCl 溶液）、外玻璃管套、球形的敏感玻璃膜、高绝缘的电极帽和具有屏蔽作用的电极导（引）线及电极接头等部分组成（图 20-4）。

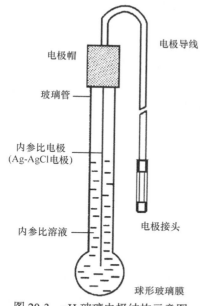

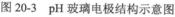

图 20-3 pH 玻璃电极结构示意图

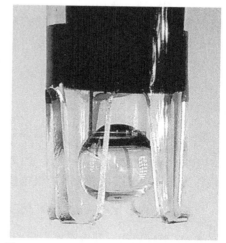

图 20-4 在栅栏结构保护下的玻璃球泡
——pH 玻璃电极的敏感膜

2. pH 玻璃电极对 H^+ 的响应机制 pH 玻璃电极是一种对 H^+ 有选择性相应的敏感膜电极。玻璃是一个以 SiO_2 为主的 Na-Ca-Si 三元体系（即 Na_2O 21.4%、CaO 6.4%、SiO_2 72.2%），玻璃敏感膜对溶液中 H^+ 的响应，是 H^+ 在膜的表面发生迁移、交换和扩散的结果。玻璃敏感膜电极在使用前要在水中浸泡 24 小时，其目的是"活化"电极。一支经过浸泡活化的 pH 玻璃电极，其膜电位的产生机制如图 20-5 所示。在电极的内、外两个表面都形成了水化凝胶层，即溶胀的水化层，简称为水化层。在膜的两边的水化凝胶层中都发生了玻璃膜中的 Na^+ 与溶液中的 H^+ 的交换，即 Na^+ 的原点位被 H^+ 所取代，并且沿着指向干玻璃层中心方向，这种交换并扩散的作用越来越弱，即 Na^+ 的点位越来越浓（高），直至干玻璃层中心则无 H^+ 与 Na^+ 的交换作用，即在干玻璃层中心部位点位全部被 Na^+ 所占据。玻璃膜将试液与内参比溶液隔开，因 H^+ 在溶液与水化凝胶层界面扩散，致使玻璃膜的内外两相界面上均形成双电层[1]，从而产生膜的内、外两个相界电位，并分别用 $\varphi_{外}$、$\varphi_{内}$ 表示。当膜两侧的离子扩散作用达到动态平衡时，这两个横跨玻璃膜两侧的相界电位（又称为不对称电位）之差就是玻璃膜的膜电位，根据能斯特方程，玻璃膜的内外两个相界电位 $\varphi_{外}$、$\varphi_{内}$ 分别为

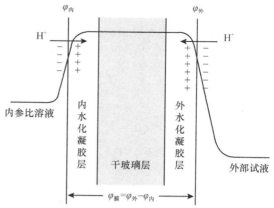

图 20-5 经活化处理后的 pH 玻璃电极膜电位的产生示意图

---

[1] 双电层：在固液两相界面上因离子的迁移、交换作用而形成的电量相等、符号相反聚集在两相界面上的电荷层称为双电层或称为电双层。相界电位（界面电位）是指达到平衡时形成稳定的双电层而产生的电位。详见本章知识链接部分。当膜两侧的 pH 相等时，则膜电位的理论值应为零，但实际上仍存在一个微小的电位差，这个微小的电位差称为不对称电位。

$$\varphi_{外} = k_1 + \frac{2.303RT}{F}\lg\frac{\alpha_{外}}{\alpha_{外}^*}$$

$$\varphi_{内} = k_2 + \frac{2.303RT}{F}\lg\frac{\alpha_{内}}{\alpha_{内}^*}$$

式中，$\alpha_{外}$、$\alpha_{内}$分别为外部试液和内参比溶液中 H^+的活度，$\alpha_{外}^*$、$\alpha_{内}^*$分别表示外、内水化凝胶层中 H^+的活度，对于一支确定的电极而言，$\alpha_{外}^*$、$\alpha_{内}^*$和膜内的扩散电位 $E_{扩}$都是恒定的。k_1、k_2 是与玻璃材质及其内外表面性质有关的常数，对于同一电极、材质相同，故 $k_1 = k_2 =$ 常数，于是，膜电位值为

$$\varphi_{膜} = \varphi_{外} - \varphi_{内} = \frac{2.303RT}{F}\lg\frac{\alpha_{外}}{\alpha_{内}}$$

由于内参比溶液 $\alpha_{内}$为一固定值，故上式可书写为如下形式：

$$\varphi_{膜} = k' + \frac{2.303RT}{F}\lg\alpha_{外} \tag{20-4}$$

式中，k' 是与内参比溶液浓度有关的常数，$\alpha_{外}$即为被测试液 H^+的活度（浓度）。

玻璃电极作为一种敏感膜电极，其电极电位 $\varphi_{玻璃}$是

$$\varphi_{玻璃} = \text{内参比电极电位} + \text{玻璃膜电位} = \varphi_{AgCl/Ag} + k' + \frac{2.303RT}{F}\lg\alpha_{外}$$

对于一支确定的 pH 玻璃电极，其内参比电极的结构及其内参比溶液的浓度都是固定的，即 $\varphi_{AgCl/Ag}$ 为定值，而 k' 是与内参比溶液浓度有关的常数，则 $k'' = \varphi_{AgCl/Ag} + k'$ 也为定值并称为电极常数。式中，$\alpha_{外}$就是被测试液的 H^+活度（浓度），则 pH 玻璃电极的电位（在 25℃时）可表示为

$$\varphi_{玻璃} = k'' + \frac{2.303RT}{F}\lg\alpha_{外} = \text{常数} - \frac{2.303RT}{F}\text{pH} \tag{20-5}$$

式（20-5）表明 pH 玻璃膜电极电位与被测试液的 H^+活度（浓度）的负对数呈线性关系。这就是 pH 玻璃电极在测定原电池中作为指示电极的理论依据。25℃时，式（20-5）可写成如下简洁形式：

$$\varphi_{玻璃} = k'' - 0.0592\text{pH} = \text{常数} - S\text{pH} \tag{20-6}$$

式（20-6）可表述为 25℃（严格说应为 298.15K）时，当溶液的 pH 每改变 1 个单位时，其对应的电极电位变化为 0.0592V，该值也称为 pH 玻璃电极理论斜率。在实际使用中常取 pH 玻璃电极理论斜率为 59mV，常用 S 表示。pH 玻璃电极的实际斜率常因电极的老化等原因，达不到理论值，其偏差会随着使用时间的延长而增大，当实际斜率不及理论值的 95% 时，该电极不宜再使用。

由于 pH 玻璃电极的玻璃膜也是一种敏感膜，故式（20-6）也可扩展到一价、二价其他离子选择电极的膜电位与其特定响应离子浓度的关系，不过要注意正（+）、负（−）号和斜率 S 的衍变关系。

3. pH 复合电极 通常测定溶液的 pH 是用一支 pH 玻璃电极和一支参比电极-饱和甘汞电极及被测试液组成测量电池，实际操作很不方便，随着生产工艺技术的发展，出现了将玻璃电极和甘汞电极组合为一体的 pH 复合电极，其结构如图 20-6 所示。

pH 复合电极通常由两个同心玻璃管构成，内管为常规的 pH 玻璃电极，外管为参比电极，参比电极多为甘汞电极，也可以是银-氯化银电极。外管的下端是微孔性隔离材料，其作用：为离子的迁移提供通道，起到盐桥的作用；又可防止电极内外溶液的混合。

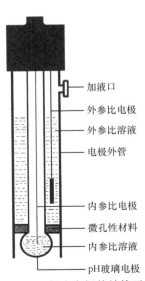

加液口
外参比电极
外参比溶液
电极外管
内参比电极
微孔性材料
内参比溶液
pH玻璃电极

图 20-6　pH 复合电极的结构示意图

　　图 20-7 为 E-201-C pH 复合电极，图中显示电极的保护瓶套（或称帽套）已经取下，瓶套内装有 18mm 高度的 3.0mol/L KCl 溶液，以保持电极球泡膜的湿润，对 pH 玻璃敏感球泡膜起到"养护"作用，使其始终处于"活化"状态，随用随取，操作方便。

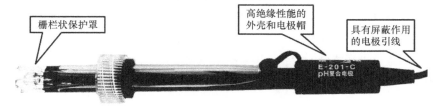

图 20-7　E-201-C pH 复合电极

（三）离子选择电极

　　离子选择电极（ion selective electrode，ISE）是以固体膜或液体膜为传感器，对试液中某种特定离子产生选择性响应的电极。由于"膜"是构成离子选择性电极最核心、最敏感的部分，故又称离子选择性电极为敏感膜电极。例如，pH、pNa、pLi 等玻璃电极；氟、铜、氯、溴、碘、硫、铜、铅、镉等离子选择电极；NO_3^-、Ca^{2+} 等流动载体膜电极；而气敏电极、酶电极则是在原电极基础上改装成功能更强的离子选择性电极。敏感膜电极（离子选择电极）的响应机制是离子的迁移、扩散和交换。

　　1. 离子选择电极的分类　离子选择电极种类繁多，根据国际纯粹化学和应用化学联合会（International Union of Pure and Applied Chemistry，IUPAC）的推荐，主要分类如图 20-8。

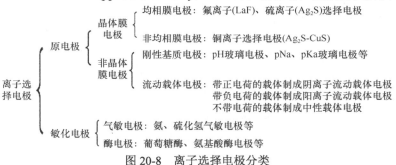

图 20-8　离子选择电极分类

　　2. 离子选择电极的基本结构　虽然敏感膜的材料、结构及其性质会因电极的功能、型号而异，但电极的整体结构基本相似。图 20-9 展示了离子选择电极的一般结构，即离子选择电极一般都由敏感膜、内参比电极、内参比溶液、电极外壳（电极杆）、电极帽、引线（导线）等部分构成。敏感膜能将内参比溶液与外部试液分开，其性质是决定电极性能的关键。内参比电极通常用银-氯化银电极或银丝。内参比溶液由离子选择电极的种类决定。敏化电极（气敏电极和酶电极）则是以原电极为基础经组装后、扩大了原有功能的离子选择电极。

　　3. 膜电极电位　离子选择电极膜电位是膜内扩散电位（$E_扩$）和膜内（$E_内$）、外界面（$E_外$）的相界电位的代数和。膜电位方程为

$$\varphi_膜 = E_内 + E_扩 + E_外 \qquad (20\text{-}7)$$

对于一支确定的离子选择电极，其膜内部扩散离子的浓度和

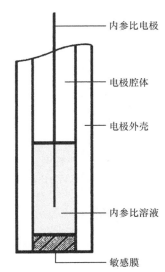

图 20-9　敏感膜电极的基本结构

相应的扩散电位（$E_{扩}$）在达到平衡时为一定值。则膜电位方程式可表达为

$$\varphi_{膜}=k\pm\frac{RT}{nF}\ln\frac{a_{外}}{a_{内}} \tag{20-8}$$

离子选择电极的敏感膜把膜两边的溶液隔开并对两边溶液中某种离子有选择性地响应，即被测离子在膜两边（侧）迁移、交换直至平衡，于是在离子选择电极敏感膜的内、外两个相界面上形成两个相界电位，该横跨敏感膜两侧的不对称电位之差就是离子选择电极的膜电位 $E_{膜}$。因内参比溶液的浓度 $C_{内}$ 为固定值，在常温（室温）（严格说应为 $T=298.15K$）时，式（20-8）经整理、重排可得如下形式：

$$\varphi_{膜} = k\pm\frac{2.303RT}{nF}\lg\alpha_{i} = k'\pm\frac{0.059}{n}\lg C_{i} \tag{20-9}$$

式中，k' 对于确定的离子选择电极，其敏感膜材料、结构、内参比溶液的种类及其浓度都是固定的，故 k' 为常数。还因被测试液一般为稀溶液，故可视被测试液的活度系数（γ_{i}）是近似于 1 的常数，而且被测离子是已知的（即离子的种类及其价数是已知的）上式可简写为

$$\varphi_{膜} = 常数\pm S\lg C_{i} \tag{20-10}$$

式（20-10）表明在一定的实验条件下，离子选择电极的膜电位与待测离子浓度的对数呈线性关系，展示了离子选择电极膜电位的一般规律，故式（20-10）为计算离子选择电极电位的通式。S 为电极的理论斜率，一价离子的理论斜率为 59mV、二价离子的理论斜率为 29.5mV、三价离子的理论斜率为 19.7mV 等。C_{i} 则为被测离子的浓度。式中"$\pm$"号的取用按被测离子为阳离子时取"$+$"号，被测离子为阴离子取"$-$"号。

4. 晶体膜电极　均相膜电极的敏感膜是由单晶或由一种化合物晶体和几种化合物晶体混合均匀、压制而成。非均相膜电极是由多种晶体掺入惰性物质经热压而制成。图 20-10a 为晶体膜电极的一般结构；图 20-10b 为全固态电极，将银丝直接焊接在膜片上。

图 20-11 为氟离子选择电极，电极的敏感膜由 LaF_3 单晶片制成，掺杂了少许 EuF_2。在 LaF_3 晶格中，F^- 的迁移、扩散起到传递电荷的作用。内参比电极为银-氯化银电极，内参比溶液由 0.1mol/L NaCl 溶液和 0.1mol/L NaF 溶液所组成。氟离子选择电极的电位应为内参比电极电位与膜电位之和：

$$\varphi_{ISE} = \varphi_{内参比}+\varphi_{膜} \tag{20-11}$$

由于 $\varphi_{内参比}$ 通常为常数，故氟离子选择电极电位可表示为

$$\varphi_{F^-}=k-0.0592\lg C_{F^-} \tag{20-12}$$

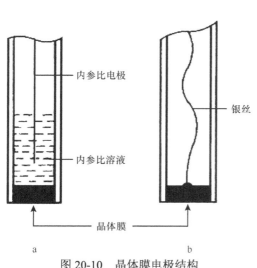

图 20-10　晶体膜电极结构

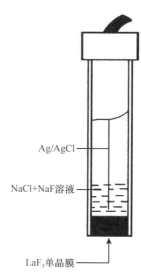

图 20-11　氟离子选择电极结构

式中，k 为常数，它与膜的材料及其性质、内参比电极材料、内参比溶液的种类及其浓度有关，对于一支指定的电极，当实验条件一定时，它们均为一定值。在对 F^- 溶液的实际测定中，通常是将氟离子选择电极与饱和甘汞电极及其待测试液组成测量原电池，其图解式为

$$\underbrace{Ag|AgCl，Cl^-(0.1mol/L)，F^-(0.1mol/L)|\ 试液\ (x mol/L)}_{氟离子选择电极}||\underbrace{Cl^-(\ 饱和\ )，Hg_2Cl_2|Hg}_{饱和甘汞电极}$$

在室温下（严格说应为 298.15K）测量电池的电动势与待测 F^- 浓度的关系为

$$E_{电池}=\varphi_{Hg_2Cl_2|Hg}-\varphi_{ISE}=常数+0.0592 \lg C_{F^-} \tag{20-13}$$

5. 气敏电极（gas sensing electrode） 是将离子选择电极（指示电极）与参比电极组装成一个复合电极（这就是一个原电池结构）待测气体通过透气膜进入中介液，直至试液与中介液中该被测气体的分压相等，中介液中与被测气体相关的离子浓度（活度）由离子选择电极检测，其电极电位与气体分压或浓度相关。

气敏电极的基本结构如图 20-12 所示，常用的气敏电极有 NH_3、CO_2、H_2S、SO_2 等。

6. 酶电极（enzyme electrode） 是在离子选择电极表面覆盖一层具有生物活性的酶，被测物质在酶的催化作用下生成能在该电极上响应的离子或其他能被测定的物质，这是一种间接测定方法，称为酶电极法，其结构如图 20-13 所示。例如，葡萄糖酶电极，葡萄糖氧化酶能催化葡萄糖的氧化反应：

$$C_6H_{12}O_6+O_2+H_2O \xrightarrow{\ \text{GOD}\ } C_6H_{12}O_7+2H_2O_2$$

采用氧电极可检测试液中氧含量的变化，间接测定葡萄糖的含量。也可将反应产物 H_2O_2 与定量的 I^- 在 $Mo(\text{VI})$ 的催化下反应：

$$H_2O_2+2I^-+2H^+ \xrightarrow{\ \text{Mo(VI)}\ } I_2+2H_2O$$

用碘离子电极检测 I^- 的变化量，推算出葡萄糖的含量。

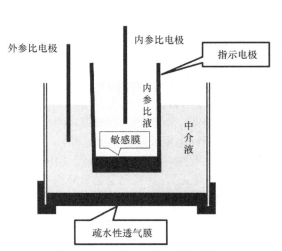

图 20-12 气敏电极结构示意图

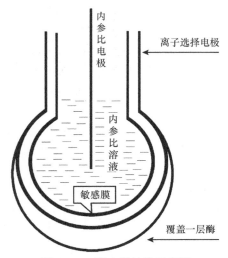

图 20-13 酶电极结构示意图

由于酶的作用具有很高的选择性，所以酶电极的选择性是相当高的，如一些酶电极能分别对葡萄糖、脲、胆固醇、L-谷氨酸及 L-赖氨酸等生物分子进行检测。

（四）参比电极

在测量过程中不受试液浓度变化的影响，电位值保持恒定不变的电极称为参比电极（reference electrode）。它具有如下性质。①稳定性：即测量过程维持电位恒定，并可长期使用。②可逆性：即有微弱电流通过时，逆向电流同时发生相应变化，从而保持电位基本不变。③重现

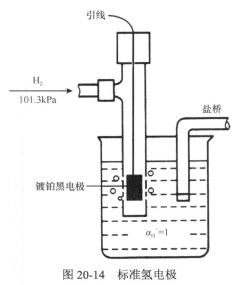

引线

H₂
101.3kPa

盐桥

镀铂黑电极

$\alpha_{H^+}=1$

图 20-14　标准氢电极

性：当测试条件改变时（如试液浓度、温度改变时），电极电位仍按能斯特方程瞬时响应。主要的参比电极有如下几种。

1. 标准氢电极［normal（standard）hydrogen electrode，NHE（SHE）］　由于单个电极的电势无法确定，故规定任何温度下标准状态的氢电极的电势为零，任何电极的电位就是该电极与标准氢电极所组成的电池的电源电动势，这样就得到了"氢标"的电极电位。标准状态是指氢电极的电解液中的氢离子活度为1，氢气的压强为 0.1MPa 的状态，温度为 298.15K。氢标准电极概念在测量数据的处理时起到了第一参考标准的作用。

标准氢电极的结构如图 20-14 所示，把一块镀有铂黑的铂片插入 H⁺ 活度为 1mol/L 的溶液中，并不断通入压强为 101.325kPa 的氢气，被氢气饱和的铂片与溶液中的 H⁺组成标准氢电极，并规定在任何温度下，电极电位值为零。电极反应为

$$H^+(aq, a=1.0mol/L)+e \Longleftrightarrow \frac{1}{2}H_2(101.3kPa)$$

在实际测定中，一般不采用氢标准电极作为参比电极，因为 H⁺的活度等于 1mol/L 的溶液既无法精确测定也无法准确配制，压强为 101.325kPa 的氢气压力难以精确控制，并且要求溶液中不含有氧化性物质，否则会干扰正常的主反应，因此，氢标准电极操作烦琐，实际操作难度大。

$$1 个标准大气压（atm）=760mmHg$$
$$=76cmHg$$
$$=101.325kPa$$
$$=10.336mH_2O$$

若按 0℃时水银的密度为 13.595×10³kg/m³ 计算，标准重力加速度为 g=9.806 72m/s²，则质量为 1kg 的物体产生的重力为 9.806 72 牛顿（N），760mm 水银柱产生的压强，即 1 个标准大气压为

$$13.595×10^3×9.806\ 72×0.76=101.324\ 99×10^3N/m^2=1.013\ 25×10^5Pa$$

在实际应用中，为方便起见，常把 1 个标准大气压记为 100 kPa（十万帕）。根据 IUPAC 的建议，氢标准电极是确定电极电位的基准，是一个理想的参比电极，又称为一级标准，而在实际工作中常用的饱和甘汞电极和银-氯化银电极作为参比电极，这两种电极都属于二级标准。

标准电极电位（E^θ 或 φ^θ）可以从有关专业书或工具书上查到。根据 E^θ（或 φ^θ）值的大小可以比较各种物质氧化还原能力的强弱，即 E^θ（或 φ^θ）值越高（越正），其氧化型越易夺取电子，显强氧化性，如 F₂ 的 φ^θ=+2.87V，即 F₂ 是（最）强氧化剂；而 E^θ（或 φ^θ）值越低（越负），则其还原型越易失去电子，显强还原性，如 Li 的 φ^θ=−3.045V，即 Li 是（最）强还原剂。

2. 饱和甘汞电极（saturated calomel electrode，SCE）　如图 20-15 所示，电极的上半部位有两根同心的玻璃管，在管的中心部位，一根铂金丝插（浸）入纯汞与汞-甘汞（氯化亚汞）形成的糊状物中，并以饱和的 KCl 作为内充液，即构成饱和甘汞电极。甘汞电极的半电池的图解式为

$$Hg|Hg_2Cl_2（固）|KCl（饱和溶液）$$

电极反应为

$$Hg_2Cl_2 + 2e \Longleftrightarrow 2Hg + 2Cl^-$$

电极电位为

$$\varphi = \varphi^\theta - 0.0592 lg\alpha_{Cl^-} \tag{20-14}$$

或
$$\varphi = \varphi^{\theta} - 0.0592 \lg C_{Cl^-} \qquad (20\text{-}15)$$

由上式可知，甘汞电极的电位取决于内充液 KCl 的浓度，表 20-1 列举了 25℃时不同浓度 KCl 内充液的甘汞电极电位，该表显示，甘汞电极的电位随 KCl 溶液浓度的升高而降低。当内充液为饱和氯化钾时，其电极电位稳定在 0.2412V（相对于标准氢电极，SHE），即饱和甘汞电极的 φ^{θ}=0.2412V。

表 20-1　25℃时使用不同浓度 KCl 内充液的甘汞电极电位

项目	0.1mol/L 甘汞电极	标准甘汞电极（NCE）	饱和甘汞电极（SCE）
KCl 溶液浓度（mol/L）	0.1	1.0	饱和
φ（V）	0.3337	0.2801	0.2412

综上所述，甘汞电极因内充液 KCl 溶液的浓度不同而分成三种型号，可将它们的属性概括如下：

组成：金属汞（Hg）+甘汞（Hg_2Cl_2）+KCl 溶液

电极图解式：$Hg|Hg_2Cl_2(s)|KCl$ 溶液

电极反应：$Hg_2Cl_2 + 2e \rightleftharpoons 2Hg + 2Cl^-$

电极电位：$\varphi = \varphi^{\theta} - 0.0592 \lg C_{Cl^-}$ 或 $\varphi = \varphi^{\theta} - 0.0592 \lg \alpha_{Cl^-}$

饱和甘汞电极因性能稳定、易操作、易管理，故是最为常用的参比电极。图 20-15 为饱和甘汞电极结构示意图。

3. 银-氯化银电极　在一根银丝的表面均匀镀上一层氯化银并插入（浸泡在）具有一定浓度的氯化钾溶液中即构成了一支银-氯化银电极，如图 20-16 所示。

根据能斯特方程用于敏感膜电极的普遍规律，同理可得银-氯化银电极的电位为
$$\varphi_{AgCl/Ag} = \varphi^{\theta}_{AgCl/Ag} - 0.0592 \lg \alpha_{Cl^-} \qquad (20\text{-}16)$$

或
$$\varphi_{AgCl/Ag} = \varphi^{\theta}_{AgCl/Ag} - 0.0592 \lg C_{Cl^-} \qquad (20\text{-}17)$$

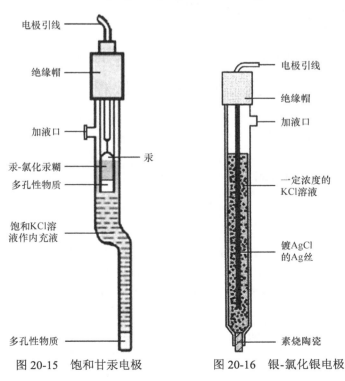

图 20-15　饱和甘汞电极　　　　图 20-16　银-氯化银电极

由式（20-16）或式（20-17）可知，银-氯化银电极的电位取决于内充液中 Cl⁻的活度（浓度），当 Cl⁻的活度（浓度）一定时，银-氯化银电极的电位为一定值。25℃时不同浓度的银-氯化银电极电位见表 20-2。从表中数据可知，电极电位随内充液 KCl 的浓度升高而降低。

表 20-2　25℃时不同浓度的 KCl 内充液银-氯化银电极电位

项目	银-氯化银电极	标准银-氯化银电极	饱和银-氯化银电极
KCl 溶液浓度（mol/L）	0.1	1.0	饱和
φ（V）	0.2880	0.2223	0.1900

（五）工作电极

工作电极（working electrode）是指在电解池中，电极上有电流通过，并使溶液本体成分发生显著变化的电极，称为工作电极，如电重量分析、库仑分析、各种电解制备装置所用电极均属工作电极（图 20-17～图 20-19）。

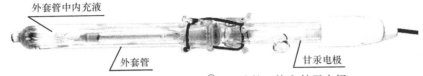

图 20-17　217 型双盐桥[①]（双液接）饱和甘汞电极

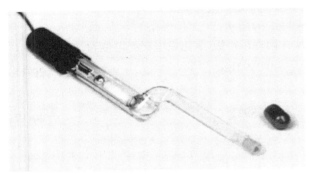

图 20-18　饱和甘汞电极

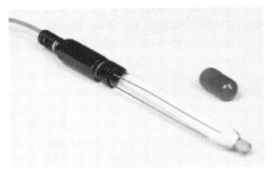

图 20-19　银-氯化银电极

第二节　直接电位法

直接电位法是在零电流的条件下测定原电池的电动势或电极电位，然后根据能斯特方程求算待测组分的浓度（活度），从而计算被测物质含量的一种电化学分析方法。直接电位法的核心内容：①用 pH 玻璃电极测定溶液的 pH。②用离子选择电极法测定溶液中相关离子的浓度。电位分析法又分为两种方法：电位法（potentiometry）和电位滴定法（potentiometric titration）。

一、溶液 pH 的测定

（一）测定原理

直接电位法测定溶液的 pH，常用 pH 玻璃电极为指示电极、饱和甘汞电极为参比电极，将两电极插入待测试液中并与待测试液组成测量原电池（或称工作电池），其图解式为

（−）pH 玻璃电极 | 待测试液 ‖ 饱和甘汞电极（＋）

---

① 盐桥是对不同电解质溶液既起到"连接"作用又起到"隔离"作用的重要装置。因此，盐桥的主要作用是接通电路，消除或减小液接电位。实际使用条件：①盐桥中电解质不含有被测离子；②电解质的正、负离子的迁移速度应该相等或相近，因为正、负离子迁移数相等时，扩散电位等于零；③要保持盐桥内离子浓度尽可能大，以保证减小液接电位。常用作盐桥的电解质有 KCl、KNO₃、NH₄Cl 等。

原电池的电动势为

$$E_{原电池} = \varphi_{(+)} - \varphi_{(-)} = \varphi_{SCE} - \varphi_{玻璃} \tag{20-18}$$

将式（20-5）代入上式，则该原电池的电动势为

$$E_{原电池} = \varphi_{SCE} - k'' + \frac{2.303RT}{F}pH \tag{20-19}$$

当温度为 25℃时，式（20-19）可写成如下较简洁形式：

$$E_{原电池} = 常数 + 0.0592pH \tag{20-20}$$

式（20-19）和式（20-20）表明，只要 pH 玻璃电极常数 k'' 为一确定值（固定值），根据测得的电源电动势 $E_{原电池}$ 便可求得被测试液的 pH。虽然 k'' 对于一支指定的电极而言，在一定条件下是一个确定值，但是，不同的 pH 玻璃电极具有不同的 k'' 值，并且随着被测试液的组成、使用时间的长短及工作条件的变化而发生变动，并且这种变动值还不易准确测定。要攻克这一实际应用的 "难关"，于是 "两次测定法" 应运而生，即先标定后测定。实际测定时，先用已知的标准缓冲溶液与 pH 玻璃电极和饱和甘汞电极（SCE）组成测量原电池（工作电池），测量该电池电动势 E_s，则标准缓冲溶液的 pH_s 值可表达为

$$pH_S = \frac{E_S - (\varphi_{SCE} - k'')}{0.0592} \tag{20-21}$$

同理，待测试液的 pH 可表达为

$$pH_X = \frac{E_X - (\varphi_{SCE} - k'')}{0.0592} \tag{20-22}$$

将式（20-22）减去式（20-21）经整理后可得

$$pH_X = pH_S + \frac{E_X - E_S}{0.0592} \tag{20-23}$$

式（20-23）为测量溶液 pH 的实用定义式，即为 "两次测定法" 的理论依据，式中 pH_X、pH_S 分别为待测试液、标准缓冲溶液的 pH，E_X、E_S 为玻璃电极分别与待测试液和标准缓冲溶液所组成测量原电池的电动势。这是一种相对的测定方法，不同的 pH 电极，经用同一标准溶液 "标定"（即 "校正" "定位"）后，测定相同的或不同的样品溶液均可得到准确的测定结果。（k'' 是一个与参比电极、电极本身的内参比电极和内参比溶液的浓度及其膜电位有关的常数，即对于一个指定电极，其 k'' 是一个确定值。）

pH 计种类繁多，即使是同一型号但生产时间及批次不同，其操作方法及步骤也有所不同，但就仪器的结构、功能原理而言，用 pH 计测定溶液的 pH，必须是先 "校正" "定位" 后进行测定，即只有经过 "标定" 的 pH 计才可以用于测定溶液的 pH。现以 pHS-3C 型 pH 计为例说明溶液 pH 的测定。图 20-20 为 pHS-3C 型 pH 计整机照片。

连接 pH 计电源、开机，LCD 显示屏[①]顺次显示仪器型号、斜率值和零点，按双功能键 pH/mV，pH 计指示灯亮，表明仪器进入 pH 测量状态。

（二）标定

1. 一点标定　为了消除参比电极在标准缓冲溶液和待测试液中电位不完全相同所产生的差异即残余液接电位[②]，可进行 "一点标定"，标准试液与待测试液的 pH 应尽可能接近。

（1）旋下复合电极的保护套，用蒸馏水清洗电极头部并用滤纸吸干后，插入 pH 为 6.68 的标准缓冲溶液中。

---

① 液晶显示屏或液晶显示器（liquid crystal display，LCD）为段码式液晶显示屏。
② 残余液接电位是指参比电极（常用饱和甘汞电极）在标准缓冲溶液和待测试液中所产生的液接电位不完全相等所产生的电位差。采用 "两次测定法" 则可降低这种差别，以求消除或降低该差别，使 $\Delta pH < 3$。

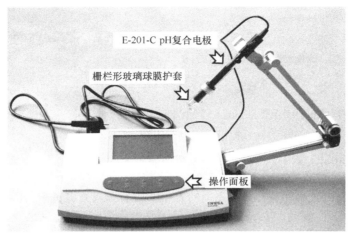

图 20-20　pHS-3C 型 pH 计

（2）用温度计测量当前标准缓冲溶液的温度，按"温度△"或"温度▽"键，调节 LCD 显示值与温度计的测量值一致。

（3）按"确认"键完成温度设置。

（4）待 pH 读数稳定后，按"定位"键，LCD 显示屏显示："Std YES"字样，按"确认"键，则仪器具备在已设置温度下自动识别溶液的 pH 的功能，即完成一点标定。值得注意的是待测试液的 pH 应尽可能接近标准值（测定范围为 ΔpH 约 2.5），否则，要进行两点标定。

2. 两点标定

（1）若需在酸性或碱性范围内测定溶液的 pH（在酸性范围测定宜选择 pH 4.00 的标准缓冲溶液，在碱性范围测定宜选择 pH 9.18 的标准缓冲溶液），可进行两点标定，即再次清洗电极头后，将电极插入 pH 为 4.00 或 9.18 的标准缓冲溶液中。

（2）再次测量当前标准缓冲溶液的温度，按"温度△"或"温度▽"键，调节 LED 显示值与温度计的测量值一致。

（3）待 pH 读数稳定后，按"斜率"键，LCD 显示屏显示"Std YES"字样后，按"确认"键，则仪器具备在已设置温度下自动识别溶液的 pH 的功能，即完成两点标定。

（三）测定

只有经过标定的 pH 计才能用于测量试样溶液的 pH。上述"一点标定"和"两点标定"实为被测试液与标准缓冲试液在相同温度下的操作，因此，在实际测量时，可按被测试的温度进行相应的操作。

（1）当被测试液与标准缓冲溶液温度相同时：把已经标定的 pH 计先用蒸馏水冲洗电极头部，再用试液冲洗一次；将电极插入试样溶液中，均匀搅拌试液，待读数稳定后读取试液的 pH。

（2）当被测试液与标准缓冲溶液温度不同时：把已标定的 pH 计先用蒸馏水冲洗电极头部，再用试液冲洗一次；用温度计测量被测试液的温度；按"温度△"或"温度▽"键，调节 LCD 显示屏显示值与温度计的测量值一致，然后按"确认"键；再把电极插入被测试液，均匀搅拌试液，待读数稳定后读取试液的 pH。

pHB-3 型笔式 pH 计见图 20-21。

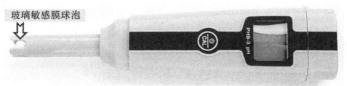

图 20-21　pHB-3 型笔式 pH 计

【**例 20-1**】 25℃时，以饱和甘汞电极为正极，以玻璃电极为负极，测定溶液的 pH。用 pH 6.87 的标准缓冲溶液时，测得电池电动势为 0.386V；然后将该电极浸入待测试液中，测得电动势为 0.508V，试计算待测试液的 H^+ 浓度。

解：根据题目的已知条件可用实用定义式计算：

$$pH_X = pH_S + \frac{E_X - E_S}{0.059}$$

式中，

$$pH_S = 6.87$$
$$E_X = 0.508V$$
$$E_S = 0.386$$

因此

$$pH_X = pH_S + \frac{E_X - E_S}{0.059}$$
$$= 6.86 + \frac{0.508 - 0.386}{0.059}$$
$$= 6.86 + 2.068$$
$$= 8.93$$

故待测试液的 H^+ 浓度：

$$[H^+] = 10^{-8.93} = 1.17 \times 10^{-9}（mol / L）$$

二、其他离子浓度的测定

欲测定某试液中特定离子的浓度，可采用离子选择电极法，即以待测离子的离子选择电极为指示电极，以饱和甘汞电极为参比电极，两支电极与待测试液组成测量原电池（工作电池），采用直接电位法并根据能斯特方程进行计算，求得待测离子的浓度（活度）。

（一）仪器装置

离子选择电极法的仪器装置如图 20-22 所示，以待测离子的离子选择电极为指示电极，以饱和甘汞电极为参比电极，把两支电极插入待测试液中组成原电池。在零电流或接近零电流的条件下，测定原电池的电动势（即指示电极的电位），根据能斯特方程可计算被测离子的浓度，进而可计算其含量。测量原电池的电动势一般用电子电位计（单位：mV），也可以用离子计、电化学工作站等仪器完成电位分析。由于离子选择电极的内阻很高（约为 $10^8\Omega$），微小的电流可产生较大的电压变化，故应用高输入阻抗（一般为 $10^{11}\Omega$）电子毫伏计测量原电池的电动势。使用电磁搅拌应控制转速、均匀搅拌，防止超速失控造成试液飞溅或打坏电极的现象发生。由此也可看出，作为原电池的容器——烧杯，宜选用高型烧杯为宜。

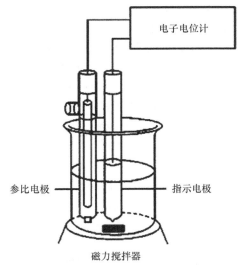

图 20-22 离子选择电极法装置

（二）测定原理

以离子选择电极为指示电极，以饱和甘汞电极为参比电极，并与待测离子的试液组成的测量原电池（也称为工作电池）的图解式可表示为

（–）ISE（离子选择电极）| 待测试液 ||SCE（饱和甘汞电极）（+）

测量原电池的电动势为 $E = \varphi_{SCE} - \varphi_{ISE}$

离子选择电极的电位（φ_{ISE}）与试液中待测离子的活（浓）度关系是

$$\varphi_{ISE} = k'' \pm \frac{2.303RT}{nF} \lg \alpha_i = k' \pm \frac{2.303RT}{nF} \lg C_i \qquad (20\text{-}24)$$

式中，k''、k' 均为电极常数，并且上式可继续写成如下简洁形式：

$$E = \varphi_{SCE} - (k' \pm S \lg C_i) = K \pm S \lg C_i \qquad (20\text{-}25)$$

将饱和甘汞电极的电位 φ_{SCE} 和 k' 两个常数合并为新的常数 K 就得到最后公式——式（20-25），式（20-25）表明，由离子选择电极组成的原电池的电动势与被测离子的浓度（活度）的对数呈线性关系。这就是离子选择电极法的理论依据。待测离子为阳离子时取"–"号，待测离子为阴离子时取"+"号。式中，k' 因敏感膜的材料、结构、内参比溶液的种类及其浓度是固定的，故 k' 为常数。

在实际测定中常加入总离子强度缓冲液（TISAB）[①]，以保证试液离子强度足够大且稳定，并满足在一定 pH 下测定条件的需要和防止干扰离子产生的副反应。被测试液的活度系数（γ_i），因被测试液一般均为稀溶液，可视被测试液的活度系数（γ_i）是接近 1 的常数，即认为活度等于浓度；若活度系数（γ_i）不是接近 1 的常数，但也可归并到常数 K 中。S 为电极的理论斜率，一价离子的理论斜率为 59mV、二价离子的理论斜率为 29.5mV、三价离子的理论斜率为 19.7mV 等。C_i 则为被测离子的浓度。

（三）定量分析方法

根据上述离子选择电极法的测定原理和仪器装置，将实验所得数据利用式（20-21）即可求待测试液的离子浓度，离子选择电极法常用的定量方法有如下几种。

1. 标准曲线法　用待测离子的对照品配制一系列的标准品溶液 C_1、C_2、C_3、C_4、C_5……（根据数理统计规律，一般为 5～7 个），在相同的实验条件下（包括标准溶液与试样溶液基质相同），按浓度由低到高的顺序，分别测量系列标准溶液所组成原电池的电动势，以测得的电动势 E_S 为纵坐标，以 $\lg C_S$（或$-pC_S$）为横坐标，即以 E_S 对 $\lg C_S$（或$-pC_S$）作图，得到工作曲线。紧接着，用同一对电极，在相同的实验条件下（即保持实验条件始终不变），测量待测试液所组成原电池的电动势 E_X，在已绘制好的工作曲线上便可求得（作图或计算）待测离子的浓度 C_X。这种方法适用于大批量样品的分析。

【例 20-2】取某矿泉水样 100mL，加入总离子强度调剂 10mL，用氟离子选择电极法测定其 F^- 含量，问该自来水是否符合国标？

解：配制 F^-（NaF）系列标准溶液：1.0×10^{-7}mol/L、1.0×10^{-6}mol/L、1.0×10^{-5}mol/L、1.0×10^{-4}mol/L、1.0×10^{-3}mol/L。分别取标准溶液 100mL 加 10mL 总离子强度调节缓冲剂（TISAB），与氟离子选择电极和饱和甘汞电极组成测定原电池，按由稀到浓的顺序测定原电池的电动势，其实验数据记录在表 20-3 中。完成系列标准溶液测定后，在保持实验条件不变的条件下，紧接着用相同方法测定自来水样品（电动势），实验数据如表 20-3 所示。

根据表 20-3 所列实验数据作图、回归并预报待测离子的浓度的各步如图 20-23 所示。回归的工作曲线方程为

$$\varphi = -177.5 - 61.7 \lg C$$

表 20-3　测定自来水中 F^- 含量数据

$-\lg C$	φ（mV）
3	7
4	71
5	130
6	192
7	255
$-\lg C_X$ = ?	φ_X = 162

当 φ_X = 162mV 时，矿泉水含 F^- 浓度的负对数为

$$-\lg C_X = (162 + 177.5) / 61.7 = 5.54$$

---

① 总离子强度缓冲液（total ionic strength adjustment buffer，TISAB）是高浓度的惰性强电解质、缓冲溶液和掩蔽剂的混合溶液的总称。其作用：控制离子强度、稳定活度系数；控制溶液的 pH；掩蔽干扰离子。惰性电解质是指与离子选择电极响应无关的强电解质。

则 $C_X = 10^{-5.54} = 3.16 \times 10^{-6}$（mol/L）

根据国标《生活饮用水卫生标准（GB 5749—2022）》中水质常规指标及限值规定：氟化物的限值为1.0mg/L，亦即

$$\frac{1.0}{L} = \frac{1.0 \times 10^{-3}}{19 \times L} = 5.26 \times 10^{-5}（\text{mol}/L）$$

将测定结果与国标"水质常规指标及限值规定"对比：$3.16 \times 10^{-6} < 5.26 \times 10^{-6}$（mol/L），可知，该自来水的氟含量符合国家标准。

上述数据处理的全过程也可用手工操作，在坐标纸上完成作图；还可用函数型的计算器，在说明书的引导下进入数理统计模式，进行单变量的回归分析，求得回归的工作曲线方程，从而计算出待测离子的浓度；

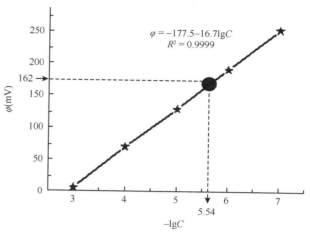

图20-23　氟离子选择电极法测定自来水中F含量

当然还可用专业性很强的计算机软件如"Matlab""Origin""ChemOffice"系列软件完成回归分析并作图，求得待测离子浓度；然而，更为方便快捷的办法是采用计算机软件Excel完成作图、回归分析并预报待测离子的浓度，即由因变量反估自变量（的值）。详细内容参阅第十一章知识拓展部分。

2. 标准加入法　即将已知的、待测离子的标准溶液加入到待测试液中，待测试液的体积为 V_X，浓度为 C_X，所测电动势为 E_X。但要注意：①标准溶液的浓度：$C_S > 50 \sim 100 C_X$。②标准溶液的体积：$V_S < V_X/(50 \sim 100)$。③标准溶液加入后，产生的电动势之差以 ΔE 在 $20 \sim 30$mV 内为佳。

将氟离子选择电极和饱和甘汞电极与待测试液 C_X 组成测量原电池后，根据式（20-25），则电动势 E_X 为：

$$E_X = K \pm S \lg C_X \tag{20-26}$$

在待测离子试液中加入高浓度的 C_S、小体积的 V_S 的标准溶液，混匀后，测得的电源电动势为

$$E_S = K \pm S \lg \frac{C_X V_X + C_S V_S}{V_X + V_S} \tag{20-27}$$

用式（20-27）减去式（20-26）并取绝对值得如下形式：

$$\Delta E = |E_S - E_X| = S \lg \frac{C_X V_X + C_S V_S}{C_X (V_X + V_S)}$$
$$= S \lg \left(\frac{V_X}{V_X + V_S} + \frac{C_S V_S}{C_X (V_X + V_S)} \right) \tag{20-28}$$

由于加入的标准溶液很浓（$C_S = 50 \sim 100$ 倍 C_X），但体积很小（$V_X = 50 \sim 100$ 倍的 V_S），可视 $V_X + V_S \approx V_X$，即可认为 V_S 的加入引起体积的变化可以忽略不计，因此式（20-28）经整理后的形式为

$$C_X = (10^{|\Delta E|/S} - 1)^{-1} \frac{C_S V_S}{V_X} \tag{20-29}$$

令加入高浓度、小体积的标准溶液后试液浓度的增量 ΔC 为

$$\Delta C = \frac{C_S V_S}{V_X} \tag{20-30}$$

将 ΔC 代入式（20-30）得

$$C_X = \Delta C (10^{|\Delta E|/S} - 1)^{-1} \tag{20-31}$$

式（20-31）为标准加入法计算被测离子浓度的近似式（或称为简洁式）。根据加入标准溶液后原电池的电动势的变化 ΔE（即 $|E_s-E_x|$）和已知的电极响应斜率 S 就可以计算待测试液中被测离子的浓度 C_x。本法适用于基质组成复杂，用人工方法难以配制具有相同背景的标准样品，如环境样品、生产过程的中间体等。本法突出的优点还表现无须配制系列标准样品，也不需要加入总离子强度缓冲液（TISAB），操作是简单、快速的。

【例 20-3】 用氰离子选择电极，采用标准加入法测定某金矿提取液中 CN^- 的浓度。取矿物提取液样品 100mL 并测得其 $E_x=22mV$；取浓度为 0.1mol/L 的 CN^- 标准溶液 2.0mL 加入金矿浸提取液待测试液中，并测得其 $E_s=2mV$，求该金矿浸提取液中 CN^- 的浓度。已知氰离子选择电极的斜率 $S=58$。

解：本题的已知条件如下：

$$\Delta E=22-2=20（mV）$$
$$S=58（氰离子选择电极的斜率）$$
$$C_s=0.1mol/L$$
$$V_s=2.0mV$$
$$V_x=100mL$$

将上述数据代入式（20-27）中：

$$C_x = (10^{20/58}-1)^{-1} \times \frac{0.1 \times 2.0}{100}$$
$$= (2.2122-1)^{-1} \times 2 \times 10^{-3}$$
$$= 0.8249 \times 2 \times 10^{-3}$$
$$= 1.65 \times 10^{-3}（mol/L）$$

该金矿浸提取液中 CN^- 的浓度为 $1.65 \times 10^{-3}mol/L$。

【例 20-4】 用氯离子选择电极测定矿泉水中 Cl^- 的含量，25℃时，取该矿泉水 100.0mL 测得电动势为 $-18.4mV$。然后向该试液中加入 0.100mol/L NaCl 溶液 1mL，再测得电动势为 $-36.6mV$，计算每升矿泉水中含氯的毫克数。

解：根据式（20-31）

$$C_x = \Delta C(10^{|\Delta E|/S}-1)^{-1}$$

式中

$$\Delta C = \frac{C_s V_s}{V_x} = \frac{0.100 \times 1.00}{100.00} = 1.0 \times 10^{-3}（mol/L）$$
$$|\Delta E| = |-36.6-(-18.4)| = 18.2（mV）$$
$$|\Delta E|/S = 18.2/59 = 0.308$$
$$C_x = \Delta C(10^{|\Delta E|/S}-1)^{-1} = 1.0 \times 10^{-3} \times (10^{0.308}-1)^{-1} = 9.69 \times 10^{-4}（mol/L）$$

矿泉水样中含氯量：$9.69 \times 10^{-4} \times 35.5 = 34.4$（mg/L）

根据国家标准《生活饮用水卫生标准》（GB 5749—2022）中水质常规指标及限值规定：氯为 250mg/L，故上述矿泉水样符合国家标准，没有超标。

3. 直接比较法　又称为标准对照法或两次测量法。在相同的实验条件下，用相同的指示电极和参比电极与被测试液组成测量原电池，分别测量标准溶液（C_s）和待测试液（C_x）组成原电池的电动势 E_s 和 E_x，即分别得到两个原电池的电动势，并分别代入式（20-26）后则有

$$E_s=K \pm S \lg C_s \qquad\qquad (20-32)$$
$$E_x=K \pm S \lg C_x \qquad\qquad (20-33)$$

将式（20-32）减去（20-33）得

$$E_S-E_X=\pm S(\lg C_S-\lg C_X) \tag{20-34}$$

由式（20-34）便可计算 C_X。但值得注意：①标准溶液的浓度（C_S）应尽可能接近待测试液的浓度（C_X）。②S 为电极的理论响应斜率，一价离子的理论斜率为 59mV、二价离子的理论斜率为 29.5mV、三价离子的理论斜率为 19.7mV 等。③若测定阳离子应取 "–" 号，若测定阴离子应取 "+" 号。

三、以任务驱动模式的应用示例

任务 氟离子选择电极法测定氟喹诺酮类药物诺氟沙星的含量

【任务描述】

（1）精密称定诺氟沙星样品 0.0202g，按《中国药典》用氧瓶燃烧法破坏有机氟，完全燃烧后被 200mL 0.1% NaOH 溶液充分吸收；然后在吸收液中加溴甲酚紫指示液 1 滴，用稀盐酸调至溶液变为黄色（pH 5.3），再加总离子强度缓冲液 25mL，转移并定容至 250mL。

（2）取适量待测液置 50mL 聚乙烯烧杯中组成测量原电池：

氟离子选择电极（FISE）| 待测液 | 饱和甘汞电极（SCE）

在恒温水浴 30℃恒速搅拌下读取稳定的电位值 φ（mV，SCE）。

（3）用 XJ21B 数字式离子计及 pF21C（201）氟离子选择电极。

（4）总离子强度缓冲液（TISAB）：称取 NaCl 58g、EDTA 二钠盐 6g 及柠檬酸三钠 5.5g，溶于 700mL 水中，加冰醋酸 57mL，用 10mol/L NaOH 溶液调节 pH 为 5.0～5.5，加水稀释至 1000mL，摇匀后贮存于聚乙烯瓶中。

（5）已知诺氟沙星 $C_{16}H_{18}FN_3O_3=319.24$。

【任务分析】

（1）用氟离子选择电极法测定诺氟沙星的含量。即用氟离子选择电极和诺氟沙星待测试液组成用于测量的原电池，测定该原电池的电动势（电极电位）。氟离子选择电极对待测试液中 F⁻ 的响应符合能斯特方程，也称为能斯特响应，即氟离子选择电极电位与 F 浓度的对数呈线性关系，故可用能斯特方程计算氟诺氟沙星的浓度。

（2）诺氟沙星、盐酸环丙沙星、依诺沙星、司帕沙星等氟喹诺酮类药物为含氟元素的有机合成药物，欲测定其含量，要先将有机氟转变为无机氟化物，即先用氧瓶燃烧法[①] 将有机氟使其转变为无机氟——氟化氢（HF），然后用 0.1% NaOH 溶液吸收氟化氢（HF），即得氟化物试液。在点燃无灰滤纸尾部后药物燃烧前，将燃烧瓶翻转倾斜 45° 并旋转一周，使溶液封住瓶塞，并将瓶内壁润湿形成一层液膜，然后任其燃烧完全。

（3）为了控制试液的离子强度、pH 并防止其他离子的干扰，试液应加入总离子强度缓冲液。

（4）容器、量瓶应尽可能使用聚乙烯材料制品。

（5）用标准曲线法处理实验数据。

【任务实施】

（1）F⁻ 标准系列溶液：用氟化钠按常法配制 1.0×10^{-7}～1.0×10^{-2}mol/L 的 F⁻ 系列标准溶液，使每 100mL 标准溶液中均含总离子强度缓冲液 10mL。

（2）取适量待测液与氟离子选择电极 [21C（201）型] 和饱和甘汞电极置 50mL 聚乙烯烧杯中组成测量原电池。实验装置如图 20-22 和图 20-24 所示，在恒温水浴 30℃、恒速搅拌下读取稳定的电位值 φ（mV，SCE）。

---

① 氧瓶燃烧法：本法系将分子中含有卤素或硫等元素的有机药物在充满氧气的燃烧瓶中进行燃烧，俟燃烧产物被吸收液吸收后，再采用适宜的分析方法来检查或测定卤素、硫等物质的含量。详见《中国药典》2020 年版四部通则。

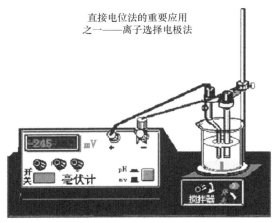

直接电位法的重要应用
之一——离子选择电极法

图 20-24　离子选择电极法基本装置

（3）按由稀到浓的次序测定标准系列试液的电极电位值（实为电源电动势）；并在相同的实验条件下紧接着测定供试品溶液构成原电池的电动势，根据实验数据作图、回归分析得回归方程。

1）实验数据（表 20-4）。

2）作图（图 20-25）、回归，得到回归方程。

表 20-4　氟离子选择电极法测定诺氟沙星实验数据

$-\lg C$	φ（mV）
2	-13
3	47
4	107
5	167
6	227
7	287
$-\lg C_X=?$	$\varphi_X=83$

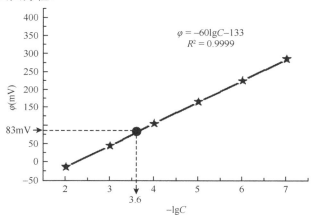

图 20-25　离子选择电极法测定诺氟沙星含量的标准曲线、回归方程
并预报待测离子浓度（即由因变量反估自变量的值）

如何用 Excel 软件作图、回归、建立回归方程并报告测定结果（即根据因变量反估自变量的值），见第十一章知识拓展部分。

（4）在保持实验条件不变的情况下紧接着测量供试品溶液的电极电位值，得 $\varphi_X=83$mV。

（5）当 $\varphi_X=83$mV 时，根据回归方程可计算 F^-（即诺氟沙星）的浓度：

令：
$$-\lg C=X$$

则回归方程可写成如下简单形式：
$$\varphi=60X-133$$

当 $\varphi=83$mV 时，解得

$$X=\frac{83+133}{60}=3.6$$

即

$$-\lg C=3.6$$

$$C = 10^{-3.6} = 10^{-3} \times 10^{-0.6} = 2.5912 \times 10^{-4} \text{（mol/L）}$$

（6）诺氟沙星含量 $= \dfrac{2.5912 \times 10^{-4} \times 0.25 \times 319.24}{0.0202} \times 100\% = 99.24\%$

注：精密称定诺氟沙星样品 0.0202g，经氧瓶燃烧破坏后定容于 250mL。分子量 319.24。

【结论】 根据《中国药典》2020 年版二部 1431 页规定，按干品计算，含 $C_{16}H_{18}FN_3O_3$ 应为 98.5% ～ 102.0%，本测定结果（99.24%）符合规定，本供试品为合格产品。

第三节　电位滴定法

电位滴定法基于滴定反应，选择合适的指示电极和参比电极与被测试液组成原电池，根据滴定过程中监测原电池电动势的变化来确定终点的滴定分析法即为电位滴定法。这是一种用电化学方法指示滴定终点的滴定分析法。

常规（经典）的滴定分析法，均靠指示剂"指示"滴定的终点，而在电位滴定中，在化学计量点附近（即计量点前后±0.1% 内），滴定曲线出现"突跃"现象，这既是事物由量变到质变的生动实例，也是指示电位滴定终点的电信号。

与常规（经典）的滴定分析法相比，电位滴定虽也具备常规滴定法的共性，但是，电位滴定法自身的特点也很明显：结果准确可靠，有效克服常规（经典）滴定法中所产生的主观误差；还可用于有颜色或浑浊试液的滴定，也可用于找不到合适指示剂的试液的滴定；因电位滴定的终点是一个电信号，故易实现自动化和微量滴定；电位滴定不仅可完成常规的滴定，而且还可用于弱酸、弱碱的解离常数、络合物稳定常数等热力学常数的测定。

一、电位滴定装置和方法原理

电位滴定装置如图 20-26、图 20-27 所示，与离子选择电极法的装置相比较，本装置多了一支滴定管。在一个高型烧杯内装有待测离子的试样溶液，插入专用的指示电极和饱和甘汞电极即组成测量原电池。测量电池电动势多用电子毫伏计，也可以用其他毫伏计，如离子计、电子电位计、电化学工作站的电位分析功能部分等。电磁搅拌器宜均匀搅拌，待毫伏计稳定后读数（即滴定之前，毫伏数的起点值），用滴定管加入滴定液，在远离滴定终点时，每次可 1 ～ 2mL 至 4 ～ 5mL 不等

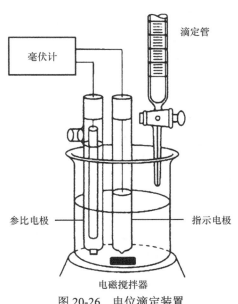

图 20-26　电位滴定装置

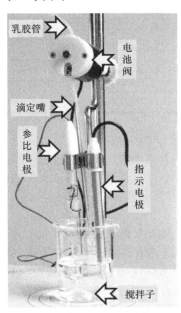

图 20-27　电位滴定装置的中心部位

地加入，但在接近化学计量点时，则要酌情控制加入量为 0.1 ～ 0.05mL 精密加入，同时记录加入滴定剂的体积和毫伏计读数。随着滴定的进程，被测离子的浓度逐渐降低，导致指示电极的电位同步发生变化。在滴定终点附近（±0.1%），被检测信号——电位值发生了飞跃变化，称为突跃，突跃的中点（又称为拐点）即为滴定终点。因此电位滴定的终点是基于测定原电池电动势的突跃（变化）确定的。

二、电位滴定法终点的确定

表 20-5 是用 0.1000mol/L $AgNO_3$ 溶液滴定 2.433mmol 的 Cl^- 试样溶液的实验数据，表格的最左边两列是本次电位滴定的原始数据，即滴定液所消耗的毫升数和相应的毫伏计读数，而向右各列则是对原始实验数据的处理，这些数据项目内容：电位差 ΔE 为相邻（前后）两次加入滴定液后毫伏计的读数之差；体积差 ΔV 为相邻（前后）两次加入滴定液的体积（毫升数）之差；$\bar{V}$ 为平均体积，即相邻（前后）两次加入滴定液的体积（毫升数）的算术平均值；$\Delta E/\Delta V$ 为一阶微商，即加入一定体积滴定液后，电极电位变化（毫伏）值对消耗滴定液体积（毫升）的变化率称为"一阶微商"；$\Delta^2 E/\Delta V^2$ 为二阶微商，即在一阶微商的基础上对消耗滴定液体积（毫升）的变化再求一次微商，称为二阶微商。当所加滴定液的体积充分小时，一阶微商就是一阶导数，同理，二阶微商就是二阶导数。在此数据表格的基础上可用作图法和计算法来找到滴定的终点，从而计算待测离子的浓度及其含量。

表 20-5　0.1000mol/L $AgNO_3$ 溶液滴定 2.433mmol Cl^- 实验数据

滴定剂 V（mL）	毫伏值 E（mV）	电位差 ΔE	体积差 ΔV	平均体积 $\bar{V}$	一级微商 $\Delta E/\Delta V$	二级微商 $\Delta^2 E/\Delta V^2$
20.00	107					
		16	2	21	8	
22.00	123					
		51	2	23	25.5	
24.00	174					
		9	0.1	24.05	90	
24.10	183					200
		11	0.1	24.15	110	
24.20	194					2800
		39	0.1	24.25	390	
24.30	233					4400
		83	0.1	24.35	830	
24.40	316					−5900
		24	0.1	24.45	240	
24.50	340					−1300
		11	0.1	24.55	110	
24.60	351					−400
		7	0.1	24.65	70	
24.70	358					−200
		15	0.1	24.85	50	
25.00	373					

（右侧注）达到计量点时滴定剂消耗体积　→　24.34mL

（一）作图法

1. E-V 曲线法　以表 20-5 中消耗滴定液体积 V 为横坐标，以毫伏计读数 E（测得电源电动势）为纵坐标作图，得到一条形如 S 的曲线，如图 20-28a 所示，曲线的中点（拐点）所对应的滴定液消耗体积即为滴定终点，此时 V_e=24.34mL。一般来说，滴定曲线突跃范围的中点（拐点[①]）即为滴定终点。

2. (ΔE/ΔV) - $\bar{V}$ 曲线法　又称为一阶微商法。以表 20-5 中（$\Delta E/\Delta V$）值为纵坐标，以相邻两次加入滴定液体积的平均值 $\bar{V}$ 为横坐标作图，得一峰形曲线，如图 20-28b 所示，峰形曲线的最高点（此时 $\Delta E/\Delta V$=830 是一次微商的最大值或极大值）所对应的 V_e 值即为滴定的终点，所消耗滴定液的毫升数 V_e=24.34mL。

---

① 拐点，数学领域的曲线拐点是指凸曲线与凹曲线的分界点，或指改变曲线凸、凹方向的点。直观地说拐点是凸、凹两条曲线既具有公共切线又具有公共切点的点，称为拐点。

3.（$\Delta^2E/\Delta V^2$）-V 曲线法　又称为二阶微商法。以 $\Delta^2E/\Delta V^2$（滴定液单位体积变化所引起一阶微商"$\Delta E/\Delta V$"的变化率）为纵坐标，以 V 为横坐标作图，当 $\Delta^2E/\Delta V^2$=0 时，零点所对应的体积 V_e 即为滴定终点，所消耗滴定液的毫升数 V_e=24.34mL，如图 20-28c 所示。

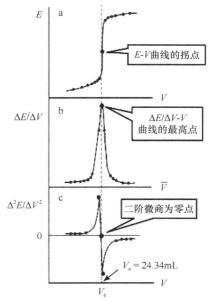

图 20-28　电位滴定终点的确定

![标注] E-V曲线的拐点

![标注] $\Delta E/\Delta V$-V 曲线的最高点

![标注] 二阶微商为零点

V_e = 24.34mL

（二）计算法（二阶微商内插法——线性插值法）

当 $\Delta^2E/\Delta V^2$=0 时，在零点附近（在其前、后）的二阶微商值由正变负，如果将 $\Delta^2E/\Delta V^2$-V 曲线在 $\Delta^2E/\Delta V^2$=0 的附近很小一段视为直线，则二阶微商值由正变负的过程中必有一点为零，并且该点所对应的滴定液体积即为滴定终点 V_e。这就是计算法——二阶微商内插法（或称线性插值法）的解题思路。

由表 20-5 可知：当滴定液加入 24.30mL 时，对应的二阶微商 $\Delta^2E/\Delta V^2$=4400，当滴定液加入 24.40mL 时，对应的二阶微商–5900，二阶微商由正变负，可否找到二阶微商为零时对应的滴定液所消耗的体积 V_e 呢？分析如下。

若把消耗滴定液的体积（毫升数）及其对应的二阶微商值标在数轴上，则问题便变得清晰起来：

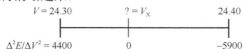

V = 24.30　　　　？ = V_x　　　　24.40

$\Delta^2E/\Delta V^2$ = 4400　　　　0　　　　–5900

设：当 $\Delta^2E/\Delta V^2$=0 时，滴定终点所消耗滴定液的体积（毫升数）为 V_x，则可建立如下方程：

$$\frac{23.40-23.30}{-5900-4400}=\frac{V_x-23.30}{0-4400}$$

解得 V_x=24.34mL，即为滴定终点 V_e 所消耗滴定液的体积（毫升数）。此为用计算法——二阶微商内插法（线性插值法）经数学逻辑推理并运算所得结果，这个结果应更加准确、可靠。

三、以任务驱动模式的应用示例

任务一　电位滴定法测定葡萄糖酸钙的含量

【任务描述】　精密称定葡萄糖酸钙样品 0.2014g 置于 250mL 烧杯中，加水 150mL 振摇使分散均匀，加 NaOH 试液 15mL（4.3%），超声溶解即得供试品样品溶液。在供试品样品溶液中插入钙离子选择电极和银-氯化银参比电极构成测量原电池。电磁搅拌器以中等速度均匀搅拌，用浓度为 0.05mol/L 的 EDTA 为标准溶液（滴定液）进行滴定，每加一定体积滴定液，待读数稳定后（约 2.5 分钟）读出相应的电极电位值，并及时记录。

【任务分析】

（1）本法用标准的 EDTA 溶液滴定葡萄糖酸钙供试品溶液，EDTA 与 Ca^{2+} 发生 1∶1 的配合反应，根据标准溶液的浓度及其滴定消耗的体积（毫升数）可求葡萄糖酸钙试液中的 Ca^{2+} 浓度，进而求到其含量。

（2）电位滴定装置是由指示电极、参比电极和待测试液组成的原电池，其滴定终点是根据电极电位发生突跃来确定。

（3）以 $\Delta E/\Delta V$（即相邻两次电位差与相应加入滴定液体积的差之比）为纵坐标，以相邻两次加入滴定液体积的平均值为横坐标绘制（$\Delta E/\Delta V$）-$\bar V$ 曲线，得到（$\Delta E/\Delta V$）-$\bar V$ 峰形曲线的最高点（最大值或极大值）所对应的体积即为滴定终点（V_e）。也可以根据实验数据用计算法——内插法（线性插值法），算出滴定终点所消耗滴定液（标准溶液）的体积（V_e）。

（4）根据滴定液终点所消耗体积（V_e）可进一步计算待测试液的有效成分量及其含量。

【任务实施】

（1）原始实验数据及其数据处理见表20-6。

表 20-6　电位滴定法测定葡萄糖酸钙含量的实验数据

消耗标准溶液 （mL）	电极电位 （mV）	ΔE	ΔV	$\Delta E/\Delta V$ （mV/mL）	$\overline{V}$	$\Delta\left(\dfrac{\Delta E}{\Delta V}\right)$	$\dfrac{\Delta^2 E}{\Delta V^2}$
8	42						
		3	0.1	30	8.05		
8.1	45						
		3	0.1	30	8.15		
8.2	48						
		4	0.1	40	8.25		
8.3	52						
		5	0.1	50	8.35		
8.4	57					70	700
		12	0.1	120	8.45		
8.5	69					50	500
		17	0.1	170	8.55		
8.6	86					50	500
		22	0.1	220	8.65		
8.7	108					−60	−600
		26	0.1	160	8.75		
8.8	124					−120	−1200
		4	0.1	40	8.85		
8.9	128						
		3	0.1	30	8.95		
9	131						

注：滴定液：EDTA 标准溶液的浓度为 0.05mol/L。精密称取供试品葡萄糖酸钙 0.1944g。葡萄糖酸钙（$C_{12}H_{22}CaO_{14}\cdot H_2O$）的分子量为 448.40

（2）绘制（$\Delta E/\Delta V$）-$\overline{V}$ 曲线，求滴定终点消耗滴定剂的体积 V_e。

根据表 20-7 的数据，以 $\Delta E/\Delta V$ 为纵坐标，以消耗滴定液的平均体积 $\overline{V}$ 为横坐标绘制（$\Delta E/\Delta V$）-$\overline{V}$ 曲线，如图 20-29 所示。由图 20-29 可知：（$\Delta E/\Delta V$）-$\overline{V}$ 曲线峰形的最高点，即一次微商 $\Delta E/\Delta V$ 的最大值点（220）所对应的横坐标 8.65mL 就是滴定终点消耗滴定液（标准溶液）的体积 V_e（毫升数）。

表 20-7　一阶微商和消耗滴定液的
平均体积数据

$\overline{V}$	$\Delta E/\Delta V$
8.35	50
8.45	120
8.55	180
8.65	220
8.75	140
8.85	50

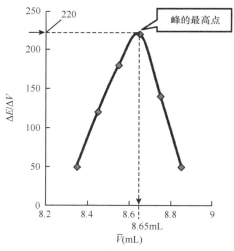

图 20-29　EDTA 滴定葡萄糖酸钙的（$\Delta E/\Delta V$）-$\overline{V}$ 曲线

（3）用计算法——内插法（线性插值法）求滴定终点 V_e 值。

从实验数据表 20-6 可知，二阶微商由正变负，在局部的、小范围内可视此变化具有线性相关特性，故可在数轴上作如下设置：

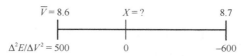

根据上述设置，可列方程式：

$$\frac{8.7-8.6}{-600-500}=\frac{X-8.6}{0-500}$$

解得滴定终点消耗滴定液的体积 V_e（毫升数）：

$$X=8.65（mL）即 V_e=8.65（mL）$$

（4）供试品中有效成分量：

$$M_X=C_S\times V_e=0.05\times 8.65\times 448.4/1000=0.1939（g）$$

（5）供试品的含量 $=\dfrac{0.1939}{0.1944}\times 100\%=99.7\%$

【结论】 上述测定结果符合《中国药典》2020 年版二部 1519 页标准，即葡萄糖酸钙的含量应为 99.0% ～ 104.0%，故该供试品（99.7%）为合格产品。

任务二 电位滴定法测定维生素 B₁ 的含量

【任务描述】 用氯离子选择性电极作为指示电极，用饱和甘汞电极作为参比电极，并将它们与维生素 B₁ 检品水溶液组成原电池；用 pH 计毫伏档记录该原电池的电动势（φ）；用 AgNO₃ 标准溶液进行电位滴定，随滴定过程同步记录消耗标准溶液的体积和相应毫伏数，将原始数据列表并处理数据，作 φ-V 曲线、$(\Delta\varphi/\Delta V)$-$\bar{V}$ 曲线和 $(\Delta^2\varphi/\Delta V^2)$-$V$ 曲线并用计算法（内插法——线性插值法）确定滴定终点，根据标准溶液的浓度和滴定至终点所消耗标准溶液体积，计算维生素 B₁ 检品溶液的浓度，进而求维生素 B₁ 的含量。

【任务分析】

1. 维生素 B₁（vitamin B₁） 化学名称为氯化 4-甲基-3-[(2-甲基-4-氨基-5-嘧啶基）甲基]-5-(2-羟基乙基) 噻唑鎓盐酸盐，又称为盐酸硫铵（thiamine hydrochloride），作为一种药物，可以维持正常糖代谢及神经传导的功能，用于防治缺乏维生素 B₁ 所引起的脚气病，也用于神经炎、消化不良等症的辅助治疗。

2. 维生素 B₁ 分子式为 $C_{12}H_{17}ClN_4OS\cdot HCl$。分子量为 337.27。结构式为

维生素 B₁ 有良好的水溶性，每摩尔维生素 B₁ 在水溶液中可解离生成等摩尔的 Cl^-，故既可用 AgNO₃ 沉淀滴定法，也可用 AgNO₃ 电位滴定法测定其含量，并且计算相对简单。

3. 以 pCl-1 型氯离子选择电极为指示电极；以 217 型饱和甘汞电极为参比电极；与被滴定试液——维生素 B₁ 溶液组成原电池，用 AgNO₃ 标准溶液滴定。

【任务实施】

1. 仪器 pHS-3C 精密 pH 计，进行电位滴定操作可用其毫伏档测定原电池电动势；25mL 酸式滴定管；pCl-1 型氯离子选择电极，217 型饱和甘汞电极为参比电极。

2. 试剂 维生素 B₁ 标准品（中国食品药品检定研究院）；AgNO₃（分析纯）；实验用水为超纯水。

3. 实验方法

（1）硝酸银标准溶液的配制：称取 4.25g AgNO₃ 溶于超纯水中，定容于 500mL 量瓶中，用基准物质 KCl 或 NaCl 标定其准确浓度为 0.0500mol/L。（AgNO₃ 的分子量为 169.88）

（2）维生素 B₁ 样品溶液的配制：精密称定维生素 B₁ 0.2418g 定容于 500mL 量瓶中。

（3）测量原电池的组成：准确移取维生素 B₁ 试样溶液 100mL 于 150mL 烧杯中，插入 217 型

饱和甘汞电极和 pCl-1 型氯离子选择电极，用 0.0500mol/L $AgNO_3$ 标准溶液滴定，同步记录所消耗的体积和相应的电位值，得到该电位滴定的原始数据，即滴定所消耗 $AgNO_3$ 标准溶液的体积 V（毫升数）和相应的电位值 φ（毫伏数），如表 20-8 所示。

表 20-8　电位滴定法测定维生素 B_1 原始数据及其数据处理一览表

AgNO 溶液体积 V（mL）	φ（mV）（SCE）	$\Delta\varphi$	ΔV	$\Delta\varphi/\Delta V$	平均体积 $(\bar{V})$	$\Delta(\Delta\varphi/\Delta V)$	$\Delta^2\varphi/\Delta V^2$
5.30	153						
		8	0.1	80	5.35		
5.40	161					20	
		10	0.1	100	5.45		
5.50	171					50	
		15	0.1	150	5.55		
5.60	186					330	
		24	0.05	480	5.625		
5.65	210					80	1600
		28	0.05	560	5.675		
5.70	238					680	13600
		62	0.05	1240	5.725		
5.75	300					−660	−13200
		29	0.05	580	5.775		
5.80	329					−100	−2000
		24	0.05	480	5.825		
5.85	353					−340	
		7	0.05	140	5.875		
5.90	360					−30	
		11	0.1	110	5.95		
6.00	371					−25	
		17	0.2	85	6.1		
6.20	388						

4. 实验数据及其数据处理　见表 20-8。

5. 滴定终点的确定　随着电位滴定反应的进行，在化学计量点附近，由于被滴定物质的浓度发生了显著变化，指示电极的电位却发生了飞跃的变化——称为"突跃"，这也是事物发展变化由量变到质变的典型。根据测量的原电池的电动势或指示电极的电位和滴定所消耗标准溶液的体积，可用作图法和计算法确定滴定终点。

（1）作图法

1）φ-V 曲线：一般来说，滴定曲线突跃范围的中点，即为滴定终点。根据表 20-8 的原始数据作 φ-V 曲线如图 20-30 所示，突跃范围中点即为滴定终点，该点对应的电极电位为 269mV，该点对应的准溶液所消耗的体积为 5.73mL。

2）$\Delta\varphi/\Delta V$-$\bar{V}$ 曲线：根据表 20-8 所提供的数据，可作 $\Delta\varphi/\Delta V$-$\bar{V}$ 曲线，如图 20-31 所示，一阶微商曲线极大值 1240 所对应的标准溶液所消耗的体积为 5.73mL。

3）$\Delta^2\varphi/\Delta V^2$-$V$ 曲线：根据表 20-28 所提供的数据，可作 $\Delta^2\varphi/\Delta V^2$-$V$ 曲线，如图 20-32 所示，使二阶（二次）微商为零时的 V 值，即为滴定终点 V_e=5.725mL，该值可修约为 V_e=5.72mL。

（2）计算法（二阶微商内插法——线性插值法）：根据内插法原理，可将表 20-8 中 $\Delta^2\varphi/\Delta V^2$ 与 V 的数据列方程如下：

$$\frac{5.75-5.70}{-1320-1360}=\frac{V_e-5.70}{0-1360}$$

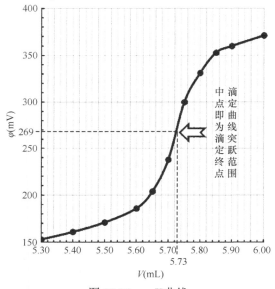

图 20-30　φ-V 曲线

上式经整理为

$$\frac{0.05}{-2680}=\frac{V_e-5.70}{-1360}$$

解得 $V_e=5.70+0.025=5.725$（mL）

按"四舍六入五成双"规则，上述结果可修约成

$$V_e=5.72（mL）$$

（3）维生素 B_1 样品溶液的浓度 C_x（mol/L）：根据维生素 B_1 试样溶液的配制过程和滴定时的移取量，又根据滴定剂 $AgNO_3$ 标准溶液与维生素 B_1 反应的摩尔比为 2：1，可列方程求维生素 B_1 试样溶液的浓度 C_x：

$$2\times100C_x=5.73\times0.05$$

解得

$$C_x=1.4325\times10^{-3}（mol/L）$$

（4）维生素 B_1 的含量

$$\frac{1.4325\times10^{-3}\times0.5\times337.27}{0.2418}\times100\%=99.9\%$$

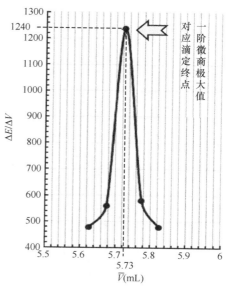

图 20-31　$\Delta\varphi/\Delta V$-$\overline{V}$ 曲线

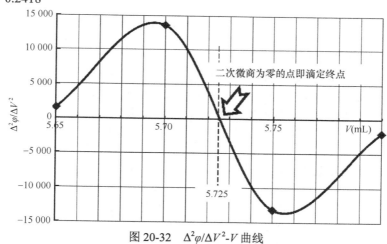

图 20-32　$\Delta^2\varphi/\Delta V^2$-$V$ 曲线

【结论】　根据《中国药典》2020 年版二部 1473 页规定，$C_{12}H_{17}ClN_4OS\cdot HCl$ 的含量不得少于 99.0%，现测得检品含量为 99.9%，故该检品合格。

第四节　永停滴定法

永停滴定法又称为双电流法或双安培法，也称为死停滴定，是根据滴定过程中双铂电极的电流变化来确定滴定终点的滴定方法，即将两支相同的铂电极（或一支双铂片电极）插入被测试液中，在两电极间施加一个低电压（如 50～60mV），组成一个测量电解池，然后进行滴定并观察滴定过程中灵敏检流计指针的突然变化以确定滴定的终点。

一、仪　器　装　置

永停滴定装置如图 20-33 所示，两支相同的铂电极（如商品化的 260 型电导电极即为一支双铂金片电极，图 20-34）插入待测试液中，R_1、R_2 和以下的电路部分构成一个分压电路，外加的电源电压（1.5V）经分压后将一个低电压（如 50～60mV）施加在双铂片电极上，R_1 是一个 $2k\Omega$ 的

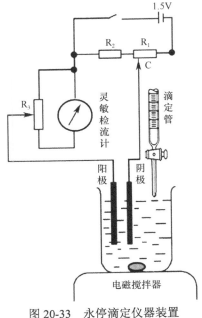

图 20-33 永停滴定仪器装置

线绕电阻，通过调节与之接触的滑块位置 C，可获适宜的低电压；R_2 为 $50 \sim 80\Omega$ 的固定电阻，以辅助 R_1 并保护表头；R_3 为灵敏检流计的分流电阻，以调节灵敏检流计获取合适的灵敏度；灵敏检流计是微安（μA）级的，其分度值多为 $1\mu A$ 或 $2\mu A$ 规格。

与电位滴定相似，滴定液是通过滴定管加入待测试液，滴定过程需要配备电磁搅拌器均匀搅拌。滴定时要注意观察灵敏检流计指针的动向，指针的位置一旦发生突变，记录相关数据、处理实验数据确定滴定终点。

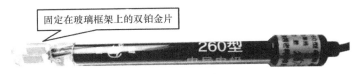

固定在玻璃框架上的双铂金片

图 20-34 260 型电导电极（双铂电极）

二、基 本 原 理

（一）可逆电对与不可逆电对

氧化-还原电对可分为可逆电对和不可逆电对两种。可逆电对是指待测试液与双铂电极和外加电源（电路）构成的电解池，并在电极上施加很低电压（如 $50 \sim 60mV$）时就能发生电解反应，即有电极反应发生并同时有电解电流通过电路。在氧化还原反应任一瞬间都能建立氧化还原平衡，并且实际的电位值符合能斯特方程。常见的可逆氧化-还原电对有 HNO_2/NO、I_2/I^-、Ce^{4+}/Ce^{3+}、Fe^{3+}/Fe^{2+} 等。

不可逆电对是指待测试液与双铂电极和外加电源（电路）构成的电解池，在电极上施加低电压（如 $50 \sim 60mV$）时不能发生电解作用，在氧化还原反应任一瞬间都不能建立氧化还原平衡，若要迫使电极反应发生，则实际施加电压比理论值（能斯特方程提供的可逆平衡值）要大得多，常见的不可逆氧化-还原电对有 $S_4O_6^{2-}/S_2O_3$，$Cr_2O_7^{2-}/Cr_3^+$，MnO_4^-/Mn^{2+} 等。

（二）永停滴定法的三种类型及滴定终点的确定

1. 可逆电对滴定不可逆电对 以 I_2[①] 的标准溶液滴定 $Na_2S_2O_3$ 为例，电解池中氧化还原反应为

$$I_2 + 2S_2O_3^{2-} \rightleftharpoons 2I^- + S_4O_6^{2-}$$

（1）滴定前：试液中只有不可逆的氧化-还原电对 $S_4O_6^{2-}/S_2O_3$，此时，因外加电压很低（$50 \sim 60mV$），不足以发生电解反应，即电路中无电解电流，现象：检流计指针滞留于零点不动。

（2）滴定开始——化学计量点之前：因试液中仅含有 I^- 和不可逆电对 $S_4O_6^{2-}/S_2O_3$ 存在，此时，因外加的电压很低，仍不足以使电极反应发生，电路中仍无电解电流通过，故电流计指针还是停滞在零点不动。

（3）化学计量点时：因加入的 I_2 与 $S_2O_3^-$ 按化学反应方程式刚好完全反应，试液中仍无可逆的氧化-还原电对生成，故电流计指针仍然停滞在零点不动。

（4）化学计量点后：当微过量的滴定液加入，试液中便有 I_2/I^- 可逆的氧化-还原电对的生成，

---

① 由于固体的碘（I_2）在水中的溶解度很小（$0.0013mol/L$），故通常将 I_2 溶解在 KI 溶液中形成 I_3^-，为书写方便起见，一般碘溶液写成 I_2。

此时，因电极上发生可逆的氧化还原反应、电路中则有电解电流通过，现象：检流计指针突然发生偏转并不再返回，检流计指针由不动到动并不再回零，动作分明、无不确定性，显示了具有原始意义的"永停"或"死停"的电流变化特征，可逆电对滴定不可逆电对的 I-V 滴定曲线特点如图 20-35a 所示。

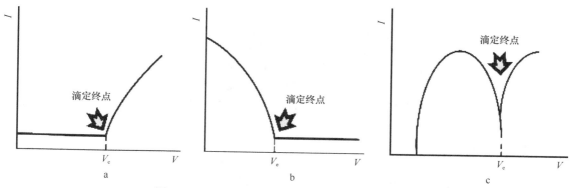

图 20-35　永停滴定法的三种类型及其终点的确定

a. 可逆电对滴定不可逆电对；b. 不可逆电对滴定可逆电对；c. 可逆电对滴定可逆电对

图中 V_e 为滴定至终点时所消耗滴定液的体积，单位为 mL

2. 不可逆电对滴定可逆电对　将上述可逆电对滴定不可逆电对的情况反过来，即用 $Na_2S_2O_3$ 滴定 I_2 试液，其滴定过程：

（1）滴定前：因试液中已经存在 I_2/I^- 可逆的电对，因此，电路中有电解电流通过。

（2）滴定开始—化学计量点之前：随滴定液的加入，电流会随 I_2 的浓度降低而降低。现象：检流计指针向零点移动，电流强度逐渐降低。

（3）化学计量点时：因 I_2 已耗尽，可逆电对 I_2/I^- 随之消失，试液中仅有 I^- 和不可逆电对 $S_4O_6^{2-}/S_2O_3^{2-}$，此时，无电极反应，检流计指针降至零点并停留在零点。

（4）化学计量点后：试液中只有不可逆的氧化-还原电对 $S_4O_6^{2-}/S_2O_3^{2-}$，此时，仍无电极反应发生，检流计指针降至零点并停留在零点不动。滴定过程的 I-V 滴定曲线特点如图 20-35b 所示。

3. 可逆电对滴定可逆电对　以 Ce^{4+} 滴定液滴定 Fe^{2+} 试液为例，滴定反应（氧化还原反应）为

$$Ce^{4+} + Fe^{2+} \rightleftharpoons Ce^{3+} + Fe^{3+}$$

滴定过程如下所示。

（1）滴定前：试液中只有 Fe^{2+} 而无 Fe^{3+}，此时，无电极反应，无电流通过，电流计指针停滞在零点不动。

（2）滴定开始：随着滴定液 Ce^{4+} 的加入，Fe^{3+} 的浓度逐步增加，电解电流同步增大，直至 $C_{Fe^{3+}}=C_{Fe^{2+}}$ 时，电流可达最大峰值。

（3）过电流峰值后：随着滴定剂 Ce^{4+} 的加入，Fe^{2+} 的浓度继续降低，电流随之变小。

（4）化学计量点时：所加入的滴定液中的 Ce^{4+} 与试液中 Fe^{2+} 刚好完全反应，试液中已无 Fe^{2+}，电流降至最低点。

（5）化学计量点后：微过量的 Ce^{4+} 与试液中的 Ce^{3+} 形成可逆电对 Ce^{4+}/Ce^{3+}，电流又上升。以 Ce^{4+} 为滴定剂滴定 Fe^{2+} 试液的 I-V 滴定曲线特点如图 20-35c 所示，现象：检流计指针随滴定剂的加入由最小值升至最大值，然后由最大值降低至最小值，其过程为滴定开始至化学计量点；计量点后，随着微过量的滴定剂的加入，检流计指针发生突变，指示滴定终点的到达。

根据电极反应的性质特点，以电流 I 为纵坐标、以消耗滴定液的体积 V（mL）为横坐标，绘制 I-V 滴定曲线，则永停滴定法中三种类型的 I-V 变化的特点如图 20-35 所示。

三、以任务驱动模式的应用示例

任务　亚硝酸钠滴定法测定盐酸普鲁卡因的含量
（永停滴定法指示滴定终点）

【任务描述】　精密称定 0.6004g 盐酸普鲁卡因，加水 40mL 与盐酸（1→2）15mL，置电磁搅拌器上，搅拌使溶解，再加溴化钾 2g，插入铂-铂电极后，将滴定管尖插入液面下约 2/3 处，用亚硝酸钠标准溶液（0.1024mol/L）滴定，消耗亚硝酸钠标准溶液 21.42mL。《中国药典》（2020 年版）规定，每 1mL 亚硝酸钠滴定液（0.1mol/L）相当于 27.28mg 的盐酸普鲁卡因（$C_{13}H_{20}N_2O_2 \cdot HCl$）。本品按干燥品计算，含盐酸普鲁卡因（$C_{13}H_{20}N_2O_2 \cdot HCl$）不得少于 99%。问该供试品含量是否合格？

【任务分析】

（1）本项任务的指示反应为氧化还原反应，是氧化剂亚硝酸钠在酸性条件下氧化了还原剂盐酸普鲁卡因，使盐酸普鲁卡因的芳伯胺基发生了重氮化反应，生成了重氮盐。亚硝酸钠滴定法的反应条件可概括为"三度+催化剂"，即温度——常温（室温）；酸度——过量的盐酸，摩尔比可达 1∶6 ～ 1∶2.5；速度——先快后慢，为了防止滴定过程中亚硝酸的挥发和分解，促使重氮化反应加速，应将滴定管尖插入液面下约 2/3 处，先将大部分亚硝酸钠滴定液在快速搅拌下大剂量加入，然后在近终点时，将滴定管尖提出液面，用少量水淋洗管尖，并徐缓滴定至终点。催化剂——适量溴化钾可降低反应所需的活化能，从而加速重氮化反应。

（2）盐酸普鲁卡因是分子中含有芳伯氨基的芳胺类药物，是一种局部麻醉用药，亚硝酸钠在酸性条件下与芳伯胺基定量地发生重氮化反应，但是滴定的终点没有可供判断的明确信号（即无颜色的变化、无沉淀生成、无气体放出等鲜明信号）；又因滴定到化学计量点后，有可逆的氧化-还原电对 HNO_2/NO 的生成，因此，《中国药典》规定亚硝酸钠滴定法采用永停滴定法指示滴定终点。

（3）永停滴定法装置实为电解池，因施加在双铂金片电极上的电压很低（如 50 ～ 60mV），电极反应没有发生，电路中也无电解电流通过，故灵敏检流计指针"死停""永停"在"0"点不动；而滴定至化学计量点后，微过量的亚硝酸钠可产生可逆的氧化-还原电对：HNO_2/NO，此时，电极反应随即发生、电解电流随即通过电路，灵敏检流计指针遂动，因为这是一个可逆的氧化-还原平衡体系，电路中电流持续不断，故检流计指针不再回到"0"位，其电极反应是

阳极（连接电源正极）：$NO + H_2O - e \rightleftharpoons HNO_2 + H^+$

阴极（连接电源负极）：$HNO_2 + H^+ + e \rightleftharpoons NO + H_2O$

电流强度（I）随亚硝酸钠滴定液（0.1mol/L）的加入而变化的情况如图 20-35a 所示，该图显示了具有原始意义的"永停""死停"的电流变化特征。

【任务实施】

1. 按"任务描述"制备供试品试液，按永停滴定装置图 20-33 配备仪器、连接好电路，按《中国药典》2020 年版四部 93 页通则 0701 规范操作。

2. 盐酸普鲁卡因含量按下式计算：

$$盐酸普鲁卡因的含量 = \frac{VTF}{W} \times 100\%$$

式中，V 为消耗亚硝酸钠滴定液的体积（mL）。T 为滴定度，《中国药典》2020 年版二部 1316 页规定，每 1mL 亚硝酸钠滴定液（0.1mol/L）相当于 27.28mg 的盐酸普鲁卡因（$C_{13}H_{20}N_2O_2 \cdot HCl$）。$F$ 为校正系数，即 F= 实际的操作浓度/《中国药典》规定的标称浓度。W 为精密称定盐酸普鲁卡因（$C_{13}H_{20}N_2O_2 \cdot HCl$）的样品量（g）。

3. 原始实验数据　见表 20-9。

表 20-9 亚硝酸钠法测定盐酸普鲁卡因的含量实验数据

消耗亚硝酸钠滴定液 V（mL）	滴定度 T（mg/mL）	亚硝酸钠操作浓度 （mol/L）	亚硝酸钠标称浓度 （mol/L）	校正系数 F
21.42	27.28	0.1024	0.1	1.024

注：精密称定盐酸普鲁卡因（$C_{13}H_{20}N_2O_2 \cdot HCl$）的样品量 W=0.6004g。盐酸普鲁卡因（$C_{13}H_{20}N_2O_2 \cdot HCl$）的分子量为 272.77

4. 数据处理——计算含量 根据【任务实施】2. 已知的盐酸普鲁卡因含量计算式和实验数据表 20-9 所提供的原始数据，可列出计算式并计算结果如下。

$$盐酸普鲁卡因的含量 = \frac{21.42 \times 27.28 \times 0.1024/0.1}{0.6004 \times 1000} = 99.7\%$$

【结论】 按《中国药典》2020 年版二部 1316 页规定，按干燥品计算盐酸普鲁卡因（$C_{13}H_{20}N_2O_2 \cdot HCl$）的含量不得少于 99.0%，故该供试品为合格产品。

> **课堂互动**
> 1. 请根据表 20-4 提供的数据，用计算机软件 Excel 完成作图、回归分析并得到回归方程？用回归方程计算矿泉水中 F^- 的浓度或使用 Excel 的预报功能根据因变量完成对自变量值的反估。
> 2. 您能根据式（20-25）推导式（20-31）吗？

◀ 本章小结 ▶

一、电位分析法

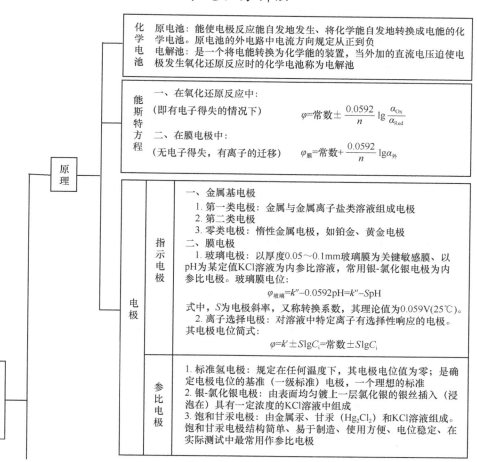

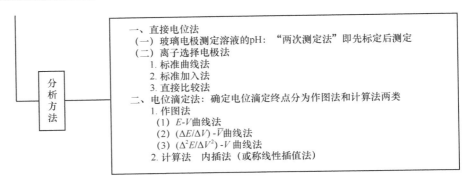

分析方法

一、直接电位法
(一)玻璃电极测定溶液的pH:"两次测定法"即先标定后测定
(二)离子选择电极法
　　1. 标准曲线法
　　2. 标准加入法
　　3. 直接比较法
二、电位滴定法:确定电位滴定终点分为作图法和计算法两类
　　1. 作图法
　　　(1) E-V曲线法
　　　(2) $(\Delta E/\Delta V)$-$\bar{V}$曲线法
　　　(3) $(\Delta^2 E/\Delta V^2)$-V曲线法
　　2. 计算法　内插法(或称线性插值法)

二、永停(死停)滴定法

永停滴定法

永停滴定:是根据滴定过程中双铂电极的电流变化来确定滴定终点的滴定方法,即将两支相同的铂电极(或一支双铂片电极)插入被测试液中,在两电极间施加一个低电压(如50～60mV),然后进行滴定并观察滴定过程中灵敏检流计指针的突然变化来确定滴定的终点

永停滴定类型:I-V滴定曲线的特点及其滴定终点的确定

　1. 可逆电对滴定不可逆电对　滴定至化学计量点后,微过量的滴定剂可使检流计指针突然发生偏转并不再回零,检流计指针由不动到动并不再回零,动作分明、无不确定性,显示了具有原始意义的"永停"或"死停"滴定法的电流变化特征,可逆电对滴定不可逆电对的I-V滴定曲线特点如图20-35a所示

　2. 不可逆电对滴定可逆电对　滴定前被测试液本来就有氧化-还原电对存在,故有电极反应发生,电路中有电流通过,检流计指针有一定读数;但滴定至化学计量点后,试液中的氧化-还原电对消失,此时无电极反应,电流强度遂转为零,并停留在零点不动。滴定过程的I-V曲线特点如图20-35b所示

　3. 可逆电对滴定可逆电对　滴定前:无电极反应,无电流通过电路,电流计指针停滞在零点不动。滴定开始:随着滴定剂的加入,被滴定物质可逆电对逐步生成,随滴定剂的加入,电解电流同步增大,直至最大峰值。过流电流峰值后,随着滴定剂的加入,被滴定物质的浓度继续降低,电流随之变小,直至降到最低点——化学计量点。计量点后:因微过量的滴定剂生成滴定剂可逆电对,使检流计指针发生突变,指示滴定终点的到达。滴定过程的I-V曲线特点如图20-35c所示

知识链接

一、电极选择性系数

　　电极选择性系数是指电极对被测离子和共存干扰离子响应能力之比,反映了离子选择电极抗干扰的能力,如一支pH玻璃电极的选择性系数为$K_{H^+, Na^+}=10^{-11}$时,表明该pH玻璃电极对H^+的响应是对Na^+响应能力的10^{11}倍,即在正常条件Na^+对pH测定不产生干扰。这也让我们领悟到电极选择性系数越小,对抗共存离子干扰作用也越强。

二、双　电　层

　　固相电极(金属电极、敏感膜电极)与溶液交界面的相界上因有电量相等、符号相反的剩余电荷,在静电引力的作用下,符号相反的剩余电荷整齐而集中地排列在两相接触的相界面上,形成类似于平板电容的荷电层,相接触的两相界面两侧的符号相反的电荷为"双电层"。在相界两侧的过剩电荷因电极材料不同形成相界电位的机制也各异,如活泼金属材料电极,会因失去电子变成阳离子进入溶液,使电极表面有过剩的负电荷,而溶液中带相反符号的正电荷离子会因静电引力的作用在相界面上聚集,正、负电荷在平衡状态下形成"双电层";又如敏感膜电极会因离子的迁移、扩散和交换作用在相接触的两相界面上形成"双电层"。

双电层结构如图 20-36 所示，它由紧密层和扩散层（或分散层）两部分所组成，其厚度一般为 1 ～ 200Å（埃）[①]。紧密层位于两相之间的界面，而且很薄，一般在静态（无分子的热运动）状况下、只有一个分子直径[②]的厚度；扩散层存在于溶液中、而且比较厚，有几个甚至于好几个分子直径的厚度。

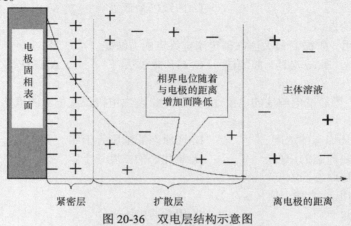

图 20-36　双电层结构示意图

因双电层的存在导致了相界电位的产生，并且电位的影响随着离电极的距离而降低（削弱），即从电极表面向主体溶液方向，相界电位越来越弱直至为零，而相界电位正是推动电极对特定离子发生能斯特响应的动力。

◀ **思考与练习** ▶

一、单选题

1. 铜-锌原电池图解表述式是（　　　）。

A. Cu|CuSU₄(1mUl/L)‖ZnSO₄(1mol/L)|Zn　　　B. ZnSO₄(1mol/L)|Zn‖Cu|CuSO₄(1mol/L)

C. CuSO₄(1mol/L)|Cu|Zn|ZnSO₄(1mol/L)　　　D. Zn|CuSO₄(1mol/L)‖ZnSO₄(1mol/L)|Cu

E. Zn|ZnSO₄(1mol/L)‖CuSO₄(1mol/L)|Cu

2. 用盐桥连接两溶液可以消除（　　　）。

A. 相界电位　　　　B. 不对称电位　　　　C. 液接电位　　　　D. 残余液接电位

E. 残余相界电位

3. 玻璃电极在使用前，须在蒸馏水中浸泡 24 小时以上，其目的是（　　　）。

A. 消除不对称电位　　B. 清洗电极　　　　C. 活化电极　　　　D. 消除液接电位

E. 校正电极

4. "两次测定法"（或称一点标定法）测定溶液 pH 时，用标准缓冲溶液进行标定的目的是减小（　　　）。

A. 相界电位　　　　B. 液接电位　　　　C. 析出电位　　　　D. 残余液接电位

E. 校正电位

5. 下面对标准氢电极的描述，说法正确的是（　　　）。

A. 温度为 25℃时电极反应的电势为零　　　B. 任何温度电极反应的电势为零

C. 可作为 H⁺ 参比电极　　　　　　　　　D. 规定 $\varphi^{\ominus}=1.00V$

E. 任何温度电极反应的电势都不为零

[①] 1Å（埃）=10^{-10}m（米），1nm（纳米）=10^{-9}m（米）；所以 1nm（纳米）=10Å（埃）。

[②] 一般来说，一个分子的直径为 1Å，所以 10 个分子直线排列的长度约为 1nm。

6. 玻璃膜 Na^+ 选择电极对 K^+ 的选择性系数为 $2×10^{-3}$，这说明电极对 Na^+ 的响应程度是 K^+ 的（   ）倍。

A. 0.002　　　　　　　　B. 2000　　　　　　　　C. 5000　　　　　　　　D. 500　　　　　　　　E. 0.005

7. 在电位滴定中，以 $\Delta^2E/\Delta V^2$-V 作图绘制滴定曲线，滴定终点为（   ）。

A. $\Delta^2E/\Delta V^2$=0 的点　　　　　　　　　　B. 曲线的斜率为零点

C. 曲线的最高点　　　　　　　　　　　　　　D. 曲线的最低点

E. 曲线的斜率最大的点

8. 在电位滴定法中用一阶微商最大值来确定滴定终点的方法是（   ）。

A. 线性插值法　　　B. $\Delta E/\Delta V$-V 曲线法　　　C. E-V 曲线法　　　D. $\Delta^2E/\Delta V^2$-V 法

E. $\Delta^2E/\Delta E$-V 法

9. 在永停滴定法中，当通过电解池的电流达到最大时，发生电极反应电对的氧化态和还原态的浓度为（   ）。

A. 氧化态浓度小于还原态的浓度　　　　　　B. 还原态的浓度等于零

C. 氧化态浓度大于还原态的浓度　　　　　　D. 氧化态的浓度等于零

E. 氧化态浓度等于还原态的浓度

10. 在测量原电池的电动势时，须（   ）。

A. 电路中有电流通过　　　　　　　　　　　B. 用普通电压表

C. 在"零电流"或接近零电流的条件下进行测量

D. 读取端电压

E. 无法测量

二、多选题

1. 属于膜电极的是（   ）。

A. 玻璃电极　　　　　B. 甘汞电极　　　　　C. 双铂电极　　　　　D. 氯离子选择电极

E. 氟离子选择电极

2. 属于晶体膜电极的离子选择电极是（   ）。

A. 氨电极　　　　　　B. 氟电极　　　　　　C. 钙电极　　　　　　D. 卤素电极

E. pH 玻璃电极

3. 在电位滴定法中离子选择电极的电位与被测离子的浓度（   ）。

A. 的对数呈线性关系　　　　　　　B. 成正比关系　　　　C. 符合能斯特方程

D. 称为能斯特响应　　　　　　　　E. 以上都对

4. 电位滴定确定滴定终点的方法是（   ）。

A. E-V 曲线法　　　B. $\Delta E/\Delta V$-$\overline{V}$ 曲线法　　　C. $\Delta^2E/\Delta V^2$-V 曲线法　　　D. 计算法——线性内插法

E. 对数成线性法

5. 总离子强度缓冲液的作用是（   ）。

A. 控制溶液的离子强度　　　　　　　　　　B. 维持活度系数稳定

C. 控制溶液的 pH　　　　　　　　　　　　D. 掩蔽干扰离子

E. 校正电极

6. 用永停滴定法 I-V 曲线指示滴定终点的反应类型是（   ）。

A. 可逆电对滴定不可逆电对　　　　　　　　B. 不可逆电对滴定可逆电对

C. 可逆电对滴定可逆电对　　　　　　　　　D. 不可逆电对滴定不可逆电对

E. 以上都对

7. 用永停滴定法滴定至化学计量点时，电流降至最低点的滴定类型是（   ）。

A. 滴定剂为不可逆电对，待测物为可逆电对

B. 滴定剂和待测物均为可逆电对

C. 滴定剂为可逆电对，待测物为不可逆电对

D. 滴定剂和待测物均为不可逆电对

E. 以上都对

8. 下列电极可作为参比电极的是（　　　）。

A. 银电极　　　　　　　B. 银-氯化银电极　　　C. 标准氢电极　　　　D. 饱和甘汞电极

E. 银-饱和甘汞电极

9. 饱和甘汞电极的组成部分是（　　　）。

A. KCl 溶液　　　　　　B. 饱和 KCl 溶液　　　　C. Hg　　　　　　　　D. Hg_2Cl_2　　　　　E. NaCl 溶液

三、配伍选择题

[1 ～ 4 题共用选项]

A. 升高　　　　　　　　B. 为零　　　　　　　　C. 不变　　　　　　　　D. 降低

下列电极电位的变化规律是

1. 氟离子选择电极电位随 F^- 的浓度的增大（　　　）。

2. 银-氯化银电极电位随电极内充液 KCl 的浓度增大（　　　）。

3. 在任何温度下，当通入氢气的压力为 1 个标准大气压，内充液的 $[H^+]=1mol/L$ 时，规定标准氢电极电位（　　　）。

4. 甘汞电极电位随电极内充液 KCl 溶液的浓度增大（　　　）。

[5 ～ 8 题共用选项]

A. 酶电极　　　　　　　B. 刚性基质电极　　　　C. 气敏电极　　　　　　D. 均相膜电极

5. 葡萄糖电极（　　　）。

6. 氨电极（　　　）。

7. 氟离子选择电极（　　　）。

8. 玻璃电极（　　　）。

[9 ～ 12 题共用选项]

A. 液接电位　　　　　　B. 双电层　　　　　　　C. 相界电位　　　　　　D. 残余液接电位

9. 在固液两相交界面上，因静电作用聚集了电量相等、方向相反的异性电荷层（　　　）。

10. 在相界两边形成双电层而产生稳定的电位差（　　　）。

11. 两种不同的溶液或同一种溶液但浓度不同的溶液接界面之间存在的微小电势差（　　　）。

12. 饱和甘汞电极在标准缓冲溶液和在待测试液中因液接电位不同而产生的电位差（　　　）。

[13 ～ 17 题共用选项]

A. 第一类电极　　　　　B. 第二类电极　　　　　C. 零类电极　　　　　　D. 膜电极

13. pH 玻璃电极（　　　）。

14. 氰离子选择电极（　　　）。

15. 惰性金属电极（　　　）。

16. 金属-金属离子选择电极（　　　）。

17. 金属-金属难溶盐电极（　　　）。

[18 ～ 21 题共用选项]

A. 拐点　　　　　　　　B. 最大值　　　　　　　C. 零点　　　　　　　　D. 线性插入

18. 在 E-V 曲线中（　　　）对应的 V 值即为 V_e。

19. 在 $\Delta E/\Delta V$-$\bar{V}$ 曲线法（又称一阶微商法）中，峰形曲线的（　　　）对应的 V 值即为 V_e。

20. 在 $\Delta^2 E/\Delta V^2$-V 曲线法（又称为二阶微商法）中。$\Delta^2 E/\Delta V^2=0$ 时，（　　　）所对应的体积 V 即为 V_e。

21. 当二阶微商由正变负时，可用计算法（　　　）求滴定终点的体积 V_e。

[22～24题共用选项]

A. 碘滴定硫代硫酸钠 B. 硫代硫酸钠滴定碘

C. 硫酸铈滴定亚铁离子 D. 亚硝酸钠滴定芳伯胺类药物

下述滴定分属哪类？

22. 可逆电对滴定不可逆电对（　　　）。

23. 不可逆电对滴定可逆电对（　　　）。

24. 可逆电对滴定可逆电对（　　　）。

四、填空题

1. 测定溶液的 pH 时，常用的指示电极是_____，作为原电池的_____；参比电极是_____，作为原电池的_____。

2. 玻璃电极在使用前，一定在_____中浸泡_____以上。

3. 氧化还原反应的电极电位产生是由于_____的结果，而膜电位的产生是由于_____的结果。

4. 离子选择性系数大，说明电极对待测离子选择性_____，受干扰离子的影响_____。

5. 永停滴定法常用的电极是_____电极，测量的物理量是_____，其单是_____滴定曲线以_____为纵坐标，以_____为横坐标。

6. 采用"零电流"测定的电化学方法是_____。

五、判断题

1. 双电层是指金属电极（如锌片插在锌离子溶液中）或玻璃电极（插在试液中）固液接界面因离子的迁移、交换而形成正、负电荷的聚集，达动态平衡时所形成的双电层（或电双层）结构。（　　　）

2. 相界电位是指电极表面双电层处于动态平衡、相对稳定状态时的电位差，即相界电位。（　　　）

3. 液接电位是组成不同或组成相同而浓度不同的两种电解质溶液接触界面所产生的电位差，是因离子通过不同溶液界面时扩散速度不同而引起，故又称为扩散电位。（　　　）

4. pH 玻璃电极只对溶液中的 H^+ 发生响应。（　　　）

5. 不对称电位是指膜电极两侧溶液离子强度相等时，膜两侧的相界电位理论上相等，但实际上存在微小的电位差，这个电位差称为不对称电位。（　　　）

6. 盐桥的作用是消除液接电位。（　　　）

7. 三价离子选择电极理论响应斜率为 59/3mV。（　　　）

8. 测量原电池的电动势，须在"电流不等于零"的条件下进行。（　　　）

9. 直接电位法是根据测定任务，选择合适的指示电极和参比电极并与被测试样溶液组成原电池，在零电流或接近零电流的条件下测定原电池的电动势，然后，根据能斯特方程计算待测试液的浓度。（　　　）

10. 电位滴定法是根据滴定过程中待测离子（或滴定剂）的指示电极电位的变化来确定滴定终点的滴定分析法。（　　　）

六、计算题

1. pH 玻璃电极作为负极，饱和甘汞电极作为正极（$\varphi=0.24V$），同时插入缓冲溶液中组成测量原电池，当 pH 4.00 时，pH 计读数为 207mV，试计算玻璃电极电位。（此时电极的不对称电位、液接电位可忽略不计）

2. 磺胺嘧啶是分子中含有一个方伯氨基（—NH₂）的抗菌增效剂，其含量测定可用 NaNO₂ 标准溶液在酸性条件下滴定，发生重氮化反应（即有—N≡N 生成），用永停滴定法指示反应的终点。精密称定磺胺嘧啶 0.5042g，置 200mL 高型烧杯中，顺次加入：去离子水 50mL、盐酸溶液（1→2）15mL、溴化钾 2g，均匀搅拌使其溶解，插入双铂电极并外加 50mV 直流电压，用 0.1028mol/L NaNO₂ 标准溶液进行滴定，滴定至灵敏检流计突然偏转并不再回复，此时在滴定管上读取滴定液消耗的体积（毫升数）为19.54mL。请计算磺胺嘧啶的含量。已知磺胺嘧啶（$C_{10}H_{10}N_4O_2S$）的分子量 M=250.28g/mol。

3. 用原电池：玻璃电极|H^+（$x$mol/L）||SCE 测量溶pH，用pH 4.00 缓冲溶液，25℃时测得电动势为0.209V。改用未知溶液代替缓冲溶液，测得电动势分别为0.312V、0.088V。计算未知溶液pH。

◀ 参考答案 ▶

请同学们先深入思考，积极探索，自练自测，再看答案，获得举一反三、触类旁通、融会贯通的效果。

一、单选题

1～5. E C C D B　　6～10. D A B E C

二、多选题

1. ADE　2. BCD　3. ACD　4. ABCD　5. ABCD

6. ABC　7. AB　8. BCD　9. BCD

三、配伍选择题

1～4. D D B D　　5～8. A C D B　　9～12. B C A D

13～17. D D C A B　　18～21. A B C D　　22～24. A B C

四、填空题

1. pH 玻璃电极　负极　饱和甘汞电极　正极

2. 蒸馏水　24 小时

3. 电子得失　离子迁移交换和扩散

4. 低（差）　强（大）

5. 双铂（铂-铂）　电流　毫安（mA）　电流　消耗滴定剂体积

6. 电位法

五、判断题

1. √　2. √　3. √　4. ×　5. √　6. √　7. √　8. ×　9. √　10. √

六、计算题

1. 解：当忽略不对称电位和液体接界电位时 pH 计电位值应符合下式

$$E=\varphi_{甘汞}-\varphi_{玻璃}$$

根据题目已知条件：E=0.207V，$\varphi_{甘汞}$=0.24V，所以 pH 玻璃电极的电位应为

$$\varphi_{玻璃}=\varphi_{甘汞}-E=0.24-0.207=0.033（V）$$

注：若不对称电位和液接电位不能忽略时，则 $\varphi_{玻璃}$=0.033+$\varphi_{不对称}$+$\varphi_{液接}$。

2. 解：磺胺嘧啶（原料）的含量可用下式表示：

$$磺胺嘧啶含量=\frac{C_S V_S M}{W}\times100\%$$

式中，C_S=0.1028（mol/mL）；V_S=19.54（mL）；M=250.68（g/mol）；W=0.5042（g）。将上述数据代入上式得

$$磺胺嘧啶含量=\frac{0.1028\times19.54\times250.28}{10^3\times0.5042}\times100\%=99.71\%$$

3. 解：根据计算公式

$$pH_X=pH_S+\frac{E_X-E_S}{0.059}$$

当 E_X=0.312V 时，pH_X=4.00+(0.312-0.209)/0.0592=5.74

当 E_X=0.088V 时，pH_X=4.00+(0.088-0.209)/0.0592=1.96

参 考 文 献

柴逸峰, 邸欣, 2016. 分析化学. 8 版. 北京: 人民卫生出版社.

杭太俊, 2012. 药物分析. 7 版. 北京: 人民卫生出版社.

杭太俊, 狄斌, 2019. 药物分析. 北京: 化学工业出版社.

李发美, 2012. 分析化学. 7 版. 北京: 人民卫生出版社.

孙莲, 阿不都许库尔, 符继红, 2012. 罗勒子脂溶性成分的 GC-MS 法及 GC 法分析. 中成药, 34 (5): 973-976.

孙卫明, 贾建伟, 王权帅, 2013. 蔬菜中 10 种有机磷农药残留量的气相色谱测定法. 职业与健康, 29(1): 64-66.

谭启涛, 白怀生, 刘伟, 等, 2013. 工作场所空气中多种有机毒物的气相色谱同时测定法. 中国工业医学杂志, 26(5): 391-393.

汪敬武, 陶移文, 2017. 药物分析化学实务. 北京: 化学工业出版社.

汪胜福, 刘建君, 门敬菊, 等, 2014. 气相色谱外标法测定南极磷虾油中的 EPA 和 DHA 含量. 食品研究与开发, 35(13): 96-99.

於学良, 张立光, 薛璟, 2014. 气相色谱法测定盐酸乙胺丁醇中残留溶剂的含量. 中国医院药学杂志, 34(16): 1359-1361.

张磊, 王红斌, 李彬, 等, 2013. 水环境中 15 种农药残留的固相萃取 - 高效液相色谱分析方法. 环境化学, 32(8): 1584-1585.

Tao Y, Zhang X, Wang J, et al, 2012. Simultaneous determination of cysteine, ascorbic acid and uric acid by capillary electrophoresis with electrochemiluminescence. Journal of Electroanalytical Chemistry, 674: 65-70.